CHARLES R.B. BECKMANN
FRANK W. LING
WILLIAM N.P. HERBERT
DOUGLAS W. LAUBE
ROGER P. SMITH
ROBERT CASANOVA
ALICE CHUANG
ALICE R. GOEPFERT
NANCY A. HUEPPCHEN
PATRICE M. WEISS

Obstetrics and Gynecology

(SEVENTH EDITION)

妇产科学

（第7版）

编　著　【美】查尔斯·R.B. 贝克曼　等
主　译　瞿全新
译　者　（按姓氏笔画排序）
牛海英　田　静　刘　丽　刘　荣
李小林　张丽志　梁菊艳

天津出版传媒集团
天津科技翻译出版有限公司

著作权合同登记号：图字 02-2014-425

图书在版编目（CIP）数据

妇产科学 /（美）查尔斯·R.B. 贝克曼等编著；瞿全新主译—天津：天津科技翻译出版有限公司，2018.1

书名原文：Obstetrics and Gynecology

ISBN 978-7-5433-3754-1

I. ①妇… II. ①查… ②瞿… III. ①妇产科学－医学院校－教材 IV. ① R71

中国版本图书馆 CIP 数据核字（2017）第 261750 号

Charles R.B.Beckmann et al., Obstetrics and Gynecology,ISBN: 978-1-4511-4431-4

授权单位：Wolters Kluwer
出　　版：天津科技翻译出版有限公司
出 版 人：刘　庆
地　　址：天津市南开区白堤路 244 号
邮政编码：300192
电　　话：022-87894896
传　　真：022-87895650
网　　址：www.tsttpc.com
印　　刷：山东鸿君杰文化发展有限公司
发　　行：全国新华书店
版本记录：889 × 1194　16 开本　27 印张　550 千字
　　　　　2018 年 1 月第 1 版　2018 年 1 月第 1 次印刷
　　　　　定价：168.00 元

（如发现印装问题，可与出版社调换）

纪念医学博士 Martin L. Stone

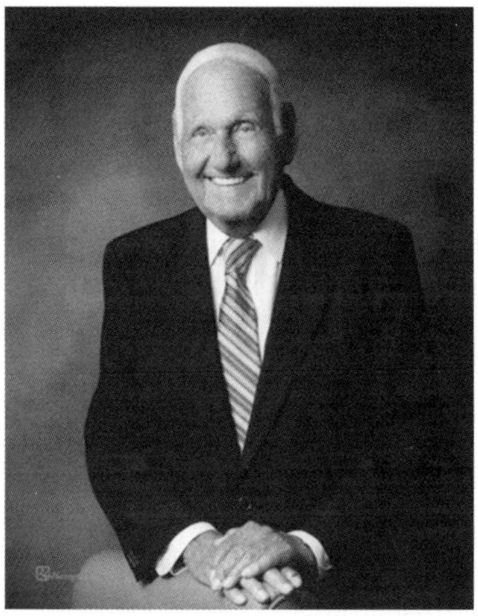

本教科书的前 6 个版本至今已历时 20 年，我们非常荣幸的是，Martin L. Stone 执笔写下了前言，他对我们书中内容的肯定是对我们莫大的鞭策。

在《妇产科学》第 7 版出版之际，作者们希望将该书献给我们亲爱的朋友、同事和导师——Martin L. Stone 博士。不幸的是，在该书出版的最后阶段，我们惊悉 Martin L. Stone 与世长辞的噩耗，享年 92 岁。值此第 7 版出版之际，我们缅怀 Martin L. Stone，纪念他在妇女健康领域做出的毕生贡献。

在妇女健康领域中，Martin L. Stone 积极而精力充沛地投身于提高妇产科教育事业中，堪称典范。作为 50 年前妇产科教授协会（APGO）的创始人，在长达 60 多年的职业生涯中，他担任了医疗保健教育领域中的许多领导职位和其他重要职位，其中包括担任美国妇产科医师学会（ACOG）主席、ACOG 学报主编以及住院医师培训评审委员会两任评审委员。1956 — 1978 年，Martin L. Stone 担任纽约医学院妇产科主席，之后，他在纽约州立大学（SUNY）石溪医学院担任第一任妇产科主席，而后连续担任教授、名誉主席及教育顾问。那些曾在 Martin L. Stone 指导下的培训人员对他都怀着极大的尊重和敬佩。

Martin L. Stone 和他的妻子 Nancy 一直致力于为妇女健康教育做出贡献，其家族基金会捐赠了 APGO 研究奖，并且最近在 APGO 一个研讨会上捐资颁发了 APGO 最成功奖——现在该奖以他的名字命名。

多年以来，作为 APGO 会议的例行参加者，Martin L. Stone 比任何人都更强有力地、始终如一地倡导应通过改善妇女健康教育来改善妇女的健康。许多妇产科教育工作者，包括本书的 5 位资深作者，都从 Martin L. Stone 身上获益匪浅。他不是坐等别人的要求，而是主动向任何参与妇女保健教育者提供良好的建议，但这并不会使人感到不安，因为他真诚，而且他通常是正确的。应到何处开展教育、我们的专业应做好怎样的准备、哪些妇女能幸运地得到治疗，对于这些前瞻性的问题，他的预测几乎总是正确的。

这就是我们深深钦佩和尊重的 Martin L. Stone，我们谨以此书表达对他的纪念。几十年来，能结识这样一位首屈一指的医学教育家、导师和好友让我们感到万分荣幸。

Charles R.B. Beckmann, M.D., M.H.P.E.
Frank W. Ling, M.D.
William N. P. Herbert, M.D.
Douglas W. Laube, M.D., M.Ed.
Roger P. Smith, M.D.
（以上均为本书第 7 版的资深作者）

编者名单

Charles R. B. Beckmann, MD, MHPE, FACOG

Former Professor of Obstetrics and Gynecology, Thomas Jefferson University College of Medicine, Philadelphia, Pennsylvania
Former Director, Offices of Ambulatory Care and of OB-GYN Academic Affairs, Department of Obstetrics and Gynecology, Albert Einstein Medical Center, Philadelphia, Pennsylvania

Frank W. Ling, MD, FACOG

Clinical Professor, Department of Obstetrics and Gynecology, Vanderbilt University School of Medicine and Meharry Medical College, Nashville, Tennessee; Partner, Women's Health Specialists, PLLC, Germantown, Tennessee

William N. P. Herbert, MD, FACOG

Former William Norman Thornton Professor and Chair, Professor Emeritus, Department of Obstetrics and Gynecology, University of Virginia, Charlottesville, Virginia

Douglas W. Laube, MD, MEd, FACOG

Professor and former Chair, Department of Obstetrics and Gynecology, University of Wisconsin School of Medicine and Public Health, Madison, Wisconsin
Past President (2006–2007), American College of Obstetricians and Gynecologists

Roger P. Smith, MD, FACOG

The Robert A. Munsick Professor of Clinical Obstetrics and Gynecology; Director, Medical Student Education; Director, Division of General Obstetrics and Gynecology, Department of Obstetrics and Gynecology, Indiana University School of Medicine, Indianapolis, Indiana

Robert Casanova, MD, FACOG

Associate Professor of Obstetrics and Gynecology, Assistant Dean of Clinical Sciences Curriculum, Program Director Obstetrics and Gynecology, Clerkship Director Obstetrics and Gynecology, Texas Tech University Health Sciences Center, Lubbock, Texas

Alice Chuang, MD, FACOG

Associate Professor, Department of Obstetrics and Gynecology, University of North Carolina School of Medicine, Chapel Hill, North Carolina; Clerkship Director; Attending Physician

Alice R. Goepfert, MD, FACOG

Professor, Director of Education and Residency Program Director, Department of Obstetrics and Gynecology, The University of Alabama at Birmingham, Birmingham, Alabama

Nancy A. Hueppchen, MD, MSc, FACOG

Associate Professor and Director of Medical Student Education in the Department of Gynecology and Obstetrics, Assistant Dean for Clinical Curriculum, Johns Hopkins University School of Medicine, Baltimore, Maryland

Patrice M. Weiss, MD, FACOG

Chair and Professor, Department of Obstetrics and Gynecology, Carilion Clinic, Virginia Tech Carilion School of Medicine, Roanoke, Virginia

中文版序言

2000年，我与瞿全新主编了《妇产科疾病诊断治疗学》（北京中国医药科技出版社出版），弹指一挥间，17年后的今天，妇产科领域已发生惊人的飞速发展，新理念不断提出，新理论不断得到证实，新技术不断在临床中得以应用。目前，中国妇产科学也已步入飞跃发展的阶段，逐步缩小了与国外妇产科同行们的差距，甚至在有些领域与国外发展水平并驾齐驱。这些进步都得益于国内外交流、合作的日益频繁、深入。毋庸置疑，《妇产科学》（第7版）的出版与中文版的发行对推动中国妇产科的发展与医学教育事业的进步有着十分重要的意义。

新版《妇产科学》是一本经典的由查尔斯·R.B. 贝克曼等学者倾力编写的妇产科教科书，面向广大医学生及临床医师。全书立足于临床，系统地阐述了各种疾病的发病机制、预防、临床表现、诊断方法与鉴别诊断、治疗原则与不同治疗方法、患者预后等。本书作者既关注疾病的病理、生理机制，又侧重解决临床的实际问题，并能用简洁的方式指导医生去掌握疾病的诊断与治疗。全书文字精炼，图文并茂，深入浅出，是一本编写非常新颖、实用的妇产科临床参考书。

新版《妇产科学》由天津妇产科专家瞿全新及其团队共同翻译，是一本有权威、有特色的妇产科专著，希望对广大妇产科医务工作者及在校医学生、研究生有所裨益。

2017年12月于天津

中文版前言

《妇产科学》一书一直是受到妇产科学术界公认的经典教科书，其始终秉承为临床医师及医学生提供前沿医学教育的理念，不断推陈出新，每次再版，都是一次升华。第7版的《妇产科学》在以往版本的基础上，融入了近年来妇产科学领域的新进展，更适合广大临床医师及医学生学习参考。

全书在编排上独具特色，不拘泥于教科书的格局，各章节均以精心准备的病例为线索展开，系统阐述各种疾病的发病机制、临床表现、诊断方法与鉴别诊断、治疗原则与治疗方法、预后与预防等，不仅激发了读者的学习兴趣，而且便于读者全面理解与快速掌握。

《妇产科学》（第7版）更新了近年来相关妇产科疾病中基于循证医学证据的指南与共识，更加重视理论与临床的有机结合，同时偏重妇产科临床的实用性，为妇产科疾病诊断与治疗提供了理论及实践依据。

《妇产科学》（第7版）内容丰富，重点突出。书中配有大量列表、框文及插图，便于读者理解与掌握。文中需要读者重点掌握的临床要点及关键信息均以颜色及斜体形式标注，更加便于读者学习、归纳、掌握各章节中的关键内容。本书因为篇幅较长，而且翻译时间紧迫，不当与疏漏之处，恳请广大读者提出批评指正。

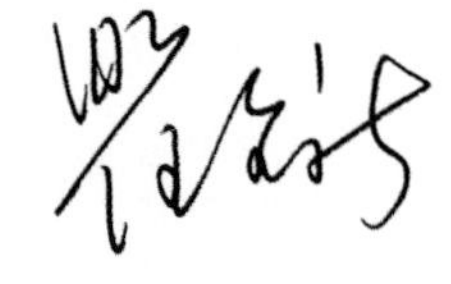

天津市第一中心医院

2017年12月

序 言

欢迎翻阅妇产科学领域最具创新性和实用性的教科书之一——《妇产科学》（第 7 版），本书的章节围绕妇产科教授协会（APGO）制订的《医学生教育目标》（第 9 版）而编排，每一章均有学习目标，而每一章的内容均能满足完成学习目标的要求。APGO 教育目标由 APGO 本科医学教育委员会创建，该委员会由来自美国和加拿大的著名医学教育家、医学生指导教师负责人和试验项目负责人等组成，定期修订目标，以确保妇产科学位课程的通用性与关联性。学生们在首次学习或者是选修妇产科时会发现，这些目标可指导学习和掌握完成妇产科学习所需的概念。这样的编排方式使得文本易于阅读，并且掌握学习目标所需的所有信息是非常完整的。

APGO 是一个致力于为鼓励、指导、发展和增强未来的妇女医疗保健者的教育工作者提供最佳资源和支持的组织。在 2013 年，APGO 举行庆祝活动，纪念其为学生和导师服务 50 周年。APGO 旨在提供能满足教师和学生达成其教育目标的资源，通过其网站 www.apgo.org，医学生们能找到大量有用的模块和资源，从而为其妇产科学习提供帮助。APGO 本科网络互动自我评估（uWISE）系统是一个互动的自我测试体系，无论未来选择何种医疗专业，该系统均可帮助医学生们获得重要的妇产科基本知识。这种自学资源是一个可广泛应用的工具，能获得对妇产科学基本概念的理解。APGO 网站还有许多其他实用工具，供学生和教育工作者在其学习中使用。大多数医学院校的课程可在本网站上找到，本网站为学生免费提供丰富而强大的学习资源。

APGO 衷心祝愿你的妇产科学习之旅愉快、成功！

John Gianopoulos 医学博士
妇产科教授协会前任主席

Amy E. Young 医学博士
妇产科教授协会现任主席

前 言

《妇产科学》自20多年前首次出版以来，始终秉承不变的目标，即为医学生们顺利完成妇产科学的学习并通过国家标准化考试提供基本信息。实习生们会发现这本书很有帮助，能为其他医疗专业的医生、高级实习护士提供产科、妇科和妇女健康所必需的实用信息。家庭医生会发现，这本书在准备认证考试方面特别有帮助。护士、助产士同样会发现，这本书对许多临床问题有帮助。该版本比以往版本能更好地达成这些目标。

自1992年出版以来，《妇产科学》的每个章节都不是由某一位作者写的，而是由10名作者以团队方式对章节进行广泛的修订和审查。这种协作具有双重目的，即交互检查内容的准确性并保持整个文本的连贯性，同时注重满足读者的需求。

此外，《妇产科学》引以为傲的是始终与美国妇产科医师学会（下文简称“学会”）保持富有成效的合作，美国妇产科医师学会是为妇女提供保健的主要专业团体，会员超过52 000名。学会通过发布临床实践指南、技术评估，以及各委员会就各种临床、伦理和技术问题等提出的意见来保持妇女保健的最高临床标准。在每章节的撰写中，这些指南和意见作为基于循证医学证据的资源而被严格地应用。

《妇产科学》（第7版）采纳了以往版本读者提出的许多建议，使其拥有更佳的阅读体验。该版的主要特征有：

• 本书重新编排，分为6篇，有助于阅读。内容包括：妇产科总论，产科学，妊娠合并内外科疾患，妇科学，生殖内分泌与不孕症，妇科肿瘤与子宫平滑肌瘤。

• 为了增强内容的组织和可读性，额外增加副标题将主题划分，并打破长篇累牍。这样的编排方式可使读者查看某一章节时，只要快速浏览标题，便可找到相关要点。

• 每章节以案例开始和结束的编排，有助于临床内容的学习与记忆。

• 本书设计低调优雅，为文本提供适宜的背景。“妊娠合并内外科疾患”一篇分为几个更小的章节，专门针对每个主题，增加深度，更容易吸收。

• 伦理章节包括了妇女保健中需要首要考虑的问题，即患者安全。

• “妇科手术”一章已更新，能反映微创手术和机器人手术等最新技术。

• 有些新的超声检查在常见疾病和双角子宫、苗勒管发育异常等畸形中的应用方面的内容已添加在相应章节中。

本书保留了第6版中出现的创新，其他受欢迎的有助于医学生阅读、学习和保存关键信息的特征如下：

•《妇产科学》中的章节与由妇产科教授协会（APGO）出版的《医学生教育目标》（第9版）有关，本书中使用的教育主题领域的编号和标题即是在APGO许可下使用的。使用这些目标对教育工作者和学生来说，其意义都是无可估量的。APGO出版的《医学生教育目标》的完整版本可通过其网站 www.apgo.org 获得。

• 书中插图绘制是当今医学生们所熟悉的解剖学风格。对说明关键概念的插图均进行了非常仔细的编辑。照片用来说明关键的临床特征，如与性传播疾病相关的特征，其他照片则提供了妇产科领域中最新成像技术的例证。

• 整合了若干关键主题的最新信息和指南，包括 2008 年国家儿童健康与人类发展研讨会上有关电子胎儿监测的报告。

• 附录包括学会妇女健康记录表（2011）、定期评估建议表（2012）及产前记录表（2011）的最新版本。

• Lippincott Williams ＆ Wilkins 学生网站上提供了一系列广泛的学习问题。

• 章节简明扼要，非常易读，而且注重临床方面的关键问题。

• 底纹框与斜体文本部分提供了关键的临床“要点”，侧重于妇科和产科临床中遇到的具体问题。

• 大量的列表、框和表格有助于快速掌握关键点。

我们对新版本的重大变化充满热情，我们有理由相信，它们将为医学生们和其他在妇女初级医疗保健与妇产科保健方面需要核心信息的读者带来巨大益处。新一代人进入医疗保健专业，这是推动医疗保健持续改变的动力，而妇女医疗保健仍然是促进我们社会健康和福祉的核心。《妇产科学》（第 7 版）旨在成为新一代医疗保健提供者的医学教育前沿，并将继续作者的承诺，为医学生和从业者提供最可靠的循证医学信息。

致 谢

我们谨向在 Lippincott Williams & Wilkins 出版社工作的 Susan Rhyner、Angela Collins 和 Stephen Druding 表示感谢，感谢他们在《妇产科学》（第 7 版）出版的全过程中给予的帮助与鼓励。感谢 Rob Duckwall 与 Dragonfly 传媒集团为本次新版书、Joyce Lavery 为前几版书提供的创新思维，感谢 Barbara Hodgson 提供的实用的索引，增加了对初学者的实用性。我们尤其感谢开发编辑 Kelly Horvath，全书内容体现了他的睿智、对教育过程的洞察力以及读者的需求。我们还要感谢 Bill Bates、Barbara Barzansky 等人为之前6个版本做出的贡献，他们的工作为该版本和后续版本奠定了强大基础。按照传统，再次特别感谢我们的第一任编辑 Carol-Lynn Brown，感谢她的远见卓识及在本书早期阶段给予的大力支持。

目 录

第 1 篇 妇产科总论

第 1 章 女性健康检查与健康管理

本章主要涉及 APGO 教育的重点问题：

主题 1 病史

主题 2 体格检查

主题 3 宫颈抹片与 DNA 探针 / 培养

主题 4 诊断与治疗计划

主题 5 个人互动与沟通技巧

学生们应改进其沟通技巧和临床医疗技能，获取相关而全面的病史、评估风险并给予患者可依从的医疗建议。学生们应能进行全面的乳腺检查与盆腔检查，包括宫颈抹片与其他适当筛查，能在评估后确定诊断与治疗计划，就重要发现与患者进行沟通，结合患者社会经济与文化背景给出治疗建议。

临床病例

在一个愉快而温暖的夏天，一位 72 岁的妇女在她女儿陪同下来到诊所进行“年度体检”。她愉快、幸福、机敏，穿着颜色亮丽的衣服，并披着厚毛衣。医疗记录显示，7 年前她曾来诊所行常规妇科保健。翻阅她的病历，显示其一般状况良好，足月分娩 2 次。20 多岁时，产后行输卵管结扎术。38 岁时，因盆腔痛而行腹腔镜探查，提示有如孕 18 周大小的子宫肌瘤及轻度子宫内膜异位症。然后，行经腹子宫全切术，保留卵巢。术后，以非甾体类抗炎药治疗轻度子宫内膜异位症，直至 49 岁平稳绝经。以往所有实验室检查及影像学检查均正常。患者身高 172cm，体重 70kg，血压 112/65mmHg（1mmHg ≈ 0.133kPa），脉搏、体温、呼吸均正常。病史及系统回顾仅发现经常感觉冷及皮肤较以往干燥，体格检查无明显异常。在等待检查时，她要求穿毛衣，自诉冷，担心体重超重，因为在过去几年里，其体重增加了数千克。她女儿说她经常抱怨室温太低。

产科是医学的一个独立分支，妇科属于外科。随着时间的推移，对女性生殖道病理生理知识的增长促使这两个学科自然合为一体，成为妇产科专业。获得住院医师资格后，妇产科医生要进行普通妇产科实习（非生殖道和相关系统恶性肿瘤疾病及计划生育），也可选择并完成任何 4 个妇产科领域公认的亚专业实习。母胎医学涉及高危妊娠与产前诊断，妇科肿瘤主要研究生殖道及相关系统恶性肿瘤的治疗，生殖内分泌 – 不孕症主要阐述妊娠与妇科内分泌疾病，女性盆腔疾病及重建手术（常称泌尿妇科学）是关于进展中的盆腔手术与涉及女性泌尿生殖系统的问题。此外，妇产科领域不断发展微创手术技术，机器人手术发展迅速。

目前，许多妇产科医生也为不同年龄的女性提供非生殖性保健。因此，妇产科医师必须掌握更多知识和技能，来满足妇女初级预防保健的需求，而且必须能够确定哪些情况可以提供保健，而哪些情况更适合推荐给其他专业医生进行诊疗。美国女性人口正在发生显著变化，现在出生的女性可以活 81 岁或以上，绝经年龄为 51~52 岁。*与上一代人不同，人生的 1/3 要在绝经后度过。*到 2040 年，所有 65 岁以上妇女的绝对数量和比例预计将稳步增长（图 1.1）。这些妇女希望在包括“绝经期”在内的有生之年保持健康（身体、智力和性功能），在医疗中，特别是妇产科初级预防保健中，医生必须牢记这种人生的变化。

21 世纪，绝经后妇女在妇产科临床中的比例将逐渐增加。

妇产科医生必须与患者建立同情、信任的医患关系，能够完成一般病史及女性健康史问询与体格检查，应用这些信息制订全面的治疗计划。妇产科医生必须充分了解循证医学的理念，并将其纳入学术与临床实践中，建立起终身学习与自我评价的良好方式。

本章主要针对妇科初诊或“新患者”及初级预防保健与首次产科就诊者（新来的产科患者）。一般，后期复诊的时间较短，但针对性强，因而获得全面信息是良好保健的重要基础。年龄相关的健康筛查及预防初级保健将在第 2 章讨论。最新的全面医疗记录应包括采集的病史信息、体格检查、实验室检查与影像学检查。转诊信息及妇产科以外的医疗情况均应纳入医疗记录。美国妇产科医师学会提供了一种“妇女健康记录”表格，有助于保健工作者的日常工作（附录 A），其中还包括筛查建议与编码信息。

应特别注意的是，诊疗要以适当的问候开始，因为患者与医生接触的第一印象非常重要。常用握手，通常称呼姓氏，较熟悉者可称呼名字。较好的问候如：“你好，史密斯女士，我是约翰医生，今天怎么样？”

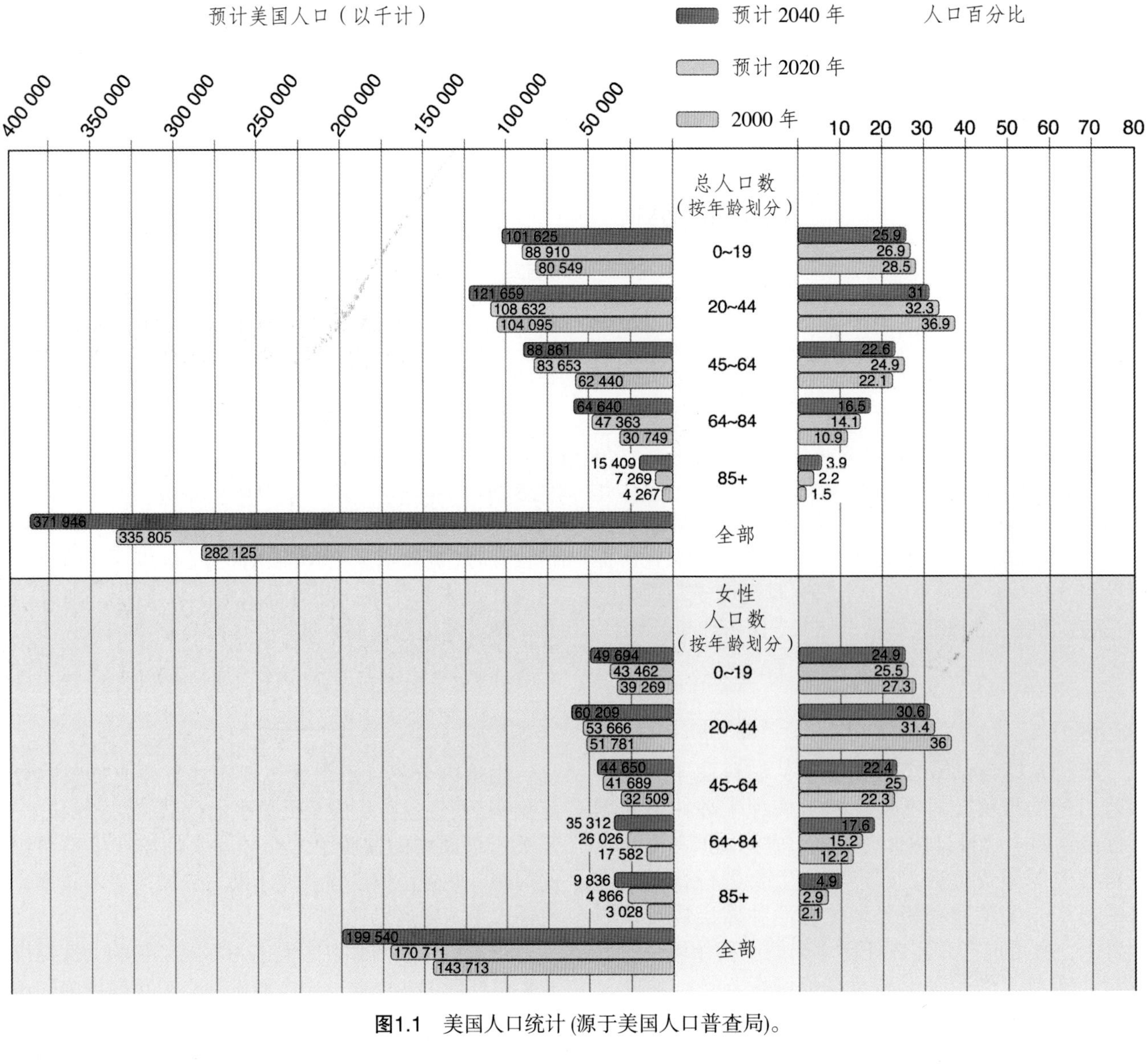

图1.1 美国人口统计 (源于美国人口普查局)。

或者“您今天为什么来诊所？”

这种友好而中性的问候可以使患者在舒适的环境下做出反应，认为这是一个问题或是一种关心或其他情况等。

建立有效的患者-医生伙伴关系

高质量的医疗结果得益于良好的医患关系，医生在沟通中应表现出移情与同情。应用移情沟通技巧，医生努力将自己置身于患者生活中，从患者角度思考问题。因此，移情高于同情，同情只是医生从患者身边的伙伴中了解患者的情绪，但并不从患者的独特视角去思考或感受。移情沟通可促进医生充分了解患者情况，提高信任度及获取信息的质量（因此诊断更加准确），患者依从性好，医患满意度均较高。应用移情沟通可缩短诊病时间，因为当医生未了解患者的情绪问题时，患者将持续多次尝试表达这些问题，直到医生了解，因此就诊过程往往延长。*移情沟通是一门学问，可建立良好的医患关系，最有效地与患者沟通。*

良好医患关系的另一个特点是在患者开始就诊的 2/3 时间里，医生都需要去倾听患者的叙述。这种沟通方式称为激发性交流，用“反应性倾听”替代了传统的“提供建议”方式。鼓励患者去叙述，而医生则要积极聆听，并就所听到的信息对患者做出反应。由于获得的信息质量较高，患者的需要得到满足，因此避免了后期可能发生的耗时的问题（当潜藏问题成为主要问题时，即可发生重大问题）。*建立强大而信任的医患关系是女性取得良好治疗的核心。*

建立这种良好医患关系的步骤及方式见表 1.1。

女性健康评价：病史与体格检查

有效的组织、资料的收集是女性健康评估的关键，有助于患者的管理。现在已将病历记录改为电子病历，其优点包括：消除拼写错误和字迹模糊。自动提醒后续检查与就医，同时创建账单信息，快速获得患者全部资料。

病史

病史包括主诉（CC）、问题或关注；现病史（HPI）；既往史包括妇科病史、产科病史、家族史、个人史、系统评价（ROS）。

表 1.1 女性患者就诊时建立良好医患关系的步骤

步骤 a	描述	移情沟通及支持性行为
1	开放式就诊环境（患者关注）	欢迎患者并介绍自己 确保患者已准备好及保证患者隐私 避免沟通障碍〔关闭手机或将手机给别人和（或）置于静音，除紧急情况外，谈话不要被打扰〕 确保患者舒适，采用移情沟通技巧，使患者安心
2	明确患者主诉或就诊原因及其他问题（患者就诊关注的问题）	向患者说明就诊过程所需时间 获得所有问题列表，询问患者就诊主诉，根据病历确定需要关注的医疗问题 总结和确定问题所在；如果患者主诉较多，则集中在主要问题上，其余主诉可另约时间就诊解决
3	现病史或主诉（医生积极倾听患者叙述，医患双方同等关注）	问一些开放式问题，以沉默和非语言方式沟通 更关注患者而不是忙于记录 获得详细的现病史或主诉信息，包括患者的情绪
4	详细现病史或主诉、体格检查、既往史、系统评价（医生主要关注患者就诊主诉） 体格检查意外发现，增加额外诊断，便于现在或将来就诊参考	采用集中、开放式沟通 仔细注意临床表现出现的时间顺序或特别有价值的症状，因为这可能在疾病诊断、进展中发挥至关重要的作用 说明并请患者允许以纸质或电子病历形式记录就诊过程 进行体格检查，征询患者同意后开始 如果需要行盆腔检查，则再次请求患者允许，有助手在场协助医生检查。无论医生性别，均需有一人陪伴 一个良好的规则是“在检查前进行说明”
5	明确诊断，就治疗计划达成一致（患者与医生共同的关注点）	总结谈话内容，确认信息的准确性 治疗计划达成一致，包括随访

Adapted with permission from ACOG Committee Opinion 423, Washington, DC: American College of Obstetricians and Gynecologists; January 2009, Motivational Interviewing: A Tool for Behavior Change.

主诉

主诉是对症状、问题、情况、诊断、医生推荐复诊或其他就诊原因的简要叙述。如果患者因预防保健问题而就诊于妇产科医生，则可能没有主诉。

现病史

现病史是患者对主诉发展过程按时间顺序进行的充分描述。建立时间顺序非常重要，因为按时间考虑往往能提示一种特定疾病或将疾病范围缩窄到一个器官系统。由于突然出现，因此有时开始出现的症状容易识别。在其他情况下，发病隐匿，患者很难察觉并确定时间。*当症状缓慢出现，患者往往无法准确识别症状开始时间。询问就诊前可明确的发病日期（例如假日），常使患者能提供更好的时间顺序信息。*这种方法在任何病史采集中均可应用，不只用于主诉。

既往史

既往史包括病史、手术史或精神疾病史和（或）治疗史，包括诊断、药物治疗和（或）手术治疗及治疗结果。任何种类的前次手术均应包括手术名称，手术指征，手术时间、地点及由何人进行手术，手术结果。手术记录可能包含有用的信息，如盆腔粘连问题。与以往外科医生描述的盆腔炎症表现一致时，医生应询问有关性传播疾病（STD）的病史，如淋病、疱疹、衣原体、生殖器疣（尖锐湿疣）、肝炎、获得性免疫缺陷综合征、疱疹、梅毒和阴道炎以及阴道不适。阴道炎与STD常易混淆。*仔细询问病史，需要鉴别阴道炎或外阴炎与盆腔炎性疾病，避免延误适当的评估和治疗，以免对妇女生殖健康产生长期影响。*

以移情和激励沟通技巧获得病史有助于构建和增强医患关系。应了解患者免疫接种史，因为随着全球旅游越来越普遍，这可能含有非常重要的信息。

妇科病史

妇科病史包括月经史，从初潮开始，即月经初次来潮的年龄。基本月经史包括以下内容：

- 末次月经。
- 月经期长度（出血天数）。
- 月经周期天数。
- 近来任何月经周期改变。

“少量而准时出血”有诊断意义，有些女性在被问及末次月经时，常忽略这一表现，因此通常要确切地询问是否曾有“少量”出血，这代表实际排卵周期。*有少量阴道出血表现者，有时很难确定末次月经，具体询问通常有助于了解末次月经是正常还是异常。*通过询问患者是否使用卫生巾或卫生棉条、在月经量较大时应用的数量、更换时是完全浸透还是仅为血染等问题可估计月经量。月经期经血中有血块属于正常表现，但正常情况下，血块不应超过1角硬币大小。对有不规则出血者（无固定模式及持续时间）、月经间期出血者（两次月经期之间出血）、性交后出血者（性交后立即出血）应仔细询问。

月经史应包括经前期症状，如焦虑、体液潴留、精神紧张、情绪波动、食欲增加、性感觉改变、睡眠困难。月经期常有痉挛及不适，但当日常活动受影响或需要较多非麻醉镇痛药时，即应考虑为异常。月经期疼痛常由前列腺素引起，使用非甾体类抗炎药治疗有效。询问持续时间（患者痛经时间及每次痛经持续时间）、疼痛程度、向盆腔外放射与体位或日常活动的关系。

*绝经是指月经停止超过1年，围绝经期是当卵巢功能开始衰退，女性从有月经来潮向无月经来潮转变的时期，通常持续1~2年。*围绝经期症状往往非常显著而影响日常生活，令人不安。当明确诊断时，需要引起重视，给予及时的特异性治疗。围绝经期通常始于月经出现不规则、月经量变化或减少、出现潮热、精神紧张、情绪变化、性生活时阴道润滑性降低以及性欲改变（参见第41章）。

妇科病史包括掌握妇科疾病及其治疗方法。病史还应列出曾施行的手术，包括做的什么手术、为什么施行手术、什么时候施行的手术、由谁做的手术等。*由手术记录复印件可获得详细情况，常可提供关键的诊断信息。*

妇科病史也包括性生活史。*通过行为、态度和患者直接陈述了解性生活史，医生应以无偏见方式接受并尊重患者生活方式。*好的开放式问题是，“请告诉我关于你的性伴侣或所有性伴侣”。这个问题比较中性，将性伴侣数作为开放性问题，也给了患者回答问题时相当大的宽容度。但是这些问题必须每个患者个体化。

应该在性生活史中引出数据，包括：患者是否目前或曾经性活跃，一生多个性伙伴，性伴侣的性别，患者现在和过去应用的避孕方法。患者避孕史应包括目前所使用的方法、何时开始应用、应用中出现的任何问题或并发症、患者对所用避孕方法的满意度，以及以前应用的避孕方法和停止应用的相关原因。如果未采取避孕措施，则需询问原因，包括避孕愿望或患者对选择避孕方法的顾虑。最后，应询问患者有无感染人类免疫缺陷病毒、肝炎或其他性传播感染的高风险行为。

产科病史

基本产科史包括患者妊娠或妊娠次数（框1.1）。

框 1.1　常用来评价产次的术语

孕妇	妊娠或已经妊娠的女性
初孕妇	首次妊娠或已经首次妊娠后的女性
多孕妇	曾有过 1 次以上妊娠的女性
未孕妇	从未曾妊娠，目前也未妊娠的女性
初产妇	首次妊娠或已经分娩仅 1 个孩子的女性
多产妇	已经分娩 2 个或多个孩子的女性
未产妇	从未分娩或妊娠进展从未超过流产胎龄的女性

妊娠可以活产、流产、早产（妊娠 37 周内）或人工流产等方式结束。详细记录每次分娩情况，包括新生儿出生时体重、性别、分娩孕周、分娩方式。还应询问妊娠并发症，如糖尿病、高血压、子痫前期及是否在妊娠前或妊娠后有抑郁病史。哺乳史也是非常重要的信息。

如果患者有不孕史（通常定义为充分频繁的性行为 1 年而未受孕者），应询问夫妻双方以往可能影响生育的病史或手术史、妊娠史（以往与同一伴侣或其他伴侣所生子女）、尝试受孕的时间、性生活频率与时间。*对于年长患者，生育能力下降，通常应在满 1 年未受孕前即开始进行不孕评估。*

家族史

家族史应列出一级亲属所患疾病，如糖尿病、癌症、骨质疏松症及心脏疾病。*从家族史中所获得的信息提示遗传性疾病的易感性。*这些信息可指导对患者及其他家庭成员进行特殊检查或施行干预措施。

孕前咨询及保健可通过计划妊娠及诊断、处理妊娠前疾病而改善妊娠结局，降低对母儿先前存在疾病的潜在不良影响。

个人史

应询问患者行为及生活方式，这些问题可能影响其健康，增加其患病风险。*其结果为咨询与干预提供了有意义的基础。*所有患者均应询问以下问题：

- 吸烟史。
- 饮酒史：饮酒量与酒的类型。
- 服用非法药物及滥用处方药。
- 亲密伴侣暴力。
- 欺凌。
- 性虐待。
- 工作及居家中健康威胁，使用座椅安全带。
- 营养、饮食、锻炼，包括叶酸、钙的摄入。
- 咖啡因摄入。

还可询问患者是否有预先声明或是否愿意行器

框 1.2　系统评价（ROS）

1. 基本情况	□阴性　□体重减轻　□体重增加　□发热　□疲倦 □其他：　最高的身高：
2. 眼	□阴性　□视力改变　□戴眼镜 / 隐形眼镜　□其他：
3. 耳鼻喉口腔	□阴性　□溃疡　□耳鸣　□听力丧失　□鼻窦炎　□其他：
4. 心血管	□阴性　□端坐呼吸　□胸痛　□活动性呼吸困难　□水肿　□心悸　□其他：
5. 呼吸系统	□阴性　□哮喘　□咳嗽　□气短　□咯血　□其他：
6. 胃肠道	□阴性　□腹泻　□便血　□恶心 / 呕吐 / 消化不良　□便秘　□腹胀 □腹痛　□便失禁　□其他：
7. 生殖泌尿系统	□阴性　□血尿　□尿痛　□尿失禁　□尿频　□尿不尽　□尿急 □阴道分泌物异常　□性交痛　□月经异常或痛经　□ PMS　□性功能障碍 □异常阴道出血　□其他：
8. 肌肉骨骼系统	□阴性　□肌无力　□肌肉或关节痛　□其他：
9a. 皮肤	□阴性　□皮疹　□溃疡　□皮肤干燥　□色素性病变　□其他：
9b. 乳腺	□其他　□乳腺痛　□溢液　□肿物　□其他：
10. 神经系统	□阴性　□晕厥　□癫痫　□麻木　□走路不稳　□严重记忆力减退 □头痛　□其他：
11. 精神状况	□阴性　□抑郁　□哭泣　□严重焦虑　□其他：
12. 内分泌	□阴性　□糖尿病　□甲减　□甲亢　□潮热　□脱发 □热 / 冷不耐受　□其他：
13. 血液 / 淋巴系统	□阴性　□瘀斑　□出血　□淋巴结病　□其他：
14. 变态反应 / 免疫系统	见首页

官捐献。

系统回顾

系统回顾（ROS）是通过一系列问题了解人体各系统情况，确定患者经历过或正在出现的症状（框1.2）。相关阴性表现同等重要，可从关注的主要问题中寻找存在或不存在的疾病症状。*在ROS中，相关阴性表现通常与阳性表现同等重要。*例如，ROS中，尿路感染（UTI）和膀胱功能包括这些问题："你有尿频吗？多频繁？是否有排尿痛？"明显的尿频和排尿痛通常是尿路感染的症状。"你觉得排尿后是否完全排空膀胱？当你大笑、打喷嚏或咳嗽时，是否偶尔有漏尿？"这些筛查问题有助于识别膀胱功能和骨盆支撑结构异常（参见第30章）。

体格检查

体格检查包括患者全身健康状况的评价、乳腺及妇科检查。*一般体格检查可以发现内科、外科或妇科病史及其他未曾想到的问题。*患者病史提供的特殊信息可指导医生确定体格检查的部位，这些可能不是常规的检查部位。检查范围一般由患者的主诉症状、其他医生诊治情况及患者病史提示的信息来决定。一般检查包括的范围列于框1.3中，其中3个部位是妇产科尤其重要的检查部位：乳腺检查、腹部检查及盆腔检查。*应满足监护人或伴侣参与体检的任何要求，无论出于医生性别原因或该要求是由患者或医生提出的。*在体检中监护人或伴侣在场时，医生应找机会与患者本人进行单独交谈。

生命体征

开始体格检查前先检查生命体征：体温、脉搏、血压、身高、体重，以及一个派生值，即体重质量指数（参见第2章）。高血压前期是一个相对较新的血压分类（表1.2）。高血压前期女性需要严密评价，并建议其改变生活方式。由于高血压前期女性更有可能成为高血压患者，而且高血压靶器官损伤的风险会增加，转诊至内科医生或家庭医生处诊治。

乳腺检查

医生进行乳腺检查并与适时的乳腺X线影像检查相结合，是早期发现乳腺癌的最好方法。乳腺检查结果可用语言和（或）影像来描述，通常根据乳腺象限及尾部区域或将乳腺视为乳头为中心的表盘来定位描述（图1.2）。

乳腺检查首先为视诊，患者手臂放于两侧，然后嘱其将手压向臀部，和（或）手臂举过头顶（图1.3）。如果患者乳腺特别大且下垂，则可嘱其采取前倾位，使乳腺离开胸壁，易于检查。肿瘤常导致乳腺组织变形，引起乳腺形状、轮廓、对称性破坏及乳头位置改变。乳腺有些不对称是较常见的，但是差异明显或近期出现改变者需进一步检查评价。

乳房、乳晕或乳头颜色改变或出现溃疡或淋巴水肿导致皮革样外观（橘皮征）者均为异常表现，刺激或催乳素水平升高常导致双侧乳房有透明或乳白色溢液（溢乳）。乳房血性分泌物为异常表现，常为单侧；通常并不代表是肿瘤，而是乳腺结构伴导管内乳头状瘤炎症表现。需要进一步评价，以排除恶性肿瘤。脓液通常提示感染，但仍可能有潜在的肿瘤。

非常大的乳房常向前下方垂，引起上背部疼痛及肩下垂。失能性疼痛与体位通常是手术适应证，为保险起见，可行乳房缩小手术（乳房缩小成形术）。

依序进行触诊检查，首先让患者把手臂放在体侧，然后把手臂上举至头部。患者通常取仰卧位进行检查，也可取坐位，患者将手放在检查者的肩上或放在其头上，以便检查腋窝的最外侧面。触诊手法应缓慢、仔细，应使用指腹而不是指尖检查。检查者的手指以波浪式上下移动，来回推动乳腺组织，以便发现任何乳腺肿块。检查者应确定具体的检查手法（如螺旋状、放射状和纵向条带状），操作容易，通常要包括腋窝尾部在内的整个乳房进行触诊。如果发现肿块，要确定其大小、形状、硬度（即软、实性、硬、囊性）及活动度、位置。大乳房的女性在乳房下缘可能有横行的组织硬脊，这是乳房下脊，

表1.2 血压分类

血压分类[a]	收缩压分类（mmHg）[b]	舒张压分类（mmHg）[b]
正常	<120	<80
高血压前期	120~139	80~90
高血压	≥140	≥90

[a] 根据2003年12月美国国家心肺与血液研究所颁布的第7版预防、检测、评估、治疗高血压病的报告。

[b] 收缩压为首次出现两次心音时或在其后的血样；舒张压是在心音消失前的血样。选择坐位测量血压，血压应在休息5分钟后测量，选择适当大小的血压计；血压诊断值为在两次或多次诊室就诊时，测量两次或多次的平均值。

框 1.3　体格检查

患者姓名：

体质

• 主要症状：

身高：______ 体重：______ BMI：______ 血压：______ 体温：______ 脉搏：______ 呼吸：______

• 一般情况（记录所见）：

☐发育良好　☐其他：　☐无畸形　☐其他：

☐营养良好　☐其他：　☐整洁　☐其他：

☐体态正常　☐肥胖　☐其他：

颈部

• 颈部　☐正常　☐异常：______

• 甲状腺　☐正常　☐异常：______

呼吸系统

• 呼吸运动　☐正常　☐异常：______

• 肺部听诊　☐正常　☐异常：______

心血管系统

• 心脏听诊

心音　☐正常　☐异常：______

杂音　☐无　☐有：______

• 外周血管　☐正常　☐异常：______

胃肠道系统

• 腹部　☐正常　☐异常：______

• 疝　☐无　☐有：______

• 肝 / 脾

肝　☐正常　☐异常：______

脾　☐正常　☐异常：______

• 有指征者行大便检查　☐阳性　☐阴性：______

淋巴系统

• 触诊淋巴结（选择所有区域）

颈部　☐正常　☐异常：______

腋窝　☐正常　☐异常：______

腹股沟　☐正常　☐异常：______

其他　☐正常　☐异常：______

皮肤

• 视诊 / 触诊　☐正常　☐异常：______

神经系统 / 心理状态

• 定向能力　☐时间　☐空间　☐个人　☐评价

• 情绪与表情　☐正常　☐抑郁　☐焦虑　☐激动　☐其他：______

妇科

• 乳腺　☐正常　☐异常：______

• 外生殖器　☐正常　☐异常：______

• 尿道口　☐正常　☐异常：______

• 尿道　☐正常　☐异常：______

• 膀胱　☐正常　☐异常：______

• 阴道 / 盆底支持组织　☐正常　☐异常：______

• 宫颈　☐正常　☐异常：______

• 子宫　☐正常　☐异常：______

• 附件 / 宫旁组织　☐正常　☐异常：______

• 肛门 / 会阴部　☐正常　☐异常：______

• 直肠　☐正常　☐异常：______

（见上述“大便检查”部分）

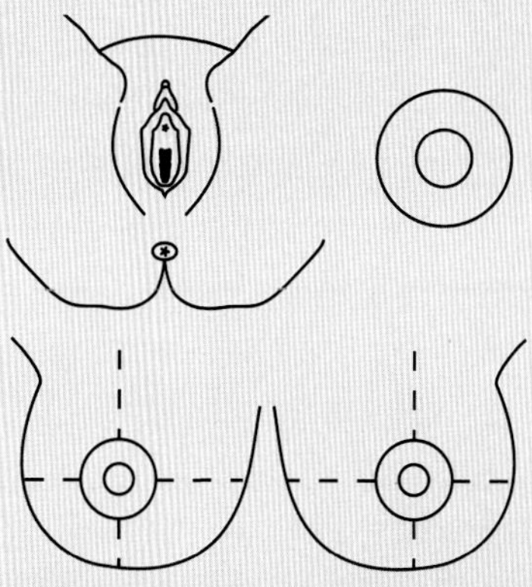

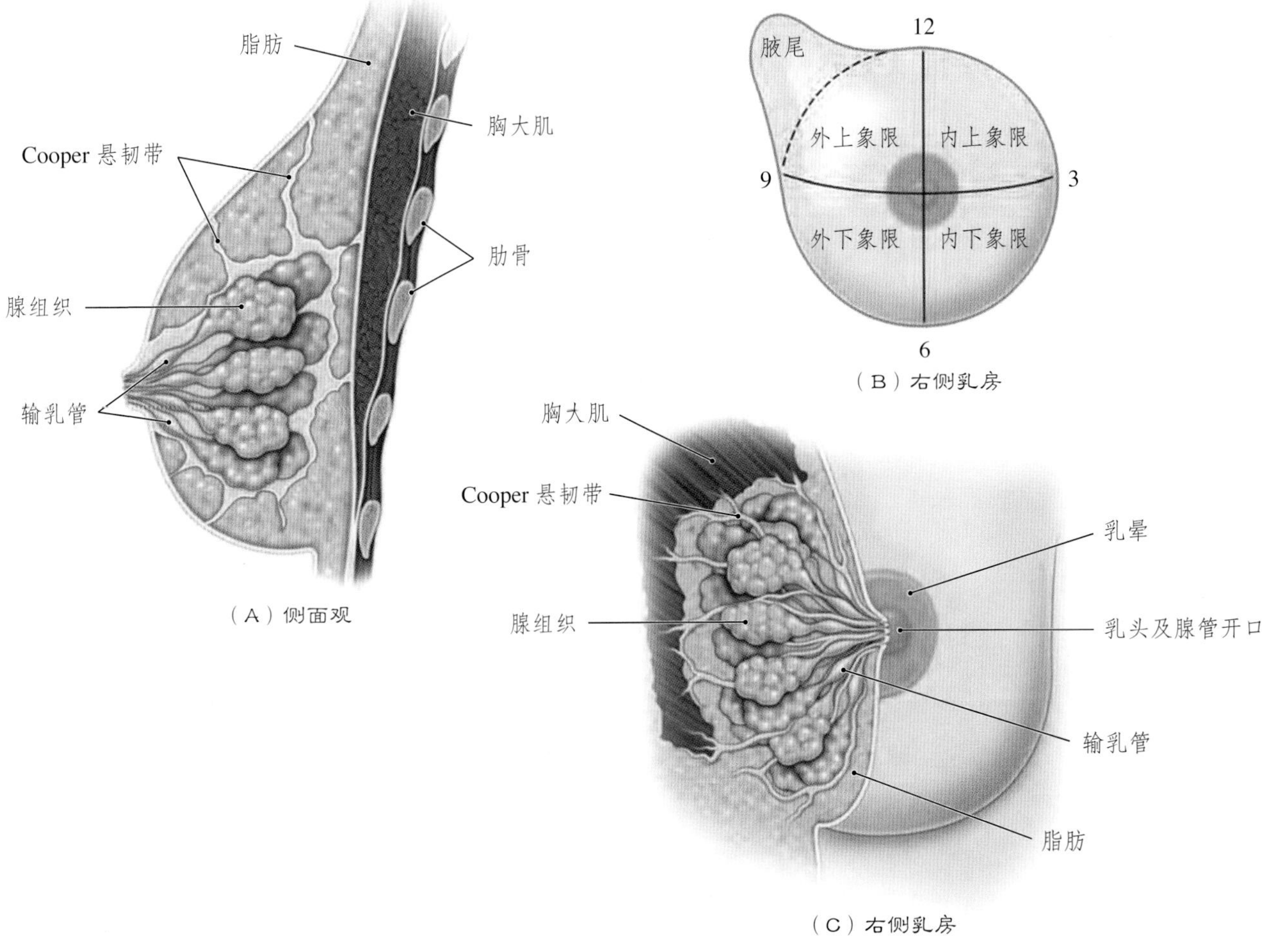

图1.2 乳腺临床解剖及相关检查。

是正常表现。

检查时，在乳晕两侧轻柔地向内、向上施压，观察有无液体溢出。如果有液体溢出，则应送培养和药物敏感性检查及细胞病理学检查。

乳房自我检查

目前，强调医生鼓励女性增强乳房自我检查意识，对有些患者，建议行乳房自我检查（BSE）。*乳房自我检查意识通常定义为女性认识正常乳房外观及触诊*。有些女性自我检查的意识并不确切，在后续检查中确诊为乳腺癌者占50%~70%。*因此，增强乳房自我检查意识可增加早期发现乳腺癌的可能性*。

这对最近的“医生乳腺检查正常”或乳房X线检查呈阴性而实际上有乳腺癌的女性尤其重要。鼓励乳房自我检查意识，包括BSE，对乳腺癌高危女性（如一级亲属患有乳腺癌）尤其有价值。目前已不再推荐BSE常规培训，因为其假阳性率较高，并常导致不必要的检查，包括乳腺活检。对BSE不需要指导的女性，应强调举起双臂在镜中观察乳房，寻找乳房形状或轮廓改变或颜色变化。然后，以其指腹轻柔地全面触诊乳房，包括腋窝处的乳腺腋尾部。异常发现可能包括肿块、隆起、乳房质地改变和异常不适。当轻柔挤压乳头有血液或脓液流出时，应就诊。

盆腔检查

排空膀胱对于舒适而全面的盆腔检查是必需的。如果需要，患者可在擦拭外生殖器后留取中段“清洁尿液”，这种尿液标本可用于尿培养、药敏试验及生化检查。腹部及盆腔检查需要肌肉放松，检查技巧有助于患者放松，包括鼓励患者轻缓而规则地以鼻吸气、以嘴呼气，而不是屏住呼吸，帮助患者识别需要放松的特殊肌群（如腹壁肌或盆底肌）。

检查时，与患者交流非常重要，应事先向患者说明盆腔检查中将会发生的所有情况。*遵循“先说后查”的格言将避免任何意外发生*。

突然或严厉的命令：“现在放松，我不会伤害你。”可能会增加患者的恐惧，而这种表述：“虽然我知道说得比做得容易，但请尽可能放松。”可

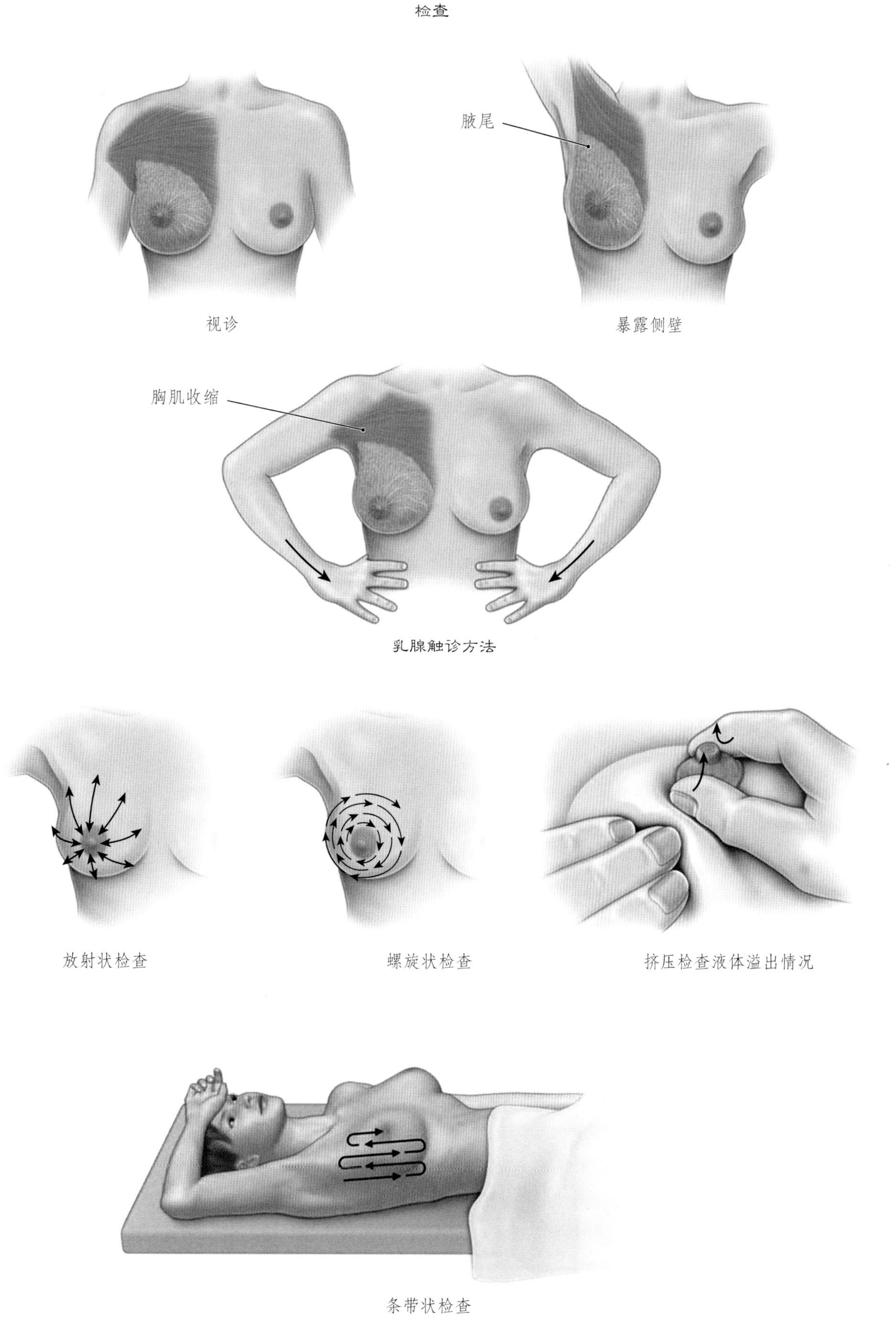

图1.3　乳腺检查。无论习惯用哪种方法，均应进行系统而全面的乳腺组织检查，包括腋尾部位，以保证准确率。

释放两个信息：①患者需要放松；②你意识到这样是困难的，这种表述表现出耐心与理解。“如果有不适，就告诉我，我会停止，我们尽量再使用其他方式。”这种表述会告诉患者检查可能有不适，但是她能控制，如果出现不适，可以停止检查。同样，开始说：“现在我要给你做检查”，有助于减少意外发生。应用这些表述表明检查需要双方努力配合，从而进一步提高对患者的医疗。

患者与检查者的位置

要求患者坐在检查床的边缘，打开孔巾，覆盖在患者大腿及膝部。如果患者要求不使用孔巾，应满足其要求。

患者检查时，体位保持头部抬高，与水平呈30° 角，该体位的目的有三方面：①医生与患者能保持眼神接触，在检查过程中易于交流；②放松腹部肌群，易于腹部及盆腔检查；③医生能观察到有价值的信息（如腹部及双合诊检查时，患者未用语言表达的不适）。医生或助手应帮助患者平躺，沿着检查床下移至其臀部位于床的边缘，将其双脚放在脚踏上，膝关节弯曲，双腿分开（膀胱截石位），如图 1.4 所示。患者摆好体位后，将孔巾覆盖在患者腿部，调整其位置，不要遮挡医生观察会阴部或与患者眼神交流。

医生应坐在检查床尾，检查灯聚光在会阴部。检查灯最好位于医生胸前颏下水平几厘米左右，距离患者会阴部大约有 1 臂距离。医生应戴手套，接触患者后，应避免接触检查灯和其他设施。

外生殖器视诊与检查

盆腔检查时，首先应检查外生殖器，包括阴阜、大阴唇、小阴唇、会阴及肛周区域。在盆腔检查中，以一定顺序持续触诊，开始检查阴蒂，适当检查阴蒂头。阴唇位于两侧，检查阴道口及阴道外侧。检查尿道口、尿道及 Skene 腺体。*根据检查顺序，全面检查外生殖器*。将示指放入阴道 2.5 厘米左右，轻触尿道，如果有分娩物自尿道口排出，则需行培养检查。然后，将示指向后旋转，以示指及拇指触摸巴氏腺部位（图 1.5）。

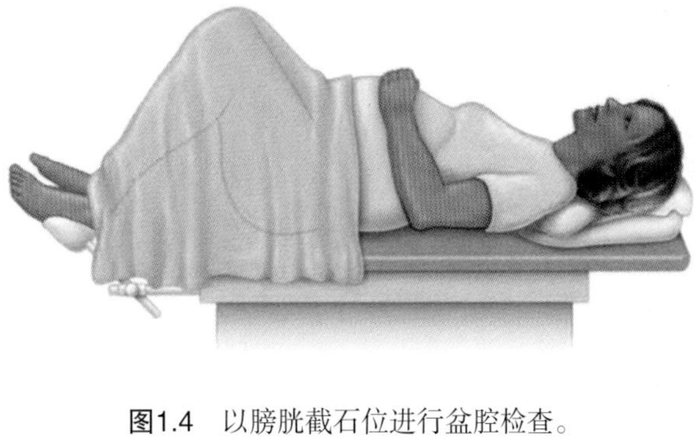

图1.4 以膀胱截石位进行盆腔检查。

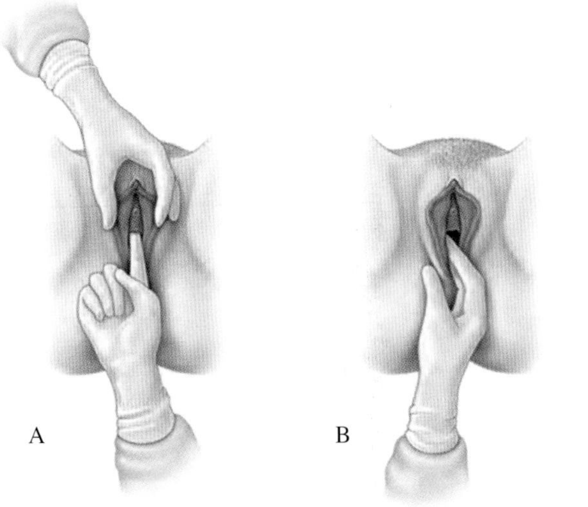

图1.5 巴氏腺、尿道和Skene腺触诊。（A）尿道及Skene腺触诊，尿道有“乳白色”液溢出。（B）巴氏腺触诊。

窥器检查

下一步是应用窥器检查。窥器的各部分见图 1.6 所示。成人阴道检查常用窥器有两类，Pederson 窥器叶片平且窄，两侧几乎没有曲线，较适用于检查多数未产妇及绝经后阴道萎缩、狭窄者。Graves 窥器叶片较宽、较高，两侧有曲线，更适宜检查多数经产妇。Graves 窥器叶片较宽且有曲线，便于将经产妇松弛的阴道壁暴露、观察。Pederson 窥器叶片非常窄，适于观察青春期少女宫颈。*选择恰当的窥器对检查的舒适性和全面性非常重要*。窥器需用温水加温或以检查者的手加温，有些机构已将窥器储存在加热垫处，温的窥器会使患者感觉舒适，有助于放于阴道内。

窥器检查应考虑阴道正常的解剖关系。如图 1.7 所示，沿阴道轴放置窥器用力最小，患者最舒适。虽然液基细胞学检查很少受润滑剂影响，但为了避免对细胞学检查结果的影响，近来已不再应用润滑剂。需要应用润滑剂的情况较少，如包括有些青春期前女孩、绝经后妇女、阴道易激惹或有病变者。

多数医生发现，以优势手握持窥器易于掌握窥器加压及移动。操纵窥器手柄，将其两叶片完全闭合，另外一只手的示指及中指放在阴道口下方的会阴两侧；向下向内加压，直至阴道口少许张开。如果患者充分放松，向下压迫会阴即可引起阴道口张开，易于放置窥器。*开始将窥器叶片与阴道口呈斜位至*

*垂直位方向放入阴道，然后向后转约 45°；调整窥器放入的角度，以便于窥器放置阻力最小。*如果患者不能放松，则将手指放入阴道并向后加压，有时可放松会阴部肌肉。

*放置窥器时，轻轻地向后持续加压以扩张会阴部，从而能有空间放置窥器。*通过使会阴部、阴道后壁至阴道口扩张，可完成有效而舒适的窥器检查操作（和双合诊检查及阴道直肠检查）。向前加压可引起尿道及阴蒂等敏感区域疼痛。应尽量将窥器放入，在多数女性，窥器叶片能全部放入。轻柔并熟练地打开窥器叶片，略倾斜窥器，在窥器两叶片间暴露宫颈。然后，以指旋螺丝将窥器锁定在打开位置。*未能暴露宫颈的最常见原因是由于担心引起患者不适而未能将窥器充分放入阴道。*当打开窥器未引起不适时，应将其全部放于阴道内。

当窥器放置到位并锁定后，通常不需扶持。在大多数患者中，窥器均能应用恰当的螺母充分张开。在有些患者，需要更大空间，因此需旋紧手柄上的螺母，使窥器两叶在垂直水平轻轻张开。窥器放置到位后，宫颈及阴道深部两侧穹隆均可暴露、检查并获取标本。在获取宫颈抹片前，应告知患者会感觉轻微“搔刮”感，但是不会引起疼痛。应在宫颈转化区全面取材，宫颈转化区是宫颈上皮内瘤样病变好发部位。*获取宫颈阴道部及宫颈管内标本后，应立即转移至载玻片上并喷洒固定液，或放置于细胞保存液中（图 1.8）。*

*窥器撤出过程中需观察阴道壁。*告知患者要撤出窥器后，完全放松螺母，轻压拇指铰链使窥器两叶张开。在撤出窥器前，应将窥器两叶轻轻张开，以免夹住宫颈。窥器撤出大约 2.5cm 后，慢慢放松对拇指铰链的按压。窥器撤出应缓慢，以便能充分检查阴道壁。在阴道壁压力下，窥器两叶能自然并拢。*窥器两叶末端接近阴道口时，不再按压拇指铰链，否则窥器前叶可能翻转，刺激敏感的阴道、尿道及阴蒂组织。*

双合诊检查

*双合诊检查时，将一只手放于“阴道”，另一只手放于“腹部”，固定并触诊盆腔器官。*双合诊检查开始时，腹部检查的手需在脐耻之间轻轻按压腹部，将示指和中指放入阴道内大约 5cm，轻轻下推以扩张阴道。询问患者是否感觉肌肉被推动，并尽可能放

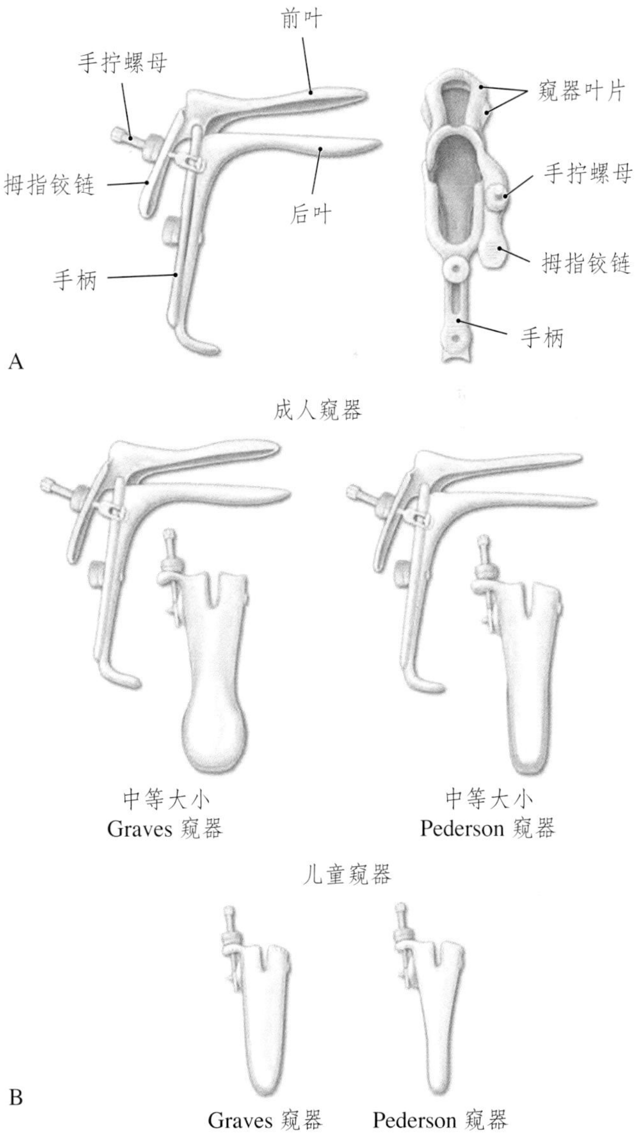

图1.6　阴道窥器。（A）阴道窥器的构成。（B）阴道窥器的类型。

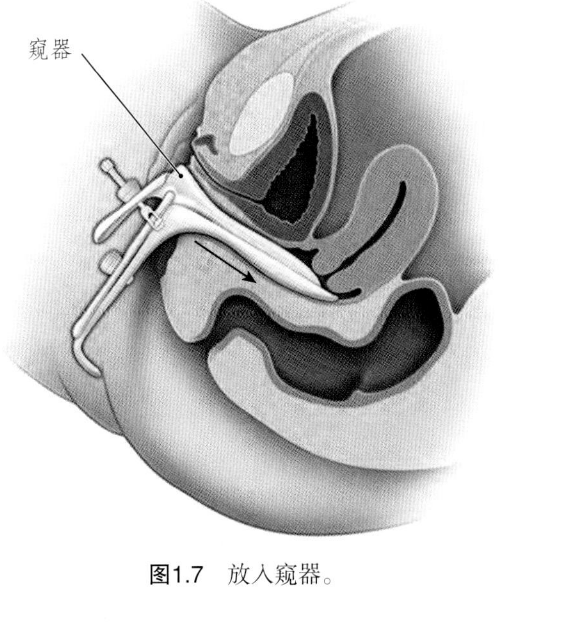

图1.7　放入窥器。

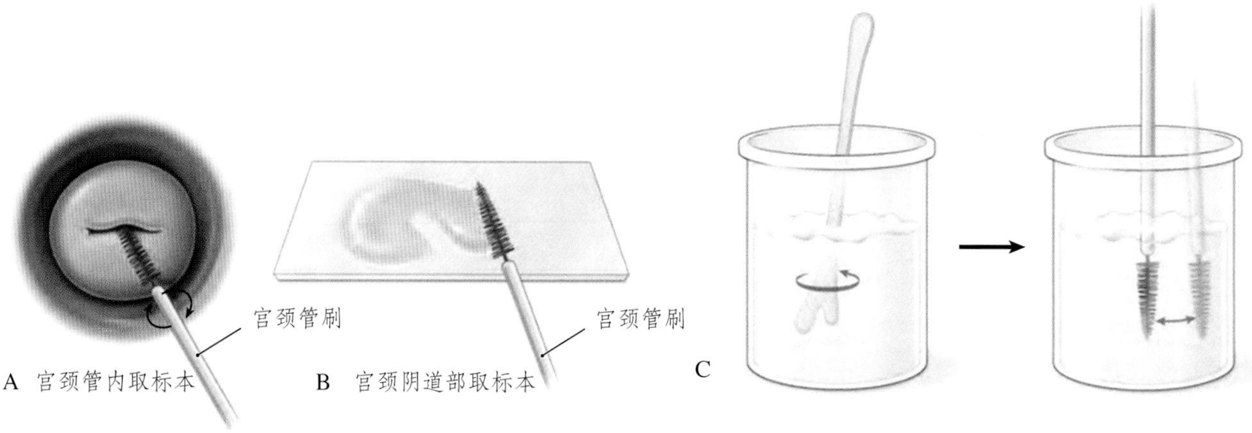

图1.8 细胞抹片标本采集。（A）获取宫颈管标本。（B）在10秒钟内转移标本并固定。（C）将标本放置在细胞保存液中。

松。然后继续将示指和中指伸入阴道，直至后穹隆宫颈后下方。会阴向后延展将形成更大空间。有时，仅能将示指轻松放入阴道进行检查。

在双合诊检查时，将盆腔结构“固定”，在腹部及阴道两手之间进行触诊。优势手是放于腹部还是放于阴道则视检查者个人喜好而定。*盆腔检查常出现的错误是未能有效地应用腹部手进行检查。*在脐耻之间以指腹而不是指尖向下按压腹部，同时阴道内检查手向上施压与之配合。双合诊检查时，连续环绕宫颈检查，明确宫颈大小、形状、位置、活动度，以及有无压痛或肿物（图1.9）。

双合诊检查子宫时，向腹部检查手指方向上举子宫，以便于在阴道与腹部检查手之间触诊子宫。明确子宫大小、形状、硬度、轮廓、活动度、肿物或压痛、位置。按子宫长轴倾斜（自宫颈至宫底，倾斜）可分为三种位置（前倾位、中位、后倾位），按子宫短轴倾斜（子宫下段或其稍上部位，屈位）可分为两种位置（前屈位、后屈位）（参见图4.12）。后倾、后屈子宫有三个特殊的临床特点：①双合诊检查很难评估孕龄；②与性交痛及痛经有关；③其位置在骶岬后下方，可导致子宫外翻和其他产科并发症。*宫颈位置通常与子宫位置有关，后位宫颈常与前倾子宫或中位子宫相关，而前位宫颈常与后倾子宫相关，*但是子宫明显屈曲时，可改变这种关系。

*双合诊检查方法因子宫位置不同而有差异。*前位及中位子宫检查时，阴道内的手指放于后穹隆宫颈后两侧，轻轻向腹部手指方向举起子宫，与腹部手触诊相结合，放在腹部的手则轻轻由一侧向另一侧“搜寻”阴道内的手指移动，两手结合，恰当用力，触诊并明确子宫情况。

后位子宫检查更加困难，对有些患者，阴道内手指在宫底水平或其下方缓慢上推，向内上轻压可

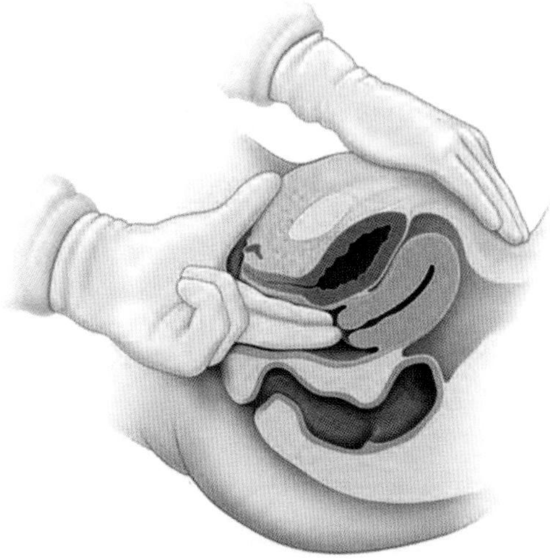

图1.9 子宫与附件双合诊检查。

将子宫转变为前位，或至少“向上”移动，易于触诊。然后，以正常前位子宫触诊方法进行检查。如果不行，则可移动位于后穹隆的手指，与直肠阴道检查相结合，评估后位子宫情况。

附件双合诊检查时，以阴道内手指从后穹隆宫颈一侧开始检查卵巢、输卵管及支持结构，腹部手指在同侧髂弓内侧至耻上间移动，腹部手向耻骨联合处下压，同时阴道内手指向上用力，与评价子宫方法相同，两手手指同向移动评价附件结构，包括大小、形状、硬度、轮廓、活动度、压痛及触及肿物等。*检查卵巢时，需特别注意。卵巢即使在无病理性异常时，也非常敏感。月经正常的女性，大约一半的时间能触及卵巢，而在绝经后女性很少能触及卵巢。*

直肠阴道检查

有指征时，直肠阴道检查是完整的盆腔检查的重要部分。有临床指征时（例如可疑后盆腔肿物或

评估慢性盆腔痛），可在初次检查、每年检查及定期检查中应用。

直肠阴道检查开始时，应更换阴道检查手的手套，涂以足量润滑剂。*如果按直肠自然走向检查，不会引起患者不适：向上 45° 角为 1~2cm，然后向下（图 1.10）*。与阴道内手指完成双合诊检查相同，只是示指应弯曲，中指轻轻沿直肠“弯曲”角度向下插入直肠，示指放入阴道内，两个手指同时放入，直至阴道内手指到达宫颈下方的后穹隆处，直肠内手指到达直肠管内。不必在直肠指诊时要求患者向下用力，这样会增加患者紧张。与阴道触诊方法相同，触诊盆腔结构。触诊子宫宫骶韧带，确定是否对称、平滑、无压痛（正常情况下）或是否有结节、松弛或增厚。评价直肠管，确定其完整性及直肠括约肌的功能。触诊完成后，手指应与放入相反的方式快速而稳步撤出。*注意避免将粪便污染阴道。*

盆腔检查结束后，嘱患者在检查床上向上移动，然后坐起。

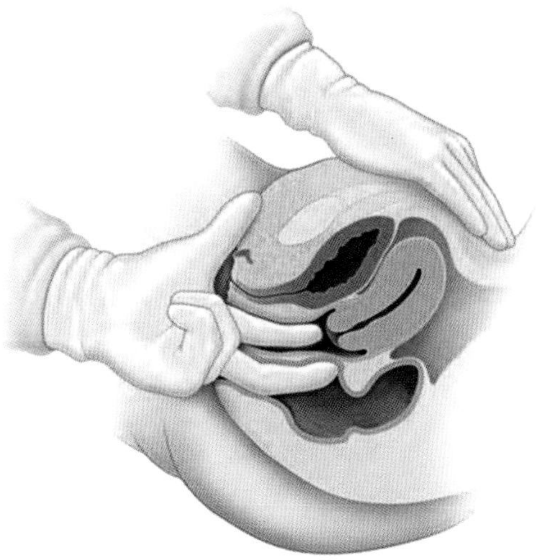

图1.10　直肠阴道检查。

三、诊断、处理及持续性护理

根据患者就诊原因——有特殊医疗问题或预防性检查，建立进一步评价与处理方案。如果存在问题，病史与体格检查的发现有助于进行鉴别诊断（即问题潜在原因列表）。选择实验室检查，进一步明确最有可能的诊断。做出初步诊断，患者与医生间达成一致的治疗计划。根据症状缓解及其他治疗成功的证据确定最终诊断。如果不成功，医生应进一步评价，并考虑新的治疗计划。

如果患者是预防性健康检查，则应明确在询问病史及体格检查中出现的问题，讨论并制订长期随访计划。患者与医生达成一致的诊疗计划，包括矫正行为、改变生活方式、转诊至另一位医生或保健医生或社会服务专业人员，或转诊到有诚信资源的社区。在适宜的患者，应行筛查试验和免疫学检查（参见第2章）。

临床随访

确定患者健康状况良好，并建议适合其年龄的筛查。应用身高和体重表来评价其体重，最初不要安慰她，在计算体重指数并解释如何更准确评价其体重后，她会更安心。应根据其年龄选择标准筛查，包括全血细胞计数、脂代谢、促甲状腺激素（TSH）以及乳房 X 线摄片和骨密度检查，并表示你可以帮助她改善怕冷的症状。随后发现其 TSH 显著升高，给予甲状腺激素替代治疗后数月，其怕冷症状缓解，生活质量提高。

（译者：瞿全新）

访问 http://thePoint.lww.com/activate，有互动式 USMLE 类型题库及更多内容！

第 2 章 妇产科医生在疾病筛查与预防中的作用

本章主要涉及 APGO 教育的重点问题：

主题 3 宫颈抹片与 DNA 探针 / 培养

主题 7 预防保健与健康维护

学生应能就重要的预防医学和免疫、饮食与锻炼等保持健康问题对患者提出建议，应能确定恶性肿瘤、心血管疾病及骨质疏松等疾病的恰当筛查方法。

临床病例

患者 57 岁，性格开朗，中度肥胖，患有胰岛素依赖型糖尿病，已绝经，现行常规妇科检查。患者总体感觉较好，主诉持续性会阴部瘙痒。在过去 5 年中，其他医生以局部抗真菌药及甾体激素乳膏为其治疗复发性假丝酵母菌性外阴阴道炎。患者吸烟，1 包 / 天，过去尝试多次戒烟，但均未成功。在体格检查中，阴道分泌物 KOH 悬滴法检查发现菌丝，两侧大阴唇发现三处轻度色素脱失。向患者解释，因考虑到持续性外阴瘙痒与外阴癌的关系，因此建议行阴唇色素脱失部位活检。患者同意，获取两块标本。医生同时给予患者全身性及局部抗真菌药物治疗，并建议患者就诊于内科医生，评估其糖尿病的治疗。再次与患者讨论并建议其戒烟。

随着人口老龄化，妇女卫生保健需求发生改变，因此妇产科初级预防保健必须不断发展，以满足这些需要。妇产科医生在筛查、预防保健及提供咨询中有特殊地位，对提高妇女生活质量及改善发病率与死亡率均有积极作用。

预防保健

随着时间的推移，预防保健有益于身体健康及成本效益。预防医学包括一级及二级预防。一级预防的目的是消除或减少发病危险因素，从而预防疾病发生或降低其严重程度。一级预防包括健康教育、行为干预，促进健康的生活方式，其中包括免疫接种、健康与营养、卫生、戒烟、个人安全及安全性行为。二级预防主要目的是疾病筛查，当患者疾病尚无症状时，给予快速干预，从而减少发病率及死亡率。筛查是周期性健康评估的一部分（通常称为“年检”），根据患者的年龄及发病危险因素，为其提供评估及咨询。

一级预防保健所关注的性传播性疾病（STD）详见第 28 章及第 29 章。妊娠前、妊娠期及产后保健以提高新生儿及产妇生活质量方面的内容详见第 6 章。

免疫接种

在美国，疫苗接种方案重点针对婴幼儿和儿童，以减少许多儿童疾病的发生。然而，许多青少年和成人仍会感染疫苗预防性疾病，如流感、水痘、甲肝、乙肝、麻疹、风疹和肺炎球菌性肺炎。据估计，每年成年人因患肺炎球菌感染、流行性感冒和乙型肝炎而死亡者多达 45 000 人。妇产科医生和其他医生为妇女提供一级预防保健，对有需要的女性施行免疫接种并进行管理，或将患者转诊至能提供免疫接种的机构。

医生应收集每例患者的全部免疫接种史，包括提示需要免疫接种的危险因素。如果患者怀疑其免疫接种史，则以往的接种记录非常有价值。没有清楚的接种史，医生应将患者视为一直未行免疫接种并据此处理。推荐的女性免疫接种项目见框 2.1。由于免疫接种推荐会有改变，因此了解最新推荐是有益的，可访问国家疾病控制中心（CDC）的免疫接种目录网页（www.cdc.gov/vaccines）。

人乳头瘤病毒（HPV）疫苗用于预防宫颈病变及宫颈癌方面的讨论详见第 47 章。美国妇产科医师学会推荐女孩在 11~12 岁首次接种此疫苗。虽然妇产科医生并不常规关注 13~26 岁年龄段的女性，但她们却处于特殊阶段，支持接种疫苗（疫苗接种期）。女孩在疫苗接种年龄范围内就诊时，应评价 HPV 疫苗接种情况并进行记录。在 HPV 暴露前，应用 HPV 疫苗最有效，但有性生活的女性，在疫苗接种前已有 HPV 暴露者，也能接种疫苗并从中获益。*应告知 HPV 疫苗接种几乎能 100% 有效地预防疫苗中病毒基因型特异性覆盖的相关性疾病*，包括宫颈上皮内瘤样病变（CIN）及外阴尖锐湿疣病变。妊娠期不应接种 HPV 疫苗，但哺乳期可以接种。

二级预防：定期评估及筛查

定期评估（如每年 1 次）是预防保健整体的一部分，包括筛查、评估、咨询。推荐按年龄组划分，并根据危险因素及流行病学资料（参见附录 B）定期进行健康评估与筛查。这种预防保健需有全面的病史、体格检查及恰当的实验室检查。*病史、体格检查及实验室检查结果有助于指导干预与咨询，并可能揭示需要有针对性的筛查或评估的额外风险。*

附录 B 中所列推荐选自各种来源，这些推荐考虑的各种因素，如各年龄组发病率与死亡率的主要原因及限制成人活动的慢性健康问题（如关节炎或其他肌肉骨骼疾病及循环系统疾病），随着女性年龄增长而变得越来越普遍。

筛查试验的特点

常规筛查的原则是在无特定危险因素的无症状个体中检测到存在的疾病。*在此间隔时间内发现疾病能最大限度地降低发病率及死亡率。*所筛查的疾病在人群中普遍存在，适宜早期干预。目前筛查可用于多种恶性肿瘤、代谢性疾病及 STD 等，筛查的基本方法是宫颈巴氏涂片及乳房 X 线摄影。

并不是每一种疾病都能通过筛查而发现，而且对于每一种疾病来讲，筛查并非具有成本效益或可行性。敏感性和特异性用于描述筛查试验发现疾病的有效性。敏感性是指受影响的个体筛查试验阳性的比例，特异性是指未受影响的个体筛查试验阴性的比例。*有效的筛查方法既应敏感性高（有较高的检出率），又应特异性高（有较低的假阳性率）。*其他有效筛查方法的标准与被检测人群和疾病本身有关（框 2.2）。

恶性肿瘤筛查

巴氏涂片（宫颈癌）及乳房 X 线摄影（乳腺癌）是妇科癌症唯一公认的有效的筛查方法，卵巢癌尚无兼具敏感性与特异性的筛查方法。女性应了解卵巢癌特有的早期症状与体征，从而有助于早期诊断（参见第 50 章）。同样，筛查试验不适用于子宫内膜癌、阴道癌或外阴癌。绝经后出血史（子宫内膜癌）或慢性、持续性外阴瘙痒（外阴癌）病史有助于诊断，但是这些肿瘤及宫颈癌均需行组织活检，以确定浸润性癌或癌前病变。

子宫内膜活检、外阴活检、阴道活检不是筛查方法。

乳腺癌

乳腺癌是美国妇女最常见的恶性肿瘤，仅次于皮肤癌，终身患乳腺癌的风险为 12.5%，在女性癌症相关性死因中居第二位。临床医生评估女性乳腺癌风险时，应根据病史，这很重要，因为根据危险因素不同，筛查推荐方法也不相同。计算机乳腺癌风险评估工具（http://www.cancer.gov/bcrisktool/）可用于评估患者乳腺癌发生风险（参见第 33 章）。

对于乳腺癌平均风险者，有两种主要筛查方法：临床乳腺检查及乳房 X 线摄影筛查。美国妇产科医师学会推荐：

• 年龄 40 岁及以上者应每年行临床乳腺检查，20~39 岁女性应每 1~3 年行临床乳腺检查（20~39 岁的乳腺癌高危者也可考虑每年行临床乳腺检查）。

• 40 岁开始每年进行一次乳房 X 线摄影检查。

美国癌症协会推荐：

• 20~39 岁的平均风险者，每 1~3 年行临床乳腺检查。

• 40 岁的平均风险者，每年行临床乳腺检查，并开始行乳房 X 线摄影检查。

并不普遍推荐进行乳腺自我检查；但是医生鼓励并支持要有乳腺检查的自我意识。目前，超声检查与磁共振成像（MRI）在平均风险妇女筛查中无意义，但可用于辅助检查，其影像常用于评估可触及的肿物。*高危妇女除了每年行乳房 X 线摄影检查外，也推荐 MRI 检查（根据家族史风险评估或一级亲属*

框 2.1 推荐妇女进行的疫苗注射（也可见附录 B）

13~18 岁

破伤风白喉百日咳混合疫苗加强剂

11~18 岁注射 1 次

乙型肝炎

以往未曾接种者应进行一系列免疫接种

HPV

以往未曾接种者应进行一系列免疫接种

MMR

以往未接种者

流感

每年 1 次

脑膜炎

如果以往未接种，则在 13~18 岁接种 1 剂（在 13~15 岁接受首次免疫接种者，应在 16~18 岁接受加强剂量接种）

水痘

以往未曾接种者应进行一系列免疫接种

高危人群

甲型肝炎

肺炎

40~64 岁

PTaP

以 Td 加强剂量替代单次 Tdap 剂量，然后每 10 年以 Td 加强剂量接种

带状疱疹

年龄≥ 60 岁者，单剂量免疫接种

流感

每年 1 次

MMR

以往未接种的、年龄为 40~54 岁女性

水痘

无证据免疫接种者应行一系列免疫接种

高危人群

甲型肝炎

甲型肝炎及乙型肝炎高危者，考虑行联合疫苗接种

乙型肝炎

甲型肝炎及乙型肝炎高危者，考虑行联合疫苗接种

MMR

年龄≥ 55 岁者

肺炎

脑膜炎

19~39 岁

破伤风白喉百日咳混合疫苗加强剂

以 Td 加强剂量替代单次 Tdap 剂量，然后每 10 年以 Td 加强齐量接种

HPV

以往未行免疫接种者，在年龄≤ 26 岁[a]时给予一系列免疫接种

流感

每年 1 次

MMR

以往未接种者

水痘

无证据免疫接种者应行一系列免疫接种

高危人群

甲型肝炎

甲型肝炎及乙型肝炎高危者，考虑行联合疫苗接种

乙型肝炎

甲型肝炎及乙型肝炎高危者，考虑行联合疫苗接种

脑膜炎

肺炎

年龄≥ 65 岁

带状疱疹

仍未免疫接种者给予单剂量免疫接种

流感

每年 1 次

肺炎

1 次

破伤风白喉百日咳混合疫苗加强剂

每 10 年 1 次[b]

水痘

无证据免疫接种者应行一系列免疫接种

高危人群

甲型肝炎

甲型肝炎及乙型肝炎高危者，考虑行联合疫苗接种

乙型肝炎

甲型肝炎及乙型肝炎高危者，考虑行联合疫苗接种

MMR

脑膜炎

DTaP，白喉及减量的破伤风类毒素、无细胞百日咳疫苗加强剂；HPV，人类乳头状瘤病毒；MMR，麻疹、腮腺炎、风疹。

[a] 在“26”中的“26 岁及 26 岁以下者”源于 FDA 首次核准应用的研究人群，已获得研究数据；其上限为 26 岁。考虑增加妇女年龄范围，但被拒绝。男性接种疫苗已批准。

[b] 有或期望与小于 12 个月的婴儿有密切接触的个体、以前未行 Tdap 疫苗接种者，应接受单剂量 Tdap 疫苗，以预防百日咳，减少传染的可能性。

摘自美国妇产科医师学会修订。妊娠期接种流感疫苗，委员会意见 468，华盛顿特区：美国妇产科医师学会；2010 年 10 月。

框 2.2　筛查试验的标准

疾病标准

- 无症状期较长，足以诊断
- 非常普遍，必须进行筛查
- 可治愈，在无症状阶段进行治疗（最优选的治疗）
- 足以影响生活质量和（或）生存时间

检测标准

- 敏感性
- 特异性
- 安全性
- 费用可承受
- 患者可接受

检测人群的标准

- 疾病高发
- 易感人群
- 对检测与治疗有依从性

携带 BRCA1 或 BRCA2 基因突变，其终身患乳腺癌的风险大于 20%）。

宫颈癌

宫颈上皮内瘤样病变（CIN）是宫颈癌癌前病变，CIN 可自行消退，但在有些 CIN 2、CIN 3 患者中可进展为宫颈癌。*大多数患者可根据脱落细胞学，特别是巴氏涂片（玻片或液基），有或无高危型 HPV 检测进行早期诊断*。自 20 世纪 40 年代引入巴氏检测以来，宫颈癌死亡率降低，证实了该检查项目的成功。

以下为美国预防服务工作组及美国癌症协会、美国阴道镜及宫颈病理学协会、美国临床病理学协会推荐的宫颈癌检查方法，这些指南适用于普通人群，而非高危妇女（如宫颈癌病史或己烯雌酚暴露或免疫抑制者）。

- 年龄小于 21 岁者：无论性生活开始年龄或存在其他危险因素，均无须检查。
- 年龄 21~29 岁者：推荐每 3 年行细胞学筛查。
- 年龄 30~65 岁者：推荐每 3 年行细胞学筛查或每 5 年行细胞学筛查加 HPV 检查（co-tests）。
- 年龄大于 65 岁者：以往充分的阴性筛查结果（10 年内连续 3 次细胞学结果阴性或连续 2 次 co-tests 结果阴性）、近 20 年无 CIN 2 或以上病史者可停止检查。即使有新的性伴侣等任何原因，均不需恢复筛查。
- 因良性病变行子宫全切除，切除宫颈后无 CIN2 或以上病史者：不推荐行阴道癌检查，即使有新的性伴侣等任何原因，均不需恢复筛查。
- CIN 2、CIN 3 或原位腺癌者：在自行消退或 CIN 2、CIN 3 或原位腺癌恰当治疗后，应持续筛查 20 年，即使患者年龄超过 65 岁，仍然需要筛查。
- HPV 疫苗接种者：不改变指南推荐。
- 即使不再行筛查，也应每年行妇科检查。

结直肠癌

每年结直肠癌女性新发病例将近 75 000 例，死亡患者超过 25 000 例，在女性因癌症死亡者中，结直肠癌是继肺癌、乳腺癌后居第三位的主要死因。由于早期发现（癌前病变或早期浸润癌），多数患者得以有效治疗，因此推荐进行筛查。

所有平均危险度的女性在 50 岁开始推荐行结直肠癌筛查，首选方法为结肠镜检查，每 10 年 1 次。

其他可接受的筛查试验包括：

- 每年粪便潜血试验（FOBT）或粪便免疫化学试验（FIT）。
- 软式乙状结肠镜检查，每 5 年 1 次。
- 钡灌肠检查，每 5 年 1 次。
- 结肠 CT 影像检查（模拟结肠镜检查），每 5 年 1 次。
- 粪便 DNA 检测，检查间隔期尚未确定。

软性乙状结肠镜检查可能漏诊右侧壁病灶，在女性晚期结直肠癌患者中占 65%。FOBT、FIT 检查需要患者在家收集 2 或 3 次粪便标本进行反复分析，医生行直肠检查及单次粪便标本 FOBT 筛查不足以发现结直肠癌，因此不推荐。不同的推荐方法适用于风险增加者及高风险妇女。

性传播性疾病

非妊娠女性恰当的 STD 筛查取决于年龄及危险因素评估（框 2.3）。由于妊娠期 STD 导致的危险，因此妊娠者应常规筛查梅毒、HIV、衣原体及淋病（参见第 29 章）。

人类免疫缺陷病毒

在过去的 20 年中，艾滋病疫情的流行人群已发生改变，青少年、女性、居住在都市外、男女异性恋患者增加，而且许多患者并未意识到已被感染。

所有妇女推荐行 HIV 检查，有危险因素的妇女推荐行有针对性的检测。虽然育龄妇女在其一生中至少应检测一次，但是否需行重复性检测仍无一致性建议。妇产科医生应每年评价患者的危险因素，确定是否需要重复检查。在以下妇女中，至少应每年重复 HIV 检测：

- 注射吸毒者。

• 性伴侣是注射吸毒者或 HIV 感染者。
• 为吸毒或赚钱而进行的性交易。
• 在过去一年中被诊断为其他 STD 者。
• 自最近 HIV 检测后，有 1 个以上性伴侣者。

妇产科医生也应鼓励女性及其性伴侣在开始新的性关系前进行检测。根据临床判断与患者的意愿，即使在无危险因素者，也应考虑定期复查。

最常用的筛查试验是血标本酶联免疫吸附试验（ELISA），也可用唾液或尿液进行 ELISA 检测。ELISA 检测阳性者必须行附加试验，如 Western 杂交，确定阳性诊断。

衣原体感染

沙眼衣原体感染是美国最常见的 STD，通常无症状。2010 年，CDC 报告发病例数超过 130 万，发病率为 426/100 000，据估计，还有 170 万患者未被诊断。如果未经治疗，衣原体感染可引起显著的长期并发症，包括不孕症、异位妊娠、慢性盆腔痛等，及时诊断衣原体感染对预防这些并发症至关重要。*美国妇产科医师学会建议每年对年龄≤ 25 岁的性活跃者进行筛查，在年龄≥ 26 岁无症状的妇女中，有感染高危因素者，应行定期筛查*。宫颈拭子取材行核酸扩增试验（NAAT）能明确无症状妇女的感染，特异性与敏感性较高。阴道拭子取材及尿液标本 NAAT 具有相似的敏感性与特异性。

淋病感染

2010 年报道淋病感染者超过 309 000 例，发病率为 100.8/100 000。据估计，有相同数量的患者未被报道。感染可表现为宫颈炎、阴道分泌物异常等症状或无症状。淋病可导致盆腔炎性疾病，与慢性盆腔痛、异位妊娠及不孕症等远期并发症有关。

美国妇产科医师学会建议每年对年龄≤ 25 岁的性活跃者进行淋病筛查，在年龄≥ 26 岁无症状的妇女中，有感染高危因素者，应行定期筛查。筛查选择宫颈分泌物培养或采用新技术，如 NAAT 及核酸杂交试验，敏感性更高，而特异性相当（参见第 29 章）。

梅毒

在美国，梅毒不是常见疾病，但在过去几年中，梅毒发生率增加。在 2010 年，确诊的原发性及继发性梅毒患者约为 13 774 例，发生率为 7.9/100 000。总体上看，男性发生率增加，女性发生率为 1.1/100 000。

梅毒是一种由梅毒螺旋体引起的全身性疾病，如果未治疗，梅毒可由以无痛性溃疡（硬下疳）为特征的原发性梅毒进展为二期梅毒及三期梅毒。二期梅毒的症状与体征包括皮肤损害、淋巴结肿大；三期梅毒可引起心脏或眼部病变、听力异常及树胶肿病变等。感染早期，血清学检查可呈阴性。

美国妇产科医师学会推荐有高危因素的妇女每年进行梅毒筛查（见框 2.3）。妊娠早期，所有孕妇应尽早行梅毒血清学筛查，分娩时，再次复查。由于感染早期有可能出现假阴性结果，因此，高危患者或来自于高发区的患者，应在妊娠晚期再次复查。

筛查试验包括非梅毒螺旋体试验，如性病研究实验室试验，或快速血浆反应素检测。筛查试验后，需行确证梅毒螺旋体试验，如苍白螺旋体颗粒凝集试验。在合并妊娠、胶原性血管疾病、晚期癌症、结核、疟疾及立克次体病等情况下，非梅毒螺旋体试验的特异性降低。

代谢性疾病与心血管疾病

常规筛查也用于非感染性疾病及非癌性疾病，如代谢性疾病、心血管疾病等。应根据病史、体格检查来评估妇女的生活方式问题与风险。在许多情况下，早期识别危险因素及适当干预是预防疾病的重要组成部分。

骨质疏松症

美国 50 岁以上的妇女中，骨质疏松症发病率为 13%~18%，骨量减少或骨密度（BMD）低下发生率为 37%~50%。骨质疏松相关性骨折，特别是髋骨及脊柱骨折，是导致发病与死亡的主要原因，与年龄成比例增加。*骨质疏松症是一种绝经后并发症，在很大程度上可以通过筛查、改变生活方式及药物干预等进行预防*。

BMD 是骨脆性的间接测定方法，以髋部或腰椎双能 X 线吸收测定法进行测量，结果以标准差表示，与按年龄、性别及种族分层的参考人群进行比较。T 值是与正常年轻成人平均 BMD 峰值相比得出的标准差；Z 值是与相同性别、种族及年龄的参考人群平均 BMD 相比得出的标准差。Z 值及 T 值均用于髋部

框 2.3 性传播疾病的危险因素

• 多个性伴侣史
• 性伴侣有多个性伴侣
• 与经培养证实为 STD 的个体有性接触
• 反复 STD 病史
• 诊所有 STD 者就诊

American College of Obstetricians and Gynecologists. Annual Women's Health Care.http://www.acog.org/About_ACOG/ACOG_Departments/Annual_Womens_Health_Care.

及脊柱测量。WHO 正常 BMD 的定义为 T 值≥ –1，骨量减少定义为 T 值介于 –2.5~–1，骨质疏松定义为 T 值≤ –2.5。由于检测设备不同、检测部位不同而导致检测结果出现差异，因此 T 值、Z 值不能作为真正的筛查试验，但两者却是预测骨折风险的良好指标。当这些结果提示骨量减低时，40 岁以上的妇女可应用骨折风险评估工具（FRAX）预测未来 10 年的骨折风险。与 WHO 合作开发，FRAX 可用于指导采取包括改变生活方式、药物治疗等在内的干预措施，预防或减慢骨质丢失。

*美国妇产科医师学会推荐所有绝经后妇女在 65 岁时开始筛查 BMD，至少有一项骨质疏松危险因素的绝经后较年轻妇女也应行 BMD 检测（框 2.4）。*此外，发生骨折的绝经后妇女应行 BMD 检测，以确定是否有骨质疏松；如果有骨质疏松，则在治疗骨折的同时，增加骨质疏松的治疗。某些疾病或医疗情况（如库欣综合征、甲状旁腺功能亢进、低磷酸酯酶症、炎症性肠病、淋巴瘤及白血病等）及某些药物（如苯妥英钠、苯巴比妥、糖皮质激素、锂及他莫昔芬）均与骨质丢失有关。有以上疾病或服用以上药物的女性需更加频繁地复查。

应建议有骨质疏松症及相关骨折风险的女性采取以下预防措施：

- 如果膳食来源不充分，则应用膳食补充剂充分补充钙消耗（根据年龄，1000~1300mg/d）。
- 充分摄入维生素 D（根据年龄，600~800IU/d）及其天然蕴含物。
- 适当负重，加强肌肉锻炼，减少跌倒，预防骨折。
- 停止吸烟。
- 适量饮酒。
- 预防跌倒。

框 2.4　65 岁前骨密度筛查的时机

如果有以下危险因素，年龄≤ 65 岁的绝经后女性需行骨密度筛查：

- 脆性骨折病史
- 体重低于 57.5 kg
- 药物或疾病引起骨质丢失
- 父母有髋部骨折病史
- 目前仍吸烟者
- 酗酒
- 风湿性关节炎

American College of Obstetricians and Gynecologists. Osteoporosis, Practice Bulletin No. 129. Washington, DC: American College of Obstetricians and Gynecologists; September 2012.

糖尿病

糖尿病是以高血糖为共同特征的一组疾病，即使无症状，糖尿病也能引起长期并发症。理想情况下，应在早期阶段予以诊断与治疗。*推荐女性在 45 岁时开始筛查空腹血糖，其后每 3 年筛查 1 次。*有超重[体重指数 (BMI) ≥ 25]、一级亲属患糖尿病、习惯性缺乏体力活动、高危种族或民族、分娩新生儿体重超过 4kg、妊娠期糖尿病史、高血压患者高密度脂蛋白胆固醇水平低于 35mg/dL、三酰甘油水平大于 250mg/dL、糖耐量或空腹血糖异常史、多囊卵巢综合征、血管疾病史及其他与胰岛素抵抗有关的临床情况等危险因素者，应在较年轻时开始筛查或增加筛查次数。在 2009 年，美国糖尿病协会支持应用 HgbA1c 检测诊断糖尿病。

甲状腺疾病

甲状腺疾病通常无症状，如果未予治疗，则可导致严重的医疗问题，包括阿尔茨海默病。*由于老年妇女甲状腺功能低下者可表现为痴呆，因此在无危险因素的妇女，50 岁时应开始行促甲状腺激素水平检测，每 5 年检测 1 次。*

有明显甲状腺疾病家族史或自身免疫性疾病（亚临床甲状腺功能减退症可能与血脂异常有关）的妇女应行更早期或更频繁的筛查。

高血压

据估计，大约 30% 的 20 岁以上成年人患有高血压，高血压是指收缩压≥ 140 mmHg 或舒张压≥ 90mmHg。高血压是心脏病和脑血管意外的重要危险因素之一，在女性死亡原因中占 2/3。高血压也是导致死亡的主要原因，约有 1/3 患者不知道自己患有高血压。*由于高血压通常无症状，因此美国妇产科医师学会建议无论任何血压水平，妇女和 13 岁以上女孩均应每年筛查高血压。*高血压前期（120~139/80~90）者应及时检查共存疾病，更频繁地评估血压。

脂质紊乱

在美国，冠状动脉粥样硬化性心脏病（CHD）是导致男女死亡的主要原因，每年死亡人数约有 500 000 例。胆固醇水平异常与动脉粥样硬化和心脑血管疾病有关。医生和患者应了解，血清胆固醇水平降低 1%，冠心病发生率将下降 2%。通过测定低密度脂蛋白、高密度脂蛋白和三酰甘油监测脂质水平。美国成人中约有 1/5 总胆固醇水平增高（≥ 240mg/dL）。

目前指南推荐，无危险因素的妇女，于 65 岁开

始每5年进行一次血脂评估。有危险因素的妇女，早期筛查是恰当的。高胆固醇的危险因素是家族性高脂血症史、早发心血管疾病家族史(男性小于50岁、女性小于60岁)、个人史或家族史有外周血管疾病、肥胖、糖尿病、多种CHD危险因素(如吸烟、高血压等)。

肥胖

肥胖与心脏病、Ⅱ型糖尿病、高血压、某些恶性肿瘤(如子宫内膜癌、结肠癌、乳腺癌等)、睡眠呼吸暂停、骨关节炎、胆囊疾病及抑郁症等疾病发病风险增加有关。*推荐将测定身高、体重并计算BMI值作为定期检查的一部分(框2.5)*。BMI在30以上的肥胖者死亡风险增加2倍。行为疗法是最常用的治疗方法，在那些病态肥胖者，减肥手术也是一种选择，但已证实治疗非常困难。

睡眠障碍

最常见的睡眠障碍是阻塞性睡眠呼吸暂停(OSA)和不宁腿综合征(RLS)，两者均非常常见。报道显示，多达10%的妇女患有其中一个或两者均有。睡眠障碍引起的疲劳与损伤(如交通事故)、明显社会心理功能障碍的风险增加有关。当妇女出现打鼾、每天早晨清醒后疲惫等表现时，应怀疑是OSA。大约50%的患者可能与肥胖有关。当妇女出现每天早晨清醒后疲惫和(或)被子未盖好、意外睡着了、注意到睡眠时腿部会活动等，应怀疑是RLS。OSA与RLS诊断均需根据夜间睡眠研究。OSA通常予以持续正压呼吸治疗，大多数RLS患者可行药物治疗。OSA与RLS均对妊娠有不良影响，包括胎儿宫内生长受限。

框2.5 体重指数

• BMI <18.5	体重过轻
• BMI 18.5~24.9	体重正常
• BMI 25~29.9	超重
• BMI 30~34.9	肥胖(I类)
• BMI 35~39.9	肥胖(II类)
• BMI ≥ 40	极度肥胖

National Heart, Lung, and Blood Institute and North American Association for the Study of Obesity. *The Practical Guide: Identification, Evaluation, and Treatment of Overweight and Obesity in Adults.* Bethesda, MD: National Institutes of Health; 2000.

临床随访

患者3周后复诊，主诉瘙痒有改善，全科医生对其胰岛素治疗方案稍作调整。如前所讨论的，患者担心其持续性外阴瘙痒，医生告知其外阴活检提示为早期外阴恶性肿瘤。患者因听到该消息而沮丧，医生应告知患者情况很乐观，病变结局较好，并立即安排妇科肿瘤医生进行咨询。随后，顾问医生告知全科医生，患者病变为非常早期的非浸润性外阴恶性肿瘤，已经成功治疗，需转回全科医生的诊所进行常规治疗，并感谢全科医生的转诊。

(译者：瞿全新)

访问 http://thePoint.lww.com/activate，有互动式USMLE类型题库及更多内容！

第 3 章 妇产科的伦理、法律责任及患者安全

本章主要涉及 APGO 教育的重点问题：

主题 6 妇产科法律与伦理问题

学生应掌握保密及知情同意方面的法律重要性，应掌握伦理的基本原则并应用于妇产科临床难题中，应了解妇产科医生在倡导妇女健康方面的作用。

临床病例

患者 27 岁，自青春期后由全科医生提供包括避孕在内的一般性妇科医疗。近年来，患者主诉阴道分泌物恶臭，曾在过去的 18 个月内就诊 5 次，但疗效不明显。在第一次就诊时，诊断为滴虫性阴道炎并予以治疗，其他性传播性疾病检查均为阴性。医生注意到，与患者讨论其性生活史及安全性生活时，患者持明显的保留态度，并有些不安，表示不愿再进一步讨论此话题。在以后的 4 次就诊中，患者向全科医生主诉阴道分泌物恶臭症状加重，医生未做出临床诊断。患者变得越来越不高兴，要求专家会诊，以便发现引起其分泌物异常的感染。在专家会诊中，患者坚持自己有严重问题，希望专家帮助解决。讨论其分泌物时非常具体与详细，与此不同，患者个人史却非常模糊、难以捉摸，仅知道她停薪留职，但原因不明。患者要求医生讨论其阴道分泌物异常问题，不要讨论不相关和不重要的其他问题。

患者及医生有时发现，即使有充分的医疗信息能提供一个或多个符合逻辑的治疗计划，自己仍会面临选择或执行临床治疗决策的两难困境。这种两难困境可能涉及患者、家属或医生的伦理、道德、经济或宗教问题，也可能源于法律与选择治疗决策之间的矛盾。不幸的是，医疗责任问题给医生及卫生医疗系统带来的压力更是雪上加霜。在有些情况下，这些困境可能涉及与患者安全有关的遗漏或妥协。本章主要讨论三个方面（伦理、医疗责任及患者安全），目的是帮助患者、医生及其他面临困境者选择最佳的处理方法。

伦理学

在临床决策中，医生常遇到伦理难题。*在这样的情况下，有组织的道德框架具有一定的应用价值，其以系统方式确保评估与决策，而不是基于医生的情感、个人偏见或社会压力。*常用伦理体系详见表 3.1，其中基于行为准则的伦理体系以其简单、结构人性化而得到广泛应用。表 3.2 显示，如何应用基于行为准则的伦理体系四原则。

基于行为准则的伦理体系

在临床应用中，基于行为准则的伦理体系依据四个伦理原则进行系统评估。*但是美国妇产科医师学会认为，该伦理体系并不主导支配表 3.2 中的其他伦理体系，单独应用是不够的。*

1. 尊重患者自主权原则，认可患者拥有个人观点、做出选择、付诸行动等基本权利，而这些权利是基于其信仰或价值观，不依赖于医生、医疗系统或社会，不受外部因素及其有限理解力的影响。尊重自主权为知情同意提供了强有力的道德基础，在知情同意执行过程中，应充分告知患者其病情及现有的治疗方法，患者有选择具体治疗方法或选择不治疗的自由。无视患者自主权而强化医生主观上确认的患者最大利益的行为称为家长制，违反了自主权

表 3.1 当代伦理决策方法

方法	描述
基于行为准则的伦理	基于四个伦理原则：自主权、善行、不伤害、公正
关怀伦理	由人际关系中固有的同情、怜悯、忠诚、爱和友谊等性格特征获得良好的决策效果
女性伦理	诊治要基于男女平等，女性有平等的思考与治疗的权利
社群伦理	诊治要基于共同的价值观、目标和社会理想，而不是基于个人
基于案例的伦理	基于以往病例的诊治及其积累的科学知识，了解知识会随着新的信息而改变
美德伦理	基于医生具备的诚信、谨慎、公平、正直、刚毅、节制、谦逊、同情心等品质，改善诊疗效果

表 3.2 临床决策中基于行为准则的伦理方法

伦理原则	伦理问题
善行 有责任促进患者利益	以循证医学为基础的诊断与治疗
自主 尊重患者的自主权	了解患者想要什么
不伤害 有责任不要造成伤害或损害	治疗对患者生活的影响
公正 保证患者"应得的"医疗	患者的偏好、社会的需要及法律管理的边界

原则。自主权并不排斥医生基于循证医学及经验与判断提供的推荐治疗方案，只要患者能清楚的理解，医生不要期望或要求患者遵从推荐方案，而这也可能成为患者决策的部分影响因素。

2. 善行原则能促进福祉，帮助患者选择可能是最好的药物或手术治疗，从字面上讲是做"好"。医生有责任保障患者的利益，*平衡善行与尊重自主权，医生应尽可能客观地明确患者的最大利益。*

3. 不伤害原则遵从善行原则，医生有责任不伤害或引起或导致患者损伤。著名格言"第一是不伤害"就是来自于这一伦理原则。这也包括医生有义务通过研究、应用、提高医疗知识与技能、提出与改进削弱医生实践能力的行为（如滥用药物）来保持医疗竞争力。医生应避免根据种族、肤色、宗教、国籍、政治观点、经济状况或任何其他因素而产生歧视，避免任何利益冲突。这些原则的应用包括权衡利弊、故意伤害与那些最好动机下产生的可预期结果（如药物治疗有害的副作用或手术治疗的并发症）。

4. 公正原则是医生对患者的责任，也是患者应享有的权利。这是最复杂的伦理原则，其部分原因是医生在有限医疗资源分配中的作用。公正是一种责任，同等治疗那些相似的患者或根据某些标准选择相似方法。个体应得到平等的治疗，除非有科学及临床证据表明，患者需要以相关的不同方法进行治疗。

临床管理中的伦理方法

*采取逐步、系统性方法适应复杂的临床情况，根据伦理学基础，不断发现有利于患者、患者家庭、医生、医疗卫生系统（包括医院）及社会的伦理方法。*框 3.1 中是这种方法的一个应用实例。

决策过程中的 6 个步骤。

1. 确定决策者。在临床处理中，第一步要回答的问题是："这是谁的决定？"假定患者有能力做循证医学选择、确定可接受的医疗替代方法或拒绝治疗，这种能力依赖于患者理解信息、领会信息含义的能力，尽管个体间会有差异。能力不能与权限（决策权）相混淆，权限是较窄的法律决定权，由医疗卫生行业具有相关专业知识的专家（心理学家、精神病学专家或其他专家）、律师及法官做出。*了解患者能力与权限之间的差异，在情绪激动、临床难以决策的情况下至关重要。*如果确定患者不具有法律行为能力，或医生认为患者没有能力做出决定，则需要确定决策替代者。缺乏长久授权委托书者，可要求其家庭成员提供代替决策。在有些情况下，法院可能要求指定一名监护人，替代决策者应努力做出患者想要的决定，或者如果不知道患者的意愿，则选择患者的最大利益。遇紧急情况时，在确定决策者前的有限时间内，医生可能要承担这一角色。

框 3.1　实例研究：5 种方法

虽然一些伦理决策方法在某些情况下会出现相同结果，但是不同伦理决策方法关注的情况与决定的不同方面，例如，如果孕妇拒绝医疗建议或从事导致胎儿危险的活动，则应考虑如何采取干预措施，保证胎儿安全。

坚持基于原则的方法寻求确定与病例有关的原则和规则，包括避免损伤孕妇与胎儿双方、双方公正、尊重孕妇的自主选择权。这些原则不能机械地应用。因为可能并不清楚是否是孕妇的自主决定，可能会有所有利益相关者关于权衡诊疗措施利弊的争论，以及明确在冲突中应优先考虑的原则。职业守则和评论可能会提供一些解决这些冲突的指导。

坚持基于美德的方法将专注于行动过程，不同美德将影响妇产科医生的行为。例如，哪种行为是源于同情？源于尊重？等等。此外，妇产科医生发现该方法有助于更广泛的要求：哪种行为过程能最佳地表现出好医生的特点？

坚持伦理关怀着重揭示妇产科医生与孕妇及胎儿之间在关爱美德中的特殊关系。在思考过程中，使用这种方法的人通常会拒绝承认孕妇和胎儿为对立关系，而是承认大多数情况下孕妇关注其胎儿健康，孕妇与胎儿的利益通常是一致的。如果矛盾真实存在时，妇产科医生拒绝认可需要一方或另一方。相反，他或她应寻找解决方法，明确、平衡其在这些特殊关系中的责任，将这些责任置于孕妇的价值和关注背景下，而不是指定、平衡抽象的原则或权利。

举个例子，一个早产孕妇拒绝住院卧床休息或安胎治疗，哈里斯将关爱或关系视角与女权主义视角相结合，提供了一种比依据原理的方法“更加受到广泛关注”的方法：

临床医生应重点关注重要的社会与家庭关系、孕妇决策的背景或限制，例如她需要在家照顾其他孩子或继续工作养家或承担任何生活负担并试图在这些方面获得救助……（通常）孕妇安好即是胎儿安好。

这个例子表明，基于女权主义伦理学的方法将成为限制、控制孕妇选择及在某种情况下决策的社会结构与因素，将寻求改变任何可以改变的事项。该方法也会考虑任何可能进一步控制女性选择和行动的干预措施。例如，在极端情况下，减少孕妇成为“胎儿容器”或“胎儿孵化器”。

最后，基于案例的方法将考虑是否有任何与当前案例相关的类似先例。例如，一个妇产科医生想知道，在医生认为剖宫产可能挽救胎儿生命而孕妇持续拒绝手术时，能否寻求法院命令行剖宫产术。在医生思考、询问如何选择时，有些法院会询问是否有达成共识的有帮助的先例，在拒绝不同意手术者而施行手术并使第三方获益，例如，因移植而切除器官。

在产科，孕妇是其所孕育的胎儿的适宜决策者。

2. 尽可能以客观方式收集数据，咨询有助于数据收集工作。

3. 确定和评估所有医疗选择。

4. 系统地评价所有选择，消除任何不符合道德要求的选择，评估余下的选择并选择“最佳处理”。在决策过程中，患者的利益通常是最重要的考虑因素。

5. 确定伦理冲突并设置优先级，然后选择最合理的选项。

6. 根据临床结果，在执行决策后进行重新评估。如果治疗没有充分解决问题，那么，应重新评估所有信息并选择其他治疗方案。此时，有价值的疑问是：“决定可能是最好的吗？”“从讨论与解决问题中需汲取什么教训？”

对医生来说，重要的是要找到或制订，可以在面临伦理困境时的决策指南。美国妇产科医师学会和许多其他专业机构提供了有助于医生完成这些重要工作的指南。

然而，药物治疗或手术治疗有时会导致不良后果和（或）意外结果，医生要对所发生的问题及其原因向患者（及其家庭及其他利益相关者）做出最好的诚实的说明，这是医生明确的伦理责任，而且应在医疗记录中讨论并清晰记录。当患者或患者家属质疑这个解释时，可能会怀疑医疗责任（有时误判为医疗事故）。

医疗责任

当认为医疗结果不理想时，随之而来的是医疗责任问题（即法律诉讼）。这种情况最好通过循证医学实践及明确、诚实而全面的医患沟通来预防，恰当而详细的医疗记录至关重要。

知情同意

*提供“知情同意”实际上是一个过程，包括所有医生为患者每天提供的医疗内容。*简而言之，知情同意涉及医生告知患者所能获取的各种预防保健和处理具体问题的方法的选择。*知情同意过程是医生的责任，不能委派给他人。*讨论还应包括目前已知的结果与信息以及可能需推荐的任何进一步检查，包括其适应证、风险、收益及替代治疗。患者也应知道她可以选择不治疗。如果需要其他医生帮助，则咨询或转诊是有益的。在这些讨论中，患者有机会询问问题，而医生需要全面给出答案，这个过程

贯穿了每个医生的所有行为，从因头痛而服用阿司匹林到施行大的手术治疗。在实际工作中，作为主要治疗决策和治疗方法选择，如分娩和手术等，知情同意是尤为重要的组成部分。适当的文件包括签署知情同意书，指出遵循知情同意书的内容，患者同意建议的治疗计划（或此时无治疗）。患者、证人及医生签署文件并将其放入医疗记录中，通常将复印件给患者保留。

但是，有时患者或其家属仍对治疗决定及结果有质疑，在这种情况下，可能引发医疗责任诉讼。

医疗责任行为

医疗责任行为是医生担心、焦虑的主要原因。了解其内容对医生是有益的，正如现行法律体系所认可的那样，无论实际医疗质量怎样，患者或其家属均可提起诉讼。通过医疗系统的“风险管理者”及法律咨询等途径获得帮助至关重要。

合法行为因各种不同情况而有所不同，但在大多数情况下，有些是相同的：

• 诉状是一个简短的书面陈述，通常由知识渊博的医生完成，说明有充分的依据支持其医疗责任诉讼，必须由法院批准，继续进行诉讼过程。

• 明确原告（患者或有时是患者家属）与被告（医生、医院和（或）牵涉其中的医疗卫生系统）。

• 原告诉状包括原告认为的错误及其原因。

• 双方律师要求查看医疗记录及其他相关资料（实验室检查结果、账单及费用记录及某些沟通情况）。有些资料除外（不能使用特权），如与律师的沟通内容。

• 双方提出专家证人，而专家证人则要充分地了解患者所涉及的医疗问题。*在理论上，这些专家的观点应仅基于医疗信息与其对所涉及医疗问题的知识，不应受推荐者或报酬多少的影响。*在实践中，专家通常会站在受雇一方。许多专业机构现已提供了个人行为准则。美国妇产科医师学会已发布了这样的准则。

鉴别医疗不良事件与医疗事故

医疗不良事件是指与医疗质量无关的不良结果，而医疗事故的结果一定是由于过失（如临床诊治低于预期标准）所导致的。*医疗事故不同于医疗不良事件的关键点是证实存在过失。*

审核所有获得的信息及专家证人意见后，原告与被告律师有三种主要选择：①达成和解，原告获得特定的经济补偿，通常不公开披露；②认为医疗事故依据不充分，撤销起诉，通常不公开披露；③对医疗事故的认定发生分歧，导致诉讼及法庭审判。

许多以循证医学为基础的临床诊疗指南常被不恰当地当作诊疗标准。

患者安全

在医学研究所的报告中指出：“是人都会犯错误，在2000年要建立一个更安全的医疗卫生体系”。患者安全和医疗差错在患者伤害与死亡中发挥重要作用。因此，患者安全与减少差错已成为医疗卫生专业人员和医疗卫生中最重要的目标。

患者安全的定义

患者安全的定义有多种，主要的安全组织及其定义如下。

• 医学研究所：免于意外伤害，确保患者安全，建立执行系统与流程，最大限度地减少医疗差错的可能性，而当其发生时，最大限度地避免影响。

• 国家患者安全基金会：避免、预防、改善源于医疗过程的不良结局或伤害，包括错误、偏差、意外，各种因素交互作用影响患者安全。

• 医疗卫生研究与治疗机构及国家质量论坛：这是一种降低医疗系统内就医与医疗过程不良事件发生率的结构类型，在各种有关患者安全的定义中，有些是目前最主要的。这些执行系统、过程和结构可最大限度地减少错误发生的可能性，继而共同培养一种安全文化。*“实现安全文化需要有价值观、信念和规范的认同，理解在一个组织中什么是重要的，什么样的态度及与患者安全相关的行为是预期和恰当的。”（AHRQ出版，刊号No. 04-0041，2004年9月）*

考虑患者安全问题，减少错误发生

患者安全与减少错误的主要事项与问题如下：

• 药物治疗错误。

• 手术治疗错误。

• 提高医疗团队间的沟通衔接能力。

• 提高与患者的沟通能力。

药物治疗错误

*许多医疗差错与药物治疗有关。*书写潦草或字迹模糊、使用非标准的缩写、未检查过敏或药物间相互作用、口头医嘱、处方剂量中小数点后加零等均是药物治疗错误的主要原因。虽然计算机化医嘱录入系统可以减少一些错误，但医生开具处方时，仍要注意上述问题，以降低药物治疗错误的发生。

手术治疗错误

虽然与药物治疗相比，手术治疗错误发生率低，但是手术治疗错误通常更加严重。手术治疗错误包括操作或方法不正确、手术部位错误、手术患者错误，包括患者参与的严格而规范的术前核查程序可减少手术治疗失误。一旦患者到达手术室，所有手术室人员均应及时核查患者关键信息。手术结束时，器械、缝针、纱布精确计数也是患者安全的焦点。

提高医疗团队间的沟通、交接能力

责任医生或团队在向其他医生移交患者信息时须交接或签字，交接为接收者询问并澄清医疗问题提供了互动机会，交接时需用规范化医学术语，避免沟通错误。

交接过程必须避免干扰，增强沟通能力，减少中断。必须注重保护患者的隐私权，参与患者医疗者应对患者医疗信息知情并予以保护。

人员层次结构，特别是在教学机构中，可能会干扰重要信息的传递。应鼓励医疗团队的每个成员参加，沟通方法可能是影响关键信息有效传递的一个重要障碍。可考虑选择结构化形式的沟通方式，如情况–背景–评估–建议方式。

患者交接中，至关重要的关注点是培养安全文化。

提高与患者的沟通能力

建立伙伴关系及有意义的对话方式是医患关系中最重要的，提高与患者的沟通能力、倾听患者的倾诉、促进积极的伙伴关系是患者安全策略的核心。医疗人员应说话缓慢，应用非医学语言，不仅允许，而且鼓励提问题。

知情同意是沟通过程——不止是一种形式或需要签名的一张纸。知情同意下，患者应了解其诊断、治疗建议、潜在并发症及治疗选择。在现实中，临床决策是由医患参与的连续过程，一方面是医生主导的讨论，另一方面是患者的决定。

医生需要告知门诊及住院患者如何沟通检查结果，应制订实验室检查结果追踪策略，包括日志或电脑提示，其目的是及时与患者沟通每项检查结果。当患者住院时，医生有义务通过医院信息系统获取检查结果，并将检查结果及其临床意义告知患者。

改善与患者的沟通有助于加强医患关系、增加患者满意度、提高诊断准确性、增强治疗建议的依从性并提高医疗质量。

临床随访

在患者首次就诊时，医生要确定患者不使用女性阴道清洁用品，未更换沐浴用品，包括香皂，而且无过敏。患者无特殊病史，特别是糖尿病史，盆腔检查未见异常分泌物、病变等。医生行一系列筛查及诊断性检查，在患者再次就诊中，医生注意到所有检查均呈阴性，而患者仍主诉阴道分泌物异常。医生再次进行盆腔检查，仍然一无所获。由于复发性阴道分泌物恶臭症状并无诊断性虐待或性侵犯的可能性，因此医生应以同情心沟通技巧与患者进一步沟通。患者最初非常抗拒，提醒你她的法律权利及医生继续这些不重要问题的危险。尽管医生意识到这种强烈表示要求与其自主道德权利完全一致，医生应同时意识到自己善意的道德责任，了解未能认识事件或性暴力事件所带来的越来越多的伤害。患者勉强同意诊室的顾问医生参加讨论，最终年轻患者公开了在其就诊于全科医生诊断为滴虫性阴道炎之前，在其办公室渡过 3 天快乐时光后，被其同事性侵犯。患者流着眼泪诉说她未将性侵犯的事告诉任何人，因为她感到羞愧，她没有采取明显的措施来防止性侵犯。患者继续说，她肯定医生没有发现依然存在的“肮脏”的感染。医生们立即开始治疗，患者现在承认有强奸创伤综合征，因此需向她保证她没有过错，并支持她的健康意愿。医生要表示继续为其诊治，并安排后续随访，同时鼓励她在当天晚些时候立即开始由其他医生安排的强奸治疗方案。医生也可获得许可，向强奸创伤项目及患者的全科医生公开这一信息。患者还同意报警，并进入创伤中心，将所公开的部分进行首次评估。虽然患者有深深的痛苦，但可以看出她对未来的希望。患者注意到，许多人为其提供了帮助，却没有任何人评论“她的行为”。

（译者：瞿全新）

访问 http://thePoint.lww.com/activate，有互动式 USMLE 类型题库及更多内容！

第4章 胚胎学与解剖学

学生应掌握人类早期胚胎基本发育，特别是其与生殖道解剖的关系，掌握正常青春期前、育龄期、绝经期的生殖道解剖。

临床病例

患者因重度子宫内膜异位症、慢性盆腔痛并影响其正常工作或生活而且对非麻醉止痛剂治疗无效而行经腹全子宫及双侧附件切除术。术中发现盆腔致密粘连，尤其是子宫直肠窝处，破坏了正常解剖关系。于子宫卵巢韧带处分离粘连，到达宫颈口水平。由于致密粘连分离困难及正常解剖关系改变，特别是输尿管解剖，因此须考虑可能造成输尿管损伤。由于患者有重度病变并行宫颈锥切术，因此不能选择子宫半切术。术前讨论中曾考虑因致密粘连而选择子宫半切术，但患者因以往宫颈病变与治疗情况及目前随访结果而坚决要求行宫颈切除。

医生对生殖道解剖及其发育前的了解，在其应用诊断与治疗原则处理患者中至关重要。

女性生殖系统胚胎学与解剖学知识有助于了解正常解剖及先天性畸形。胚胎学在许多妇科与产科实践方面有应用价值。例如，就妇科肿瘤来说，胚胎学有助于医生判断妇科恶性肿瘤的生长及转移途径；在泌尿妇科学及盆底重建手术中，胚胎学有助于提高术者对盆腔支持结构及可能存在缺陷的认识。它在各种性功能障碍的认识与诊断中也发挥重要作用。

注意：在本章学习中，胚胎发育过程以“孕周”与“周龄”描述，孕周通常根据末次月经周期计算，而周龄则根据受精后时间计算，因此需要澄清并保持一致，这一点很重要。

胚胎学

卵巢、输卵管、子宫及阴道上部起源于中胚层，而外生殖器起源于盆腔生殖隆突。在发育第4周初（受精后），中胚层沿体腔后壁形成泌尿生殖嵴。从其名称上可以看出，这些嵴将形成泌尿系统及生殖系统（图4.1）。

*性腺、生殖管、外生殖器均经过未分化阶段，此时无法根据这些结构确定性别。*胚胎的遗传性别由精子与卵子受精后所携带的性染色体（X或Y）决定，Y染色体含有SRY基因（性别决定域在Y基因上），编码蛋白称为睾丸决定因子。当该蛋白存在时，胚胎发育成男性特征。卵巢决定基因是WNT4；当该基因存在时，SRY基因缺失，胚胎发育成女性特征。*妊娠第7周，出现男性或女性性腺结构，妊娠第12周出现外生殖器分化。*雄激素在外生殖器正常发育中的作用至关重要，任何导致雄激素水平增高的因素均将导致女性胚胎发育异常。例如，先天性肾上腺增生（CAH）是遗传性疾病，可引起皮质醇分泌减少，而雄激素代偿性增加，从而导致女性胚胎外生殖器发育模糊不清，没有正常女性或正常男性外生殖器的特征。

卵巢发育

卵巢与男性睾丸同源。*两者均起源于妊娠第5周（不要与周龄相混淆）的尿生殖嵴，发育为性腺或生殖嵴。*上皮细胞指状条带自性腺表面突起并进入每个性腺嵴，形成形状不规则的原始性索。这些性

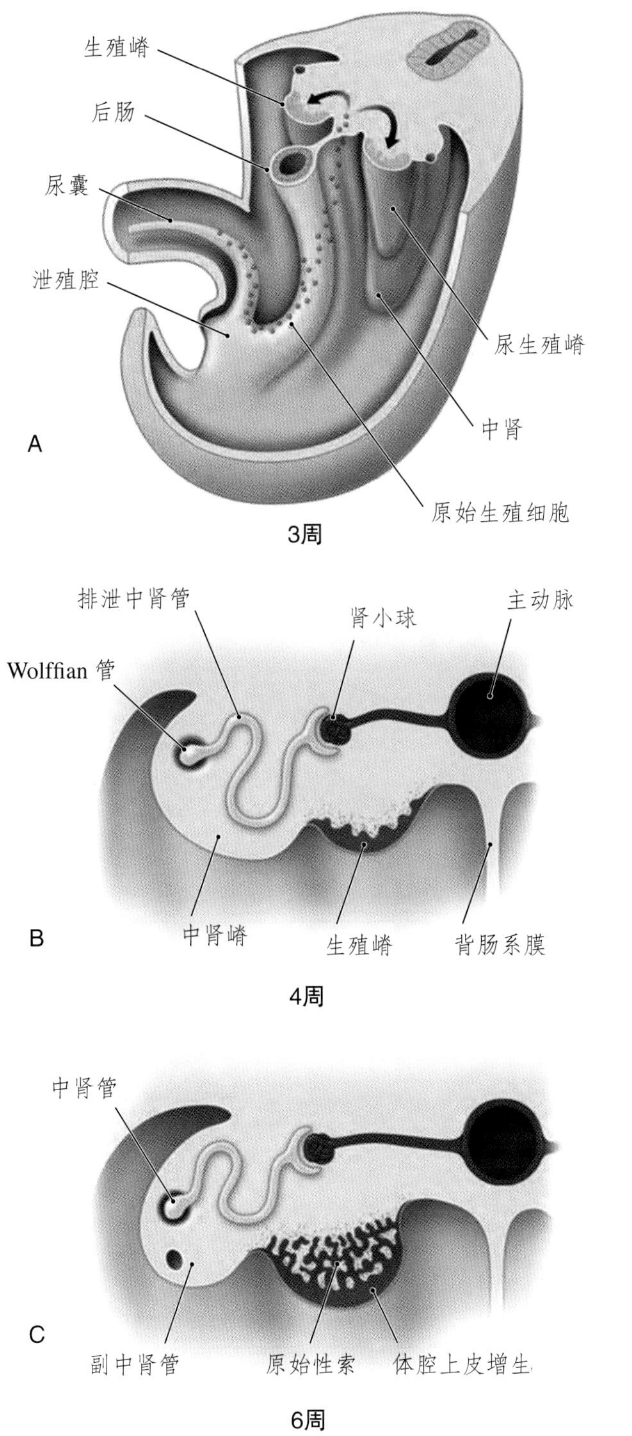

图4.1 早期泌尿生殖系统发育。（A）大约在妊娠3周，沿体腔后壁开始形成尿生殖嵴，原始生殖细胞穿过尿囊迁移至生殖嵴。（B）和（C）人胚胎腰部横断面显示，孕4周及孕6周生殖嵴未分化性腺。

索生长进入性腺嵴，形成未分化性腺的外侧皮质及内侧髓质。

在发育第 3 周，原始生殖细胞产生的配子出现在卵黄囊壁（现在称为脐囊）（参见图 4.1）。该部位的原始生殖细胞沿着尿囊及与之相连的后肠肠系膜背侧柄迁移至性腺嵴，在第 6 周形成初级性索。在女性胎儿，原始生殖细胞经有丝分裂形成卵原细胞；出生后不再形成卵原细胞。如果原始生殖细胞未能进入生殖嵴，则不能发育成卵巢。

发育至大约第 10 周，未分化性腺发育为可识别的卵巢。初级性索退化，而次级性索或皮质索出现，这些性索自表面上皮延伸，进入下层间质（图 4.2，图右栏）。在大约妊娠 16 周，卵巢皮质索形成初级卵泡，每个初级卵泡最终由起源于原始生殖细胞的卵原细胞组成，周围环绕来源于皮质索的单层颗粒细胞。当卵原细胞进行第一次减数分裂时（此时称为初级卵母细胞），卵泡成熟。*青春期前卵母细胞发育停滞，青春期后每月均有 1 个或多个卵泡受刺激后持续发育（参见第 38 章）。*

在男性胚胎，初级性索不退化；相反，初级性索发育形成精索（或睾丸索），最终形成睾丸与输精管（参见图 4.2）。一层致密的结缔组织（白膜）将精索与表面上皮分隔，最终形成睾丸。男性胚胎不形成皮质索。

随着发育进展，性腺由最初位于原始体腔高位处下降，并与此处致密间质形成的引带相连。卵巢向尾侧迁移至真骨盆下缘，紧邻输卵管伞端。睾丸持续下降，最终经前腹壁迁移至腹股沟韧带上方。在女性胎儿，引带最终形成卵巢固有韧带及圆韧带（见图 4.2 和图 4.3）。

生殖道发育

男性及女性胚胎有两套管发育：中肾管（wolffian 管）与副中肾管（Müllerian 管）。*与性腺发育相似，在未分化阶段，男性胚胎与女性胚胎体内均有中肾管与副中肾管。*女性生殖道系统分化不依赖于卵巢的发育（图 4.4）。

在男性胚胎，中肾管来源于胚胎中肾，最终形成附睾、输精管、射精管。*在女性胚胎，中肾管消失，副中肾管持续存在并形成女性生殖道的主要部分（输卵管、子宫、阴道上部）。*副中肾管上皮内陷覆盖泌尿生殖嵴，最终形成纵向管，管的头侧开口于体腔（未来的腹腔）。管向尾侧生长直至两侧尾端在尿生殖窦后壁相连，诱导后壁增生，形成阴道板，最终形成阴道下段。同时，副中肾管下端融合，形成阴道上段、宫颈及子宫。每侧副中肾管头端依然分离，形成每侧输卵管。在副中肾管迁移并在中线处融合过程中，牵拉腹膜并折叠形成阔韧带。

外生殖器发育

泄殖腔由后肠尾侧端扩张而形成，表面覆盖泄

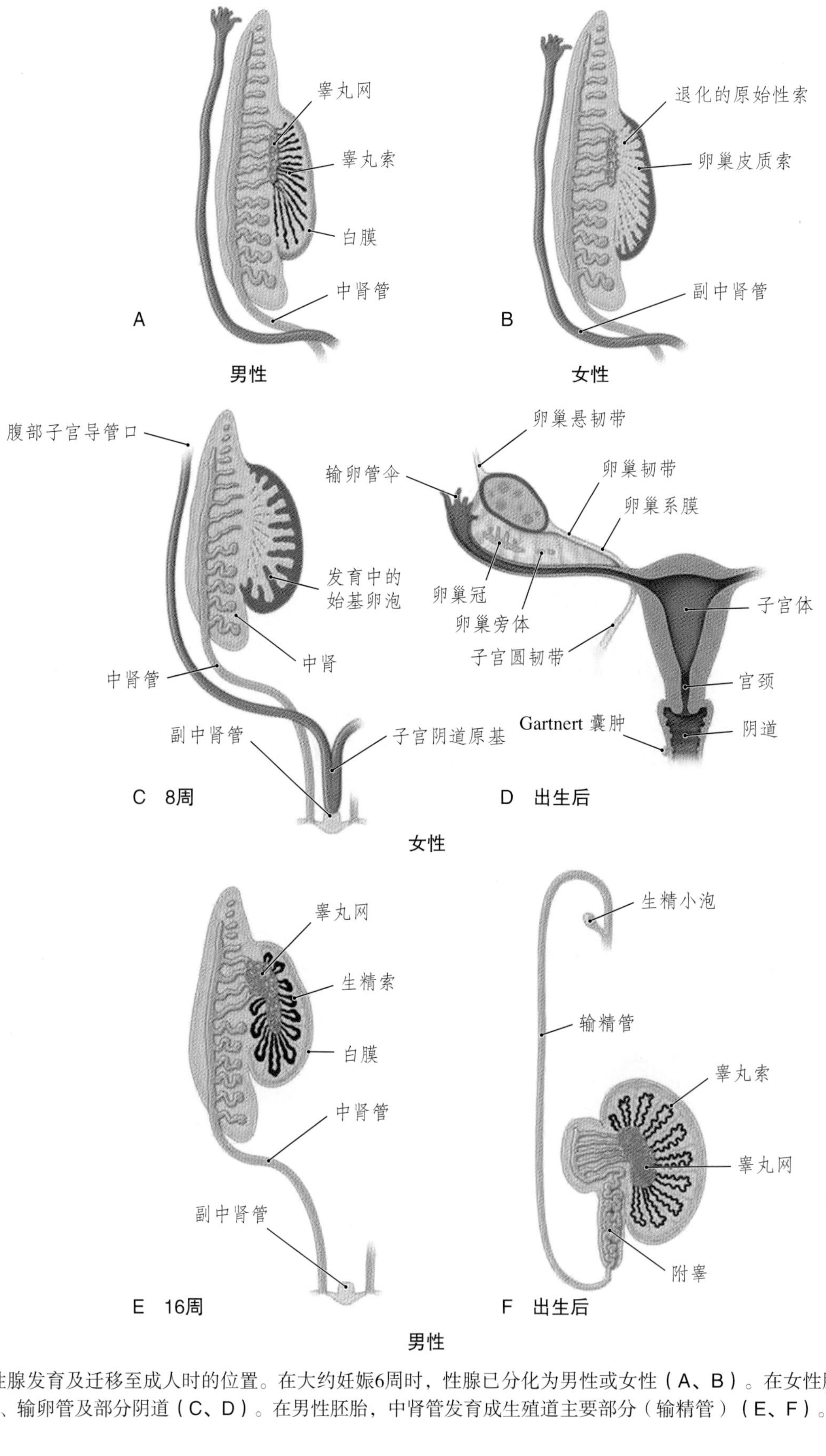

图4.2　性腺发育及迁移至成人时的位置。在大约妊娠6周时，性腺已分化为男性或女性（A、B）。在女性胚胎，副中肾管发育成子宫、输卵管及部分阴道（C、D）。在男性胚胎，中肾管发育成生殖道主要部分（输精管）（E、F）。

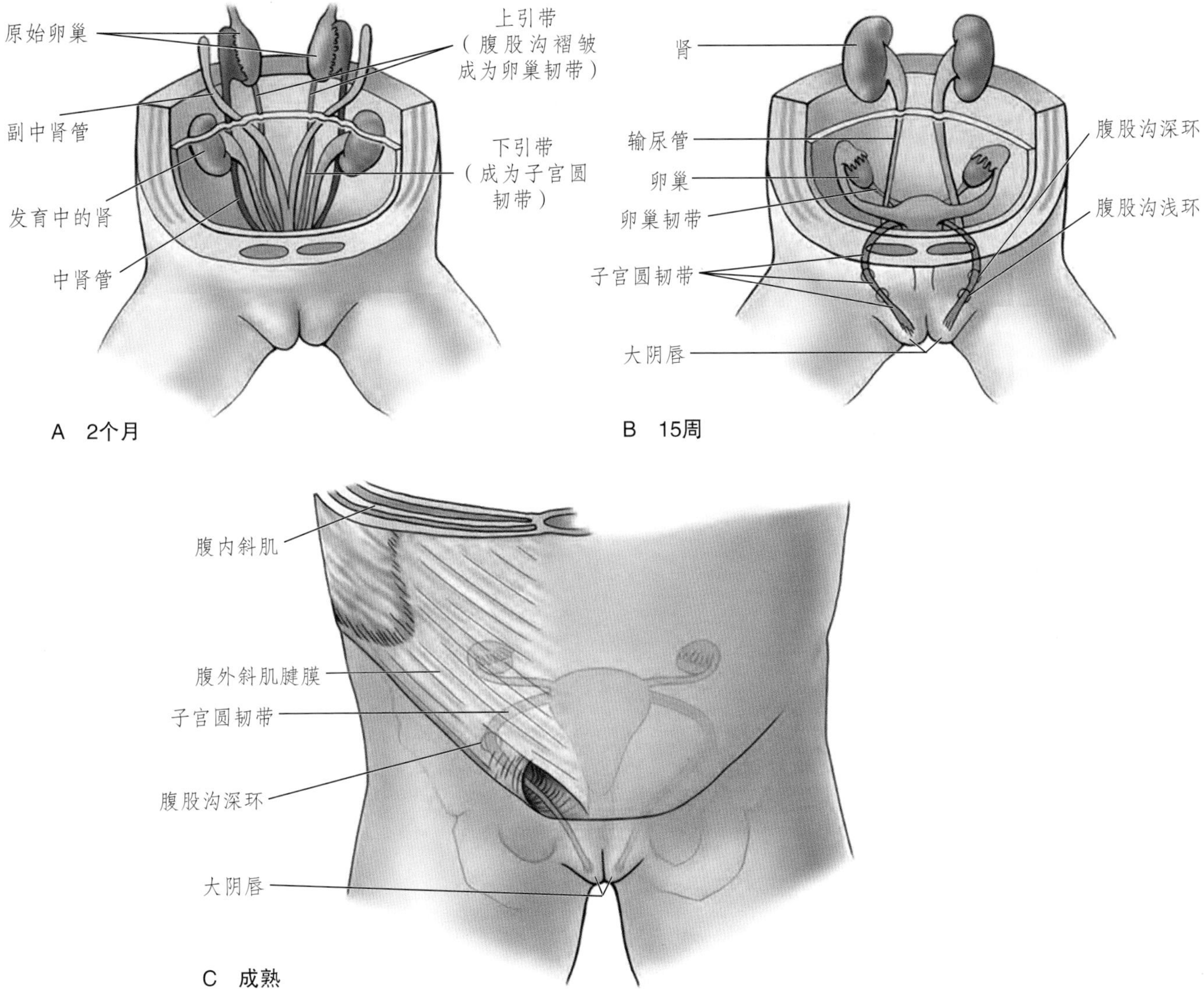

图4.3　女性胎儿性腺迁移路径。（A）妊娠2个月，早期性腺位于体腔高处，与引带相连。（B）引带经前腹壁迁移至腹股沟韧带上方；男性胚胎也发生这一过程。（C）卵巢下降并停止在卵巢窝，紧邻子宫两侧。

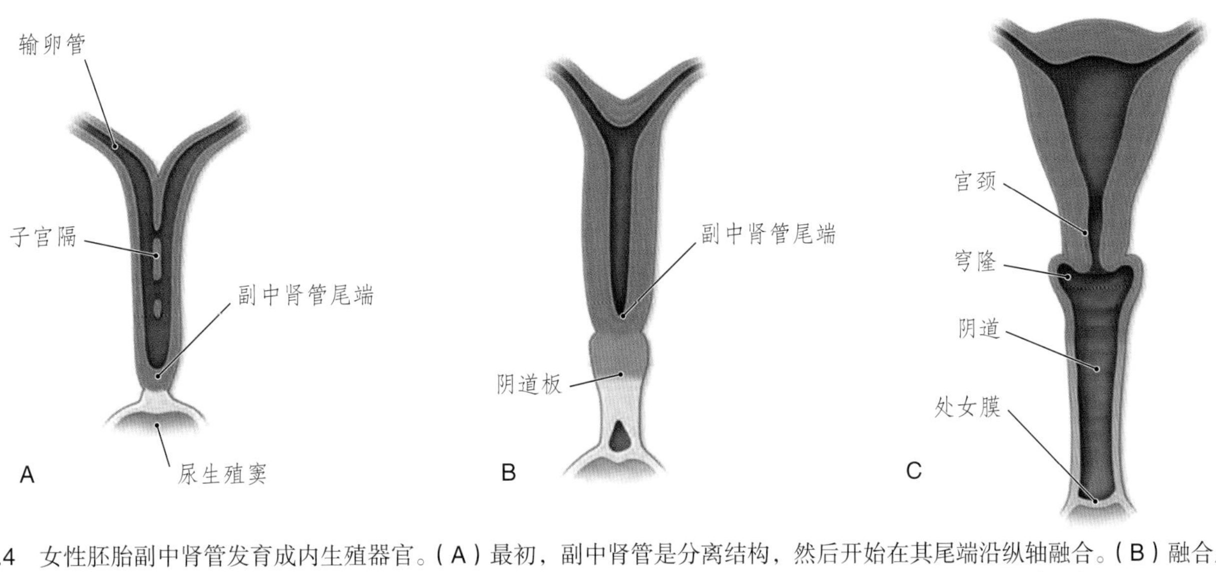

图4.4　女性胚胎副中肾管发育成内生殖器官。（A）最初，副中肾管是分离结构，然后开始在其尾端沿纵轴融合。（B）融合后形成子宫腔，同时泌尿生殖窦与副中肾管接触后，形成阴道板，发育成阴道。（C）最后，子宫、宫颈和阴道形成。

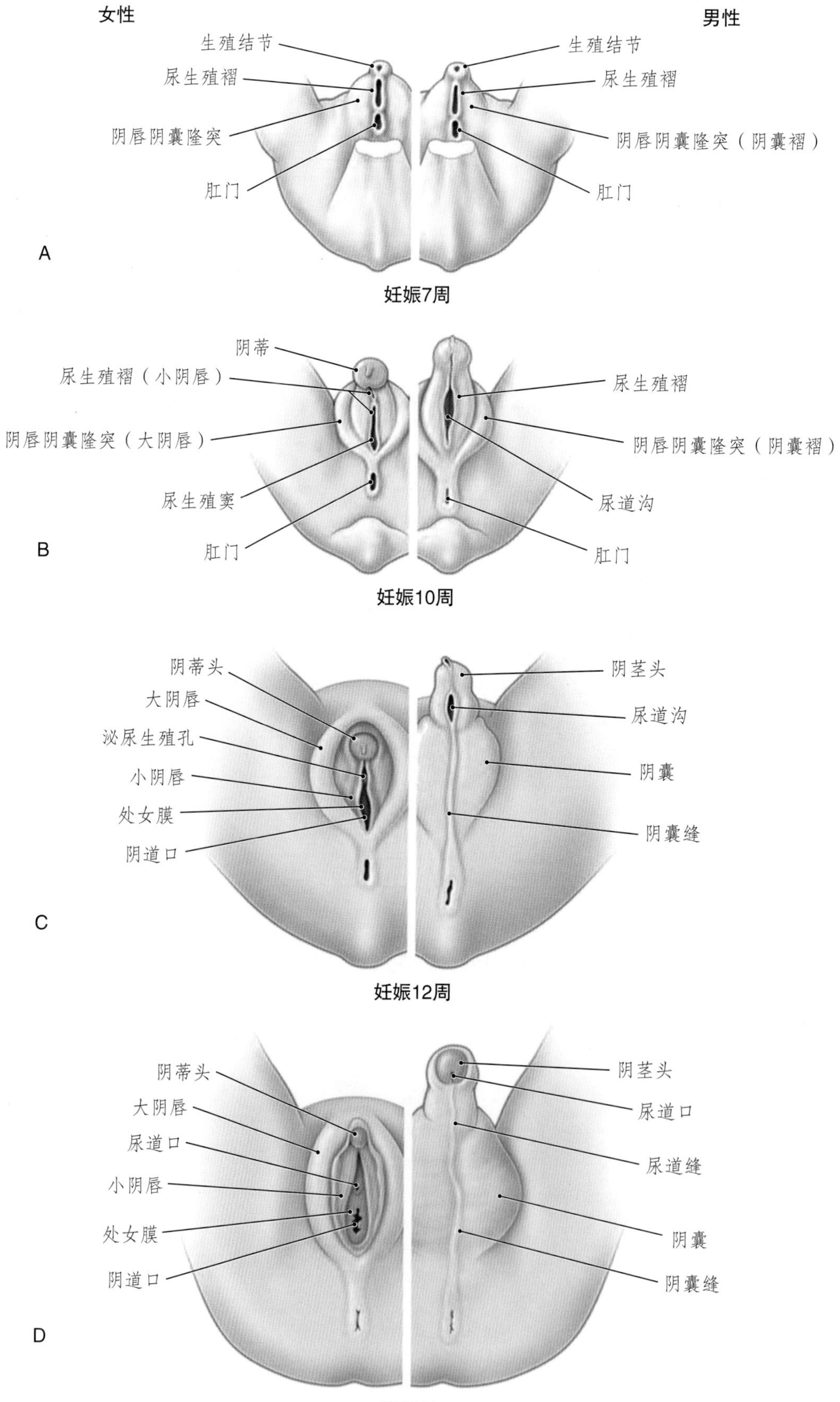

图4.5 男性与女性外生殖器发育比较。（A）妊娠早期，生殖结节与阴唇阴囊隆突及泌尿生殖褶一起发育。（B）此后不久，男性及女性胎儿生殖结节增大。（C）后连合形成，有效地将生殖道与肛门分开。（D）在没有Y染色体的影响下，阴茎退化，形成阴蒂。

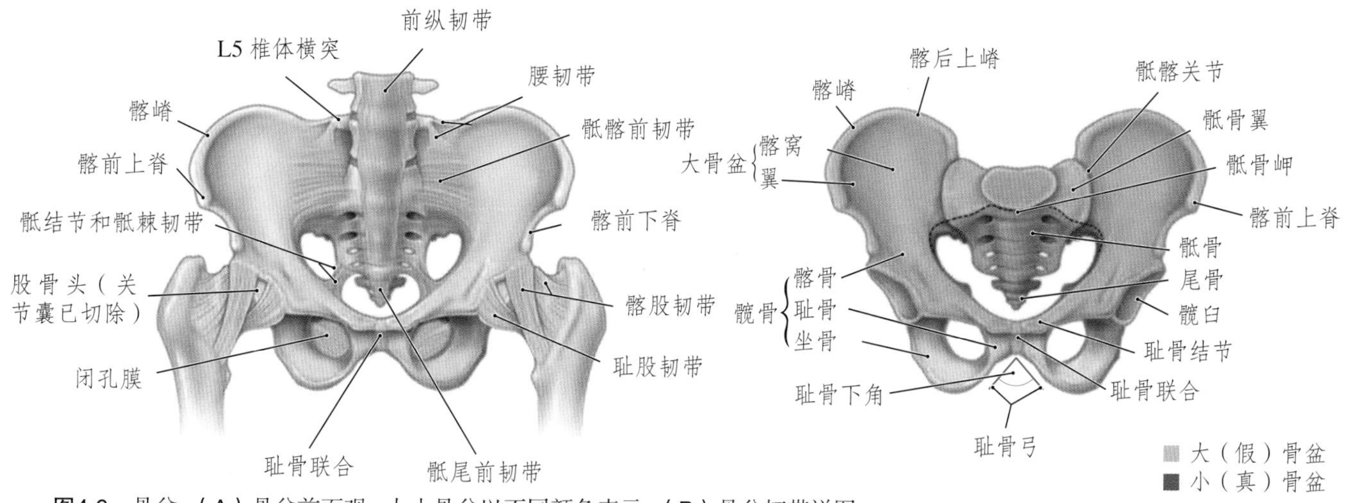

图4.6　骨盆。(A) 骨盆前面观：大小骨盆以不同颜色表示。(B) 骨盆韧带详图。

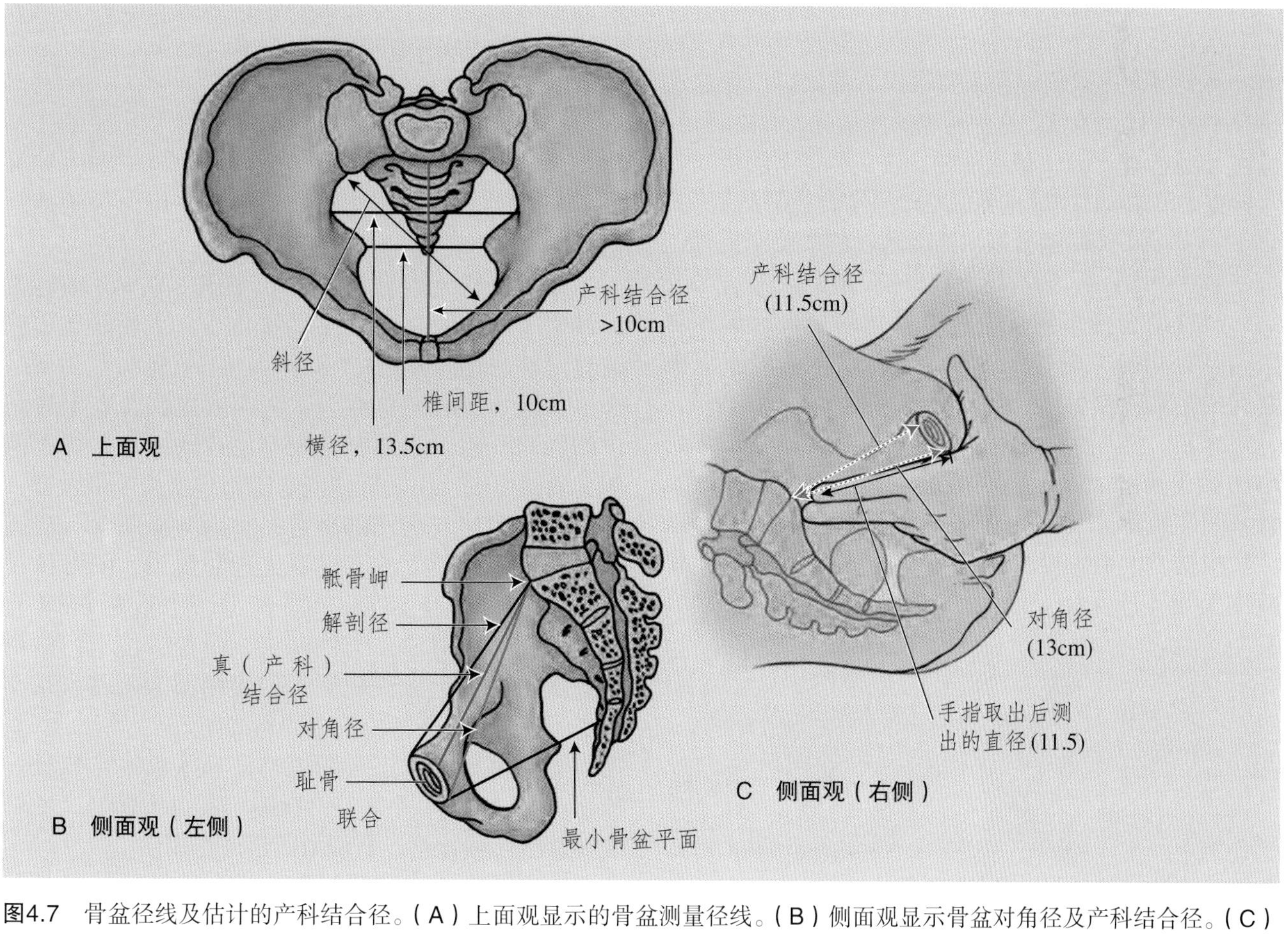

图4.7　骨盆径线及估计的产科结合径。(A) 上面观显示的骨盆测量径线。(B) 侧面观显示骨盆对角径及产科结合径。(C) 产科结合径的测量，检查者以中指指尖触及骶岬，示指约比中指短1.5cm，示指尖至手在耻骨联合下之间的距离即为产科结合径，至少为11cm。

殖腔膜，最后，尿直肠隔将泄殖腔分隔成前方的尿生殖窦及后方的肛门直肠管。在妊娠第 5 ～ 8 周，盆底中胚层向下生长到达泄殖腔膜，形成尿直肠隔。同时，生殖结节在泄殖腔膜头侧端发育，两侧出现阴唇阴囊隆突和尿生殖褶（图 4.5A）。在男性与女性胎儿，生殖结节增大（图 4.5B）。在雌激素存在而雄激素缺乏的情况下，外生殖器女性化，生殖结节发育成阴蒂（图 4.5C）。未融合的尿生殖褶形成小阴唇，阴唇阴囊隆突形成大阴唇（图 4.5D）。*在大约妊娠第15 周，经腹超声检查通常能识别男性与女性胎儿。*

解剖

骨盆

骨盆由一对髋骨及骶骨组成，髋骨在前方相连，形成耻骨联合，每侧髋骨向后经骶髂关节与骶骨相连（图 4.6）。骶骨由 5 ～ 6 块骶椎组成，成人的骶椎已融合。骶骨下方与尾骨形成关节，骶骨上方与腰椎形成关节。

骨盆分为大骨盆（假骨盆）及小骨盆（真骨盆），由骨盆界线分开。大骨盆分布有腹腔器官，支持足月妊娠子宫，其边界后方为腰椎，两侧为髂窝，前方为腹壁。真骨盆内有盆腔器官，包括子宫、阴道、膀胱、输卵管、卵巢及远端直肠与肛门，真骨盆后方为骶骨与尾骨，两侧及前方为坐骨与耻骨。

*在产科，骨盆大小的评估在确定能否经阴道分娩中，至关重要。*这项评估主要根据骨盆出口、骨盆入口及中骨盆径线测量。这些径线的测量称为骨盆测量，可在 X 线检查、CT（最准确的方法）影像下测量或骨盆检查中测量，其中最重要的是产科结合径的测量（图 4.7），是胎头经阴道分娩中需要通过的最狭窄径线。*由于膀胱存在，不能直接测量产科结合径。*

产科结合径可间接由测量对角间径来计算，对角间径是指前方耻骨下缘至坐骨棘水平的骶骨下缘之间的距离，产科结合径较对角间径短 1.5 ～ 2cm。一般来讲，产科结合径应≥ 11.0cm，以适应正常大小的胎头通过。其他径线测量包括坐骨棘间径（坐骨棘间的距离）、横径（骨盆入口最宽距离）。

根据 Caldwell 与 Moloy 方法，女性骨盆分为 4 种基本类型（图 4.8），但个体可存在混合型骨盆。*最常见的类型为女型骨盆，在女性中占 40% ～ 50%。*一般情况下，骨盆形状呈圆柱形，在长度及宽度上形成足够的空间。类人猿型骨盆约为 25%，男型骨盆约为 20%，扁平型骨盆仅占 2% ～ 5%。

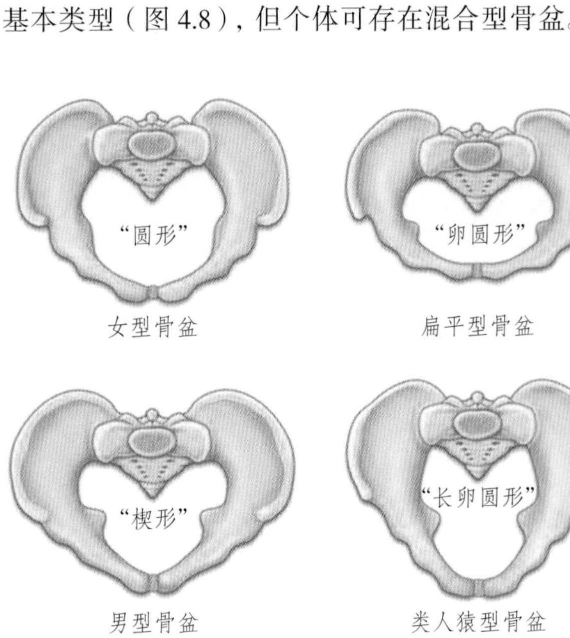

图4.8 Caldwell-Moloy骨盆类型。

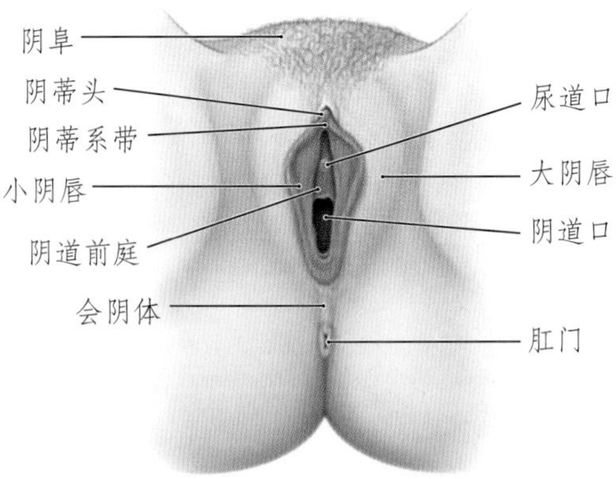

图4.9 女性外生殖器。

外阴与会阴部

*会阴部由位于大腿与臀部之间的躯干表面部分组成，从尾骨延伸至耻骨。*解剖学家用“会阴部”指代位于该部位深部与盆膈下之间的表浅部分。

外阴包括大阴唇、小阴唇、阴阜、阴蒂、前庭及开口位于前庭的腺体导管（图 4.9）。大阴唇是皮肤褶皱，下方为脂肪组织，两侧大阴唇在前方与阴阜融合，在后方与会阴部融合，大阴唇皮肤含有毛囊及皮脂腺与汗腺。小阴唇是较窄的皮肤褶皱，位于两侧大阴唇内侧。小阴唇向前与阴蒂包皮与系带融合，向后与大阴唇与会阴部融合，小阴唇皮肤含有皮脂腺与汗腺，但无毛囊，皮下无脂肪组织。阴蒂位于小阴唇前方，与胚胎期阴茎同源。阴蒂含有两个脚（与男性海绵体相对应）与阴蒂头，阴蒂头位于两侧阴蒂脚融合处的上方。阴蒂头的腹侧面为阴蒂系带，与小阴唇融合。前庭位于小阴唇之间，其前界为阴蒂、后界为会阴部，尿道与阴道均开口于前庭中线处。Skene 腺（尿道旁腺）与巴氏腺也开口于前庭，性刺激导致巴氏腺分泌，有润滑阴道的作用。

外阴肌肉（会阴浅横肌、球海绵体肌及坐骨海绵体肌）位于尿生殖膈浅筋膜上（图 4.10），外阴即位于三角形的尿生殖膈上，尿生殖膈则位于骨盆前部坐骨耻骨支之间。

阴道

阴道壁衬覆复层鳞状上皮，周围环绕三层平滑肌。平滑肌下方为结缔组织组成的黏膜下层，分布着丰富的血管及淋巴管。在儿童及年轻女性，黏膜皱襞使阴道前后壁贴合在一起。*因阴道脱垂，阴道*

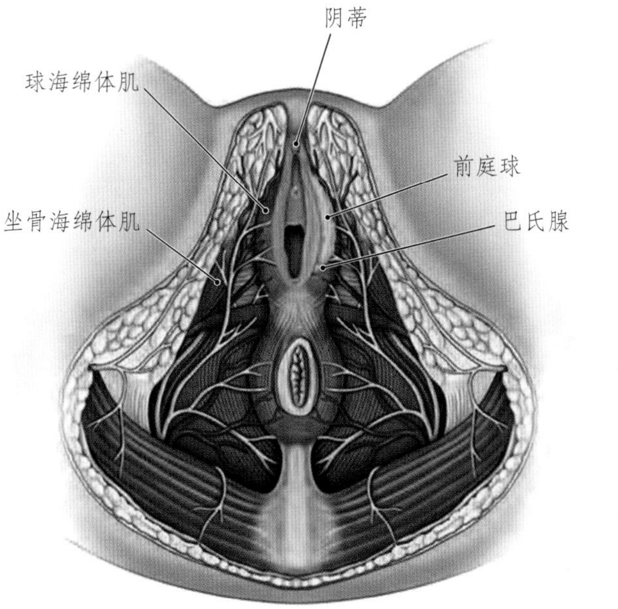

图4.10　尿生殖膈，去除皮肤及皮下脂肪组织，显示盆底外侧肌肉、血供及神经分布。

*横断面可呈 H 形。*底层黏膜皱襞与盆筋膜腱弓相连，是阴道壁的主要支持结构，有助于维持正常结构。随着年龄增长及分娩，阴道壁与盆底间的肌肉变弱或退化，盆底支持结构变弱并导致周围结构（如膀胱、直肠、尿道、子宫）不稳定。

宫颈以 45° ～ 90° 角与阴道相连，宫颈周围穹隆分为四个区域：前穹隆、两侧穹隆及后穹隆。其中后穹隆紧邻后盆底子宫直肠窝（Douglas 窝）。宫颈于阴道内开口为宫颈外口，未生育者宫颈外口形状为圆形至卵圆形，已生育者通常为横行裂隙。宫颈突出于阴道部分被覆盖以鳞状上皮，类似阴道上皮。在转化区宫颈阴道部鳞状上皮转变为宫颈管内柱状上皮，转化区最外侧是原始宫颈鳞柱交界（SCJ）。在青少年及育龄期女性，转化区上部可见 SCJ，而在绝经期，随着性激素水平下降，SCJ 退回至宫颈管内，通常不能看到（有关宫颈病史的详细讨论参见第 47 章）。

阴道下段穿过尿生殖膈，周围环绕外阴一对球海绵体肌，这些肌肉有括约肌作用。处女膜是黏膜覆盖的结缔组织皱襞，遮挡部分阴道外口。性生活及分娩后，处女膜变成不规则的残片。阴道主要供血来自阴道动脉，是髂内动脉分支。

子宫与盆腔支持结构

子宫位于直肠与膀胱之间（图 4.11）。各种盆腔韧带有助于支持子宫及其他盆腔器官。阔韧带紧邻子宫，是覆盖宫旁结构的结缔组织。由于其内有子宫动脉、子宫静脉及输尿管，因此，在手术中识别阔韧带非常重要。骨盆漏斗韧带将卵巢与后腹壁相连，主要由卵巢血管组成。子宫骶韧带连接子宫颈及骶骨，因此是主要的支持韧带。主韧带位于子宫两侧，紧邻子宫动脉下方。骶棘韧带连接骶骨及髂嵴，不与子宫相连。该韧带通常用于手术支持盆腔器官。

子宫主要由子宫颈与子宫体两部分组成，两者之间有狭窄的峡部分隔。青春期子宫颈长度确定：青春期前，子宫体与子宫颈相对长度大约相等；青春期后，在雌激素水平增加的影响下，子宫体与子宫颈比例变为 2:1 至 3:1。子宫与输卵管连接处称为子宫角部，两侧子宫角部之间子宫体部称为宫底。未生育者，子宫长为 7 ～ 8cm，最宽处为 4 ～ 5cm。子宫颈大致呈圆柱形，长为 2 ～ 3cm。子宫体呈梨形，前壁平坦，后壁外凸。在冠状面上，子宫腔呈三角形。

子宫壁由三层组成：

1. 子宫内膜，最内侧黏膜由单层柱状上皮组成，其下为结缔组织，月经期时，结构发生改变。

2. 子宫肌层或中层由平滑肌组成，妊娠期子宫肌层能明显伸展；分娩期，在激素刺激下，平滑肌收缩。

3. 子宫浆膜或最外层由薄层结缔组织组成，不同于宫旁组织，浆膜下组织延续至子宫两层阔韧带内。

子宫位置依赖于子宫颈延伸至子宫底轴的方向以及其与水平面间的关系。取膀胱截石位时，子宫可向前倾斜（前倾位）、稍向前但较水平（中位）或向后倾斜（后倾位，RV）。子宫顶部也可向前屈曲（前屈位）或向后屈曲（后屈位，RF）。这 5 种位置可以并存（图 4.12）。此外，子宫可向右侧或左侧等侧方倾斜。临床上，子宫位置很重要，例如，子宫位置为 RVRF 或 RV 时，早孕期后期估计孕龄较困难。子宫后屈或前屈者，在宫颈扩张及刮宫术或放置宫内节育器等操作过程中，子宫穿孔的风险增加。牵拉宫颈，使子宫呈水平位，能大大降低这种风险。

子宫供血主要来自子宫动脉，此外，还有卵巢动脉、静脉丛经子宫静脉回流。

盆腔手术中尤其重要的是明确子宫动脉与输尿管间相关解剖关系。

在宫颈内口水平，子宫动脉由外侧走向内侧，越过输尿管后到达子宫。在盆腔手术中，子宫与输尿管邻近处易发生损伤。输尿管与子宫动脉交叉处距离子宫侧壁为 1.5 ～ 3cm（图 4.13）。

输卵管

输卵管长为 7 ～ 14cm，分为四部分：输卵管间质部，位于子宫肌壁内，与子宫腔及输卵管峡部相通；峡部，窄且直，形成子宫壁外的第一部分；壶腹部，

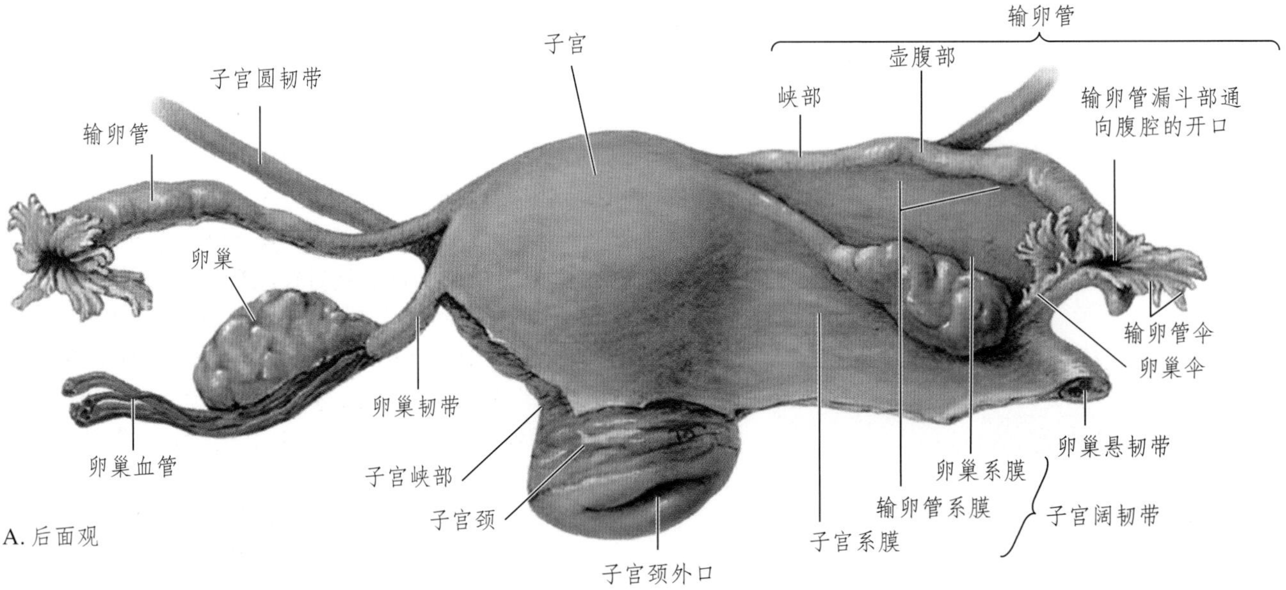

A. 后面观

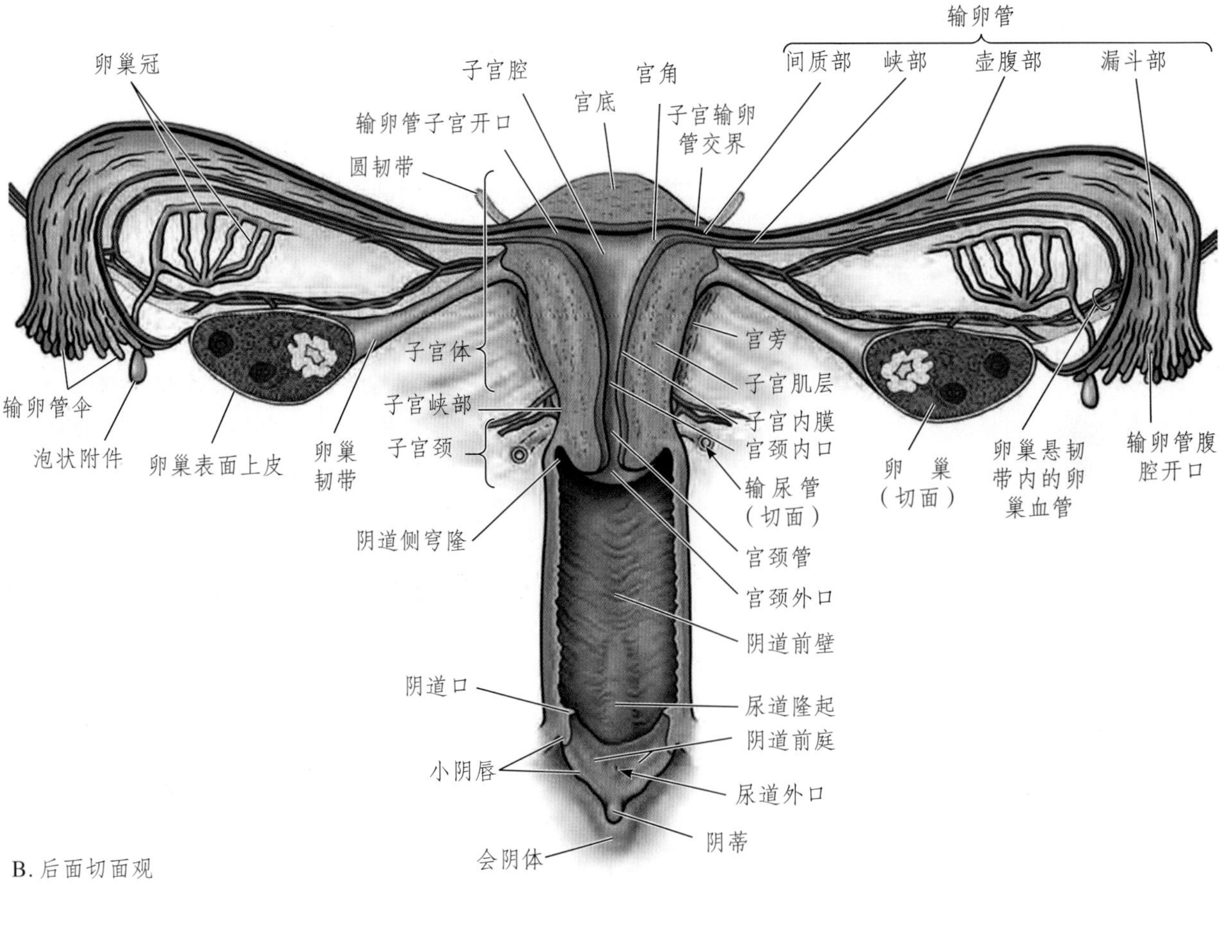

B. 后面切面观

图4.11 女性内生殖器官。

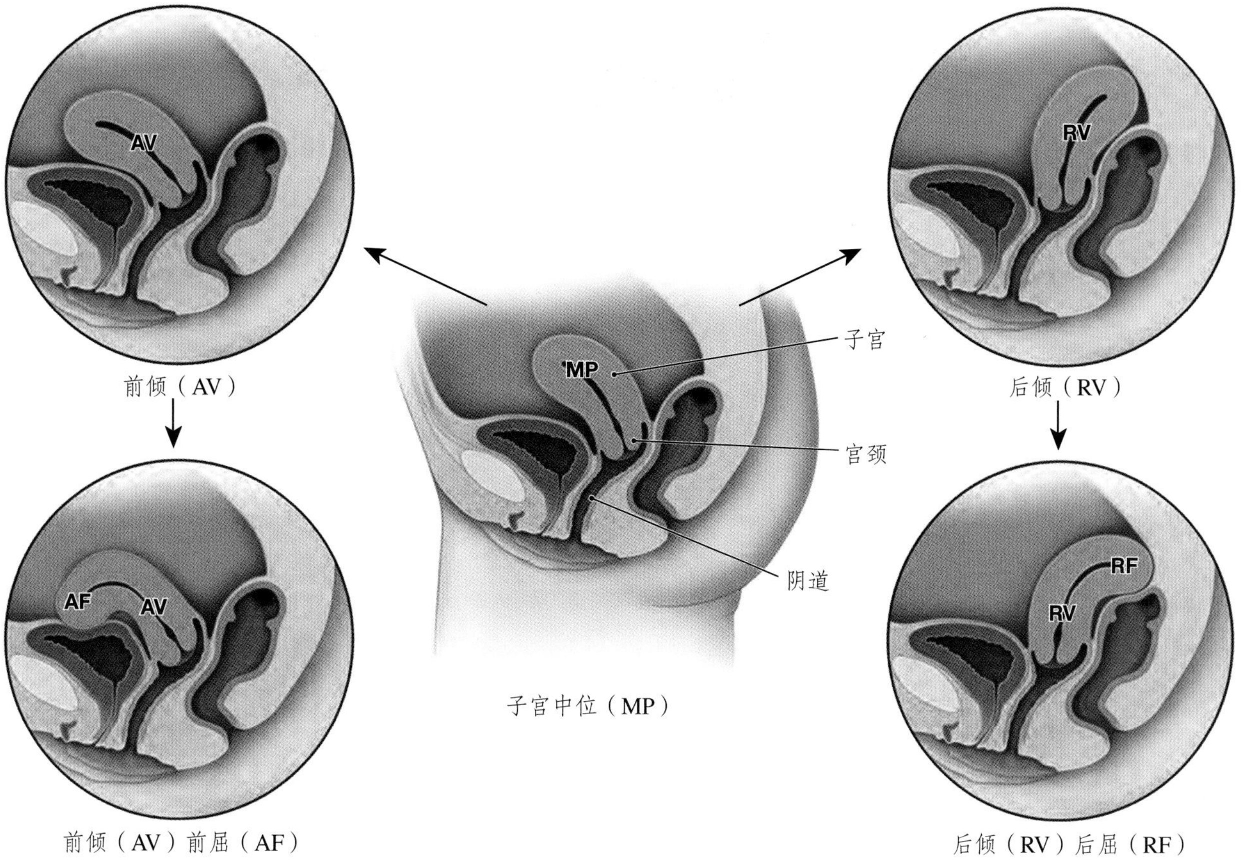

图4.12　子宫在盆腔内的位置。

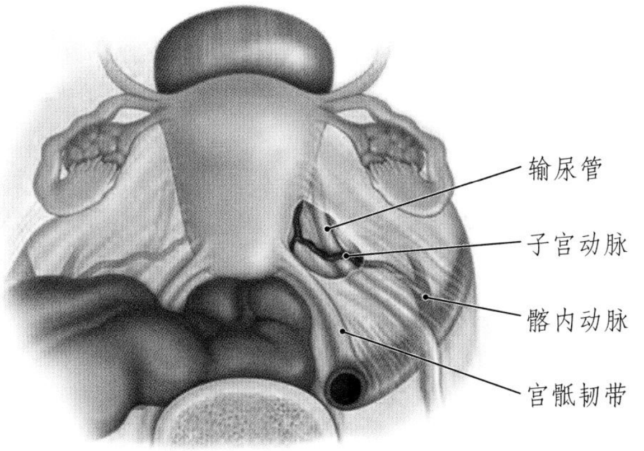

图4.13　输尿管与子宫动脉的关系。在盆腔手术中，正确识别输尿管很重要，以避免损伤子宫动脉。

是增宽的中心部位；输卵管漏斗部，其边缘呈指状伞样，环绕卵巢，在排卵时，有拾卵作用。输卵管由卵巢及子宫动脉供血，输卵管内衬上皮为纤毛柱状上皮；纤毛朝向子宫方向摆动，协助卵细胞移动。

卵巢

育龄妇女每侧卵巢长为 3 ～ 5cm、宽 2 ～ 3cm、厚 1 ～ 3cm，绝经后卵巢大小减少大约 2/3，卵泡发育停止。卵巢经卵巢系膜与阔韧带相连，经卵巢韧带与子宫相连，以位于阔韧带外侧缘的卵巢悬韧带（骨盆漏斗韧带）与侧盆壁相连。卵巢外侧皮质由卵泡及结缔组织间质组成。在胚胎学上，间质来源于性腺嵴髓质，而皮质来源于体腔上皮。髓质内含有平滑肌纤维、血管、神经及淋巴。

卵巢主要由卵巢动脉供血，卵巢动脉直接由腹主动脉发出，此外，还有来自于髂内动脉分支的子宫动脉供血。卵巢静脉血经右卵巢静脉直接流入下腔静脉，以及经左卵巢静脉流入左肾静脉。

女性生殖系统异常

解剖异常少见，起源于胚胎发育缺陷。除染色体异常者外，卵巢发育不全或先天性缺失罕见。在 Turner 综合征（45XO）中，盆腔内仅见异常卵巢组织呈条索状。在带有男性染色体（46XY）的解剖异常女性患者中，性腺仅部分下降，通常位于盆腔或在腹股沟管内可触及。

*副中肾管异常更加多见，其中以副中肾管不完全或异常融合最常见。*副中肾管退化可导致无子宫，称为副中肾管发育不全（图 4.14）。这种情况常与

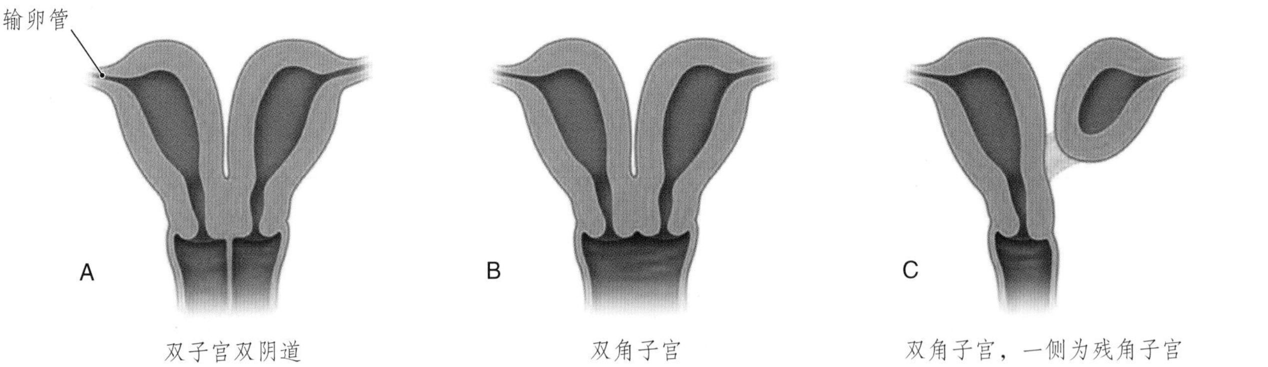

图4.14 子宫与阴道异常，这些畸形源于副中肾管异常或不全融合所致。

阴道畸形（如无阴道）有关，因为阴道发育需要有子宫阴道原基发育的刺激。由于外阴与阴道外部发育来自尿生殖窦内陷，因此，这些女性外生殖器表现正常。副中肾管下段未融合时，可出现双子宫；可能伴有双阴道或单阴道。如果仅限于宫体上部未融合，则可形成双角子宫（图4.15）。如果一侧副中肾管发育差，不能与另一侧副中肾管融合，则可导致双角子宫，其中之一为残角子宫。而残角子宫可与正常子宫腔相通，也可不与子宫腔相通。

在女性胚胎生殖道正常发育中，中肾管退化。但中肾管遗迹可持续存在，即Gartner囊肿（图4.16）。这些囊肿沿阴道壁或子宫阔韧带内分布。

由于副中肾管系统沿肾脏系统而发育，当一个系统发育异常时，另一系统通常也会出现异常。例如，患者一侧肾缺如，常伴发输卵管异常。相反，虽然卵巢与输卵管在功能上有联系，但一个缺如并不代表可伴有其他器官缺如。

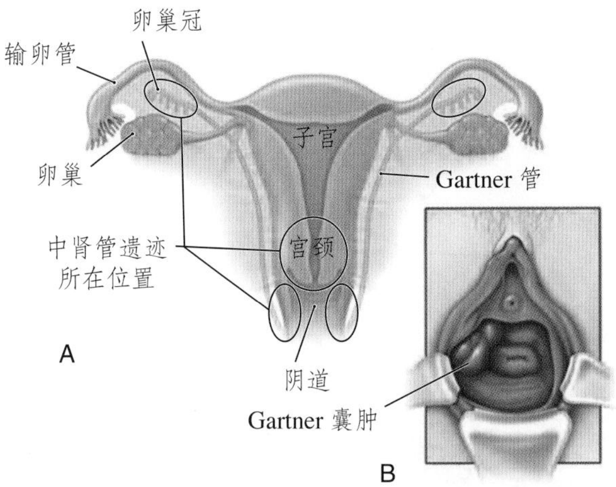

图4.16 Gartner囊肿。（A）这些囊肿是中肾管遗迹，在发育过程中未完全吸收。（B）Gartner囊肿沿阴道侧壁分布，可在盆腔检查中发现。

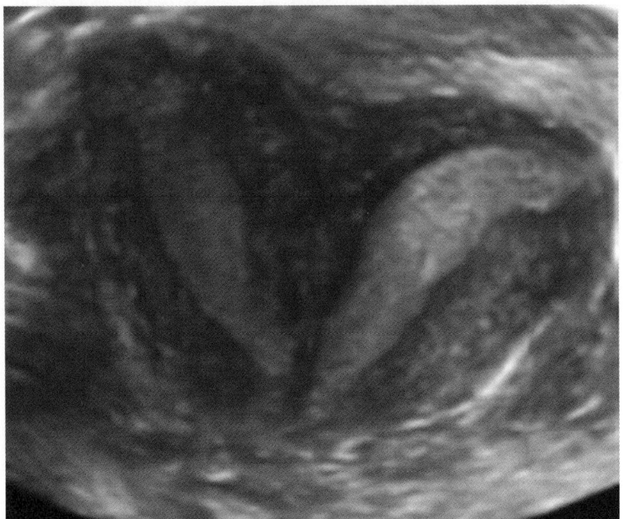

图4.15 双角子宫冠状面重建图。

临床随访

术中识别子宫动脉，了解动脉在子宫颈内口水平由外侧走向内侧。在子宫动脉进入子宫处，应意识到其越过输尿管，在此处应特别注意，避免意外损伤输尿管。应了解，在此处输尿管距离子宫侧壁为1.5～3cm，可经分离暴露输尿管，以便在术中加以保护。

（译者：瞿全新）

访问 http://thePoint.lww.com/activate，有互动式USMLE类型题库及更多内容！

第2篇 产科学

第5章 孕产妇－胎儿生理学

本章主要涉及APGO教育的重点问题：

主题8 孕产妇－胎儿生理学

主题13 产后护理

学生应该掌握正常妊娠的产后生理和解剖变化以及正常胎儿生理。应掌握这些变化对正常试验检测及影像检查的影响。

临床病例

你为一对首次妊娠的年轻夫妇进行产前检查，她妊娠38周，以前无并发症。他们来到你的诊室进行紧急咨询，因为孕妇新近诊断为心脏病，他们担心孕妇的生命安全，请你及时推荐一个好的心脏病专家。经过详细询问病史，你得知周末他们去了附近的山区度假胜地，海拔高达2000英尺（600m）。她出现从未有过的呼吸困难，到急诊室检查心电图正常，但是胸片报告显示显著异常："心脏明显增大并偏离正常位置"，因此诊断为新发的严重心脏病。

母体生理学

心血管系统

*最早和最显著的母体生理变化是心血管系统。*这些变化是为改善胎儿的血氧和营养供应。

解剖学改变

妊娠期，孕妇的心脏向上、向左移位，因此更趋向水平位，使心尖部向外侧移位（图5.1）。这些位置变化是由于增大的子宫推移腹部脏器而使膈肌上抬的结果。此外，伴随循环血量的增加，心室肌重量增加，左心室及左心房体积增大。*确诊妊娠前，胸片检查显示的妊娠相关性心脏位置改变易误诊为心脏病。*

功能变化

*在妊娠期，心血管系统主要的功能变化是心输出量明显增加。*总的来说，心输出量从30%增加到50%，其中50%的增加发生在妊娠8周时。在妊娠前半期，心输出量增加是由于心搏出量增加，在妊娠后半期，心输出量增加是由于母体心率增加而引起，

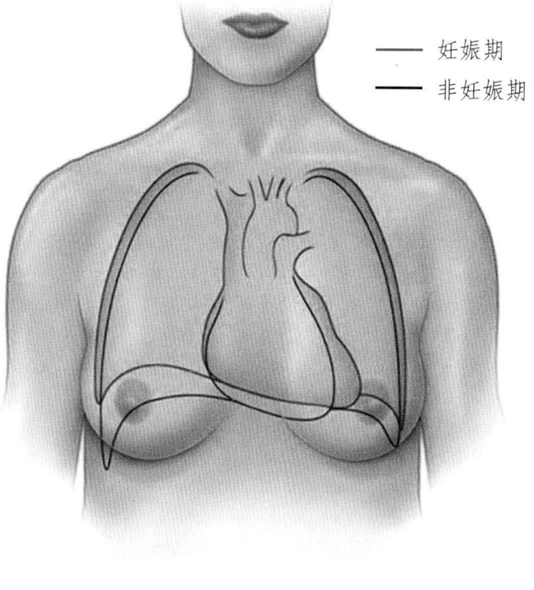

图5.1 心、肺及胸廓外形的变化。

心搏出量回归到正常非妊娠期水平。心搏出量变化是由于循环血量和全身血管阻力改变所致。妊娠6~8周血容量开始增加，至妊娠32周时达到高峰，增加45%。黄体酮引起的血管平滑肌松弛、血管舒张物质（如前列腺素、一氧化氮和心房利钠肽）增加及子宫胎盘循环中动静脉分流等综合因素导致全身血管阻力降低。

但是在妊娠晚期，由于增大的子宫压迫下腔静脉，使静脉回心血量受阻，从而导致心输出量降低。有时，在足月妊娠时，下腔静脉几乎被完全阻塞，特别是在仰卧位时，来自下肢的静脉主要通过扩张的椎旁侧支循环回流。

在妊娠期，增加的心输出量分布不同。妊娠早期，分布到子宫的心输出量约占2%，而至足月妊娠时，可增加到20%，这主要是通过相对减少分布到内脏和骨骼肌部分的心输出量而实现的。*因此，由于足月妊娠时，1/5的心输出量分布到子宫，从而大幅度地增加了产后出血的风险。*

然而，由于妊娠晚期心输出量增加，这些器官的绝对血流量并未改变。在妊娠期，动脉血压变化是个典型的例子。当站立或坐位时，舒张压从妊娠7周时开始下降，24~26周时下降幅度最大，达到10mmHg。足月妊娠时，血压逐渐恢复到非妊娠期水平。随着妊娠进展，静息时孕妇脉率也随之增加。到足月妊娠时，脉率比非妊娠期增加10~18次/分。*在妊娠期，生理性血压变化可被误诊为低血压，直至确诊妊娠。*

在分娩过程中，子宫收缩导致心输出量比妊娠晚期增加40%以上，平均动脉压增加约10mmHg。硬膜外麻醉能使这些数值下降，表明这些变化是由于疼痛和恐惧所致。分娩后，心输出量立即显著增加，这是因为下腔静脉不再受妊娠子宫压迫，导致静脉回心血量增加而且细胞外液也迅速转移至血循环。

症状

当仰卧位时，虽然大多数孕妇无明显低血压表现，但是约1/10的孕妇出现头晕、眼花、晕厥等症状，这些症状称为下腔静脉综合征。其原因可能与妊娠子宫压迫下腔静脉而导致通过脊椎旁循环的无效分流有关。

体格检查

在妊娠期，心血管系统处于高动力状态。*在心血管系统检查中，可发现吸气时第二心音分裂音增加、颈静脉扩张和轻度收缩期喷射性杂音，这些正常的查体发现与流经主动脉瓣和肺动脉瓣的血流量增加有关。*在妊娠中期以后，很多正常孕妇出现S_3奔马律或第三心音。妊娠期出现舒张期杂音不应视为正常。*妊娠期有些收缩期杂音是正常的，但出现舒张期杂音时，应进行心脏病变的评价。*

诊断性试验

*在每次产前检查中，连续测定孕妇血压是重要的检查部分。*妊娠期血压测定受体位影响，因此，在产前检查中，孕妇应采取同一体位测量血压，以便正确认识血压的变化趋势。*孕妇坐位时，测量血压最高；其次是仰卧位；侧卧位时，测量血压最低。*在侧卧位时，上臂血压比下臂血压大约低10mmHg。妊娠期血压高于非妊娠期血压者应视为异常，需进行评价。

妊娠期孕妇心脏正常的解剖学改变很细微，胸片及心电图（ECG）检查均不明显。胸片检查中，心脏轮廓变大，易误诊为心脏肥大。心电图检查可出现明显的轻度心电轴左偏。

呼吸系统

妊娠期，由于孕妇及胎儿的氧需求增加，因此导致呼吸系统变化。这些改变主要是通过孕激素介导的。

解剖学改变

*妊娠期，孕妇胸廓会发生一些形态学改变。*妊娠晚期，增大的子宫可使膈肌抬高大约4cm。此外，随着胸廓直径和胸围略有增加，肋膈角也增宽（见图5.1）。

功能变化

*妊娠期，孕妇全身耗氧量约为50 mL/min，比非妊娠时增加20%。*其中妊娠期子宫与胎儿及其附属物耗氧量增加50%，心脏和肾脏增加30%，呼吸肌增加18%，其余耗氧量增多为乳房组织。

呼吸功能变化是增加肺输氧能力。图5.2列出了与妊娠相关的肺总量和肺功能变化。膈肌上升导致残气量和功能残气量减少20%，肺总量减少5%。虽然孕妇呼吸频率基本保持不变，但是由于吸气量增加5%，因此潮气量增加30%~40%，从而导致每分钟通气量增加30%~40%。

妊娠期每分钟通气量的明显增加对维持酸碱平衡至关重要。孕激素增加中枢化学感受器对CO_2的敏感性，从而导致通气量增加和动脉CO_2分压降低。在妊娠期，肾脏增加对碳酸氢盐的排泄来代偿由于动脉CO_2分压降低所导致的呼吸性碱中毒。因此，妊娠期碳酸氢盐水平降低是正常的，常提示孕妇动脉pH值正常。

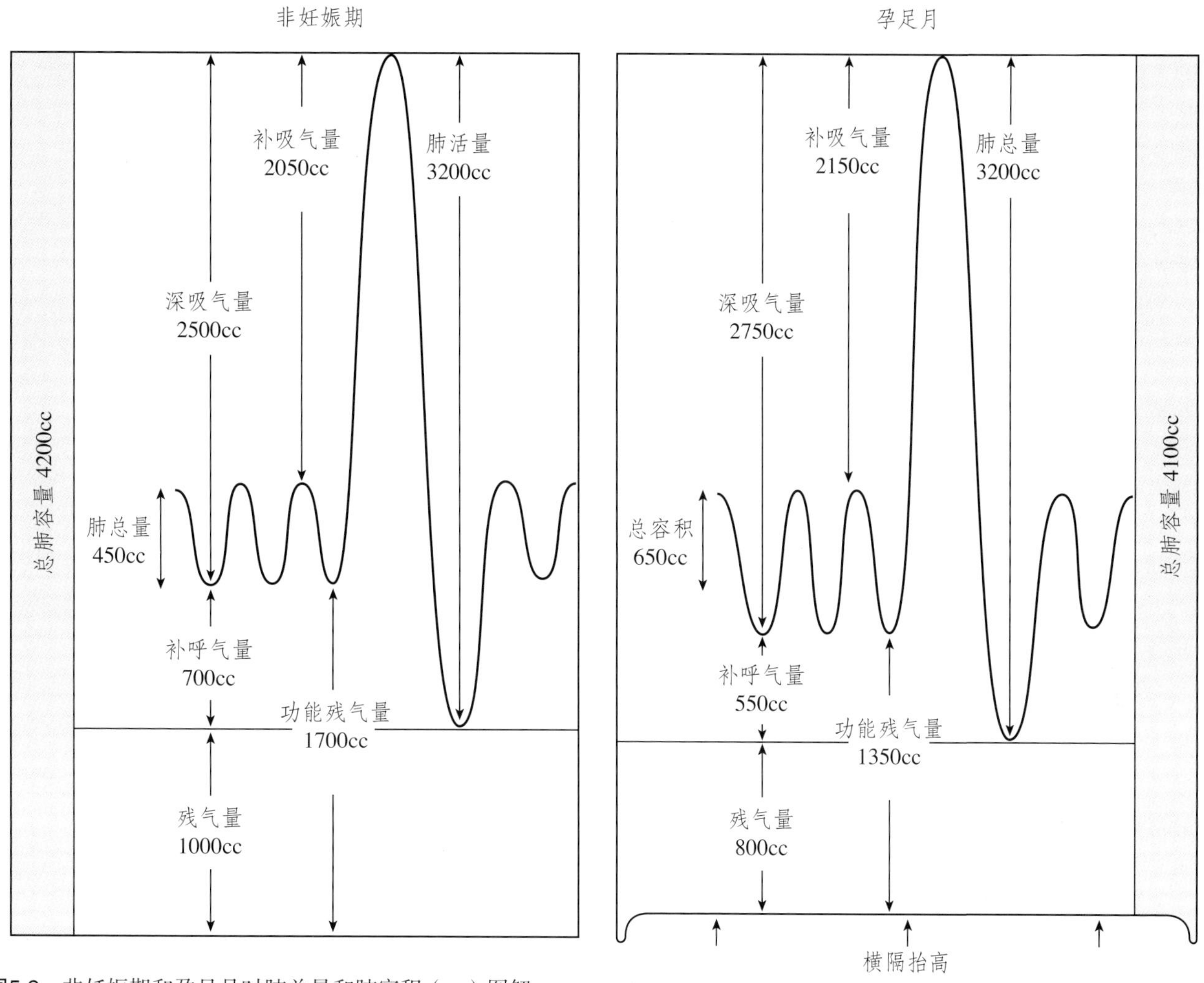

图5.2　非妊娠期和孕足月时肺总量和肺容积（cc）图解。

症状

在妊娠期，虽然气道阻力和总肺阻力减低，但是孕妇经常出现呼吸困难。通常认为，妊娠期呼吸困难是动脉 CO_2 分压降低的生理性反应。*虽然妊娠期呼吸困难可能是生理性的，但是仍需进行评估，排除肺脏和心脏疾病。*

过敏症状或慢性感冒也较常见。与妊娠有关的黏膜充血导致明显鼻塞和鼻分泌物增多。

体格检查

在妊娠期，尽管呼吸系统的解剖及功能有变化，但是行肺功能检查时，其变化通常不明显。

诊断性试验

*在妊娠期，正常情况下，动脉血气分析通常显示代偿性碱中毒。*正常动脉 CO_2 分压为 27~32mmHg，碳酸氢盐为 18~31mEq/L。孕妇动脉血 pH 值通常维持在 7.40~7.45（表 5.1）。

正常妊娠期，由于循环血量增加，胸部 X 线片检查可显示明显的肺血管。

血液系统

妊娠期血液系统生理性改变是增加母体携氧能力，增强对胎儿供氧。另外，尽可能减少与分娩有关的受损静脉回流及失血的影响。

解剖学改变

*母体血液系统的最主要解剖学变化是血浆容量显著增加、红细胞增多和凝血因子增加。*妊娠 6 周，孕妇血浆容量开始增加，在妊娠 30~34 周时达高峰，之后趋于稳定。在单胎妊娠时，血浆容量平均大约增加 50%，在多胎妊娠时，增加更多。红细胞量也增加，但是其增多程度少于血浆容量增多，平均约

表 5.1 孕期各阶段的常见实验值

	非孕期	孕早期	孕中期	孕晚期
呼吸系统				
pH	7.35 ~ 7.45	7.40 ~ 7.46	—	—
Pao_2（mm Hg）	80 ~ 95	75 ~ 105	—	—
$Paco_2$（mm Hg）	35 ~ 45	26 ~ 32	—	—
HCO^{-3}（mEq/L）	22 ~ 26	18 ~ 26	—	—
血液系统				
血红蛋白（g/dL）	12 ~ 15.5	10.8 ~ 14.0	10.0 ~ 13.2	10.4 ~ 14.0
红细胞压积（%）	36 ~ 44	31.2 ~ 41.2	30.1 ~ 38.5	31.7 ~ 40.9
血小板（$\times 10^9$/L）	140 ~ 450	149 ~ 357	135 ~ 375	121 ~ 373
白细胞（$\times 10^9$/L）	4.1 ~ 11.2	3.9 ~ 11.9	5.0 ~ 12.6	5.3 ~ 12.9
纤维蛋白原（g/L）	1.5 ~ 4	—	—	3.13 ~ 5.53
泌尿系统				
钠（mmol/L）	135 ~ 145	131 ~ 139	133 ~ 139	133 ~ 139
钾（mmol/L）	3.5 ~ 5	3.4 ~ 4.8	3.5 ~ 4.7	3.7 ~ 4.7
肌酐（μmol/L）	50 ~ 100	25 ~ 79	25 ~ 74	23 ~ 93
尿素氮（mmol/L）	6 ~ 20	—	6.1 ~ 12.1	5.4 ~ 15.8
尿酸（μmol/L）	80 ~ 350	75 ~ 251	118 ~ 250	144 ~ 360
消化系统				
白蛋白（g/L）	35 ~ 47	33 ~ 43	29 ~ 37	28 ~ 36
总蛋白（g/L）	60 ~ 80	58 ~ 72	56 ~ 64	52 ~ 65
碱性磷酸酶（U/L）	42 ~ 133	22 ~ 91	33 ~ 97	73 ~ 267
谷丙转氨酶	0 ~ 35	4 ~ 28	4 ~ 28	0 ~ 28
天冬氨酸转氨酶	0 ~ 35	4 ~ 30	1 ~ 32	2 ~ 37
淀粉酶（U/L）	20 ~ 110	11 ~ 97	19 ~ 92	22 ~ 97
乳酸脱氢酶（U/L）	88 ~ 230	217 ~ 506	213 ~ 525	227 ~ 622
内分泌系统				
总 T_4（nmol/L）	64 ~ 142	61 ~ 153	78 ~ 150	59 ~ 147
总 T_3（nmol/L）	1.5 ~ 2.9	1.1 ~ 2.7	1.4 ~ 3.0	1.6 ~ 2.8
游离 T_4（pmol/L）		8.8 ~ 16.8	4.8 ~ 15.2	3.5 ~ 12.7
促甲状腺素（mU/L）	0.4 ~ 6	0 ~ 4.4	0 ~ 5.0	0 ~ 4.2
肾上腺皮质醇（nmol/L）	150 ~ 550	205 ~ 632	391 ~ 1407	543 ~ 1663
钙（mmol/L）	1.1 ~ 1.3	1.13 ~ 1.33	1.13 ~ 1.29	1.14 ~ 1.38

Adapted from Gronowski AM. *Handbook of Clinical Laboratory Testing During Pregnancy.* Totowa, NJ: Humana Press; 2004.

增加 450mL。*足月时，孕妇血容量约增加 35%。*

在妊娠期，充足的铁剂对孕妇红细胞增加至关重要。正常孕妇需要额外铁 1000mg：其中红细胞增加需要 500mg，转运至胎儿需要 300mg，补充正常铁丢失需要 200mg。由于铁剂是主动转运至胎儿，因此，无论孕妇铁储存量多少，胎儿血红蛋白（Hgb）将维持在一定水平。妊娠期补充铁剂是为了防止孕妇铁剂缺乏或维持孕妇血红蛋白浓度，不是为了预防胎儿铁缺乏。*在无贫血者，为了满足铁需求，建议每天补充 60mg 铁元素。*

由于饮食补铁是不充分的，因此，美国科学院建议孕期需额外补充铁 27mg（大多数包含在产前维生素中）。在 300mg 铁剂中，60mg 是硫酸亚铁。在妊娠期，白细胞和血小板数量也有变化。妊娠期白细胞量轻度增加，产后恢复到非妊娠期水平。在分娩时，白细胞数量进一步增加，主要以粒细胞增加为主，推测可能与应激性边集有关，而不是真正的炎症反应性疾病。血小板轻度降低，但是仍在正常的非妊娠期范围内。

妊娠期，许多凝血因子增加。纤维蛋白原（因子 I）增加 50%，纤维蛋白裂解产物及凝血因子 VII、VIII、IX、X 也增加。凝血酶原（因子 II）和凝血因子 V、XII 没有变化。相反，主要凝血抑制因子、活化的蛋白 C 和蛋白 S 均降低。

功能变化

在妊娠期，孕妇红细胞提高肺摄氧量，增加胎儿供氧，促进母胎间 CO_2 交换。*肺摄氧量增加、血中血红蛋白量增加导致总携氧能力增加。*此外，妊娠期代偿性呼吸碱中毒通过波尔效应导致母体氧解离曲线左移。在母体肺中，血红蛋白与氧亲和力增加，而在胎盘组织中，胎儿与母体间二氧化碳梯度增加，从而促进 CO_2 自胎儿向母体转运，详见 48~51 页中的讨论部分。

妊娠期，由于处于高凝状态，血栓栓塞风险加倍。在产褥期，血栓栓塞风险增加 5.5 倍。

症状与体征

妊娠期常出现水肿，多发生在手、面部、脚踝和脚。在妊娠晚期和夏季有加重的趋势。

诊断性试验

妊娠导致一些血液学指标在正常范围内波动。在妊娠期，由于血浆和红细胞改变不成比例，因此导致血红蛋白浓度和血细胞比容下降，即所谓生理性贫血。足月妊娠时，血红蛋白浓度为 12.5g/dL，而在非妊娠期，平均约为 14g/dL。血红蛋白低于 11.0g/dL 者通常是由于铁缺乏，但是必须排除可能与缺铁性贫血同时存在的其他类型贫血，任何类型贫血均需治疗。白细胞计数为 5000~12 000/L，在分娩时和产褥期，白细胞计数可增加至 30 000/L。*如此高的白细胞未必与感染有关。*

妊娠期凝血系统最显著的变化是纤维蛋白原增加，可达 300~600mg/L，而非妊娠期为 200~400 mg/L。虽然妊娠期处于高凝状态，但是体外凝血时间不变。

泌尿系统

妊娠期，为适应心肺系统的明显变化，泌尿系统功能增强，以维持水电解质和酸碱平衡。

解剖学改变

*泌尿系统的主要解剖学变化是肾脏和输尿管集合系统增大、扩张。*妊娠期，由于肾脏间隙增加和血管扩张，肾脏延长约 1cm。在妊娠期，受机械性和激素影响，肾盂、肾盏和输尿管出现扩张。随着子宫增大至骨盆边缘，子宫对输尿管产生机械性压迫。右侧输尿管通常比左侧输尿管扩张明显，其原因是由于子宫右旋和右卵巢静脉丛增大压迫所致。孕激素使输尿管平滑肌松弛，也会导致其扩张。此外，孕激素也会降低膀胱张力，增加残余尿。随着妊娠期子宫增大，膀胱容量降低。

功能变化

*与妊娠相关的泌尿系统主要变化是肾血浆流量增加。*妊娠早期，肾血浆流量即开始增加，到孕足月时，比非妊娠期增加 75%。同时，与非妊娠期相比，肾小球滤过率（GFR）也增加 50%。GFR 增加导致各种电解质滤过增加。所有妊娠者尿糖排泄增多。*常规产前比色“试纸”监测血糖正常，通常与病理性血糖无关，但是仍需密切监测，有发展为真性糖尿的趋势。*

与非妊娠期相比，氨基酸和可溶性维生素，如维生素 B_{12} 和叶酸等，经肾排泄增加。尿蛋白无明显增加，提示妊娠期出现的所有蛋白尿均应认为是病理性的。此外，钠离子代谢无改变。肾小球滤过率增加导致钠排出增多，而肾小管可代偿性地增加钠的重吸收。

在妊娠期，肾素 - 血管紧张素 - 醛固酮系统的所有成分均增加，与非妊娠期相比，血浆肾素活性增加 10 倍，肾素底物（血管紧张素原）和血管紧张素约增加 5 倍。正常妊娠妇女对肾素 - 血管紧张素 - 醛固酮水平增加所导致的高血压作用相对耐受，而高血压患者及妊娠期高血压患者却无此作用。

症状

妊娠期，肾脏系统解剖学改变引起一些常见症状。增大的子宫压迫膀胱可导致尿频，这与泌尿道或膀胱感染无关。*随着妊娠进展，尿频是困扰孕妇的一个正常表现，但是必须注意与早期泌尿道感染相鉴别。*此外，20% 的孕妇有压力性尿失禁。当可疑胎膜破裂时，必须与漏尿相鉴别。最后，肾脏集合系统引起尿潴留，增加无症状菌尿患者肾盂肾炎的发生率。

体格检查

随着妊娠进展，胎儿先露部压迫孕妇膀胱并引起水肿，膀胱底部突向阴道前壁。妊娠期肾脏检查无明显变化。

诊断性试验

与妊娠相关的肾功能变化常引起一些肾功能检测指标改变。*在正常妊娠中，血清肌酐和尿素氮（BUN）减低。*血清肌酐非妊娠期为 0.8mg/dL，妊娠时下降至 0.5 mg/dL，足月妊娠时下降至 0.6 mg/dL。非妊娠期，正常肌酐清除率为 100~115mL/min，而妊娠期较之增加 30% 以上。在早期妊娠末期，血尿素氮下降 25%，达 8~10mg/dL，而后一直维持在此水平。由于妊娠期尿糖较常见，所以定量检测尿糖值通常会升高，但这并不意味着血糖异常。与之相比，妊娠期尿蛋白排泄量无改变，仍保持非妊娠期水平，100~300mg/24h。

如果在妊娠期行泌尿系统影像检查，则在超声或静脉肾盂造影检查中，正常扩张的肾集合系统类似肾盂积水。

消化系统

在妊娠期，胃肠道解剖学改变及功能变化源于增大的子宫和激素的联合作用。这些变化导致一些与妊娠相关的症状，可从轻度不适到严重病变。

解剖学改变

与妊娠相关的主要解剖学改变是增大的子宫使胃肠道移位。胃肠道位置虽然有变化，但是其体积并无改变。肝脏和胆道的体积也无改变，而门静脉可因血流增加而扩张。

功能变化

胃肠道功能变化是雌孕激素作用的结果。*孕激素使平滑肌松弛，从而降低食管括约肌张力，减少胃肠蠕动及胆囊收缩。*其结果导致胃及小肠排空时间明显延长。在妊娠中期和晚期，胃和小肠排空时间增加15%~30%，分娩时，增加更多。此外，食管下段压力减低、食管括约肌张力下降及胃内压增加，形成食管与胃间压力失衡，从而导致胃食管反流。*适当改变孕妇休息时的体位，可减轻与妊娠相关的轻度胃食管反流。*胆囊收缩下降及雌激素介导的胆管内胆汁酸排出抑制，可增加胆结石形成和胆汁酸淤积的风险。雌激素也可以刺激肝脏蛋白生物合成，如纤维蛋白原、血浆蛋白和与皮质类固醇、性激素、甲状腺激素和维生素D等结合的结合蛋白。

症状

妊娠期最早出现的、最明显的一些症状是胃肠道症状。虽然每个人的能量需求不同，但是多数妇女每天热量摄入增加200kal。妊娠期恶心、呕吐（NVP）或“早孕反应”通常始于妊娠4~8周，到孕中期14~16周减轻。恶心的原因尚不清楚，可能与孕激素、hCG和胃平滑肌松弛有关。严重的NVP，即妊娠剧吐，能导致体重下降、酮症和电解质紊乱。

在妊娠期，很多患者食欲良好，但是由于患者对某种食物较为敏感，从而导致呕吐。异食癖是指对某种物质有特殊的强烈食欲，如冰、淀粉、黏土等。在妊娠期，有些患者可能反感某些食物或气味。流涎是由于患者分泌过多唾液，也可能是有呕吐的患者不能吞咽正常产生的唾液。

随着妊娠期的进展和腹内压的增加，胃食管反流的典型表现更加明显。妊娠期便秘较常见，与肠扩张引起结肠机械性压迫、胃肠道动力降低及肠道对水的重吸收增加有关。全身皮肤瘙痒可能与肝内胆汁淤积和血清胆汁酸盐浓度增加有关。

体格检查

与妊娠相关的显著胃肠体征是牙龈疾病和痔疮。虽然妊娠期龋齿发病率无改变，但是牙龈明显水肿、变软，在用力刷牙时，容易出血。有时牙龈上出现紫色带蒂病变，称为妊娠性牙龈瘤，实际上是化脓性肉芽肿，有时很容易出血，通常在分娩后2个月消失。很少因大量出血而需行肉芽肿切除。妊娠期痔疮较常见，通常与便秘、盆腔血流增加和子宫增大而导致的静脉压升高有关。

诊断性试验

在妊娠期，肝功能的一些指标发生改变。总血清碱性磷酸盐浓度加倍，主要与胎盘合成增加有关。血清胆固醇也增加。虽然妊娠期总清蛋白增加，但是人血清蛋白水平降低，其原因主要是由于血液稀释。天冬氨酸氨基转移酶、丙氨酸氨基转移酶、γ-谷氨酰基转移酶、胆红素等基本不变或略降低。血清淀粉酶和脂肪酶浓度也无改变。

内分泌系统

妊娠会影响一些内分泌激素的产生，这些激素主要调节其他器官系统的生理反应。

甲状腺功能

*妊娠期，虽然甲状腺调节出现改变，但仍处于正常功能状态。*妊娠期甲状腺适度增大，但不会出现甲状腺肿。在妊娠早期，hCG有促甲状腺素样活性，可刺激孕妇分泌甲状腺素（T_4），导致游离T_4浓度短暂升高（图5.3）。随着妊娠早期胎盘产生的hCG下降，游离T_4浓度也恢复正常。从孕早期开始，雌激素促进肝脏合成甲状腺素结合蛋白（TBG），导致总T_4和T_3水平升高，而有活性的游离T_3和T_4没有变化，仍在正常范围内。

肾上腺功能

*妊娠并不改变肾上腺的体积和形态，但却影响其激素合成。*和TGB一样，雌激素促进肝脏合成皮质醇结合蛋白，导致血清中皮质醇升高。从孕早期到孕足月，血清皮质醇浓度逐渐增加。与皮质醇结

合的促肾上腺皮质激素升高。由于肾上腺合成增加，因此醛固酮也显著增加。孕妇去氧皮质酮增加，这是由于雌激素刺激肾脏合成，而不是由于肾上腺合成增加。由于肝脏对雌激素的吸收和转化增加，因此孕妇硫酸脱氢表雄酮水平下降。

新陈代谢

糖代谢

*妊娠影响孕妇碳水化合物代谢，有导致糖尿病的作用，使组织对胰岛素的反应性降低，从而形成高胰岛素血症和高血糖。*胰岛素抵抗主要是由于人胎盘催乳素（hPL）的作用，增加了周围组织对胰岛素的抵抗作用。随着妊娠进展，胎盘增大并按比例分泌 hPL，导致胰岛素抵抗增加。肝脏增加糖原合成和储存，抑制糖异生。*这些变化的净效应是母体对血糖负荷反应缓慢，从而导致餐后高血糖。*

另外，胎儿胎盘单位稳定消耗母体血糖。*葡萄糖是供应胎盘和胎儿的主要能量来源，因此葡萄糖从母体到胎儿的转运是通过易化扩散方式。空腹时，易发生母体低血糖。*

脂代谢

*妊娠引起循环系统中血脂、脂蛋白和载脂蛋白浓度增加。*在妊娠早期，脂肪主要存储在中枢组织中。妊娠晚期，以脂肪分解为主，导致孕妇空腹低血糖。葡萄糖缺乏时，血浆游离脂肪酸、三酰甘油和胆固醇浓度增加，为孕妇提供能量，其表现特征为加速饥饿。分娩后，所有血脂浓度恢复到非妊娠期水平，母乳喂养可促进血脂恢复。

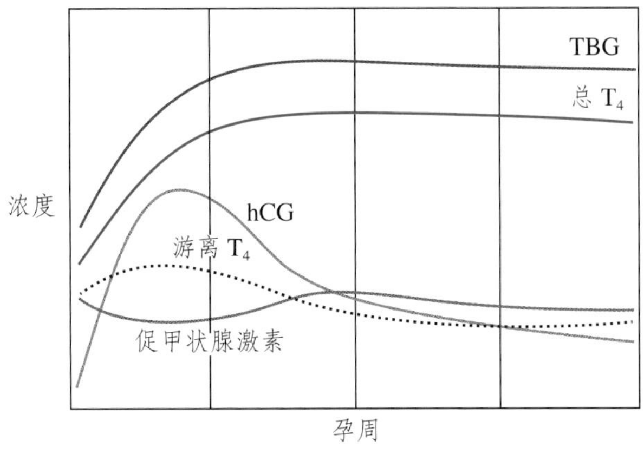

图5.3　妊娠期孕妇甲状腺功能变化。妊娠期，孕妇肝脏合成TBG和胎盘产生hCG增加。血清TGB增加，同时血清T_4浓度也增加。hCG有促甲状腺素作用，刺激孕妇分泌T_4。hCG导致血清游离T_4短暂增加，同时抑制促甲状腺激素。

蛋白代谢

与非妊娠期相比，妊娠期的主要特征是增加大约 1kg 蛋白质的吸收和利用。足月妊娠时，在增加的蛋白质中，50% 为胎儿和胎盘所利用，其余由子宫、乳腺、母体血红蛋白和血浆蛋白所利用。

孕妇其他系统

肌肉骨骼

随着妊娠进展，孕妇出现明显的代偿性腰椎前凸。这种功能性改变有助于维持孕妇重心；否则，增大的子宫将使重心前移。由于这种体态的改变，几乎所有孕妇都会出现腰部疼痛。子宫增大导致腹内压增加，从而加重疝缺损，最常见于脐部和腹壁（腹直肌分离、生理性腹直肌分离）。从妊娠早期开始，在松弛素和黄体酮的作用下，韧带相对松弛。在妊娠 28~30 周，出现耻骨联合分离。*妊娠期孕妇经常出现步态不稳，跌倒风险增加，应该特别小心。其原因是由于随着妊娠进展，孕妇体型和重心发生改变。*

为了给胎儿骨骼提供足够的钙质，要动员孕妇储存钙。与非妊娠期相比，孕妇血清游离钙无改变，但是血清总钙减少。孕妇甲状旁腺激素明显增加，从而增加肠道钙吸收，并降低肾脏钙丢失，以维持血钙水平。虽然甲状旁腺激素增加，但由于降钙素的作用，骨骼得到了很好的维持。虽然骨代谢率增加，但是在正常妊娠期，如果营养充分，则不会出现骨密度降低。

皮肤

*妊娠期孕妇皮肤出现一些特征性改变。*虽然其原因尚不清楚，但是考虑主要与激素影响有关。

血管蜘蛛痣（蜘蛛痣）常见于躯干上部、面部和手臂。50% 以上的患者出现掌红斑，二者均与循环中雌激素增加有关，分娩后即可消退。半数以上的孕妇出现妊娠纹，通常出现于下腹部、乳房和大腿。最初，妊娠纹呈紫色或粉红色；最后变成白色或银白色。这些妊娠纹与体重增加无关，只是正常皮肤拉伸的结果。目前尚无有效的方法来预防妊娠纹，而且妊娠纹一旦出现，将不会消退。

妊娠期会出现特征性的色素沉着，与雌激素和促黑激素升高有关，在结构上与 hCG 相似且有交叉反应。色素沉着可发生在任何部位的皮肤，最常发生在脐部和会阴部。下腹部的腹白线颜色加深变为黑中线。“妊娠面斑”或黄褐斑也较常见，而且可能不会完全消退。皮肤色素痣可能会增大或色素加深，但分娩后即可消退。在妊娠期，迅速变化的色素痣建议切除，因为有恶变的风险。在正常妊娠期，汗腺分泌和油脂产生增加，很多孕妇会出现痤疮。

妊娠期较多毛囊处于生长期，很少处于静止期，因此毛发保持增长。妊娠晚期，静止期毛发数量约为正常的10%。分娩后，进入静止期的毛发数量增多。产后2~4个月，毛发脱落较明显。产后6~12个月，毛发生长恢复正常。*患者通常很关注毛发脱落，当了解到这一过程短暂而且会再生新发时，患者才会放心。*

生殖道

妊娠对外阴及其他部位皮肤的影响相似。由于血管增加，因此，外阴静脉曲张较常见，分娩后消失。*阴道渗出物增加、阴道上皮受刺激而导致阴道分泌物增多，也称为妊娠期白带，有些孕妇常误认为是感染或胎膜破裂。*宫颈管内上皮可翻转至宫颈外，常与黏液栓有关。

妊娠期，子宫重量发生巨大变化，非妊娠期子宫重量为70g，到足月妊娠时，子宫重量增加到大约1100g，主要与子宫平滑肌细胞过度肥大有关。妊娠后，子宫肌细胞实际数量增加较少，仅导致子宫轻微增大。同样，子宫腔体积明显增加，从非妊娠期宫腔容量小于10mL，到妊娠期容量达5L。

乳腺

*妊娠期乳腺体积增大，在妊娠8周内，乳腺增大迅速，其后保持稳定。*在大部分孕妇中，乳腺体积增加25%~50%。乳头变大，易勃起，乳晕变大，颜色加深，蒙氏腺扩张。乳腺血流增加，有助于哺乳。有些孕妇出现乳房或乳头触痛或有刺痛感。雌激素刺激乳腺导管生长，而孕激素刺激乳腺腺泡增生。在妊娠后期，自乳头有稠厚的、黄色液体溢出，称为初乳，常见于经产妇。哺乳主要取决于雌激素、孕激素、泌乳素、hPL、皮质醇和胰岛素的协同作用。

眼睛

妊娠期，最常见的眼睛症状是视力模糊。这种视力改变与液体潴留导致角膜厚度增加及眼内压力降低有关。这些变化主要出现在妊娠早期，产后6~8周症状缓解。因此，孕期不提倡视力矫正。*要让孕妇了解，妊娠期视力改变是暂时的，分娩后不需要戴眼镜。*

胎儿和胎盘生理学

胎盘

胎盘是至关重要的独特的“妊娠器官”，在呼吸与代谢交换、激素合成与调节中发挥重要作用。胎盘是连接母体与胎儿的重要器官，使胎儿存活生长直到成熟，能在外界存活。

在胎儿呼吸中，气体交换是通过胎盘易化扩散而实现的。胎儿摄入氧气和排出二氧化碳取决于母儿血液运输能力，与子宫和脐血管的血流有关。

*胎盘主要的代谢底物是葡萄糖。*据估计，从母体转运的葡萄糖中，70%为胎盘所利用。葡萄糖主要通过易化扩散方式转运至胎盘，母儿之间的其他物质转运则依赖于浓度梯度、电离度、分子大小和脂溶性。氨基酸需要主动转运，因此，胎儿氨基酸浓度高于母体。胎盘对游离脂肪酸的转运有限，因此，胎儿游离脂肪酸浓度低于母体。

胎盘也产生雌激素、孕激素、hCG和hPL，这些激素在维持妊娠、临产与分娩、哺乳中发挥重要作用。

胎儿循环

*胎儿血液氧合作用发生在胎盘，而不是在胎肺。*氧化的血液（氧饱和度80%）经脐静脉从胎盘转运到胎儿，进入胎儿门脉系统及肝左叶分支（图5.4）。然后，脐静脉变成静脉导管，从门脉系统发出的另一分支流向肝右叶。脐血中50%流经静脉导管，左肝静脉血流与下腔静脉混合后流向卵圆孔。因此，含氧量高的脐静脉血进入到左心房。含氧量低的右肝静脉血流入下腔静脉，然后，经三尖瓣流入右心房。上腔静脉回流的血也经三尖瓣流向右心房。肺动脉血主要经动脉导管流入主动脉。

胎儿左右心室共同工作，左右心室的血液不均匀地分布于肺和全身血管床。胎儿心率维持在120~180bpm，胎儿心输出量保持相对恒定。总体而言，右心室不足10%的血量进入胎儿肺脏，其余部分经动脉导管分流入降主动脉。左心室血流入近端主动脉，向脑和上半部分供应氧饱和度较高的血液（氧饱和度为65%）。血液经动脉导管流入降主动脉，供应胎儿下半部分，然后，大部分去氧化的血液经脐动脉回流至胎盘。

脐带血流量约占胎儿心室输出量的40%。在妊娠后半期，脐血流量与胎儿生长成正比[约为300mL/（mg·min）]，从而维持脐血流量相对恒定及正常胎儿生长。这种相关性可用来作为间接评估胎儿生长及胎儿状况的指标。

血红蛋白与氧合作用

胎儿血红蛋白与成人血红蛋白一样，由两对两个不同肽链组成的四聚体。与成人血红蛋白A（HgbA）由α和β链组成不同，胎儿Hgb由一系列不同配对的肽链组成，随着胚胎和胎儿发育而发生改变。

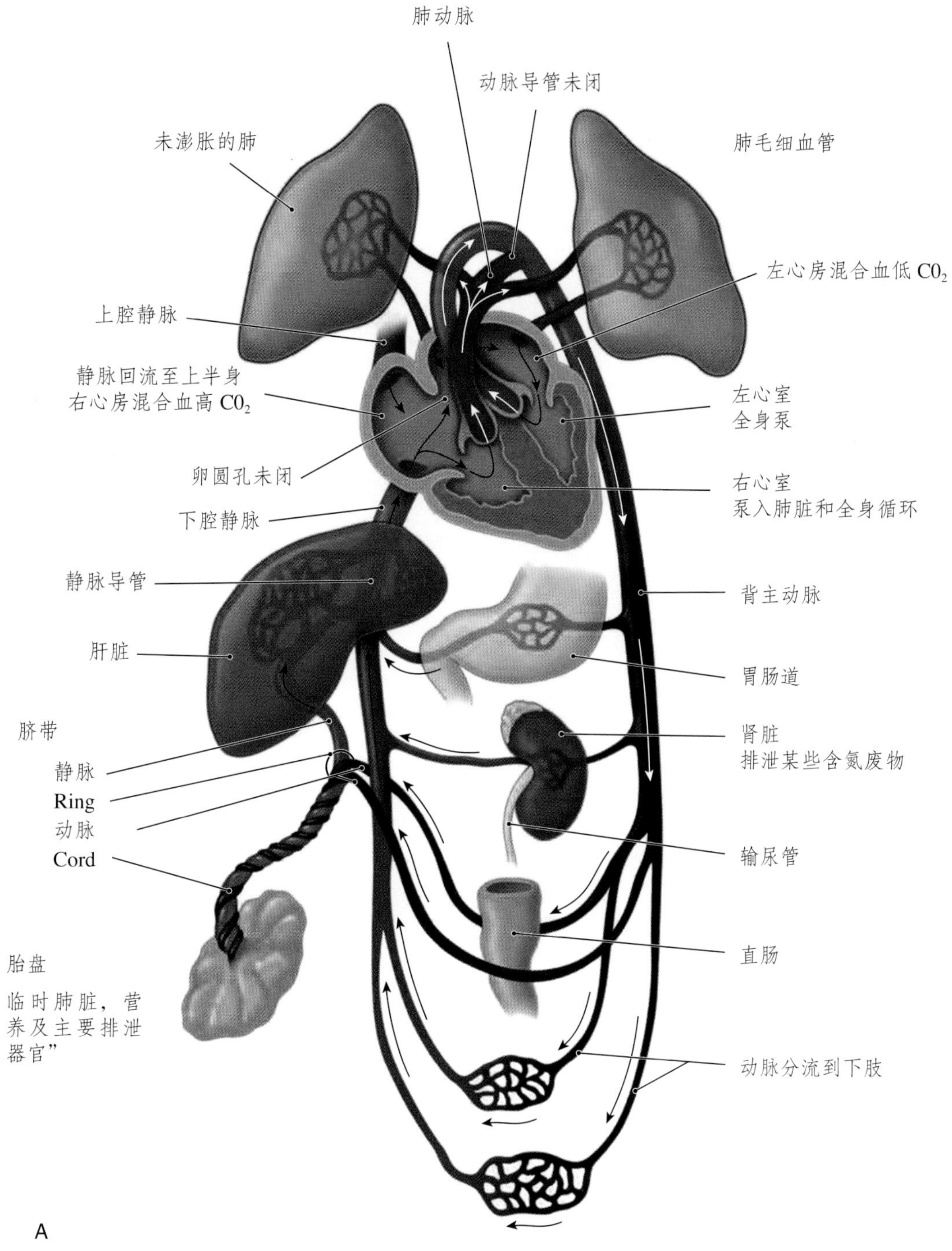

图5.4　胎儿循环系统。（A）足月。（B）产后。注意静脉导管、卵圆孔和动脉导管在子宫内和子宫外交换时的功能改变。红色，氧合血液；粉色/紫色，部分氧合血液；蓝色，缺氧血液。

在胎儿后期，血红蛋白 F（HgbF）主要由两条 α 链和 β 链组成。*成人 HgbA 和胎儿 HgbF 的主要生理性区别是在任何氧含量下，HgbF 与氧的亲和力和氧饱和度均高于 HgbA。*这种功能性差异的主要原因是 HgbA 结合 2,3 二磷酸甘油酸的亲和力比 HgbF 高。

波尔效应调节 Hgb 与氧气的结合能力，在母儿循环的氧气和二氧化碳交换中发挥重要作用。当母血进入胎盘后，母体呼吸性碱中毒促进二氧化碳从胎儿循环转运到母体循环。胎儿循环中二氧化碳减少，引起胎儿血 pH 值升高，胎儿氧解离曲线左移，进而增加氧结合力（图 5.5）。相反，随着母血二氧化碳增加，血 pH 值降低，导致母体氧解离曲线左移，降低氧亲和力，从而形成良好的梯度，促进氧气从母体向胎儿循环弥散。因此，尽管胎儿动脉血局部氧分

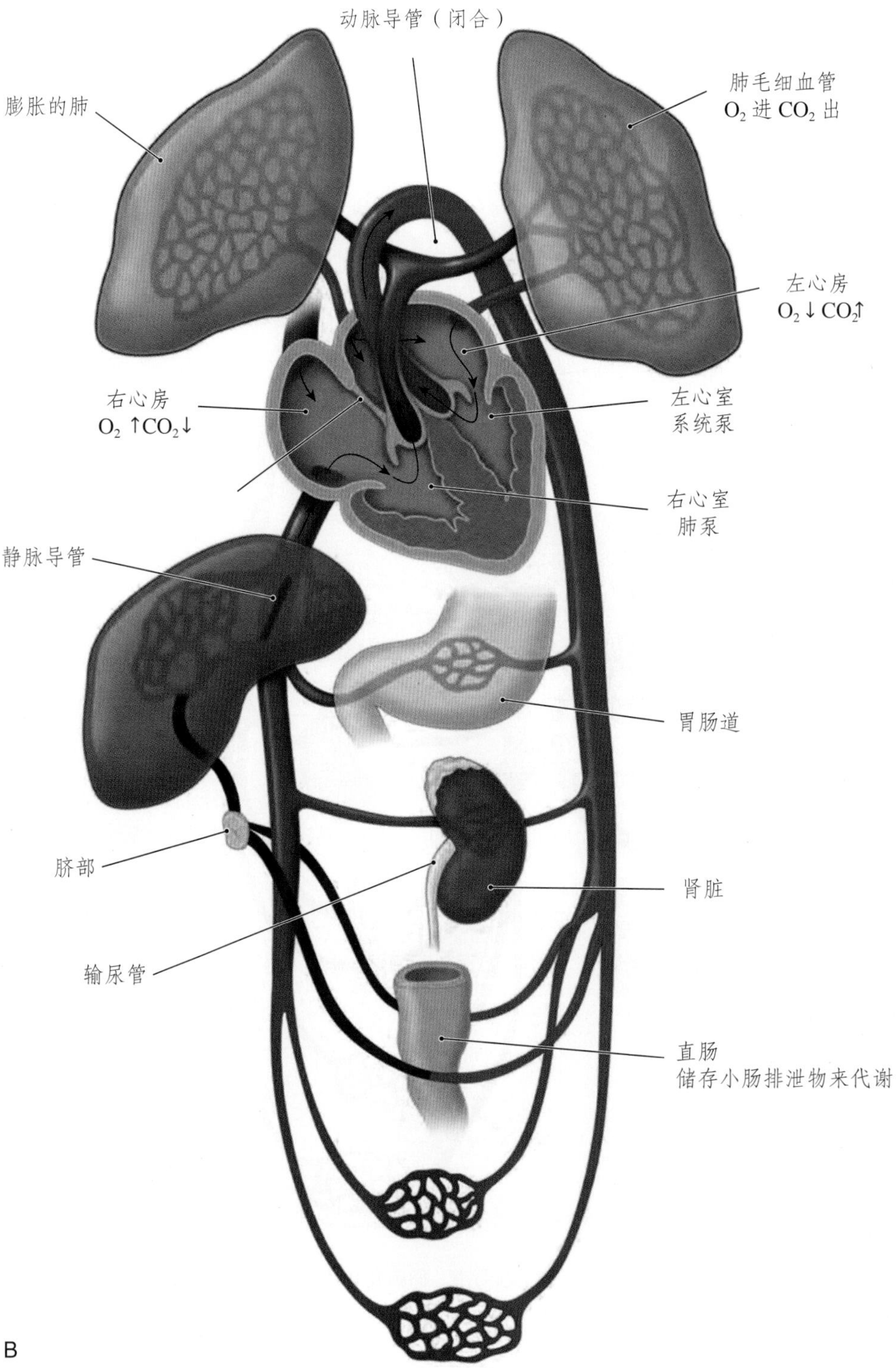

图5.4续

压为 20~25mmHg，但是胎儿仍能充分氧合。

肾脏

胎儿肾脏在孕中期开始有功能，产生稀释的低渗尿液。随着胎儿生长，尿液形成速度有所不同，为 400~1200mL/d。*在孕中期，胎儿尿液成为羊水的主要来源。*

肝脏

胎儿肝脏成熟缓慢。随着孕龄增加，胎儿肝脏合成糖原和结合胆红素的能力也随之增加。因此，在胎儿期，胆红素主要通过胎盘清除。胎儿期，肝脏产生的凝血因子缺乏，维生素 K 缺乏可导致新生儿凝血功能异常。*新生儿应常规使用维生素 K，预防新生儿出血性疾病。*

甲状腺

胎儿甲状腺发育不受母体直接影响。在早孕期末，胎儿甲状腺开始出现功能。随着妊娠进展，胎儿 T_3、T_4 和 TBG 也随之增加。*胎盘不能转运促甲状腺激素，仅有适量的 T_3、T_4 通过胎盘。*在妊娠 24~28 周前，母体是胎儿甲状腺激素的主要来源。

性腺

在妊娠 8 周时，原始生殖细胞从卵黄囊内胚层向生殖嵴迁移。此时，性腺尚未出现分化。如果胚胎染色体是 46,XY，则在妊娠 6 周后，性腺向睾丸分化。睾丸分化取决于 H–Y 抗原和 Y 染色体的存在。如果 Y 染色体缺失，则性腺分化为卵巢。胎儿卵巢发育起始于妊娠 7 周。胎儿生殖器官的发育取决于特定激素的存在或缺乏，不依赖于性腺分化。如果胎儿性腺为睾丸，则产生睾酮和苗勒抑制因子，抑制女性外生殖器的发育。如果缺失这两种激素，则出现女性生殖器的发育，同时伴随中肾管消失。

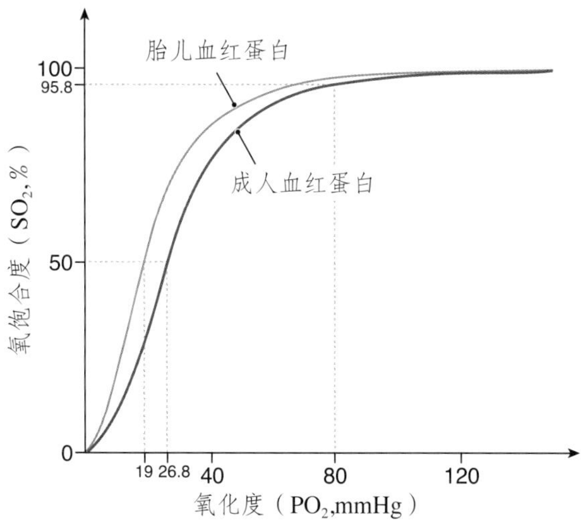

图5.5 HgbA和HgbF氧解离曲线。与成人血红蛋白（红色）相比，胎儿血红蛋白氧解离曲线（蓝色）左移，因为胎儿血红蛋白有较强的氧亲和力。

妊娠免疫学

妊娠期母体免疫系统没有变化，而抗原性不同的胎儿却能在子宫内存活，并不出现排斥，这种同种异体成功存活的关键是胎盘。胎盘作为母体与胎儿血液成分接触的界面，有效地避免了胎儿与母体免疫系统的直接接触。胎盘也产生雌激素、孕激素、hCG 和 hPL，这些激素均有抑制母体免疫系统局部反应的作用。此外，胎盘可封闭和屏蔽抗体，从而改变免疫应答。

根据白细胞计数、B 细胞和 T 细胞计数及其功能测定、免疫球蛋白水平测定等，可确定母体免疫系统状况。*由于 IgG 是唯一能通过胎盘的免疫球蛋白，所以在胎儿期和新生儿早期，其免疫球蛋白大部分来源于母体 IgG。*因此，胎儿免疫为被动免疫。

在这种情况下，胎儿免疫系统逐渐发育，到足月时，免疫系统发育成熟。妊娠 6 周，胎儿开始出现淋巴细胞。到妊娠 12 周，胎儿出现 IgG、IgM、IgD 和 IgE，而且在整个孕期逐渐增加。出生时，新生儿有被动免疫和成熟的免疫系统来抵御感染性疾病。

临床随访

就诊患者年龄为 20 岁，无疾病史。体格检查证实，其血压、脉率正常，心肺听诊也正常。在检查后，医生告知患者，由于妊娠期母体二氧化碳值较低，因此出现呼吸困难是正常的。而这个患者是由于突然来到高海拔环境中才出现症状。医生应给患者看妊娠期胸部 X 线片，向她解释心脏是正常的。由于胎儿生长，心脏向上、向左移位。患者安心并继续进行产前检查，2 周后，经阴道分娩一个健康的女婴。

（译者：田静）

访问 http://thePoint.lww.com/activate，有互动式 USMLE 式问题库及更多内容！

第6章 孕前保健和产前保健

本章主要涉及APGO教育的重点问题：

主题9 孕前保健

主题10 产前保健

学生应掌握疾病对妊娠结局的影响，向患者建议适当的干预，使患者在妊娠前身体处于最佳状态。学生应掌握妊娠期特有的保健，包括准确诊断妊娠、药物安全性、不良结局的危险因素、评估胎儿健康状况与营养需求。

临床病例

初产妇36岁，来门诊进行第一次产前检查。由于最近停用口服避孕药，因此，不确定末次月经日期，她觉得好像是在2个月前。考虑到自己的年龄，她担心胎儿有异常。她是一名幼教老师，担心接触儿童疾病。由于她是“高龄”孕妇，因此不考虑再要其他孩子，所以很想此次妊娠有最好的结局。那么，你应该在她第一次产科检查中做些什么呢？为她提供哪些筛查？你将如何为她的妊娠期健康目标提供专业咨询？

孕前咨询与保健

孕前咨询与保健的目的是优化妊娠妇女的健康，使之在妊娠前达到理想的健康状态。就诊时，应获取其双方父母的详细家族史和病史，对准妈妈进行体格检查，其目的是尽量减少不良健康对母儿的影响，促进健康妊娠。之前存在的影响受孕及妊娠的情况应加以识别并记录。例如，神经管缺陷（NTD）与叶酸缺乏有关，孕前补充叶酸非常重要。对于有苯丙酮尿症或糖尿病的患者，在妊娠前和整个孕期均应严格控制代谢，降低对胎儿的不利影响。妊娠前未能控制代谢者，在妊娠早期应及时控制，降低妊娠晚期的发病率和死亡率。

*所有在生育年龄出现的健康问题，特别是妊娠前保健问题，应该包括适当的医疗咨询和治疗，优化妊娠结局。*以下对孕产妇的评估可作为咨询的基础：

- 计划生育与妊娠间隔。
- 病史、手术史、精神和神经病史。
- 产科与妇科病史。
- 家族史。
- 遗传病史。
- 最近用药史（处方、非处方和选择性药物）。
- 药物滥用（吸烟、酒精、毒品和非处方药物，如感冒药）。
- 家庭虐待与暴力；恐吓。
- 性虐待。
- 营养。
- 环境和职业暴露。
- 免疫与免疫状态。
- 性传播疾病（STD）的危险因素。
- 体格检查［特别要注意高血压前期和高血压分类及基于体重指数（BMI）的恰当体重］。
- 社会经济、教育和文化背景的评估。

那些有危险因素或易患风疹、水痘、百日咳和乙肝的患者应注射疫苗。*除拒绝检测者外，所有妊娠妇女均应检测HIV感染。对计划妊娠者，应行HIV检查。*有特殊适应证者，应行其他试验检测：

- 筛查性传播疾病。

• 根据病史或生育史，进行妇女疾病检测。

• 结核菌素试验是皮下注射由结核菌提纯的蛋白衍生物，不使用有“齿”工具。

• 根据种族和民族背景筛查遗传性疾病：

–镰状血红蛋白病（非裔美国人）。

–β–地中海贫血症（地中海地区的人、东南亚后裔和非裔美国人）。

–α–地中海贫血症（东南亚和地中海地区的人、非裔美国人）。

–家族性黑蒙性痴呆（泰–萨克斯病）（德系犹太人、法裔加拿大人和卡津人）。

–Canavan疾病与家族性自主神经异常性疾病（德系犹太人）。

–囊性纤维化疾病（类似SMA，在欧洲白人和德系后代中，携带者发生率较高，因而对所有夫妇均应进行筛查）。

–根据家族史，筛查其他遗传性疾病。

应告知患者以下事项的益处：

• 妊娠前控制好原有的任何疾病（如糖尿病、高血压、哮喘、系统性红斑狼疮、癫痫、甲状腺疾病和肠炎）。

• 备孕期间及妊娠早期，每天口服叶酸0.4mg，预防NTD。*对于之前有NTD影响的妊娠或口服药物影响叶酸代谢者，应在妊娠前每天口服叶酸4mg*（在复合维生素片基础上单独补充叶酸，使叶酸总剂量达到4mg，从而可避免脂溶性维生素摄入过多而导致的胎儿副作用）。

• 通过准确的月经史确定妊娠时间。

• 如果有肥胖症，则在妊娠前降低体重；如果过瘦，则增加体重。

• 锻炼。

• 避免挑食。

• 避免在妊娠1个月内接种减毒疫苗（如风疹疫苗）。

• 预防HIV感染。

• 在妊娠前和妊娠期间，不吸烟、不饮酒、不服用非法药物。

产前保健

施行早期、规范的产期保健者，其婴儿更健康。产前保健的目的是：①提供易于获取的治疗；②促进患者参与；③为患者和胎儿提供连续的监护和教育。发现任何高危因素，并对可能出现的任何并发症制订治疗计划。*常规产前保健为筛查、周期性评估和患者教育提供了机会。*

产前保健开始于产前第一次就诊时。此时，卫生保健提供者开始编辑孕妇的产科数据信息。附录C包含了文件信息的格式。全面的妊娠期保健包括以下方面：

• 诊断妊娠、确定孕周。

• 监测妊娠进展，进行周期性检查和适当的筛查试验。

• 评估孕妇和胎儿健康状况。

• 为患者提供全面的妊娠期教育。

• 为患者及其家庭在临产、分娩和产后管理做好准备。

• 发现疾病和心理并发症，制订指导性的干预措施。

产前保健一个重要方面是告知女性及其家人筛查的价值是处理可能出现的意想不到的并发症。母儿不良结局通常与早产、早产儿感染、宫内生长受限（IUGR）、高血压与子痫前期、糖尿病、先天性缺陷、多胎妊娠及胎盘异常等有关。

妊娠诊断

月经规律的妇女，在未采取避孕措施的性生活后，出现月经延迟一天或更长时间者，极有可能为早期妊娠。乏力、恶心/呕吐和乳房胀痛等症状常与妊娠有关。

在正常末次月经后6周或6周以上行体格检查时，可发现妊娠子宫增大变软。大约妊娠12周时［以末次月经（LMP）第一天计算］，子宫明显增大，在下腹部可扪及。妊娠早期生殖道其他特征包括阴道充血、蓝色结节（查德威克征）和宫颈变软（Hegar征）。妊娠晚期出现皮肤色素沉着和腹壁妊娠纹，与孕激素作用及皮肤纤维拉伸有关。随着孕龄增大，可根据触及胎儿部分、感知胎儿活动、听到胎心音而确诊妊娠。*在妊娠16~18周前，孕妇很少感知胎儿活动（称为胎动），通常大约在妊娠20周第一次感知胎动。*

不能仅依据症状及主观检查而诊断妊娠，需行妊娠试验来确诊。一旦妊娠试验阳性，在超声检查明确胎心搏动前，医生与患者必须注意异常妊娠表现，包括自然流产、异位妊娠和妊娠滋养细胞疾病。有数种尿妊娠试验方法用于检测人绒毛膜促性腺激素（hCG），hCG由发育中的胎盘合体滋养细胞产生。hCG与LH有相同的α亚基，由于两者在结构上有交叉，因此，任何试验不能鉴别LH和hCG。所以，hCG浓度必须足够高，才能使妊娠试验结果呈阳性，避免假阳性。通常在末次月经后4周（如在月经推迟时），尿妊娠试验呈阳性。自行检测尿妊娠试验假阳性率较低，但是假阴性率较高（虽然患者已妊娠，但其结果仍有可能呈阴性）。*所有尿妊娠试验最好取晨尿进行检测，因为晨尿中 hCG 浓度最高*。

血清妊娠试验的特异性及敏感性更高，因为该试验检测 hCG 独有的 β 亚基，通常可以在月经推迟前，早期确诊妊娠。在最初几周内，连续 hCG 定量测定可以评估妊娠状况，通过与预期上升值相比较，证明为正常宫内妊娠。*正常宫内妊娠者，其血 hCG 平均倍增时间为 1.5~2 天*。定期检测血 hCG 可鉴别正常妊娠和异常妊娠，或为明确妊娠情况，需进一步行其他检查。

发现胎心搏动是诊断宫内妊娠且胎儿存活的证据。传统上，通常在妊娠 18~20 周以后可以非电子设备听诊到胎心音，电子多普勒通常可在大约妊娠 12 周时听诊到胎心音（或在肥胖患者，需稍延后）。

初次产前检查

在首次产前检查中，应获取全面病史，重点在以往妊娠史、妇科病史、慢性疾病和感染性疾病病史、与遗传筛查及当前妊娠相关的情况等。应行全面体格检查，包括乳房、盆腔检查以及妊娠早期常规实验室检查（表 6.1）。有指征者需行其他检查，告知孕妇有关产前保健内容、并发症的警示症状、遇到疑问或问题时的联系人、孕期营养和社会服务信息等。

初次产科盆腔检查，包括测量骨盆各个径线（见第 4 章）、评估宫颈（包括宫颈长度、硬度、扩张和消失）及子宫大小（通常以孕周表示）、形状、质地（硬至软）、活动性。*在子宫体积增大超出盆腔直至妊娠 36 周期间，宫底高度以厘米表示，代表胎儿孕周*。

危险因素评估

危险因素评估是产前评估中非常重要的部分。*询问病史和慢性疾病史非常重要，可以评估孕妇的风险及胎儿出现并发症的风险，并在适当时机启动管理计划*。除了了解发病风险，还应了解每个妇女所处的社会环境，这也是非常重要的，从中可能发现诱发身心疾病的风险问题。在有指征者，应询问以下生活方式等问题，从中发现一些危险因素，并得到适当咨询：

- 营养和体重增加情况。
- 性生活。
- 锻炼。
- 吸烟。
- 工作环境与风险。
- 饮酒。
- 传统药物与家庭用药；非处方药物（如咳嗽药物）。
- 违禁药品 / 毒品。
- 家庭暴力。
- 性虐待。
- 使用安全带。

初次评估胎龄：推算预产期

胎龄是根据末次月经第一天（不是推定的受孕时间）到预产期的周数。在首次产前检查中，准确估计胎龄和推算预产期（EDD）非常重要，如早产、过期妊娠及其相继处理方法、妊娠期相关筛查试验（孕妇血清 21- 三体和 NTD 筛查及评估胎儿成熟度）等问题均受精确估计胎龄的影响。

Naegele 方法是计算 EDD 的简单方法：正常末次月经第一天加 7 天、月份减 3。在月经周期为 28 天的患者中，其排卵发生在第 14 天；因此，孕龄通常是 38 周。从末次月经第一天为基点计算，得到的是标准的胎龄，而不是孕龄。从末次月经的第一天开始算起（月经龄或胎龄），“正常”妊娠持续 40 ± 2 周。

计算准确胎龄，正常末次月经第一天非常关键。少量出血不应误认为正常月经期。月经周期不规律或口服药物改变月经周期长度（如口服避孕药、其他激素制剂和精神药物等）者，其月经史通常不清楚。如果患者性生活不频繁或基于生殖助孕技术下的妊娠者，则可能会知道确切的受孕时间，因此，易于精确地计算胎龄。*以超声检查确定胎龄优于根据月经日期计算胎龄*。

超声检查可以在孕早期发现妊娠。经腹超声检查是将超声探头放于孕妇腹部进行检查，在末次月经后 5~6 周，经腹超声检查可发现正常妊娠囊（相应的血 β-hCG 浓度可达 5000~6000mIU/mL）。经阴道超声检查时，将超声探头放于阴道后穹隆处，距离子宫腔仅几厘米，而从腹部到相同妊娠囊间的距离要相对更远，因此，经阴道超声检查通常可在末次月经后 3~4 周确定妊娠（相应的血 β-hCG 浓度为 1000~2000mIU/mL）。通常将血 β-hCG 值达 1500mIU/mL 作为临界值，高于此值者可发现宫内妊娠囊，据此来排除异位妊娠。如果 β-hCG 值大于 4000mIU/mL，则超声检查可以发现胚胎及胎心搏动。

后续的产前检查

常规母儿监测非常重要，可发现妊娠期可能出现的并发症，并为孕妇及其家庭提供保障和支持，特别是第一次妊娠或以往妊娠较复杂或结局不良者。正常妊娠者，周期性产前检查应为每 4 周一次，直到 28 周，然后，每 2 周 1 次，直到 36 周，最后需每

表 6.1　实验室检查

患者姓名:	出生日期　/　/	身份证号:	日期　/　/

试验室检查与筛查

初始实验	日期	结果	评价
血型	/　/	A　B　AB　O	
D(Rh) 型	/　/		
抗体筛查	/　/		
全血细胞计数	/　/	HCT/HGB:______%______g/dL MCV:______ PLT:______	
VDRL/RPR	/　/		
尿素培养 / 检测	/　/		
乙肝表面抗原	/　/		
HIV 检测	/　/	POS.　NEG.　DECLINED	
衣原体	/　/		
淋病	/　/		
其他	/　/		
补充实验	**日期**	**结果**	**评价**
血红蛋白	/　/	AA AS SS AC SC AF ↑ A^2 POS.　NEG.　DECLINED	
结核菌素试验	/　/		
巴式涂片	/　/		
囊性纤维化	/　/		
HPV	/　/	POS.　NEG.　DECLINED	
家族黑蒙性白痴/cananan 疾病	/　/	POS.　NEG.　DECLINED	
早期糖尿病筛查	/　/	POS.　NEG.　DECLINED	
家族性神经障碍	/　/	POS.　NEG.　DECLINED	
基因筛查	/　/		
其他	/　/		
8~20 周筛查	**日期**	**结果**	**评价**
孕早期非整倍体神管缺陷筛查	/　/		
孕中期血清筛查	/　/		
羊膜穿毛膜绒毛样检	/　/		
染色体组型	/　/	46,XX OR 46,XY/OTHER______	
羊水	/　/	NORMAL____ABNORMAL___	
其他	/　/		

评估 / 其他试验检查

　(AA129)　12345/54321

周检查 1 次。*高危妊娠者或已出现并发症者，根据临床情况，产前检查通常要更加频繁。*每次就诊时，需询问孕妇自觉症状，是否有阴道出血、恶心与呕吐、排尿困难、阴道分泌物等问题。孕妇自觉胎动后，需询问是否有持续性胎动以及在前次产前检查以后，胎动是否相同或减少。*如果胎动减少，则应视为危险标志，应进一步评估胎儿状况。*

每次产前检查应包括以下内容：

- 血压。
- 体重。
- 产科查体结果。

患者姓名:	出生日期 / /	身份证号:	日期 / /

试验室检查与筛查续

24~28 周检查	日期	结果	评价	评估 / 其他试验检查
全血细胞计数	/ /	HCT/HGB:______%______g/dL MCV:______ PLT:______		
糖尿病筛查	/ /			
糖耐量检测	/ /	______FBS ______1 HOUR ______2 HOU ______3 HOUR		
D(Rh) 抗体筛查	/ /			
抗 -D 免疫球蛋白	/ /	SIGNATURE ______		
其他	/ /			
32~36 周检测	**日期**	**结果**	**评价**	
全血细胞计数	/ /	HCT/HGB:______%______g/dL MCV:______ PLT:______		
超声	/ /			
HIV 检测	/ /			
淋病（需要时）	/ /			
衣原体	/ /			
抑郁症筛查	/ /			
其他	/ /			
35~37 周检测	**日期**	**结果**	**评价**	
链球菌检测	/ /			
青霉素皮试	/ /			

评价

表 6.2 医学研究所关于妊娠期体重增加的建议

妊娠前体重分类	BMI[a]（kg）/[height（m）]^2	建议总体重增加范围（lb）	建议妊娠中期、晚期体重增加率（平均范围，lb/周）
低体重	<18.5	28 ~ 40	1（1 ~ 1.3）
正常体重	18.5 ~ 24.9	25 ~ 35	1（0.8 ~ 1）
超重	25.0 ~ 29.9	15 ~ 25	0.6（0.5 ~ 0.7）
肥胖	≥ 30.0	11 ~ 20	0.5（0.4 ~ 0.6）

From the American College of Obstetricians and Gynecologists. *Guidelines for Perinatal Care.* 7th ed. Washington, DC: American College of Obstetricians and Gynecologists; 2012:137.

血液与尿液分析

在首次产前检查时，确定基础血压和尿蛋白水平是非常重要的。在妊娠早期末，血压通常降低，在妊娠晚期后，再次上升。妊娠20周后，收缩压超过140mmHg或舒张压高于90mmHg、无蛋白尿者，称为妊娠期高血压（见第22章）。比较妊娠期血压与基础血压很重要，可以鉴别先前存在的高血压与妊娠相关性高血压。

体重

在妊娠期，孕妇体重是一项重要参数，而且妊娠前BMI不同者，建议妊娠期体重增加的程度也不相同。BMI正常者（表6.2），适宜的总体重增加为25~35Ib（1Ib=0.45kg）。妊娠前肥胖者（体重指数BMI ≥ 30），妊娠期子痫前期、妊娠期糖尿病及剖宫产等多种并发症发生风险增加。在两次产前检查时，正常BMI者体重增加3~4Ib是适宜的。如果明显偏离这一水平，则需行营养评估与进一步评价。

体格检查

每次产前检查时，行产科体格检查，包括测量宫高、听诊胎心音并记录胎心率、确定胎先露。妊娠16~20周后，通常以孕周记录子宫大小，如妊娠12周子宫。

测量宫高

妊娠20周（正常体态、顶先露的单胎妊娠者，宫底位于脐水平）以后，子宫大小可用卷尺测量，即宫高。在测量过程中，确定宫底位置，将卷尺的零刻度放置在宫底最高点，经腹部至耻骨联合处。在子宫解剖正常的单胎妊娠头先露者，从妊娠16~18周直至36周，宫底高度（测量耻骨联合至宫底部最高点间的距离，以厘米表示）大致相当于妊娠周数（图6.1）。*在正常单胎妊娠中，妊娠36周后，妊娠周数大致相当于宫底高度（cm）。此后，随着胎儿下降入盆并低于耻骨联合水平（"轻触"或胎头与真骨盆衔接），宫底测量逐渐不再与孕周相符。*

胎心率

在每次产前检查中，可直接听诊胎心率或以胎儿多普勒仪检测胎心率。正常胎心率为110~160bpm，妊娠早期胎心率较快。多普勒仪也可检测到孕妇心率，因此，要同时听诊孕妇心率与胎心率，以此进行辨别。如果超出正常胎心率的范围或偶尔出现心律失常者，必须认真进行评估。

子宫触诊

通过触诊妊娠子宫可确定胎儿情况，如确定先露部分（即胎儿最先入盆的部分）。在妊娠34周之前，臀位、斜位及横位并不少见，胎先露随时发生改变。*足月妊娠时，95%的胎儿为头先露（头向下）。*臀先露约为3.5%，肩先露为1%。除非胎儿为横位（胎儿纵轴与孕妇纵轴不平行），否则先露部分可为头（顶先露或头先露）或臀（臀先露）。

胎先露

临床应用四部触诊法可确定胎先露（图9.7）。第一步触诊，通过触诊宫底部轮廓可确定臀先露，明确胎儿先露部分。胎头较硬，有浮球感，特别是在羊水中胎头自由活动时；胎臀柔软，不是很圆，因此较难确定其轮廓。在第二步和第三步触诊中，检查者将其手掌放在孕妇腹部一侧，确定胎儿背部位置和小肢体部分。在第四步触诊中，通过下压耻骨联合处来确定胎儿先露部分。如果在妊娠36~38周仍为臀先露，则可与孕妇商议是否选择外倒转术，即将胎儿由臀先露转变为头先露，从而自阴道分娩，避免剖宫产。但是，在多胎妊娠、胎儿异常、子宫畸形和胎盘病变等情况下，禁行外倒转术。

超声检查

在美国，大约65%的妊娠妇女至少行一次超声检查。*在妊娠早期无指征情况下，单次超声检查的最佳时期为妊娠18~20周。*妊娠早期可行经腹或经阴道超声检查。如果经腹超声检查不明确，在可能的情况下，可行经阴道或经会阴检查。在妊娠早期，超声检查可以确定宫内妊娠、评估胎龄、诊断与评价多胎妊娠、确定胎心搏动、评估盆腔包块或子宫畸形（也可在超声辅助下行绒毛取样、胚胎移植或宫内妊娠物定位与移除），有助于评价阴道出血、可疑异位妊娠和盆腔疼痛等。

在妊娠早期，超声检查有助于诊断染色体异常，如胎儿颈部透明带（NT）检查，即胎儿颈项后部透明带。*以标准方法检测NT可提高唐氏综合征、18-三体、13-三体、Turner综合征及其他如心脏缺陷等解剖学异常的诊断率。最近研究显示，NT检查联合生化标志物检测可提高唐氏综合征的发现率，降低假阳性率（见筛查检测部分）。*

在妊娠中期或晚期，各种超声检查类型可以分为"标准型""限制型"或"特殊型"。标准型检查在妊娠中期或孕晚期进行，包括确定胎先露、羊水量、胎心搏动、胎盘位置、胎儿生物测量及解剖学结构等。如果技术上可行，则也可检测子宫和附件。当有特殊问题而需检查时，应行限制型检查。例如，在有出血等急症情况下，限制型检查可评估胎心搏动。当根据病史可疑异常或有生化异常或临床评估有异常以及限制型超声检查或标准超声检查可疑异常时，均应行详细的或有针对性的特殊检查。其他特殊型检查包括胎儿多普勒、胎儿生物物理评分（BPP）、胎儿心脏超声心动图或更多生物学检查。

*胎盘和宫颈异常可通过超声检查进行评估。*在有阴道出血而无胎盘前置者中，约半数患者可通过超声检查确诊为胎盘剥离。彩色血流多普勒超声检查可诊断胎盘植入。经阴道超声检查最准确，可观察宫颈，也可发现或排除胎盘植入和宫颈异常缩短。现已证实，在妊娠24~30周，经阴道超声检查发现，宫颈缩短与早产风险增加有关。

筛查检测

在初次产前检查中，除了行常规实验室检查外，在妊娠特殊时期，还需行其他检查，以发现出生缺陷和其他情况。特殊检查和间隔时间均应记录在产前记录中（见附表C）。根据患者病史、体格检查、父母愿望或公共卫生指南，建议或提供附加的实验室检查，如STD或结核病检测。

可选择一些筛查方法，确定胎儿非整倍体（染色体数目异常），如筛查胎儿18-三体和21-三体（详见第7章中每类标志物的详细叙述）。胎儿非整倍体筛查包括以下方面：

• 妊娠早期筛查（妊娠10~13周），包括妊娠相关血浆蛋白A（PAPP-A）、β-hCG及胎儿颈项透明带超声测定。

• 妊娠中期筛查（妊娠15~20周），包括三联筛查［孕妇血清α-胎儿蛋白（MSAFP）、雌三醇和hCG］或四联筛查［孕妇血清α-胎儿蛋白（MSAFP）、雌三醇、hCG和抑制素］。

• 妊娠早期和中期联合筛查，包括所有妊娠早期筛查，附加PAPP-A检测和四联筛查，有或无NTD超声检查。

此外，妊娠晚期筛查包括糖耐量试验，在妊娠24~28周，筛查妊娠期糖尿病，除非孕妇为肥胖者或是糖尿病高危者。这些患者在初次产前检查时，即应进行此项检查。如果检查结果异常，则需行糖耐量试验，进一步确诊糖尿病。一般在妊娠35~37周行B族溶血性链球菌筛查，根据培养结果进行治疗。此外，在妊娠晚期，必须复查血红蛋白和血细胞比容水平，RH阴性者复查抗体，所有孕妇推荐筛查HIV，甚至在一些地区更加需要。

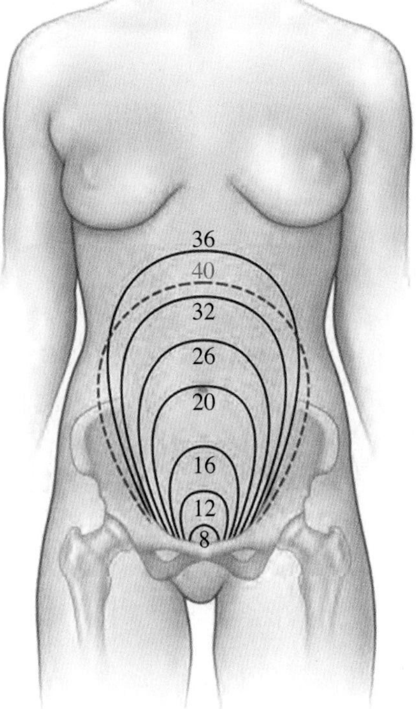

图6.1 宫高。在正常单胎顶先露者，妊娠16~26周，宫高大致与胎龄相符，简便的参考方法为正常体型者，妊娠20周时，宫高等于20cm，宫底部位于脐水平。妊娠36周以后，宫高增长缓慢或随着子宫形状改变和（或）胎头入盆后，宫高降低。

胎儿评估的特殊方法

*胎儿持续评估包括：①生长；②健康状况；③成熟度。*这些检测必须根据临床情况动态观察，并为管理决策提供依据。

胎儿生长的评估

胎儿生长可通过宫底测量和超声检测来评估。在整个孕期，宫高增加是可以预测的。如果宫高增加明显超过预测值（即大于孕周），则应考虑孕周评估错误、多胎妊娠、巨大儿、葡萄胎和羊水过多等。宫高增加低于预期值或小于孕周，则应考虑可能为孕周评估错误、葡萄胎、胎儿生长受限、羊水过少或胎儿宫内死亡。宫高测量误差应仔细评估。

*超声是评估胎儿生长很有价值的检查方法，在评估胎龄和胎儿异常方面有很多潜在用途。*在妊娠早期，妊娠囊直径和顶臀径与孕周密切相关。随着妊娠进展，双顶径、腹围、股骨长和小脑直径可用来计算孕周，然后，通过各种公式计算胎儿体重。

胎儿健康状况评估

胎儿健康状况评估包括孕妇主观感知的胎儿活动以及电子胎心监护、超声检查等几种客观检测方法。胎儿健康状况的检测方法应用非常广泛，包括在特定时期对胎儿状态进行评估，根据不同间隔时间对未来胎儿健康状况进行预测，这些均依赖于检测方法与临床情况。

*胎动是较为常用的评估胎儿健康状况的间接检测方法。*有各种方法可用来量化胎儿活动，包括每天达到活动次数所需时间或在给定时间内计数活动次数。这些检测方法孕妇自己很容易完成。如果孕妇感觉胎动减少，则应行进一步检查。

*胎儿监测试验可提供更多关于胎儿健康状况的客观信息。*这些检测包括无应激试验（NST）、宫缩应激试验［CST，如果应用缩宫素，则称为缩宫素应激试验（OCT）］、BPP 和超声脐动脉血流速度。尽管尚无开始进行胎儿监测的最佳时间，但是有一些孕妇与妊娠相关的指征（框 6.1）。

无应激试验

*NST 利用外在传感器检测胎心率、胎心率变化方式及加速情况，至少监测 20 分钟。*在胎儿监护过程中，要求孕妇在胎动时指压按钮，在记录纸上做出胎动标记，并描记出胎心率加速情况（图 6.2）。如果在 20 分钟内，有两次或两次以上胎心率加速（胎心率较基线增加 15bpm 以上，并持续 15 秒），无论孕妇是否感知胎动，则认为 NST 结果为反应型。无反应型是指在 40 分钟内无充分的胎心率加速。*无反应型 NST 者，应行进一步胎儿评估。*

宫缩应激试验

*NST 是检测胎动时的胎心率变化，而 CST 则是观察子宫收缩情况下的胎心率变化情况。*在子宫收缩时，由于子宫肌层收缩，暂时减少了子宫胎盘血流。健康胎儿能够耐受这种间歇性血流减少，而那些异常胎儿则不能耐受。CST 是将分娩力计放置在孕妇腹部，以胎心传感器记录 10~20 分钟内胎心率基线变化。如果无子宫收缩，则可通过孕妇自行刺激乳头或应用缩宫素来诱发子宫收缩（称为 OCT）。如果无胎心率基线变化及胎心率减速，则试验结果为阴性。*如果有胎心率减速，则试验结果根据图形、发生频率及胎心率减速强度判定为阳性、可疑或不满意。*

这些检测胎儿健康状况的试验假阳性率较为明显（即虽然实际上胎儿健康，但是结果却显示胎儿生命岌岌可危）。*由于假阳性率发生较高，因此，这些结果必须给予正确的解释，重复试验再次证实。*当多次试验结果均正常时，则可排除某些问题。当所有结果均不正常时，提示可能存在某些问题。

胎儿生物物理评分

如果 NST 结果为无反应型，则为了证实胎儿健康状况良好，需行 BPP。*BPP 是从 5 个方面来评估胎儿健康状况，每项评分是 0 分（缺乏）或 2 分（存在），见表 6.3 所示。*这些参数包括有反应型 NST、胎儿呼吸运动、胎儿身体或肢体运动、胎儿肌张力（肢体屈曲而不是伸展状态）和充足的羊水量。总评分为 8~10 分者，认为胎儿健康状况良好。评分为 6 分者，提示胎儿情况不明，如果胎儿已足月，则应行引产。如果胎儿未足月，则宜在 12~24 小时内重复测定。评分≤ 4 分者，提示胎儿不安全，需行进一步评估并考虑分娩。出现羊水过少时，无论评分多少，均应频繁行 BPP 检测或考虑分娩。基于 BPP 的处理不仅要依据其评分，还需依据于胎儿孕周。

*改良 BPP 联合应用 NST 与羊水指数（AFI）评估。羊水指数是半定量检测方法，评估 4 个象限的羊水深度。*保持充足的羊水量非常重要。*羊水量减少提示由于慢性应激和肾脏血流量减少而导致胎儿排尿量减少。*羊水量减少可影响对脐带的支持，从而导致

框 6.1 胎儿试验的指征

孕妇情况

- 抗磷脂综合征
- 发绀型心脏病
- 系统性红斑狼疮
- 慢性肾病
- 胰岛素治疗性糖尿病
- 高血压疾病

妊娠相关或胎儿情况

- 妊娠期高血压
- 胎动减少
- 羊水过少与羊水过多
- 宫内生长受限
- 过期妊娠
- 同种免疫接种（中度到重度）
- 先前有不明原因的胎儿死亡病史
- 多胎妊娠（有明显的胎儿生长差异）
- 单绒毛膜多羊膜囊的多胎妊娠

From the American College of Obstetricians and Gynecologists. *Guidelines for Perinatal Care*. 7th ed. Washington, DC: American College of Obstetricians and Gynecologists; 2012:144–145.

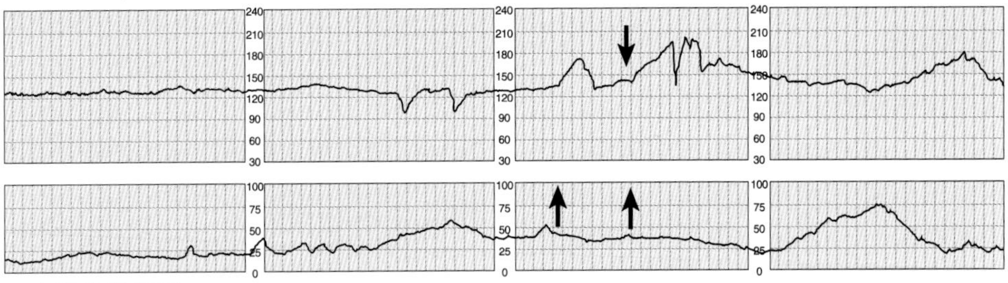

A 有反应型 NST

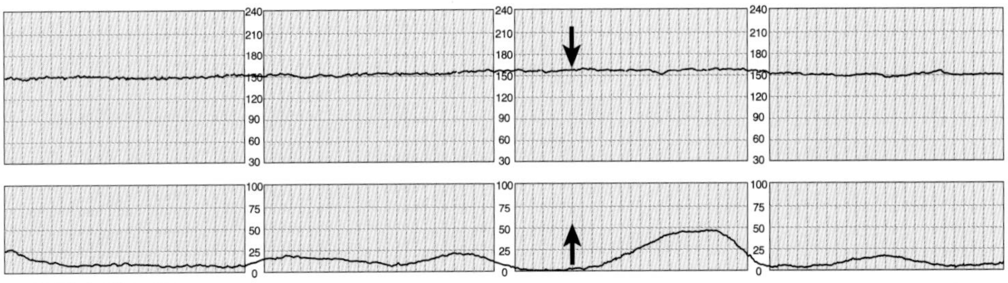

B 无反应型 NST

图6.2 无应激试验。（A）有反应型（NST）；在胎动时有胎心率加速。（B）无反应型（NST）；在胎动时缺乏胎心率加速。

脐带易于受压，减少脐血流量。*改良 BPP 与 BPP 相比并不繁琐，可以预测胎儿健康状况。*

胎儿脐动脉血流多普勒超声检测

脐动脉多普勒血流超声检查是一种评估胎盘血流阻力的无创技术，与其他生物物理检测方法联合，用于评估与可疑 IUGR 相关的高危妊娠患者。脐带多普勒血流速度测定根据的是收缩期血流与舒张期血流。最常用于测定血流速度的指数，是收缩压 / 舒张压。当外周阻力增加时，舒张期流速降低，或缺乏血流，甚至出现反流，收缩压 / 舒张压比值增加。子宫胎盘功能不全导致的严重 IUGR 者，可出现收缩期末反流，提示随时可能出现胎儿死亡。

胎儿成熟度评估

*在胎儿早产或因高危妊娠而需终止妊娠者，必须考虑胎儿成熟度问题。*有几种方法适于评估胎儿成熟度（框 6.2）。由于胎儿呼吸系统最后成熟，因此，许多用于评估胎儿成熟度的方法均集中在这一器官系统上。一些磷脂统称为表面活性物质，羊水中含有表面活性物质，通过羊膜腔穿刺获取羊水，测定表面活性物质。表面活性物质是正常肺功能维持肺泡扩张所必须。卵磷脂与鞘磷脂比值，即 L/S 比值，可用来确定胎肺成熟度。目前，其他检测已迅速取代了 L/S 比值测定。表面活性物质中含有的其他重要磷脂称为磷脂酰甘油，在妊娠 35 周后出现的，是胎肺完全成熟的标志。

*胎儿在胎肺成熟前分娩者易发生呼吸窘迫综合征（RDS），这是由于缺乏肺表面活性物质而导致的严重危及患儿生命的病症。*新生儿 RDS 主要表现为呼吸衰竭–呼吸急促、胸部凹陷、鼻翼翕动、缺氧–导致酸中毒和死亡。治疗包括辅助通气支持、纠正代谢紊乱，直至新生儿可以自主呼吸。应用合成或半合成肺表面活性物质可以改善新生儿 RDS 结局。

肺功能检测结果显示不成熟者，并不能很好地预测 RDS 的发生。*由于没有检测显示，肺功能成熟者能完全排除 RDS 或其他新生儿并发症的风险，因此，必须权衡分娩引起的新生儿不良结局与继续妊娠存在的潜在风险。*

表 6.3 胎儿生物物理评分

生物物理参数	正常结果
1. 无应激试验（NST）	胎儿健康的概率与评分相一致，10/10、8/10
2. 胎儿呼吸运动	30 分钟内至少有 1 次超过 30 秒的有节律的胎儿呼吸运动
3. 胎动	30 分钟内至少有不连续的 3 次躯干和肢体运动
4. 胎儿肌张力	30 分钟内至少 1 次躯干和肢体伸展屈曲或手指摊开合拢
5. 羊水量	在两个象限上测量羊水池深度，至少 2cm

From the American College of Obstetricians and Gynecologists. *Guidelines for Perinatal Care.* 7th ed. Washington, DC: American College of Obstetricians and Gynecologists; 2012:149.

产前患者教育

产前、产时及产后计划为患者提供一个教育和交流的机会。在附录C的产前记录中提供了一系列问题，需要在产前检查中谈论。

工作

*在理论上，无并发症的孕妇可以继续工作，直至临产。在正常妊娠中，有些工作仍有一些限制，适当活动和按时休息对妊娠是有利的。*最好避免繁重的工作（如持久站立或重复性工作、紧张的工作和负重工作等）。

产妇身体恢复到正常通常需要4~6周，但应视患者个体恢复情况决定何时开始工作。孕产妇停止工作的时间长短取决于是否有妊娠或分娩并发症、所从事工作的性质、用人单位的态度、卫生保健系统的规定及患者的个人意愿。咨询联邦家庭医疗休假法和国家法律，确定适当的家庭医疗休假。

运动

*在无任何疾病或产科并发症者中，多数可以接受每天适当锻炼，最多30分钟，而且每周不是天天运动（框6.3）。*每种运动都有潜在风险，应避免跌倒或易导致腹部外伤的高风险活动。

妊娠期应避免极剧烈的运动，特别是长时间的运动。不习惯规律运动者，不应在妊娠期尝试各种新项目。在妊娠早期以后，应停止仰卧锻炼，尽量减少由于子宫对下腔静脉压迫而引起的循环变化。如果感觉不适、明显气促、胸痛或出现腹部症状等，均应停止运动（框6.4）。建议在身体外形与平衡能力改变后，应改变运动方式，避免腹部受伤。

不建议妊娠者在运动后泡热水浴或桑拿，高热可导致胎儿畸形，特别是在妊娠早期。建议孕妇合理的桑拿时间不超过15分钟，泡热水浴不超过10分钟。在热水浴缸中，如果孕妇头部、手臂、肩膀和胸部不浸没在水中，则可减少热吸收的表面积。

框 6.2　评价胎儿成熟度的测试
表面活性物质/清蛋白比值（胎儿肺成熟度指数）
羊水卵磷脂/鞘磷脂比值
磷脂酰甘油
羊水泡沫稳定性试验
荧光偏振
650nm 下的吸光度
板层小体计数
饱和磷脂酰胆碱

营养与体重增加

妊娠期通常关注充足的营养与体重增加。营养缺乏、肥胖和偏食均与围生期不良结局有关。*异食癖，或偏嗜冰、淀粉食物、黏土和污垢等无营养物质通常与贫血有关。*

全面的营养评估是分娩前评估的重要部分，包括饮食习惯、特殊饮食嗜好、体重增加趋势。贫血、厌食症会增加心律失常、胃肠道疾病及电解质紊乱等相关病变的发生风险。计算BMI很有价值，因为BMI与体重、身高有关，可以更好地间接评估身体脂肪分布，而不仅是了解体重增加情况。其次，由于个人BMI具有“个体化特性”，因此，在患者饮食和体重问题上，比抽象的表格更实用。

根据妊娠前体重计算出BMI，可依此计算出恰当

框 6.3　妊娠期有氧运动的禁忌证

绝对禁忌证

- 有显著血流动力学异常的心脏疾病
- 限制性肺病
- 宫颈功能不全
- 有早产风险的多胎妊娠
- 妊娠中期或晚期持续性阴道出血
- 妊娠26周后前置胎盘
- 本次妊娠有早产表现
- 胎膜早破
- 子痫前期/妊娠期高血压

相对禁忌证

- 重度贫血
- 未确定的孕妇心律失常
- 慢性支气管炎
- 未控制的1型糖尿病
- 过度肥胖
- 极低体重（BMI<12）
- 经常久坐的生活方式
- 孕期有胎儿宫内生长受限
- 未控制的高血压疾病
- 矫形受限
- 未控的癫痫疾病
- 未控的甲状腺功能亢进
- 重度吸烟者

From the American College of Obstetricians and Gynecologists. Exercise during pregnancy and the postpartum period. ACOG Committee Opinion No. 267. Washington, DC: American College of Obstetricians and Gynecologists; 2002;99(1):171–173.

的妊娠期体重增加和每月体重增加速率。十几岁的孕妇自身体重仍要增长，因此，应按总体重增加的上限计算，以保证胎儿最佳生长的需要。在正常单胎妊娠者中，平均体重增加的组成内容见表6.4。妊娠早期孕妇体重开始增加，妊娠中期以后，孕妇体重呈线性增加。在妊娠后半期，胎儿生长最快，在最后12周，正常胎儿体重增加3倍。

已经公布了妊娠期恰当的蛋白质、矿物质和维生素每日摄入量（RDA），但是应注意的是，RDA是估计值，是包括大多数妇女需求的正常范围上限的校正值。因此，大多数孕妇并没有按照RDA，而是根据个体需要进食充分的饮食。有特殊治疗指征者，需恰当补充维生素，如不能或不愿进食平衡膳食或进食不足或临床提示为特殊营养风险者。*除了铁剂之外，健康妇女不需要补充其他矿物质。*美国国家科学院建议补充铁27mg。

由于经济问题而无法到杂货店购买食物以及患者群体的一些独特食物及其所含重要营养成分的差异，即使食物相当充足，这些群体依然不能得到足够的营养。妇女、婴儿、儿童联邦食物补充计划，食品券计划，依赖儿童的家庭援助等可为以上情况提供帮助。

母乳喂养

新生儿母乳喂养的益处是提供良好的营养和免疫保护，对于产妇，母乳喂养可加速子宫复旧，而且经济实惠，是母婴的感情纽带，还可自然避孕(某种程度)，以及额外消耗热量(对某些产妇)从而加速体重下降。母乳喂养的禁忌证包括某些产妇感染和服用药物。支持产妇不选择母乳喂养也很重要。使用吸奶器并储存母乳，使母亲在工作的同时，可以继续母乳喂养。

框6.4 妊娠期停止运动的警示信号
阴道出血
运动前有呼吸困难
眩晕
头痛
胸痛
肌无力
腓肠肌疼痛或肿胀（需要排除血栓性疾病）
早产
胎动减少
胎膜破裂

From the American College of Obstetricians and Gynecologists. Exercise during pregnancy and the postpartum period. ACOG Committee Opinion No. 267. Washington, DC: American College of Obstetricians and Gynecologists; 2002;99(1):171–173.

性生活

正常妊娠期不限制性生活，建议在妊娠晚期采取更舒适的姿势，如侧位或孕妇上位等。在某些高风险情况下，需限制或禁止性活动，如已确诊的前置胎盘、胎膜早破或有早产史者。在产前保健中，对患者（及其伴侣）有关安全性行为的教育与常规妇科保健同等重要。

旅行

大多数航空公司允许孕妇在妊娠36周前乘机。有内科或产科并发症者不建议航空旅行，如高血压、未控制的糖尿病或镰状细胞疾病等。这个建议不仅是因为对母儿有巨大风险，而且是因为有可能在远离家及其所熟悉的医生的情况下分娩。在近足月时，如果打算长时间旅行，则需携带产科记录本，以防孕妇随时需要产科治疗。*当旅行时，建议孕妇避免长时间不活动，如保持坐位。*每隔1~2小时起身活动，虽然活动时间较短，但可以促进循环，特别是下肢，降低静脉瘀血及血栓形成的风险。另外，应考虑携带一些止吐药，预防孕妇恶心。告知孕妇如何常规使用安全带尤其重要，安全带应位于髋骨下方，在隆起的腹部与骨盆之间。

致畸因子

很多患者咨询关注环境中致畸因子的暴露问题。*在一般人群中，有明显出生缺陷者占2%~3%。*胎儿畸形或智力障碍是引起孕妇焦虑的原因，因孕妇暴露于药物或化学环境而导致畸形者约占5%，因药

表6.4 正常单胎妊娠平均体重增加组成

器官、组织、体液	千克	磅
母体		
子宫	1.0	2.2
乳房	0.4	0.9
血液	1.2	2.6
水	1.7	3.7
脂肪	3.3	7.3
合计	7.6	16.7
胎儿		
胎儿	3.4	7.5
胎盘	0.6	1.3
羊水	0.8	1.8
合计	4.8	10.6
合计	12.4	27.3

物致畸者仅约占 1%。*致畸因子对胎儿发育影响最重要的决定因素是应用时机、剂量和胎儿易感性。*很多因素仅在胎儿器官系统形成的易感期才有致畸作用。

卫生保健者希望提供咨询，或将有高危因素者推荐给在畸形和出生缺陷方面有特殊知识或经验的专家。畸形信息服务组织可在妊娠期畸形和暴露方面提供信息（www.otispregnancy.org）。

药物治疗

已证实能导致人类畸形的药物很少（框 6.5），最常用的处方药物在妊娠期是相对安全的。FDA 根据药物信息及其风险 / 受益比值来确定妊娠期药物的危险因素，这些孕期危险因素有利于指导孕期适当使用药物（表 6.5）。表 6.6 总结了一些常见药物的致畸性。传统或民间药物在妊娠期应用安全性方面的资料很少；每个医生和患者必须根据个体化情况选择应用。

电离辐射

电离辐射较常见；多数辐射来自地球大气层外、陆地及内源性放射性核素，总辐射量约为 125mrad/y。暴露于这些辐射中，可能导致基因突变、生长障碍、染色体损害、恶性肿瘤及胎儿死亡，但仅有大剂量辐射才能对胎儿产生明显影响。在受精后 2 周内，大剂量辐射（10rad）可对胚胎产生有害影响。在妊娠早期，辐射量达 25rad 时，可引起能检测到的损伤。在妊娠晚期，辐射量达 100rad 时，可引起胎儿损伤。胎儿在诊断性检查中，暴露的辐射剂量通常远低于 5rad，这主要取决于拍摄照片的数量与孕妇检查部位（表 6.7）。*辐射剂量小于 5 rad 者，不增加胎儿畸形或胎儿死亡。因此，妊娠期胎儿辐射暴露的累积剂量应限制在 5 rad 以下。*

甲基汞

工业污染是甲基汞进入我们生态环境的主要来源，金枪鱼、鲨鱼、鲭鱼等大型鱼类吞食小型鱼类及有机物后，体内蓄积了较高水平的甲基汞。因此，食用这些鱼类的妇女体内汞水平较高。

应鼓励孕妇食用各种各样的鱼，包括鱼及贝类 360 克（平均两餐）/ 周，贝类体内含汞量较低。含汞较低的 5 种常见海产品为虾、罐装淡金枪鱼、三文鱼、鳕鱼和鲶鱼。白色金枪鱼（长鳍金枪鱼）含汞量较高，每周食用量应不超过 180 克。

框 6.5　可疑或已证实有致畸作用的药物或物质

血管紧张素转化酶抑制剂	卡那霉素
氨基蝶呤	锂剂
雄激素	甲巯咪唑
血管紧张素 -II 拮抗剂	甲氨蝶呤
白消安	米索前列醇
卡马西平	青霉胺
氯化联苯	苯妥英钠
可卡因	放射性碘
香豆素类	链霉素
环磷酰胺	三苯氧胺
达那唑	四环素
己烯雌酚	沙利度胺
乙醇	维 A 酸
阿维 A 酯	三甲双酮
异维 A 酸	丙戊酸

表 6.5　FDA 关于妊娠期和哺乳期药物分类

危险因素分类	描述
A 类	经临床研究，无法证实药物在妊娠早期与晚期对胎儿有危害作用，对胎儿伤害可能性最小，是无致畸性的药物
B 类	经动物实验研究，未见对胎儿有危害。然而，没有充足的证据和很好的孕妇对照研究，证实对胎儿无害。或动物实验已经证实药物有副作用，但是在孕妇中没有充足的和很好的对照研究证实在任何妊娠阶段对胎儿有害
C 类	动物实验已经证实有副作用，在孕妇中没有充足的和很好的对照研究。或没有进行动物研究实验和在孕妇中也没有进行充分的和很好的对照实验
D 类	在孕妇中有充足的对照研究或观察性研究已经证实对胎儿有害。但是，治疗的好处可能超过潜在的风险。例如，在生命垂危或一些较为安全的药物对严重的疾病没有作用时，这些药物可能被接受
X 类	在动物或孕妇中，有充足的对照或观察性研究已经证实药物对胎儿异常或风险有直接的证据。在妊娠期间或可能妊娠的妇女中，这些药物是禁用的

表 6.6 各类致畸药物总结

药物	作用
四环素	乳牙变黄，与使用这类药物有关，如多西环素和米诺环素
磺胺类	避免在近分娩时应用，该药可破坏胆红素与蛋白的结合，因而有导致高胆红素血症的风险
呋喃妥因	理论上，在缺乏 G6-PD（葡萄糖-6 磷酸脱氢酶）的女性，溶血性贫血罕见；小于 1 月的婴儿和那些缺乏 G6-PD 者禁用此药，有潜在的溶血风险
奎诺酮类	在动物研究中，该药可导致不可逆的关节病和软骨侵蚀；动物研究未证实有致畸作用
甲硝唑	在妊娠早期应用，无胎儿致畸作用
华法林	由于很容易通过胎盘屏障，因此有高度致畸作用；如果在妊娠 6~9 周应用，则胎儿有发展成华法林胚胎病的风险——鼻骨和面中部发育不良伴椎骨与股骨骨垢发育不良；晚期暴露可以出现与出血相关的胎儿异常，如脑积水
肝素和低分子肝素	孕期用于抗凝治疗，由于其分子大、极性而不能通过胎盘（因此无致畸性）；新型的低分子肝素与胎儿畸形无关
苯妥英	约 10% 的暴露胎儿可能出现面部畸形、唇裂、腭裂或小头畸形、生长缺陷、指甲和远端指（趾）骨发育不全
丙戊酸和卡马西平	胚胎形成阶段暴露于此药物，有 1%~2% 的胎儿可能出现脊柱裂和神经管缺陷
抗抑郁药	帕罗西汀：增加心脏室间隔与房间隔缺损的风险 所有抗抑郁药：暴露于妊娠晚期者与新生儿行为综合征有关（肌张力增加、易怒、神经过敏和呼吸窘迫）
ACE 抑制剂	与很多胎儿异常有关，包括生长受限、肢体挛缩和窦发育异常
利尿剂	噻嗪类利尿剂：近分娩时应用，胎儿可出现与血小板减少相关的出血和电解质紊乱 所有利尿剂：可能影响母乳产生
β-受体阻滞剂	有相关报道，与胎儿生长受限和新生儿低血糖有关；新生儿可能经历短暂的轻度低血压，与 β-受体阻滞有关
钙离子阻滞剂	在孕期使用一般是安全的
甲基多巴和肼曲嗪	在孕期使用一般是安全的
烷化剂	环磷酰胺：孕早期应用，常与胎儿手脚缺如或发育不全有关；孕中期应用与这些缺陷无关
甲氨蝶呤	改变正常叶酸代谢；高浓度可以导致生长受限、严重肢体异常、耳向后方旋转、小颌畸形和眉弓发育不全
雄激素	妊娠 7~12 周应用外源性雄激素可引起女胎完全男性化，妊娠晚期应用可引起部分男性化
睾酮和类固醇	可引起不同程度的男性化，包括阴唇阴囊融合和阴茎增大，视暴露时间和程度而定
达那唑	与剂量相关的阴蒂肥大、泌尿生殖窦畸形和阴唇阴囊融合
阿司匹林和对乙酰氨基酚	阿司匹林：有动脉导管过早闭合的风险 对乙酰氨基酚：与缺陷增加无关
非甾体抗炎药	一般在妊娠晚期短期使用不产生畸形，对胎儿的作用是可逆的 吲哚美辛：作为宫缩抑制剂使用；近分娩时使用，可导致胎儿动脉导管闭合和新生儿肺动脉高压
伪麻黄碱	回顾性研究发现，有增加腹裂（一种前腹壁脐带旁的先天性缺损，导致肠膨出）的风险；应避免在孕早期使用
苯二氮草类	致畸作用尚未明确；暴露于此药的新生儿应该监测短暂的停药症状
锂	虽然明显增加的证据遭到质疑，但仍认为该药有增加心血管畸形的风险；妊娠 8 周前限制使用，直到胎儿心脏结构完全发育之后
维生素 A	高剂量维生素 A 与先天性畸形有关，但因仅有少数确诊病例，因此，其分类受限
异维 A 酸	潜在致畸剂；妊娠早期使用与明显的胎儿死亡及胎儿畸形有关
维 A 酸	外用维 A 酸凝胶；缺乏致畸性信息；妊娠期应避免使用

草药

草药不是常规的处方药或非处方药物，其成分与含量均不清楚，也没有对其潜在的致畸作用进行研究。由于不能评估其安全性，因此，孕妇应考虑避免使用这些草药。草药中包含一些成分，在理论

表 6.7　估计胎儿暴露于一些常见的辐射项目

项目	
腹部或腰椎的 CT 扫描	3.5
钡灌肠	2~4
静脉肾血造影	686~1,398
头颅或胸部 CT 扫描	<1
胸部螺旋 CT	<1
盆腔 CT	250
臀部影片（2 views）	103~213
腹部影片（2 views）	122~245
腰骶部片（3 views）	168~359
通气 / 灌注扫描碍 99 和疝气	50
乳房 X 线（4 views）	7~20
胸部 X 线（2 views）	0.02~0.07
头颅影片（4 views）	<0.5
磁共振成像	0

上对胎儿有副作用，这些药物包括：

- 紫锥菊——高浓度时引起仓鼠精子断裂。
- 黑升麻——包含一种化学物质，有类似雌激素的作用。
- 蒜和柳树皮——有抗凝作用。
- 银杏叶——有干扰单胺氧化酶抑制剂的作用；有抗凝作用。
- 真正的干草叶——可引起血压升高并有排钾作用。
- 缬草——加强睡眠的作用。
- 人参——增加单胺氧化酶抑制剂的作用。
- 蓝升麻和薄荷——刺激子宫肌肉组织；薄荷也可以引起肝脏损害、肾衰竭、弥散性血管内溶血及孕妇死亡。

乙醇

*乙醇是最常见的胎儿致畸因子，孕期饮酒是引起智力障碍、发育迟滞和胎儿出生缺陷的首要可预防原因。*有大量证据显示，胎儿毒副作用与饮酒量有关，其中妊娠早期饮酒最危险。*妊娠期尚未确立安全的饮酒量，*已经妊娠者或有妊娠风险者应禁止饮酒。虽然在妊娠早期少量饮酒可能不会严重影响胎儿，但是孕妇最好要彻底禁酒。

胎儿乙醇综合征（FAS）是与妊娠期饮酒有关的先天性综合征，包括 3 种表现：

1. 生长受限（可能发生在出生前或出生后，或兼而有之）。

2. 面部异常，包括睑裂缩短、耳朵低、面中部发育不全、人中平滑、上唇薄。

3. 中枢神经功能障碍，包括小头畸形、神经发育迟滞和行为障碍，如多动症。

孕妇饮酒所导致的确切风险很难确定，这是因为与 FAS 有关的表现非常复杂，因此，诊断非常困难。妊娠期间，孕妇每天饮酒 8 次或以上者，其胎儿患 FAS 的风险为 30%~50%。但是，即使少量饮酒（每周饮用 2 次或更少），也与增加儿童攻击性行为有关。

吸烟

现已证实妊娠期吸烟的风险，包括对胎儿的影响，如 IUGR、低体重儿和胎儿死亡。产科医生应在孕妇产检时告知吸烟对其自身及其新生儿的影响，协调相应资源，帮助她们戒烟。咨询服务有助于患者戒烟，也可考虑应用尼古丁代替物，但其在妊娠期应用的安全性尚未得到证实。

药物滥用

育龄妇女使用非法药物使发生子宫内暴露的新生儿数量增加，继而受各种药物副作用影响的风险增加。*由于出生时新生儿缺乏明显的症状或结构畸形，因此，通常无法确定胎儿药物暴露。*

非法药物能通过胎盘到达胎儿体内，或通过母乳喂养进入新生儿体内，根据服用药物的不同，对胎儿和新生儿的影响也随之不同。吸食阿片类药物者，如果孕妇停药、孕妇在自愿或监管下停药或出生后阿片类药物经胎盘转运终止时，胎儿会出现戒断症状。

不建议对药物滥用者及其新生儿进行生物学标本的普通筛查，但是在孕妇首次产科检查时，应询问是否饮酒、吸烟及服用其他药物，包括处方药和非处方药物。应用特定筛查问卷可提高检出率。承认使用这些药物者，应咨询药物对围生期的影响，如果可疑有药物依赖性，则应提供适宜的药物治疗方案。产后应建议密切随访。

常见症状

*正常妊娠生理通常出现一些症状，而这些症状在非妊娠者则认为是病理性的。*所有孕期保健医生应熟悉孕期的正常变化，并能在这方面指导患者。

头痛

妊娠早期头痛较常见，也可能较严重。头痛的病因尚不清楚，建议服用常规剂量对乙酰氨基酚治疗，能有效缓解头痛。但是如果头痛持续，不能缓解，则应进一步检查。

水肿

孕期出现明显的下肢水肿（坠积性水肿）和（或）手肿较常见，并非异常。液体潴留可能与高血压有关，因此，临床在确定水肿并非异常时，必须评估血压、体重增加及水肿情况。

恶心、呕吐

在妊娠早期，绝大多数孕妇出现不同程度的上消化道症状，这些症状常在晨起时加重（称晨吐），而有些患者在其他时间，甚至一整天均有症状。轻度恶心、呕吐常可通过改变生活与饮食方式而缓解，包括摄入蛋白质、姜、维生素 B_6 和加有抗敏安的维生素 B_6 等。在妊娠早期末，恶心、呕吐症状通常可明显改善。在症状更严重的患者，抗组胺剂 H1 受体阻断剂和吩噻嗪类药物是有效而安全的治疗。与妊娠相关的严重的恶心、呕吐称为妊娠剧吐，发生率低于20%，患者需要住院，给予纠正水电解质紊乱及药物治疗。

胃灼热

胃灼热（胃食管反流）较常见，特别是餐后，常与吃大量食物或辛辣、油腻食物有关。应告知孕妇少食多餐，吃清淡食物，不要在饭后立即休息。妊娠期适当应用抗酸药物治疗有助于缓解症状。

便秘

*妊娠期便秘通常是生理性的，与食物在胃肠道内转运时间增加、水分吸收增加及体积减小有关。*调整饮食有助于缓解症状，包括多饮水、增加水果、蔬菜等食物摄入。其他有效的治疗方法包括使用多库酯钠等表面活性肠软化剂，补充车前子亲水胶浆等膳食纤维，服用润滑剂。

疲乏

妊娠早期，孕妇常主诉极度疲劳，休息也不能缓解。除调整孕妇作息时间外，无特殊治疗。疲乏症状常在妊娠中期消失。

腿抽筋

妊娠期腿抽筋较常见，常影响小腿。治疗方法包括口服钙片，补充钾和强力剂等，但没有任何方法能成功地缓解症状。通常建议按摩和休息。

腰痛

腰痛较常见，特别是在妊娠晚期。由于胎儿生长引起重心改变，导致脊柱下部及相关肌肉与韧带应力改变。治疗的重点是热敷、按摩，有限地服用镇痛药。孕妇佩戴腰带，不穿高跟鞋有助于缓解症状。

圆韧带疼痛

腹股沟锐痛较常见，特别是随着妊娠进展，孕妇常感觉非常不舒服。由于妊娠子宫右旋，因此症状通常以右侧更加明显。孕妇应放松，这种疼痛是因圆韧带受牵拉和痉挛所致。适当活动，特别是渐进性活动有助于缓解症状，很少需要服用止痛药。

静脉曲张与痔疮

妊娠不会引起静脉曲张，但通常在妊娠期常首次出现。许多患者除静脉曲张处不适感外，也可出现疼痛，特别是长时间站立时。护腿长袜有助于减轻不适感，但对静脉曲张并无治疗作用。普通品牌的护腿长袜不能像弹力袜一样缓解症状。痔疮是痔静脉丛曲张。治疗包括坐浴和局部用药。静脉曲张与痔疮可于产后缓解，但不会完全消失。由于产后静脉曲张或痔疮可自然缓解，因此，产后6个月内不要行手术治疗。

阴道分泌物

妊娠期激素改变常引起正常阴道分泌物增多，这些表现须与感染性疾病相区别，如阴道炎，有瘙痒和异味等症状。细菌性阴道病，与早产有关。还有另一个必须考虑的原因，即自发性胎膜破裂，表现为阴道流出稀薄、清亮的液体。

临床随访

根据床旁经阴道超声检查，确定孕妇为妊娠8周。医生详细询问病史及进行体格检查，完成血液化验、宫颈阴道培养等产前筛查。与孕妇沟通遗传性疾病的筛查，包括胎儿染色体异常、免疫筛查到更多感染性疾病的筛查。告知孕妇常规产前检查的重要性、适当运动、营养、体重增加以及如何处理孕期常见症状。

（译者：田静）

访问 http://thePoint.lww.com/activate，有互动式USMLE式问题库及更多内容！

第7章 遗传学与妇产科遗传性疾病

本章主要涉及APGO教育的重点问题：

主题9 产时保健

主题32 孕期检查

学生们应能识别有遗传风险的患者，并能就这种风险向患者提供遗传筛查选择，应熟悉应用羊膜腔穿刺、绒毛取样及超声检查评价可疑遗传性疾病的患者。

临床病例

一位新的产科患者就诊，她是家里唯一的孩子，她有个姑妈和表妹，表妹在学校里学习很困难。姑妈还有个儿子，智力障碍，似乎还记得至少有一个远方表弟有智力障碍。患者想确定她的孩子是否会有相同的问题，你会给她提供什么样的咨询和评估？

遗传学领域的最新发现使包括产科和妇科在内的医疗领域越来越多地应用遗传学原理和技术。在产科，常规进行产前筛查以发现遗传疾病，如唐氏综合征和囊性纤维化。在妇科，临床医生为有遗传性乳腺癌、肠癌和卵巢癌高发风险的妇女提供适当的遗传学检查。未来的遗传学评估可以更加早期和准确地诊断糖尿病等疾病，与常规治疗方法相比，基于基因的治疗具有更高的特异性和更少的副作用。

遗传学的基本概念

了解遗传学的基本原理及其应用是当今医疗实践所必需的，这些原则形成了遗传性疾病筛查、诊断及治疗的基础。

基因：定义与功能

基因是遗传的基本单位，是位于细胞核染色体上的脱氧核糖核酸（DNA）片段。DNA是双链螺旋分子，每股核苷酸聚合物由三部分组成：①“碱基”，或是嘌呤［腺嘌呤（A）或鸟嘌呤（G）］或是嘧啶［胞嘧啶（C）或胸腺嘧啶（T）］；②5碳糖；③磷酸二酯键。DNA螺旋链以反向平行方式延伸，腺嘌呤与胸腺嘧啶结合，胞嘧啶与鸟嘌呤结合。这些碱基对以其几乎无限的组合构成遗传密码。

蕴藏在DNA中的信息必须处理后才能被细胞利用，转录是DNA转变成称为信使分子核糖核酸（RNA）的过程。在转录过程中，从DNA分子一端（称为5′端）向另一端（称为3′端）“读取”。信使RNA（mRNA）分子生成后由细胞核转移至细胞质，mRNA中含有翻译成编码的遗传密码。转录过程由启动子及增强子序列调节，启动子序列位于5′端，指导翻译方向由5′端至3′端。增强子序列位于DNA分子5′端的更下游处，具有相同的作用。

转录完成后，mRNA分组作为模板，指导氨基酸合成蛋白质，这一过程称为翻译，每个密码子匹配相应的氨基酸。氨基酸链延伸至“终止”密码子后结束。此后，新合成的蛋白质经过进一步加工修饰，或保留在细胞内发挥作用，或排出细胞外，转运至其他细胞、组织、器官而发挥作用。DNA复制过程可发生各种错误，从而导致突变，即正常基因序列发生改变。

大多数DNA复制错误会很快由酶进行修复与校正。

复制错误有四种基本类型：①错义突变，即一个氨基酸被其他氨基酸所替代；②无意义突变，即序列中提前插入终止密码子；③缺失；④插入。*亨廷顿病就是复制错误导致识别疾病的一个实例，基因中胞嘧啶-腺嘌呤-鸟嘌呤（CAG）重复序列的数量发生错误。*DNA也可以受到紫外线、电离辐射、化学物质等环境因素破坏。

染色体

人类基因组的遗传信息存在染色质中，DNA与蛋白结合形成染色体。染色体核型提示染色体形态和数量。体细胞包括除配子（精子或卵子）外的所有人体细胞。生殖细胞或配子有一套染色体（n = 23），即为单倍体。体细胞中含有两套染色体，共有46条染色体，这些细胞是二倍体，即有2 n个染色体（2n=46），体细胞内含有22对常染色体，男性和女性相似。每个体细胞含有一对性染色体，女性为两条X性染色体；男性为一条X染色体和一条Y染色体。

染色体复制与细胞分裂

染色体有两种复制类型，即减数分裂与有丝分裂，二者间有显著差异，并产生功能极其不同的细胞类型。有丝分裂是体细胞的染色体复制，是胞质分裂或细胞分裂，产生两个子细胞，每个细胞包含与父母细胞相同的遗传信息。减数分裂只发生在生殖细胞，随后是胞质分裂；但在这种情况下，胞质分裂产生了4个单倍体细胞。

体细胞根据细胞类型进行分裂，细胞周期可分为4个阶段：G1、S、G2和M期。G1或间期1出现在有丝分裂后即刻，这是无活性期，没有DNA复制。在G1期，每条染色体DNA以2n形式存在。接下来是S期或合成期，染色体复制成两条完全相同的姐妹染色单体，染色体为4n。在G2或间期2细胞准备进行有丝分裂。G1、S、G2期也称为细胞间期，是两次细胞分裂之间的时期。

有丝分裂

有丝分裂的目的是形成两个有完整遗传信息的子代细胞。有丝分裂分为5个阶段：前期、前中期、中期、后期和末期。在前期，染色质膨胀或凝结，两个姐妹染色单体接近，核仁消失，纺锤体形成。纺锤丝开始形成中心体，微管移到细胞两极。在前中期，核膜消失，染色体开始分散，最终与微管连接形成纺锤体。在中期，染色体达到最大浓缩，染色体线性排列在细胞中心，即纺锤体两极之间。取自羊水或绒毛膜（CVS）的中期细胞核型最易分析。在后期，姐妹染色单体分离，在纺锤丝牵引下分别移到细胞相对的两级，形成子代染色体。最后为末期，在两个独立的子代细胞周围形成新的核膜，然后进入间期（图7.1）。

减数分裂

减数分裂不同于有丝分裂，是经过两次连续分裂形成单倍体细胞。*第一次分裂（减数分裂Ⅰ）定义为减数分裂，因为染色体数目从二倍体减少为单倍体。*减数分裂Ⅰ也分成4个阶段：前期Ⅰ、中期Ⅰ、后期Ⅰ、末期Ⅰ。前期Ⅰ进一步分为5个亚期：细线期、偶线期、粗线期、双线期和终变期。在前期Ⅰ中，染色体浓缩变短。粗线期发生交叉，产生4种不同的配子。多数遗传变异发生在后期。在后期Ⅰ中，染色体移向细胞两极，遗传变异发生可能性有2^{23}或>8百万。后期Ⅰ也是减数分裂最容易出错的阶段。在分离过程中，染色体移向细胞相对的两极，但这一过程也可能出现染色体不分离，即两条染色体移向细胞相同一极。*染色体不分离是引起胎儿染*

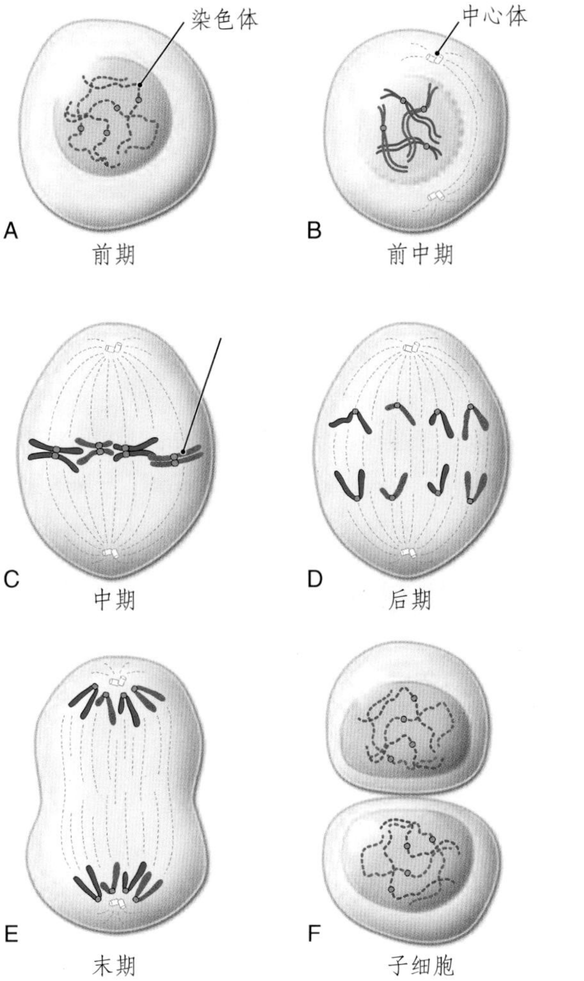

图7.1 有丝分裂期

色体异常的常见原因。

第二次减数分裂（减数分裂 II）与有丝分裂相似，不同的是发生在一个单倍染色体细胞内。减数分裂 Ⅱ 分为 4 个阶段：前期 Ⅱ、中期 Ⅱ、后期 Ⅱ、末期 Ⅱ。减数分裂 Ⅱ 的结果产生 4 个单倍体子代细胞。在后期 Ⅱ 后，遗传变异发生的可能性进一步增加至 $2^{23} \times 2^{23}$，从而确保遗传变化（图 7.2）。

染色体数目异常

染色体数目改变称为异倍体。异倍体以两种形式出现：整倍体与非整倍体。整倍体是 23 条染色体单倍体数目的改变，如三倍体，单倍体数目乘以 3，核型是 69,XXY 或 69,XXX。三倍体是由于正常单倍体卵细胞与双精子受精或与二倍体精子受精所致，这些异常通常导致葡萄胎及妊娠早期自然流产。

非整倍体是二倍体 46 条染色体的改变，三条常染色体替代两条常染色体即为非整倍体，如 21- 三体（唐氏综合征）、18- 三体（爱德华兹综合征）、13- 三体（帕陶综合征）及 16- 三体等。大多数三体源于母源性减数分裂不分离，随着妇女年龄增加，三体发生率也增加（图 7.3，表 7.1）。

在新生儿中，性染色体异常发生率为 1/1000 例。最常见者的 45,X；47,XXY；47,XXX；47,XYY 及嵌合型（两个或两个以上细胞群存在不同核型）。性染色体数目异常源于母源性或父源性染色体不分离所致。

染色体结构异常

染色体结构异常比染色体数目异常少见，人群中影响生育的染色体结构异常发生率为 0.2%。

缺失

部分染色体片段丢失导致缺失（表 7.2）。末端缺失是指染色体长臂或短臂的末端片段丢失。同一条染色体的长臂与短臂发生丢失可形成环状染色体。缺失片段不含着丝粒或出现染色体断裂者称为中间缺失。

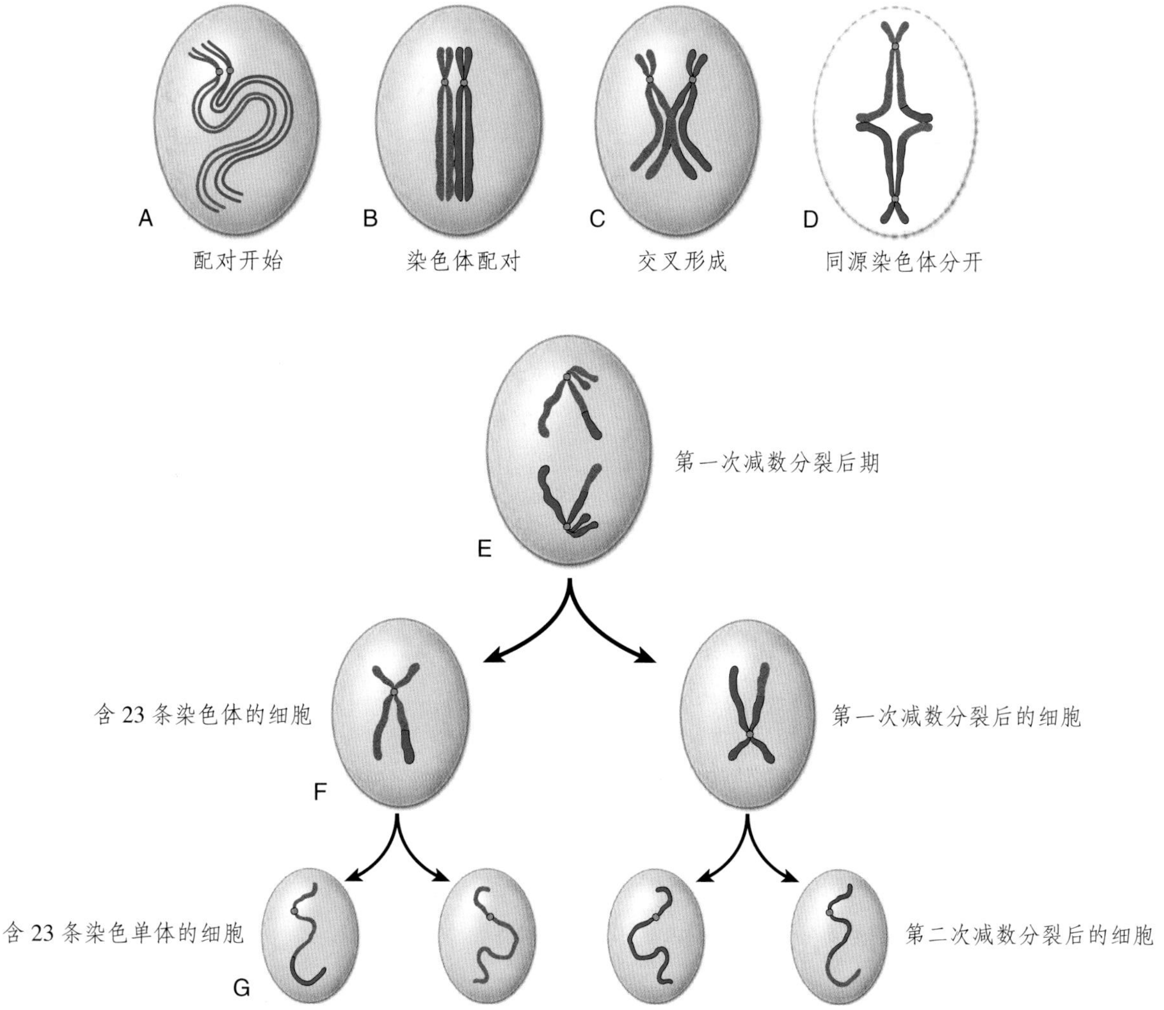

图7.2 减数分裂期。

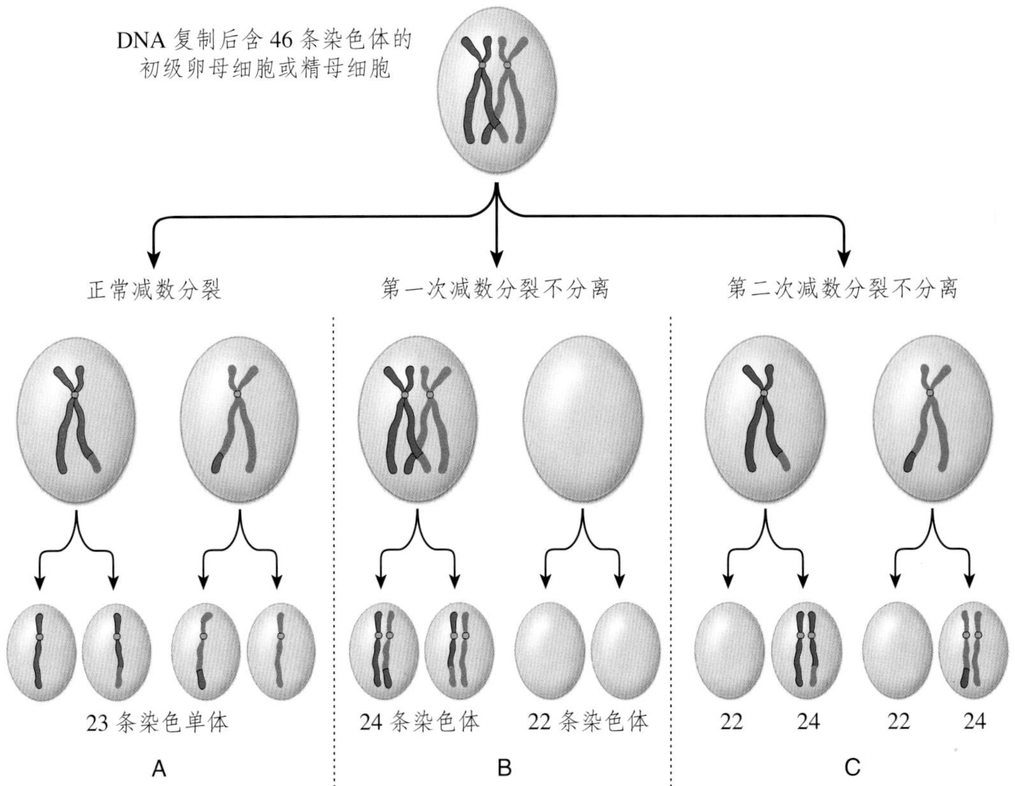

图7.3 正常和异常减数分裂的比较。(A)正常减数分裂。(B)第一次减数分裂不分离。(C)第二次减数分裂不分离。

表 7.1 常见染色体异常

染色体异常发生率	活产率	表型
21- 三体综合征(唐氏综合征)	1:800	中度到重度精神发育迟滞;心脏异常,呼吸道感染的发病率和白血病发生率增加;只有 2% 的人寿命超过 50 岁
18- 三体综合征(爱德华兹综合征)	1:8,000	严重精神发育迟滞;多个器官异常;存活 1 年者不足 10%
13- 三体(帕陶综合征)	1:20,000	严重精神发育迟滞;神经系统、眼及其他器官异常;5% 存活 3 年
16- 三体	0	致命异常常导致妊娠前 3 个月自然流产;没有婴儿已知的 16- 三体综合征
45, X	1:10,000	常于妊娠前 3 个月发生自然流产;主要以独特的关联躯体功能;患者不是智障,虽然影响个体的智商低于兄弟姐妹
47, XXX 47, XYY 47, XXY(Klinefelter 综合征)	每个约 1:900	躯体异常最小;伴 Klinefelter 综合征者的特点是一个身材高大,女性化的体质和小睾丸,47,XXX,47,XYY 个体通常不会表现出躯体异常,但 47,XYY 个体可能
5 p(猫叫综合征)	1:20,000	严重的精神发育迟滞,小头畸形,独特的面部特性,特征"猫叫"的声音

插入

中间缺失片段部分插入到非同源染色体称为插入。

倒位

倒位是染色体断裂后错误修复的结果,断裂部分以颠倒方式插入到染色体。断裂均发生在染色

表 7.2　染色体结构异常

染色体结构异常	定义	临床举例
缺失	染色体片段缺失导致不平衡	杜氏肌营养不良
插入	片段从一条染色体插入到另一条染色体	A 型血友病
倒位	同一条染色体上发生了两次断裂，产生的片段颠倒 180° 后，重新连接	Inv（9）最常见，没有临床特征
罗伯逊易位	两个近端着丝粒染色体短臂丢失，它们是 13、14、15、21、22 号染色体	t（14q21q）；造成唐氏综合征原因之一
相互易位	两条非同源染色体各发生断裂后，互相变位重接	常见（新生儿中 1/600），通常无害

体同一臂上，则可发生臂内倒位。这些类型的倒位片段不包含着丝粒，着丝粒是染色体配对连接的区域。由于染色体长度不变，因此，传统核型分析方法无法发现臂内倒位。荧光原位杂交利用局部特异性探针，常用于检测这种类型的异常。臂间倒位的断裂发生在两条臂上，包含着丝粒，由于遗传物质有明显增多或丢失，因此核型分析可以发现。*父母为染色体倒位者，其后代出生异常的发生风险取决于检测方法、涉及的染色体及倒位片段大小。*如果异常新生儿出生后即发现存在染色体倒位，则其后代异常风险为 5%~10%。如果是在出生后某时间发现染色体倒位者，则其风险为 1%~3%。9 号染色体臂间倒位例外，与其后代遗传缺陷无关。

易位

易位是两条染色体片段交换位置，通常发生在非同源（非配对）染色体间，最常见的是结构重排。染色体之间遗传物质等量交换称为平衡易位，染色体之间遗传物质不等量交换称为不平衡易位，两种类型易位均有可能发生。罗伯逊易位只发生在染色体近端，非常接近着丝粒（13、14、15、21 和 22 号染色体）。有罗伯逊易位者表型正常，但其产生的配子可出现不平衡易位。出现不平衡易位的配子是否会导致后代异常取决于易位的类型、涉及的染色体及父母谁为携带者。临床上最重要的罗伯逊易位是 21 号染色体，其次为近端着丝粒染色体易位，最常发生在 14 号染色体。这些染色体易位携带者出现 21- 三体孩子的风险增加；如果母亲是染色体易位携带者，则其后代 21- 三体发生风险是 15%；如果父亲是染色体易位携带者，则其后代 21- 三体发生风险为 2% 或更低。

任何染色体均可发生平衡相互易位，这是两条或多条染色体间遗传物质相互交换的结果。与罗伯逊易位一样，相互易位者表型也正常，但是会产生染色体不平衡易位的配子。后代出现染色体异常的风险比理论上低，因为有些配子不能存活。一般来说，在出生后即发现异常的染色体易位携带者，其后代出现染色体不平衡易位的风险是 5%~30%。*染色体不平衡易位者发生智力低下、神经发育迟缓和其他先天性异常的风险增加。*

遗传方式

单基因遗传病（又称孟德尔遗传病）表现为与基因位置（常染色体或 X- 连锁）相关的可预测遗传模式和表型表现方式（显性或隐性）相关的可以预测的遗传方式。孟德尔遗传病是第一种被描述的基因病，现在已知有许多遗传和环境因素会影响这些基因，因此真正的单基因遗传病相当少见。医疗服务者应意识到，每年均会发现许多单基因遗传病，可以在网络数据库进行追踪（http://www.nslij-genetics.org/search_omim.html）。

常染色体显性遗传

每个基因处于染色体上的特殊位置称为基因座。在每个基因座中有两个可能变化的基因称为两个等位基因。如果一种疾病的表型取决于基因对中的一个等位基因，则该基因称为显性基因。如果基因位于常染色体，这种遗传方式称为常染色体显性遗传。*带有一种疾病的显性等位基因者（称为杂合子）将发病，并有 50% 的概率会遗传给后代（框 7.1）。*常染色体显性遗传病包括马方综合征、软骨发育不全、亨廷顿舞蹈病等。

常染色体显性基因的表型不总是直接表现，可根据基因特征而改变。*表现变异性是指疾病受累患者有不同的表现。*如有些多发性神经纤维瘤患者仅有很少的咖啡斑，而有些则表现为大的肿瘤。已证实，多发性神经纤维瘤遗传外显率为 100%。*外显率是用来描述携带某种基因的患者受累的可能性。*视网膜细胞瘤是不完全外显的例子；不是所有受累个体都会表现出病症。预期是指在后代中疾病严重程度增加和早期发病增多，如基因突变表现出预期的例子是亨廷顿病，三核苷酸CAG重复序列扩增导致受累后代较早发病。

常染色体隐性遗传

*常染色体隐性遗传性疾病仅在受累个体携带两个基因拷贝（称为纯合子）时发病（见框7.1），携带者为杂合子时表型正常。*在妊娠期间，除非根据其危险因素（如镰刀细胞疾病和囊性纤维化）已经筛查了一些特殊疾病，携带者并不知道其携带隐性基因，直到发现其后代发病。其他常染色体隐性遗传病包括黑蒙性家族性痴愚和苯丙酮尿症。

X-连锁遗传

X-连锁遗传病基因位于X染色体上。男性只有一条X染色体，如果其X染色体携带致病基因，则会发病。男性携带者称为半合子，女性通常称为杂合子。

X-连锁隐性遗传病较X-连锁显性遗传病常见(框7.2）。*X-连锁隐性遗传病有血友病和色盲等，*低磷酸盐血症是一种X-连锁显性遗传病。

脆性X-综合征是一种可以引起智力低下的X-连锁疾病，由位于X染色体上的特异性基因中胞嘧啶-鸟嘌呤-鸟嘌呤重复序列所致。*遗传性致病基因传给后代取决于亲本的性别和亲本基因的重复数量。*如果重复数目在61~200，则称其为“前突变”。虽然携带有前突变的女性卵巢早衰风险增加，但这些个体表型正常。重复数目超过200是完全突变的特征，这些个体将出现疾病的症状和体征。

父源性未扩增的前突变基因可以遗传给其后代，但是男性前突变基因携带者全部突变扩增者罕见。母源性前突变基因携带者也可将基因遗传给其后代；但是在减数分裂过程中，前突变基因可能出现扩增，从而导致完全突变。有男孩患发育迟缓、极度多动症、语言障碍家族史的女性应行脆性X携带者检查。女性在40岁之前出现不明原因的卵巢功能衰竭或促卵泡激素水平增高者应行筛查，以便确定是否存在脆性X前突变基因。

线粒体遗传

线粒体遗传不同于其他遗传形式，线粒体含有不同于细胞核内的特殊DNA（称为线粒体DNA）。线粒体DNA的任何突变只能从母亲遗传给后代，如果男性胎儿受累，则不会遗传给后代。

多基因遗传

多基因遗传病由多种因素引起，有遗传因素和非遗传因素（如环境因素）。家族中会重复出现多基因遗传病在，但不会在任何条件下遗传。许多先天性单器官系统结构畸形是多基因遗传病，在普通人群中的发生率接近千分之一。唇裂伴或不伴腭裂、先天性心脏病、神经管缺陷（NTD）、脑积水等为多基因遗传病。

遗传性疾病的危险因素

母亲或父亲年龄、某些药物暴露等因素可增加胎儿染色体异常的风险，种族或家族疾病史等其他因素提示个体携带孟德尔遗传病基因。风险评估首先要记录患者家族史和个人病史（见附录C），这种记录方法很有效，可以获得有关患者个人史及其家

框7.1 遗传方式

常染色体显性遗传病的特征
- 基因表达极少隔代发生
- 患者将基因遗传给其子代的概率为50%
- 在受累子代中男女机会均等；可以是男性传给男性，也可以是女性传给女性
- 未发病的子代不会将基因遗传给其后代

常染色体隐性遗传病的特征
- 基因表达可以隔代出现
- 所有男性和女性均可发生
- 父母双方通常不受影响；受影响的个体不会生育患病的孩子
- 如果父母一方是携带者，则其后代中有一半是携带者。如果父母双方均为携带者，则其后代患病概率为25%
- 如果注意到疑似病症非常罕见，则应怀疑是近亲

框7.2 X-连锁隐性遗传和显性遗传的区别

X-连锁隐性遗传
- 男性发病率高于女性
- 男性发病者不会把疾病遗传给儿子，但所有的女儿是携带者
- 发病的男性遗传自携带的女性

X-连锁显性遗传
- 疾病的发病率女性可能是男性的两倍
- 发病的男性把疾病遗传给他所有的女儿，但不会传给任何儿子
- 杂合子的女性会把基因传给她50%的后代，而纯合子女性会将疾病传给她所有的后代

族史、父母潜在有害物质暴露或其他可能影响风险评估与处理问题等诸多信息。这些信息可以在孕前咨询或妊娠早期首次产前检查中收集整理。

巨细胞病毒、风疹病毒和性传播性疾病（见第 24 章）等传染性疾病以及某些药物（见第 6 章）与出生缺陷风险增加有关。糖尿病者易导致胎儿畸形。由于这些异常是非遗传性的，因此家族史、羊膜穿刺术或 CVS 等基因检测方法无法发现这些异常。超声检查是监测传染性和致畸因素导致的先天性畸形的主要检查方法。

高龄孕妇

*随着孕妇年龄增加，唐氏综合征发生率增加，但是绝大多数发生在年龄低于 35 岁的孕妇（表 7.3）。*除唐氏综合征外，其他染色体异常也随孕妇年龄增加而增加（见表 7.1）。

染色体异常者的不良妊娠史

以往曾有 21- 三体、18- 三体、13- 三体或其他三体等不良妊娠史且胎儿存活到妊娠中期者，其再次妊娠后，胎儿有发生相同三体或其他三体的风险。*这种复发性三体的发生风险是母亲年龄风险的 1.6~8.2 倍，主要取决于以下几个因素：三体的类型、妊娠后是否发生自然流产、初次发生时孕妇年龄及在后续的产前诊断时孕妇的年龄等。*

有些性染色体异常者复发风险增加，但并非完全如此。胎儿核型为 XXX 或 XXY 者，再发风险是孕妇年龄风险的 1.6%~2.5%。特纳综合征（X 单体、XO）、XYY 核型没有再发生风险。

妊娠早期流产史

在所有妊娠早期流产者中，至少 50% 为胚胎染色体异常所致，大部分为 X- 单体、多倍体（三倍体或四倍体）及 13、16、18、21、22- 三体。

高龄父亲

父亲年龄增加，尤其在 50 岁以后，胎儿易发生基因突变，从而导致 X 连锁隐性遗传病和常染色体显性遗传病，如多发性神经瘤、软骨发育不全、阿佩尔综合征和马方综合征等。

种族划分

许多孟德尔遗传病在特定人群中发病率更高。非裔美国人镰状细胞病发病风险增加，其中在美国最常见者是血红蛋白病。近 8% 的非裔美国人携带镰状血红蛋白基因，在地中海、加勒比海、拉丁美洲、中东等地区，该病也较多发。囊性纤维化病在北欧高加索人后裔中发病率较高，基因携带率为 1/22。在有德系犹太人后裔中，家族黑蒙性白痴病、高雪病、

表 7.3　足月时孕妇年龄与染色体异常的风险

足月时年龄	21- 三体的风险	任何染色体异常的风险[a]
15	1:1,578	1:454
16	1:1,572	1:475
17	1:1,565	1:499
18	1:1,556	1:525
19	1:1,544	1:555
20	1:1,480	1:525
21	1:1,460	1:525
22	1:1,440	1:499
23	1:1,420	1:499
24	1:1,380	1:475
25	1:1,340	1:475
26	1:1,290	1:475
27	1:1,220	1:454
28	1:1,140	1:434
29	1:1,050	1:416
30	1:940	1:384
31	1:820	1:384
32	1:700	1:322
33	1:570	1:285
34	1:456	1:243
35	1:353	1:178
36	1:267	1:148
37	1:199	1:122
38	1:148	1:104
39	1:111	1:80
40	1:85	1:62
41	1:67	1:48
42	1:54	1:38
43	1:45	1:30
44	1:39	1:23
45	1:35	1:18
46	1:31	1:14
47	1:29	1:10
48	1:27	1:8
49	1:26	1:6
50	1:25	未提供数据

[a] 任何染色体异常的风险，包括 21- 三体、18- 三体、13- 三体，以及 47, XXY，47, XYY，特纳综合征和其他临床上显著的异常，不包括 47，XXX。

尼曼－匹克病发病率较高。其他与某些种族相关的遗传病是地中海地区发病率较高的 β－地中海贫血、亚洲地区发病率较高的 α－地中海贫血等。

产前筛查

如果孕妇发生畸形胎儿的风险增加，则产科医生应确定为其提供产前筛查或诊断性检查。*产前遗传学筛查的目的是明确低风险人群中发生遗传性疾病的风险。筛查性检查不同于诊断性检查，筛查性检查仅用于评估胎儿患有遗传性疾病的风险，并不能确定或排除疾病的存在，如果筛查性检查呈阳性，则应行诊断性检查，以评估发育的胎儿是否患病。*所有孕妇均需行遗传筛查检查，以便发现 NTD、唐氏综合征、18－三体。另外，某些种族的个体需检测是否携带特殊遗传病基因。

妊娠早期筛查

妊娠早期筛查用于评估发育中的胎儿唐氏综合征、18－三体、13－三体的患病风险。妊娠早期唐氏综合征的血清学筛查包括两项生化学指标：游离或总人绒毛膜促性腺激素（hCG）和妊娠相关血浆蛋白 A（PAPP-A）。hCG 水平升高（正常整倍体的中位值为 1.98MoM）、PAPP-A（0.43MoM）水平降低与唐氏综合征有关。唐氏综合征的超声检查指标是胎儿颈部透明层（NT）厚度，即妊娠 10~14 周可见胎儿颈后液体聚积（图 7.4）。在妊娠 10 4/7~13 6/7 周，NT 增厚是各种染色体数目异常或基因异常、染色体结构异常的早期特征。单独应用 NT 检查，唐氏综合征诊断率为 64%~70%。联合应用 NT 与其他妊娠早期生化学指标检查，唐氏综合征检出率提高到 82%~87%，相当于或高于妊娠中期筛查方法的检出率，假阳性率为 5%。*在妊娠早期，证实孕妇为非整倍体的高风险患者，应进行遗传学咨询，并应在妊娠中期行 CVS 或羊膜腔穿刺等诊断性检查。*

*妊娠早期筛查的优点是筛查时间早，如果有必要，则可以及时做出决定，是否继续妊娠（表 7.4）。*缺点包括需要特殊培训、适宜的超声检查设备，保证 NT 测量的准确性和 CVS 的有效性。妊娠早期发现唐氏综合征高风险孕妇，无需应用有创性诊断性检查进行验证，从而降低有创性诊断性检查（如 CVS）的应用。

在妊娠早期和中期，其他一些超声检查可作为评估非整倍体的指标。*发现胎儿主要器官或组织结构畸形（表 7.5）或发现两处或以上小畸形（如脉络丛囊肿、多指、单脐动脉等）者，发生非整倍的风险增加。因此，无论孕妇年龄或双亲核型是非正常，胎儿必须要做遗传学检查。*

妊娠中期筛查

如果孕妇在妊娠中期首次进行产前检查，则妊娠中期筛查可能是仅有的选择。妊娠早期筛查证实为非整倍体者，在妊娠中期无需再行血清学筛查。当单独解读这些检查结果时，假阳性率会增加，从

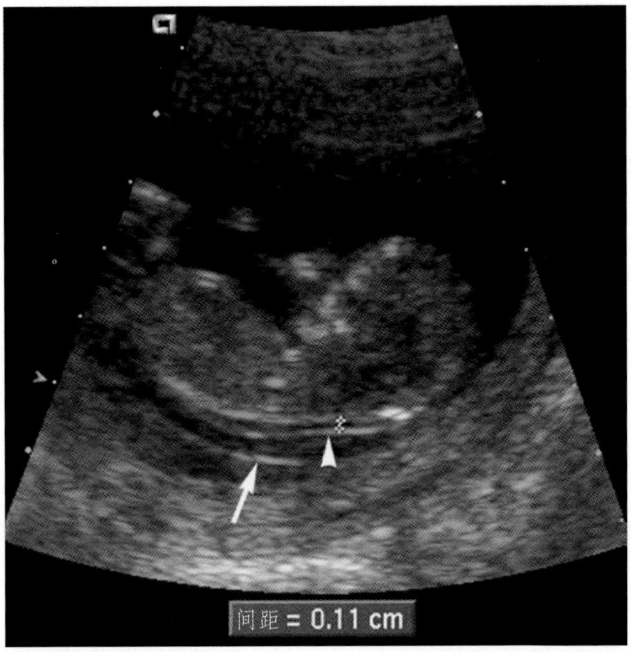

图7.4 颈背区域。测量后的颈部透明区域，内部回声皮肤（箭头）。不要将羊膜（箭头）误认为皮肤。

表 7.4 唐氏综合征筛查和检出率（5% 阳性筛出率）

筛查	检出率（%）
孕早期	
NT 测量	64~70[a]
NT 测量，PAPP-A，游离或总 β-hCG	82~87[a]
中期妊娠	
三联筛查（MSAFP, hCG，游离雌三醇）	69[a]
四联筛查（MSAFP, hCG，游离雌三醇，抑制素 A）	81[a]
孕早期联合孕中期筛查	
综合的（NT, PAPP-A，四联筛查）	94~96[a]
血清综合的（PAPP-A，四联筛查）	85~88[a]
逐步连续的	95[a]
因情况而定的连续的	88~94[c]

[a]－胎蛋白。

第 8 章 产时保健

本章主要涉及 APGO 教育的重点问题：

主题 9 产时保健

学生们应掌握产妇分娩期的处理，包括恰当分类与诊断。学生们应能选择疼痛的处理、描述异于正常分娩的情况以及产妇与胎儿监测，应能描述如何完成阴道分娩，掌握剖宫产指征。

> 临床病例
>
> 孕妇 28 岁，体健，妊娠 39 周，临产，主诉整夜“腹部紧缩感”。孕妇生命指征平稳，胎心正常，未出现规律宫缩。下一步需评价什么？如果孕妇临产，则需要如何处理？

临产前孕妇的变化

临近足月时，孕妇将出现逐渐增强、逐渐频繁的子宫收缩。在整个孕期中，孕妇常出现感觉不到的自发性子宫收缩。在妊娠晚期，子宫收缩逐渐增强，频率逐渐增加，孕妇出现不适症状。*布雷希收缩（假性宫缩）不会导致宫颈扩张，不符合临产的定义。*孕妇很难区分不伴不适的宫缩与真临产，因此，医生也很难仅根据病史而确定真临产。与真临产宫缩相比，假性宫缩持续时间短，收缩强度低，表现为下腹部和腹股沟区不适，通常在活动、补液治疗或镇痛治疗后缓解。

真临产时，子宫底部开始收缩，孕妇自觉不适并放射至腰部及下腹部，这种宫缩逐渐增强，频率逐渐增加。

妊娠晚期的另一种表现称为“轻松感”，孕妇腹部形状发生变化，自觉胎儿变轻，其原因与胎头入盆有关。孕妇自觉胎儿“下移”，下腹部更突出，因胎头压迫膀胱而出现尿频。由于子宫缩小，对膈肌的压迫减轻，因此孕妇感觉呼吸更舒畅了。

妊娠晚期孕妇出现阴道血性黏液，称为“见红”，是宫颈开始变薄（展平），同时宫颈黏液排出及局部小血管少量出血的结果。宫颈展平通常出现在真临产开始前，宫颈内口逐渐成为子宫下段。真临产开始前，宫颈明显展平，特别是在未产妇。宫颈展平与扩张的机制及产力方向见图 8.1。

临产评估

应告知孕妇，在出现以下几种情况时就医：①子宫收缩频率为每 5 分钟 1 次，而且至少持续 1 小时；②突然出现阴道流液［考虑为胎膜破裂（ROM）］；③出现明显的阴道出血；④出现明显的胎动减少。

初步评价

初步评估时应回顾产前记录：①确定孕妇是否有并发症；②确定孕周，以区别早产和足月产；③回顾相关实验室检查信息。详细询问病史有助于确定孕妇自发性宫缩性质与频率、自发胎膜破裂或明显出血以及产妇或胎儿变化，注重系统回顾能发现孕期常见并发症，从而改变临产后处理，完成有限的体格检查（特别是生命体征）以及腹部与盆腔检查。如果在体格检查时出现宫缩，医生应通过触诊确定宫缩强度与持续时间。听诊胎心也是至关重要的，特别是在宫缩后，可确定是否有胎心率下降。如果

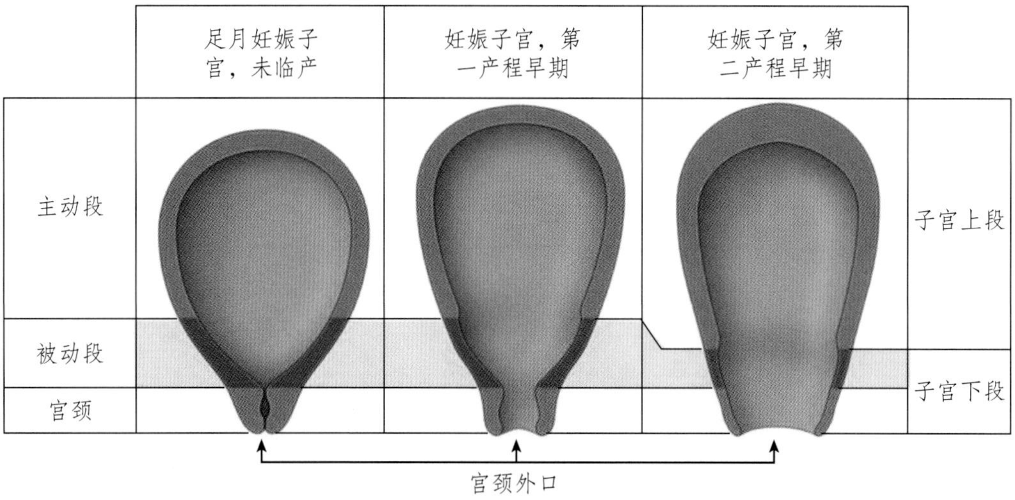

图8.1 宫颈展平、扩张及分娩机制。随着子宫收缩，子宫上段（主动段）增厚，子宫下段（被动段）变薄，宫颈扩张。在这种情况下，胎儿向下移动，进入并通过阴道。

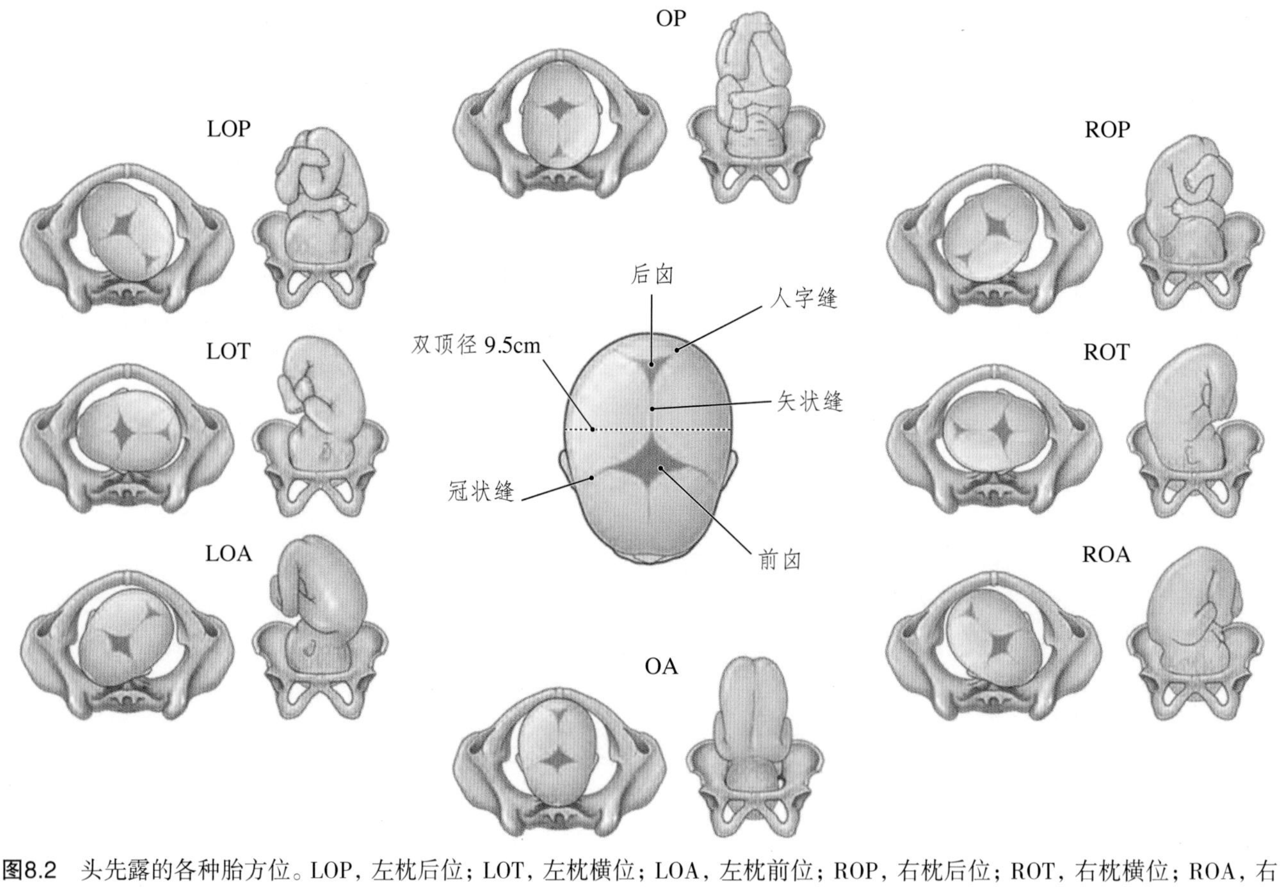

图8.2 头先露的各种胎方位。LOP，左枕后位；LOT，左枕横位；LOA，左枕前位；ROP，右枕后位；ROT，右枕横位；ROA，右枕前位。

胎方位、胎盘位置不清或可疑羊水量减少或有其他异常等，可行经腹超声检查，有助于确诊。

腹部检查

孕妇腹部初步检查需行四部触诊法，即通过四个步骤经孕妇腹壁触诊子宫与胎儿，确定胎产式、胎先露及胎方位（图 9.7）。

胎产式是指胎儿纵轴与母体纵轴的关系，纵产式占 99%，偶有横产式，斜产式（即胎儿纵轴与母体纵轴间呈 45º 角，通常在临产后转为横产式或纵产式）罕见。胎先露是在产道可触及的胎儿最低部位，如在纵产式中，先露部是头或臀。头先露最常见，根据胎头俯曲的程度，分为枕先露或面先露。胎方位是指胎儿先露部的指示点与母体骨盆的关系（图8.2）。

四部触诊法包括以下步骤，便于产科测量：

1. 确定宫底位置。在纵产式中，要鉴别胎头与胎臀，后者更大一些，边界不是很清晰。

2. 确定胎儿较小部分的位置。一只手固定胎儿，以另一只手的手指触诊胎儿背部或各种形状、活动的部分，提示为胎手和脚。

3. 确认胎先露部位下降。在耻骨联合上方触诊，确定先露部为胎头，相对活动，或是胎臀，可随整个胎体而动。先露部位于耻骨联合下方提示胎先露入盆。

4. 确认胎头隆凸。只要能很容易地触及胎头隆凸，则胎头顶部不可能下降至坐骨棘水平。

宫缩时，触诊有助于确定子宫收缩强度。在真正宫缩时，由于宫壁变硬，按压时不会出现凹陷。但是在假性“宫缩”时，宫壁可按压出现凹陷。

阴道检查

阴道指诊可以确定宫颈硬度、宫颈展平与扩张程度，有胎膜早破或阴道出血者，应避免此项检查。*宫颈展平是指宫颈管逐渐缩短，从约2cm到仅剩环形孔，几乎只能触诊到极薄的边缘，宫颈展平程度以宫颈变薄/未展平宫颈的百分比表示（图8.3）。*宫颈管未展平，但是质软，与妊娠早期质硬的宫颈相比，更容易随宫缩而变化。如果宫颈未明显展平，则应评价宫颈在阴道内的相对位置是前位、居中或是后位。触诊为前位宫颈者与后位者相比，临产后变化更快，提示先露部下降入盆，对宫颈产生更多压力，因此使宫颈向前旋转。子宫下段在子宫收缩的有效产力作用下，宫颈管逐渐展平及扩张。

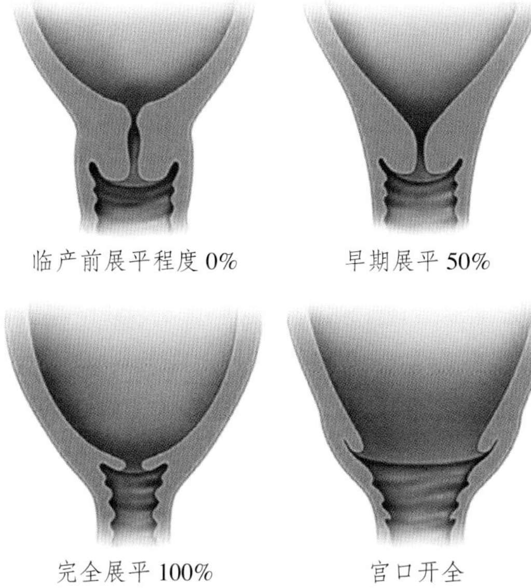

图8.3　宫颈展平与扩张。

胎儿位置

胎儿位置可通过判定胎先露在产道中与坐骨棘水平之间的相对关系来确定，坐骨棘水平大约位于骨盆入口与骨盆出口中间（图8.4）。*如果胎先露到达坐骨棘水平，则称为“棘平0水平”。*坐骨棘到骨盆入口以上的距离和坐骨棘到骨盆出口以下的距离分为5个平面，通过测量进一步确定胎先露位置，这些在坐骨棘以上或以下的平面以厘米表示。因此，当胎先露下降至骨盆入口到坐骨棘之间时，则标记为 −5、−4、−3、−2、−1，然后是0。*胎儿头先露到达棘平水平提示胎儿颅骨最大横径，即胎儿双顶径已越过骨盆入口。*胎先露在坐骨棘以下，经过+1、+2、+3、+4以及+5水平，直至在阴道口可见胎头。

*胎头到达坐骨棘水平，这是产道中一个重要的“标志点”。*但是，胎头水肿、头皮血肿和胎头变形可能误导检查者，认为胎头下降位置比实际位置更低。

产程

分娩是一个连续过程，但是将其分为四个阶段，每个阶段均有不同的生理变化，需要不同的处理。

- 第一产程是从临产开始到宫颈完全扩张（10cm），分为两个阶段：①潜伏期，即宫颈管展平至宫颈早期扩张；②活跃期，通常在宫颈扩张至4cm之后，宫颈迅速扩张。
- 第二产程，即从宫颈完全扩张到胎儿娩出。
- 第三产程，即从胎儿娩出后到胎盘娩出。
- 第四产程，即从胎盘娩出后到产后2小时，在此期间，产妇将出现显著的生理性调节。

表8.1列出了分娩不同阶段的持续时间，在Emmanuel Friedman研究中首次描述。图8.5反映了表中信息，称为弗里德曼曲线。来自硬膜外分娩镇痛的新数据表明，活跃期正常分娩的最大斜率曲线可能会稍微平缓一些。

分娩机转

分娩机转是指胎儿经过产道时的位置变化，如图8.6所示。胎儿枕部通常下降至骨盆最低点，并旋转至骨盆最大径线处。*在足月分娩胎儿中，95%为*

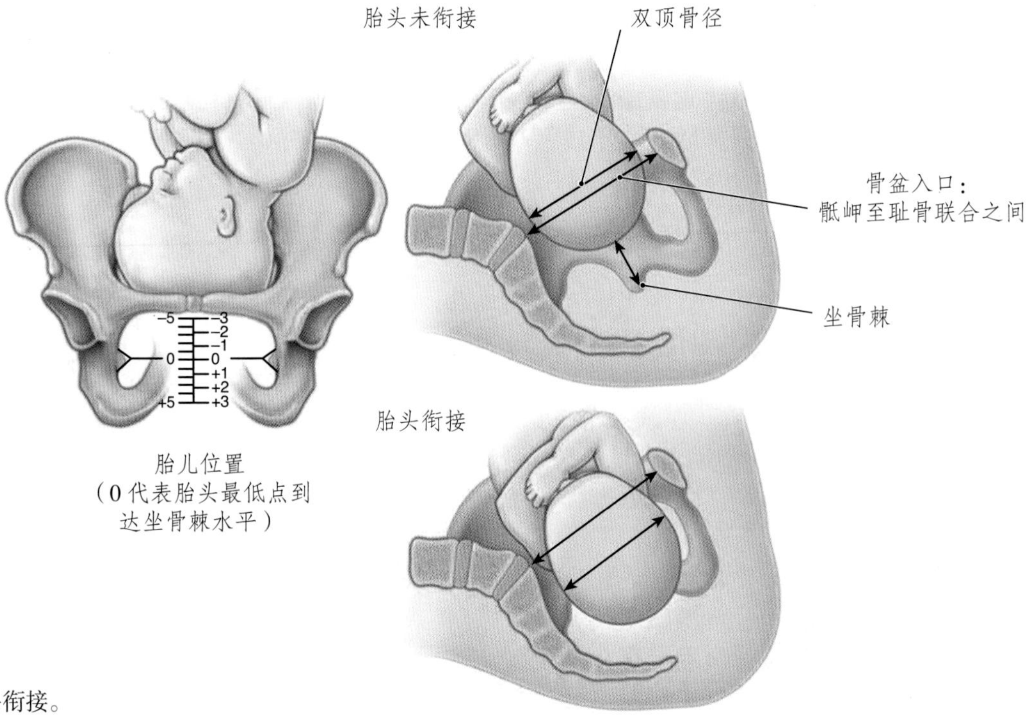

图8.4 胎头位置与胎头衔接。

表 8.1 产程及不同阶段的平均持续时间

产次	潜伏期（hr）	第一产程（hr）	硬膜外麻醉下的第一产程（hr）	第二产程（hr）
初产妇				
平均时间	8.0	12.0	10.0	1.0
上限时间[a]	20.0	18.0	19.0	2.3
经产妇				
平均时间	5.0	6.5	7.4	0.3
上限时间[a]	13.0	13.0	15	1.0

[a] 第 95 百分位

*枕先露，因此分娩机转多以枕先露为例。*为了适应产妇骨产道，胎头在经过产道时必须完成几个旋转，而这些旋转动作必须在子宫强有力的收缩下才能完成。这些分娩过程中的主要旋转不是明显的分解动作，而是胎儿通过产道时，逐步适应和旋转的一组动作。

分娩机转包括：

1. 衔接。
2. 俯屈。
3. 下降。
4. 内旋转。
5. 仰伸。
6. 外旋转或复位。
7. 娩出。

*衔接是指胎头双顶径已下降至骨盆入口平面，提示临床上可在坐骨棘水平（棘0）以下触及胎儿先露部。*在初产妇，胎儿衔接通常发生在临产前数天到数周内，而经产妇通常发生在活跃期开始。衔接

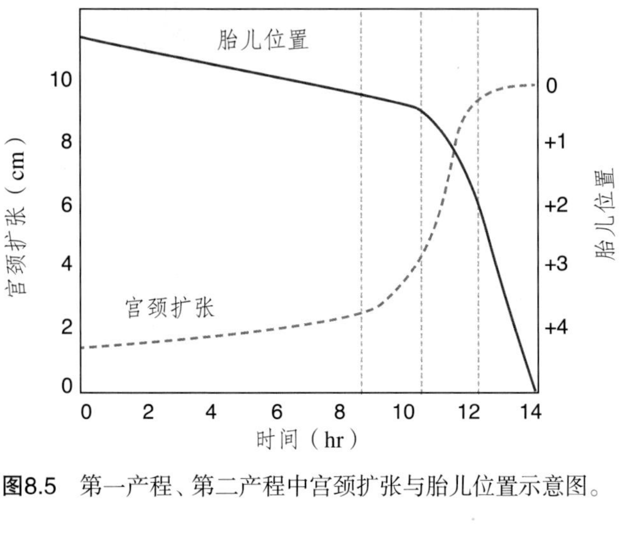

图8.5 第一产程、第二产程中宫颈扩张与胎儿位置示意图。

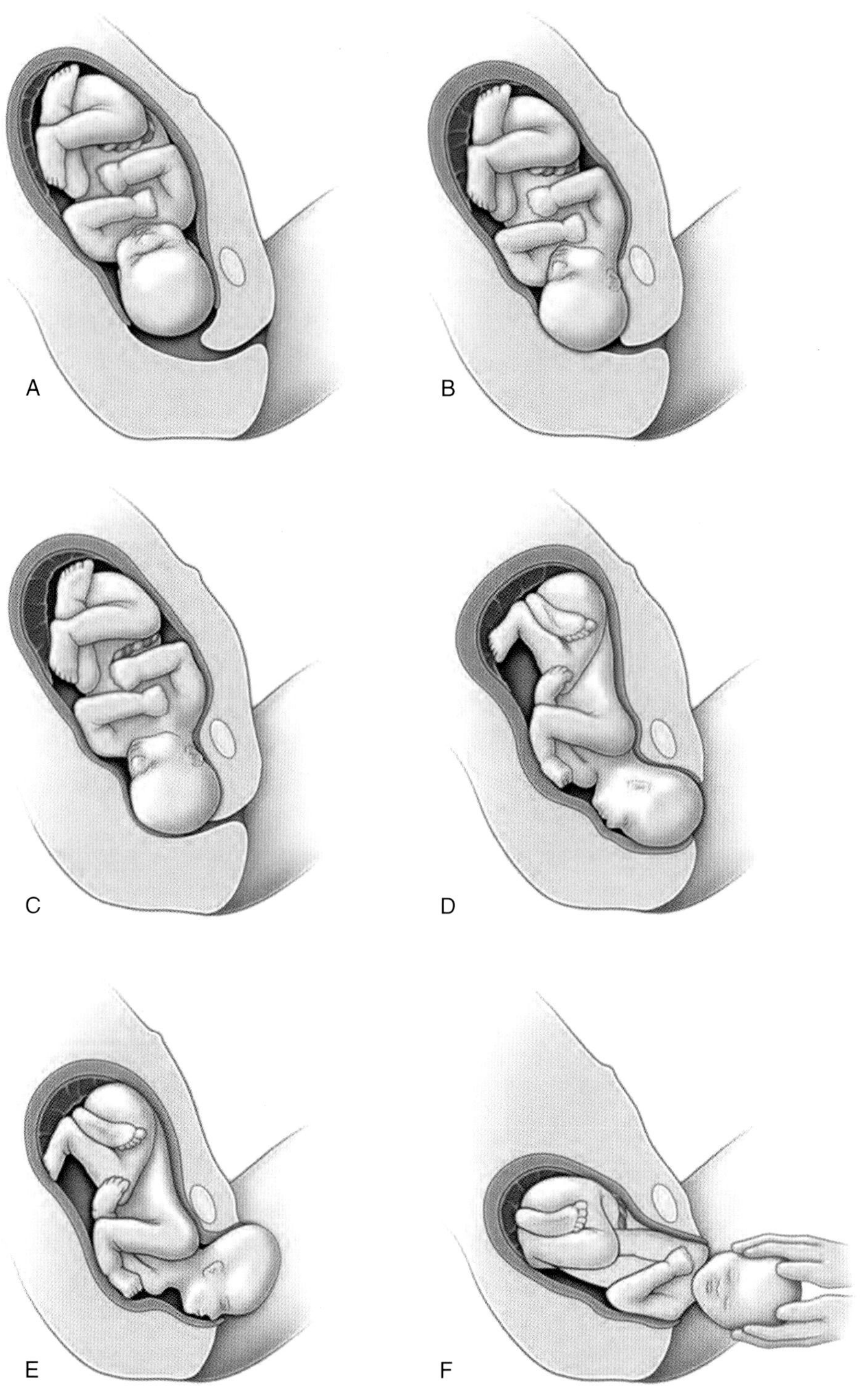

图8.6　分娩机转：（A）衔接。（B）俯屈。（C）下降。（D）内旋转。（E）仰伸。（F）外旋转。

的重要性在于表明骨盆大小能允许胎头明显下降，但是并不表示胎儿最终能经产道分娩。胎头俯屈使胎头以最小径线通过产妇骨盆。先露部下降是胎儿成功通过产妇产道所必需的。*在第一产程后半阶段和第二产程，胎儿下降速度最快。*内旋转类似于俯屈，促使胎儿以胎头最佳径线通过骨盆，最常见的是胎头由横位转向前位或后位。胎头到达阴道口时，发生仰伸。为了适应产道向上的曲度，俯屈的胎头开始仰伸。外旋转发生在胎头娩出后，相对于胎肩，胎头“向前旋转”，即复位，随后胎体迅速娩出。

正常临产与分娩

每位孕妇应有其指定的负责医生，从开始住院直至临产、分娩，产科团队应监护产程进展。产妇一旦进入活跃期，医生应随时进行检查。

一般处理

临产与分娩中的活动与体位

临产早期，产妇散步可能比仰卧位更舒适。在临产早期，如果产妇自觉活动后不适，则出于安全考虑，或在产妇需行检查时，应仅限于床上活动。在美国，仰卧位分娩较常见。但是这种体位阻碍静脉回流，从而导致心输出量减少及低血压（仰卧位低血压综合征）。左侧卧位减轻子宫对下腔静脉的压迫，因此改善心输出量。在美国，自然分娩或阴道助娩中常采取膀胱截石位。在其他国家和地区，有许多分娩体位，包括坐位或蹲位、特殊“分娩椅”与分娩球或在不同配置的温水浴缸中分娩。

补液治疗

由于分娩与胃肠蠕动减低有关，所以麻醉是一个需要关注的问题。进入活跃期的产妇，除清水、偶尔以碎冰湿润口唇外，应避免经口摄入任何食物。

当不能口服摄入或摄入不足时，应行静脉补液治疗，可给予 1/2 生理盐水或 D5 1/2 生理盐水。如果胶体渗透压增加，则可输注生理盐水，但是通常禁用乳酸类液体，因为乳酸类液体的应用会加重代谢性酸中毒。

胎儿状况评估

*产程中监测胎心率及其变化是评估胎儿情况的主要方法，可以采用间歇性胎心听筒听诊或手持多普勒或电子胎心监护仪等方式监测胎心率。*根据孕产妇住院时的风险评估、孕产妇及产科医生的偏好、科室要求等选择胎心监测方法。危险因素包括阴道出血、急性腹痛、体温 >38℃、早产或 ROM、高血压和无反应型胎心率等，但并不仅限于此。

住院时无危险因素者，确定、评价并记录胎心率等规范的胎心监测方法为：第一产程活跃期，每 30 分钟 1 次，在第二产程至少每 15 分钟 1 次。住院时有高危因素者，胎心监测方式为间歇性听诊或持续性胎心监测。在第一产程活跃期，应每 15 分钟听诊 1 次胎心，通常在宫缩前、宫缩时及宫缩后听取胎心，持续性胎心监测至少应持续 15 分钟。在第二产程，应每 5 分钟监测 1 次胎心率，间歇性听诊或持续性胎心监测均可。如果应用胎儿电子监护仪，则可同时评估子宫收缩频率和持续时间，但是不能评价子宫收缩强度。低风险的足月妊娠者通常不需要应用胎儿电子监护仪。

镇痛

分娩期对产妇不适与疼痛的处理是良好产科实践中极其重要的部分，一些产妇通过在对分娩准备课程中学习的方法忍受疼痛。具备这些疼痛处理知识的护理人员对支持产妇决定至关重要。除有药物禁忌者外，应根据产程中产妇的需要，应用镇痛药物，缓解宫缩引起的疼痛。

*在第一产程，疼痛来自子宫收缩与宫颈扩张。*痛觉沿内脏传入神经传导，并与交感神经相伴随，进入脊髓 T10~T12 和 L1。随着胎头下降，产道和会阴部出现扩张，痛觉沿躯体传入神经传导，其中包含部分阴部神经，进入脊髓 S2~S4。以下麻醉和镇痛方法可用于缓解产科疼痛。

• 硬膜外阻滞：经导管将局麻药或麻醉剂注入硬膜外腔，在美国，该方法是产时镇痛最有效的方法，可用于经阴道或经腹分娩及产后输卵管结扎等。

• 脊髓麻醉：单次注射麻醉。

• 硬膜外和脊髓麻醉联合：以上两种方法联合应用。

• 局部阻滞：在会阴或阴道局部注射麻醉剂（如阴部神经阻滞，见图 8.7）。

• 全麻：吸入麻醉或静脉注射麻醉剂，可使产妇意识消失（仅适用于一些选择性剖宫产术）。

在确定应用何种镇痛方法中，要权衡每种方法的利弊。在这些镇痛方法中，硬膜外麻醉优于脊髓麻醉，该方法可在临产与分娩过程中提供持续性镇痛，其优点在于为分娩过程提供极好的镇痛效果，通过持续滴注维持产妇触觉和运动能力，使产妇能参与分娩过程。脊髓麻醉可为分娩提供良好的镇痛效果，但是持续时间有限，常用于剖宫产或阴道分娩等快速分娩过程。脊髓麻醉与硬膜外麻醉联合应用时，兼具两者的优点，即硬膜外导管滴注药物维持镇痛效果，而脊髓麻醉起效较为迅速。所有这些区域性麻醉方式均与后续头痛有关。在脊髓和硬膜外联合麻醉中，应用新型防损伤穿刺针可在很大程度上降低产妇头痛的发生，减少交感神经阻滞风险，后者可导致低血压。与单独应用脊髓麻醉相比，也减少了运动神经的阻滞。局部阻滞常用于外阴切开术、阴道与会阴裂伤修补术中；宫颈旁阻滞可导致胎心率过缓，全麻则与一些并发症有关，如产妇误吸、新生儿窒息等。如果处理适当，全麻可有效地用于多数剖宫产术中，但是区域性麻醉仍为首选。

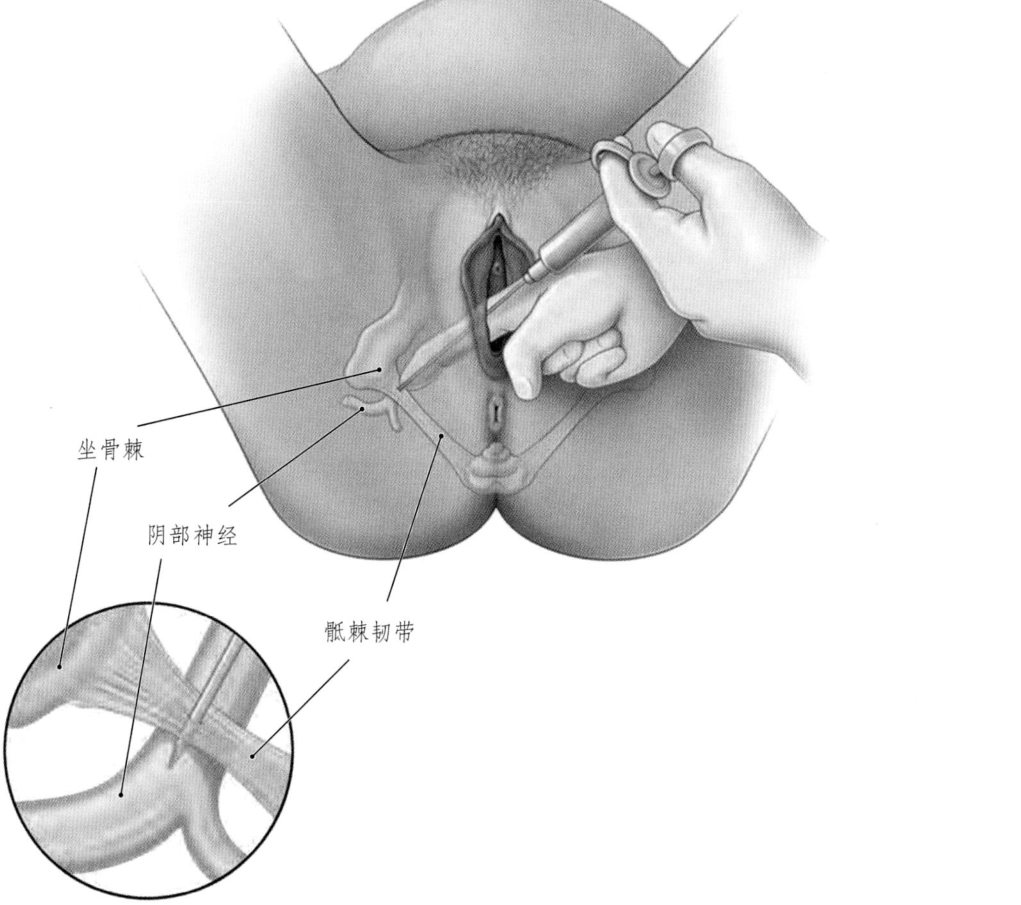

图8.7　阴部神经阻滞。分娩时，局部麻醉易于操作，可为阴道分娩提供会阴部麻醉。

产程处理

第一产程

产程进展的评估是通过反复盆腔检查来完成的，每次阴道检查均使用无菌润滑剂。在每次检查中，应明确宫颈扩张、宫颈展平、胎儿位置、胎先露位置和胎膜情况，并将这些检查结果以图表方式记录在病历中，以便发现产程异常。*在第一产程的后半期，患者出现向下用力，提示胎头明显下降并压迫会阴部。*此时，不鼓励产妇向下用力，从而避免因产力作用下胎儿试图通过未完全扩张的宫颈而导致宫颈创伤性水肿。如果发生宫颈水肿，则需在宫颈完全扩张之前，缓解宫颈水肿。在此期间，需行更频繁的阴道检查。如果有明显胎心率减速，则需行更频繁的检查，确定是否出现脐带脱垂或是否需立即结束分娩。

除胎膜破裂放置宫内压力导管或胎儿头皮血检测外，如果需要，可行人工破膜，也称为 AROM。其是一种有益的方法，可确认有无胎粪。但是破膜也存在一些风险，如果产程延长，则增加感染风险，或在胎先露衔接前出现胎膜破裂，则易发生脐带脱垂。自发性胎膜早破也有类似风险，需观察羊水中是否有胎粪和血，并在破膜后立即听诊胎心。

第二产程

一旦进入第二产程（宫颈完全扩张至 10cm），产妇自主性向下用力及非自主性子宫收缩有助于促进胎儿娩出。*每次子宫收缩时，鼓励产妇深吸气，然后屏气向下用力。腹压增加有助于胎儿在产道内下降。*

在第二产程中，胎头发生进一步改变。在胎儿通过产道时，发生胎头变形，甚至出现部分颅骨重叠（图 8.8）。当胎头适应骨产道时，胎儿颅骨重叠程度通常较轻。当胎头和骨产道相差越大时，胎儿变形程度越明显。胎头受宫颈压迫时，可引起胎儿头皮水肿，出现产瘤。*胎头变形和胎头水肿是误诊胎先露下降位置的两个最常见原因。*当在“胎头后方与骶骨曲度之间有较大间隙”时，医生应警惕胎头双顶径位置可能高于检查中确定的胎儿先露部位置。第二产程可能延长至 2~3 小时，胎头长时间受阻不利于识别囟门与颅缝。在出生后几天内，胎头水肿和变形即可消失。如果在第二产程前盆腔检查发现这些异常，则提示胎儿在通过产道时存在潜在问题。

*会阴切开术可通过增大阴道出口而促进胎儿娩出，阴道助产和（或）胎儿下降延迟或阻滞者是会阴切开术的指征。*随着产程进展与控制胎头和胎体娩出，在正常大小胎儿分娩中，产道裂伤的风险较低，因此很少需要行会阴切开术。*如果需要行会阴切开术，则应在胎头下降并使会阴变薄时施行。*与会阴表面切口相比，黏膜面切口应稍长（图 8.9）。*美国妇产科医师学会建议，不需要常规行会阴切开术，因为其可能导致会阴Ⅲ度或Ⅳ度裂伤，延迟患者恢复性生活。会阴切开术应仅适用于有特殊医学指征者。*会阴正中切开术损伤肛门括约肌和直肠的风险较高，选择会阴侧切术者较会阴正中切开术多。

胎头着冠后（阴道口扩张）仰伸，以最小径线通过会阴部娩出，这种自然机制降低了会阴裂伤或切口延伸的可能性。*为了支持会阴组织，促进胎头仰伸，可使用改良 Ritgen 手法操作（图 8.10）。*该操作方法为将一只手放在胎头顶部，另一只手通过会阴部向胎儿下颌部施压，以无菌毛巾避免受接触肛门而污染。在两只手控制下，胎儿颌部缓慢娩出。

胎头娩出后，胎肩下降，旋转至骨盆前后径上。接产者将手放在胎儿下颌和头顶部，向下缓慢施压，娩出前肩。*为了避免臂丛神经损伤，应小心下压，不要在胎儿颈部过度用力。*向上牵引胎头，娩出后肩（图 8.11）。大多数情况下，胎体很容易娩出。胎儿娩出后，子宫体积明显缩小。

第三产程

*在腹部触及子宫上升、外形变成球形时，提示胎盘已剥离并进入子宫下段，胎盘即将娩出；随后出现出血和（或）脐带“延长”。*这是胎盘剥离的三个典型特征。应避免过度牵拉脐带，不适当的用力可导致子宫内翻，并引起急性子宫出血和出血性休克。应等待胎盘自发性剥离，有时持续 30 分钟。当胎盘到达子宫下段时，可轻轻牵拉脐带，同时将手在腹部耻骨联合上向后上施压，避免发生子宫内翻（图 8.12）。必要时，可徒手剥离胎盘。在麻醉下，将手伸入宫腔内，以手的侧缘在胎盘与子宫壁间剥离胎盘。检查脐带，有两条脐动脉和一条脐静脉。

胎盘娩出后须检查子宫，确定子宫体积缩小，

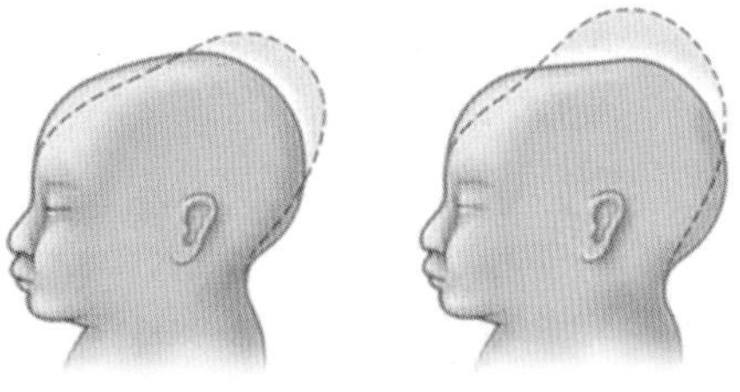

图8.8 胎头变形。

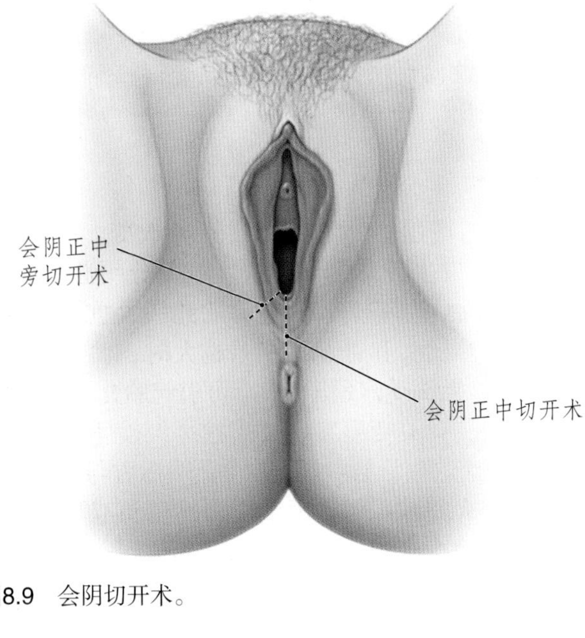

图8.9 会阴切开术。

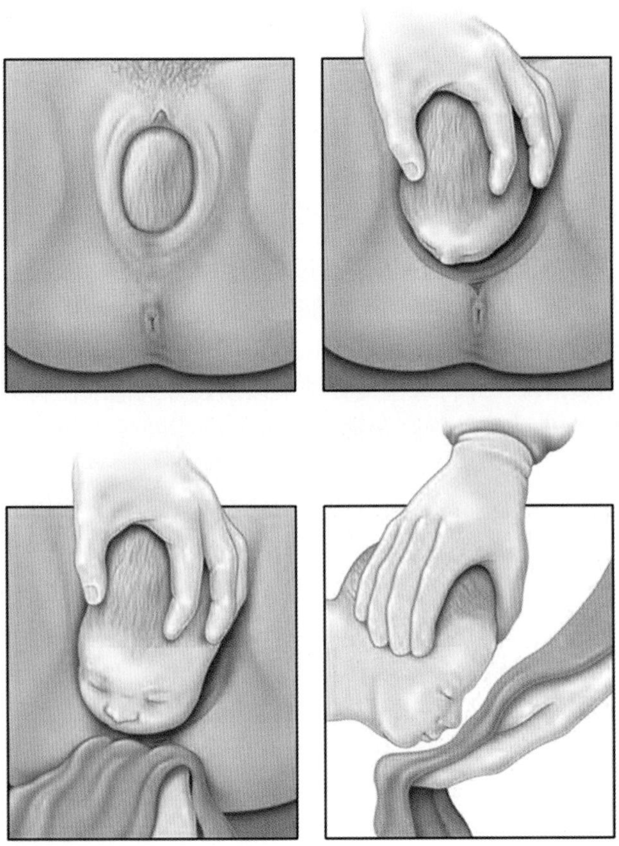

图8.10 改良式Ritgen阴道助娩方法。

收缩变硬。此时或此后任何时间出现过多出血，均提示可能有子宫收缩乏力。在产后出血患者，可常规按摩子宫，应用促宫缩药物，如缩宫素、甲基麦角新碱和前列腺素药物（卡前列腺素或米索前列醇）等。

全面检查产道。包括阴道口、阴道、会阴、外阴及尿道口周围，评估是否有撕裂伤。以卵圆钳钳夹宫颈，检查宫颈情况，宫颈裂伤最常发生在3点和9点位置，需以可吸收线缝合修复。产科裂伤分类见表8.2。

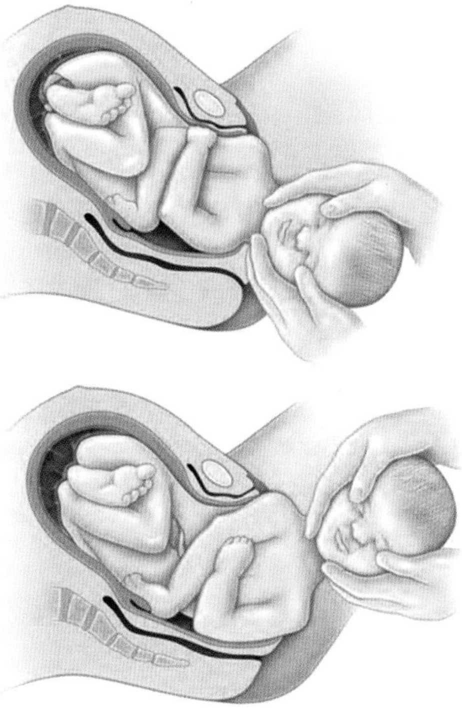

图8.11 胎儿前肩及后肩娩出。

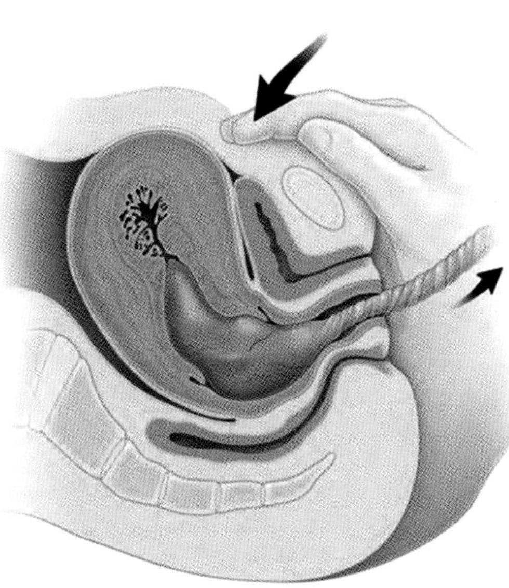

图8.12 胎盘娩出。

第四产程

分娩后1小时是最常发生产科严重并发症的阶段。产后子宫出血约占1%，常发生在急产、产程延长、子宫大（如巨大儿、羊水过多和多胎妊娠）或产时绒毛膜羊膜炎等。胎盘娩出后，应立即检查，确定子宫收缩变硬。在这段时间内，应检查子宫，明确子宫张力。在产后几小时内，使用会阴垫，评估会阴垫的出血量，密切监测产妇脉搏、血压，确定是否出血过多。

引产

当继续妊娠不利于孕妇或胎儿时，需行引产。引产方法为静脉应用缩宫素、促宫颈成熟和人工剥膜。

应用缩宫素

应用缩宫素时，应精确控制液体流速，确保剂量准确，并做到每时每刻的控制。各种方法均可刺激子宫收缩，而各种方法的开始剂量、剂量增加的量及剂量增加间隔时间等均不相同。小剂量增加及不频繁增加剂量可降低子宫过度刺激的发生率。大剂量增加及频繁增加剂量可导致分娩时间缩短、降低绒毛膜羊膜炎的发生率和因难产（异常分娩）而行剖宫产的数量，但增加了子宫过度刺激的概率。

促宫颈成熟

如果宫颈不利于引产，则需先促宫颈成熟。有些方法可用于促宫颈成熟。米索前列醇是前列腺素E类似物，是促宫颈成熟和引产的有效药物，可以阴道用药。前列腺素类似物E2也可以阴道或宫颈内用药。*由于这两种药物可增加子宫过度刺激的风险，因此，有前次剖宫产史或以往子宫手术史者禁用*。

机械性扩张的方法也可用来促宫颈成熟。一种

表8.2

裂伤程度	定义
Ⅰ度裂伤	累及阴道黏膜或会阴部皮肤，但未累及皮下组织
Ⅱ度裂伤	累及皮下组织，但未累及直肠括约肌或直肠黏膜
Ⅲ度裂伤	裂伤延伸至直肠括约肌，但未达直肠黏膜
Ⅳ度裂伤	裂伤达直肠黏膜

方法是使用由海藻 Laminaria japonica 制成的吸湿棒放置在宫颈内口。当海藻棒吸湿并扩张后，宫颈慢慢扩张（图 8.13）。与应用海藻棒有关的风险包括宫颈扩张失败、宫颈裂伤、胎膜意外破裂和感染。此外，另一种促宫颈成熟的方法为在宫颈管内放置 30mL 的 Foley 尿管。

人工剥膜

以“剥离”方式进行人工破膜引产的相关风险包括感染、未能诊断的前置胎盘或胎盘低置出血和意外胎膜破裂。

人工破膜是引产的另外一种方法，特别是宫颈成熟时。常规早期人工破膜可以适当缩短产程，但是可增加羊膜腔内感染的风险及因胎心异常而增加剖宫产率。因此，通常不建议行常规人工破膜。

剖宫产

在美国，剖宫产是最常见的手术。直到 1965 年，剖宫产率稳定，维持在小于 5%。2005 年，剖宫产率开始增加，但未超过 30%。剖宫产率增加的原因包括新生儿重症监护质量改善使早产儿或有并发症的足月新生儿的生存率明显提高、臀位分娩和胎心监护异常等。但是，剖宫产未能明显改善新生儿的不良结局。

决策：分娩方式

分娩方式应由医生和患者共同决定。成功阴道分娩的益处在于减少出血和感染风险；缩短住院天数；减少疼痛，恢复快。但是，有时剖宫产是必需的，剖宫产指征包括前置胎盘出血、胎盘早剥、脐带脱垂和子宫破裂等，均需立即终止妊娠。臀先露者可以行计划性阴道分娩，但是也要根据医生的经验。在这种情况下，应该告知孕妇，阴道分娩与剖宫产相比，其围生儿和新生儿死亡率和短期严重的新生儿发病率增高，孕妇应知情同意并做好记录。

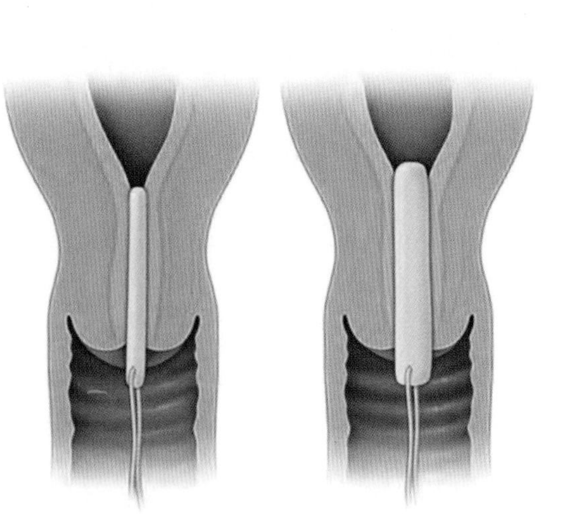

图8.13 应用海藻棒。（A）海藻棒需恰当放置，超过宫颈内口。（B）恰当放置的海藻棒已经膨胀，并导致宫颈扩张。

产妇要求剖宫产手术

在美国所有分娩产妇中，孕妇要求剖宫产者约占 2.5%，不足妊娠 39 周者，不能根据孕妇要求行剖宫产术。想要更多子女者不建议采取剖宫产术，因为每次剖宫产术均增加前置胎盘、胎盘植入和妊娠子宫切除的风险。

孕产妇死亡风险

剖宫产的决定非常重要，与剖宫产相关的孕妇死亡率是阴道分娩的 2~4 倍（如产妇死亡率为 1 例/2500 例剖宫产手术、1 例/5000~10000 例阴道分娩）。剖宫产时，可选择不同的子宫切口。选择肌壁薄的子宫下段切口者，可在以后再次妊娠时尝试剖宫产后经阴道分娩（VBAC）。选择肌壁较厚的子宫上部切口，即经典式剖宫产者，继发子宫破裂的风险较大，应建议孕妇行再次剖宫产术。

剖宫产后的阴道试产

以往剖宫产者可能再次行剖宫产手术。20 世纪 80 年代中期之前，认为以往有剖宫产史者，如果再次妊娠，均需行剖宫产术。剖宫产后阴道试产（TOLAC）也称为 VBAC。近年来，正在观察阴道试产或尝试剖宫产后阴道分娩与 VBAC 的成功率。公布的数据表明，近 10 年的 TOLAC 临床结果的安全性打破了流行 70 年的“一次剖宫产，总是剖宫产”格言。VBAC 成功率近 60%~80%。近来，这一结果又出现变化，孕妇及其医生选择重复剖宫产的趋势逐渐增加。究其原因，每个患者均有不同，其中避免子宫破裂（虽然风险较小）是很多孕妇所关注的。无法保证阴道顺利分娩及难产可能也是很多孕妇所担心的。虽然剖宫产术后恢复需要更长时间，但有些患者有相似分娩的经历，因此，对重复剖宫产并不畏惧。计划性分娩在时间上的便捷与可预测性也是吸引准家庭选择剖宫产的一个因素。

有剖宫产史，应明确阴道试产与重复性剖宫产的利弊。虽然 TOLAC 者的子宫破裂确实增加，但其发生率通常不超过 1%。

美国妇产科医师学会关于 TOLAC 的指南要求血库 24 小时提供用血，需行持续性胎心监护，有行剖

*宫产术的医生在场，有麻醉设施，在需要行剖宫产术时，从“决定到手术”需确保在 30 分钟内完成等。*框 8.1 为 TOLAC 时的临床需具备的条件。

框 8.1 前次剖宫产者经阴道试产成功的相关临床因素分析

成功概率增加（较强的预测指标）
- 前次阴道分娩
- 自然分娩

成功概率降低（其他预测指标）
- 再次出现首次剖宫产指征（难产）
- 孕妇年龄增加
- 非白人种族
- 妊娠超过 40 周
- 产妇肥胖
- 先兆子痫
- 两次妊娠相隔时间较短
- 新生儿出生体重增加

American College of Obstetricians and Gynecologists. Vaginal Birth after Previous Cesarean Delivery. Practice Bulletin No. 115, Washington, DC: American College of Obstetricians and Gynecologists; August 2010:3.

临床随访

在检查中，患者出现早期临产表现。医生安排患者散步，几个小时后回来再次检查。医生要向患者解释如何确定患者是否进入产程活跃期。患者关心分娩过程中疼痛的处理，医生应对其选择做出解释。

（译者：田静）

访问 http://thePoint.lww.com/activate，有互动式 USMLE 式问题库及更多内容！

第9章 异常分娩与产时胎儿监护

本章主要涉及APGO教育的重点问题：

主题22 异常分娩

主题26 产时胎儿监护

学生能通过体格检查、胎儿监护及子宫肌收缩监测等方法鉴别正常分娩和异常分娩的特征，掌握阴道手术助娩的适应证。

> 临床病例
>
> 孕妇散步2个小时后返回待产室，行再次检查，发现子宫规律收缩，宫口扩张5cm。应用硬膜外麻醉，6个小时后，宫口扩张到6cm后再无进展。此时应如何处理？评估产妇与胎儿的哪些情况有助于确定恰当的产程处理？

异常产程

异常产程或难产以产程进展异常为特征。在美国，难产是剖宫产的主要指征。*虽然难产较常见，但其在诊断、处理方法和需要干预的标准等方面却存在很大差异*。由于很少能准确诊断难产，因此常使用相对不精确的术语“产程进展失败”，其中包括宫口无进行性扩张、胎头无下降或两者兼有。

影响正常产程的因素

临产是指子宫出现充分强度、频率和持续时间的收缩，并伴随宫颈管展平及宫颈扩张。难产的主要原因分为“产力”异常（子宫收缩或产妇产力）、“胎儿”异常（胎位、胎儿大小或胎先露）或“产道”异常（骨盆或软组织）。

子宫收缩：“产力”

腹部触诊、体外分娩力计或宫内压力导管（IUPC）等方法可监测子宫收缩活动（图9.1）。分娩力计是体外子宫收缩监测装置，放置于产妇腹部，记录子宫收缩与舒张的频率及每次收缩的持续时间。IUPC方法除了记录子宫收缩频率与持续时间外，还能通过宫腔内导管直接监测子宫收缩所产生的压力。其导管与监测仪相连，测量宫腔内压力，以mmHg为单位。

最近研究显示，IUPC代替体外分娩力计并不影响产程异常的结果。IUPC适用于一些特殊情况，如产妇肥胖及存在可能妨碍准确评估子宫收缩情况的其他临床因素等。

子宫每次收缩产生的最大压力至少达25mmHg时，才能促使宫颈扩张与胎儿下降。子宫内最佳压力为50~60mmHg。在正常分娩时，子宫收缩频率也非常重要：子宫收缩最佳频率是10分钟间隔内至少有3次收缩，称为“适当”。子宫收缩太频繁并非最佳，因为会使子宫舒张时间变短。在子宫“收缩间歇期”，胎儿通过子宫胎盘血流来获氧和排出代谢产物。如果没有子宫收缩间歇期，胎儿供氧将受影响。

常用于测量子宫收缩力的另一个单位是蒙德维德单位（MVU），其是指在10分钟内子宫收缩的平均强度（在子宫舒张期压力基线以上）。*正常产程*

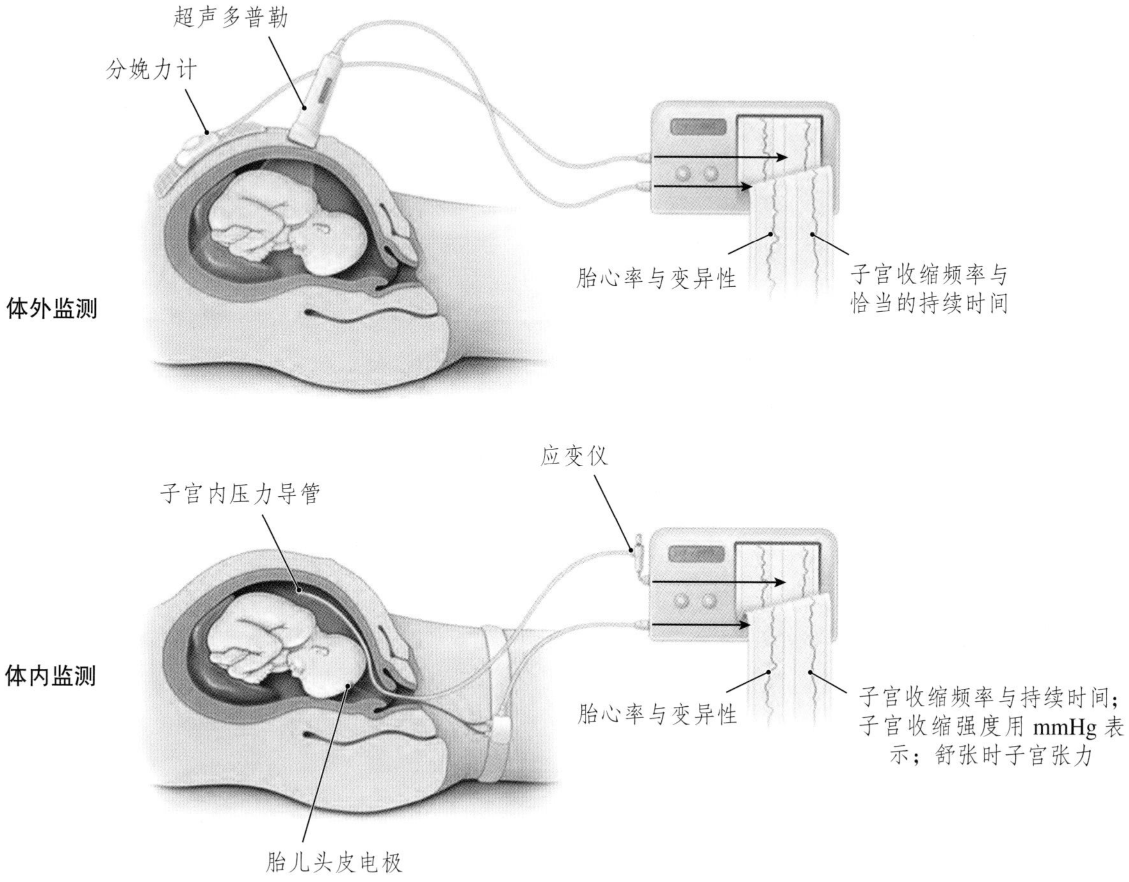

图9.1　分娩力计与宫腔内压力导管。

进展通常要求 MVU 达到 200 或以上。

胎儿因素：“乘客”

胎儿评估包括胎儿体重、胎产式、胎先露、胎方位和胎儿姿势等方面的临床评估。*如果估计胎儿体重大于 4000~4500g，则肩难产和胎儿骨盆不称等难产风险较高。*当胎儿接近足月（妊娠 40 周）时，超声评估胎儿体重常有 500~1000g 的误差，这些信息必须结合其他参数，最终做出处理决定。

*胎儿姿势、胎先露和胎产式在产程进展中也有重要作用（图 9.2）。*如果胎头倾向于一边（头盆倾势不均）或仰伸状态（仰伸），则胎头以最大经线通过骨盆，因此增加难产的可能性。额先露（发生率约为 1/3000）常转为顶先露或面先露，但是如果持续性额先露，则可导致难产，并需行剖宫产分娩。在大多数情况下，面先露（占分娩的 1/600~1000）需行剖宫产分娩。前下颏先露者，如果胎头经过屈曲而不是仰伸，则可能经阴道分娩。*持续性枕后位也与产程延长有关（经产妇约 1 小时、初产妇约 2 小时）。*在复合先露者，当一侧或更多肢体沿先露部分下垂（占分娩的 1/700）时，随着产程进展，胎儿肢体通常可以缩回去（自然或人为帮助下）。当胎儿肢体不能缩回或 15%~20% 的复合先露者伴有脐带脱垂，此种情况需行剖宫产结束分娩。

胎儿异常可引起难产，如脑积水和软组织瘤。常规产前超声检查能发现这些异常，显著降低意外难产的发生率。

产妇因素：“产道”

一些产妇因素常与难产有关。产妇因骨产道或软产道异常而引起产道梗阻，均可导致难产。头盆不称是指产妇骨盆与胎先露大小不适合，从而阻碍胎儿下降至产道。*在临床上，以影像学和 CT 测量骨盆来预测成功阴道分娩的价值有限，因为这些测量均不准确，而且胎儿适应能力和分娩机制也存在个体差异。*

临床骨盆测量，即手工测量骨盆直径，除“均小骨盆”外，该方法预测成功阴道分娩的价值也有限。虽然在某些情况下，影像学和 CT 骨盆测量有所帮助，但是在产程中，胎先露下降进展是检测骨盆是否适宜分娩的最好方法。

软产道异常而导致难产的原因包括宫颈异常、结肠或附件肿物、膀胱充盈、子宫肌瘤、子宫残角和病

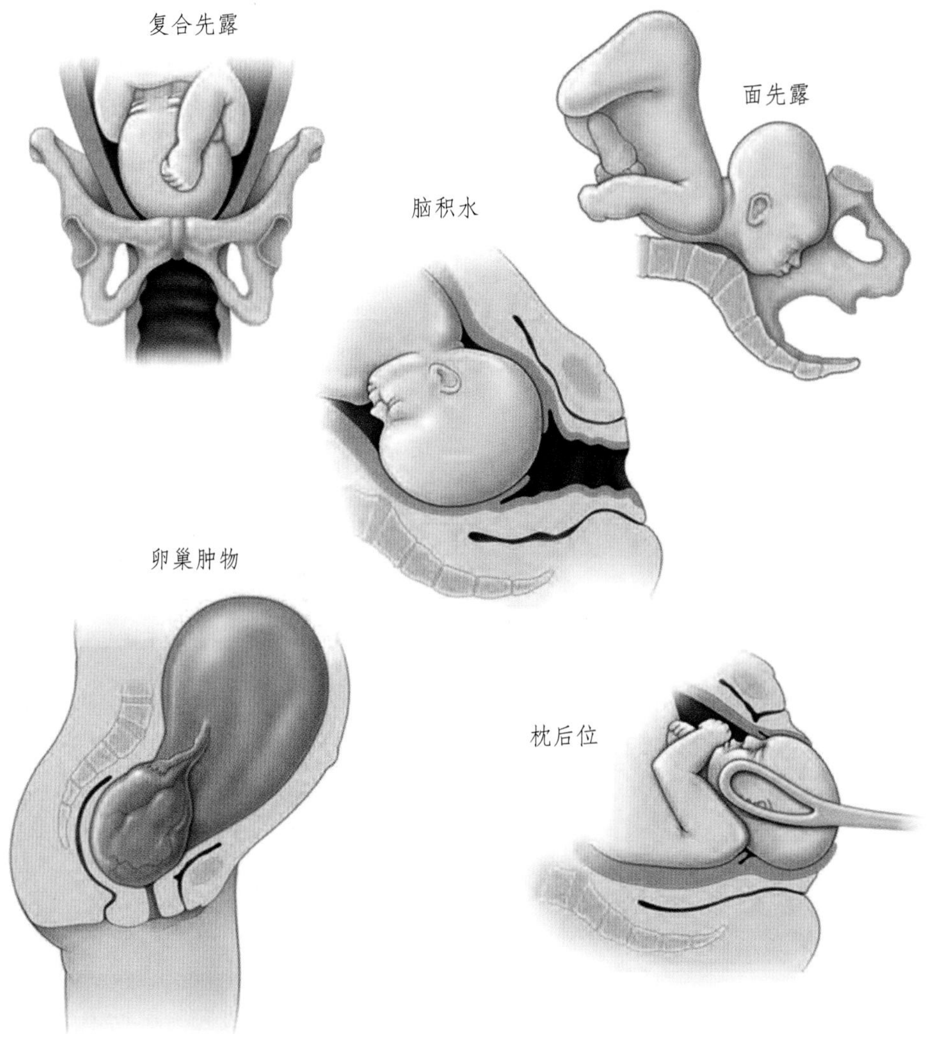

图9.2 与难产有关的胎儿因素。

态肥胖等。硬膜外麻醉可因降低盆底肌肉张力而导致难产。

风险

*难产可导致母儿发生严重并发症。*产程延长常继发感染，特别是胎膜早破者。胎儿感染和菌血症，包括吸入感染的羊水而引起肺炎等，均与产程延长有关。此外，还有继而需行剖宫产或手术分娩的风险，如产妇软组织与下生殖道损伤、胎儿损伤。

异常产程的诊断与处理

*将宫颈扩张进展和展平情况绘制成图，易于评估产程进展及识别异常产程。常用的Friedman曲线（见第8章）即为此目的。*产程异常分为两大类：产程延长，即产程进展缓慢；产程停滞，即产程进展停止（表9.1）。产程延长可发生在产程潜伏期和活跃期，而产程停滞仅在活跃期诊断。潜伏期的定义尚有争议，一般是指从宫颈展平至宫口开始扩张（见第8章）。

异常产程的处理选择方式较多，可从观察到手术助娩或剖宫产。

处理方式的选择依赖于以下几个因素：

- 恰当的子宫收缩。
- 胎位不正或头盆不称。
- 其他临床情况，如胎心监护提示无反应型或绒毛膜羊膜炎。

处理决策应权衡利弊，既要保证母儿安全，也要避免手术和剖宫产带来的风险。

第一产程异常

*潜伏期延长是指初产妇潜伏期超过20小时或经产妇超过14小时，潜伏期延长并不预示活跃期异常。*有些患者最初诊断为潜伏期延长，但随后发现是假临产。潜伏期延长本身不是产妇或胎儿的危险因素。*潜伏期延长者可选择观察和镇静等处理。*选择任何

表 9.1 异常产程

	产程延长	产程停滞
第一产程		-
潜伏期		
初产妇	持续时间超过 20h	
经产妇	持续时间超过 14h	
活跃期		
初产妇	宫颈扩张速度 <1cm/h	在经产妇及初产妇，宫颈未继续扩张超过 2h
		在局部麻醉下，宫颈未继续扩张超过 4h
经产妇	宫颈扩张速度 <1.2-1.5cm/h	
第二产程		
初产妇与经产妇	在局部麻醉下：持续时间 >3h	胎儿未继续下降达 1h
	无局部麻醉：	
	持续时间 >2h 或胎儿下降速度 <1cm/h	

From Shields SG, Ratcliffe SD, Fontain P, Leeman L. Dystocia in nulliparous women. *Am Fam Physician*. 2007;75:1671–1678.

一项处理，均有可能导致产妇子宫收缩停止，在这种情况下，提示产妇并未真临产；也可能进入活跃期；或产程延长持续到活跃期。在后一种情况下，需应用下文所述的治疗方法，加强子宫收缩。

*产妇进入活跃期后，初产妇宫颈扩张速度 <1cm/h 或经产妇 <1.2~1.5cm/h 者诊断为第一产程延长。第一产程延长的处理包括观察、以人工破膜或缩宫素等方式增强子宫收缩、持续性支持治疗。*如果产妇或胎儿出现异常，则需行剖宫产术。

加强子宫收缩

加强子宫收缩是指当自发性宫缩不能使宫颈进行性扩张或胎儿下降时，需采用人工破膜及缩宫素等方式刺激子宫收缩。*如果宫缩频率低于 3 次 /10 分钟、宫缩强度高于基线水平但小于 25mmHg 或两者均存在，应考虑加强子宫收缩。*在加强宫缩前，需评估产妇骨盆与宫颈情况以及胎方位、胎先露下降位置、胎儿状况等。如果无头盆不称、胎儿情况稳定，则在确定子宫收缩不充分时，可以使用缩宫素加强宫缩。加强宫缩的禁忌证与引产禁忌证相似（见第 8 章）。

*如果胎膜未破，则在活跃期行人工破膜能促进产程进展，不需要使用缩宫素来加强宫缩。*人工破膜后，胎头成为扩张宫颈的力量，而不是整个羊膜囊。同时，人工破膜能刺激前列腺素的释放，有助于增强子宫收缩力。

人工破膜通常使用薄的塑料棒，其末端呈尖锐的钩状。在检查者手指的引导下，将破膜棒的钩状末端放入扩张的宫颈口，以其尖端刺破羊膜囊。人工破膜的风险是因脐带受压而导致胎心率降低及绒毛膜羊膜炎发生率增加。因此，人工破膜不应常规使用，仅在产程延长者中应用。在破膜前及破膜后，应立即评估胎心率。

*有研究显示，在活跃期早期，人工破膜联合缩宫素可以缩短产程达 2 小时，但该治疗方案并未改变剖宫产率。*应用缩宫素的目的是影响子宫活动，从而扩张宫颈，并引起胎儿下降，同时应避免子宫收缩过频（即子宫收缩 >5 次 /10 分钟，平均超过 30 分钟）。最佳目标是子宫收缩 5 次 /10 分钟，才能充分扩张宫颈。*当以 IUPC 检测宫缩时，子宫活动 >200MVU 也可认为是充分的。*缩宫素应用分为低浓度方案或高浓度方案，低浓度方案可降低子宫过度刺激的发生率和严重程度，高浓度方案可缩短产程、减少绒毛膜羊膜炎的发生率和难产剖宫产等。

持续产程支持治疗

在产程中，护理人员（如护士、助产师、护工等）的持续支持对产妇和新生儿是有益的。持续护理可减少止痛药及缩宫素的应用、降低剖宫产率和手术助娩率、降低新生儿 5 分钟阿普加评分低于 7 分的发生率、增加产妇对分娩经历的满意度等。但是尚无充分的资料比较基于护士、助产师或助产士等护理人员训练水平之间的获益差异。尚无证据证明，持续产程支持有不利影响。

第二产程异常

*如果在区域麻醉下，第二产程延长超过 3 小时，或无区域麻醉下，第二产程超过 2 小时，或无区域麻醉下，胎儿下降速度低于 1cm/h，则应诊断为第二产程延长。胎儿在超过 1 小时没有下降者诊断为第二产程停滞。*以往认为，第二产程超过 2 小时，胎儿患病率及死亡率会增加。目前，由于加强了分娩时的胎儿监护，从而提高了辨别不能良好耐受分娩

的胎儿的能力。*因此，第二产程持续时间本身不是绝对的，或者说不是手术助娩及剖宫产的强有力的指征。*

只要胎心稳定，排除头盆不称，则第二产程延长是安全的。如果子宫收缩不良，则可开始应用催产素，或如果已在应用催产素，则可增加催产素的剂量。

子宫收缩时，产妇向下用力有助于胎儿娩出。非膀胱截石位的分娩体位（如膝胸位、坐位、蹲位、坐在分娩椅上等）可引起胎先露轻微改变，从而促进阴道分娩。硬膜外麻醉也有助于促进胎儿娩出。未行硬膜外麻醉者，盆底肌肉张力增加，主要产力增强，促进胎儿娩出。胎位异常者，可行助产以促进分娩。如果胎儿位于枕后位，不能自行旋转至正常位置，则可手转胎头至枕前位（图9.3）。

在第二产程中，决定手术还是持续性观察应根据临床上对产妇及胎儿的评估、产科医师的技术及训练。胎儿或产妇状况不稳定是手术助娩或剖宫产的指证。

手术分娩

手术阴道分娩是通过产钳直接牵引胎儿颅骨或

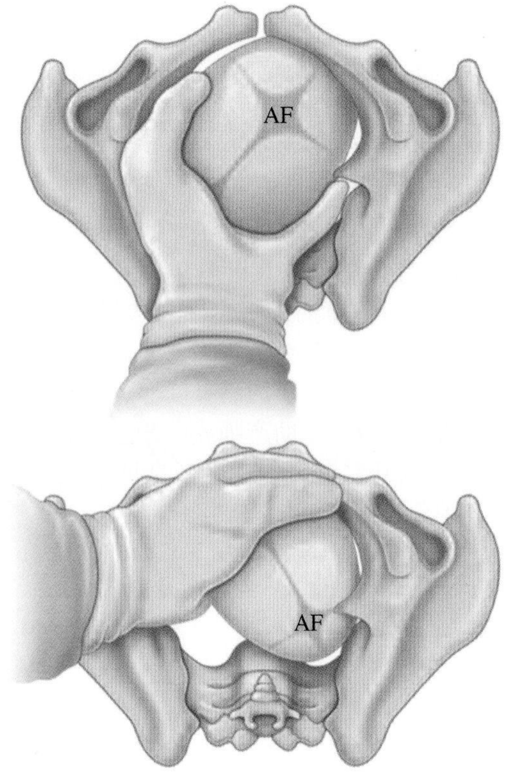

图9.3 胎儿枕后位，手转胎头至枕前位。（A）医生将手放置于阴道内，掌心向上。（B）手握住胎头，手指转动，旋转胎儿枕部至前位。AF，前囟。

通过真空吸引器牵引胎儿头皮方式分娩。在美国，手术阴道分娩率为10%~15%。*虽然在适当的情况下，手术阴道分娩是安全的，但是仍有导致母儿并发症的潜在风险。*手术阴道分娩应由有资质的医生完成，同时医护人员要准备好在手术助娩失败时转行剖宫产术。负压吸引或产钳分娩失败者，在剖宫产分娩时，新生儿颅内出血发生率较高。负压吸引和产钳助娩时，新生儿颅内出血风险相似。因此，估计手术阴道分娩成功率较低时，不应试行手术阴道助娩。

分类

在产钳和负压吸引助娩中，分类主要根据胎儿下降的水平，即胎头位置与产妇坐骨棘水平间的关系。以下情况可选择出口产钳或负压吸引阴道助娩：

1. 不需分开阴唇即可在阴道口见到胎儿头皮部分。

2. 胎头已降至盆底。

3. 矢状缝在产妇骨盆前后径上，呈右或左枕前位或枕后位。

4. 胎头位于会阴部。

5. 旋转不得超过45°。

在胎儿颅骨最低点位于坐骨棘下+2或更低而且未达盆底者，可行低位产钳或负压吸引手术助娩，分为以下两种亚型：

1. 旋转≤45°（左或右枕前位转为枕前位，或者左或右枕后位转为枕后位）。

2. 旋转>45°。

胎头入盆，但胎儿颅骨最低点在坐骨棘+2水平以上者，可试行中位产钳或负压吸引手术助娩。在极特殊的情况下，如突然出现严重母儿异常时，胎头位于坐骨棘+2以上，可试行产钳或负压吸引助娩，同时做好一旦手术阴道分娩失败立即行剖宫产的准备。

适应证与禁忌证

手术阴道分娩并无绝对的适应证。当胎头入盆和宫颈充分扩张时，适应于以下情况：

- 第二产程延长或者停滞。
- 可疑有即刻或潜在的胎儿窘迫。
- 为产妇安全而需缩短第二产程。

在某些情况下，应避免手术阴道分娩，或至少慎重考虑手术阴道分娩对母儿的风险。大多数医生认为，由于有胎儿颅内出血的风险，因此负压吸引不适宜妊娠34周之前者。*以下情况为手术分娩禁忌证：胎儿有骨质软化症（如成骨不全症）、出血性疾病（如同种免疫性血小板减少症、血友病和血管性血友病）、胎头未入盆或胎头位置不明确。*

产钳

*产钳主要用于在产妇自发用力及子宫收缩不足以娩出胎儿时牵拉胎头，增加胎儿娩出力（图 9.4）。*有时，在经阴道完全牵拉娩出胎头前，产钳也可用于旋转胎头。产钳可控制胎头分娩，因此，可避免急产。不同类型的产钳可用于有不同程度变形的胎头娩出。

产钳分娩所造成的产妇并发症包括会阴裂伤、血肿及盆底损伤。新生儿风险包括头颅和脊柱损伤、肌肉骨骼损伤，如果产钳误夹新生儿眼部，则可导致新生儿角膜损伤。当胎儿体重超过 4000g 时，产钳分娩可增加肩难产的风险。肩难产是指胎儿前肩抵在耻骨联合后导致的无法娩出。

负压吸引

在负压吸引中，将软的真空杯置于胎儿头部，通过机械泵施加吸力（图 9.5）。真空吸引与产钳相比，对产妇损伤较小，但对新生儿有潜在风险。虽然负压吸引器作用于胎头的牵引力比产钳作用的力量要小，但是仍会引起严重的胎儿损伤，所引起的新生儿风险包括颅内出血、头皮血肿、头皮裂伤（如果过度扭转）、高胆红素血症、视网膜出血等。此外，头皮分离导致头部出血。*总之，真空吸引导致的严重并发症约为 5%。*因此，建议负压吸引器应用时，不要旋转或扭转，而是应沿产道牵拉娩出胎儿。对于手术分娩的新生儿，应告知新生儿医生，密切监测新生儿损伤的症状与体征。

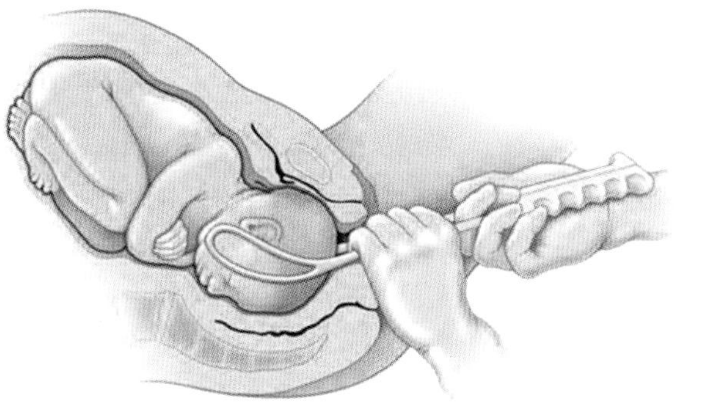

图9.4 产钳分娩。

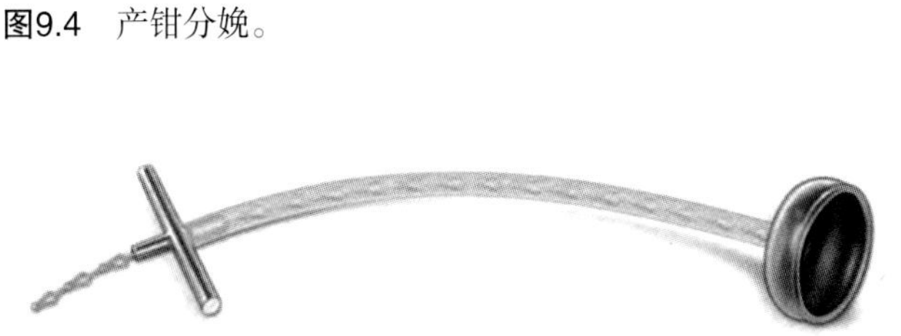

图9.5 负压吸引器。真空管口与真空杯间可弯曲呈90°，适用于胎头位置不正者。

臀先露

在足月单胎分娩中，臀先露发生率为 2%。在孕中期和孕晚期的早期，臀先露发生概率更多。除了早产，与臀先露有关的其他情况包括多胎妊娠、羊水过多、脑积水、无脑儿、非整倍体、子宫畸形和子宫肿瘤等。臀先露有3种类型：单臀先露、完全臀先露、不完全（脚）臀先露（图 9.6）。四部触诊法、骨盆测量、超声检查和其他影像技术等联合检查，可用于诊断臀先露（图

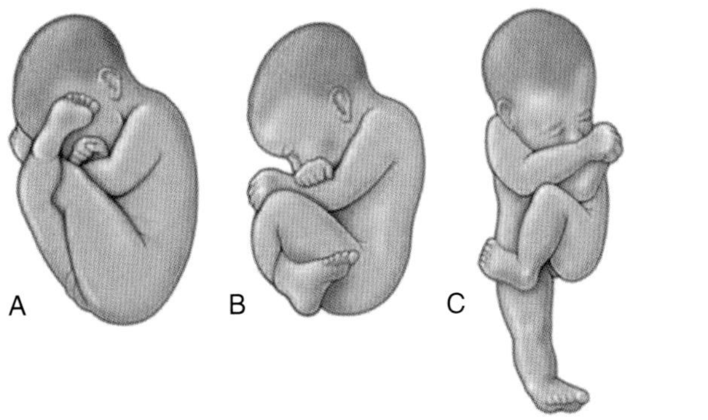

图9.6 臀先露的类型：（A）单臀先露，胎儿双足接近胎头。（B）完全臀先露，胎儿双腿交叉；（C）不完全臀（足）先露，胎儿单足或双足伸直。

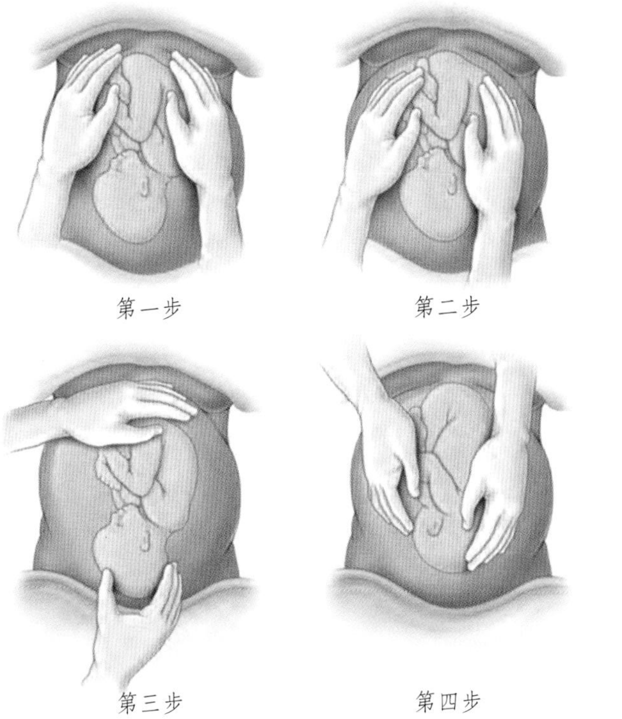

图9.7 四部触诊法，用于确定胎儿位置：①在宫底部确定胎儿部位。②确定胎背及胎儿肢体。③在耻骨联合上触诊胎儿先露部。④确定胎头俯屈的方向与程度。

9.7）。*与头先露相比，不考虑胎龄及分娩方式的影响，臀先露引起的母儿发病率和死亡率均增高。*其中导致胎儿风险增加的相关因素有胎儿异常、早产、脐带脱垂和产伤等。

胎头外倒转（ECV）是指临产前在孕妇腹部加压，使胎儿向前或向后翻转，将臀先露转变为头先露（图9.8）。ECV的目的是在近足月时，将先前为臀先露者转变为头先露，从而增加头先露的比例。一旦ECV完成头先露，则阴道分娩的概率将增加。*在选择恰当的病例中，这种方法的成功率约为50%。*妊娠36足周者适宜行ECV，其原因如下：首先，如果有自发性倒转的可能性，则至妊娠36足周时通常已经发生；其次，与妊娠36周前相比，足月后的ECV者，再出现自发性倒转的风险降低。*选择的标准包括正常胎儿而且胎心率稳定、羊水量正常、先露部分未入盆。*其风险包括胎膜早破、胎盘早剥、脐带意外和子宫破裂。经产妇行ECV成功率较高。*有证据支持在ECV过程中应用宫缩抑制剂（即抑制子宫收缩的药物），特别是初产妇。*RH阴性者建议应用抗D免疫球蛋白。

根据最近的研究，进一步明确了臀先露阴道分娩的远期风险，分娩方式主要依赖于医生的经验决策。*由于缺乏臀先露阴道分娩的经验，因此大部分医生倾向于剖宫产。*足月臀先露者，应在有资质及产程处理能力的医院，遵循指南要求，合理地进行有计划的阴道分娩。臀先露阴道分娩者应具备以下条件：

- 产程曲线正常。
- 孕龄大于37周。
- 单臀先露或完全臀先露（由于有脐带脱垂风险，因此足先露胎儿不建议行阴道分娩）。
- 超声检查无胎儿异常。
- 产妇骨盆大小适当。
- 估计胎儿体重在2500~4000g。
- 胎头俯屈（在足月臀先露胎儿中，胎头过伸发生率约为5%，需行剖宫产术，避免胎头娩出受阻）。
- 羊水量充足（即指羊水池垂直测量约为3cm）。
- 麻醉和新生儿科医生随时能提供帮助。

如果计划行臀先露阴道分娩，应告知产妇围生儿的风险或新生儿死亡率或短期严重的发病风险要比剖宫产分娩增高，产妇需签署知情同意书。

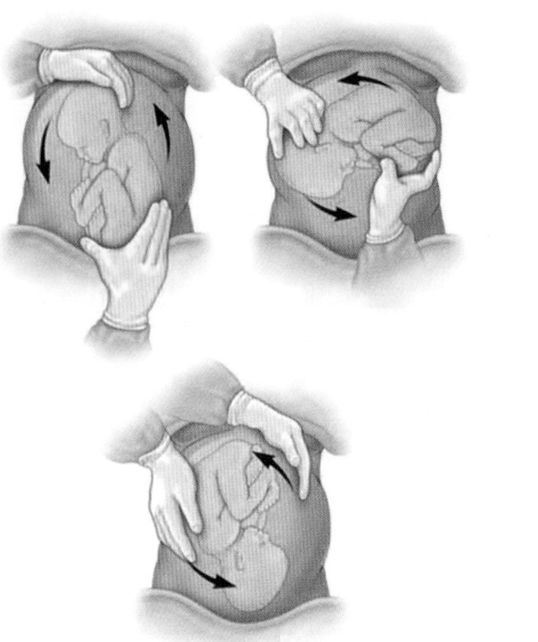

图9.8 胎头外倒转，该操作可使胎儿由臀位转为头位。

肩难产

肩难产有时可导致产程停滞。肩难产无法预测或预防，因为尚无准确方法来确定胎儿将出现这种并发症。与肩难产有关的分娩前情况包括多胎妊娠、过期妊娠、以往巨大儿分娩史及以往肩难产史。虽然巨大儿增加肩难产的风险，但是对可疑巨大儿者行选择性引产或选择性剖宫产均不适宜。

诊断肩难产有主观因素，特别是表现不明显者。在分娩过程中，娩出的胎头在产妇会阴部缩回（乌龟征），如果出现这样表现，则有助于诊断。可采取一些干预措施，协助胎儿娩出，包括采取McRoberts助产手法（即产妇双腿过度屈曲，紧贴腹部），在耻骨联合上方下压，协助胎肩娩出（图9.9）。相反，按压宫底可进一步加重胎肩梗阻，甚至导致子宫破裂。是否行外阴切开术尚存在争议，因为肩难产不是由于软组织梗阻所致。以旋转手法或娩出胎儿后肩等操作直接处理胎儿。在严重情况下，可采取更积极的干预措施，如Zavanelli操作（即将胎头俯屈并退回至阴道内，恢复脐带血流，然后行剖宫产术分娩）、尝试将胎儿锁骨骨折等方法。这些方法可导致肩难产相关的臂丛神经损伤，发生率为4%~40%。大多数臂丛神经损伤是可以恢复的，不会造成永久性残疾。*在所有肩难产患者中，永久性臂丛神经损伤者不足10%。*

产时胎儿监护

有证据表明，在分娩过程中，胎儿状态不稳定的发生率为5%~10%。产时胎儿监护是在分娩过程中间接监测胎儿状态，如胎心率、血气、脉率、羊水量和胎儿对刺激的反应等。*产时胎儿监护的目的是发现胎儿氧合改变，胎儿氧合异常可导致严重并发症。*目前

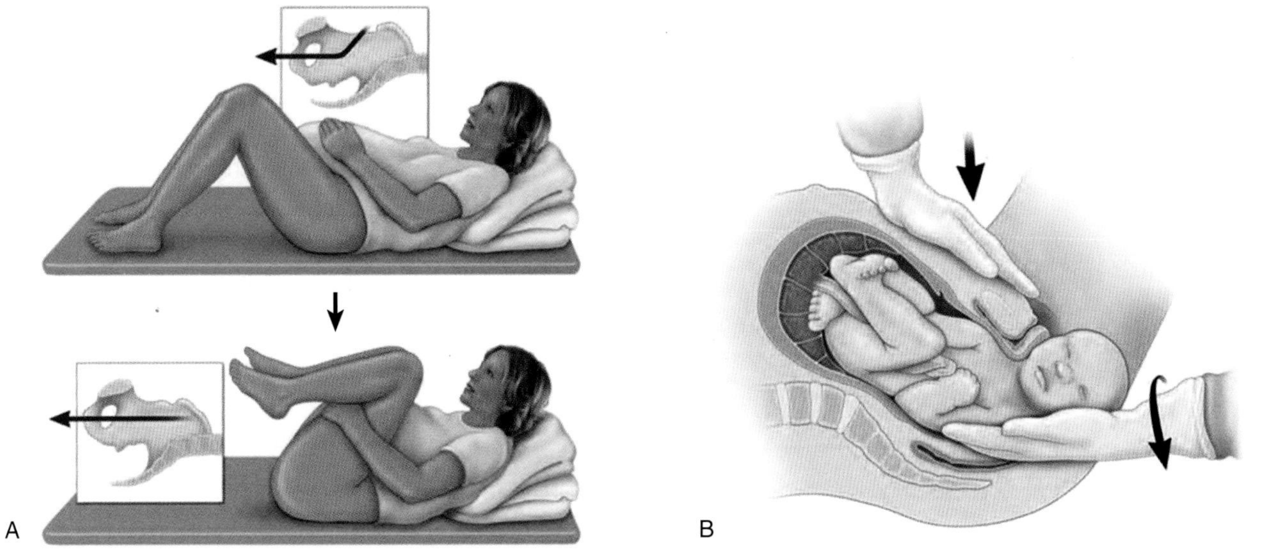

图9.9 缓解肩难产的常用方法。（A）McRoberts助产手法，髋骨过度屈曲并外展，使耻骨联合向头侧旋转，腰椎前凸变平，从而减轻对胎肩的影响。（B）在耻骨联合上方压胎肩，两侧朝向胎儿胸骨施压。

了解的很多神经性疾病，以前认为与新生儿窒息（即指损伤性酸中毒、缺氧和代谢性酸中毒）有关，但事实上与其他因素有关，并非与分娩有关，如产妇感染、凝血功能紊乱、免疫功能紊乱、遗传性疾病和出生时低体重等。*产时胎儿监护是在分娩中发现胎儿缺氧的重要手段。在少数病例中，缺氧可导致永久性神经损伤。*

病理生理学

子宫胎盘小叶为胎儿提供氧和营养，同时转运胎儿二氧化碳、排泄物等代谢物，子宫胎盘小叶功能异常会导致子宫胎盘功能不全。胎儿初始反应包括缺氧（血氧含量降低）；血流主要向胎儿大脑、心脏和肾上腺供血；短暂而反复缺氧则导致胎心率晚期减速。如果缺氧持续，则胎儿最终出现无氧糖酵解，发展为代谢性酸中毒，乳酸聚集并引起重要器官损害，特别是胎儿大脑和心肌。如果未及时治疗，则可出现严重的永久性损害，甚至导致胎儿死亡。

新生儿脑病

新生儿脑病定义为足月新生儿出生早期临床出现神经功能紊乱综合征，表现为呼吸启动和维持困难、肌张力与反射抑制、意识低下，有时出现痉挛。新生儿脑病并非总是与永久性新生儿神经损害有关，缺血缺氧性脑病（HIE）是新生儿脑病的一种亚型，是胎儿接近出生时氧气和血流不足所致。以前一直认为大部分新生儿脑病都是 HIE，但是流行病学研究证实这种观点并不确切。

*在新生儿脑病中，约 70% 是由分娩开始前的一些因素引起的。*据估计，由产前缺氧而非妊娠前或产前异常所引起的新生儿脑病发生率约为 1.6/10 000。HIE 是新生儿脑病这一大分类中的一种，可由产前中风、产前感染、遗传异常、新生儿脑畸形等情况所致。框 9.1 列出了有充足证据证实的可导致新生儿脑病的急性产时异常情况。

脑瘫

脑瘫是一种中枢神经系统慢性病变，其特征是

框 9.1 足以导致脑瘫的急性产时缺氧诊断标准

Ⅰ 重要标准（必须符合 4 个）

a. 脐动脉血气测定证实有胎儿代谢性酸中毒（pH<7、碱剩余≥ 12 mmol/L）

b. 妊娠 34 周以上的新生儿早期出现重度或中度新生儿脑病

c. 痉挛性或较少见的运动障碍性脑瘫

d. 排除其他原因（创伤、凝血障碍、感染或遗传异常）

Ⅱ 非特异性窒息性损害标准，但与分娩时机有关（48 小时内临产与分娩）

a. 临产前或分娩中出现短时缺氧

b. 胎心率突然出现异常（如突然出现持续性胎心过缓或持续性晚期减速或变异减速伴胎心基线变异性消失）

c. 出生 5 分钟以上，阿普加评分为 0~3 分

d. 出生 72 小时之内出现多系统性疾病（如急性肠损伤、肾衰竭、肝衰竭和出血性疾病）

e. 早期脑影像检查提示有急性非灶性脑异常

无法控制活动与体位，在出生后早期出现，并不是一种渐进性神经性疾病。只有一种类型的脑瘫，即痉挛性四肢瘫痪与产前或分娩时胎儿供血中断有关。运动障碍性或共济失调性脑瘫（通常有遗传性起源）和癫痫、精神发育迟缓或注意力不集中的过度反应症等与分娩时或围生期窒息无关。

产时胎心率监护

胎心率监测是为了确定胎儿是否缺氧。在美国出生的大部分新生儿（约 85%）需行电子胎儿监护（EFM）评估，这是一种最常见的产科监测方法。宫缩后间断性听诊胎心率也常用于评估产时胎儿状况。从 1980 年开始，EFM 使用更加普遍。与过去的 35 年相比，其使用率已经增加了 1 倍。

EFM 可以体外或体内使用。大部分体外监护使用计算机化的、能计算多普勒信号的多普勒仪。体内胎心率监护是通过将一个电极与胎儿头皮或其他先露部分相连而完成的。

EFM 测定胎心率包括基线率、胎心变异、胎心率加速、周期性或连续性胎心率减速及以上各项指标随时间而发生的改变（表 9.2）、根据三层 FHR 诠释系统进行的分类（框 9.2）。*胎心率监测的目的是发现胎儿危险信号，以便在出现不可逆损害前及时干预。*在过去的 20 年中，虽然在高风险和低风险患者均持续使用 EFM，但是未能降低脑瘫发生率。分娩时发生严重窒息的胎儿将出现异常胎心率。*然而，大多数胎心率异常者，新生儿出生时是健康的。此外，EFM 预测胎儿不良结局的假阳性率较高。*产时胎心率监护指南见表 9.3。

胎心率分类

正常胎心率基线为 110~160 次 / 分（bpm）。胎心率低于 110 次 / 分者称为心动过缓。胎儿心动过缓者，当胎心率维持在 100~110 次 / 分之间且有胎心率变异时，胎儿通常能耐受较长时间。胎心率维持在 80~100 次 / 分之间是不安全的。胎心率持续低于 80 次 / 分者是不良预兆，有可能出现胎儿死亡。

胎心率在 160 次 / 分以上者称为心动过速，引起胎儿心动过速的最常见原因为绒毛膜羊膜炎，其他原因有孕妇发热、甲状腺功能亢进、药物和胎儿心率失常等。胎心率在 160~200 次 / 分之间且有正常胎心变异、无其他胎心异常者，胎儿通常可以耐受。

胎心率变异

FHR 变异是指 FHR 在 2 个或 2 个以上周期中的波动幅度，即波峰到波谷胎心率振幅的直观量化。根据振幅变化将 FHR 进行分级（图 9.10、表 9.2）。*变异性适度是胎儿正常的表现，提示胎儿有充分供氧及脑功能正常。在 FHR 变异正常者中，无论是否存在其他 FHR 表现，胎儿不会出现脑组织缺氧。*

FHR 变异性下降与胎儿缺氧、酸中毒、服用抑制胎儿中枢神经系统的药物（如产妇麻醉镇痛药）、胎儿心动过速、胎儿中枢神经系统及心脏畸形、持续性宫缩（子宫高张力）、胎儿不成熟、胎儿睡眠等有关。

周期性胎心率变化

胎心率随着子宫收缩而发生周期性加速或减速，根据 FHR 增加或降低（bpm），周期性 FHR 变化可分为加速或减速。

胎心加速

*FHR 加速是指 FHR 在基线水平上明显增加（从开始到峰值少于 30 秒）（见表 9.2）。*FHR 加速通常提示胎儿正常，无缺氧及酸中毒。如果指诊检查刺激胎儿头皮，在正常胎儿通常可引起胎心率加速，如果此时分娩，则胎儿动脉血 pH>7.2。因此，刺激胎儿头皮可用来检测胎儿是否正常。外部振动刺激，也称声振刺激，也可引起相同反应，常用于此目的（见“辅助检查”部分）。

胎心减速

*FHR 减速是指在 FHR 基线水平上明显减低，*可能是逐渐下降（从开始到最低点约 30 秒或更长），或者是突然下降（从开始到最低点不足 30 秒）。早期减速与子宫收缩有关：胎心最低点与子宫收缩峰值相对应，犹如子宫收缩的镜影（图 9.11）。早期减速是由于产道内胎头受压或阴道指检或应用产钳时，迷走神经释放乙酰胆碱，刺激胎儿窦房结，从而引起反射性反应。迷走神经阻断药物，如阿托品，可阻断这种反应。早期 FHR 减速是生理性的，无须担心。

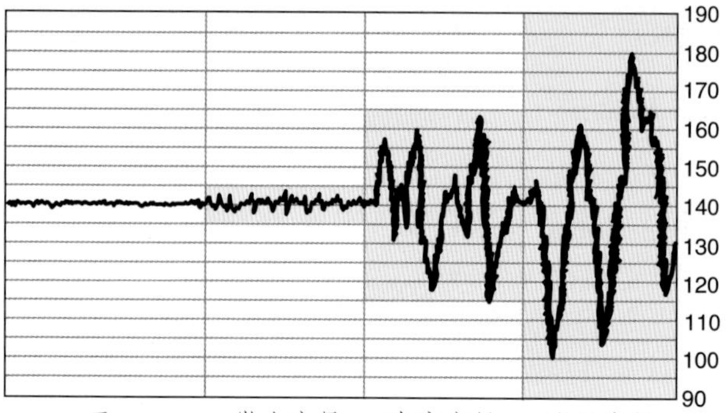

图9.10 胎心率（FHR）变异。bpm，次/分。

表 9.2 电子胎儿监护分类定义

分类	定义
胎心基线	• 平均 FHR 在 10 分钟内波动超过 5 次 / 分，除外周期性或偶发改变；周期性 FHR 变异明显；基线相差超过 25 次 / 分 • 在任一 10 分钟内，胎心基线变异须至少 2 分钟，或在该时间段内基线不确定，在这种情况下，需参考前 10 分钟胎心率，以确定胎心基线。 • 正常 FHR 基线：110~160 次 / 分 • 心动过速：FHR 基线超过 160 次 / 分 • 心动过缓：FHR 基线低于 110 次 / 分
基线变异性	• 基线 FHR 在波幅及频率上不规则波动 • 变异为波峰至波谷间的直观量化幅度：缺乏变异，即基线范围无明显改变；变异减小，即基线波动范围≤ 5 次 / 分；适度（正常）变异，即基线波动范围为 6~25 次 / 分；变异增大，即基线波动范围 >25 次 / 分
加速	• FHR 突然明显增加（从开始至达到峰值短于 30 秒） • 妊娠 32 周以后，胎心加速超过基线水平，最高达到或超过 15 次 / 分，持续 15 秒或以上，从开始至恢复时间不足 2 分钟 • 妊娠 32 周以前，胎心加速超过基线水平，最高达到或超过 10 次 / 分，持续 10 秒或以上，从开始至恢复时间不足 2 分钟 • 胎心加速时间延长达到或超过 2 分钟，但低于 10 分钟 • 如果胎心加速持续或超过 10 分钟，则属于基线改变
早期减速	• FHR 明显呈对称性地逐渐下降而后恢复正常，通常与子宫收缩有关 • FHR 逐渐下降是指从开始到下降至最低所需时间为 30 秒或以上 • FHR 下降自开始至下降的最低点计算 • 胎心率下降至最低点与子宫收缩达峰值是同时发生的 • 在大多数情况下，胎心率开始下降 ,达最低点 ,然后恢复 ,分别发生在子宫开始收缩、收缩强度最大和收缩结束后
晚期减速	• FHR 明显呈对称性地逐渐下降而后恢复正常，与子宫收缩有关 • FHR 逐渐下降是指从开始到下降至最低所需时间为 30 秒或以上 • FHR 下降自开始至下降的最低点计算 • FHR 下降延迟，下降的最低点出现在子宫收缩峰值后 • 在大多数情况下，胎心率开始下降，达最低点，然后恢复，分别发生在子宫开始收缩、收缩强度最大和收缩结束后
变异减速	• FHR 突然出现明显下降 • FHR 突然下降是指从胎心率开始下降至达到最低所需时间不足 30 秒 • FHR 下降自开始至下降的最低点计算 • FHR 下降达到或超过 15 次 / 分，持续或超过 15 秒，但不超过 2 分钟 • 当变异减速与子宫收缩有关时，其开始、下降幅度及持续时间常随连续的子宫收缩而改变
延长减速	• FHR 明显下降，低于基线水平 • FHR 下降低于基线 15 次 / 分或以上，持续或超过 2 分钟，但不超过 10 分钟 • 如果胎心减速持续或超过 10 分钟，则属于基线改变
正弦曲线型	• 平缓的正弦波类似 FHR 基线波动，周期性频率为 3~5 次 / 分钟，持续 20 分钟或以上

表 9.3

	听诊		持续电子监测	
	低危	高危	低危	高危
活跃期第一阶段	子宫收缩后每隔 30 分钟评价并记录 FHR	每隔 15 分钟评价并记录 FHR，最好在子宫收缩后	至少每隔 30 分钟评价描记 FHR	至少每隔 15 分钟评价描记 FHR
第二阶段	每隔 15 分钟评价并记录 FHR	至少每隔 5 分钟评价并记录 FHR	至少每隔 15 分钟评价描记 FHR	至少每隔 5 分钟评价描记 FHR

晚期FHR减速是指胎心率明显减低，低于FHR基线，与子宫收缩有关。胎心从开始下降，达最低点到恢复分别发生在子宫收缩开始、达最高峰和收缩结束后。*晚期减速是明显异常的表现，特别是反复出现而且伴随变异性下降者。*反复性晚期减速是指在20分钟内的50%或以上的子宫收缩后均出现胎心率降低。晚期减速与子宫灌注下降或胎盘功能降低而导致的子宫胎盘功能不全有关，可导致绒毛间隙氧气和二氧化碳交换下降，从而引起胎儿进行性缺氧和酸血症。

框9.2 三类胎心率解释系统

I类

I类胎心率（FHR）描记，包括以下所有表现：

- 基线胎心率：110~160次/分
- 基线FHR变异：适度
- 晚期或变异减速：无
- 早期减速：有或无
- 加速：有或无

II类

II类FHR包括所有不属于I类或Ⅲ类FHR的表现者，Ⅱ类FHR为临床治疗中较常发生的大部分情况，II类FHR包括以下任何一种表现

基线胎心率

- 心动过缓，但不伴有基线变异性缺乏
- 心动过速

基线FHR变异

- 最小基线变异性
- 缺乏基线变异性，但不伴有周期性胎心减速
- 基线变异性明显

加速

- 刺激胎儿后无诱导性胎心率加速

周期性或偶发减速

- 周期性变异减速伴最小或适度基线变异
- 延长减速≥2分钟，但<10分钟
- 周期性晚期减速伴适度基线变异
- 变异减速伴其他特征，如缓慢恢复至基线水平、“过冲”及“平坦”

III类

III类FHR包括以下任何一种

- 缺乏基线FHR变异及以下任何一种表现
  - 周期性晚期减速
  - 周期性变异减速
  - 心动过缓
- 正弦波图像

*变异性FHR减低是突然出现的FHR明显低于基线水平。*变异减速可发生在子宫收缩开始前或收缩时或收缩后，因此称为“变异减速”。变异减速通常经迷走神经介导，胎儿窦房结突然或经常不稳定地释放乙酰胆碱，导致胎心率特征性地快速下降，形成很陡的曲线。变异减速常与脐带受压有关，如脐带绕身、胎儿异常或脐带真结等。变异减速也常与羊水过少有关，因为羊水形成的脐带缓冲空间消失。*变异减速是最常见的周期性FHR类型，可通过改变孕妇体位来缓解对脐带的压力。*在羊水过少或出现ROM时，可以通过向羊膜腔内灌注的方式缓解脐带受压引起的胎心减速，该方法证明是有效的，可缓解胎心率下降，减少剖宫产。

辅助检查

由于EFM诊断假阳性率较高，因此尝试其他辅助检查，增强FHR诊断的准确性。

胎儿刺激

*EFM监测出现FHR减速或缺少变异、无自发性加速等情况下，可进一步通过一些检查来确定胎儿宫内安危状况。*以下四种方法可刺激胎儿：①胎儿头皮取样；②爱丽斯钳钳夹胎儿头皮；③手指刺激胎儿头皮；④声刺激。前三种方法需通过扩张的宫颈刺激胎儿头皮。声刺激是将仪器放置在孕妇腹部的胎头区域，使胎儿感受声刺激。在声刺激头皮时，医生可以手指轻轻刺激胎儿头皮。

如果在刺激后出现胎心加速，则可明确排除胎儿酸中毒。与其他两种方法相比，声刺激和头皮刺激是创伤较小的方法，因此常首选。当刺激后出现胎心加速，则可排除胎儿酸中毒，产程可以继续。

测定胎儿血pH值或乳酸值

在无应激胎心监护中，持续性无自发性或刺激性胎心加速者，可检测胎儿头皮血pH值或乳酸值（图9.12）。但是检测胎儿头皮血pH值的方法临床已很少应用，有些三级医院不开展此方法。而且，以胎儿头皮血pH值降低来确定HIE新生儿的阳性预测值仅为3%。

脉搏血氧饱和度测定

脉搏血氧饱和度测定已经成为降低无应激性胎心监护假阳性率的检查方法。但是研究证实，在胎儿无应激情况下，脉搏血氧饱和度检测联合EFM并未降低总剖宫产率和脐带动脉血pH值小于7的发生率。*由于脉搏血氧饱和度检测的益处尚未确定，而*

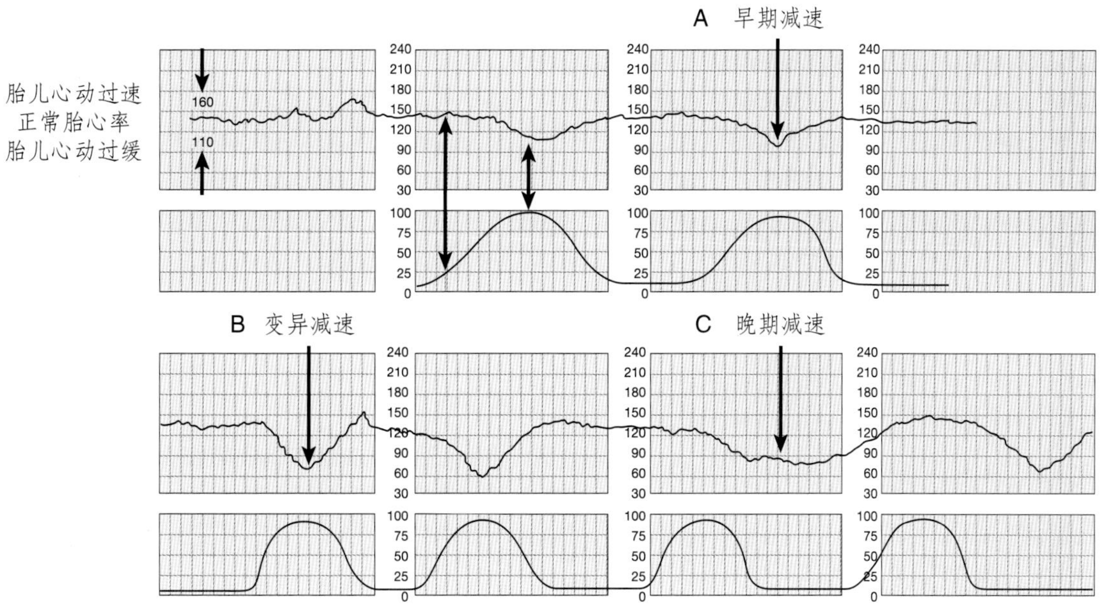

图9.11　胎心率（FHR）类型。（A）早期减速，注意胎心减速达最低值与子宫收缩达峰值同时发生；彼此呈镜像关系。（B）变异减速，这些减速发生在子宫收缩开始之前、之中或之后。（C）晚期减速，胎心减速开始、达最低值及恢复分别发生在子宫收缩开始、达峰值及结束之后。

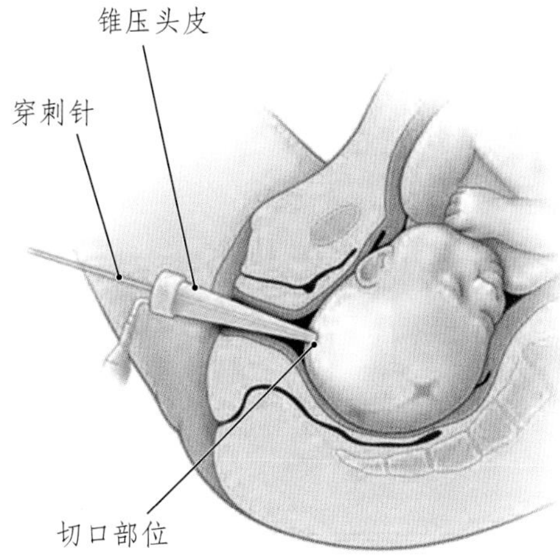

图9.12　胎儿头皮取血。

且以此确定胎儿氧合情况并不准确，因此，临床上尚不支持应用胎儿脉搏血氧饱和度进行检测。

持续性无反应型胎心监护图的诊断与处理

正常 FHR 图形（Ⅰ类）包括正常胎心基线、适度 FHR 变异率、持续性加速而且无胎心减速。无 FHR 变异、重复出现的晚期减速、反复出现的严重变异减速和持续性胎儿心动过缓等图形则预示目前或即刻出现胎儿窒息（Ⅲ类）。介于两者之间的 FHR 图形为不确定图形（Ⅱ类）。

*出现Ⅱ类或Ⅲ类 FHR 图形时，应确定病因，如果有可能，应寻找主要病因并进行治疗。*如果此类图形持续存在，则主要采取孕妇左侧卧位、吸氧、纠正低血压、停止应用缩宫素等治疗措施。如果改变体位或吸氧后无效，则应抑制子宫收缩，防止脐带受压。通过观察子宫收缩频率和持续时间，可以确定子宫是否收缩过频。如果确定为子宫收缩过频，则可使用 β-肾上腺素药物。羊膜腔灌注可防止脐带受压。*如果确定胎儿即将分娩，则可等待阴道分娩。如果胎儿不能很快娩出或出现进行性胎儿缺氧和酸中毒，则应行剖宫产术。*

胎便

胎便是浓稠、黑色的焦油样物质，见于胎儿肠道中，由羊水、毳毛（覆盖在胎儿体表的纤细毛发）、胆汁和胎儿皮肤与肠细胞组成。新生儿第一次排便即为胎便。胎儿可在子宫内出现排便，这是胎儿窒息的表现。在分娩过程中，由于胎儿排便，可使羊水颜色呈深绿色或黑色。*有羊水胎粪污染者占出生人数的10%~20%，其中大部分新生儿发育过程正常。*

胎粪吸入综合征是由胎儿吸入被胎粪污染的羊水所致，在羊水胎粪污染出生者中约占 6%。严重的胎粪吸入综合征患者可导致肺炎、气胸及肺动脉高压。

在分娩过程中，如果出现浓稠的胎粪时，应防止或减少胎粪吸入综合征的发生。*因为胎儿排便可*

能早于分娩，因此不能以羊膜腔灌注来预防胎粪吸入综合征。在会阴部开始清理胎儿上呼吸道也不能防止或改变胎粪吸入综合征的发生。如果新生儿出生后情况差，出现浓稠胎粪时，在开始正压通气前，应给予插管，在声门以下清除胎便。如果胎儿正常，则吸引与插管均为选择性治疗，以进一步稳定胎儿情况；胎儿情况良好者，无需行插管治疗。

临床随访

胎心率为I类，患者以往曾经阴道分娩3.6千克重的婴儿。因此，医生决定行人工破膜，如果破膜后子宫收缩仍无增强，则可以用催产素促进子宫收缩。在应用催产素前，应评估胎儿体重和胎头的位置。

（译者：田静）

访问 http://thePoint.lww.com/activate，有互动式USMLE式问题库及更多内容！

第 10 章 新生儿的即刻处理

本章主要涉及 APGO 教育的重点问题：

主题 12 新生儿的即刻处理

学生应掌握新生儿评估和处理措施，认识更多需要立即处理或复苏的紧急情况。学生应了解包皮环切术的风险和益处。

临床病例

医生正在为一对热盼孩子的年轻夫妇接生，他们的父亲和两对祖父母在产房门口期待着新生儿的降生。除了轻度羊水粪染外，产程无明显异常。直到第二产程最后几分钟，产妇已筋疲力尽，胎儿出现明显的胎心变异减速。产妇产前骨盆测量为正常女型骨盆，估计胎儿体重为 2.7 千克，胎先露为头，胎位为枕前位。宫颈完全扩张、展平。建议行阴道胎头负压吸引分娩，经过解释，产妇夫妇同意经阴道手术分娩。

正常新生儿的最初护理

新生儿娩出后在产房的评估

根据美国心脏协会（AHA）和美国儿科学会（AAP）要求，每次新生儿分娩中，至少要有 1 名能熟练掌握新生儿评估和复苏技能的医生参与新生儿护理。*每个助产医师应掌握新生儿出生时评估、新生儿复苏与护理，如果不能胜任新生儿复苏工作，则应在分娩时请具备熟练掌握这些技能的医生到场。*

早产儿需要特殊护理，早产儿并发症将在第 15 章中进行讨论。

分娩后需即刻评估新生儿情况，确定是否需要进行复苏。新生儿不需要复苏的四个特征为：

1. 足月新生儿。
2. 羊水清亮，无粪染和感染证据。
3. 有自主呼吸与啼哭。
4. 肌力良好。

Ballard评分系统

为了预测哪些新生儿需要即刻复苏，分娩前应尽可能准确地评估孕周，并请新生儿团队到场，做好复苏准备。分娩后，可使用 Ballard 评分系统评估新生儿胎龄。Ballard 评分系统是通过一套特殊的神经肌肉及生理成熟度检查来进行评分，以及判断新生儿胎龄（图 10.1）。

Apgar评分系统

Apgar 评分系统是常用于评估新生儿状况的一种客观方法（表 10.1）。Apgar 评分系统包括 5 项体征，每项评分 0 分、1 分或 2 分，共 10 分，分别在出生后 1 分钟和 5 分钟进行评分。如果 5 分钟 Apgar 评分小于 7 分，则应每隔 5 分钟重复评分，直到出生后 20 分钟。虽然这种连续性评分并不是最初 Apgar 评分系统的一部分，但是许多临床医生发现，其在评估新生儿复苏后疗效方面很有价值。Apgar 评分 7~10 分者，提示新生儿不需要复苏；4~7 分者提示为新生儿轻到中度窒息；小于 4 分者提示为重度窒息，需要立即复苏。*Apgar 评分不能用来确定产时窒息，因为其目的不在于此，而且不能提供此方面信息。*同样，窒息不能轻率地与 Apgar 评分相关联。关于窒息的定义详见"脐带血气分析"部分。

A 评价标准

神经肌肉成熟度

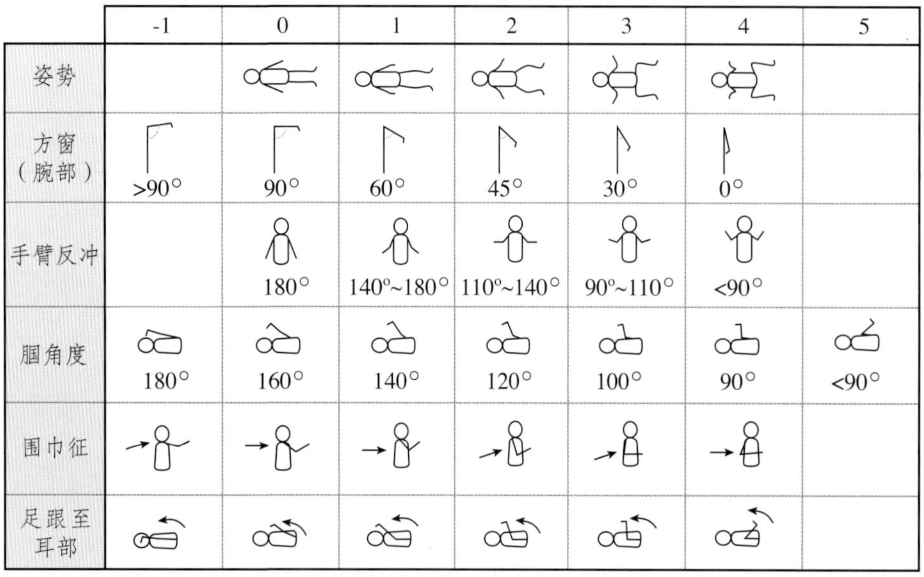

	-1	0	1	2	3	4	5
姿势							
方窗（腕部）	>90°	90°	60°	45°	30°	0°	
手臂反冲		180°	140°~180°	110°~140°	90°~110°	<90°	
腘角度	180°	160°	140°	120°	100°	90°	<90°
围巾征							
足跟至耳部							

生理成熟度

皮肤	黏性易碎，透明	凝胶状，红色，半透明	光滑，粉红色，可见静脉	表浅脱皮、皮疹或两者均有，很少可见静脉	皲裂苍白区，极少见静脉	羊皮纸样深裂，无血管	皮革样、皲裂、有皱纹
毳毛	无	稀少	丰富	纤细	秃发区	大部分秃发	
跖面	足跟 - 脚趾 40~50 mm: -1 <40mm:-2	<50 mm，无皱褶	淡淡的红色胎记	仅有前横纹	横纹位于前 2/3	横纹遍布整个足底	
乳房	觉察不到	几乎觉察不到	乳晕平 - 无乳芽	乳晕条状，乳芽为 1~2mm	乳晕隆起，乳芽为 3~4mm	乳晕完全，乳芽为 5~10mm	
眼 / 耳	眼睑融合疏松（-1）紧（-2）	眼睑张开，耳郭平，有折叠	耳郭稍弯曲，软，慢回弹	耳郭弯曲度好，软，回弹好	耳郭形成，质硬，即刻回弹	较厚软骨，耳硬	
男性生殖器	阴囊扁平，光滑	阴囊空虚，皱褶模糊	睾丸位于管部上方，皱褶极少	睾丸下降，皱褶较少	睾丸下降，皱褶良好	睾丸下垂，皱褶较深	
女性生殖器	阴蒂突出，阴唇扁平	阴蒂明显，小阴唇小	阴蒂明显，小阴唇增大	大阴唇与小阴唇大小相同	大阴唇大，小阴唇小	大阴唇覆盖阴蒂与小阴唇	

B 扫描估计孕周

成熟分级

评分	孕周
-10	20
-5	22
0	24
5	26
10	28
15	30
20	32
25	34
30	36
35	38
40	40
45	42
50	44

图10.1 （A）Ballard评分。Ballard评分系统评价神经肌肉成熟度及生理成熟度的观察指标。（B）各评价指标相加，总分为所达胎龄。

同样，Apgar 评分不能明确新生儿病因。*一般情况下，1 分钟 Apgar 评分过低者应予以特别关注，5 分钟 Apgar 评分用来评估复苏的疗效，或用于确定是否需要持续评估与处理。* Apgar 评分不能预测足月新生儿的神经结局。

新生儿常规护理

所有新生儿，无论是否需要复苏，均需基本常规护理。 出生后不需要复苏的婴儿，分娩后，应立即进行常规护理。而需要复苏的新生儿，分娩团队应延后完成这些常规护理，这一点非常重要，须牢记。

保温

首先，擦干新生儿，以加热毯、与母亲肌肤接触或辐射加温器等方式维持适当体温。*健康、有活力的*

表 10.1　Apgar 评分系统

指标	0	1	2
颜色	紫色或苍白	手足发绀	完全呈粉红色
心率	无	<100 次 / 分	>100 次 / 分
对刺激的反射活动	无反应	Grimace	啼哭或主动缩回
肌张力	肌张力低	有些屈曲	主动活动
呼吸	无	哭声弱；肺换气不足	哭声响亮

足月新生儿，与母亲肌肤接触可以促进母儿情感交流，并可在产后第一时间开始哺乳。

早产儿维持体温较为困难，对寒冷应激更加敏感。这些新生儿需要加热垫、加热毛巾和预先加热的热辐射器来保持体温。

脐带护理

脐带被钳夹、切断后，残端暴露于空气中，可促进其干燥、脱落。局部常应用抗菌药物（如三重染料、碘附、六氯粉等）。在出生后第一个 24 小时内，脐带残端紫白色外观消失。几天后，脐带残端变黑，干燥脱落，表面为创面肉芽。如果需保存脐带血，则应在分娩时将脐血送脐血库。

生命体征

另一个重要的常规护理内容是评估生命体征。*在出生时和出生后每隔 30 分钟，监测婴儿体温、心率、呼吸频率、躯干与四肢颜色、反应能力、肌张力及活动等，直到以上指标保持稳定至少 2 小时为止。*

如果产妇打算哺乳，则新生儿应在出生后第一时间在产房开始哺乳。*一般情况下，健康新生儿应与母亲同室（不论是否母乳喂养）。*

过渡期护理

*健康新生儿在经过初步评估和常规护理后，仍需密切观察新生儿情况是否稳定。在过渡期（出生后 6~12 小时），要随时发现可能出现的任何问题。*以下情况需引起重视并严密观察：体温不稳定、拒绝哺乳的改变、肤色异常、心脏或呼吸活动异常、腹胀、呕吐胆汁、嗜睡、排便延迟或异常、排尿延迟。

所有新生儿产后应预防性应用抗生素软膏（包括 0.5% 红霉素或 1% 四环素），预防新生儿淋球菌性眼炎。无论任何分娩方式，预防性抗生素软膏可以延迟至出生后 1 小时应用，以便产妇哺乳。

*每个新生儿出生后，应注射天然维生素 K_1 氧化物（维生素 K_1 0.5~1mg），预防维生素 K 依赖性出血性疾病。*这种预防实施是有效的，目前在美国还没有批准口服维生素 K。该治疗也可延迟至出生后 1 小时，以便产妇哺乳。

在出生后 24 小时内，应密切观察新生儿排尿与肠道运动情况。在出生后第一天，如果仍无排尿，则应注意是否有尿路梗阻或先天性缺陷。在出生后 24 小时内，90% 的新生儿会有排便。如果无排便，则应考虑是否有肛门闭锁等先天性异常。在出生后第 2 或 3 天，大便可能呈绿褐色或柏油样。哺乳后，大便变成黄色的成形软便。

黄疸

新生儿常出现黄疸，通常是良性表现，但是由于胆红素潜在的毒性，因此，所有新生儿应在出院前评估胆红素情况。确定有重度高胆红素血症高危风险的新生儿，可应用以下两种检测方法：①出生后 24 小时内出现黄疸的婴儿行总血清胆红素或经皮胆红素水平检测；②应用临床风险因素预测重度高胆红素血症。*与足月新生儿相比，晚期早产（孕 35~37 周）婴儿患高胆红素血症的风险增高。*急性胆红素脑病或核黄疸与血清总胆红素水平高于 30mg/dL 有关。

如果有可能，应明确高胆红素血症的原因。母乳喂养对未结合高胆红素血症（母乳性黄疸和“非母乳性黄疸”）有明显影响。如果黄疸持续 2 周，需要进一步检查，包括测定血清总胆红素和直接胆红素。*血清直接胆红素浓度增加，常需进一步检查，必要时，需行光疗或换血治疗。*

异常新生儿的初始治疗

虽然多数分娩并不复杂，仅需基本新生儿护理即可，但是新生儿中仍有高达 10% 需要进行复苏治疗；其中 1% 需要付出更大地努力进行复苏，如早产、低出生体重儿、产程延长、非应激测定胎儿正常者。不是所有分娩机构均有新生儿重症监护对异常新生儿即刻进行治疗，如果没有这些人员与设施，则须在分娩前将产妇转诊至更有能力提供恰当治疗的机构。此外，也可以选择将新生儿团队从三级医疗中心转至初级医疗机构进行救治。

新生儿复苏

正常新生儿在分娩后数秒内开始呼吸，分娩后 1 分钟内建立正常的呼吸。如果新生儿呼吸困难，应及时应用通气、胸部按压和肾上腺素治疗，如图 10.2 所示。如果肾上腺素治疗无效，则应考虑为血容量减少性休克，特别是有失血证据者。在这种情况下，应静脉给予生理盐水 10mg/kg。*新生儿出现窒息或呼吸运动失调、心率少于 100 次 / 分时，通常应在清理呼吸道后给予面罩正压通气。*

成年人复苏原则（气道、呼吸、循环）同样适用于新生儿复苏（图 10.3）。首先，将新生儿在辐射加热环境下完全擦干。擦干婴儿后，重要的是移去湿毛巾，最低程度地减少蒸发，否则可导致体温迅速下降。婴儿保持仰卧位，清理鼻和气道，确保呼吸道通畅。婴儿头部与颈部轻微伸展，保持“头部后仰体位”，使呼吸道保持最大径线。*保持干燥、清理呼吸道以及温和地刺激后背或足底或轻弹足底等，有助于刺激新生儿呼吸和啼哭。*

呼吸窘迫可发生在早产、新生儿气道受阻或分娩过程中产妇实施麻醉等情况下。产妇在分娩 4 小时内应用麻醉药者，在正压通气改善心率和皮肤颜色后，可以考虑应用麻醉拮抗剂。*产妇在胎儿临近分娩时应用麻醉剂者，新生儿娩出后应立即应用麻醉拮抗剂，如纳洛酮，这在新生儿处理中很重要。但是，产妇麻醉剂成瘾者，其婴儿也有成瘾性，出生后会出现致命的戒断症状。*

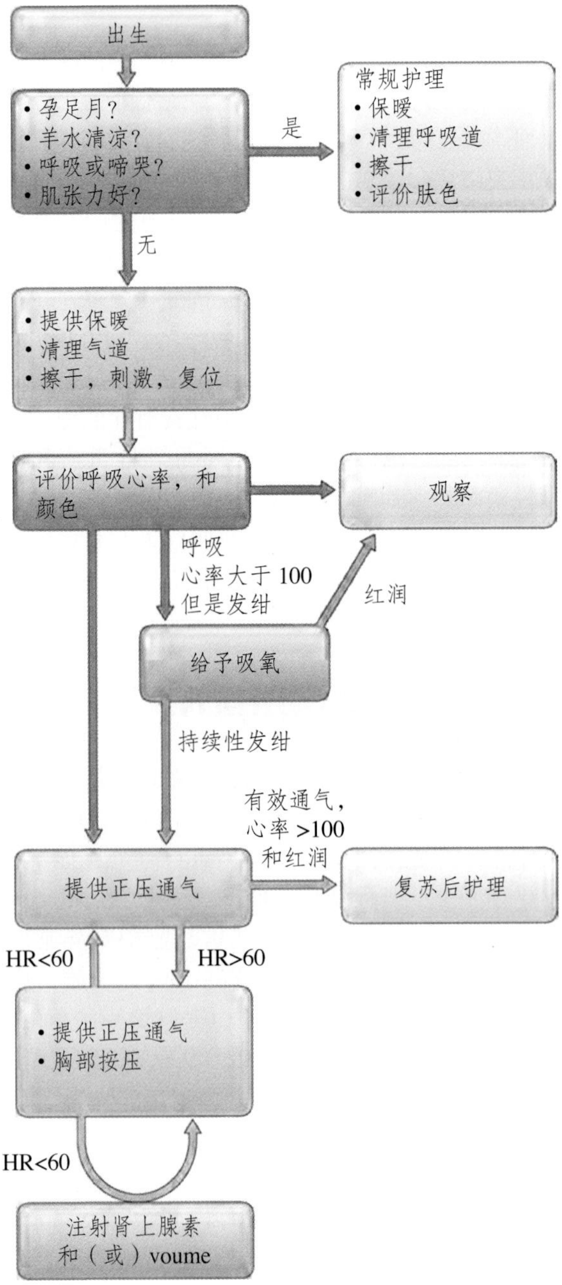

[a] 在后续步骤中可考虑给予气管内插管

图10.2 新生儿复苏的流程。

脐带血气分析

在复苏过程中，脐带血气分析可最准确地评估患病新生儿的代谢情况。在因胎儿异常而行剖宫产者、5 分钟 Apgar 评分较低者、严重生长受限、胎心率异常、产妇甲状腺疾病、分娩中有发热和多胎妊娠等情况下，应行脐带血气分析。双重结扎脐带、剪断，观察新生儿分娩后 5 分钟 Apgar 评分，据此评估 pH 值、PO_2、

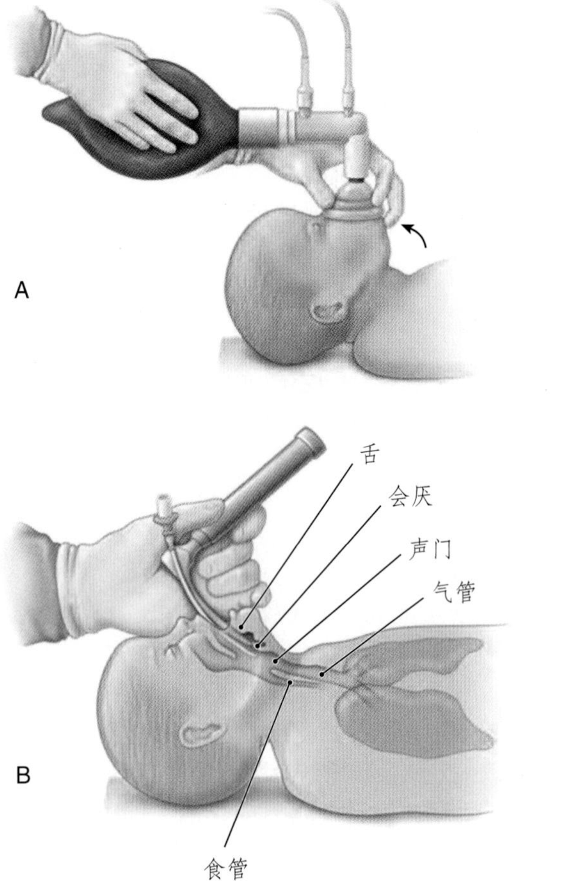

图10.3 新生儿复苏中处理呼吸道。（A）面罩与气囊处理。上抬下颌，使新生儿呼吸道上移并张开，呈“后仰体位”，多数新生儿面罩处理安全而有效。（B）气管内插管处理。插管需由经过培训的医生进行，以免造成医源性损伤。

PCO_2、HCO_3- 和碱剩余。应牢记，新鲜富氧血由胎盘经脐静脉运输给胎儿，而含有胎儿代谢产物的血经两条脐动脉转运回胎盘。分娩评估婴儿代谢状态最有意义的是脐动脉血气分析。为避免质疑是否获取了真正的动脉血，可采集一对脐动脉血及脐静脉血标本进行分析。因此，如有可能，则建议同时取脐动脉及脐静脉血标本。脐动脉和脐静脉血正常值见表 10.2。

酸血症是指脐动脉血中氢离子浓度增加，导致 pH 值 <7.2。胎儿窒息定义为由于气体交换障碍导致的进行性低氧血症和高碳酸血症，出现明显的代谢性酸中毒（碱剩余≥ 12mmol/L）。

*脐动脉血 pH 值和碱剩余对评价代谢异常的新生儿尤为重要。*在碱剩余值为 12~16mmol/L 及大于 16 mmol/L 的新生儿中，分别有 10% 及 40% 的新生儿出现严重并发症，如新生儿脑病、心血管疾病及呼吸道并发症。*新生儿诊断为酸血症、酸中毒和窒息等术语时，应特别慎重，因为每个术语均定义了一系列变化，而这些可能会或可能不会代表真正的代谢异常。*

表 10.2　正常脐血血气分析值

	脐动脉	脐静脉
pH 值	7.25~7.30	7.30~7.40
PCO_2（mm Hg）	50	40
po_2（mm Hg）	20	30
HCO_3^-（mEq/hours）	25	20

脐血库

脐带血含有潜在的能救治生命的造血干细胞，成人移植造血干细胞能纠正先天性代谢异常、造血系统恶性肿瘤、血及免疫系统遗传性疾病等。如果患者要求了解储存脐血的信息，则应提供详细的关于公共或私人存储脐带血的优点与缺点，便于其权衡利弊后选择。*应说明，脐带血用于一个儿童或一个家庭的这种机会（约 1/2700）可能会相隔很久时间。*

男性包皮环切

包皮环切术是切除阴茎包皮远端部分，暴露出其内侧的阴茎龟头。在健康的足月男婴中，通常在出生后第二天，应用各种专用器械进行手术（图 10.4）。

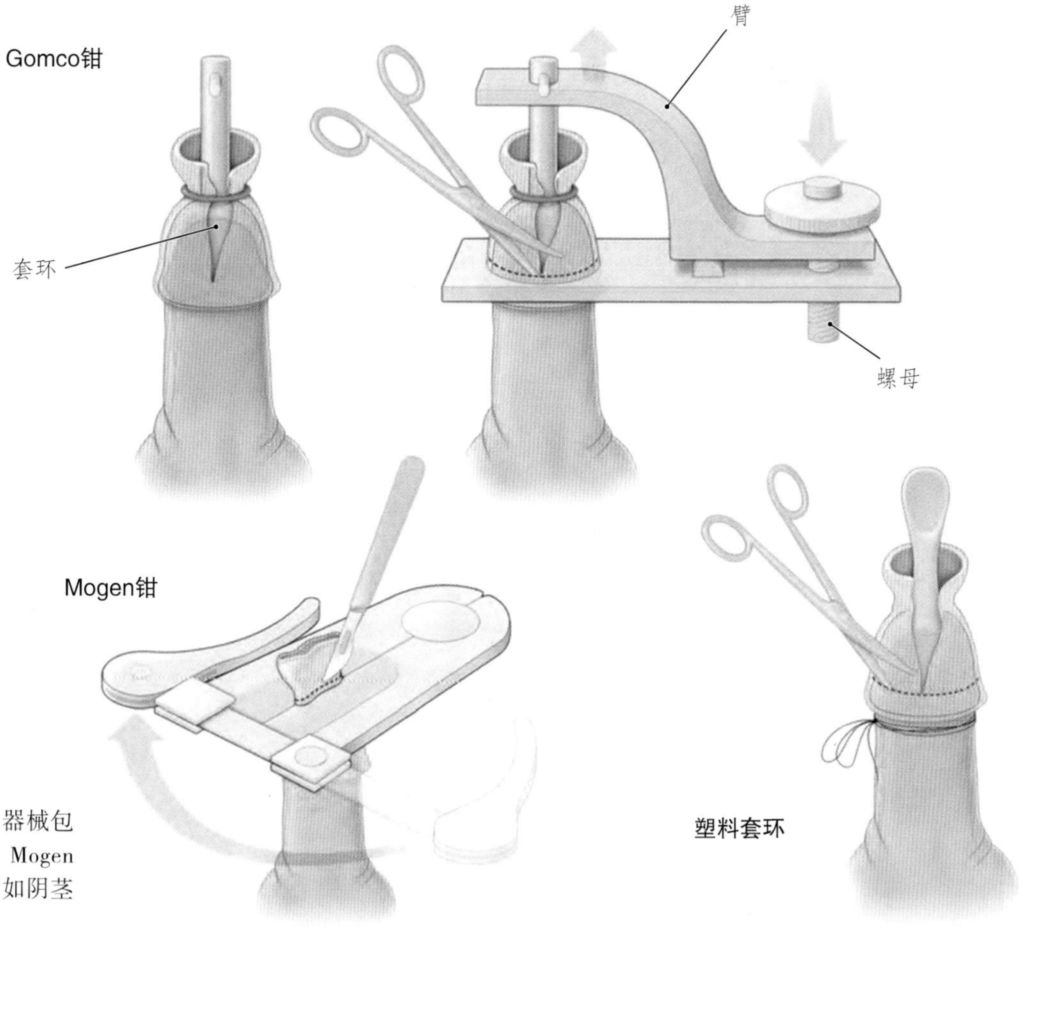

图10.4　包皮环切术的器械包括Gomco钳、塑料套环、Mogen钳，需要局麻下进行，如阴茎背部神经阻滞。

在包皮环切术中常使用局麻，如环形阻滞或阴茎背部神经阻滞（图10.5）。包皮环切术的并发症少见，包括局部感染和出血。

男性包皮环切术通常是选择性手术，与文化或宗教原因有关。在美国，估计每年有120万男性新生儿行包皮环切术。在有些地区，此手术由儿科医生完成，而在其他地区，则由产科医生完成。*在2012年，美国儿科学会发表政策声明指出，包皮环切术对健康的益处大于其风险。*尽管男婴包皮环切术对健康有益，但还只是为选择该手术的家庭提供正当理由，并不足以推荐所有男婴行常规包皮环切术。其益处包括降低尿路感染，特别是新生儿；降低阴茎癌；降低性传播性疾病的风险，包括人乳头瘤状病毒和人免疫缺陷病毒感染。*由于男性包皮环切术完全是一种选择性手术，因此父母应了解准确而全面的手术操作情况、手术并发症及潜在益处的争议。*在签署知情同意前，允许父母提问，并应给予充分而全面的回答。这是关于如何加强交流，增强医患交流和共享决策的一个极好范例。

新生儿筛查

*新生儿筛查项目应囊括所有新生儿，检查发现异常婴儿，而早期诊断与治疗可使这些异常新生儿获益。*这些疾病包括代谢紊乱、内分泌异常、血红蛋白病、听力障碍和囊性纤维化。这些检测也能确定携带遗传基因的父母。

获取新生儿足跟血标本，放置在滤纸上。如果在产后12~14小时内取样，则应在出生后1~2周第二次取样，以降低由于早期取样而导致的苯丙酮酸尿症及其他代谢性疾病的漏诊。早产儿、肠外营养新生儿或疾病治疗中的新生儿，无论喂养情况怎样，均应在出生后7天左右进行新生儿筛查。

每个阶段都有一系列需要关注的情况，及时随访、评估筛查结果阳性的任何婴儿。阳性结果需通报给新生儿的初级医疗单位及其父母。

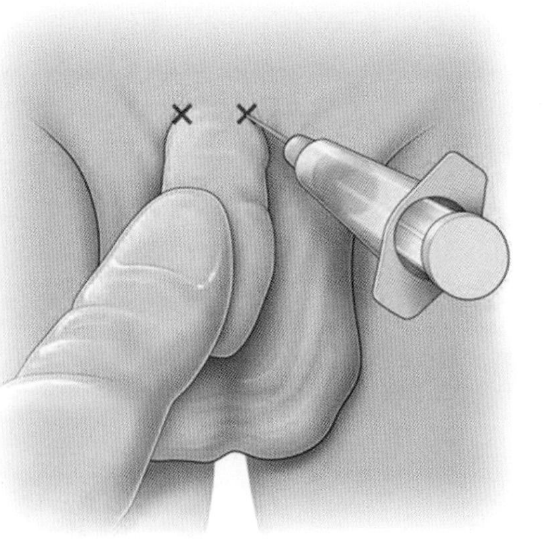

图10.5 包皮环切术阴茎背部神经阻滞。

临床随访

软的塑料真空吸引器放置简便，在每次产妇子宫收缩时向下牵拉（宫缩每2.5分钟1次），在第三次宫缩及牵引后，行会阴正中切开，娩出胎头，随后胎儿快速娩出。这时发现脐带真结，新生儿出现手足发绀，心率为80次/分，四肢肌张力低下，反应消失，哭声弱。原本计划将新生儿交给产妇，但是现在立即行新生儿复苏。1分钟Apgar评分为4分，与这些表现相符。但治疗反应较好，5分钟和10分钟Apgar评分分别达8分、9分。该病例发生原因与负压吸引阴道分娩过程中，未知的脐带真结导致脐带过紧有关。

（译者：田静）

访问 http://thePoint.lww.com/activate，有互动式USMLE式问题库及更多内容！

第11章 产后护理

本章主要涉及APGO教育的重要问题：

主题13 **产后护理**

主题14 **产后哺乳**

主题29 **产后焦虑与抑郁**

学生们应能阐述产后正常解剖与生理改变及产后常规护理的主要内容，包括患者咨询有关避孕、哺乳及产后情绪异常等方面的问题，掌握在哺乳患者中诊断与处理常见乳腺疾病的基本方法，了解母乳喂养中常见的质疑、遇到的障碍以及获益，能为母乳喂养者提供用药咨询，能识别产后情绪异常的危险因素，并掌握诊断与治疗的基本方法。

临床病例

正常足月妊娠及自然阴道分娩后，解释母乳喂养对孩子及自身的益处，新妈妈会选择母乳喂养。在产后最初2天，患者出现中等量阴道出血，在接下来的3天里，阴道出血逐渐减少并停止。产后3周，产妇到诊室复诊，主诉阴道分泌物呈白色，无异味，虽然患者无发热、寒战或不适等，但仍怀疑可能有产后感染。

产褥期是指分娩后6~8周，在此期间，生殖道及身体其他部位恢复至非妊娠状态。有些妊娠期生理改变可在产后1~2周内恢复正常，产后初次检查应安排在分娩后4~6周进行。

产褥期生理学

子宫复旧

在分娩后即刻，子宫重量大约为1000 g，容量约为5000 mL，而在非妊娠期，子宫重量约为70g，容量约为5 mL。在分娩后即刻，宫底部位于耻骨联合与脐连线中点处，易于触及。产后子宫立即缩小是胎儿、胎盘娩出及羊水流出的结果。*子宫复旧是由于子宫肌层细胞内蛋白自溶导致细胞缩小所致，而非细胞数量减少。其结果导致产后2周，子宫缩小至盆腔内，产后6周，子宫大小恢复正常。*分娩后即刻，通过动脉壁平滑肌收缩及子宫肌层收缩压迫血管而止血。

恶露

随着子宫平滑肌纤维收缩，血块排出子宫，胎盘床大血管形成血栓并机化。在最初3天内，其余蜕膜分化为表层，出现坏死、脱落，邻近肌层的基底层内有子宫内膜腺体，基底层是新生内膜的来源。

*随后出现的阴道分泌物成为恶露，起初非常多，2~3天后快速减少，但可持续数周。*恶露分为：①血性恶露，出现在最初数天，似月经出血，主要由血及坏死的蜕膜组织构成；②浆液性恶露，在接下来的数天内，阴道出血减少，恶露颜色变浅；③白色恶露，分泌物呈白色，可持续数周。*有些产妇会将白色恶露误认为是异常，需向其解释，让产妇放心。*在母乳喂养产妇，恶露消失更快，可能与哺乳促进子宫收缩而使子宫复旧更快有关。在有些患者，分娩后1~2周恶露量增多，其原因与胎盘附着部位的结痂脱落有关。在产褥期第3周末，多数患者子

宫内膜恢复。

宫颈与阴道

分娩后数小时内，子宫颈开始恢复，至产后1周，宫颈仅能容纳1指（直径约为1 cm）。未产妇宫颈外口呈圆形，由于分娩过程中宫颈扩张及裂伤，产后宫颈外口呈横行的鱼嘴样外观。*产后最初数天，外阴及阴道组织恢复正常。在母乳喂养者，由于哺乳抑制卵巢功能，因此，阴道上皮仍表现为低雌激素状态。*盆底肌逐渐恢复正常张力。*凯格尔锻炼反复收缩阴道肌肉，从而增强阴道肌肉的张力。*

卵巢功能恢复

在非哺乳产妇，卵巢恢复排卵的平均时间为45天，在哺乳产妇为189天。*哺乳抑制排卵与泌乳素水平增高有关，在这些哺乳者中，产后6周泌乳素水平维持高水平，而在非哺乳者中，产后3周泌乳素水平恢复正常。*所有产妇分娩后雌激素水平立即下降，如果分娩后大约2周尚未开始哺乳者，则其雌激素水平开始增加。*随着哺乳频率及持续时间的缩短，排卵可能性增加。*

腹壁

皮肤弹性纤维恢复及伸展的腹直肌恢复正常结构的过程较慢，可以辅以锻炼。皮肤上出现的银色妊娠纹可很快减轻。腹直肌分离，即腹直肌与其筋膜分离，通常可随时间而恢复。

心血管系统

分娩后2~3周，妊娠相关的心血管系统改变可恢复正常。产后即刻，血浆容量减少大约1000 mL，主要与产时失血有关。在产后短时间内，大量细胞外液转移至细胞内。妊娠期出现的心输出量增加可持续至产后最初数小时。妊娠期出现的脉率增加可持续至产后大约1小时，然后下降。*在心脏病患者，这些心血管系统改变有时可在产后早期引起心脏功能失代偿。*

产后即刻，由于利尿作用及血管外体液丢失，体重大约下降5 kg。每个患者间的体重进一步下降的速度和程度存在差异。

造血系统

*临产期间，孕妇出现白细胞增多，并持续至产褥期数天。因此，根据白细胞计数轻度至中度增高不能早期确诊产后感染。*产后随着子宫收缩，红细胞进入血管内，有一定程度的自体输血作用。

肾脏系统

肾小球滤过率反映肾功能，在产后最初数周仍增高，然后恢复正常。因此，在此期间应用经肾排泄的药物时需增加剂量。产后6~8周，输尿管与肾盂扩张缓解。*经阴道分娩后，尿道周围将出现明显水肿，导致一过性尿潴留。*大约7%的产妇出现压力性尿失禁，通常在产后3个月缓解。*尿失禁持续90天者，需要评估并明确尿失禁的原因。*

产后期

住院时间

*对无并发症者，不计分娩日，住院时间分别为阴道分娩后48小时、剖宫产分娩后96小时。*在满足一些标准且确保母儿安全的情况下，如产妇无发热、脉率及呼吸频率正常、血压正常、恶露量及颜色正常、查体及化验检查无异常或情绪无异常发现、产妇能下地活动、进食、饮水、照顾自己及新生儿者，可适当缩短住院时间。*在提早出院的产妇，需让其了解新生儿不可能提早出院，以确保新生儿完成所需的检查（有些检查需在产后24小时才能完成），而且必须与新生儿科医生预约随访。*此外，产妇在出院后数天需有充分的照顾，须告知关于产后活动、锻炼及常见产后不适与缓解方法。

*在住院期间，产妇应集中精力准备好新生儿护理、涉及母乳喂养的新生儿喂养等具体问题，并需做好新生儿实验室检查。*当患者早期出院时，健康护理人员应在其出院后48小时内进行家访或电话随访。

母儿纽带

分娩后不久，父母完全沉浸在新生婴儿及其相关的事情中，母亲应与婴儿保持密切接触。产科应通过最大限度地减少不必要的医疗干预同时增加父亲和其他家庭成员的参与来促进这些互动，护理人员可以观察婴儿与其父母之间的接触，并在必要时进行干预。

产褥期并发症

产褥期感染发生率约为5%，近期产后出血发生率约为1%（参见第12章）。胎盘娩出后，立即双合诊检查子宫，确定子宫质地是否较硬。产褥期密切反复经腹触诊子宫，预防和(或)发现子宫收缩乏力。产后最初数小时应用会阴垫，密切观察会阴垫上的出血量，密切监测患者脉率、血压，及时发现产后出血。

*有些患者在产后 8~14 天出现阴道出血量增加，其原因大多与胎盘附着处结痂剥离、脱落有关，多为自限性的，仅需观察，无需治疗。*持续性出血或出血量过多称为迟发性产后出血，发生率不足 1%，多数患者并无胎盘滞留；因此，标准的刮宫方法常由于损伤胎盘附着部位而加重出血。有些学者支持轻柔地吸刮宫腔，这样有助于移除组织、缩小子宫内容积，从而促进更加有效的宫缩。主要治疗是静脉滴注缩宫素、麦角衍生物及前列腺素，在仍有持续性出血或药物治疗无效者，可行刮宫治疗。*产后出血通常对药物治疗有效，多不需要刮宫治疗。*

镇痛治疗

经阴道分娩后，常需应用镇痛药（包括局部应用利多卡因膏）缓解会阴部或侧切伤口疼痛，有利于产妇活动。镇痛治疗最好根据产后需要而定。剖宫产分娩的产妇多在术后 24 小时内出现明显的疼痛。*镇痛方法包括脊髓或硬膜外麻醉剂、患者控制的硬膜外或静脉镇痛药、有效的口服镇痛药等，无论何种给药途径，阿片类药物可引起呼吸抑制并减少肠蠕动。*因此，所有产后应用此类治疗的患者均需给予密切观察与监测。

离床活动

*应鼓励产后患者尽早开始离床活动。*开始活动时，需要给予帮助，特别是剖宫产分娩者。早期离床活动可避免尿潴留，预防产褥期静脉血栓形成及肺栓塞。

乳房护理

非母乳喂养的产妇在分娩后最初几天出现乳房充盈，然后逐渐消退。如果出现乳房疼痛，则应穿戴合适的胸罩。冰袋和镇痛药有助于缓解不适。*不希望哺乳者，应避免刺激乳头，并且不要持续手动吸奶。*

乳管堵塞（乳腺囊肿）和乳腺炎可导致产后乳房增大、压痛（表 11.1）。乳腺炎或乳腺组织感染最常发生在哺乳期妇女中，其临床特征为突发性发热和局部疼痛与肿胀。乳腺炎与金黄色葡萄球菌、A 或 B 族链球菌、β 型嗜血杆菌和大肠杆菌等感染有关。治疗包括继续哺乳或使用吸奶器排空乳房、应用适当的抗生素，对于足月健康的婴儿，母乳是安全的。实际上，停止哺乳将增加充血，延迟感染吸收，并加重与乳腺炎相关的疼痛。

*产后发生乳腺炎时，哺乳仍是安全的。但是如果症状持续存在，则应明确是否存在产后乳房脓肿。*乳房脓肿的症状类似于乳腺炎，但常出现有波动感的肿物。乳腺炎患者，在开始应用抗生素治疗后仍有持续性发热，提示可能存在脓肿。除应用抗生素治疗外，需行手术引流脓肿。

表 11.1　产后乳房增大、压痛的鉴别诊断

表现	乳房充盈	乳腺炎	乳管堵塞
发病	渐进	突然	渐进
部位	双侧	单侧	单侧
水肿	广泛	局部	局部
疼痛	广泛	显著，局部	局部
全身症状	感觉良好	感觉不适	感觉良好
发热	无	有	无

免疫

无抗风疹抗体者，需在产后即刻给予风疹免疫治疗，哺乳不是免疫治疗的禁忌。如果患者还没有接受破伤风 - 白喉 - 无细胞百日咳疫苗接种，而且从其最后一次破伤风 - 白喉加强免疫后至少已经 2 年，则应在其出院前给予一剂。如果产妇是 D 抗原阴性，不是同种免疫，分娩婴儿为 D 抗原阳性或弱阳性，则应在产后应用抗免疫球蛋白 D 300 μg，最好在产后 72 小时内应用。*在胎儿到母亲间出血超出平均量者，如胎盘早剥、前置胎盘、宫腔内操作及手取胎盘等（参见第 23 章）情况下，这个剂量可能不够。*

通常推荐所有出生体重在 2000 g 的新生儿进行乙肝表面抗原（HBsAg1）免疫接种。此外，所有新生儿应接受全部筛查。

肠功能与膀胱功能

产妇在分娩后 1~2 天内不排便是常见的，因为他们通常会有段时间没有进食。 应给予润肠通便治疗，特别是有会阴部 Ⅳ 度裂伤修复者。*产后便秘者可给予润肠通便治疗来缓解，但是同时应用阿片类镇痛药物者，便秘症状将加重。*

痔疮是痔静脉的静脉曲张，产后至少 6 个月内不应考虑手术治疗，可以观察痔疮自然消退。坐浴、润肠通便及局部用药均有效，再结合心理安慰，能保证有效缓解。

阴道分娩后尿道周围水肿可导致暂时性尿潴留，*应监测分娩后 24 小时内的排尿量。*如果在分娩后 24 小时内需要导尿 2 次以上，则建议保留尿管 1~2 天。

会阴部护理

在分娩后最初 24 小时内，口服止痛剂、应用冰袋减轻局部肿胀可以缓解会阴部疼痛。局部麻醉剂，如金缕梅垫或苯佐卡因喷雾等也有效。分娩后 24 小时开始温水坐浴可以减轻局部不适，并促进愈合。*对常用镇痛药治疗无效的严重会阴疼痛，应明确是否存在血肿，需要仔细检查外阴、阴道和直肠。*

会阴切口或裂伤感染罕见（<0.1%），通常仅限于皮肤，用广谱抗生素治疗有效。伤口裂开少见，需根据伤口性质和程度进行个体化修复。

避孕

医院产后护理应包括有关避孕方面的内容。*大约15%的非哺乳妇女在产后6周即有生育能力。*产后不应服用雌激素－孕激素结合型口服避孕药或应用避孕装置。在完全母乳喂养者，产后3~6周可以开始服用仅含孕激素的口服避孕药，或在非完全母乳喂养者，产后3周可以开始服用仅含孕激素的口服避孕药。一旦出现泌乳，那么孕激素避孕药不会对母乳的量及其组成产生不利影响。关于产后应用孕激素装置方面的讨论请参见第26章。

产后绝育

产后绝育可在剖宫产分娩时或阴道分娩后进行，不延长患者住院时间。理想情况下，可在子宫明显复旧前，在全面评估产妇及新生儿健康状况后，施行微小切口完成手术（参见第27章）。产后小切口可在局麻加镇静、区域麻醉或全身麻醉下进行。产后绝育需要在临产及分娩前提供咨询和知情同意。*在产前保健期间，当患者考虑决定时，应评估其风险和获益，并考虑可替代的避孕方法，患者应有知情同意。*在产时或产后出现病变或产科并发症等情况下，医生应考虑推迟行绝育术。联邦和州法律规定，知情同意的时机也很重要。

性生活

当患者恢复后，可以开始性生活；在产后大约2周时，出血和感染风险最小。 应告知产妇，特别是母乳喂养者，由于雌激素水平低下，缺乏润滑，性交时会出现不适，水溶性润滑剂有助于改善这种不适。也可以建议哺乳期患者阴道局部应用雌激素或润滑剂，以减轻因雌激素缺乏、发生创伤而引起性交痛。推荐女性在性交中采取上位，能够控制阴茎插入的深度。

患者教育

*出院时，患者教育不应仅局限于产后及避孕问题上——这也是加强母儿卫生保健及其必要性的好时机。*对新生儿进行随访，对产妇进行密切随访评估。对饮酒、吸烟和吸毒等危险行为要提出告诫，并采取适当干预措施。医生还应评估患者的精神状态及其是否能轻松地照顾新生儿。也要告诫注意婴儿安全（例如汽车儿童约束装置）。随访中，也应评估以往存在的并发症。必要时，给予转诊治疗。

体重下降

产妇产后体重减轻，降低速度为1千克/月，而且不影响哺乳。产后1年，产妇体重平均较妊娠前增加1千克以上。体重指数（BMI）或总体重增加与体重维持无关。产妇年龄增加是决定其体重随时间而增加的主要因素，不是产次。

产后依然维持妊娠期间增加的体重可导致肥胖，需要引起关注。应特别注意生活方式，包括运动和饮食习惯，有助于恢复正常BMI。

哺乳期与母乳喂养

*母乳是新生儿理想的营养来源，推荐在产后6个月内完全母乳喂养，然后根据母儿情况确定继续母乳喂养。*母乳喂养的益处包括降低耳炎、呼吸道感染、腹泻、婴儿猝死、过敏性与变态反应性疾病、幼年型糖尿病和儿童恶性肿瘤等疾病发生风险；在出生第一年很少住院；改善认知功能。对于早产儿，母乳喂养可降低坏死性小肠结肠炎的风险。产妇获益包括增进母儿情感、由于泌乳性闭经而降低生育力以及降低某些激素敏感性恶性肿瘤（包括乳腺癌）的发生率。

禁忌证

母乳喂养有几个禁忌证，感染HIV病毒者存在垂直传播风险，因此禁忌母乳喂养。未治疗的活动性结核病患者在治疗前禁忌与婴儿密切接触，直至其接受治疗并确定无传染性为止；除罕见的结核性乳腺炎外，母乳可以吸出喂哺婴儿。化疗、应用抗代谢类药物或放射性物质者禁忌母乳喂养，直至母乳中清除以上药物为止。婴儿患半乳糖血症者禁忌母乳喂养，因为其对乳糖敏感。使用非法药物者禁忌哺乳。

母乳中的药物是母乳喂养者共同关注的，*任何药物在母乳中的含量少于总剂量的1%。*当医生开具任何药物或当患者自行购买任何非处方药物时，应考虑这一点。母乳喂养禁用的具体药物包括碳酸锂、四环素、溴隐亭、甲氨蝶呤和任何放射性药物，还有安非他明、可卡因、海洛因、大麻和苯环利定等所有毒品。

泌乳素分泌

分娩时，雌激素及其他胎盘激素水平下降，这是消除抑制泌乳作用的主要因素。此外，婴儿哺乳刺激催产素从神经垂体释放。血中催产素水平增加导致肌上皮细胞收缩，排空乳房腺泡腔。催产素还增加子宫收缩，从而加速产后子宫复旧。婴儿吸吮也可刺激催乳素释放，分泌脂肪酸、乳糖和酪蛋白。初乳在产后的最初 5 天产生，逐渐被母乳替代。与母乳相比，初乳中含有更多的矿物质和蛋白质、更少的脂肪和糖，其中可含有大脂肪球，即所谓的初乳小体，可能是上皮细胞脂肪变性所致。初乳中还含有免疫球蛋白 A，可为新生儿提供针对肠道病原体的保护。在产后第 3~6 天转变成母乳。*因此，在产后第 5 天左右，初乳逐渐被母乳所替代，为新生儿提供营养，帮助新生儿对肠道病原体产生免疫应答。*

为了持续泌乳，产妇体内必须有足够的胰岛素、皮质醇和甲状腺激素，膳食中必须有足够的营养和液体。在平均身材的女性中，充足母乳分泌所需最低热量为 1800 卡 / 天。一般来说，在整个哺乳期间，每天需要额外热量 500 卡。除维生素 K 外，母乳中含有所有维生素，但是由于这些维生素含量不同，因此推荐产妇补充维生素。婴儿可给予维生素 K，预防新生儿出血性疾病（参见第 10 章）。为了保持母乳喂养，乳腺腺泡腔必须定期排空。

哺乳期闭经

完全母乳喂养（催乳素水平升高与相关性无排卵）有天然避孕效果，即所谓的哺乳期闭经法。如果不是完全母乳喂养，则避孕效果差，需要应用其他避孕方法（参见第 26 章）。

乳头护理

乳头护理在母乳喂养期间也很重要。在每次喂食后，应以水冲洗乳头，然后暴露 15~20 分钟。如果乳头有压痛，则可使用水性乳剂，如羊毛脂，或 A、D 软膏。乳头皲裂时，母乳喂养极为困难，可暂停母乳喂养，手动将乳汁吸出，佩戴乳罩有助于乳头皲裂恢复。

焦虑、抑郁与产后期

虽然妊娠与分娩通常是令人高兴的事，但是实际上，产后抑郁症很常见。妊娠与分娩的影响有大差异，可从轻度产后忧郁到产后抑郁（PPD；见表 11.2）。大约 70% ~80% 的产妇在产后 2~4 天出现悲伤、焦虑或生气等情绪，这些产后忧郁表现可在全天反复出现、消失，通常较轻，1~2 周内缓解。症状多为自限性，支持治疗与安慰有助于缓解。产妇中 PPD 发生约为 10%~15%，更加严重，通常需要药物治疗和咨询。*PPD 与产后忧郁间鉴别主要依据症状的严重性和持续时间不同。*PPD 患者通常出现明显的悲伤、焦虑和绝望，影响其日常生活。经过数周后，这些症状不减轻，反而会加重。产后精神病是最严重的精神紊乱，最常出现在以往有病变者，如双相性精神障碍或精神分裂症，应视为紧急情况，需要立即转诊及住院治疗。

虽然 PPD 确切原因尚不清楚，但已经确定一些相关因素。分娩后正常激素波动可能引发一些女性出现抑郁症，*具有抑郁或焦虑个人史或家族史者更易发展为 PPD。*那些针对母亲（儿童保育）的紧急事件或其他压力因素（例如家庭成员死亡）等可促进 PPD 发生。拥有一个有不良性情或有健康问题的孩子会导致母亲怀疑自己照顾新生儿的能力，从而可能导致抑郁症。女性年龄影响 PPD 的易感性，年轻妇女比年长妇女更易发生抑郁症。毒素、饮食不良、生活条件拥挤、社会经济地位低下、社会支持低等也可能发挥作用。*PPD 较强的预测指标是妊娠期间抑郁症。*据估计，在所有 PPD 患者中，有一半是在妊娠期间开始的。*PPD 也可能是妊娠前即存在抑郁症的继续，而不是新发疾病。*

治疗必须根据患者个体情况而定，产后忧郁不

表 11.2　三种类型的心理疾病

	产后忧郁	产后抑郁	产后精神病
发生率（%）	70~80	≥10	0.1~0.2
平均时间	产后 2~4 天	产后 2 周至 12 个月	产后 2~3 天
平均病程	2~3 天，10 天内缓解	3~14 个月	不确定
症状	轻度失眠、哭泣、疲劳、易怒、注意力不集中、情绪低落	易怒、情绪不稳定、难以入睡、恐惧、焦虑；夜间症状加重	类似于器质性脑病综合征：精神错乱、注意力不集中、注意力分散、感觉器官异常
治疗	无需治疗；自限性	抗抑郁药物治疗；心理治疗	抗精神病药物治疗；抗抑郁药物治疗（50% 患者符合抑郁症标准）

需要治疗，仅给予支持和安慰即可。PPD者应给予精神健康咨询，必要时给予药物治疗。PPD的有效治疗包括认知行为治疗和人际关系治疗。

产后随访

在产后首次随访中，要询问母乳喂养、月经转复、性生活恢复、避孕方式、新生儿与家人之间的关系、是否恢复上班等身体活动情况，观察并恰当询问悲伤、抑郁、焦虑以及父母对婴儿的关注、产妇与其伴侣的关系等也是第一次产后检查的一部分。大多数产妇会出现更年期改变。宫颈愈合过程伴有炎症变化，如果此时行宫颈细胞学检查，可能出现轻度不典型改变。除非患者有明显的宫颈非典型增生病史，否则适宜在3个月内重复细胞学检查。

临床随访

盆腔检查未发现感染，要让产妇了解产后出现血性恶露是正常的，然后会转变成浆液性恶露（要解释每种正常恶露情况）。患者现在表现为白色恶露，而且要持续数周，这只是正常分娩过程结束后的更长时间的表现。要向患者说明，白色恶露将于下周逐渐消失。

（译者：瞿全新）

第 12 章 产后出血

本章主要涉及 APGO 教育的重要问题：

主题 27 产后出血

学生应能列出产后出血（PPH）的危险因素，概括产后即刻 PPH 及延迟 PPH 评估与处理的基本方法。

> 临床病例
>
> 经过长时间的产程，22 岁的产妇足月分娩其第二个孩子。新生儿健康，Apgar 评分良好。分娩后不久，在胎盘娩出前，突然出现大量阴道出血。

据估计，全世界每年有 14 万妇女死于产后出血（PPH）——每 4 分钟 1 例，半数以上孕产妇死亡发生在分娩后 24 小时内。*除死亡外，PPH 后可出现严重后遗症，包括成人呼吸窘迫综合征、凝血功能障碍、休克、丧失生育能力、垂体坏死（席汉综合征）。*

PPH 发生率约为 4%，表现为突然出现的大量出血或隐匿性出血。传统的 PPH 定义为阴道分娩及剖宫产术后，与分娩相关的失血量分别超过 500mL、1000mL；但是，这种估计实际分别代表不同分娩方式的平均失血量，失血量的估计带有主观性，变异较大，很不准确。

此外，体重为 50kg 与 75kg 的患者相比或三胞胎与单胎相比，虽然绝对失血量相同，但其对患者的影响却截然不同。因此，在定义临床出血时，应用生理和客观标准更合适，更有意义。应用标准包括红细胞压积下降 10%，此时需要输血，失血有关的生理影响及一系列症状与体征叙述如下。

如果出血发生在分娩后 24 小时内，则将 PPH 称为"原发性产后出血"（也称为早期产后出血），如果发生在分娩后 24 小时至 12 周（通常），则将 PHH 称为"继发性产后出血"（或晚期产后出血）。原发性 PPH 更加重要，而继发性 PPH 一般不太严重。

认识与早期发现

*PPH 不是一个诊断，而是通常发生在没有警示、缺乏危险因素等情况下的至关重要的信号。*当这些危险因素存在时，会加剧 PPH 的风险（框 12.1）。监测产妇失血的血流动力学改变，这些改变是反映患者状态、血容量不足及预后的指标。失血量在 10%~15% 者（单胎妊娠患者平均失血量为 500mL）多能耐受，没有症状或体征。当失血量接近 20% 时，首先出现血管内血容量不足的表现，包括心动过速、

框 12.1 产后出血的危险因素
产程延长
催产
急产
产后出血病史
会阴切开术，尤其是会阴侧切术
子痫前期
子宫过度扩张（巨大儿、多胎妊娠及羊水过多）
手术分娩
亚裔或拉美裔种族
绒毛膜羊膜炎

Data from Stones RW, Paterson CM, Saunders NJ. Risk factors for major obstetric haemorrhage. *Eur J Obstet Gynecol Reprod Biol.* 1993;48(1):15–18; and Combs CA, Murphy EL, Laros RK. Factors associated with hemorrhage in cesarean deliveries. *Obstet Gynecol.* 1991;77(1):77–82.

呼吸急促、毛细血管再充盈延迟，随后出现直立性低血压及脉压差缩小（由于血管收缩以维持收缩压，导致继发性舒张压增高）。失血量超过约30%时，呼吸、心率进一步增加，出现明显低血压。失血量超过40%~50%时，患者出现少尿、休克、昏迷及死亡。

*尽快明确出血来源及病因，给予针对性治疗，减少发病率和死亡率。*PPH最常见的病因是子宫收缩乏力，约占80%，其他病因包括胎盘滞留、生殖道创伤、裂伤、凝血功能障碍等。下生殖道任何部位均可发生血肿，子宫破裂及子宫内翻较少见，但却是导致严重PPH的病因。

患者的综合管理

*PPH是一个明确的急症；一经确诊，即应马上动员所有的资源。*患者综合管理见框12.2。由于PPH患者绝大多数是因子宫收缩乏力，因此，应经腹触诊子宫，发现子宫松弛、质软，质地如“囊袋样”。如果证实存在这些表现，应增加缩宫素输注，如果仍有大量持续性出血，则可给予甲基麦角新碱或前列腺素治疗。

其他有助于直接评估的问题如下：

• 胎盘自发娩出而且完整吗（考虑：胎盘部分滞留）？

• 分娩中是否使用产钳或其他器械（考虑：裂伤）？

• 胎儿较大或分娩困难或急产（考虑：子宫收缩乏力）？

• 宫颈及阴道检查是否有裂伤？

• 基线血细胞比积怎样？

• 是否有血凝块（考虑：凝血功能障碍）？

在明确出血原因的同时，应开始给予一般性支持治疗（参见框12.2），包括建立大静脉通道；快速输注晶体溶液；检测血型及交叉配血，必要时输血及成分输血；监测血细胞压积及凝血功能变化；监测尿量。恰当应用成分输血是治疗的关键，近来，关于输注血液制品的观念发生了转变，更加早期进行干预和预防凝血功能障碍，而不是延迟到诊断为凝血功能障碍才开始治疗。血液成分治疗主要是浓缩红细胞（PRBC），而其他血液成分治疗的指征为各种凝血功能障碍性疾病。根据临床表现，以实验室检测指导合理输注血浆、冷沉淀和血小板。在病变严重、持续性出血者（持续超过1小时者，PRBC需4个单位或以上，或持续超过12~24小时者，PRBC需10个单位或以上），目前建议按1:1:1比例输血制品（即每输注1单位PRBC，应输注新鲜冻血浆1个单位和随机捐献的血小板1个单位）。血液制品及其作用见表12.1。

框12.2 产后出血患者的处理

一般处理措施

立即评估出血量

评估患者总体情况

通知产科团队其他成员（即获得帮助）

监测与维持循环

• 建立静脉通道（IV）：两个大血管通道

• 检测血型及交叉配血

• 开始/增加晶体溶液输注

• 评估凝血或检查凝血功能

检查临床经过，查找可能的病因

• 娩出胎盘是否困难

• 是否应用产钳

• 是否有其他诱发因素

准备好手术室，手术人员待命

评估：连续快速完成

评估血流动力学情况

双合诊检查：评估子宫收缩乏力

• 触诊可能发现胎盘部分残留

• 触诊可能发现子宫壁破裂

检查会阴、外阴、阴道及宫颈

• 发现裂伤、血肿及子宫内翻

• 寻找助手予以暴露

• 再次检查胎盘

评估凝血情况

有针对性的干预措施

子宫收缩乏力

立即进行双合诊按摩子宫

应用宫缩剂（与必要的预防措施）

• 缩宫素——IV：10~40单位/1L生理盐水或乳酸林格氏液，产后出血患者持续应用

• 甲基麦角新碱——肌肉注射（IM）：0.2mg；2~4小时可以重复应用

• 15-甲基PGF2α——0.25 mg肌肉注射，间隔15~90分钟，最多应用8次

• 地诺前列酮——栓剂：直肠用药；20mg，每2小时用一次

• 米索前列醇——800~1000μg，直肠用药1次

• 宫腔填塞——Bakri球囊填塞

手术方法

子宫压迫缝合术

动脉结扎或选择性动脉栓塞

子宫切除术

待续

框 12.2 产后出血患者的处理（续）

胎盘残留
手取胎盘；处理上述子宫收缩乏力
超声检查评估 / 指导，确保胎盘完全取出
清宫术——最好在手术室超声引导下进行
无效者可疑胎盘粘连—需要其他治疗措施
生殖道裂伤与血肿
立即修复裂伤
暴露是关键——助手协助，在手术室完成
不要盲目缝合
必要时压迫
稳定、无症状的血肿需观察
凝血功能异常
恰当的凝血因子替代治疗
明确潜在病因
出血、感染、羊水栓塞等

框 12.3 预防或减少产后出血的预防措施

分娩前
基础血细胞比积
血型及筛查（非常高危者需行交叉配血）
建立静脉通道
有指征者检查凝血功能及血小板计数
明确危险因素
在产房内
避免过度牵拉脐带
恰当应用产钳及真空牵引
检查胎盘完全娩出
宫腔进行指诊探查（如有指征）
积极处理第三产程
检查宫颈及阴道
在转运到恢复区前清除子宫及阴道内血凝块
在恢复区
密切观察患者是否有大量出血
持续应用宫缩剂
触诊并按摩子宫
确定生命体征

*如果能识别高危患者，并在出血发生前做好初步准备，则 PPH 易于治疗。*框 12.3 对这种初步预防措施进行了评估。

主要原因及其处理

子宫收缩乏力

在通常情况下，胎盘娩出后，子宫体部迅速收缩，新形成的胎盘床部位的螺旋动脉收缩，防止出血过多。防止胎盘附着部位过多出血的机制是子宫肌肉收缩而不是凝血功能，无子宫收缩可导致子宫收缩乏力并引起 PPH。

易诱发子宫收缩乏力的情况包括子宫明显增大（即羊水过多、多胎妊娠）、产程异常（急产与滞产或缩宫素催产）、妨碍子宫收缩（如子宫肌瘤、应用硫酸镁）。*临床诊断子宫收缩乏力主要根据触诊子宫张力，正常情况下子宫质硬、子宫体收缩，而子宫收缩乏力时，表现为子宫质地更软、更柔韧——通常呈“囊袋状”。*宫口常张开，按摩后子宫通常能短暂收缩，而停止按摩时，子宫则再次松弛。*由于子宫出血也可发生在无子宫收缩乏力者，因此，在宫底部质硬时，应寻找其他病因。*

子宫收缩乏力的处理

子宫收缩乏力的处理是预防和治疗。*现已证实，积极处理第三产程（胎儿娩出与胎盘娩出之间）能减少 70% 的 PPH。*第三产程处理方法包括在胎儿娩出后或胎儿前肩娩出后立即输注缩宫素（通常为 20 单位 /1L 生理盐水，以 200~500mL/ 小时速度输注）、轻柔地牵拉脐带及按摩子宫。有些医生为避免胎盘滞留，直到胎盘娩出后，才开始输注缩宫素；但是，尚无确凿的证据表明，积极处理会增加胎盘滞留的发生率。立即母乳喂养也可增强子宫收缩力，从而减少失血量。

子宫收缩乏力的治疗分为药物治疗、徒手按摩或手术。在严重子宫收缩乏力者，应根据出血程度、患者总体状况及其未来生育要求（框 12.2）进行个

表 12.1 血液成分治疗

血制品	成分	容量（mL）	疗效
浓缩 RBC	RBC、WBC、血小板	240	每单位增加 Hct3%，血红蛋白增加 1g/dL
血小板	血小板、RBC、WBC、血浆	50	每单位增加血小板计数 5000~10000/mm^3
新鲜冻血浆	V 因子、V Ⅲ因子、纤维蛋白原、抗凝血酶Ⅲ	250	增加纤维蛋白原 10mg/dL
冷沉淀	V Ⅲ因子、X Ⅲ因子、纤维蛋白原、vWF	40	增加纤维蛋白原 10mg/dL

体化治疗。*双合诊子宫按摩即可成功诱发子宫收缩，可在准备其他治疗时应用（图 12.1）。*

宫缩剂

宫缩剂包括缩宫素、马来酸甲麦角新碱、米索前列醇（前列腺素 E_1 类似物）、地诺前列酮（前列腺素 E_2 类似物）、15- 甲基前列腺素 $F_{2\alpha}$，可以单独应用，也可联合应用。马来酸甲麦角新碱是一种有效的宫缩剂，能在几分钟内诱发子宫收缩。通常肌肉注射，因为快速静脉注射可引起危险的血压增高，所以高血压患者禁用。在心肺疾病、肝病或肾病患者，也应避免应用或极其慎重应用，可肌肉注射或直接子宫肌层注射 15- 甲基前列腺素 $F_{2\alpha}$。地诺前列酮是直肠栓剂用药，最近，米索前列醇已用于治疗和预防 PPH，这些前列腺素可导致很强的子宫收缩。如前所述，应预防性应用缩宫素；如果发生子宫收缩乏力，则增加输注速度，并可选择其他宫缩剂。*宫缩剂仅对子宫收缩乏力有效，如果子宫质硬，则无必要应用宫缩剂，应寻找其他导致出血的原因。*

有时按摩子宫及应用缩宫素均不能有效地充分诱导子宫收缩，必须选择其他方法。有些医生选择宫腔内填塞或放置球囊压迫（如 Bakri,、BT-cath 及 Foley 尿管）等方法，作为保留子宫时的止血方法。

手术治疗

子宫收缩乏力的手术治疗包括子宫压迫缝合（B-Lynch 缝合或多重方块形缝合）、序贯子宫动脉结扎（子宫动脉升支或降支、子宫 - 卵巢动脉，然后为髂内动脉）、选择性动脉栓塞及子宫切除术（图 12.2）。*手术压迫缝合的成功率非常高，因此，需行子宫切除术及髂内动脉结扎者明显减少，后两者与高发病率相关。*此外，压迫缝合技术的优点还包括操作迅速、能保留生育功能。

在其他临床情况下，重组凝血因子 VIIa 可用于其他治疗方法无效的危及生命的出血。该种方法治疗非常昂贵，而且增加继发严重血栓形成的可能性。

下生殖道裂伤

作为 PPH 的病因，下生殖道裂伤远比子宫收缩乏力少见，但很严重，需要及时手术修复。*易患因素包括手术助娩、臀牵引等手法助娩、急产、先露非枕前位及巨大儿。*

分娩中轻微宫颈裂伤较常见，而宫颈广泛裂伤及有活跃性出血者，通常需要修复。为了减少宫颈和阴道裂伤引起的明显出血，所有有易发因素者及分娩后不久出现失血过多而子宫收缩且质硬者，均应重复详细检查下生殖道。阴道检查需在协助下充分暴露。

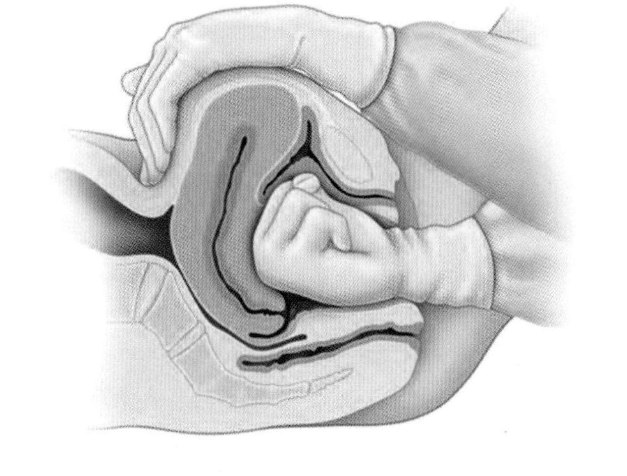

图12.1 双合诊子宫按摩。

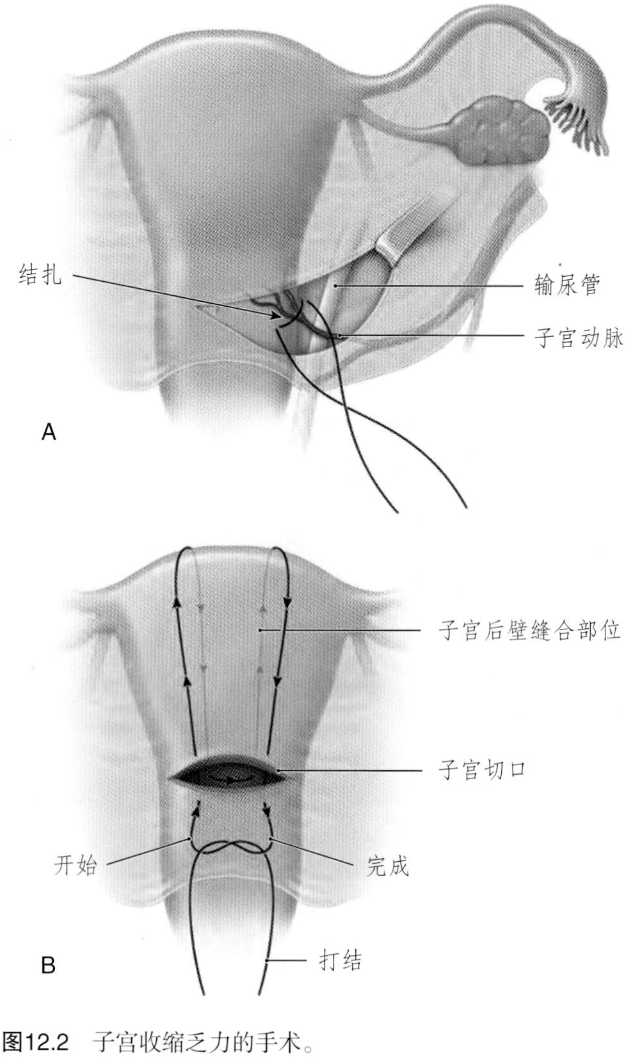

图12.2 子宫收缩乏力的手术。

如果暴露充分，这些裂伤的修复通常并不困难。

阴道及会阴裂伤（阴道和尿道周围裂伤一度至四度）不是大量失血的常见原因，持续不断的失血可能来自更深的裂伤，因此及时修复很重要。尿道周围裂伤可因明显的水肿而阻塞尿道，导致尿潴留；通常需要保留 Foley 尿管 12~24 小时。

胎盘残留

正常情况下，由于子宫收缩促进子宫基底层与海绵层分离，导致胎盘自子宫壁剥离。胎盘一旦发生剥离，强烈的子宫收缩引起胎盘排出。当胎盘剥离过程或排出过程不完全，则发生胎盘滞留。胎盘滞留的易发因素，包括既往剖宫产术、子宫肌瘤、既往刮宫术和副胎盘叶。

胎盘组织滞留在宫腔，妨碍有效的子宫收缩，导致宫缩乏力及出血过多。*胎盘排出后，应仔细检查全部胎盘，以便发现滞留宫腔而未排出的胎盘小叶。*血管表面呈剪切状或突然中断者提示副叶胎盘。如果可疑胎盘滞留，因为胎盘小叶明显缺失或出血过多，通常可经宫颈将 2 指放入宫腔内，将滞留胎盘组织取出。如果不成功，或不确定出血原因，则行子宫超声检查，有助于明确诊断。以吸引器和（或）大的锐利刮匙行刮宫术，取出滞留组织。操作必须注意，避免子宫底部穿孔。此外，需注意，过度刮宫可导致 Asherman 综合征，即子宫粘连，从而导致各种并发症，包括月经不规则、不孕症、继发妊娠流产等。

胎盘剥离异常

胎盘组织也可因未能自子宫壁正常剥离而滞留于宫腔内，有时胎盘绒毛侵至子宫壁的不同深度，统称为胎盘植入。更具体地说，胎盘异常附着在子宫黏膜表层，称为胎盘粘连，侵入子宫肌层者称为胎盘植入，完全穿透子宫肌壁全层者称为透壁性胎盘植入。如果全部胎盘均附着异常，则无胎盘剥离。更常见的是非全部胎盘异常附着，有部分胎盘剥离，而其余胎盘仍附着于子宫壁，因此导致危及生命的出血。

如果部分胎盘剥离而其余胎盘仍附着于子宫壁，则通常需行子宫切除术；通过刮宫剥离胎盘或其他方法控制出血（如手术压迫或序贯动脉结扎）等方法适用于有生育要求而需避免行子宫切除术者。

其他原因

血肿

血肿可发生在自外阴到阴道上部的任何部位，是分娩损伤的结果，血肿也可发生在会阴侧切处或会阴裂伤处，血肿发生有时不伴有阴道黏膜损伤，其形成原因为胎儿娩出或产钳分娩导致黏膜下组织断裂，而不伴黏膜裂伤。

外阴或阴道血肿的特点是剧烈疼痛伴或不伴休克症状。*血肿直径≤ 5cm 且无继续增大者，通常可采取期待治疗，密切观察、评估血肿大小，密切监测生命指征及尿量。*应用冰袋也有效。较大及逐渐增大的血肿需行手术治疗。如果血肿位于会阴侧切部位，则需拆除缝线，寻找出血点，然后，予以结扎止血。如果血肿部位不是会阴侧切处，则需在血肿最明显处切开并引流；尽可能确定出血点；交叉缝合止血，闭合切口。通常情况下，不能确定出血来源。在这种情况下，手术治疗时，要"锁边"交叉缝合阴道壁黏膜边缘，放置引流及阴道填塞，预防再次出血。应注意的是，大量出血可将组织分离并沿分离后组织间隙聚集，特别是在坐骨直肠窝处，不易识别。损伤可累及阴道侧壁及阴道旁沟，因此，仔细监测血流动力学改变对发现这些隐匿性出血至关重要。

凝血功能障碍

*任何先天性或获得性凝血功能异常均可导致 PPH。*胎盘早剥、羊水栓塞、败血症及重度子痫前期等均是与弥散性血管内凝血有关的产科病变。凝血功能障碍的治疗，包括补充恰当的凝血因子，纠正凝血功能缺陷。

应注意，大量出血本身可导致凝血功能障碍，从而形成恶性循环，加重出血。

羊水栓塞

羊水栓塞是一种罕见、突发、有时甚至是致命的产科并发症，主要因羊水进入母体循环所致。临床病情进展与生化、物理、免疫介质等因素有关，包括序贯发生的 5 种表现：①呼吸困难；②发绀；③心血管功能衰竭；④出血；⑤昏迷。*羊水栓塞也常导致凝血功能障碍。*治疗需针对心血管系统及凝血系统，给予全面的支持治疗。

子宫内翻

子宫内翻是指宫底部向内翻出，经宫颈至阴道，有时甚至到达阴道口外（图 12.3），是一种罕见并发症。子宫内翻典型表现为突发而严重的出血，治疗包括徒手复位，通常需要应用子宫松弛剂（如舌下含服硝酸甘油、特布他林、硫酸镁及卤代全麻药）。如果徒手复位失败，则需手术治疗。

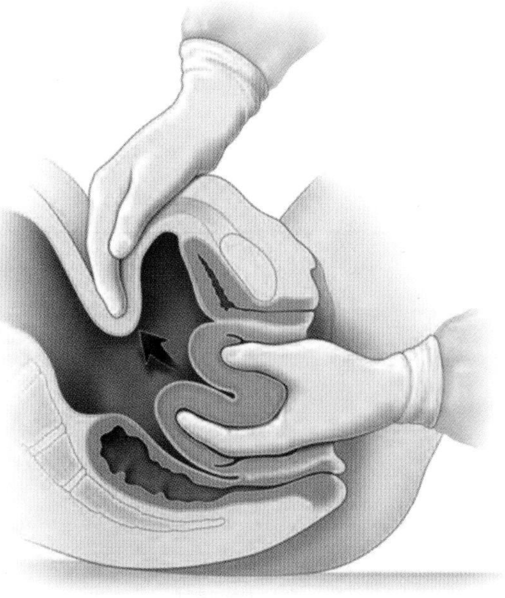

图12.3 子宫内翻徒手复位。

子宫破裂

子宫破裂应与子宫下段横切口裂开相鉴别，因为其临床意义有很大差别。子宫破裂是指宫腔与腹腔之间完全相通，而子宫裂开是指脏腹膜仍覆盖在“裂口”上。子宫明显破裂者，孕产妇及胎儿并发症明显增高，孕产妇死亡率明显增加。

子宫破裂可发生在前次剖宫产部位或其他子宫壁手术部位——宫腔内操作或创伤、先天性畸形（如小子宫角）或自发性破裂。异常分娩、手术分娩、胎盘植入可能导致子宫破裂。必需行手术修复，根据子宫破裂情况，尽可能重建子宫。根据子宫破裂程度和部位、患者临床情况以及对未来生育要求决定治疗方法。前次剖宫产切口瘢痕破裂者，需将原切口边缘切除，然后进行缝合。除了子宫肌层的破坏，还须考虑到邻近结构的损伤，如阔韧带、宫旁血管、输尿管及膀胱等。在危及生命的情况下，即使患者要求保留子宫，仍有必要行子宫切除术。*仔细评估产妇血流动力学变化，监测其他症状，如急性腹痛、腹部轮廓变化、无应激试验胎心表现、胎位不清等，这些均是早期发现和干预的重要表现。*

预防

一些预防性策略有助于减少分娩相关性出血的发生率，并且很多是相当有效的。*积极处理第三产程，包括手取胎盘、应用子宫收缩剂等，均已证实可以降低出血发生率。*除预防子宫收缩乏力外，这些方法也会降低子宫内翻的发生，而且不增加胎盘滞留的发生率。

最后，所有产科病房及其医生必须具备随时处理PPH的设施、人员及设备，临床训练有助于提高对产妇出血的治疗。

临床随访

产后出血是产科严重并发症，医生必须掌握系统的处理计划，诊断与治疗同时进行，包括产科医生、护士、麻醉师在内的团队协作是减少患者发病所必需的。

（译者：瞿全新）

访问 http://thePoint.lww.com/activate，有互动式USMLE式问题库及更多内容！

第13章 多胎妊娠

本章主要涉及 APGO 教育的重要问题：

主题 20　多胎妊娠

根据胚胎发育和超声检查，学生应能鉴别不同类型的多胎妊娠，掌握多胎妊娠的恰当处理方法与可能发生的并发症。

临床病例

患者在妊娠 17 周时行超声检查，证实为双胎妊娠。患者及其丈夫对此消息非常兴奋，同时对双胎妊娠及其分娩方面也有许多担心的问题。

美国多胎妊娠发生率约占 3%，但是其围生期发病率与死亡率却较高。双胎妊娠的自然发生率约为 1/90，非洲裔美国人的双胎妊娠率略高于白人。*随着患者年龄增长、辅助生殖技术与促排卵技术的应用增加，多胎妊娠发生率也增加。*自 1980 年以来，双胎妊娠率增加了 70%，三胎或三胎以上妊娠率增加了 400%。据估计，43% 的三胎或三胎以上妊娠与辅助生殖技术有关，38% 与促排卵有关，其余为自然妊娠。在辅助生殖技术中，单卵双胎妊娠率增高，其具体发生机制尚不清楚。

双胎妊娠可以是双卵双胎（异卵）或单卵双胎（同卵）。双卵双胎是两个独立的卵细胞与两个独立的精子受精而成，单卵双胎是由受精卵分裂而成。在不同人群中，双胎发生率有显著差异，但均以双卵双胎为主。单卵双胎妊娠率在全球较稳定，约为 1/250。*女性年龄增加及产次增加是双卵双胎的独立危险因素，有双胎家族史者，其双胎发生率更高。*

自然史

以下为单个受精卵分裂成双胎（也称为绒毛膜）时，各种可能的发育过程，如图 13.1。

- 双羊膜囊 / 双绒毛膜：如果胚胎分裂发生在受精后 3 天内，则每个胎儿将有单独的羊膜囊和绒毛膜，形成两个独立的胎盘或一个“融合”的胎盘。
- 双羊膜囊 / 单绒毛膜：如果胚胎分裂发生在受精后 4~8 天，则绒毛膜已经开始形成，而羊膜尚未形成。因此，每个胎儿将有独自的羊膜囊，而共有一个绒毛膜。
- 单羊膜囊 / 单绒毛膜：在 1% 的单卵妊娠中，胚胎分裂发生在受精后 9~12 天，羊膜囊和绒毛膜均已形成，两个胎儿将共用一个囊腔。
- 此后发生的分裂是不完全的，从而形成连体双胎。胎儿可发生多种形式的融合，其中胸壁和（或）腹壁融合最常见。这种情况较罕见，发生率一般约为 1 例 /70000 例分娩，与其相关的死亡率上升至 50%。

多胎妊娠的风险

多胎妊娠围生期发病率增加，与单胎妊娠相比，其发病率增加 3~4 倍，其中*最主要的原因是早产。*

单胎妊娠平均分娩孕周为 40 周，与之相比，双胎妊娠平均分娩孕周为 35 周，三胎妊娠为 32 周，四胎妊娠为 30 周。因此，每增加一个胎儿，妊娠时间将缩短 2~3 周。*其他相关的发病率包括宫内生长受限、羊水过多（约占多胎妊娠的 10%，主要为单绒毛膜妊娠）、子痫前期（双胎妊娠增加 3 倍以上）、先天性畸形、产后出血、胎盘剥离和脐带异常。*在多胎妊娠中，自然流产和先天性畸形约增加 2 倍（见表 13.1）。

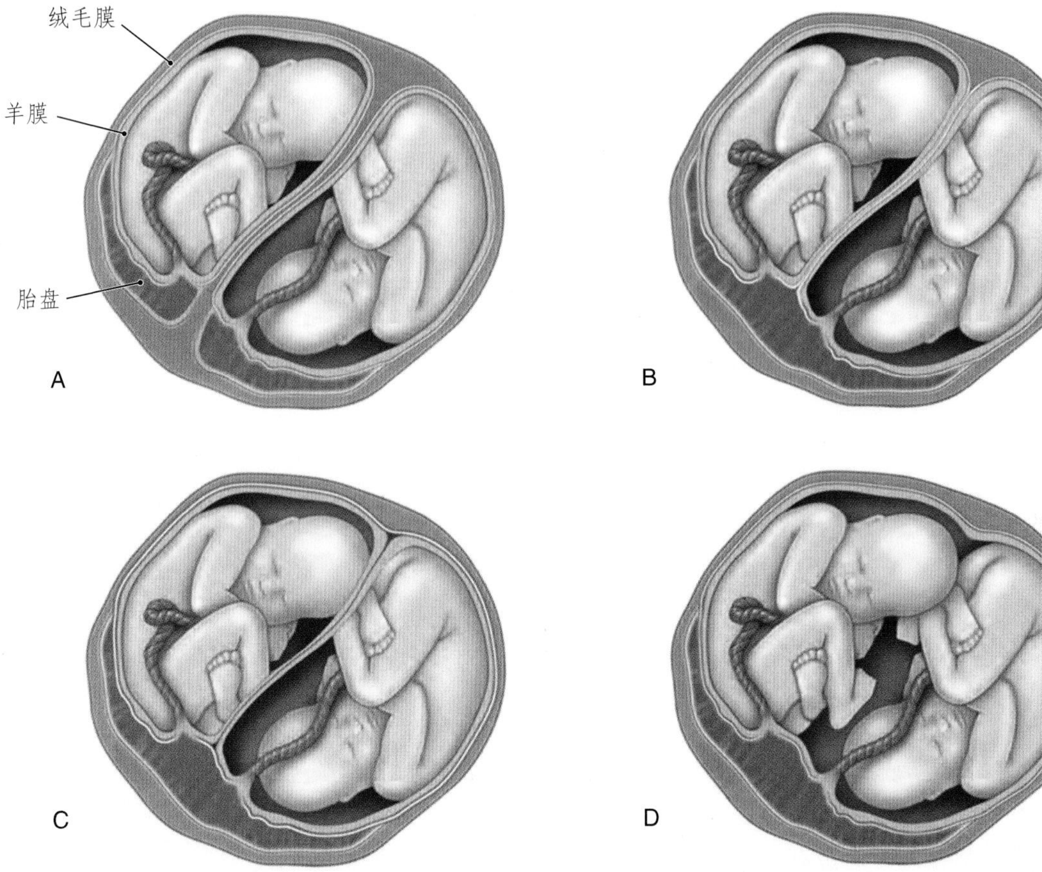

图13.1 双胎妊娠的绒毛膜。（A）双胎盘、双羊膜囊、双绒毛膜：双羊膜囊双绒毛膜。（B）单胎盘、双羊膜囊、双绒毛膜：双羊膜囊/双绒毛膜。（C）单胎盘、双羊膜囊、单绒毛膜：双羊膜囊/单绒毛膜。（D）单胎盘、单羊膜囊、单绒毛膜：单羊膜囊/单绒毛膜。

表13.1 多胎妊娠的发病率与死亡率

特征	双胎	三胎	四胎
平均出生体重	2330 g	1666 g	1371 g
分娩时平均孕周	35.3 周	32.0 周	30.7 周
生长受限百分比	14~25	50~60	50~60
需要住新生儿重症监护病房的百分比	25	75	100
新生儿重症监护病房平均住院时间	18 天	30 天	58 天
严重异常百分比	—	20	50
脑瘫风险	较单胎高 4 倍	较单胎高 17 倍	—
1 岁时死亡风险	较单胎高 5 倍	较单胎高倍	较单胎高 24 倍

American College of Obstetricians and Gynecologists. Multiple gestation: complicated twin, triplet, and high-order multifetal pregnancy. ACOG Practice Bulletin No. 56. Washington, DC: American College of Obstetricians and Gynecologists; 2004;104(4):869–883.

由于多胎妊娠发生率增高，特别是双胎以上妊娠者，因此在不孕症治疗咨询中，应讨论与多胎妊娠相关的风险及选择减胎，即在多胎妊娠时，选择在妊娠早期或中孕期早期终止一个或多个胎儿生长，从而增加其余胎儿存活机会、降低出生后婴儿远期发病率。*该方法主要目的是防止更多胎妊娠发生。在辅助生殖技术或促排卵时，不孕症治疗医师应控制多胎妊娠的发生风险。*

双胎输血综合征

*随着单绒毛膜妊娠的发育，胎儿之间可发生各种血管吻合，导致双胎输血综合征（TTTS）。*在这种

情况下，动静脉吻合使一个胎儿向另一个胎儿供血，导致不良妊娠结局。供血胎儿将出现生长受限、贫血、血容量减少及其他问题，受血胎儿将出现血容量增加、高血压、红细胞增多症和充血性心力衰竭。其次表现为羊水动力学改变，受血胎儿由于血容量增多而导致尿液增加，进而导致羊水量增加（羊水过多），相反，供血胎儿由于血容量过少而导致尿液减少，羊水量减少（羊水过少）。*双胎中一个胎儿羊水量过多，则有早产风险。*持续减少受血胎儿羊膜囊中的羊水已成为改善胎儿生存的唯一治疗选择。内镜下宫腔内激光凝固胎盘表面吻合支可以更为成功地解决这一难题，特别是在严重病例中。如果有可能，胎儿镜下激光凝固术可在很大程度上替代连续羊水减量法，成为治疗 TTTS 的首选方法。*其他血管异常包括一根脐动脉缺失，其中 30% 与其他先天性畸形有关，特别是肾发育不全。在双胎妊娠中，单脐动脉发生率为 3%~4%，而单胎妊娠仅有 0.5~1%。*

单羊膜囊双胎

在 1% 的单羊膜囊双胎中，受精卵分裂发生在受精后第 9~12 天，导致两个胎儿共用一个羊膜囊，由内侧羊膜和外侧绒毛膜构成。需注意，有脐带缠结继而导致胎儿死亡的风险。既往治疗是在大约妊娠 32 周（应用类固醇激素后）时行择期剖宫产术。*目前治疗方法是选择在妊娠 26~28 周住院，给予类固醇治疗，每天监测胎心率数次，及时发现有可能发生的脐带缠结。*妊娠可以持续超过妊娠 32 周，早产发生率减少，而且不甚严重。

多胎妊娠胎儿之一死亡

*多胎妊娠，特别是三胎以上妊娠，妊娠过程中一胎或多胎死亡风险增加。*美国妇产科学会认为，尚无胎儿监测方法能预测胎儿死亡。有关更好的产前监测方法及发生一胎死亡后如何处理等方面仍未达成共识。有人建议，如果是由于胎儿自身异常（不是母体或子宫胎盘病变）导致死亡，那么其他存活胎儿需要及时娩出。如果距足月时间较长，则选择期待治疗较为恰当。

最难处理的情况是单绒毛膜双胎中一例胎儿死亡，因为在单绒毛膜胎盘中，100% 有连接两个胎儿循环的血管吻合支，存活胎儿将面临一胎死亡所引起的突然而严重的长时间低血压等持续性损害及晚期血栓形成的风险。一旦发现其中一胎死亡，则提示已发生最大伤害，立即分娩并无任何益处，特别是在存活儿早产而且可能有异常的情况下，继续妊娠可能会有最好的结局。

诊断

大多数多胎妊娠应用超声诊断。*当子宫体积增大超过相应孕周时，应怀疑双胎妊娠。*如果宫高测量与孕周相差 4cm 或以上者，应立即行超声检查，寻找原因（如孕龄不准确、多胎妊娠、羊水过多、妊娠滋养细胞疾病和盆腔肿瘤等）。

连续超声检查显示，双胎妊娠中仅 50% 在孕早期发现，最终分娩双胞胎。另外，50% 的双胎妊娠，因胎死宫内且胚胎 / 胎儿最终被吸收（双胎消失综合征）而仅分娩一个胎儿。*在首次超声检查诊断双胎妊娠时，要确定绒毛膜层数，因为单绒毛膜双胎潜在的发病率和死亡率与双绒毛膜双胎不同。*在妊娠 9~10 周，超声检查确定绒毛膜数几乎 100% 正确。

产前处理

一旦确诊为双胎且明确绒毛膜层数，则需根据表 13.2 进行产前检查，监测孕妇及其胎儿。双胎妊娠母体血容量增加较单胎妊娠多，但是预期分娩时失血量也更多。在多胎妊娠中，孕妇贫血最常见，因此，注重妊娠期平衡饮食，包括增加铁、叶酸和其他多种微量元素的摄入是非常重要的。*由于多胎妊娠早产风险增加，因此，应仔细观察有无子宫收缩，提示患者注意早产的症状和体征，如腹痛、腰痛、阴道分泌物稀薄或增多及阴道出血。*从孕中期开始，每 1~2 周进行宫颈检查，确定宫颈是否展平、扩张。如有可能，则可交替行超声检查与阴道检查，监测宫颈长度变化。

胎儿纤维蛋白原检测有助于预测早产，但在多胎妊娠中，其预测价值有限。在每次产前检查中，均须测量血压。如果血压增高，则须测定尿蛋白。从妊娠 30~32 周开始，需每天计数胎动，有助于评估胎儿健康状况。

表 13.2　双胎妊娠的产前处理

影响	处理
营养需要量增加	均衡饮食；每天摄入增加 300 千卡；补充多种维生素和矿物质（如叶酸）
分娩时，失血量增加	预防贫血（缺铁性贫血）
早产	告知孕妇注意临产先兆；每 1~2 周行超声检查测量宫颈长度；评估胎儿纤维连接蛋白
妊娠诱导的高血压	密切监测血压；密切监测尿蛋白
胎儿生长、发育不协调	定期行超声检查
发热	无

超声检查

多胎妊娠时，从妊娠 16~18 周开始，每 3~4 周行定期超声检查。在最初检查时，应特别注意胎儿有无畸形，尤其是在单绒毛膜妊娠中，其胎儿畸形更常见。在妊娠 16~20 周，行超声检查胎儿有无畸形，此时胎儿大小易于做出诊断。在随后的每次检查中，需评估每个胎儿的生长情况和羊水量。不协调生长是指估计最小胎儿体重与最大胎儿体重间相差 15%~25%。当一个或多个胎儿出现生长受限、不协调生长或孕妇出现其他高风险疾病时，需增加无应激试验或生物物理评分等产前监测。

分娩时处理

显然，妊娠平均持续时间与胎儿个数呈负相关。双胎妊娠持续时间约为 35 周。多数认为双胎妊娠最佳分娩孕周为 38~39.6 周。分娩前建议行羊膜腔穿刺评估胎儿成熟度。通常需择期行引产或剖宫产术，如果妊娠≥ 40 周，则胎儿死亡风险增加。

分娩时，处理方法主要由胎先露决定。通常情况下，如果第一个胎儿是头（顶）先露，则可允许经阴道分娩。如果先露部不是胎头，则应考虑行剖宫产术。在分娩过程中，需要分别监测两个胎儿的胎心率。*双胎分娩方式不同，主要依赖于孕龄或胎儿体重、双胎先露和接产医生的经验*。尽管有分娩计划，由于可能会在短时间内确定行剖宫产，所以产科医生、麻醉师和新生儿科医生需时刻做好准备。双胎妊娠中，两个胎儿均为头先露者约占 40%。如果第一个胎儿分娩后，第二个胎儿仍为头先露，则可以顺利地经阴道分娩。第二个胎儿应适当监测，不必急于娩出第二个胎儿。

分娩方法

如果双胎不是头先露（在双胎中约占 40%）而是其他胎方位，则有两种主要操作可协助阴道分娩。第一种是胎头外倒转术，在超声监测下，通过腹部触诊和施压，将胎儿轻柔地转为头先露（图 13.2A）。第二种方法是臀牵引术，医生将一只手伸进宫腔，抓住胎儿下肢，轻柔地牵拉，以臀位娩出胎儿（图 13.2B）。当第二个胎儿无法安全地经阴道分娩时，需选择剖宫产娩出第二个胎儿。

并发症

双胎分娩时，必须警惕时常可能发生的脐带脱垂。如果双胎妊娠中第一个胎儿为臀先露（占双胎妊娠的 20%），则大多数需行剖宫产分娩。除非两个胎儿都为头先露，否则有些临床医生和患者将选择择期剖宫产术结束分娩。

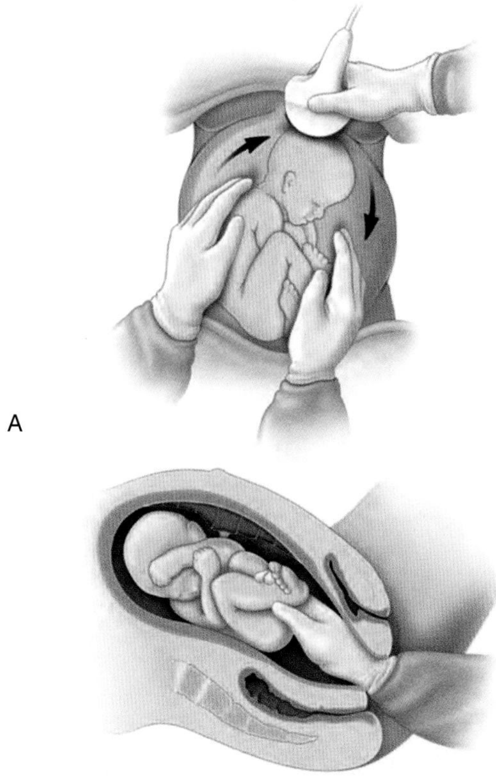

图 13.2 双胎分娩。（A）胎头外倒转术。（B）臀牵引术（胎足内倒转术）。

对于三胎或以上的多胎妊娠，由于潜在的多胎先露部位不同，多数孕妇选择择期行剖宫产术。

产后，由于过度扩张的子宫不能正常收缩，可因子宫收缩乏力而导致产后出血（参见第 12 章）。

> **临床随访**
>
> 多胎妊娠确诊后，医生应详细地告知孕妇及其丈夫有关妊娠期与分娩时的处理，这一点非常重要。多胎妊娠孕妇的管理需要制订严密计划，密切随访，医生应掌握多胎妊娠与单胎妊娠处理间的差异。虽然通常情况下多胎妊娠结局良好，但是仍需密切联系与随访。医生应鼓励孕妇及其丈夫在孕期多询问他们所关注的问题。

（译者：田静）

访问 http://thePoint.lww.com/activate，有互动式 USMLE 式问题库及更多内容！

第14章 胎儿生长异常：胎儿生长受限和巨大胎儿

本章主要涉及APGO教育的重要问题：

主题31 胎儿生长异常

学生应掌握各种胎儿生长异常及其可能的病因与并发症，能概括出胎儿生长异常的基本诊断方法与处理。

临床病例

患者女性，26岁，G2P1001，常规产前检查。以往妊娠与分娩顺利。平均身高、体重。孕29周时产检，宫高24cm，低于正常孕龄预期宫高28~29cm。胎心率正常。由于子宫体积小于正常孕龄预期子宫大小，因此可疑为宫内生长受限（IUGR）。产科IUGR相当普遍，医生必须充分了解胎儿宫内生长受限的病因和处理。估计胎儿大小和体重显著高于预期值者，在治疗中也面临同样的挑战。

宫内生长受限

“胎儿生长受限”定义为胎儿体重低于预期值。根据正常人群标准，将异常生长进行分类（见表14.1）。胎儿或婴儿体重小于相同胎龄儿应有体重的第10百分位数以下者称为宫内生长受限（IUGR）。因此，仔细评估孕龄对诊断及治疗IUGR非常重要。

小于孕龄儿（SGA）用来描述出生儿体重小于正常体重的下限。在美国，SGA最常定义为出生体重小于孕龄第10个百分位数。小于孕龄儿和宫内生长受限常易混淆，两个术语常互换使用。在本章中，SGA用来指新生儿，IUGR用来指胎儿。

由于一些原因，使用孕龄百分位数作为定义有局限性。首先，根据定义，IUGR患病率为9%，但不是所有新生儿体重低均是病理性的。其次，任何百分位数的分界值并未考虑个体生长的潜力。同时，一个简单的百分位数未能考虑到增长率。百分位数随时间或特定测量方法而发生变化，这点非常重要。最后，生长受限确诊时间是发病率和死亡率的一个重要因素。生长受限确诊胎龄越早，对发病率和死亡率的影响越大。

意义

*发现胎儿生长异常的目的是确定胎儿短期和长期发病率或死亡率增加的风险。*在短期内，胎儿生长受限者缺乏继续宫内生长、耐受分娩应激、适应新生儿生活的储备能力，易于发生胎死宫内、窒息、酸中毒、不能耐受临产。新生儿并发症包括Apgar评分较低、红细胞增多症、高胆红素血症、低血糖、低体温、窒息、呼吸窘迫综合征、惊厥与抽搐、败血症、胎粪吸入综合征和新生儿死亡。

胎儿生长改变会影响一生。通过产前反应或胎儿对宫内营养和代谢环境的适应可以预测其对宫外环境的反应。越来越多证据证明，成人疾病起源于

表14.1 胎儿生长受限常用定义

生长描述	
低出生体重	<2500 g
宫内生长受限	<10%
巨大儿	>4500 g
大于孕龄	>90%

胎儿时期，出生时的体重与长期健康有关。研究显示，出生体重与成人肥胖、心血管疾病（如冠心病、高血压、中风）、胰岛素抵抗和血脂异常有关。因此，宫内生长情况是将来一生中许多生理功能的基础。

*一般来讲，宫内生长受限胎儿越小，其发病和死亡风险越大。*围生儿发病率与死亡率增高，特别是体重小于孕龄第三百分位数者。一项研究发现，所有死产中，26% 为 SGA。因此，发现这样的宫内胎儿非常重要，可以最大限度地提高其宫内环境，采取最安全的方法计划和完成分娩，在新生儿期给予必要的护理。

病理生理学

胎儿在宫内正常生长必须要有充足的胎儿细胞和适当的细胞分化。此外，通过正常胎盘功能供给营养和氧气也是必需的，以保证细胞数量增加、细胞体积增大。在孕早期，胎儿生长主要通过细胞增生或细胞分裂，早发型胎儿生长受限可导致不可逆性的器官体积缩小及功能降低。早发型胎儿生长受限最常见病因与遗传因素、免疫异常、母体慢性疾病、胎儿感染和多胎妊娠等有关。在孕晚期，胎儿生长逐渐依赖于细胞肥大，而非单独依靠细胞增生。因此，延迟型胎儿生长受限常导致细胞体积缩小，给予足够的营养后，胎儿大小更加易于恢复。妊娠期胎儿正常生长，妊娠 37 周后，随着胎儿消耗脂肪促进细胞生长，其生长速度减慢。

与胎儿相比，胎盘生长较早且迅速。在妊娠 37 周时，面积达最大，约为 $11m^2$，重量约为 500g。此后，胎盘表面积逐渐缓慢减少，其主要原因为血管系统微梗死所致（因此胎盘功能下降）。胎儿迟发型生长受限主要与子宫胎盘功能降低和营养运输下降有关，称为子宫胎盘机能不全。另外，因为胎盘表面积与胎儿体重密切相关，因此，导致胎盘大小减少的因素与胎儿生长受限也有关。

病因

*IUGR 是一个由许多潜在原因引起的描述性术语。*准确诊断对于最佳治疗至关重要。虽然胎儿生长受限原因很多，但是约有 50% 的患者病因不明。由于以 10% 作为分界值，因此，导致假阳性率较高，2/3 以上诊断为 IUGR 者实质上仅是偏小，而且是健康的。

影响胎儿生长因素较多，包括母体因素、胎儿因素及胎盘因素，详见框 14.1。

框 14.1 与胎儿宫内生长受限有关的危险因素

- 母体疾病
- 高血压
- 肾脏疾病
- 限制性肺病
- 糖尿病（伴微血管病变）
- 发绀型心脏病
- 抗磷脂综合征
- 胶原血管病
- 血红蛋白病
- 吸烟与吸毒
- 严重的营养不良
- 原发性胎盘病变
- 多胎妊娠
- 感染（病毒及原虫）
- 遗传性疾病
- 接触致畸物

母体因素

IUGR 与孕妇相关的因素包括各种感染，如风疹、水痘和巨细胞病毒等，这些与胎儿生长受限密切相关，特别是感染发生在妊娠早期。虽然孕妇感染这些病毒仅类似感冒表现，但是在胎儿器官形成阶段，病毒感染会导致细胞数量减少与生长减慢，可伴有或无先天性畸形。*在所有 IUGR 病例中，与上述病毒或其他病毒早期感染因素有关者不足 5%。*孕妇滥用药物会影响胎儿生长，几乎所有胎儿酒精综合征者会出现生长受限。与非吸烟孕妇相比，孕期吸烟者分娩的胎儿平均体重下降 200g。而且吸烟孕妇的胎儿在出生后生长速率受限，是正常胎儿的 3~4 倍。吸食毒品、海洛因、美沙酮或可卡因的孕妇，其胎儿生长受限程度达 30%~50%。与 IUGR 相关的药物有抗癫痫药物、华法林和叶酸拮抗剂。海拔高度也会影响胎儿生长。

其他影响胎儿生长和身体状况的母体因素有人口因素和疾病。孕妇极端年龄（小于 16 岁和大于 35 岁）也会增加胎儿生长受限的风险。改变或影响胎盘功能的疾病也是胎儿生长受限的原因。

胎儿生长受限的共同机制尚不清楚，可能是多种因素共同作用的结果。既往有产科并发症史者，其胎儿生长异常风险增加。孕妇新陈代谢和身体状况是调节胎儿生长的两个最强因素。营养缺乏和体重增加不足，特别是在青少年或体重过低者，可导致 IUGR。

胎儿因素

与生俱来的个体生长潜力主要取决于遗传因素。

女性胎儿发生 IUGR 的风险比男性胎儿大。此外，在生长受限的胎儿中，5% 有染色体异常。如果 IUGR 合并智力障碍，则染色体异常发生率增加至 20%。葡萄糖激酶基因突变等单基因突变、腹裂畸形和肾发育不全等结构畸形也可引起胎儿生长异常。最后，多胎妊娠增加胎儿生长受限的风险。

胎盘因素

胎盘在母儿间营养调节与转运中发挥重要作用。*胎盘发育异常或滋养层侵袭与重构不足，均可导致胎儿生长受限及其他妊娠期疾病。*另外，子宫异常（纵隔子宫或子宫肌瘤）限制胎盘着床与发育，影响营养转运，导致胎儿生长发育所需营养不足。最后，胎盘遗传因素很重要，如胎盘特异性嵌合体异常，与胎儿生长延迟密切相关。

诊断

妊娠早期胎龄评估非常重要，因为随着孕龄增加，推算孕周逐渐不再准确。*产前诊断 IUGR 需要依据发现高危因素、临床测量子宫大小及生物统计测量等。*

体格检查

体格检查在诊断 IUGR 中作用有限，但是对筛查异常的胎儿生长却很重要。妊娠期孕妇胖瘦与体重增长在诊断 IUGR 中的价值也非常有限，但是仍需全面掌握这些信息；妊娠期孕妇体重低或体重增加较少或体重无增加，则可诊断为 IUGR。连续监测宫高可筛查 IUGR，但是假阴性与假阳性预测值均较高。在妊娠 20~36 周，宫高应随着孕周而增加，每周增加 1cm（如图 14.1）。有些差异可能与体质因素有关，当差异超过 2cm 时，应提示为 IUGR，需进一步行超声检查。临床估计胎儿体重无助于诊断 IUGR，除非胎儿体重非常轻。

超声检查

*根据存在危险因素和（或）临床评估可疑为 IUGR 者，应行超声检查，评估胎儿大小与生长情况。*与胎儿标准化测量相比，特殊的胎儿生物测量能反映某个胎龄的正常生长情况。胎儿测量包括四个标准：①双顶径；②头围；③腹围（AC）；④股骨长。应用已发表的公式或测量比率将胎儿形态测量转换为胎儿体重，对评估胎儿大小非常有价值。AC 在正常范围者，可排除胎儿生长受限，其假阴性率低于 10%。*AC 较小或胎儿体重低于第 10 个百分位数，提示有胎儿生长受限，随着百分位数降低，胎儿生长受限的可能性增加。*

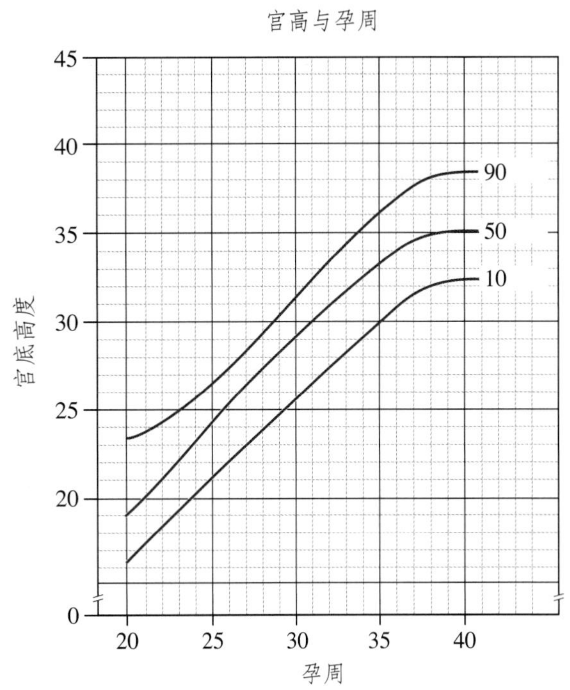

图14.1　测量宫高筛查胎儿宫内生长受限。P，百分位数。

直接研究

在选择性 IUGR 患者，直接行有创检查非常重要。在近足月计划分娩者或胎龄不确定并考虑有生长受限者，羊膜腔穿刺有助于评估胎儿肺成熟度。羊膜腔穿刺抽取羊水可检测胎儿染色体核型、病毒培养及行 PCR 检查。绒毛膜取样（胎盘活检）或直接取血（经皮取脐血）很少应用，仅用于某些必要的特殊研究。

多普勒检测血流

多普勒检测血流进一步提示了胎儿在不同生长状态下的反应，一旦确诊为 IUGR，则多普勒血流检测是标准评估的重要部分。*多普勒检测技术可以减少干预，改善有 IUGR 风险的胎儿预后。*胎儿 – 胎盘循环以脐动脉收缩压 / 舒张压比值（S/D）来评估，S/D 也可间接评估胎盘血流阻力。随着胎盘血流阻力增加，舒张期血流下降，S/D 比值升高。*足月妊娠时，正常 S/D 值为 1.8~2.0。*在 IUGR 胎儿，舒张期血流消失或出现逆流常提示围生期结局不良（图 14.2）。胎儿大脑中动脉血流可评估并反映胎儿的适应情况。保证大脑血供是胎盘灌注减少的病理生理学反应，大脑中动脉舒张期和平均血流速率增加。多普勒超声可评估静脉导管血流，出现异常导管血流者，其不良结局的风险较高。

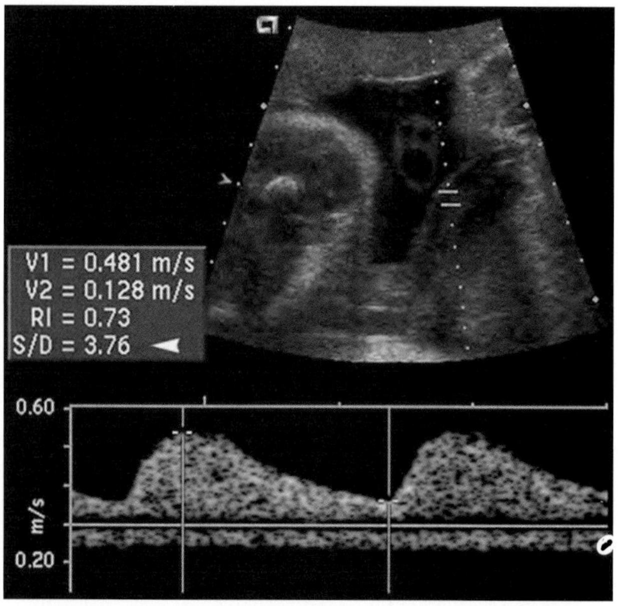

图14.2 多普勒测血流。妊娠35周，由于舒张期血流速度下降，胎儿脐动脉多普勒S/D比值增加至3.76（箭头，卡尺）。

治疗

*IUGR 胎儿治疗旨在于最佳时机分娩可能最为健康的婴儿，IUGR 持续性治疗主要根据胎儿检测的结果。*根据胎儿生长受限程度，连续进行胎儿生物测量评估，每 3~4 周一次。胎儿监测非常重要，包括胎动计数、无应激试验、生物物理评分和多普勒检查，迄今尚未证实能改善 IUGR 胎儿妊娠结局的有效治疗方法。

*如果胎儿死亡风险超过新生儿死亡风险，则应及时娩出胎儿，但在很多情况下，这些风险难以评估。*例如，IUGR 胎儿解剖结构正常、羊水量正常、多普勒检查正常、胎儿监测正常，那么分娩并不能使胎儿获益。相反，生长受限胎儿无论有或无胎儿成熟度检查，如果连续生物检测证实胎儿生长速率减慢和(或)多普勒检查轻度异常，则分娩可能对胎儿有利，而这些决定必须充分考虑胎龄和相关的早产风险。

新生儿治疗

IUGR 新生儿的治疗部分依赖于胎龄，包括新生儿呼吸窘迫、低血糖、低体温、高黏血综合征。在妊娠晚期，生长受限胎儿脂肪储备减少，因此根据正常脂肪与葡萄糖代谢机制，新生儿不能维持正常血糖。高粘血综合征是由于胎盘氧转运减少，胎儿代偿性增加红细胞比容，使其超过 65%。出生后，红细胞增多能引起新生儿多器官栓塞、心力衰竭和高胆红素血症。*总而言之，生长受限儿安全度过新生儿期者，预后通常良好。*

巨大儿

定义胎儿过度生长有两个术语，巨大儿仅基于体重，是指体重非常大的胎儿，一般估计胎儿体重达到或超过 4000~4500g。产科医生间尚无一致的有关巨大儿的准确定义。但是与一般胎儿相比，出生体重≥ 4500g 者发病率明显增加；因此，常用 4500g 作为评估巨大儿的标准。大于胎龄儿（LGA）一般是指出生体重超过相应孕龄胎儿的 90%，体重与相应孕龄数据来源于正常人群（参见表 14.1）。*根据定义，LGA 较常见，但是并非所有大小超过上限的新生儿均是病理性增大。*生长潜力、生长速度和孕龄都是需要考虑的重要因素。

病因

巨大儿与胎儿生长受限一样，有很多潜在因素，分为胎儿因素与母体因素（框 14.2）。

母体因素

母体因素包括有巨大儿史、孕前体重、孕期体重增加情况、多胎妊娠、男性胎儿、胎龄超过 40 周、种族、孕妇出生体重与身高、孕妇年龄小于 17 岁、50g 糖筛查阳性而 3 小时糖耐量试验阴性者。

妊娠期糖耐量异常和具体控制方法与胎儿体重及胎儿脂肪量有关。脂类与胎儿大小有关，三酰甘油、游离脂肪酸与胎儿体重呈正相关，三酰甘油是 LGA 儿的独立因素。孕妇体貌特征、体重指数是独立于高血压、孕前或孕期糖尿病之外的胰岛素敏感性的主要决定因素。同时，孕妇体重增加和孕前体重也是影响胎儿出生体重的因素。最后，产次增加与胎儿增大有关。

框 14.2 大于胎龄的危险因素
胎儿
遗传因素
特定的基因疾病
男性
母体
先前有巨大儿分娩史
代谢
身体成分
孕期体重增加
产次

胎儿因素

与胎儿生长受限一样，胎儿因素包括遗传因素或个体内在的生长潜力与遗传综合征，如 Beckwith-Wiedemann 综合征。男性胎儿比女性胎儿更易受影响。

意义

巨大儿与增加孕产妇及胎儿 / 新生儿风险有关。由于分娩异常，巨大儿需行剖宫产而且产后出血、阴道裂伤的风险也增加。与巨大儿相关的产妇感染包括择期剖宫产术后泌尿道感染及经产道试产后产褥期发热。胎儿肩难产和锁骨骨折风险增加，也可发生臂丛神经损伤，但较少见。巨大儿发生低 Apgar 评分风险增加。

其他新生儿风险部分依赖于导致巨大儿的病因，如孕妇肥胖或糖尿病，包括低体温、高胆红素血症、低血糖、早产和死产等风险增加。胎龄和胎儿大小密切相关，早产巨大儿仍可并发不成熟。胎儿大小与其成熟程度并非相互依赖。*远期风险包括成年后体重过重与肥胖的风险，再次说明，胎儿宫内生长是预测其成人后许多生理功能的基础。*

诊断

根据估计胎儿体重超过相应孕龄的第 90 个百分位而诊断巨大儿。随着妊娠进展，估计孕龄越来越不准确，因此，在妊娠早期仔细核对孕周更加重要。临床上评估胎儿体重的两个主要方法为 Leopold 方法（腹部触诊，见图 9.7）和测量宫高。*仅依据宫高评估巨大儿是不准确的，与临床触诊（Leopold 方法）相结合有助于准确评估。*

巨大儿的诊断依据临床检查结合超声检查。超声检查测量胎儿身体各部分，通常包括 AC，然后，带进某些回归方程，计算胎儿体重。但是，当胎儿为巨大儿时，目前使用的大多数回归方程公式会有明显错误。超声检查评估胎儿体重的方法并不优于临床评估方法。

超声检查在巨大儿处理中的真正价值是，其具有排除诊断作用。

增大子宫的鉴别诊断包括巨大儿、多胎妊娠、羊水过多、大的胎盘（葡萄胎）和大的子宫（子宫平滑肌瘤、其他妇科肿瘤或子宫异常）。

治疗

*在无糖尿病的孕妇可疑巨大儿时，尚无临床治疗方法或抑制胎儿生长。*目前尚不支持仅仅因为巨大儿而结束妊娠，因为引产并不降低孕产妇及新生儿的发病率；而且会增加剖宫产率。此外，一些数据也并不支持根据胎儿体重评估而选择剖宫产术。*考虑到超声检查评估胎儿体重的局限性，而且随着胎儿体重增加，母儿损伤也会增加，美国妇产科学会建议在孕妇无糖尿病者，评估胎儿体重超过 5000g 者，或孕妇合并糖尿病，评估胎儿体重超过 4500g 者需行剖宫产术。*

阴道分娩时，处理肩难产的方法很多，如双腿极度屈曲（McRoberts 方法，参见图 9.9A）、耻骨上加压、各种旋转、会阴切开术、娩出胎儿后肩、尝试断胎儿锁骨等。Zavanelli 方法是将儿头复位后转行剖宫产术，结局好坏参半。第二产程延长或停滞是剖宫产指征。产后或新生儿处理依赖于孕龄及其致病原因。

> **临床随访**
>
> 医生应考虑患者可能有胎儿宫内生长受限，需行超声检查。一旦确诊，加强孕妇妊娠期和分娩时的管理非常重要。经常询问和解答患者问题和担忧也同样重要。需关注胎儿异常生长，不论胎儿是“太小”或“太大”，都是一个挑战。

（译者：田静）

访问 http://thePoint.lww.com/activate，有互动式 USMLE 式问题库及更多内容！

第 15 章 早产

本章主要涉及 APGO 教育的重要问题：

主题 24 早产

学生们应列举出早产的危险因素、病因和并发症，能概括出基本的评估和处理方法，包括适当的药物治疗及其禁忌证，能为患者降低早产风险提出建议。

> 临床病例
>
> 患者 34 岁，孕 24 周，因进行性宫颈扩张而住院行产前治疗。患者以往曾有妊娠 33 周时早产病史。住院后应用黄体酮预防早产，间断有少量阴道出血。现为妊娠 27 周，再次出现阴道出血和规律宫缩。患者非常担心早产，接下来该怎么评估和处理呢？如何预防早产儿发育不成熟后遗症呢？

早产是指妊娠满 37 周（259 天）前分娩者。在美国，早产是引起围生儿发病和死亡的常见原因，因此预防和治疗早产是产科领域的主要焦点。早产儿孕龄越早，其早产儿后果也越严重。早产有很多并发症，除胎儿较小导致围生儿死亡外，还包括呼吸窘迫综合征、颅脑内出血、坏死性小肠炎、败血症、神经损伤和抽搐。与早产相关的远期病变包括支气管肺发育不良及脑瘫等发育异常。*在美国，早产儿占 11–12%，在所有围生儿死亡中占 75%，在儿童远期神经性损害中占 50%。*

早产分为两种类型，即自发性早产和治疗性早产。有 40%~50% 是自发性早产，胎膜完整。25%~40% 早产是由于胎膜早破（PPROM，见第 17 章）。其余 20%~30% 早产是由于孕妇疾病或产科合并症（如子痫）而行干预性治疗所致。

*早产是指妊娠 37 足周前出现规律性宫缩并伴随宫颈扩张。*由于缺乏确切的检查方法，早产很难诊断。*缺乏诊断标准本身即是一个问题，因为早产初期越早给予治疗，则疗效越好。*

早产的病因、预测和预防

病因

早产是许多致病因素的最后结果，主要包括 4 个方面：①由于孕妇或胎儿应激，激活孕妇或胎儿下丘脑 – 垂体 – 肾上腺轴；②感染导致蜕膜 – 羊膜炎或全身性炎症；③蜕膜出血；④病理性子宫扩张（图 15.1）。早产有许多危险因素（框 15.1）。*高危因素中最主要的是多胎妊娠和以往早产史。*以往有早产史者，随后妊娠早产风险会增加，而且在每次早产后，再次妊娠早产风险会持续增加。亚临床羊膜腔内感染与早产和 PPROM 有关，特别是发生在妊娠早期者。*但是大多数早产患者未发现确切病因或高危因素。*

改善预后的因素

虽然缺乏有效的措施预测和预防早产，但是在过去的几十年里，早产儿发病率和死亡率有所下降，其主要因素为：①早产儿重症监护治疗水平提高。因此，没有新生儿重症监护室的医院，通常需将早产者转运到地区三级医疗中心。②对有即刻早产风险者应用糖皮质激素，降低了早产儿呼吸窘迫综合征、颅内出血及其相关的发病率与死亡率。在可能发

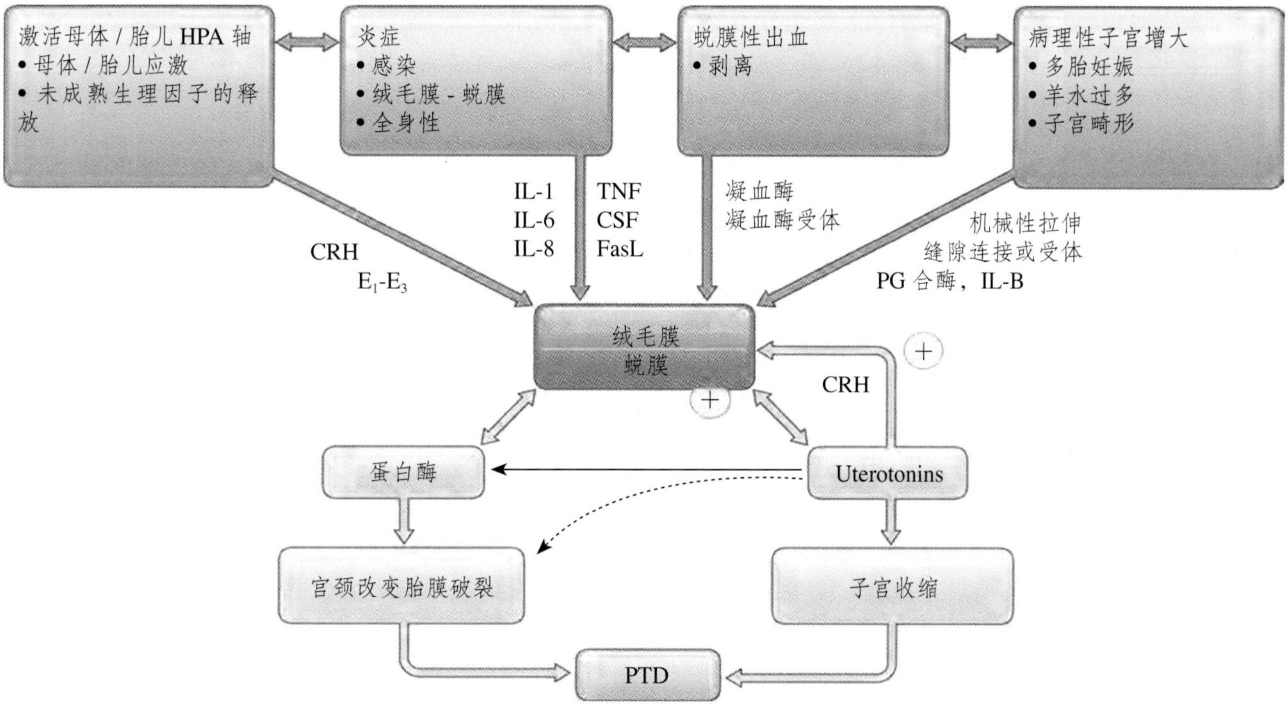

图15.1 早产：最终常见途径。四种主要途径包括母体或胎儿HPA轴，感染，蜕膜出血和病理性子宫增大。CRH,促肾上腺皮质激素的释放激素;CSF,集落刺激因子；E1，雌激素；E3,雌三醇；FASL,FAL配体；IL，白细胞介素;OT,催产素受体；PG，前列腺素；PTD，早产；TNF，肿瘤坏死因子。

生早产者需给予抑制宫缩（宫缩抑制剂治疗）治疗，其主要目的是将分娩延迟至 48 小时后，以争取时间应用糖皮质激素。③早产前应用硫酸镁，降低早产儿脑瘫发病率。最后，在早产或早产 PPROM 者，预防围生期 B 族链球菌（GBS）感染，降低了美国新生儿的发病率和死亡率。

框 15.1 早产相关因素
以往有早产史
早产性子宫收缩
胎膜早破
行为危险因素
• 孕妇孕前体重偏低
• 吸烟
• 吸毒
• 妊娠间隔时间较短
妊娠期因素
• 阴道出血
• 尿路感染
• 生殖道感染
• 牙周病

早产预测

患者和医生均应及早认识预示早产的症状与体征（框 15.2）。有症状的患者应立即就医。完全同意取消胎儿纤连蛋白(fFN)与BV(细菌性阴道病)检查，很高兴 ACOG 最终取消了这些检查，本人从未同意应用这些检查。在此要加一句，医学生们总是要倾听或经历类似的讨论：“以往曾支持在无症状孕妇筛查 fFN 、BV 等，在家监护子宫收缩。但是根据这些试验结果进行干预，仍不能改善围生儿的结局，因此，不再提倡应用。”

宫颈变化

宫颈长度是诊断标准，*在妊娠中期，随着宫颈长度缩短，早产风险持续性增加*。经阴道超声测量

框 15.2 早产症状和体征
出血似月经量
腰部不适
腹部不适
盆腔不适
腹绞痛（伴或不伴腹泻）
阴道分泌物增加或改变（黏液性、水性、淡血性分泌物）
子宫收缩，常为无痛性

宫颈是一种可靠且可重复应用的方法，在有复发性早产的高风险孕妇、子宫异常者、以往曾行宫颈锥切术或多次扩张宫颈与刮宫术者，该方法最有效。

*宫颈早期无症状性扩张、展平（宫颈机能不全）与早产增加有关。*在超声检查发现宫颈长度缩短（通常定义为短于 2.5cm）的低风险患者，可行预防性宫颈环扎来治疗，但并不能改善结果；而在有宫颈缩短的高风险患者（如以往有早产史），行宫颈环扎会有帮助。

以往曾以 fFN 检测、细菌性阴道病检查、在家监测子宫收缩等作为无症状孕妇筛查早产的方法，但是基于这些试验结果进行干预，仍不能改善围生儿预后，因此，不再建议应用。

预防

*无论是否有危险因素，目前尚无有效的方法来预防早产。*预防性治疗无效，包括无症状早产高风险孕妇给予保胎、卧床、镇静治疗等。在有早产史的极高危孕妇，自妊娠16~20周开始，每周注射黄体酮（17α-己酸羟孕酮），直至妊娠 36 周，能降低自发性早产。在超声检查提示宫颈缩短的孕妇，阴道内使用黄体酮也有效。

可疑早产患者的评估

对患者主诉的早产症状与体征做出即刻评估很重要，常应用体外胎儿电子监护仪，有助于确定子宫收缩的频率与持续时间。宫颈长度可根据窥器下观察或轻柔的指诊检查来确定。由于在胎膜早破者，指诊检查可增加感染的风险，因此，在可疑胎膜早破时，应首选窥器检查，评估宫颈扩张和展平。在后续检查中，确定宫颈缩短、展平程度的变化，对诊断早产及判断治疗是否有效非常重要。*一些细小的变化常有重要的临床意义，因此，在可能的情况下，最好选择同一个检查者进行连续检查。*

实验室检查

由于泌尿系感染易引起子宫收缩，所以应行尿常规检查和尿培养。应行阴道 / 直肠 GBS 培养。*GBS 菌尿者是产时预防性应用抗生素的指征。*有感染病史或查体发现异常时，应行沙眼衣原体和淋球菌培养。

超声检查

超声检查在评估胎龄、羊水量（在早产前可能出现自发性胎膜破裂而引起羊水丢失，患者并未意识到）、胎先露和胎盘位置、胎儿先天性畸形等方面有重要作用。*应监测患者是否有出血，如胎盘早剥、前置胎盘等，均与早产有关（见第 16 章）。*

超声检查可以了解宫颈长度，但其结果不是很有帮助，除非胎龄小于 26 周。

羊膜腔穿刺

羊膜腔穿刺可用来评估羊膜腔内感染，临床或亚临床的羊膜腔感染与早产相关。羊膜腔穿刺评估羊水中是否有细菌、白细胞、乳酸脱氢酶和葡萄糖。羊水中出现白细胞、葡萄糖降低、乳酸脱氢酶升高等，提示存在感染。羊水中出现细菌不仅可导致早产，而且可进一步发展为感染。在高度可疑宫腔内感染者，不论胎龄，应立即终止妊娠。有宫腔内感染者，不应行保胎治疗。*在羊膜腔穿刺检查时，应取羊水评估胎儿肺成熟度，其结果会影响后续处理。*

早产的处理

*早产处理的目的是尽可能延迟分娩，直到胎儿成熟，*主要包括 2 大目标：①发现和治疗与早产相关的疾病；②治疗早产本身。幸运的是，超过 50% 的早产宫缩均能自然缓解。由于尚不能确定子宫收缩是自然缓解还是由于有效的治疗而停止宫缩，因此评估具体治疗的有效性非常复杂。

保胎治疗

许多保胎药物可用于治疗早产（表 15.1）。不同的治疗方案，其抑制子宫收缩的作用机制不同。因此，患者需选择最适合的药物治疗。

一般说来，诊断为早产者，如果开始治疗不成功，则可以联合应用其他保胎药物或选择其他保胎药物。

硝苯地平逐渐成为保胎药物。以往曾将硫酸镁作为保胎药物，但有数据显示，其作为保胎药物应用是无效的。*有证据显示，早产者产前应用硫酸镁治疗，对胎儿神经有保护作用，可降低脑瘫风险。*有些证据证实，虽然保胎药物应用数天效果欠佳，但可为糖皮质激素促进胎肺成熟赢得足够的时间。保胎治疗的副作用有时很严重，甚至危及孕妇生命。胎儿胎龄是决定如何积极寻求治疗方法的考虑因素。例如，与孕周为 32 周的胎儿相比，治疗孕周为 26 周胎儿，产妇所冒风险更易接受。

禁忌证

保胎禁忌证包括保胎药物副作用明显者，如产程进展、胎儿成熟、严重异常胎儿（致命的先天性或染色体异常）、宫内感染、明显阴道出血、重度子痫前期等。

表 15.1 常用保胎药物

药物或分类	作用	孕妇副作用	胎儿或新生儿不良反应	禁忌证
钙通道阻滞剂(硝苯地平)	阻止钙进入平滑肌细胞	头晕、潮红、低血压；与硫酸镁合用可抑制心率、心肌收缩、降低左心室收缩压、肝转氨酶升高	没有已知的不良反应	低血压、前负荷依赖性心脏病，如主动脉瓣关闭不全
非甾体抗炎药	通过阻断游离花生四烯酸转化为前列腺素而减少前列腺素的产生	恶心、食道反流、胃炎、呕吐；血小板功能障碍，在无潜在性出血性疾病患者中临床意义不大	导致子宫内胎儿动脉导管早闭[a]、羊水过少[a]、早产儿坏死性小肠结肠炎、新生儿动脉导管未闭[b]	血小板功能紊乱或出血性疾病、肝功能不全、胃肠道溃疡性疾病、肾功能不全和哮喘（对阿司匹林过敏的女性）
β-受体激动剂	增加细胞内 cAMP 浓度，降低游离钙	心动过速、低血压、震颤、心悸、气短、胸痛、肺水肿、低钾血症、高血糖	胎儿心动过速	孕妇患有心动过速敏感性心脏病、控制不良的糖尿病
硫酸镁	与钙竞争进入细胞内	引起潮红、出汗、恶心、深腱反射消失、呼吸抑制、心搏骤停；与钙通道阻滞剂合用可抑制心率及心肌收缩功能、降低左心室收缩压；与钙通道阻滞剂合用可产生神经肌肉阻滞	新生儿抑郁[c]	重症肌无力

[a] 最大风险与应用超过 48 小时有关。
[b] 有资料与该结果相矛盾。
[c] 单独应用治疗剂量与持续时间的硫酸镁对胎儿神经有保护作用，与新生儿抑郁增加风险无关，而且与脐血镁水平无关。

此外，产科各种并发症，如胎盘早剥、进行性宫颈扩张或胎盘功能不全等，是延迟分娩的禁忌。

糖皮质激素

从妊娠 24~34 周，一般处理方法包括应用糖皮质激素（倍他米松或地塞米松）促进胎肺成熟。*妊娠 24–34 周，在 1 周内有早产风险者，应给予单剂量糖皮质激素治疗，降低新生儿呼吸窘迫综合征的发生。*此外，该治疗使颅内出血或坏死性小肠炎等其他早产儿后遗症的发生率降低。在分娩前 7 天内应用者，其胎儿获益最大。不推荐常规每周使用糖皮质激素治疗。

临床随访

患者生命指征和血细胞比容稳定，胎心率正常，出血量减少，但是仍需注意胎盘早剥的可能性，并决定不做保胎治疗。产前应用糖皮质激素、抗生素预防 B 族链球菌感染，应用镁剂保护胎儿神经。

（译者：田静）

访问 http://thePoint.lww.com/activate，有互动式 USMLE 式问题库及更多内容！

第 16 章 妊娠晚期出血

本章主要涉及 APGO 教育的重要问题：

主题 23 妊娠晚期出血

学生们应能鉴别妊娠晚期出血原因及并发症，掌握患者病情评估。在急性出血患者，学生们应掌握初始评估与治疗的基本方法，包括恰当应血液制品。

> 临床病例
>
> 患者女性，26 岁，G1P0，妊娠 36 周，出现临产表现，到社区进行急症分娩评估。患者做过“一些”产前检查，所有情况均正常。2 小时前，患者出现阴道出血，似月经量，但没有以往经期出现的腹痛。患者无出血性疾病史或性传播性疾病史，自妊娠 8 周后一直无性生活。妊娠 7 周时，因考虑异位妊娠而行盆腔超声检查，但显然检查结果证实并无依据。

妊娠晚期并发出血的发生率为 4%~5%. 出血表现为点滴状，也可表现为危及生命的大量出血。性生活、滴虫性宫颈炎及近期盆腔检查等是导致阴道点滴状出血的常见原因，其原因是由于妊娠期宫颈富于血管而且质脆。痔疮出血可能误诊为阴道出血，但是检查后易于鉴别。足月时，孕妇总血容量增加大约 40%，心输出量增加大约 30%，其中心输出量的 20% 分流至妊娠子宫。因此，明显的出血可很快导致严重后果。虽然严重出血较点滴状出血少见，但却是导致母儿发病及死亡的主要原因。妊娠晚期导致明显出血的两个最常见原因是前置胎盘（胎盘部位接近或覆盖宫颈口）、胎盘早剥（胎盘早期剥离）。*出血伴疼痛常提示为胎盘早剥，而无痛性出血常提示为前置胎盘。*其他导致出血的重要原因包括宫颈病变、早产、子宫破裂（参见第 15 章和第 17 章）。在许多情况下，出血原因仍无法解释或是由于局部病变，妊娠晚期出血可能的解剖学原因见框 16.1。

病史与体格检查

患者病情稳定、胎心率正常者，及时、准确的病史及体格检查在评价妊娠晚期出血中至关重要。虽然诊断很少完全依据病史，但是在收集相关信息后，通常可以做出鉴别诊断。确定出血量和腹部疼痛等

框 16.1 妊娠后半期出血的原因
痔疮
外阴
静脉曲张
裂伤或撕裂
阴道
宫颈
息肉
宫颈管黏膜外翻
腺组织（正常）质脆
重度宫颈炎
癌
子宫内
子宫破裂
前置胎盘
胎盘早剥
胎盘粘连、胎盘植入或穿透性胎盘植入
前置血管

相关症状非常重要，个人史或家族史中有以往出血史，则可诊断为出血性疾病，如血管性血友病，而宫颈不典型增生史及近期未行宫颈抹片检查者，应怀疑是否存在宫颈癌。考虑其他器官出血同样重要，如痔疮引起的肛门出血或急性膀胱炎导致的肉眼血尿。

体格检查应首先检查孕妇生命体征，当失血量超过总血容量的 10%~15% 时，患者将出现明显的生命指征改变。应以多普勒听诊或胎儿电子监测或床边实时超声检查评估胎心率。所有患者均有必要行呼吸和心血管系统检查。如果出血较重，估计失血量显著或患者不稳定时，应建立静脉（IV）通道。如果可疑有出血性疾病，包括凝血功能障碍者，应行出凝血功能检查。如果出现腹腔积血表现，则在腹部检查中应注意子宫质软或质硬以及有无压痛。在产科急诊情况下，肠鸣音存在与否会产生误导。*在超声检查确定胎盘位置后，才能行盆腔双合诊检查，否则，可因意外导致胎盘剥离而引起出血。*外阴检查后，需以窥器详细检查阴道与宫颈。

妊娠期显著宫颈外翻较常见，尤其是在有口服避孕药史者之中。宫颈外翻是宫颈管柱状上皮外翻并暴露于阴道酸性环境下，表现为红色和“炎症外观”，可出现轻度出血。这些发现可能怀疑为癌症，但实际上是良性改变。

出血

*明显出血是产科急症，需要紧急处理，包括开始生命指征监测，建立大的静脉通道，快速输注晶体液、输血及血液制品。*血液检查应包括全血细胞计数、凝血功能、血型、交叉配血 4 个单位，无论出血量多少，血型检查与筛查是必需的。*Rh D 阴性患者需行抗 Rh D 抗原免疫球蛋白保护，行 Kleihauer-Betke 检测，确定母儿出血情况，一旦出血得到控制，可以此确定所需免疫球蛋白的剂量（参见第 15 章）。*全体医务人员应为分娩做好准备，有利于在紧急情况下启动快速反应系统，其中最常见的是需行紧急剖宫产术，并可能需要全麻。如果出血量并不足以确定行紧急剖宫产术和(或)胎儿早产，那么，应继续行血液检查，维持静脉通路。应行超声检查，评估胎盘位置和胎儿情况。患者应入院密切监测。*妊娠晚期阴道出血是为数不多的真正产科急症之一。*

前置胎盘

*前置胎盘是指胎盘位置接近或覆盖宫颈内口。*可分为完全性前置胎盘，即胎盘完全覆盖宫颈内口，或部分性前置胎盘，即胎盘仅部分而不是全部覆盖宫颈内口。胎盘延伸至子宫下段，但未达宫颈内口者称为胎盘低置 (图 16.1)。

*妊娠晚期无痛性阴道出血是前置胎盘典型的表现。*许多患者在大量出血前常表现为少量出血。在前置胎盘患者中，75% 至少出现一次阴道出血，最常出现在妊娠 29~30 周左右。总之，前置胎盘发生率约为 1 例 /200 次妊娠，妊娠早期（大约妊娠 24 周）前置胎盘发生率为 4%~5%，随着孕周增加，前置胎盘发生率减低。

*完全性前置胎盘很少自行缓解。但部分性前置胎盘及胎盘低置通常能在妊娠 32~35 周缓解，*其发生机制不是因为胎盘向上“迁移”，而是由于子宫下段拉伸变薄，从而有效地使胎盘远离宫颈内口。

诊断、病因及危险因素

经阴道超声检查诊断前置胎盘比经腹超声检查更加准确，经腹超声检查假阳性结果较多，尤其是胎盘位于后壁者（图 16.2）。前置胎盘病因不明；可能与异常血管形成有关。前置胎盘的危险因素包

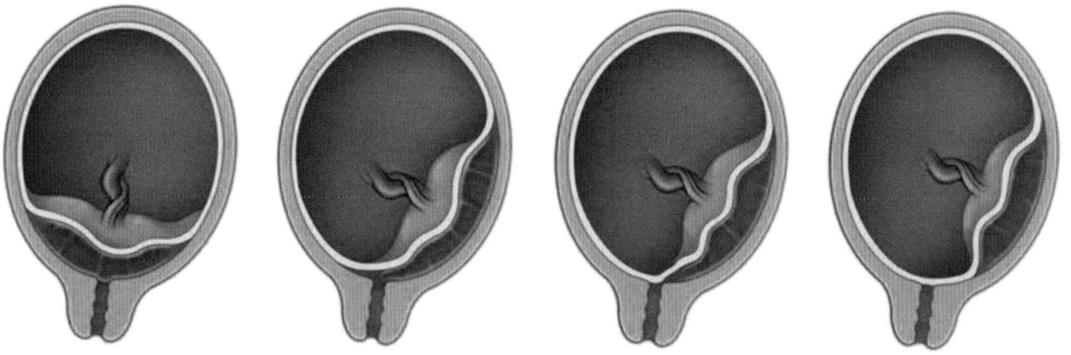

图16.1 前置胎盘。

括以往妊娠前置胎盘史（复发率为4%~8%）、既往剖宫产分娩或曾行其他子宫手术、经产妇、高龄产妇、吸食可卡因与吸烟等。前置胎盘与胎儿异常轻度增加有关，其确切机制不清。胎儿异常包括严重心血管畸形、中枢神经系统畸形、胃肠道畸形及呼吸系统畸形。

治疗

首次阴道出血通常能在1~2小时停止，如果不是严重的出血，则无需终止妊娠。如果胎儿不成熟而且出血不严重，无需紧急终止妊娠，密切观察、频繁监测血压、输液治疗、卧床休息、应用类固醇激素促进胎肺成熟等治疗是恰当的。阴道出血通常不伴腹痛，但已临产或有胎盘早剥者除外（胎盘早期剥离，参见表16.1前置胎盘与胎盘早剥的比较）。*患者病情稳定而且依从性良好、住处距离医院较近、始终有人陪伴者，可考虑门诊治疗。*如果出血严重或胎儿已足月，则应终止妊娠。

剖宫产分娩

*前置胎盘与早产及围生儿发病率及死亡率增加有关。*原则上需经剖宫产分娩，除非出现在妊娠早期（如妊娠20周）。病情稳定者，可于妊娠36~37周后，经羊膜腔穿刺确定胎肺已成熟，行剖宫产分娩。如果证实胎肺不成熟，则患者应在妊娠37~38周分娩。如果发生出血或患者临产，则应尽早行剖宫产分娩。出血次数与前置胎盘程度或胎儿结局无关。

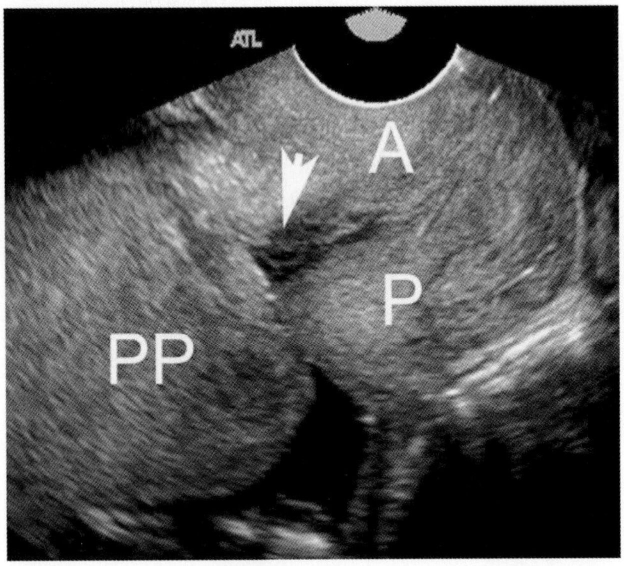

图16.2 经阴道超声提示完全性前置胎盘（PP），图中清晰地显示了胎盘与宫颈内口（箭头所示）的关系。A.宫颈前唇；P.宫颈后唇；胎盘覆盖在宫颈内口上。

并发症

前置胎盘并发症包括剖宫产分娩时，子宫下段胎盘附着部位出血增加。前置胎盘常与子宫壁异常附着，如果胎盘组织延伸至子宫浅肌层，则称为胎盘粘连，如果胎盘进一步延伸至肌层，则称为胎盘植入，或胎盘贯穿子宫全层并达浆膜层，有时附着至邻近器官，如膀胱，则称为透壁性胎盘植入（图16.3）。*胎盘粘连发生率约为1例/2500次分娩，在有剖宫产史者，胎盘粘连发生率增加。*前置胎盘行剖宫产术者，需行子宫切除术的风险增加，而且孕产妇和围生儿发病率和死亡率也增加。

表16.1 前置胎盘与胎盘早剥的特征

特征	前置胎盘	胎盘早剥
失血量	可变	可变
持续时间	通常1~2小时内停止	通常持续出血
腹痛	无	有，常较重
电子胎心监护中的胎心率特点	正常	心动过速，然后出现心动过缓；胎心变异性消失；出现频繁胎心减速；胎死宫内并不罕见
凝血功能异常	罕见	有，但很少，严重时出现DIC
相关病史	无	吸食可卡因，腹部外伤，孕妇高血压，多胎妊娠，羊水过多

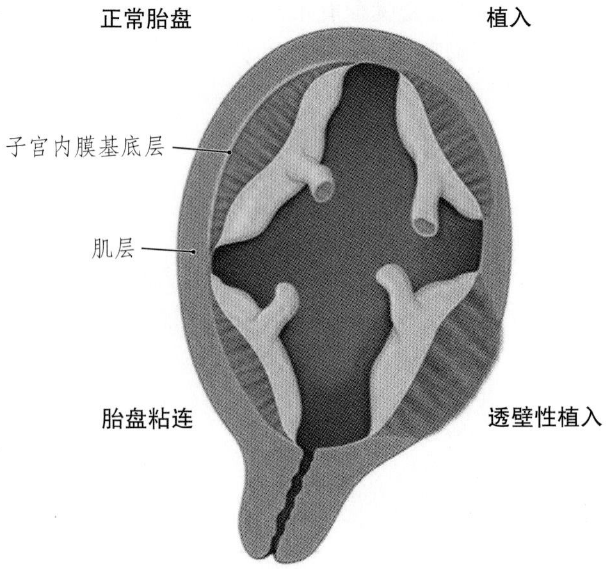

图16.3 胎盘粘连、植入、透壁性植入。

胎盘早剥

胎盘早剥是指附着在正常部位的胎盘早期剥离。根据剥离的程度与范围，胎盘早剥有各种类型。当胎盘全部剥离时，称为胎盘全部早剥。当胎盘部分自子宫壁剥离时，称为胎盘部分早剥。当剥离部位仅限于胎盘边缘时，称为胎盘边缘性早剥（图 16.4）。在新生儿中，因明显胎盘早剥而需终止妊娠者占 1%。

底蜕膜出血导致胎盘早剥，而胎盘早剥引起胎盘剥离进一步出血。*胎盘早剥的典型表现是阴道出血伴腹痛*。小的或边缘性剥离可仅表现为阴道出血。当出血滞留在胎盘后而无法流出时，即为隐匿性出血。严重的胎盘早剥患者常出现疼痛性子宫收缩、明显的胎心率异常，甚至胎儿死亡。

危险因素

胎盘早剥的危险因素包括慢性高血压病、子痫前期、多胎妊娠、高龄产妇、经产妇、吸烟、吸食可卡因及绒毛膜羊膜炎等。外伤也是重要的危险因素，患者发生车祸（即使系安全带）、跌倒或其他创伤时，应评估发生胎盘早剥的可能性。通常情况下，胎心率监测至少 4 小时。*既往妊娠胎盘早剥者，再次妊娠发生胎盘早剥的风险增加 15–20 倍*。妊娠中期孕妇血清甲胎蛋白（AFP）水平增高者，胎盘早剥发生风险增加 10 倍，其原因可能是由于 AFP 经胎盘子宫界面进入母血循环增加。

诊断与处理

通常根据临床检查诊断胎盘早剥，超声检查有助于诊断病情不严重而且不需要紧急终止妊娠者。胎盘早剥可发生在超声检查未见异常者。

胎盘早剥患者的治疗包括监测生命指征、输液治疗、严重出血者终止妊娠等，早产患者胎盘早剥不严重而且出血较少者，可行期待治疗。常行剖宫产分娩，但也可经阴道分娩，甚至可能快速分娩。

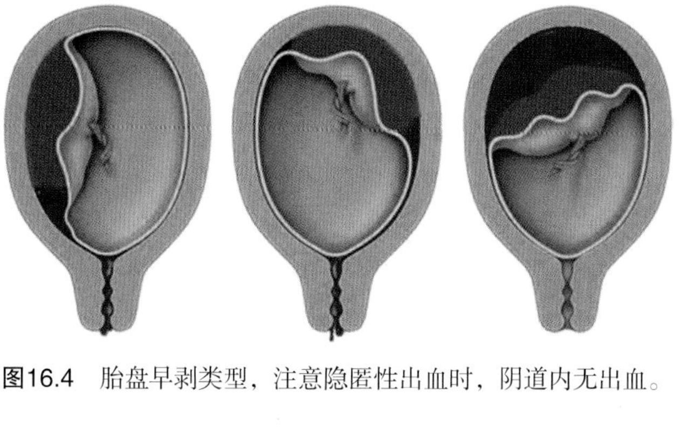

图16.4 胎盘早剥类型，注意隐匿性出血时，阴道内无出血。

并发症

出血可渗透至子宫壁，甚至延伸至浆膜层，使子宫呈蓝色或紫色，这种情况称为子宫胎盘卒中，很少发生。需行 Kleihauer–Betke 或类似试验，测定胎儿–产妇出血量，以指导 Rh D 阴性者给予 Rh 免疫球蛋白治疗及可能出现贫血的新生儿予以输血治疗。*胎盘早剥是妊娠期凝血功能障碍的最常见原因（见表 16.1）*。血小板计数较低，凝血酶原时间和部分凝血活酶时间延长，血清纤维蛋白原消耗。弥散性血管内凝血是一种罕见但极为严重的并发症。

前置血管

前置血管是指胎儿血管自胎先露下方越过宫颈内口，可发生帆状附着，即胎儿血管未进入胎盘，而是走行于羊膜和绒毛膜之间，没有华通胶保护（图 16.5），或独立于主胎盘的副叶胎盘越过宫颈内口。前置血管发生率为 1 例 /2500 次妊娠。妊娠期很少发生胎儿血管破裂，前置血管者风险最大。由于胎儿血容量很小，因此，血管破裂常导致胎儿短时间内

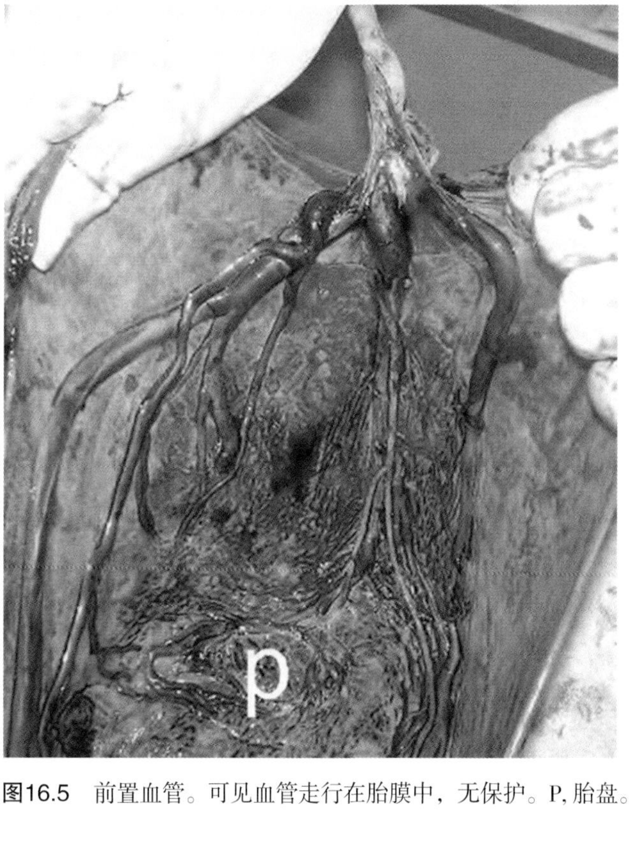

图16.5 前置血管。可见血管走行在胎膜中，无保护。P, 胎盘。

死亡。如果分娩前未发现血管破裂，则胎儿死亡率接近60%。

检测

*恰当检测有助于鉴别胎儿血及母血，如果出血虽然明显，但尚未达到需要紧急终止妊娠的程度，那么快速检测是有帮助的。*该检测将血样本与水混合并出现溶血，离心后上清液与氢氧化钠（NaOH）混合，胎儿血液仍然呈粉红色，而母血则变成黄褐色。

快速行经阴道彩色多普勒超声检查可确诊前置血管，因此需快速结束分娩。如果符合条件，可行产钳助娩，但通常行剖宫产术。实际上，前置血管的并发症通常无法预料，直到发生意外出血，而其原因往往是医源性的。当行人工破膜时，明确无波动的血管存在至关重要，因为搏动的血管提示前置血管。

子宫破裂

*大多数子宫破裂发生在前次剖宫产部位。*子宫破裂是指子宫自内膜至浆膜自发性完全断裂，如果腹膜仍然完整，则称为子宫部分破裂或子宫裂开。子宫完全破裂时，胎儿排出至腹腔，胎儿死亡率一般达50%~75%。胎儿能否存活很大程度上依赖胎盘主要部分是否仍与子宫附着并维持至分娩结束。必须行剖宫产术，确保新生儿存活，降低产妇发病率。

临床随访

患者宫高与其孕龄一致，子宫触诊无压痛，Leopold检查证实头先露尚未衔接。无胎膜破裂史，立即行电子胎心监护，无子宫收缩，胎心率为140次/分，变异性较好。由于患者的症状、体征与前置胎盘所致妊娠晚期阴道出血一致，而非胎盘早剥或其他少见的妊娠晚期出血病因，因此暂未行盆腔检查。产科超声检查提示为完全性前置胎盘，随后给予恰当的产科处理。

（译者：瞿全新）

访问 http://thePoint.lww.com/activate，有互动式USMLE式问题库及更多内容！

第17章 胎膜早破

本章主要涉及APGO教育的重要问题：

主题25 胎膜早破

学生应列出危险因素，可能的病因和胎膜早破的并发症。应能概述出评估和治疗的基本的方案，包括期待疗法和立即分娩的风险比较。应理解孕龄在制订胎膜早破患者和胎儿的监测治疗方案中的重要性。

> 临床病例
>
> 孕28周的患者，因站立工作时阴道大量流液来诊。产房的分诊护士给患者做检查后，依据哪些因素来评估患者？

正常的羊水产生是持续性的，约16周以后主要由胎儿肾脏产生，胎儿唾液以及肺内生成物都是羊水组成成分，胎膜、皮肤、脐带吸收羊水。羊水可减少感染，保护胎儿免受创伤，防脐带受压。羊水还有利于胎儿运动和呼吸，这样运动和呼吸有利于胎儿骨骼、胸腔和肺的发育。羊水的减少或无羊水会导致脐带受压和胎盘血流减少。胎膜早破羊水丢失可导致失去其保护性作用和促进生长作用。

临床影响

胎膜早破（PROM）是临产前的绒毛膜羊膜破裂。足月产（≥37周）胎膜早破发生率为8%，妊娠不满37周时胎膜破裂称未足月胎膜早破（PPROM）。其发生率为2%~3%，其中早产发生率约为30%，是新生儿发病和死亡的主要原因。胎膜早破导致早产与胎儿早产性并发症有关，如呼吸窘迫综合征、脑室出血、新生儿感染、坏死性小肠结肠炎、神经系统和神经肌肉功能障碍、败血症。胎膜早破的主要并发症是宫内感染。淋病奈瑟球菌和B组链球菌（GBS）导致的下生殖道感染，以及细菌性阴道病增加了胎膜早破宫内感染的风险。其他的并发症包括脐带脱垂和胎盘早剥。

早产胎膜早破的结局取决于其孕周。中期妊娠（16~26周）胎膜早破发生率约为1%。中期妊娠遗传学羊膜腔穿刺术后发生的胎膜早破极有可能与羊水的重新累积有关。小于22周的羊水过少持续存在与肺泡发育不完整和肺发育不全有关。24~26周的早产儿仍有可能存活，虽然该组患者及早产的新生儿发病率很高。不管出生时孕周大小，婴儿出生时的肺发育不良，都将很快因缺氧和高压通气导致的气压伤死亡。

病因

胎膜早破的病因尚不清楚。性传播疾病和其他的下生殖道感染如细菌性阴道病，可能导致胎膜早破，被感染的妇女胎膜早破的风险比无感染的妇女明显升高。然而，完整的胎膜和正常羊水并不能完全保护胎儿免受感染，因为亚临床型宫内感染也可导致胎膜早破。由细菌产生的代谢产物和炎症介质，既可使胎膜的抗张能力下降，也可通过刺激前列腺素的合成引发子宫收缩。

高危因素

孕期吸烟的妇女胎膜早破的风险至少增加一倍。其他的高危因素包括前次胎膜早破病史（约两倍）、宫颈长度缩短、早产史、羊水过多、多胎妊娠、妊娠早期出血（先兆流产）。

绒毛膜羊膜炎

绒毛膜羊膜炎、胎膜和羊水的感染，对母亲和胎儿构成了重大威胁。胎儿败血症和发病率的风险增加相关，尤其是神经异常，如继发于胎儿体内炎性介质增多的脑室周围白质软化和脑瘫。羊膜腔内感染的患者常出现明显的发热（≥38℃）心动过速（母亲和胎儿）和宫缩痛。发病后期常可出现宫颈脓性分泌物。通常患者的白细胞计数升高，但是并没有特异性，因为孕期可以出现白细胞升高。它也有可能是产前皮质类固醇的作用。绒毛膜羊膜炎的患者常出现自发地、异常的产程。一旦确诊绒毛膜羊膜炎，需静脉应用抗生素，通过诱发宫缩或加强产力促进分娩，必要时，行剖宫产术。

诊断

阴道流液被认为是羊水，直到诊断后可排除不是羊水的可能性。有时患者描述为阴道大量流液，像涌出一样，然而一般来说她们常有羊水稳定地漏出的病史。妊娠中尤其是近足月时，常见的尿液间断漏出液常容易跟胎膜早破混淆。同样的，妊娠期间正常的阴道分泌物增多，会阴部潮湿（尤其在天气炎热的时候）常被误认为是羊水。

胎膜早破的鉴别诊断包括小便失禁、妊娠期间阴道分泌物增加（生理性的）、宫颈分泌物增多（病理性的，如感染），还有外源性的液体（如精液或冲洗）。

硝嗪试验

硝嗪试验用 pH 值来区分羊水，尿液和阴道分泌物。羊水呈碱性，pH 值大于 7.1；阴道分泌物 pH 值为 4.5~6.0，尿液 pH 值≤ 6.0。硝嗪试验时，将窥阴器置于阴道取样，将浸有硝嗪的长条试纸或者拭子置于样品中，如果 pH 值为 7.1~7.3，试纸或拭子变深蓝，提示为羊水。宫颈黏液、血液、精液都可导致假阳性。

表 17.1 硝嗪试验的假阳性和假阴性的原因

假阳性	假阴性
尿液	胎膜早破导致无羊水残留
精液	极少量的羊水流出
宫颈黏液	
血液污染	
某些消毒液	
阴道炎（尤其是滴虫性的）	

Fern试验

Fern 试验也用于鉴别羊水和其他的阴道流液，其因羊水被放置于显微镜的载玻片下，在室温下干燥并呈现出树枝样的图案而命名。羊水中含有氯化钠，所以所得图案类似于蕨类植物的叶片。羊水中的图案非常精细，如图 17.1 所示，有许多分支。宫颈黏液通常不会显示上述图案，或者，如果有，它的图案非常厚重并且分支很少。这个试验与硝嗪试验相比被认为更具代表性，但是，任何试验都不是 100% 准确。

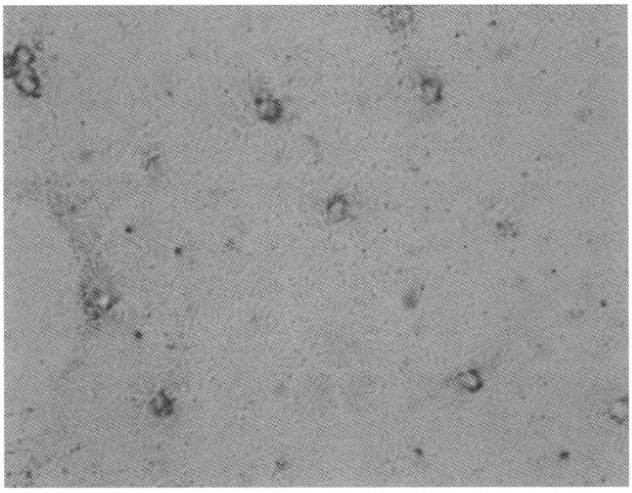

图17.1 羊水中的Ferning图案。

超声检查

超声检查可以帮助评估胎膜早破。如果胎儿周围的羊水量充足，胎膜早破的诊断可疑。当然，如果羊水漏出很少，超声检查也能见到充足的羊水。如果羊水量少于预期值，必须鉴别是羊水过少还是胎膜早破。当病史和查体不明确的时候，可在超声引导下经腹缓慢滴注靛胭脂，然后观察是否有蓝色液体自阴道流出，也可以明确诊断。但是这种方法很少用。

评估和处理

胎膜早破患者的处理应考虑如下因素：胎膜破裂时孕周大小，胎儿宫内状况的评估，是否有宫缩，是否合并绒毛膜羊膜炎，羊水量，胎儿成熟度。结合患者病史，必须仔细评估上述因素，做出相关的诊断和处理。

体格检查

腹部检查包括子宫触诊了解是否有压痛，通过测量宫底高度评估孕周和胎儿大小。消毒后的窥阴器检查了解是否有阴道感染可能，取宫颈或阴道分泌物培养，如淋球菌、β 溶血性链球菌和沙眼衣原体。可见宫颈扩张以及羊水流出。自阴道穹隆取羊水行硝嗪试验或 Fern 测试。为减少感染风险，应尽量减少阴道检查的次数，最好避免再次检查直到患者临产。超声检查可有助于确定胎龄、胎先露和评估剩余羊水量。事实证明，如宫内羊水量充足，分娩和感染的风险较小。

足月胎膜早破

≥ 37 周胎膜早破，90% 在 24 小时内发动分娩。因此，等待 12~24 小时自然临产是合理的，除非有危险因素，如既往阴道感染或同时合并阴道感染（如 GBS：B 族链球菌），以及多次盆腔检查等。

然而，在知情同意的情况下，足月胎膜早破后任何时间的引产都是适当的。医生应讨论比较引产和期待治疗的利弊，应考虑到宫缩剂的使用可使绒毛膜羊膜炎和子宫内膜炎的风险降低。在期待治疗中，剖宫产分娩率似乎降低了。期待治疗时，有必要对宫内感染（发热、宫体压痛、孕妇和胎儿心率增快）和胎膜早破的其他并发症进行评估，在大多数情况下，足月妊娠不应超过 24 小时。一旦决定分娩，需根据培养结果预防 GBS 感染，如无培养结果，则根据其高危因素预防性用药。

早产胎膜早破

从破膜至临产的时间称为潜伏期，潜伏期与胎龄呈负相关。小于 28 周的约 50% 在 24 小时内自然临产，80% 在破膜后一周自然临产。24~28 周的患者中仅有 50% 的患者在 1 周内发动分娩。同样显示，羊水越少病情越严重，感染的风险越大，因此潜伏期越长。羊膜腔穿刺术有助于胎肺成熟度（FLM）的评估，但在胎膜早破羊水过少的患者中难以进行操作。除了 FLM 的检测，还应评估是否合并宫内感染（如革兰染色检测细菌、白细胞计数的升高、血糖水平低下或相关阳性的培养结果）。如果阴道内有足够的羊水漏出，也可取标本用于 FLM 的检测。

如果临床高度怀疑子宫感染，无论孕周大小都应尽快结束妊娠。如果评估表明宫内感染，无论孕周大小都应予以静脉滴注抗生素治疗并终止妊娠。应选用覆盖范围广泛的抗生素，因为感染均为多种微生物的感染。对于早产胎膜早破已有宫缩的患者，宫缩抑制剂的使用是否可使抗生素和产前皮质醇得以应用的效果还有待评估，因此，不能对宫缩抑制剂的应用给出具体的支持或反对的建议。如果胎龄处于胎肺成熟的过渡期间（如 34~36 周），治疗方案是可变的，应个体化。

32周~33足周

因为绒毛膜羊膜炎的风险增加，同时 34 周以后才不建议使用皮质类固醇促进胎肺成熟，故超过 34 周的胎膜早破建议分娩。

32周~33足周

对于 32 周 ~33 足周的胎膜早破，如果羊膜腔穿刺或者经阴道收集羊水标本显示 FLM 明显，早产儿严重的并发症发生率较低。

32~33周

对于 32~33 周胎膜早破的患者，皮质类固醇的疗效尚不明确，但部分专家建议使用。因而，目前在临床上仍在使用。

表 17.2　胎膜早破在各孕周的管理

孕周	管理
足月（大于等于 37 周）	待自然分娩，如胎膜破裂后不能自然临产通常需引产
	建议预防 B 组链球菌感染
近足月 (34~36 周）	与足月同
早产 (32~33 周）	如胎肺不成熟，则期待治疗
	建议预防 B 组链球菌感染
	一些专家建议应用皮质类固醇，虽然目前还没有达成共识
	如果治疗上不矛盾，建议使用抗生素延长等待时间
早产 (24~31 周）	期待治疗
	建议预防 B 组链球菌感染
	建议使用一疗程皮质类固醇
	宫缩剂的应用没有达成共识
	如果治疗上不矛盾，建议使用抗生素延长等待时间
小于 24 周	患者咨询
	对症治疗或引产
	不建议预防 B 组链球菌
	抗生素在延长潜伏期的应用中证据不足

胎儿出生体重、胎龄、性别的综合因素为胎儿的生存变化提供了最好的评估依据，治疗方案应因人而异。

24周~31足周

如果胎膜早破发生于24周~31足周，则患者应住院观察期待治疗。如果无母儿禁忌证，则可延长孕周至33周。预防性使用抗生素延长孕周和产前皮质类固醇的应用可以减少感染风险及与胎龄相关的新生儿发病率。每日密切观察患者宫体压痛、心率以及胎心变化。虽然孕妇的白细胞计数并无特异性，并且会受到糖皮质激素的影响，但仍建议监测比较白细胞计数。动态监测B超也有助于了解羊水量的变化。因为从阴道漏出液可能会停止，羊水会重新聚集于胎儿周围。每日的产前监测，如无应激试验，也能帮助评估胎儿状态。在没有足够的羊水来缓冲来自外部的压力时，脐带受压会导致胎心减速。如果重复出现减速和胎心无反应型，应尽快结束妊娠，以避免胎儿宫内缺氧和死亡。遗憾的是，尽管有胎心监护，在有抢救意义的一段时间内，脐带意外往往不能识别。虽然胎心控制机制在早产儿监控中并不成熟，不足以为早产儿胎心的变异性和反应性提供有意义的评估，但胎儿心电监护在早期的评估中还是经常使用，以便于早期发现胎心率减速。

妊娠中期早产胎膜早破

胎龄小的胎膜早破(即24周前)存在更多的问题。早产和胎膜早破的风险已经讨论过，低龄胎儿面临着更大的风险，如肺发育不良、骨骼发育异常和长时间羊水过少引起的其他危害。胎膜早破和它们的关系既受关注又很重要。胎儿在羊膜腔内不能自由移动可导致骨骼挛缩，骨骼挛缩可变为永久性的畸形。胎肺正常发育时，胎儿会呼吸。在宫内胎儿通过正常吸入和呼出羊水，可将肺内物质生成到羊水池，这会为羊水池中呼吸树的形成增加物质，这些物质包括一些作为基本的胎儿成熟度测试的磷脂。如果孕22周前发生胎膜早破，羊水过少会干扰胎儿的呼吸运动，因此会影响胎肺成熟。结果会导致胎儿呼吸树和胸腔的正常生长发育障碍。病情进一步进展，会发生导致肺发育不良以致无法呼吸。

应给出生后婴儿可能没有生存能力的胎膜早破孕妇提供劝告，包括立即分娩的影响和期待治疗的利弊。劝告应包括对新生儿客观的评估，包括产科监护和新生儿重症监护的可用性。因为产前保健的进步，新生儿发病率和死亡率下降。应试图提出可能为患者提出最新的最先进的信息。不管是在家里还是在医院，对于不能存活的早产胎膜早破的患者常给予期待治疗。一旦达到可存活的孕周，产前皮质类固醇的应用是合理的，因为早产的风险依然存在。

临床随访

给胎膜早破患者窥阴器检查是积极的。进一步评估患者及胎儿，了解是否有绒毛膜羊膜炎、胎盘早剥或临产的征兆，以决定是否引产或期待治疗延长孕周。

（译者：李小林）

访问 http://thePoint.lww.com/activate，有互动式USMLE式问题库及更多内容！

第 18 章　过期妊娠

本章主要涉及 APGO 教育的重要问题：

主题 30　**过期妊娠**

学生应掌握过期妊娠的定义，能列出过期妊娠相关的孕妇及胎儿的并发症，并能掌握过期妊娠基本的评估方法和处理的选择。

> 临床病例
>
> 患者 26 岁，出现长时间不规律的、间歇性的腹围增加和疲劳。她认为她不是怀孕了，因为她先前被一个医生告知她很难受孕。她的妊娠试验阳性，腹部 B 超提示宫内孕 39 周，估计胎儿体重 3.1 千克。她不确定受孕时间。除了常规的实验室检查，她咨询分娩的治疗计划。

正常足月妊娠持续 38~42 周。如果患者月经规律，月经周期为 28 天，并且近期或孕前未服用避孕药物，"截止日期"或预产期是从末次月经第一天开始计算，至 40 周。过期妊娠是指妊娠达到或超过 42 周，在妊娠中，其发生率为 10%，伴随着不良结局的风险增加。虽然其增加的新生儿发病率和死亡率不高，但仍需要对所有的过期妊娠仔细地评估。此外，过期妊娠会明显地给患者、患者的家庭以及照顾她的人增加压力。因此，医生应了解病情和治疗方案的选择。"晚于"是一个常用的词，但是一个容易误导的同义词，应避免使用。

病因

过期妊娠最常见的"原因"是孕周计算有误。孕周计算不准确多见于如下情况：月经不规律导致排卵不规律、妊娠后产前保健延迟的孕妇、排卵延迟（如近期停服避孕药的患者）；末次月经不明确的。不准确的月经的计算会导致过期妊娠的误诊，导致严重的后果。这些妊娠会被错误地认为有高风险，导致使用昂贵的和不必要的评估。这反过来又增加了治疗干预的可能，尤其是引产和剖宫产，两者都与母婴发病率的增加有潜在关系。其他的过期妊娠的少见病因见表 18.1。不管何种原因，过期妊娠有复发倾向。有过期妊娠史的患者，约有 50% 有再次发生过期妊娠的可能。其他重要的危险因素，包括母亲肥胖、初产、过期产。配对研究显示，遗传因素也是其中原因之一。

影响

与足月妊娠相比，过期妊娠的母儿发病率和死亡率成数倍的增加。母体产伤、产程异常、剖宫产率

表 18.1　过期妊娠相关因素

原因	详述
末次月经不准确或不清	最常见的病因；也多见于无产检或产检延迟患者
不规律的排卵	导致孕周计算过大
卵泡期时间长短的改变	
无脑畸形	雌三醇前身物质 16α-羟基硫酸脱氢表雄酮分泌不足
胎儿肾上腺发育不良	胎儿产生雌三醇前身物质减少
胎盘硫酸酯酶缺乏	X-连锁疾病，妨碍硫酸化的雌激素前体在胎盘中的转化
宫外孕	未在宫内受孕，不能分娩（见 19 章）

增加。剖宫产分娩增加了感染、出血、血栓栓塞、内脏损伤的风险。妊娠37周以后，死胎和新生儿死亡率逐渐上升，妊娠42周时达1/300，妊娠44周时增加了数倍。过期妊娠是巨大儿、肩难产、胎粪吸入综合征、成熟障碍综合征以及羊水过少的重要原因，而上述情况成为诊治的难点。

巨大儿

体重异常的婴儿，具体地说，婴儿体重达到或超过4500g称为巨大儿。过期妊娠中，其发生率约为2.5%~10%。孕妇肥胖、糖尿病或前次巨大儿病史进一步增加了其风险。巨大胎儿产伤发生率明显增加，尤其是经阴道分娩时，包括肩难产、锁骨骨折、臂丛神经损伤，具体地说，也就是Erb-Duchenne麻痹。

肩难产是指经阴道分娩时，胎儿前肩被嵌顿于耻骨联合下方的产科急症。一系列特殊的动作可发生这种嵌顿。据报道，足月产中臂丛神经损伤的发生率为0.85/1000~1.89/1000次分娩，但是，在巨大胎儿阴道分娩中，发生率将增加18~21倍，并也可发生于剖宫产分娩中。Erb-Duchenne麻痹，为颈5至颈6脊神经的麻痹，过度牵拉或臂丛神经根的撕裂伤，可导致三角肌和冈下肌、前臂屈肌的瘫痪，致患肢无力地垂向一侧，前臂旋前和内旋。手指的功能通常不受影响。臂丛神经下段的损伤更少见，如颈8和胸1的损伤可导致手瘫痪，称为Klumpke麻痹。由于大多数臂丛损伤是轻微的，所以夹板固定和物理治疗等期待疗法可在3~6个月完全或几乎完全恢复。有80%~90%的臂丛神经损伤在1岁时完全缓解。巨大儿对产妇的影响，如经阴道分娩，可致产妇会阴、阴道裂伤，如行剖宫产分娩，其手术风险以及母体的创伤的风险则成倍增加。

胎粪吸入综合征（MAS）

另一个因过期妊娠引起的并发症是胎粪的排出和胎粪吸入综合征。小气道和大气道的机械性梗阻、胎粪导致的化学性肺炎，可使MAS引起严重的呼吸困难。虽然过期妊娠是胎粪排出的高危因素，但不是只有过期妊娠才出现胎粪的排出。尤其是羊水过少时。在分娩的产妇中，胎粪出现于羊水中的发生率为12%~22%，婴儿吸入率高达10%。羊水中出现胎粪的发生率随着孕龄的增加而增加，所以MAS的发生率也随之增加。

成熟障碍综合征

成熟障碍综合征指胎儿表现出慢性生长受限，在过期妊娠中其发生率高达20%。究其原因可能与胎盘老化，氧及营养物质供应减少有关。过期妊娠中，胎粪吸入、因羊水过少导致的脐带受压、近期新生儿并发症如低血糖、癫痫发作和呼吸功能不全等的风险增加。在过期妊娠中，不管是在产前还是产时，胎儿测试的不准确性增加。

羊水过少

羊水过少是指相应孕龄的羊水量减少，羊水指数小于5cm。也可通过测量羊水四象限和最大羊水池深度来诊断。最大羊水池深度小于2cm，也可诊断羊水过少。羊水的生成和吸收包括胎儿吞咽、胎儿呼吸，羊水在羊膜腔内的流动，尤其是胎儿尿液的生成。在妊娠34~36周时，羊水量达到高峰，随着妊娠的进展，羊水量保持稳定或轻度减少。上述过程的任何改变都可导致羊水量的改变。因羊水过少可导致脐带受压，胎盘功能不全和胎粪吸入综合征，故与妊娠不良结局有关。因此，妊娠40周以后，如果可以继续妊娠，则需保证密切的产前监护。足月后，羊水过少是分娩的指征。

诊断

过期妊娠的诊断有赖于正确的孕周。对可疑过期妊娠的患者，首先应正确地核实孕周。最常用的计算孕周的方法包括患者提供的末次月经和第一次的B超检查。妊娠6~12周的检查是最准确的。如果根据患者的末次月经计算的孕周，同患者提供的妊娠12~20周计算出来的末次月经相差10天以内，则认为该孕周是准确的。预产期确定后，不应轻易更改，除非后来提供了更准确的信息。随着产前检查的完善和对过期妊娠诊断的重视，可疑为过期妊娠孕妇的比率在减少。但仍有相当数量的孕妇，在孕早期无产前检查或不能提供准确的孕周。过期妊娠的发生率是地方性的，这取决于妊娠早期超声的使用和常规的引产分娩。

处理

一旦孕周核实且患者接近妊娠41周，可有两项处理方案选择：①引产；②产前胎心监护，继续妊娠直到自发临产或接近42周。在美国，很少允许妊娠超过42周，实际上无妊娠43周以上的。影响处理的因素包括患者的意愿、胎儿宫内状况的评估和宫颈的条件。如果宫颈条件良好并且患者更愿意选择引产，可考虑该方案。如果宫颈成熟，发生引产失败的风险很小，并且大部分学者认为这种风险足够低至建议患者引产分娩，以避免因过期妊娠导致的新生儿发病率增高。

预防过期妊娠是有争议的。一些研究表明，剥膜可以减少过期妊的发生。而另外也有不一致的观点。剥膜是在宫颈和（或）子宫下段轻轻地将羊膜囊从子宫壁分离。这个过程被认为可以释放前列腺素，促进扩张宫颈和成熟，有时还可引发临产。剥膜不能轻易进行，除非孕妇孕周被核实无误并确定胎儿已成熟。

如果孕周不确定，并且不能提供月经史和早期的超声检查，那可用于确定最准确胎龄的信息就很少了。羊膜腔穿刺不是特别有用，因为，在过期妊娠的评估中很少有胎肺不成熟的问题。一旦确定最佳孕周，应执行过期妊娠的处理方案。

胎儿评估

如果宫颈条件不成熟，应间断监测胎儿宫内状况，直到自发临产或宫颈条件成熟，从而更利于引产。在过期妊娠中，胎儿评估并没有减少胎儿的死亡率，然而，它也没有任何不良后果。虽然已有系列的方案来评估胎儿宫内情况，但没有一个显示有优势。因此，通常用好几种方法来评估胎儿宫内状况。常用的是每周羊水量的监测，羊水过少即为分娩的指征。无应激实验（胎心监测）、生物物理监测（超声监测羊水、胎动和呼吸运动），或每周一次或两次的缩宫素激惹实验。另一种选择是结合羊水量的评估和无应激实验，被称为改良的生物物理监测。监测脐动脉的多普勒血流无意义。大多数治疗计划中都包含每日的胎动计数，如胎动减少，需立即评估胎儿宫内状况。当存在其他的因素影响着孕妇和胎儿时，这些测试的结果是最有价值的。如果胎儿测试为无反应型，则立即分娩。

引产

如果患者的宫颈条件不成熟，应告知患者引产和继续妊娠的风险，以及胎儿宫内状况的评估，以便于临床处理。两种处理方案——引产和继续胎儿监测，都与低危人群中孕妇和胎儿的发病率低有关。虽然没有一个绝对必须引产的时机，但大多数医生认为，42 周以前必须分娩。几个研究证明，与期待治疗相比，在 41 周时，常规使用促进宫颈成熟法引产，可降低剖宫产率，使围生期死亡率下降，缩短住院时间，降低医院成本，并可使患者满意度升高。促进宫颈成熟有多种的方法，包括宫颈内或阴道内放置前列腺素，宫颈内放置弗雷管和米索前列醇。宫颈条件成熟后开始使用缩宫素。41 周开始引产成为首选方案。

当过期妊娠可疑巨大儿时，因巨大儿引起的产伤的风险大，引产前应有超声评估胎儿体重。对于没有糖尿病的孕妇，如估计胎儿体重大于 5000g，或者对于合并糖尿病的孕妇，估计胎儿体重大于 4500g，应考虑剖宫产。应当指出的是，没有一个准确的方法来评估足月胎儿体重；超声在妊娠后期估重亦有高达 500g 的计算误差。临床上通过触诊孕妇腹部和利奥波德手法来估计胎儿体重，同样是不够准确的。

对于过期妊娠的患者，分娩时应特别警惕胎粪的排出，以便对胎儿做出迅速的评估。对于窒息的婴儿，使用喉镜侵袭性的吸痰法可减少但不能清除 MAS（胎粪吸入综合征）的可能性。对于胎粪排出多的婴儿，使用喉镜和侵袭性的吸痰法并没有减少 MAS（胎粪吸入综合征）的风险，因此，不再推荐使用。

同样的，分娩时发现胎粪排出，也不推荐使用常规的羊膜腔内灌注。

临床随访

对于一个晚期妊娠的患者来说，没有一个严格的到期日期，且问题不是胎儿是否成熟，而是过期妊娠分娩的风险。每周的胎儿评估测试，如生物物理检查为有反应型，说明胎儿无危险。如果临产前检查胎儿为无反应型，应适时引产。

（译者：李小林）

访问 http://thePoint.lww.com/activate，有互动式 USMLE 式问题库及更多内容！

第19章 异位妊娠与流产

本章主要涉及APGO教育的重要问题：

主题15 **异位妊娠**

主题16 **自然流产**

主题34 **人工流产**

学生们应掌握妊娠早期出血评价与处理的基本方法，了解鉴别诊断、相关危险因素、病因及并发症。最后，学生们应能建议患者选择终止妊娠的方法，其中包括药物及手术终止妊娠及其相关并发症，了解流产对公共健康的影响。

临床病例

患者25岁，自述1周前在家查妊娠试验阳性，近2天出现轻微下腹痛。末次月经是6周前，左下腹轻压痛，无反跳痛。盆腔检查左附件区压痛，并触及4cm肿物，其余检查正常。盆腔超声检查显示完整孕囊，与其末次月经时间相符，左卵巢单纯性囊肿。

异位妊娠

异位妊娠或宫外妊娠是指妊娠囊种植在子宫腔内膜以外的其他部位。在美国，异位妊娠发生率约为1.5%。如图19.1所示，98%的异位妊娠发生在输卵管，其中80%发生在输卵管壶腹部。其他部位异位妊娠包括卵巢、宫颈及腹腔，但并不仅限于以上部位。

在过去，异位妊娠常危及生命。目前，β–人绒毛膜促性腺激素（hCG）检测联合高分辨率经阴道超声检查（TVS）使异位妊娠早期诊断成为可能，从而降低了这种威胁。但是在美国，异位妊娠仍是导致发病与死亡的重要原因。

输卵管异位妊娠

*未经干预下，输卵管妊娠自然过程将导致三种结局：输卵管妊娠流产、输卵管妊娠破裂或自然消退。*输卵管妊娠流产是指妊娠物经输卵管伞端排出，妊娠物可退变或在腹腔内再种植。输卵管妊娠破裂与明显的腹腔内出血有关，通常需行手术治疗。

病生理及危险因素

对异位妊娠危险因素的恰当评估有助于更加及时的诊断，从而提高患者生存，改善未来生育能力。

炎症导致输卵管损伤可影响受精卵在输卵管的正常迁移，因此，易发生异位妊娠。输卵管炎症包括输卵管炎、峡部结节性输卵管炎等。急性衣原体感染引起输卵管管腔炎症并继发纤维蛋白沉积与输卵管瘢痕。虽然培养呈阴性，但持久性衣原体抗原可以引发迟发型超敏反应伴持续性瘢痕。而产生内毒素的淋病奈瑟菌可致严重盆腔炎，临床起病迅速，衣原体炎症反应进展缓慢，高峰时间为7~14天。异位妊娠发生率随衣原体感染增加而增加。

*输卵管绝育术后妊娠者罕见，但是当发生妊娠时，由于输卵管结扎导致输卵管解剖结构扭曲，异位妊娠的风险较大。*以往认为，应用宫内节育器及选择性终止妊娠是诱发异位妊娠的风险，现在已不再持这种观点。

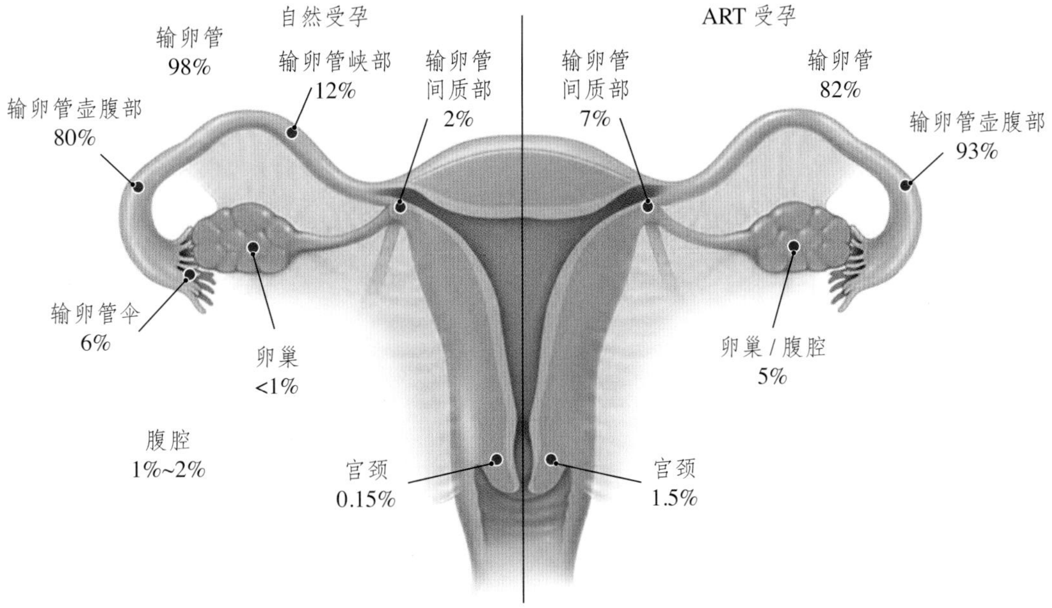

图19.1 不同部位异位妊娠发生率、ART以及辅助生殖技术。

不孕症史、输卵管疾病及诱导排卵也是异位妊娠的危险因素，其他危险因素包括以往异位妊娠、吸烟、以往输卵管手术、己烯雌酚暴露及高龄等。

症状

早期妊娠试验通常能在异位妊娠破裂前，甚至症状出现前获得诊断。*异位妊娠相关的典型症状包括停经、阴道出血及患侧腹痛；但这些症状均不具有诊断性*。正常妊娠表现为乳房压痛、恶心、尿频等。异位妊娠可伴有更加严重的表现，包括膈下积血刺激膈肌所致的肩痛并随吸气而加重、失血性低血容量导致血管异常收缩而引起头晕、晕厥等。

只要有胎盘激素产生，通常不会出现阴道出血。不规则阴道出血是由于蜕膜自子宫内膜剥离所致。异位妊娠患者阴道出血量可很少或从无出血到大量出血，似月经量。有些患者整个“蜕膜管型”完整排出，类似自然流产，需行组织学检查，证实是否存在胎盘绒毛。在任何妊娠患者中，无组织病理学证实子宫内存在绒毛者，需考虑异位妊娠，直到临床确诊。

许多异位妊娠患者由于病灶较小且未破裂，因此没有明显的临床表现。*但是，当育龄妇女出现以上表现时，应重点考虑异位妊娠的诊断，特别是有异位妊娠危险因素者*。

临床表现

在输卵管破裂前，许多患者腹部和骨盆检查可发现明显异常。*破裂前，异位妊娠的诊断主要根据实验室检查与超声检查结果*。然而，在输卵管破裂时，近 3/4 患者腹部和盆腔检查出现明显压痛、宫颈举摆痛，约 20% 的患者可扪及盆腔肿块，包括子宫后外侧方实性肿物。异位妊娠病灶初起时，质软且有弹性，而广泛出血后，病灶质地变硬。很多时候，常因患者不适而影响肿物触诊，而不行盆腔检查有助于避免医源性破裂。*根据异位妊娠现有的诊断技术与自然病程，体格检查在诊断中的作用是最小的*。

通常无发热，但腹腔内出血可导致体温轻度升高，而体温达 38°C 者，提示出现感染。腹腔内出血者表现为腹胀、压痛、有或无反弹痛、肌紧张或肠鸣音减弱。异位妊娠患者中 50%~90% 有腹部压痛表现。因腹腔刺激和附件压痛，患者常出现宫颈举摆痛。*大约 1/3 患者出现附件肿物，但无附件肿物者不能排除异位妊娠的可能性*。早期妊娠子宫增大、质软，类似宫内妊娠。检查发现宫颈口稍张开伴出血或蜕膜组织者，易误诊为难免流产和（或）自然流产。

鉴别诊断

异位妊娠的症状类似许多疾病，早期妊娠并发症（难免流产、不全流产或稽留流产）、胎盘息肉、黄体囊肿出血等很难与异位妊娠鉴别。由于正常早期妊娠者，其出血发生率达 20%，因此，医生必须注意，避免采取任何可能危及正常妊娠过程的治疗。一些非妊娠相关性疾病，如阑尾炎、肾结石等，也类似异位妊娠。

及时、准确诊断异位妊娠在减少严重并发症或死

*亡风险中至关重要。*在异位妊娠而致死亡的患者中，因延误诊断或不恰当诊断而延误治疗者达50%。*任何有性行为的育龄期女性，出现腹痛、不规则出血和（或）停经时，在鉴别诊断中应首先考虑异位妊娠。*

诊断方法

*TVS及连续血清β-hCG检测是诊断可疑异位妊娠最有价值的辅助方法。*对血流动力学稳定的患者来说，初始检查必须包括妊娠试验。妊娠试验阴性者可排除异位妊娠的可能性。尿妊娠试验hCG检测水平为20 IU/L，是目前常用的检测。早在受孕后14天，尿hCG即可呈阳性，而异位妊娠者检测阳性率超过90%。早在受孕后5天，即月经周期之前，血清hCG即可检测到。然而，由于需要更多时间和专业技术，因此，通常不用于临床紧急情况。

血清人绒毛膜促性腺激素水平

如果妊娠试验阳性并可疑异位妊娠者，后续检查应侧重于确定胚胎是否存活及其部位。正常妊娠者，在末次月经后60~80天，其血清β-hCG水平呈指数方式增长，在此期间可高达100 000 IU/L。在妊娠早期阶段，血清β-hCG水平在48小时可增加53%或以上。hCG水平增长低于该水平时，应可疑异常宫内妊娠或异位妊娠。大约15%正常宫内妊娠者，其hCG水平增加低于53%者，而在17%异位妊娠者，其hCG水平翻倍正常。*虽然异常血清β-hCG水平增加提示（不是诊断）异常妊娠，但不能确定妊娠部位。*

经阴道超声检查

对hCG系列定量水平的关键辅助检查是经阴道B超检查（图19.2）。经阴道超声检查通常能在末次月经（LMP）后4½~5周发现妊娠囊，5~6周发现卵黄囊，5½~6周首次发现胎芽伴胎心搏动，而这些结构，在经腹超声检查时，出现稍晚。每种情况必须确定β-hCG鉴别值（即经阴道超声检查可靠诊断妊娠的血清hCG下限）。当hCG水平达1000~2000IU/L时，经阴道超声检查诊断宫内妊娠并不少见。当hCG水平达5000~6000IU/L时，经腹超声检查可诊断宫内妊娠。β-hCG水平达到鉴别值以上而未发现宫内妊娠者，提示异常妊娠—异位妊娠、不全流产或完全性流产。一定要注意鉴别宫内妊娠囊与假妊娠囊。*假妊娠囊通常位于宫腔中央，是由脱落的蜕膜包裹腔内积液所致，而正常妊娠囊通常偏于宫腔一侧（图19.3）。*

血清孕激素水平

血清孕酮浓度一直作为异位妊娠的筛查试验。妊娠5~10周时，血清孕酮浓度变化最小；因此单次检测即可。血清孕酮水平<5ng/mL时，可确诊为不能存活的妊娠，特异性极高，敏感性为60%。相反，血清孕酮＞20ng/mL时，可确诊为正常妊娠，其敏感性为95%，特异性约为40%。*血清孕酮值不能鉴别异位妊娠和宫内妊娠。*

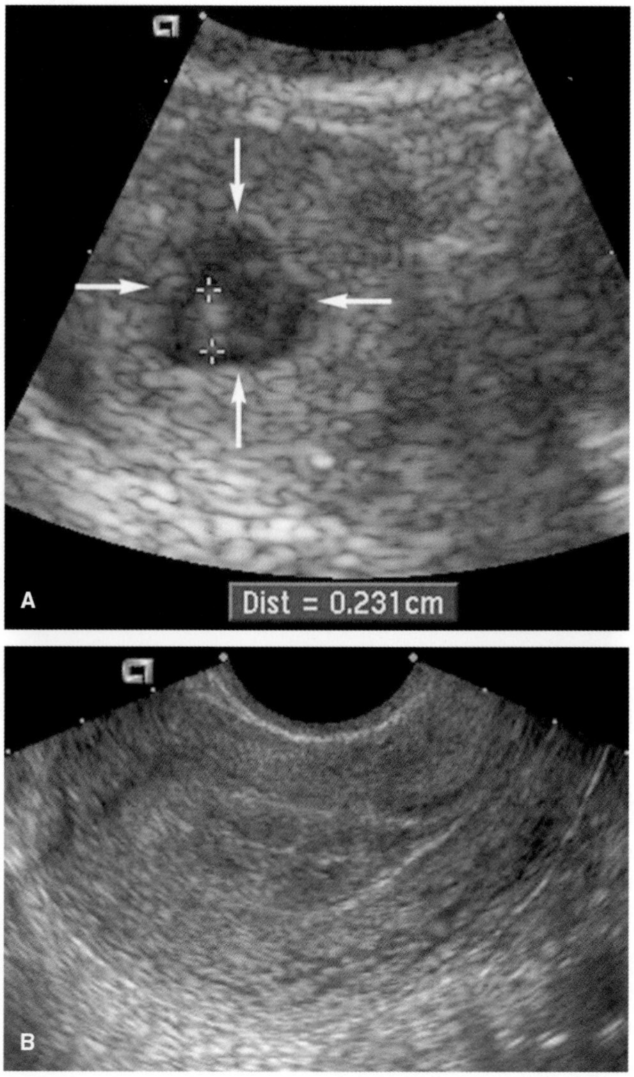

图19.2 异位妊娠，子宫外可见妊娠囊及存活胚胎。（A）冠状位可见右侧附件区子宫外妊娠囊（箭头所示），其内可见胚胎（标尺所示）。（B）矢状位可见子宫内未显示妊娠囊。

子宫内膜活检

刮宫有助于排除异位妊娠，但应在考虑可能会中止宫内妊娠后，才可进行。虽然在罕见情况下，宫内妊娠与异位妊娠可同时存在（子宫内外复合妊娠），但当组织样本中发现绒毛组织时，即可确定宫内妊娠，基本排除异位妊娠。在没有组织学证实排出物为自然流产时，诊断异位妊娠近40%是不准确的。子宫内膜A-S反应，即妊娠时子宫内膜组织出现过度分泌表现，在异位妊娠与宫内妊娠时均可出现，因此，不能用于明确异位妊娠。

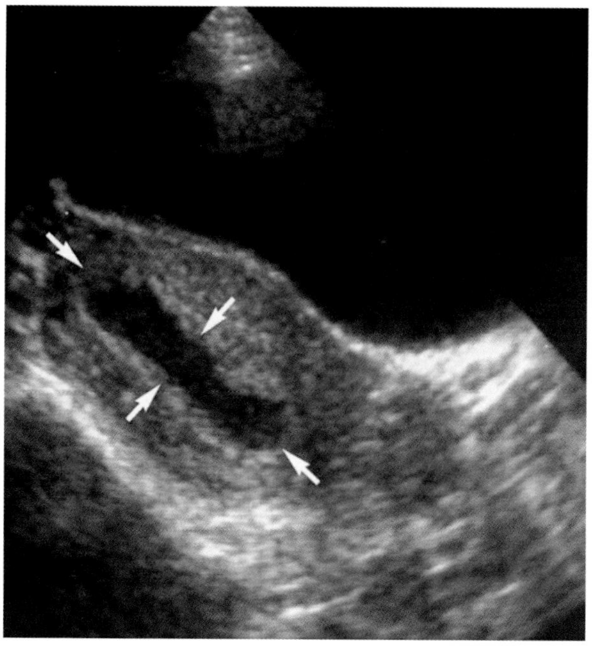

图19.3 假妊娠囊。经腹超声子宫矢状位检查提示为假妊娠囊伴宫腔内积液。

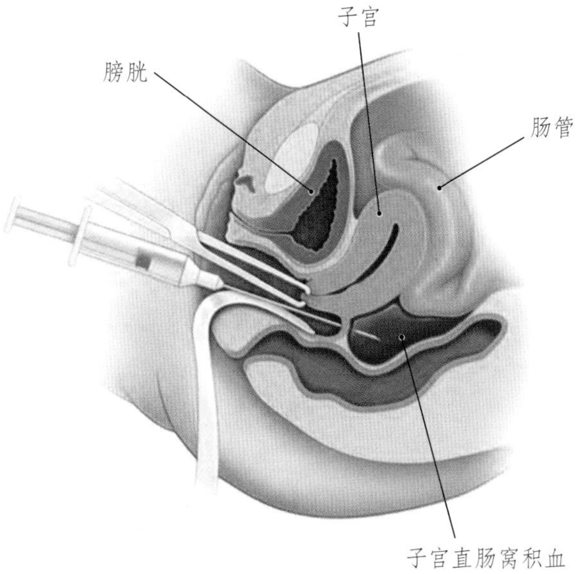

图19.4 后穹隆穿刺。

后穹隆穿刺

后穹隆穿刺可发现腹腔积血（腹腔内出血），提示异位妊娠破裂，但其他原因也可导致腹腔内出血，如黄体囊肿破裂。将 18 号针在双侧宫骶韧带间，自宫颈后方穿刺至腹腔道格拉斯窝（图 19.4），抽出腹腔液清亮（后穹隆穿刺阴性）提示无腹腔内出血，但不能排除未破裂的异位妊娠。抽出血伴血凝块提示可能穿刺至血管内或腹腔内出血迅速，以致形成的血凝块来不及发生纤溶。抽出不凝血是腹腔积血的证据（后穹隆穿刺阳性），血凝块发生纤溶。如果未抽吸出腹腔液（后穹隆穿刺结果不清或无法确诊），则不能获得任何信息。抽出大量脓液提示发病与感染相关，如输卵管炎、阑尾炎。由于后穹隆穿刺结果不可能确切诊断是否为异位妊娠，因此，其在临床实践中作用有限。*后穹隆穿刺结果阳性主要用于明确腹腔内出血并需进一步评估确认出血来源。*与其他可应用的诊断技术相比，在许多地区，后穹隆穿刺几乎已成过去。

腹腔镜

*异位妊娠最准确的诊断方法是直视探查，最常应用的方法为腹腔镜。*然而，即使是腹腔镜探查，误诊率可达 2%~5%。例如，非常早期的输卵管妊娠，可能因输卵管无明显异常扩张（假阴性）而无法识别。相反，输卵管积血（输卵管内积血）可能误诊为未破裂型异位妊娠或输卵管妊娠流产，从而导致假阳性诊断。

治疗

*根据不同的因素，可选择手术治疗或药物治疗。*根据异位妊娠部位、是否破裂、妊娠时间及患者未来生育要求，手术可能很简单，也可能非常复杂。*由于手术固有的风险，在适宜的患者，药物治疗优于手术治疗。*

药物治疗

甲氨蝶呤是通常用于替代手术治疗的药物治疗，甲氨蝶呤是叶酸拮抗剂，竞争性抑制二氢叶酸与二氢叶酸还原酶结合，减少细胞内活性代谢物四氢叶酸的含量，从而阻止快速分裂的胎盘、胚胎及胎儿细胞生长。

药物治疗的恰当指征是患者无症状、有意愿并能按要求随访者。药物治疗的相对及绝对禁忌证见框 19.1。

影响成功药物治疗的评价指标包括初次 β-hCG 水平、经阴道超声检查异位妊娠病灶大小、是否存在胎心搏动等，其中初次 β-hCG 水平是预测患者单剂量甲氨蝶呤成功治疗最好的预后指标。初次血 β-hCG<5000 IU/L 者，治疗成功率为 92%，而初次血 β-hCG>15 000 IU/L 者，治疗成功率为 68%。异位妊娠病灶大小对甲氨蝶呤治疗成功率也有影响，异位妊娠病灶 <3.5 cm 者，治疗成功率高达 93%。*病灶直径>3.5cm 且有胎心搏动者是药物治疗的相对禁忌证，治疗成功率较低。*

甲氨蝶呤治疗最常见的副作用包括恶心、呕吐、腹泻、胃部不适、头晕、口腔炎等，甲氨蝶呤单剂量肌肉注射是异位妊娠药物治疗中最广泛应用的方法。必须密切监测，分别在甲氨蝶呤治疗前、治疗后第4天及第7天测定血清β-hCG水平，治疗后4天，血β-hCG水平可持续增高。比较治疗后第4天及第7天血β-hCG水平，如果β-hCG水平下降15%以上，则每周监测血β-hCG水平，直至检测不到。如果β-hCG水平未下降，则需手术治疗或如无禁忌证，可给予第二剂甲氨蝶呤治疗。药物治疗无效者需改行手术治疗。

甲氨蝶呤治疗后的最初几天，大约有半数患者出现腹痛，非甾体类抗炎药物治疗能缓解。腹痛多为输卵管扩张、输卵管妊娠流产和（或）形成血肿等原因所致。

框 19.1 异位妊娠药物治疗的禁忌证
绝对禁忌证
• 哺乳期
• 免疫缺陷有明显表现或实验室证据
• 酗酒、酒精性肝病或其他慢性肝病
• 既往血液病，如骨髓增生低下、白细胞减少或血小板减少或严重贫血
• 已知对甲氨喋呤过敏
• 肺病活动期
• 消化性溃疡病
• 肝肾或血液功能障碍
相对禁忌证
• 妊娠囊大于 3.5 cm
• 胚胎可见心脏搏动

American College of Obstetricians and Gynecologists. Medical Management of Ectopic Pregnancy, Practice Bulletin No. 94. Washington, DC: American College of Obstetricians and Gynecologists; June 2008.

甲氨蝶呤多剂治疗方案也已成功应用，但单剂方案能减低并发症，而成功率相似。其他药物治疗包括高渗糖、氯化钾、前列腺素及孕激素受体拮抗剂米非司酮（以往曾称为RU-486）。在有些情况下，可全身给药，但有时也可直接注射至异位妊娠部位。

手术治疗

*患者血流动力学稳定、异位妊娠病灶直径小、无胎心搏动、血β-hCG<5000 IU/L者，药物治疗或手术治疗结果相似。*保守性手术治疗能最大限度地保留输卵管。如果选择腹腔镜手术，则可同时完成诊断与治疗，术后病率、费用最低，住院时间最短。在输卵管造口术中，手术医生在异位妊娠植入部位切开输卵管，取出妊娠物，切口可二期愈合。输卵管节段切除术是切除病变部分输卵管（图19.5）。输卵管切除术是切除全部输卵管，适于输卵管正常部分较少或无正常部分者。

当行保守性手术或非手术治疗时，患者治疗后须通过定期β-hCG水平监测观察妊娠转归。*Rh阴性的异位妊娠患者应行Rh免疫球蛋白治疗，以防Rh致敏（参见第23章）。*

非输卵管异位妊娠

卵巢妊娠

受精卵异位种植于卵巢者较罕见，影像技术进步提高了诊断水平。卵巢妊娠的危险因素与输卵管

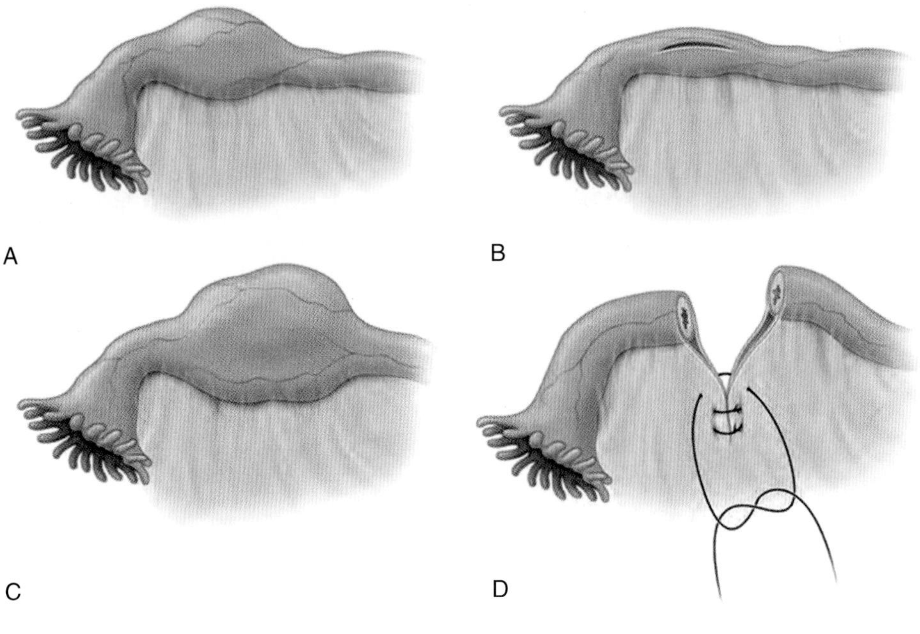

图19.5 异位妊娠手术治疗。（A）输卵管切开术中线性切开的部位。（B）线性切开。（C）输卵管部分切除。（D）输卵管吻合。

妊娠相似，但卵巢妊娠与输卵管炎病史无关。*典型超声检查可见卵巢表面或卵巢内囊肿伴较宽的血管外环回声，据此做出诊断，可行药物治疗及手术治疗，保留卵巢。*

输卵管间质部妊娠

输卵管间质部妊娠也称宫角妊娠，妊娠部位位于子宫肌壁内的输卵管近端部分。圆韧带附着的外侧部分肿胀是其解剖特征，妊娠植入输卵管宫角部分往往发生在妊娠后数周，因为宫角部肌层能更好地伸展并适应不断增大的妊娠物。*其结果是宫角妊娠破裂通常发生在妊娠第 8~16 周，常发生大量出血，有时需行全子宫切除术，患者死亡率高达 2.5%。*如果在破裂之前确诊，药物治疗可能会成功。如果需要手术，可行宫角部切除。

宫颈妊娠

当受精卵植入到宫颈组织学内口水平以下的宫颈黏膜时，即为宫颈妊娠，其发生率为 1/9 000~12 000 次妊娠。*宫颈妊娠的危险因素是宫颈扩张及刮宫术史，近 70% 的患者有此病史。*宫颈妊娠的诊断必须满足两项标准：①胎盘附着部位对侧有宫颈腺体；②部分胎盘或全部胎盘须位于子宫血管水平以下或子宫前壁和后壁的反折腹膜以下。在有生育要求的患者，药物治疗及手术治疗均可成功地保留宫颈。

子宫内外复合妊娠

子宫内外复合妊娠（同时或合并妊娠）是指异位妊娠和宫内妊娠并存的表现，以往估计发病率为 1/30 000 次妊娠。作为辅助生殖的结果，子宫内外复合妊娠率增加，在有些机构，其发生率高达 1/100 次妊娠。其发生机制包括：①静水压力将胚胎推送至宫角或输卵管部位；②导管顶端向输卵管开口方向引导转送；③受精卵随子宫分泌物逆流入输卵管并着床。在尝试保留宫内妊娠时，除了选择手术切除异位妊娠外，也可选择药物治疗，将氯化钾注射至妊娠囊内。*禁用甲氨蝶呤，因为其对正常妊娠产生潜在不利影响。*

腹腔妊娠

据估计，腹腔妊娠发生率为 1/10 000~25 000 个活婴，腹腔妊娠可为原发性腹膜表面着床或继发于输卵管妊娠破裂或流产后腹膜植入。根据妊娠时间及着床部位，患者体格检查与症状变化多种多样。确诊主要通过超声检查。

*腹腔妊娠通常在胎儿存活前即可发现，切除妊娠病灶是主要治疗方法。*胎儿存活率仅有 10%~20%；存活胎儿中，半数有明显畸形。确诊时，患者可选择继续妊娠至胎儿存活，然后手术娩出或手术终止妊娠。在这两种情况下，由于存在不可控制的出血风险，因此不尝试切除胎盘，而是通常选择让胎盘自然吸收消退。替代治疗包括甲氨蝶呤和胎盘血管栓塞治疗。

自然流产

妊娠 20 周以内终止者称为流产，没有任何药物或手术干预下发生的流产称为自然流产。公认的自然流产发生率为 15%~25%，其中 80% 发生在妊娠后 12 周内。由于发生在妊娠 4~6 周的流产可能被患者及其医生误认为是迟发的月经，因此，自然流产率可能更高。*公认的早期自然流产中有一半是由于染色体异常，其中大部分是三体。*

*与妊娠早期流产相比，妊娠中期流产因染色体异常所致者较少，其原因更多是孕妇全身性疾病、胎盘异常或其他解剖因素。*这种差异有临床意义，因为这些因素通常可以治疗，所以复发性中期妊娠流产是可预防的。

病因

感染因素

感染是早期自然流产的少见原因。*沙眼衣原体和单核细胞增多性李斯特菌与自然流产有关。*血清学证据支持在某些情况下，人型支原体和解脲支原体导致自然流产。此外，血清学证据支持自然流产与梅毒、人类免疫缺陷病毒感染及阴道定植的 B 族链球菌有关。

内分泌因素

即使在临床无甲状腺功能减退表现的情况下，甲状腺自身抗体也与自发性流产发生率增加有关。*在 1 型糖尿病妇女中发现，早期妊娠代谢控制程度与自然流产风险增加和主要的先天性畸形有关。*

环境因素

*流产风险随每天吸烟数量增加而呈线性增加。*妊娠 8 周内频繁饮酒、酗酒可导致自然流产和胎儿畸形。癌症治疗剂量的放射暴露可导致流产。*而诊断过程中放射剂量少于 5rad 者，不会增加流产风险。*当妊娠期放射剂量超过 20rad 时，自然流产率和出生缺陷发生率增加。

免疫因素

有些遗传性凝血功能障碍可增加动脉及静脉血栓形成风险。*进一步的研究发现，血栓形成倾向的原因是莱顿V因子基因突变、凝血酶原G20210A突变、抗凝血酶Ⅲ、蛋白C和S及亚甲基四氢叶酸还原酶（高同型半胱氨酸血症）异常等，这些也是与复发性流产相关的最常见原因。*

子宫因素

大的、多发性子宫肌瘤较常见，可引起自然流产。*在多数情况下，子宫肌瘤的位置比其大小更重要，黏膜下肌瘤因可影响胚胎植入，因此较其他部位肌瘤意义更加重要。*己烯雌酚宫内暴露者与子宫畸形及宫颈机能不全有关，两者均可导致自然流产，流产通常发生在妊娠中期。宫腔粘连（Asherman综合征）是由刮宫导致内膜破坏及瘢痕形成所致，也是自然流产的原因。子宫纵隔同样可以引起自然流产。

自然流产的分类与鉴别诊断

由于妊娠早期出血的鉴别诊断范围较广，包括异位妊娠、葡萄胎、宫颈息肉、宫颈炎、肿瘤等。因此，患者在妊娠早期出现出血时，应行检查。

自然流产的类型

难免流产的特点是妊娠3个月内阴道出血，不伴阴道流液或组织物排出。大约有一半先兆流产患者最终发生自然流产。妊娠合并先兆流产者，其早产和低出生体重儿的风险更大，而其新生儿未发现先天性畸形发生率增高。有些患者主诉在预期的月经期发生出血，称为植入性出血，与胚胎在子宫内膜着床有关。

出血通常是自然流产患者的首发症状，数小时至数天后出现腹部绞痛。疼痛可表现为腹部规律性痉挛性疼痛；也可表现为与盆腔受压感觉相关的持续性腰痛；或是位于耻骨上方中线部位的钝痛不适。持续性出血伴疼痛通常预示继续妊娠的预后较差。*在先兆流产鉴别诊断中，应考虑异位妊娠。*

难免流产表现为阴道出血和（或）胎膜破裂伴子宫颈扩张，典型表现为快速出现子宫收缩，导致妊娠物排出。在这种情况下，妊娠很少能成功地进展到胎儿成活。保守性治疗（如对那些希望延长妊娠者不予处理）可显著增加感染风险。

宫颈内口扩张伴出血及部分组织排出者称为不全流产。在有些情况下，胎盘组织滞留于宫颈管内，暴露宫颈口后，卵圆钳易于取出。必要时，可行吸刮术，清除残留于宫腔内的妊娠物。

完全性流产是指所有妊娠物完全自然排出。妊娠10周内流产者，胎儿及胎盘通常能一起排出。

滞留流产是指宫内妊娠失败后长时间滞留于宫腔内，通常定义为超过2个月经周期。这些患者表现为子宫不再继续增大，一些早期妊娠表现消失。在此期间，许多患者除持续性闭经外，无其他临床症状。如果滞留流产自然终止，则多数患者妊娠物排出过程与其他流产相同。

复发性流产

复发性流产是指连续发生2次以上妊娠流产者。也有观点支持将仅有2次妊娠流产者称为复发性流产。妊娠流产发生时间可能为其原因提供了线索。遗传和自身免疫性因素是妊娠早期流产的最常见原因，而解剖异常更常导致妊娠中期流产。

妊娠早期流产

复发性早期流产的夫妻双方应行染色体核型检查，因为其中一方为无症状染色体平衡易位携带者的概率为3%。在早期复发性流产者中，免疫系统因素占20%。抗心磷脂抗体属于自身抗体家族，可与带负电荷的磷脂相结合。狼疮抗凝物和抗心磷脂抗体与妊娠期过度消耗有关。治疗包括小剂量阿司匹林和普通肝素，确诊妊娠时即可开始治疗，并可持续至分娩。与复发性流产相关的其他免疫性缺陷是莱顿V因子缺陷和凝血酶原基因突变。

宫腔粘连与Asherman综合征有关，可发生在诊刮术后，由于暴露了子宫内膜基底层，因此促进了宫腔内瘢痕组织网的形成。在早期复发性流产中，Asherman综合征及其他解剖学异常约占10%。Asherman综合征不仅与早期复发性流产有关，而且与闭经、月经过少、周期性疼痛及不孕有关。子宫造影检查显示蹼状特征或宫腔镜检查均可明确诊断。治疗包括行宫腔粘连松解术，术后应用大剂量雌激素促进子宫内膜增生，从而重建正常的子宫内膜层。

妊娠中期流产

早期妊娠后发生复发性流产者通常由解剖学异常所致，如纵隔子宫或子宫肌瘤。在这些情况下，可行子宫造影检查、宫腔镜和（或）腹腔镜检查，明确病因。如果确定子宫肌瘤是复发性流产的原因，则应行子宫肌瘤剔除术。同样，先天性子宫畸形患者需行子宫重建手术。

宫颈功能不全也可导致妊娠中期流产，在这种情况下，宫腔内压力逐渐增大，导致削弱的宫颈展平并扩张。易感因素包括子宫畸形及以往因机械性扩张或锥切手术而导致的宫颈损伤。如果明确宫颈机能不全是导致妊娠中期复发性流产的原因，则可在妊娠中期的早期行宫颈环扎术，结扎闭合宫颈。

治疗

*先兆流产患者，即使出现出血并伴下腹痛及痉挛痛，也无需进行治疗。*如果超声检查未发现任何明显异常，而是发现妊娠囊是完整的，则患者可以安心，可以继续正常活动。完全性流产者，其子宫小而硬，子宫颈闭合，超声检查提示宫腔已排空，因此无需进一步处理。

不全流产、难免流产或滞留流产患者可行期待治疗、药物治疗或手术治疗。手术治疗是明确的、可预测的，但也是有创的，因此不是所有患者均有必要行手术治疗。期待治疗或前列腺素药物治疗可避免刮宫术，但两种方法均不能预知出血情况，有些患者仍需手术清除。*在明显疼痛、出血或感染者，迅速结束妊娠是必要的。*

在这种情况下，需立即考虑的因素包括控制出血、预防感染、缓解疼痛和情感支持。确保妊娠物排出子宫即可控制出血。应用超声检查评估子宫，有助于确定是否需要手术干预。如果组织残留在子宫内，通常需行清宫术，清除残留的妊娠物。口服甲基麦角新碱可增强子宫收缩而止血。清除妊娠物及阴道休息（不用卫生棉条、灌洗或禁性交）可降低感染风险。需要给予温和的镇痛药治疗。Rh 阴性者应接受 Rh 免疫球蛋白（RhoGAM）治疗。除有复发性流产病史者外，自然流产者不推荐染色体检测。

情感支持对患者及其配偶的短期与长期健康均很重要。不管夫妇双方对流产可能性有多好的准备，一旦发生将会产生明显的失望与压力。*在适当的时候，应使夫妻双方安心，使他们了解流产不是因为他们做了或未做什么事情，没有任何措施能预防流产发生。*

随访

一般在流产后 2~6 周进行随访，此时适宜对子宫复旧、月经复潮情况进行评价，并需讨论计划生育。应重新评价引起流产的原因（或缺乏原因），也应讨论流产对未来生育的影响。*单次妊娠流产并不显著增加未来妊娠流产的风险。*多次妊娠流产将增加未来妊娠的风险，因此需进一步评价，对因治疗。

人工流产

为了保证孕妇安全，由于严重的胎儿畸形或在自愿基础上选择终止妊娠者，可在妊娠发展至胎儿成活前终止妊娠。自 1973 年美国最高法院判决罗伊诉韦德案后，选择性堕胎是合法的。自那时起，各种地方法律和国家法律已经提出，明确限制选择性堕胎。*卫生保健提供者在面对考虑选择性终止妊娠的妇女时，应保持不偏不倚的立场。*

人工流产是在胎儿成活前以药物或手术方法终止妊娠。2007 年，疾病控制中心报告，合法的堕胎者约有 827 000 例。在 15~44 岁妇女中，堕胎率为 16/1000 例妊娠，231/1000 例活产。近年来，堕胎数量和比例均减少了 2%~3%，提示在过去的 10 年中，选择性堕胎呈下降趋势。*药物和（或）手术流产并发症与所有选择有关，其中妊娠早期人工流产者并发症最少。*

吸宫术是早期流产最常应用的方法，是将硬性套管与电动真空吸引器连接进行真空抽吸。此外，也可行手动真空吸引术，使用类似的套管，与手动注射器相连，手动注射器产生真空。中期妊娠流产最常应用经子宫颈的吸刮术或羊膜腔内注射前列腺素或放置前列腺素阴道栓剂等方法。

在适当选择的妊娠妇女，妊娠小于 49 天者（从末次月经第 1 天计算），可以门诊药物流产代替人工流产手术。除此之外，手术流产是早期流产的首选方法。已在早期药物流产中广泛研究与应用的三类药物有：抗孕激素类米非司酮（RU-486）、抗代谢药物甲氨蝶呤和前列腺素类药物米索前列醇。这些药物引起流产是通过增加子宫收缩，逆转孕激素诱导的抑制子宫收缩——米非司酮及甲氨蝶呤，或通过直接刺激子宫肌层——米索前列醇。药物流产方法通常导致不全流产，因此，患者应了解，药物流产后可能需要行清宫术。

并发症

*人工流产相关的最常见并发症包括子宫穿孔、宫颈裂伤、出血、吸宫不全及感染。*在流产后感染者中，患者通常出现发热、疼痛、子宫压痛及少量出血。轻度感染者可予口服抗生素及退热药治疗。如果子宫内有组织残留（不全流产），则必需再次行清宫术。人工流产术第二个最常见的并发症是出血。妊娠 2 个月内流产者，死亡风险少于 1/100 000 次流产，随着妊娠进展，患者死亡率增加（孕产妇死亡率为 7.7/100 000 个活产）。

感染性流产

完全性流产或不全流产感染者称为感染性流产，患者表现有败血症、休克、出血，并可能发生肾衰竭。感染性流产很少发生在合法流产中，而是更多见于非法性堕胎中，其操作是非法的，而且在未消毒的条件下，由医学知识或解剖学知识较少或缺乏的人进行操作。须给予静脉广谱抗生素治疗、静脉补液治疗、促进子宫收缩治疗。仔细评估损伤，包括子宫穿孔、阴道或腹腔内脏器损伤等。

流产后综合征

自然流产后（行或未行清宫术）或选择性流产/治疗性流产后，如果子宫未能复旧，则将出现流产后综合征。患者表现为痉挛性疼痛和（或）出血，宫颈口张开，可见出血，子宫触诊比预期大且质软，其原因为宫腔内积血（子宫积血）。*临床表现通常不易与不全流产鉴别，而两者均可行清宫术治疗。*清宫术后，给予麦角衍生物及抗生素治疗，可降低流产后综合征的风险，并进一步减少出血及感染。

临床随访

出血可发生在妊娠中(先兆流产)及非活性妊娠(不全流产、完全性流产或滞留流产)，明确是否是宫内妊娠或是异位妊娠是当务之急，因为异位妊娠可能需要紧急治疗。超声检查有助于鉴别早期妊娠部位以及是否完整。妊娠期卵巢囊肿最常见的是妊娠黄体，无需治疗，因为，此时宫内妊娠与黄体囊肿均是正常的。

（译者：瞿全新）

访问 http://thePoint.lww.com/activate，有互动式USMLE式问题库及更多内容！

第3篇 妊娠合并内外科疾患

第20章 内分泌疾病

本章主要涉及APGO教育的重要问题：

主题17 妊娠期内科与外科并发症

学生们应掌握妊娠对各种内分泌疾病自然进程的影响，掌握已患内分泌疾病对妊娠期母儿健康的影响，掌握妊娠合并内分泌疾病的基本评估和治疗方法。

临床病例

患者22岁，初孕妇，首次进行产检。根据其月经周期情况，提示妊娠12周。患者糖尿病病史6年，应用胰岛素治疗，2次/天，持续至今。患者“常常”检测血糖，自诉血糖波动在150~180。患者未接受过正规的糖尿病诊疗。2天前实验室检查提示HgbA1c升高达9.5，针对其HgbA1c结果及作为糖尿病患者，其妊娠期产科诊疗方面需做出什么样的建议？

孕妇合并的内科或外科疾患使妊娠过程复杂化，同时也可受妊娠影响。医生在进行产科诊疗时，必须充分了解妊娠对疾病自然进程的影响、疾病对妊娠的影响以及治疗妊娠及其并发症所引起的改变。

糖尿病

妊娠合并糖尿病的发生率约为7%，其中可能在妊娠过程中出现（妊娠期糖尿病）或在妊娠前已患有糖尿病（妊娠前糖尿病）。在这两种情况下，妊娠期糖尿病可以引起母儿并发症，同样，妊娠对糖尿病也有明显影响。*不论糖尿病是新诊断的还是早已存在，均需要积极治疗。此外，所有产科医护人员应注意，这些患者往往需要更多的情感关怀。*

妊娠期糖尿病分类

美国糖尿病协会（ADA）将糖耐量异常分为以下3类：

- 1型糖尿病是指在儿童期确诊的糖尿病，其病因为胰腺细胞免疫破坏所致，需要补充胰岛素。在这种类型糖尿病中，糖尿病酮症酸中毒（DKA）更常见。
- 2型糖尿病是成年期开始出现的糖耐量异常。2型糖尿病患者常伴肥胖，通过减轻体重和控制饮食，可以控制糖尿病。该型糖尿病是由于胰岛素抵抗和细胞耗竭所致，不是细胞破坏。
- 妊娠期糖尿病（GDM）是指妊娠期出现的糖耐量异常。*大多数患者产后糖耐量异常消失，但该组患者远期糖耐量异常发生率更高。*

妊娠期葡萄糖代谢的生理学

妊娠期饮食习惯通常发生改变。在妊娠早期，由于恶心、呕吐，食物摄入量减少。妊娠后期，孕妇对食物偏好发生改变。妊娠相关性激素对糖代谢有重要影响，其中最显著的是人胎盘生乳素（hPL），增大的胎盘可产生大量hLP。hLP影响脂肪酸和葡萄糖代谢，促进脂肪分解，使循环中游离脂肪酸水平升高，葡萄糖摄入减少。因此，认为hPL具有对抗胰岛素的作用。随着妊娠进展，hPL水平不断增高，需要不断调整胰岛素治疗剂量，适应这种变化。

现已证实，雌激素、孕激素等其他激素影响较少，干扰胰岛素－葡萄糖间的相互作用。胰岛素酶由胎盘产生，在一定程度上降解胰岛素。妊娠对糖代谢的影响给妊娠相关性糖尿病的处理带来困难，如DKA在妊娠期糖尿病患者更为常见。

随着肾血流量增加，肾小球葡萄糖简单扩散增加并超过肾小管的重吸收能力，从而导致正常的妊娠期糖尿，通常达300mg/d。在糖尿病患者，尿糖会更高，但由于妊娠期尿糖值与血糖浓度相关性较差，因此，监测尿糖水平对妊娠期血糖管理价值不大。

胎儿发病率与死亡率

先天性畸形

*糖尿病孕妇所生婴儿发生先天性畸形的风险增加6倍，超过所有患者胎儿畸形基线风险1%~2%。*最常见的畸形是心脏、中枢神经系统（CNS）、肾脏和四肢畸形，骶骨发育不全是特殊畸形，较罕见（图20.1）。妊娠后，随着糖化血红蛋白水平（HgbA1c）增加，胎儿先天性畸形发生风险增加。当HgbA1c水平在5%~6%时，胎儿畸形发生率为2%~3%，即与正常妊娠胎儿畸形发生率相近，而当HgbA1c水平 > 9.5%时，胎儿畸形发生率可达22%或以上。

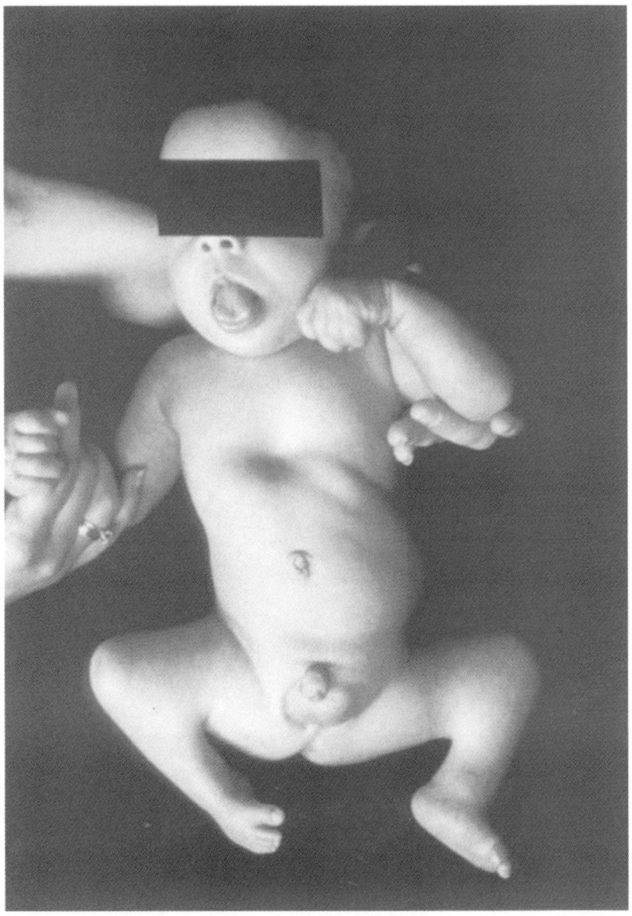

图20.1 血糖控制不佳的糖尿病患者的婴儿，下肢发育不全、腰骶椎缺如。

自然流产与死胎

在血糖控制良好的糖尿病患者，其自然流产率与非糖尿病患者相近。*但是，妊娠后血糖控制不佳者，自然流产风险显著增加，胎儿宫内死亡和死产风险也增加，特别是在糖尿病控制不充分者。*因此，从妊娠32~34周开始，需进行各种产前胎儿检查，监测胎儿情况（参阅“产前胎儿监测”部分）。

巨大儿

胎儿过度生长或巨大儿（通常定义为胎儿体重超过4000g或4500g），多见于糖尿病孕妇，主要是由于通过胎盘的葡萄糖转移增加而影响胎儿代谢所致。但是由于子宫胎盘功能不全，也可导致胎儿宫内生长受限。因此，孕期需定期进行超声检查，监测胎儿生长发育。妊娠晚期超声检查估计胎儿体重大于4500g者，为避免头盆不称、肩难产和其他与巨大儿相关的产伤，通常建议以剖宫产终止妊娠，糖尿病患者这些风险会进一步增加。

羊水过多

妊娠糖尿病患者的另一个并发症是羊水量增多超过2000mL，称为羊水过多，糖尿病孕妇的发生率约为10%。羊水量增多及子宫体积增大与胎盘早剥、早产及产后子宫收缩乏力风险增加有关，需定期行超声检查，监测胎儿生长，评估羊水量。

其他并发症

糖尿病孕妇的新生儿易发生低血糖，其原因为妊娠期葡萄糖经胎盘转运增多，胎儿体内的胰岛素产生增加。分娩导致母儿血糖平衡突然改变，来自母体的葡萄糖消失，因此，高水平胰岛素导致新生儿低血糖。此外，新生儿高胆红素血症、低钙血症、真性红细胞增多症等发病率也增加。

糖尿病孕妇所生新生儿易发生呼吸窘迫综合征，常规胎儿肺成熟度检查的预测价值不大。

妊娠前糖尿病

大约有2%的孕妇妊娠前既有糖尿病，其中绝大多数为2型糖尿病。*妊娠期糖尿病，即GDM，占90%，这些患者中半数以上将来会进展为2型糖尿病。*

产前胎儿监护

*妊娠前即患糖尿病者，应在妊娠早期行超声检查，确定胎儿存活，并确定胎龄。*在妊娠18~20周，

超声检查侧重于发现先天性畸形，尤其是中枢神经系统、泌尿生殖系统、心脏和大血管异常。如果可疑有心脏缺陷或超声检查提示胎儿心脏和大血管显示不清时，需行胎儿超声心动图检查。

产前胎儿监护包括胎动计数、无应激试验、生物物理评分和宫缩应激试验等，在适当间隔内定期检查是一种监测孕前糖尿病患者的有价值方法。*产前胎儿监护通常在妊娠 32~34 周开始，如果合并其他高危因素，如胎儿生长受限等，也可以提早开始监测。*

孕产妇并发症

孕前糖尿病患者，尤其是 1 型糖尿病，DKA 发生风险更高，妊娠期 DKA 治疗方法不变。DKA 者可发生胎死宫内，因此需行胎儿电子监护，直至孕产妇代谢状态稳定。

*孕妇可出现周期性低血糖，尤其在妊娠早期，因恶心、呕吐而影响进食。*低血糖对胎儿无不利影响，但是患者及其家属应知道如何快速、正确地应对低血糖的发生。

妊娠期间，除控制血糖及因 DKA 发生率增高而增加了治疗难度外，孕前糖尿病患者发生妊娠高血压或子痫前期者是妊娠非合并糖尿病者的两倍。*由于子痫前期风险增加，因此，在孕前糖尿病孕妇须留取 24 小时尿，确定尿蛋白水平和肌酐清除率。*此外，如果患者孕前有糖尿病肾病，且表现为孕前肌酐 >1.5mg/dL 或有重度蛋白尿，则进展为终末期肾脏疾病的风险增加，因而需动态监测肾功能。

*孕前糖尿病孕妇约 15% 出现视网膜病变恶化，如果未经激光凝固治疗，有些患者会进展为增生性视网膜病变，甚至失明。*因此，孕前患 1 型或 2 型糖尿病的无症状患者，应在妊娠早期进行眼科评估，如果出现症状，则需根据需要进行检查评估。

治疗

糖尿病病程较长者，妊娠期间应严格控制血糖水平，更加重视并密切监测血糖值。*这些患者最好从孕前开始治疗，其目标是在孕前和孕期将血糖控制到最佳状态。*孕前糖尿病患者应接受孕前咨询和护理，减少自然流产和先天畸形的发生风险（参见“胎儿发病率和死亡率”部分和第 6 章）。测量 HgbA1c 水平可反映之前 12 周的平均血糖值，因此，可用于监测孕前和妊娠期血糖控制情况，从而预测胎儿先天性畸形的可能性（参见“胎儿发病率和死亡率”部分）。

饮食控制、运动和胰岛素治疗相结合可使血糖控制在最佳水平。*整个妊娠期间胰岛素用量增加，特别是在妊娠 28~32 周。*

妊娠也会影响糖尿病，因此，必须加强对孕前糖尿病患者的管理。在妊娠早期和中期，需每 1~2 周检查一次，妊娠 28~30 周后，需每周进行检查。

妊娠期糖尿病

*妊娠期糖尿病患病率约为 7% 左右，而且随着肥胖发生率的增加，其发生率也升高。*GDM 通常在妊娠患者产前筛查时发现，有年龄、种族、既往产科病史（既往妊娠期糖尿病史、分娩体重超过 4000g 巨大儿史、反复自然流产或不明原因死胎病史）等已知的 GDM 危险因素者，以及有家族性糖尿病史和肥胖者，应考虑妊娠期糖尿病。但是 50% 的妊娠期糖尿病患者并没有这些危险因素。

实验室检查

*最常用筛查方法是在妊娠 24–28 周行糖耐量检测，即口服 50g 葡萄糖后 1 小时检测糖耐量，检查前无需空腹。*血糖值超过 140mg/dL（有些标准为 130 或 135mg/dL）者，需行标准糖耐量检测，即口服 100g 葡萄糖后 3 个小时检测葡萄糖耐量，如果有两个或两个以上结果异常，则可诊断为妊娠期糖尿病。

无任何危险因素者，通常在妊娠 24~28 周行 1 小时血糖检测，因为此时糖耐量异常表现明显。大约有 15% 的患者据此筛选而发现异常，这些患者之后继续行标准的口服葡萄糖 3 小时糖耐量试验，其中约 15% 诊断为 GDM。*GDM 孕妇的治疗可降低母儿并发症，包括体重增加过多、巨大儿、子痫前期、肩难产和剖宫产分娩。*虽然很多医生选择在妊娠期间尽早筛查高危患者，但是 GDM 早期发现与治疗的益处尚不明确，而在理论上仍是可接受的。

产前胎儿监测

*经饮食控制后血糖水平相对正常且没有其他高危因素的孕妇，目前尚无足够的证据确定最佳的产前检查方案。*虽然缺乏证据，但是有理由认为在妊娠期糖尿病血糖控制不好者、需要胰岛素治疗者或有高血压等其他危险因素者，应与孕前糖尿病孕妇一样，选择相同的产前检查方案。超声检查可评估胎儿先天性畸形，但是分娩前以超声检查作为评估胎儿体重及预测巨大儿的方法尚不可靠。

治疗

*在妊娠合并糖尿病患者的管理中经常被忽视或低估的是对患者教育的重要性。*新诊断的糖尿病患者应接受糖尿病咨询，了解糖尿病合并妊娠的特殊

表现。患者在家监测血糖，医生应提供指导。

饮食控制与血糖监测

GDM治疗的总体目标是将血糖值控制在界定范围内：空腹血糖低于95mg/dL，餐后1小时血糖在130~140mg/dL或餐后2小时血糖低于120mg/dL。*GDM管理的关键是控制饮食。*在标准体重者，推荐饮食是30kcal（/kg·d），其中组成为碳水化合物约占45%、脂肪占35%、蛋白质占20%。经过精心的饮食控制，很多GDM孕妇无需应用胰岛素。现有证据不支持或反对在GDM伴肥胖患者推荐适度限制热量。但是如果限制热量，则饮食中热量应不超过33%。

患者需检测早晨空腹血糖以及白天与晚上的餐前、餐后血糖。血糖控制的精确目标有差异，一般来讲，空腹血糖应维持在90~100mg/dL范围内，餐后血糖<120~140mg/dL。那些仅通过饮食即可控制的妊娠期糖尿病患者，围生儿结局较好，可以继续妊娠至足月，足月后制订分娩计划。

药物治疗

*GDM患者通过饮食不能控制血糖者，需应用外源性胰岛素。*通常在早餐及晚餐时联合应用中效低精蛋白胰岛素（NPH）和短效胰岛素（如普通胰岛素或赖脯胰岛素），抑制肝脏糖异生，降低进食引起的血糖增高，每天只需注射两次。有些学者主张将晚间胰岛素分为晚餐时给予短效胰岛素、睡前应用NPH，减少夜间发生低血糖的风险。胰岛素不能透过胎盘，因此，不直接影响胎儿。*葡萄糖以易化扩散方式通过胎盘，孕妇血糖水平越高，胎儿葡萄糖水平也越高。*因此胎儿产生更多胰岛素，而增加的胰岛素将葡萄糖转化为脂肪，所以糖尿病患者中巨大儿较常见。分娩后，来自母体的高水平葡萄糖转运终止，但胎儿体内仍有持续的高胰岛素，因此导致短暂而显著的新生儿低血糖。

口服降糖药是治疗妊娠期糖尿病的新方法，普遍用于饮食控制无效的GDM患者。格列本脲不透过胎盘，在控制血糖、逆转母儿结局方面可与胰岛素相媲美。二甲双胍用于治疗多囊卵巢综合征患者，直至妊娠，但是不用于妊娠早期控制血糖。与孕前糖尿病一样，这些药物应当慎重使用，个性化治疗。除饮食控制外，更严重的糖尿病患者（空腹血糖水平>110~120mg/dL或餐后2小时血糖>140mg/dL）仅用口服降糖药控制不够，需直接应用胰岛素。

*糖尿病患者在整个孕期均需密切监测，检查通常间隔1–2周。*根据患者血糖记录调整胰岛素用量。此外，如前所述，随着妊娠进展，胎盘产生hPL量增加，由于hPL有胰岛素抵抗作用，因此，胰岛素用量需逐渐增加。

感染

糖尿病孕妇常发生感染。*富含葡萄糖的尿液是细菌生长的良好环境；妊娠期糖尿病患者尿路感染和肾盂肾炎风险大约是非糖尿病孕妇的两倍。*应告知患者注意出现的任何感染症状，以便及时诊断并开始治疗。

糖尿病患者临产与分娩

妊娠期糖尿病患者的治疗目标是经阴道分娩健康的孩子。充分控制血糖、胎儿健康、超声估计胎儿体重、出现高血压或其他妊娠并发症、胎龄、胎先露以及宫颈条件等都是分娩方式的决定性因素。*在血糖控制良好、无并发症的糖尿病患者，通常可在足月妊娠（39周）时引产。*在妊娠期糖尿病或孕前糖尿病患者，估计胎儿体重达到或超过4500g，应考虑行剖宫产分娩。如果因孕妇或胎儿指征而需提前终止妊娠，则需行羊膜腔穿刺，取羊水检测胎儿成熟度。如果产前需用类固醇激素促胎儿肺成熟（如早产），则需密切监测血糖，有时需增加胰岛素用量，减轻皮质类固醇激素升高血糖的影响。

产妇无论自然临产或是引产，均需在产时应用胰岛素治疗，严格控制血糖。进入产程活跃期或血糖水平降低到70mg/dL，需要以100~150mL/h速度持续滴注5%葡萄糖溶液，使血糖维持在100mg/d水平，并每隔1~2小时监测一次血糖水平。如果血糖水平超过100mg/dL，则需静脉持续滴注短效胰岛素。此外，还需监测产妇尿酮体，如果出现酮症，则在产时需给予葡萄糖与胰岛素治疗。

胎盘娩出后，“抗胰岛素”作用最显著的hPL消失。由于hPL半衰期短，因此，在数小时内对血糖影响较明显。很多患者产后数天就不需要应用胰岛素。常规处理包括动态监测血糖和根据血糖波动给予最小量胰岛素注射。与妊娠期相比，产褥期最佳血糖值的控制目标不再那么严格。妊娠期糖尿病患者产后无需胰岛素治疗，孕前糖尿病患者，一旦恢复正常饮食，胰岛素用量一般恢复至孕前剂量的50%。此后，在接下来的几周继续调整胰岛素用量，通常要达到孕前水平。

在妊娠期糖尿病患者中，95%以上产后血糖立即完全恢复到正常水平；但其中大约50%将来会发展为2型糖尿病，因此，需要了解保持健康饮食和规律运动的重要性。*产后2~4个月需行糖耐量筛查，常发现有3%~5%的患者发展为持续性糖尿病，而且需要治疗。*筛查方法为75g葡萄糖负荷，2小时后测定血糖值，高于140mg/dL者需随访。ADA建议，既往妊娠发生 GDM 且产后恢复正常者，每 3 年至少需要复查一次。

关于避孕，常常选择屏障或宫内节育器避孕方法；选择口服避孕药者，应监测血糖水平，因为有时口服避孕药可引起血糖升高，需要鉴别（参见第 26 章）。

甲状腺疾病

与糖尿病相同，甲状腺疾病可在孕前即已诊断或在妊娠期间确诊。妊娠滋养细胞疾病或妊娠剧吐等各种产科情况均可影响甲状腺功能。*所有甲状腺疾病患者的新生儿均有发生新生儿甲状腺功能障碍的风险。*因此，医生应告知新生儿科医生产妇的诊断。

病生理学

甲状腺功能亢进是因任何原因引起甲状腺激素产生过多及暴露所致，甲状腺功能亢进是由甲状腺功能增强而导致的甲状腺中毒症。Graves 病是一种自身免疫性疾病，其特征是产生甲状腺特异性免疫球蛋白，刺激或抑制甲状腺功能。甲亢症状或体征加重称为甲亢危象。甲状腺功能减退是由于甲状腺激素产生不足所致。产后甲状腺炎是一种自身免疫性甲状腺炎症，表现为产后 1 年内新发无痛性甲状腺功能减退、一过性甲状腺毒症或甲状腺功能亢进随后出现甲状腺功能减退。

妊娠期甲状腺结合球蛋白水平（TBG）通常增加。检测结果表明，孕期显著受 TBG 水平变化影响的激素包括总甲状腺素（TT4）、总三碘甲状腺原氨酸（TT3）和树脂三碘甲状腺原氨酸摄取（TR3U）。妊娠早期可能出现游离甲状腺素（FT4）和游离甲状腺素指数（FTI）水平短暂升高（图 20.2）。

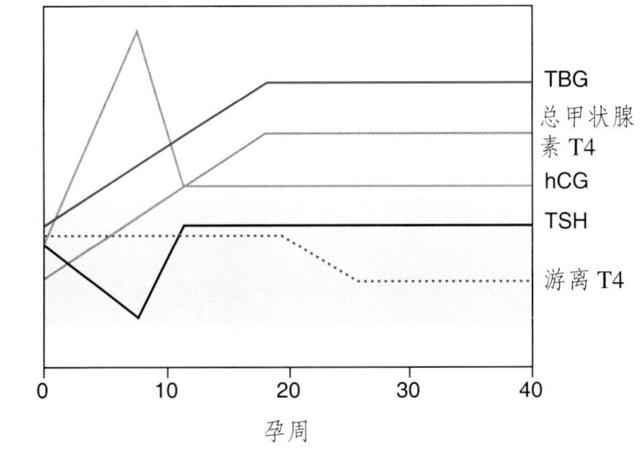

图20.2　甲状腺功能和人绒毛膜促性腺激素（hCG）随孕周变化的模式。阴影区域代表非妊娠妇女甲状腺结合球蛋白（TBG）、总甲状腺素（T4）、促甲状腺激素（TSH）和游离T4正常范围。

*妊娠期，孕妇血浆碘化物水平降低，其中 15% 可能出现甲状腺增大（大约 18%）。*但是产后大多数产妇甲状腺恢复正常大小。

实验室检查

*尚无充足的证据支持在无症状孕妇中常规检测甲状腺功能减低，但对既往有甲状腺疾病或有甲状腺疾病症状的患者应行该项检查。*检测促甲状腺激素（TSH）水平可评估甲状腺功能。TSH 不能通过胎盘，因此妊娠期可以准确检测激素功能。在可疑为甲亢或甲低的孕妇中，除检测 TSH 水平外，还应检测 FT4 和 FTI 水平。

妊娠合并甲状腺疾病的处理

甲状腺功能亢进

妊娠期甲状腺功能亢进用硫代酰胺治疗，特别是丙硫氧嘧啶（PTU）和甲巯咪唑。这两种药物均可通过胎盘，但在理论上，甲巯咪唑比 PTU 更易引起胎儿甲状腺功能抑制。*有报道，甲巯咪唑与胎儿头皮缺损（表皮发育不全）和后鼻孔闭锁有关，所以妊娠早期应尽量避免使用。*PTU 肝毒性虽然罕见，但是近期报道增多，所以除早期妊娠外，更多使用甲巯咪唑。这两种药物同样适用于哺乳期。*妊娠期治疗的目标是使用最低剂量的硫代酰胺，将 FT4 或 FTI 维持在正常高限水平，从而减少胎儿暴露。*妊娠期服用硫代酰胺治疗 Graves 病可抑制胎儿或新生儿甲状腺功能，与胎儿甲状腺肿有关。新生儿甲状腺功能减退通常是暂时的，无需治疗。

甲状腺危象

*甲状腺危象是一个以严重的高代谢状态为特征的紧急情况。*尽管罕见（甲亢合并妊娠患者中发生率为 1%），但其引起孕妇心功能衰竭的风险较高。通常因感染、手术、劳累或分娩而诱发，甲亢控制不好在患者中更为常见。甲亢危象必须快速诊断和治疗，防止发生休克、木僵、昏迷（框 20.1）。甲亢危象治疗包括一系列抑制甲状腺功能的标准药物，同时应治疗诱发甲亢危象的潜在诱因。胎儿情况应根据孕龄，应用胎儿超声、生物物理评分或无应激试验等适时进行评估。

甲状腺功能减低

*妊娠期甲状腺功能减低的治疗与非孕期一样，包括使用足够剂量的左甲状腺素片，使 TSH 达到正常水平。*孕前诊断甲状腺功能减退的孕妇，孕期甲

框 20.1 甲状腺危象的症状
发热
心动过速，与发热不成比例
精神状态改变（包括不安、神经质、意识模糊和惊厥）
呕吐
腹泻
心律失常

状腺素需要量增加。左甲状腺素剂量应每隔 4 周调整一次，直至 TSH 水平稳定。此后，应每 3 个月检查一次 TSH 水平。

妊娠期及妊娠后诊断甲状腺疾病的处理

生化甲亢

妊娠期严重恶心和呕吐（妊娠剧吐）可导致生化性甲亢，表现为 TSH 探测不到、FTI 水平升高或两者兼而有之。妊娠 18 周后，生化甲亢可以自行恢复。对于妊娠剧吐患者，不推荐常规检测甲状腺功能，除非患者有明显的其他甲亢症状。

产后甲状腺炎

*5% 的产后甲状腺炎患者无甲状腺疾病病史。*产后甲状腺炎也可发生在流产后，复发风险为 70%。在产后甲状腺炎患者中，几乎 50% 有甲状腺功能减退，其余患者表现为甲状腺功能亢进和甲状腺功能亢进随后出现的甲状腺功能减退。产后甲状腺功能亢进无需治疗，通常会自愈。约 40% 甲状腺功能减低患者，由于TSH水平过高或持续性甲状腺肿增大而需治疗。产后甲状腺功能减退患者中，仅 11% 发展为永久性甲状腺功能减退。

临床随访

随着妊娠进展，患者需治疗糖尿病、密切随访并监测血糖与胎儿情况。妊娠 39 周，患者经阴道分娩健康新生儿。如果患者将来计划再次妊娠，则应了解需进行孕前咨询，严格控制糖尿病有助于改善妊娠结局，生育健康婴儿。

（译者：牛海英）

访问 http://thePoint.lww.com/activate，有互动式 USMLE 式问题库及更多内容！

第 21 章 胃肠道、肾脏及外科并发症

本章主要涉及 APGO 教育主题区

主题 17　妊娠期内科与外科并发症

学生们应掌握妊娠如何影响各种胃肠道、肾脏及外科疾病的自然进程以及孕前已患胃肠道、肾脏疾病如何影响母儿健康，学生们应了解妊娠期特有的胃肠道疾病，能概括妊娠期胃肠道、肾脏和外科疾病评估与治疗的基本方法。

> 临床病例
>
> 患者于门诊就诊，主诉为频繁恶心、呕吐数周，最近发现已妊娠。由于呕吐，患者不得不休假数天，担心自己生病了。另一位医生给她做了有关血液检查，告知需要治疗甲状腺功能亢进。由于患者知道很多药物会导致出生缺陷，因此对服用任何有助于缓解症状或治疗甲状腺疾病的药物都很担心。

妊娠可能合并内科或外科疾病，并受到妊娠影响。产科医生必须了解妊娠对疾病自然进程的影响以及疾病对妊娠的影响，掌握妊娠同时合并其他疾病时的治疗方面的变化。

胃肠道疾病

在正常妊娠期，胃肠道解剖、生理和功能变化可引起明显临床表现，这些临床症状或体征常用来诊断胃肠道疾病（参见第 5 章）。此外，这些症状与体征出现在妊娠期不同时期，有不同的意义（参见“妊娠恶心和呕吐”部分）。妊娠期有几种特殊的肝脏疾病，包括妊娠期肝内胆汁淤积症（ICP）、妊娠期急性脂肪肝和子痫前期 /HELLP 综合征。*快速诊断与恰当治疗对预防这些疾病潜在的严重母儿不良结局至关重要。*病毒性肝炎将在第 24 章讲述，胆石症、胆囊炎和阑尾炎治疗将在本章后面“外科疾病”部分介绍。

妊娠期恶心、呕吐

在妊娠期，恶心、呕吐症状很常见（参见第 5 章和第 6 章），特别是在妊娠早期，发生率为 70%~85%。*由于妊娠期恶心、呕吐症状（NVP）如此常见，因此临床医生和孕妇均重视不够，医生未提供治疗或孕妇未就诊。*NVP 显著影响孕妇的日常生活，使其很难胜任家务或工作，应给予安全有效的治疗，包括饮食或改变生活方式以及药物治疗。

NVP 病因尚不清楚，其出现的时间与早孕期人绒毛膜促性腺激素（hCG，图 21.1）增高以及

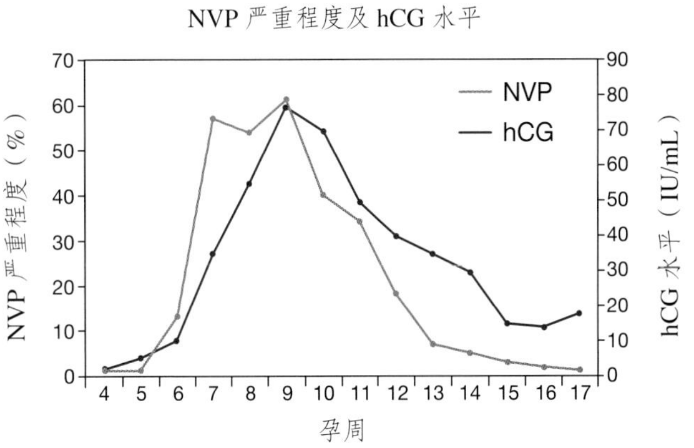

图21.1　恶心症状与人绒毛膜促性腺激素（hCG）水平及妊娠周数。NVP，妊娠恶心呕吐。

早孕期较高的雌、孕激素水平相关。多数孕妇在妊娠9周之前开始出现NVP，妊娠7~12周反应较重。NVP最严重者即为妊娠剧吐，妊娠期发生率为0.5%~2%，表现为酮尿、脱水和明显的体重减轻（超过孕前体重的5%）。*妊娠剧吐是妊娠前半期最常见的住院指征。*幸运的是，有85%~90%的孕妇NVP症状会在妊娠16周左右消失，只有极少部分患者症状持续并超过20周。多胎妊娠、葡萄胎、有家族史或患者在以往妊娠中有妊娠剧吐史者，发生NVP的风险增加。

症状

*NVP症状可发生在白天或晚上，所以“晨吐”一词会产生误导。*NVP可分为轻度（仅恶心）、中度（恶心伴干呕或呕吐）、重度（恶心、持续性呕吐而导致脱水）。但是，即使是轻度NVP，也可能显著影响某些患者的日常生活。*因此，NVP分类最好依据对孕妇日常家庭生活或工作的影响，从而指导治疗。*除了生活质量和工作受影响外，NVP对妊娠结局的负面影响有限；与轻度NVP和无症状患者相比，重度NVP、妊娠剧吐及孕期体重增加不明显者，其分娩低体重儿的概率增加。*但是，与无症状孕妇相比，NVP患者流产率显著降低。*

诊断

*NVP实质上是一个排除性诊断，妊娠期出现症状的时间是一个重要线索；症状出现在妊娠9周以后，特别是在妊娠中期，除NVP外，应迅速对诊断进行评估。*此外，特异性查体结果可提示NVP以外的诊断（框21.1）。框21.2中列出了需要与NVP进行鉴别诊断的情况。*详细询问病史有助于发现潜在病变，结合体格检查发现与NVP不符，则需进行实验室检查或其他诊断性评估。*如果之前没有记录，则需要进行超声检查，确定是否为多胎妊娠或葡萄胎。由于hCG可以作用于促甲状腺激素受体，所以“生化性甲亢”与NVP有关。甲状腺功能亢进引起NVP者非常罕见；如果没有甲状腺肿等明显的甲状腺疾病征象，不建议常规做甲状腺功能检测。*虽然NVP症状可能会加剧潜在的心理或精神疾病，但NVP不会导致心理和精神疾病。*

框21.1 妊娠期恶心呕吐的体格检查结果
腹部疼痛或压痛（除轻度上腹不适）
发热
头痛
神经系统检查异常
甲状腺肿大

框21.2 妊娠期恶心呕吐的鉴别诊断
胃肠道紊乱
胃肠炎
胃轻瘫
胆囊与胆道疾病
肝炎
肠梗阻
消化性溃疡病
胰腺炎
阑尾炎
泌尿生殖道疾病
肾盂肾炎
卵巢扭转
肾结石
代谢性疾病
糖尿病酮症酸中毒
卟啉病
Addison病
甲状腺功能亢进症
神经系统疾病
假性脑瘤
偏头痛
中枢神经系统肿瘤
其他
药物毒性
心理和精神疾病
妊娠相关疾病
妊娠期急性脂肪肝
子痫前期

Modified from APGO monograph "Nausea and Vomiting of Pregnancy," 2011 and American College of Obstetricians and Gynecologists. Nausea and Vomiting of Pregnancy. ACOG Practice Bulletin No. 52. Washington, DC: American College of Obstetricians and Gynecologists; 2004;103:803–815 (Reaffirmed 2011).

治疗

如果NVP症状影响孕妇日常生活和工作，则应给予治疗。*由于恐惧药物的致畸作用，医生和孕妇会拒绝NVP的药物治疗；只要采用安全有效的治疗，这些担心是毫无根据的。此外，对轻症NVP的治疗可以防止其发展为重度NVP和妊娠剧吐。*NVP的治疗包括改变饮食和生活方式（框21.3）以及药物治疗（图21.2）。一线治疗药物是维生素B_6，加用或不用抗敏安。抗组胺H_1受体阻滞剂、吩噻嗪类和苯甲酰胺用于治疗严重病例，有效且安全。

框 21.3 妊娠恶心与呕吐的饮食和生活方式的管理措施

- 经常少量进食
- 高碳水化合物，低脂饮食
- 蛋白质为主的膳食
- 饮食清淡、非流质
- 喝少量的冷、碳酸或酸性液体
- 在两餐间，而不是吃饭时饮水
- 根据需要卧床休息；充分休息
- 缓慢改变体位，特别是在站立时
- 根据需要去外面呼吸新鲜空气
- 避免刺激性食物和气味
- 饭后不要刷牙

Modified from APGO monograph NVP 2011.

妊娠期特有的肝脏疾病

妊娠期肝内胆汁淤积症

ICP 特点是全身性瘙痒（但无明确的皮疹）和血清胆汁酸升高，通常发生在妊娠后半期，产后常缓解。在美国和欧洲，ICP 发生率为 0.5%~1.5%，其他地区（玻利维亚和智利）发生率更高（4%~10%）。ICP 病因尚不明确，可能与遗传和激素因素有关。在后续妊娠中常有复发。孕产妇病死率很低，主要影响是明显瘙痒引起的不适，瘙痒可累及全身，而手掌和脚心瘙痒更常见。ICP 对胎儿影响较严重，死产发生率增加。当出现空腹血清胆汁酸增加时，即可做出诊断。其他实验室检查异常包括血清转氨酶、总胆红素和直接胆红素水平轻度升高。

治疗

治疗包括熊去氧胆酸，这种药物可以降低血浆胆汁酸浓度，改善瘙痒症状。降低胆汁酸水平能降低发生不良结局的风险，但目前尚无治疗降低围生期发病率和死亡率的报道。一旦诊断 ICP，即需要启动产前胎儿监护。目前尚不清楚产前监测是否能准确预测 ICP 患者胎儿异常。*因此，通常建议在妊娠 36 周行羊膜腔穿刺术，明确肺成熟度，一旦胎儿肺成熟，即可以娩出胎儿。*

妊娠期急性脂肪肝

妊娠期急性肝衰竭最常见原因是急性脂肪肝，其特点是发生于妊娠晚期的肝细胞小泡性脂肪浸润。幸运的是，这种严重疾病较罕见，妊娠期发病率约为 1/10 000 例妊娠。在一些急性脂肪肝患者，有隐性遗传的线粒体脂肪酸氧化异常，类似儿童 Reye 综合征。再次妊娠时，复发较少见，但已有报道，特别是胎儿为纯合子酶缺失者。*妊娠急性脂肪肝最常见的症状是持续性恶心、呕吐。*其他症状包括不适、厌食、腹痛、水肿、黄疸，大多数重症患者会出现肝性脑病。常见实验室检查异常包括中度血清转氨酶水平升高、胆红素升高、凝血酶原时间延长、白细胞增多、血清肌酐升高、纤维蛋白原降低和血小板减少等。重症患者会出现低血糖、血氨水平升高、乳酸酸中毒及弥散性血管内凝血。肝脏超声检查或其他方法有意义或作用有限。很少有必要通过肝活检而诊断，但活检可以显示特征性的微小泡样脂肪变性和微管胆汁淤积。*大约一半的患者合并高血压、蛋白尿、水肿，因此妊娠期急性脂肪肝很难与重度子痫前期相鉴别。*但是在子痫前期患者，很少出现胆红素升高、纤维蛋白原水平显著降低及明显的肝脏功能障碍。应行病毒血清学检测，排除病毒性肝炎（参见第 24 章）。

治疗

重症监护、尽快结束妊娠是最佳治疗的关键。以往孕产妇死亡率接近 75%，围生儿死亡率达 90%。最近文献报道，孕产妇死亡率为 7%，围生儿死亡率 15%。分娩可阻断肝功能进一步损害，但肝功恢复需要相当长一段时间。应评估婴儿与脂肪酸氧化缺陷相关的表现。

子痫前期与HELLP综合征

在妊娠期高血压疾病中，重度子痫前期 - 子痫和 HELLP 综合征均影响肝脏，这些疾病及其对肝脏的影响将在第 22 章深入讨论。

泌尿道疾病

妊娠期泌尿道感染（UTI）很常见。大约 8% 的女性（孕妇和非孕妇）中段尿有 $>10^5$ 个单菌种克隆，这些患者中大约 25% 发展为急性、有症状的 UTI。妊娠期合并其他泌尿道疾病包括泌尿道结石、肾结石、孕前存在的肾脏疾病。

无症状性菌尿与单纯性泌尿道感染

*与非妊娠妇女相比，尿液中菌落计数相似，而妊娠期无症状菌尿更易导致膀胱炎和肾盂肾炎。*妊娠期有症状性感染发病率增加，其原因与妊娠相关的尿液淤滞和糖尿有关。妊娠期尿液相对淤滞与孕激素诱导的输尿管张力与蠕动减弱、输尿管在盆腔入口处及膀胱入口处受压有关。此外，由于碳酸氢盐产生增加，

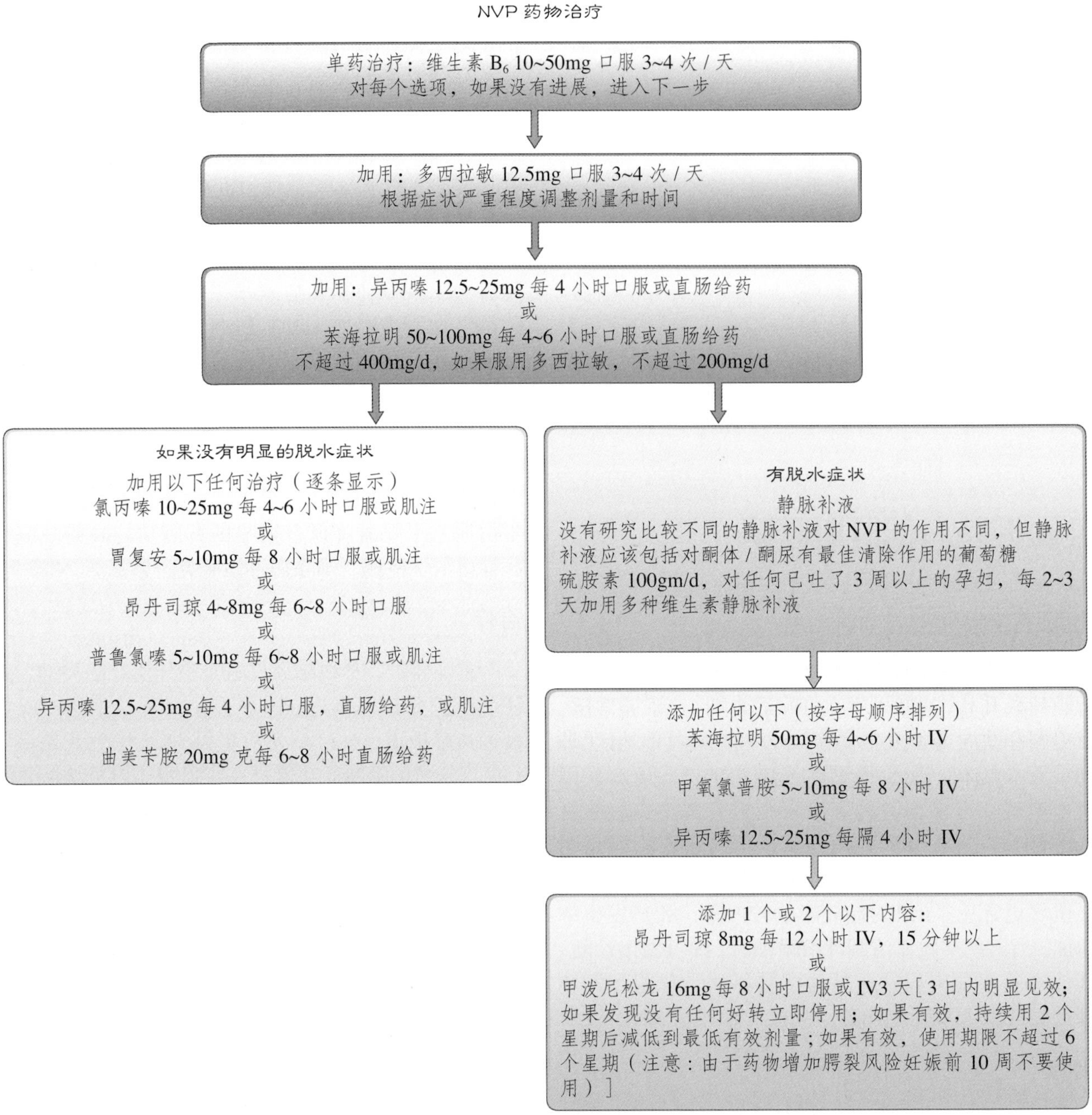
NVP 药物治疗
单药治疗：维生素 B6 10~50mg 口服 3~4 次 / 天
对每个选项，如果没有进展，进入下一步
加用：多西拉敏 12.5mg 口服 3~4 次 / 天
根据症状严重程度调整剂量和时间
加用：异丙嗪 12.5~25mg 每 4 小时口服或直肠给药
或
苯海拉明 50~100mg 每 4~6 小时口服或直肠给药
不超过 400mg/d，如果服用多西拉敏，不超过 200mg/d
如果没有明显的脱水症状
加用以下任何治疗（逐条显示）
氯丙嗪 10~25mg 每 4~6 小时口服或肌注
或
胃复安 5~10mg 每 8 小时口服或肌注
或
昂丹司琼 4~8mg 每 6~8 小时口服
或
普鲁氯嗪 5~10mg 每 6~8 小时口服或肌注
或
异丙嗪 12.5~25mg 每 4 小时口服，直肠给药，或肌注
或
曲美苄胺 20mg 克每 6~8 小时直肠给药
有脱水症状
静脉补液
没有研究比较不同的静脉补液对 NVP 的作用不同，但静脉补液应该包括对酮体 / 酮尿有最佳清除作用的葡萄糖
硫胺素 100gm/d，对任何已吐了 3 周以上的孕妇，每 2~3 天加用多种维生素静脉补液
添加任何以下（按字母顺序排列）
苯海拉明 50mg 每 4~6 小时 IV
或
甲氧氯普胺 5~10mg 每 8 小时 IV
或
异丙嗪 12.5~25mg 每隔 4 小时 IV
添加 1 个或 2 个以下内容：
昂丹司琼 8mg 每 12 小时 IV，15 分钟以上
或
甲泼尼松龙 16mg 每 8 小时口服或 IV3 天［3 日内明显见效；如果发现没有任何好转立即停用；如果有效，持续用 2 个星期后减低到最低有效剂量；如果有效，使用期限不超过 6 个星期（注意：由于药物增加腭裂风险妊娠前 10 周不要使用）］

图21.2 妊娠长期恶心、呕吐（NVP）的药物治疗。

[a] 该方法假定已排除其他原因引起的恶心和呕吐。在任何时候，替代疗法取决于患者的偏好和临床医师的熟悉程度；姜粉胶囊或提取物，最多1000mg/d（姜为非标准化产品）或P6穴位按摩/针灸。持续恶心呕吐和体重减轻者，除止吐治疗，可考虑给予肠内营养。肠外营养仅用于有潜在威胁生命的并发症患者，应作为不能耐受肠内营养患者的最后治疗手段。

[b] 在美国，多西拉敏是一些非处方安眠药中的活性成分；每片25mg，半片中含多西拉敏12.5mg。维生素B_6与多西拉敏合剂在美国已经买不到。在一些社区个别药房，根据要求可将B_6 10mg与多西拉敏10mg制成合剂。

使尿液 pH 值升高，从而促进了细菌生长。

在产前检查中，可行尿培养，无症状性菌尿患者可用氨苄西林、头孢氨苄或呋喃妥英治疗。抗生素经验性治疗 3 天，有效率可达 90%。也可考虑应用 7~10 天的标准疗程。最常见的感染病原菌是大肠杆菌。患者中有 25%~30% 是由未治疗的无症状性菌尿发展而来；因此，治疗可以防治妊娠期大部分有症状的泌尿道感染。此外，在初始尿培养呈阴性的患者中，大约有 1.5% 在妊娠期发展为有症状 UTI。即使治疗有效，无症状性菌尿的复发率仍达 30%。

妊娠期间如果有重复性泌尿道感染或继发肾盂肾炎，则推荐应用抑制性抗生素治疗。产后应行影像学检查，排除患者肾实质和尿路集合管异常。

*妊娠期急性膀胱炎发生率为 1%，表现为尿痛、尿频、尿急。*其治疗与无症状性菌尿相同。

肾盂肾炎

肾盂肾炎（肾实质、肾盏、肾盂的炎症）表现为急性起病，发热，脊肋区压痛，全身不适，常伴脱水。患者中约 20% 表现为子宫收缩增加和早产，如果在病程急性发热期取血，则患者中约 10% 血培养呈阳性。孕妇中肾盂肾炎发生率为 2%，是最常见的并发症之一，需要住院治疗，因为肾盂肾炎是孕产妇死亡的主要原因（感染性休克）。

治疗

在尿化验检查与尿培养后，患者行静脉输液与抗生素治疗，常用药物是头孢菌素或氨苄西林和庆大霉素。出现子宫收缩症状者，可根据患者是否有明确的早产表现而应用宫缩抑制剂治疗。众所周知，大肠杆菌能产生磷脂酶 A，而磷脂酶 A 可以促进前列腺素合成，导致子宫收缩增加。发热也能诱发宫缩，因此，体温 >38℃者需用退烧药。*必须注意患者治疗效果及其一般情况；肾盂肾炎患者中败血症发生率为 2%~3%，也可以出现成人呼吸窘迫综合征。*如果在 48~72 小时内不能改善，则应考虑尿路阻塞、尿结石或肾脓肿，需重新评估抗生素覆盖谱。超声或其他影像学检查，如 CT 扫描有时可以鉴别肾结石或肾脓肿。在有症状的妊娠患者尿液培养病原体中，最常见者是大肠杆菌和其他革兰阴性需氧菌。后续处理可以动态监测尿培养和（或）经验性应用呋喃妥因等抗生素治疗。

症状复发或对常规治疗无效者，建议寻找其他致病原因。这些患者需在产后 6 周进行全面的泌尿道评估。

肾结石与尿路结石

妊娠本身并不促进结石形成，妊娠合并尿路结石的发生率约为 1 例 /1500 例孕妇。与肾盂肾炎症状相似，但无发热者应考虑为尿路结石。与单纯性尿路感染相比，尿路结石患者镜下血尿更常见。*在非妊娠女性中，肾绞痛是一个典型症状，但由于激素有舒张输尿管的作用，所以在妊娠妇女中肾绞痛相对较少。*尿路结石通常采用输液、期待治疗，同时滤除尿液寻找结石。有时结石会导致感染或完全性尿路阻塞，需要泌尿外科会诊，放置输尿管支架或经皮肾造口术，排出尿液。

妊娠前已患肾脏疾病

在孕前咨询中，既往有肾脏疾病者（慢性肾衰竭或肾移植）应了解妊娠的主要风险。*妊娠结局与血清肌酐升高程度和是否发生高血压有关。*

*总体来讲，妊娠对轻度慢性肾脏疾病并无不良影响。*如果无其他并发症，那么轻度肾功能损害患者（血清肌酐 <1.5mg/dL）孕期相对平顺。中度肾功能损害者（血清肌酐 1.5~3.0mg/dL），肾功能恶化发生率增加，预后更需重视。有严重肾功能损害者预后最差。大约 50% 的肾脏疾病患者有蛋白尿，妊娠期蛋白尿增加本身不是严重后果。许多肾脏疾病患者妊娠前既有高血压或妊娠期并发高血压，这些患者发生妊娠高血压并发症的风险增加。

*除高血压外，慢性肾病患者胎儿宫内生长受限发病率增加。*需要动态评估胎儿健康与生长情况。肾移植后妊娠者，如果移植术后至少 2 年，而且充分评估证实移植肾功能无活动性疾病或移植排斥，则预后通常较好。药物治疗应改为最小剂量。

外科疾病

与非妊娠患者一样，妊娠患者也可以并发相同的外科疾病，如阑尾炎、胆石症、肠道损伤等。在妊娠早期，需考虑异位妊娠与附件扭转。在妊娠晚期，胎盘早剥、子宫破裂等可引起急腹症（参见“妊娠期创伤”部分）。

为妊娠患者的思考

*孕妇手术治疗应同时考虑母儿健康安全。*不应仅因为患者妊娠而避免行影像或其他检查，检查前需采取预防措施。孕妇胸部放射线检查中，腹部需进行防护，避免不必要的胎儿暴露。与治疗失败或根据诊断确定手术的风险相比，胎儿暴露低剂量放射线是安全的。*在围术期，应以胎儿电子监护仪监测胎心变化，确定是否与孕龄一致，根据需要进行干预。*

患者应尽可能避免完全仰卧位，应采用侧卧位，防止仰卧位低血压综合征。发生仰卧位低血压综合征时，腔静脉受压使静脉回心血量减少，引起血压下降，子宫血流量减少。吸氧有益。一般来说，这些患者的治疗应兼顾孕妇和胎儿情况。例如，妊娠期残余肺容量减少，呼吸功能储备下降。*术中胃排空延迟，胃内容物误吸发生的可能性增大。*

妊娠期胆石症

育龄妇女常患有胆结石。*由于妊娠期激素作用，*

胆囊排空减缓，导致胆囊内容物残留增加，因此导致胆石病加重。无症状胆石病患者可以期待治疗。如果患者出现胆绞痛，则应给予输液、止痛、限制饮食和留置鼻胃管等治疗。如果胆囊炎同时有胆总管梗阻、逆行性胆管炎、胰腺炎或急腹症，则需要立即手术治疗。如果在严重后果出现前进行手术切除病灶，那么孕妇和胎儿愈后往往良好。与阑尾炎相同，传统手术治疗是开腹胆囊切除术。近年来，更多的证据证实，妊娠期行腹腔镜下胆囊切除术是安全的。

妊娠期阑尾炎

阑尾炎是一种育龄妇女常见的外科疾病，妊娠期也很常见。妊娠期阑尾炎的症状与非妊娠期相似；值得注意的是，正常妊娠期白细胞增多可能掩盖阑尾炎所致白细胞增多。随着妊娠进展，阑尾向上移位，从而导致与阑尾炎相关的腹部疼痛部位发生改变，但仍以右下腹痛最常见。*阑尾炎早期诊断与治疗后（发生阑尾破裂和广泛性腹膜炎之前），胎儿和孕妇预后良好*。阑尾炎的传统手术治疗是开腹阑尾切除术；但是目前多在腹腔镜下完成妊娠期阑尾炎的手术治疗。

妊娠期附件肿物

妊娠期可出现卵巢异常或附件肿物，通常是在胎儿常规超声检查中发现的。在妊娠期，大部分附件肿物为良性，可以自行消失。*因此，妊娠期附件肿物多采取期待治疗*。*有* 4%~7% 的持续存在的复杂性附件肿物为恶性。附件肿物体积较大者，发生扭转或破裂的风险增加。手术治疗最好选择在妊娠中期进行。

妊娠期创伤

创伤是引起妊娠期发病和死亡的主要原因。*妊娠期外伤最常见的原因是机动车事故，其次是针对妇女的身体暴力，最常见的是来自其伴侣的暴力行为*。创伤可能导致孕妇受伤、死亡以及胎盘早剥、子宫破裂、母儿出血、胎膜早破或早产等。此外，创伤所致上述情况不仅可影响胎儿安全，而且也可直接导致胎儿损伤。

治疗

孕妇创伤评估的主要目标是孕妇病情稳定。治疗在本质上与非妊娠期患者相同。应评估患者生命体征，稳定后行产科评估。如果孕龄达到或超过20周，患者应取侧卧位。如果不能取侧卧位（如由于颈椎固定），则可在背后放置一个楔形垫子或以手将子宫体移开中线位置，促进静脉回流。胎儿评估包括多普勒监测胎心率，随后可进行胎儿电子监护。胎儿超声检查有助于确定胎盘位置、胎儿情况、羊水量并估计胎龄。

轻微外伤后，需行胎儿电子监护（包括产力），建议持续 2~6 小时（但是尚无大型研究达成有关适当监测时间的共识）。在此期间，如果出现子宫压痛、子宫易激惹或宫缩、阴道出血、胎膜破裂或胎儿状态不稳定，则需持续监护，至少 24 小时。中度或任何严重创伤者，需连续监护胎儿，至少 24 小时。

母儿出血

母儿出血是孕妇创伤的另一个并发症，确定 Rh 血型是治疗的一个重要组成部分。母儿出血程度可以通过化验检查确定（如胎儿血红蛋白酸洗脱试验）。多数情况下，常规剂量 Rh 免疫球蛋白对 Rh 阴性患者有保护作用。

如果孕妇出现心跳呼吸骤停，则需立即开始复苏。*如果患者为妊娠晚期，复苏失败，则在 4 分钟内应考虑紧急剖宫产术*。一旦胎儿娩出，则产妇复苏将更加容易。如果孕妇生命体征消失超过10~15分钟，则胎儿不可能存活。

> **临床随访**
>
> 医生详细询问病史，并进行体格检查，患者除恶心、呕吐外，无其他症状，没有潜在的疾病，查体未发现异常（具体地说，无甲状腺肿）。超声检查提示正常妊娠，孕 9 周。医生做了相关血液检查，告知患者恶心、呕吐很可能是由妊娠所引起，与甲状腺功能亢进无关。医生建议患者改变饮食和生活方式，并给予一些对症的药物治疗。医生应告知患者，这些药物不会伤害胎儿，但可以使其避免请假或因呕吐加重而再次来医院。医生预约患者复诊，重新评估其症状，再做血液检查。

（译者：牛海英）

访问 http://thePoint.lww.com/activate，有互动式 USMLE 式问题库及更多内容！

第22章 心血管和呼吸系统疾病

本章主要涉及APGO教育的重要问题：

主题17 **妊娠期内科与外科并发症**

主题18 **子痫前期-子痫**

学生应能掌握妊娠如何影响各种心血管和呼吸系统疾病的自然进程以及已经存在的心血管疾病、高血压及呼吸系统疾病如何影响孕妇和胎儿健康，应能概述妊娠期心血管疾病、高血压和呼吸系统疾病的基本诊断与治疗方法，应熟悉子痫前期这个妊娠期特殊疾病的病理生理学、临床表现、初步评估以及并发症的治疗。

> 临床病例
>
> 诊所中有新患者就诊，护士测量其坐位血压是150/90mmHg，复测血压是154/98mmHg。尿液检查除蛋白定性为1+外，其余均呈阴性。患者主诉上午有轻微头痛，吃过早饭后缓解。患者腿和脚逐渐出现肿胀，昨天在药店测血压是150/100mmHg。患者现妊娠26周，目前需要开始抗高血压药物治疗吗？需要进一步评估吗？

孕妇合并内科或外科疾病，使妊娠过程更加复杂，同时合并疾病也可受到妊娠影响。医生在进行产科治疗时，必须全面了解妊娠对这些疾病自然进程以及疾病对妊娠的影响，同时要了解妊娠与疾病相互作用引起的治疗改变。

高血压疾病

妊娠期高血压疾病的发生率为12%~22%，可引起围生期母儿发病率和死亡率升高。在美国，高血压病占孕产妇死亡原因的20%。妊娠期高血压的确切原因仍不清楚。

分类

妊娠期高血压疾病分类有多种，框22.1介绍了常用分类。由于妊娠期高血压疾病代表的是一种疾病谱，因此分类系统仅作为一种指导。

慢性高血压

*慢性高血压是指高血压出现在妊娠之前或在妊娠20周之前或者持续至产后（产后12周后）。*妊娠慢性高血压诊断标准如下：

轻度：收缩压140~159mmHg或舒张压90~109mmHg。

重度：收缩压达到或超过160mmHg或舒张压达到或超过110mmHg。

慢性高血压的主要风险是在妊娠后期发展为相对常见且难以诊断的子痫前期和子痫。慢性高血压或妊娠期高血压者30%可发展为子痫前期（见下文）。慢性高血压患者出现急性蛋白尿和妊娠期高血压提示为合并子痫前期。

妊娠期高血压

*妊娠20周后首次出现高血压且不伴蛋白尿者称为妊娠期高血压。*妊娠期高血压发生率为5%~10%，在多胎妊娠中，无论产次多少，妊娠期高血压发生

框 22.1 妊娠期高血压疾病
妊娠期高血压
子痫前期
轻度
重度
子痫
妊娠前慢性高血压（任何原因）
慢性高血压（任何原因）合并妊娠期高血压
合并子痫前期
合并子痫

框 22.2 子痫前期的危险因素
未产妇
多胎妊娠
孕妇年龄在 35 岁或以上
前次妊娠有子痫前期
慢性高血压
孕前糖尿病
血管和结缔组织疾病
肾病及其他慢性肾脏病
抗磷脂综合征
肥胖
非洲裔美国人

率为 30%。孕妇发病与高血压严重程度和持续时间直接相关。

*约50%的妊娠期高血压患者可进展为子痫前期，约 10% 子痫抽搐发生在明显蛋白尿出现前。*妊娠中期首次出现高血压者，往往很难鉴别是慢性高血压、子痫前期或者是妊娠期高血压。在这种情况下，最明智的方法是假设诊断为子痫前期并进行相应评估。妊娠期高血压在产后 12 周内恢复正常者，分类为妊娠期暂时性高血压，如果持续至 12 周后仍未恢复者，则归类为慢性高血压。

子痫前期

*子痫前期是妊娠 20 周后出现高血压伴蛋白尿。*水肿是子痫前期发展的常见表现，但并不作为子痫前期的诊断标准，其原因主要由于正常妊娠期常有不同程度水肿。子痫前期也可见于妊娠滋养细胞疾病早期（见第 45 章）。子痫前期的危险因素见框 22.2。子痫前期诊断标准如下：

- 以往血压正常者，妊娠 20 周后出现收缩压 ≥ 140mmHg 或舒张压 ≥ 90mmHg。
- 蛋白尿是指 24 小时尿液中蛋白含量达 0.3g 或以上。

具有下列一个或多个表现者为重度子痫前期：

- 患者卧床，血压测量至少间隔 6 个小时，两次收缩压 ≥ 160mmHg 或舒张压 ≥ 110mmHg。
- 明显蛋白尿（24 小时尿蛋白 ≥ 5g，或至少相隔 4 小时，检测两次随机尿蛋白，定性为 3+ 以上）。
- 少尿，24 小时尿量 < 500mL。
- 脑或视觉障碍，如头痛和暗点（眼前出现“斑点”）。
- 肺水肿或发绀。
- 上腹或右上腹（RUQ）疼痛（可能是由于肝包膜下出血或肝细胞水肿拉伸 Glisson 囊所致）。
- 肝功能障碍。
- 血小板减少。
- 胎儿宫内生长受限（IUGR）。

这些变化提示子痫前期影响全身多系统功能。*在大多数情况下，无论孕龄还是胎儿成熟度，重度子痫前期是终止妊娠的指征。*对距预产期尚远者应慎重选择继续妊娠，重度子痫前期患者可考虑期待治疗，主要的目的是为糖皮质激素促进胎儿肺成熟争取时间，改善早产儿预后。

子痫

*子痫是在子痫前期症状基础上出现抽搐（癫痫大发作或强直阵挛发作），无法用神经系统疾病解释。*子痫前期患者子痫发生率为 0.5%~4%。

在大多数情况下，子痫发生在产后 24 小时内，但有高达 10% 的患者发生在产后 2~10 天。

HELLP综合征

HELLP 综合征表现为溶血、肝酶升高和血小板减低。*HELLP 综合征和重度子痫前期一样，是需要终止妊娠的指征，以免危害孕产妇。*

HELLP 综合征是一种特殊的临床病症，在重度子痫前期或子痫患者中，HELLP 综合征发生率为 4%~12%，其诊断标准如下：

- 微血管溶血。
- 血小板减少。
- 肝功能障碍。

病理生理学

妊娠期高血压在不同程度上影响母儿全身多系统功能，涉及多种病理生理机制（图 22.1）。*子痫前期和妊娠期高血压的主要病理生理表现为母体血管痉挛。*

母体血管痉挛的潜在原因

推测以下几种原因可导致母体血管痉挛。

• 血管变化：与正常生理性滋养细胞介导的子宫血管变化（螺旋小动脉肌层组织减少导致低阻、低压、高灌注）不同，子痫前期患者及 IUGR 患者血管重建不足，常见血管内皮损伤。

• 凝血变化：在子痫前期病程中，微循环内血小板活化和聚集显著增加，内皮细胞纤连蛋白水平增加，抗凝血酶Ⅲ和 α_2 抗纤溶酶水平降低，反映内皮损伤。低水平的抗凝血酶Ⅲ促进微血栓形成，内皮损伤后进一步促进血管痉挛。

• 前列腺素类变化：妊娠期前列环素（PGI_2）和血栓素（TXA_2）增加，PGI_2 占优势，而子痫前期患者 TXA_2 占优势。PGI_2 的功能是促进血管扩张，降低血小板聚集，TXA_2 的作用是促进血管收缩和血小板聚集，两者间失衡导致血管收缩。

• 内皮来源因子变化：一氧化氮是较强的血管舒张因子，在子痫前期患者中，一氧化氮减少或许是导致患者血管收缩的原因。

• 脂质过氧化物、自由基、抗氧化物释放：脂质过氧化物和自由基参与血管损伤，在妊娠子痫前期患者中增加，同时抗氧化剂水平降低。

对母体器官系统及胎儿的影响

上述机制以不同组合或变换方式结合，最终导致子痫前期患者出现以下常见病理生理学变化。

• 对心血管的影响：血压升高是血管收缩以及心输出量增加的结果。

• 对血液学的影响：如果发生出血，由于血容量减少或血液浓缩，可导致急性低血容量性休克。血容量减少表现为红细胞压积增加。微血管性溶血性贫血可发展为血小板减少症或弥散性血管内凝血。肝脏受累进一步加重肝细胞功能障碍和凝血障碍。由于血压升高和血浆胶体渗透压降低，会出现第三间隙积液。

• 对肾脏的影响：肾血管痉挛、肾血管类似动脉粥样硬化样改变（肾小球内皮增生）导致肾小球滤过率降低（血清肌酐增加）和蛋白尿（尿蛋白 > 300mg/24h）。尿酸滤过降低，因此，孕妇血清尿酸升高，是疾病不断进展的征象。

• 对神经系统的影响：出现反射亢进 / 敏感性增强。其他神经系统症状，包括头痛、视力模糊和盲点。严重情况下，可发展为癫痫大发作（子痫）。

• 对肺的影响：可发生肺水肿，肺水肿与胶体胶体渗透压下降、肺毛细管渗漏、左心衰、医源性液体负荷过多或以上因素的共同作用有关。

• 对胎儿的影响：继发于血管痉挛的间歇性胎盘灌注不足导致 IUGR（估计胎儿体重低于孕龄的 10%）以及羊水过少发生率增加，子痫前期围产儿死亡率增加。胎盘早剥发生率也增加。由于分娩期宫缩的压力，胎盘无法为胎儿提供充足的氧供，导致产时子宫胎盘功能不全。出现胎心无应激反应时，需行剖宫产术。

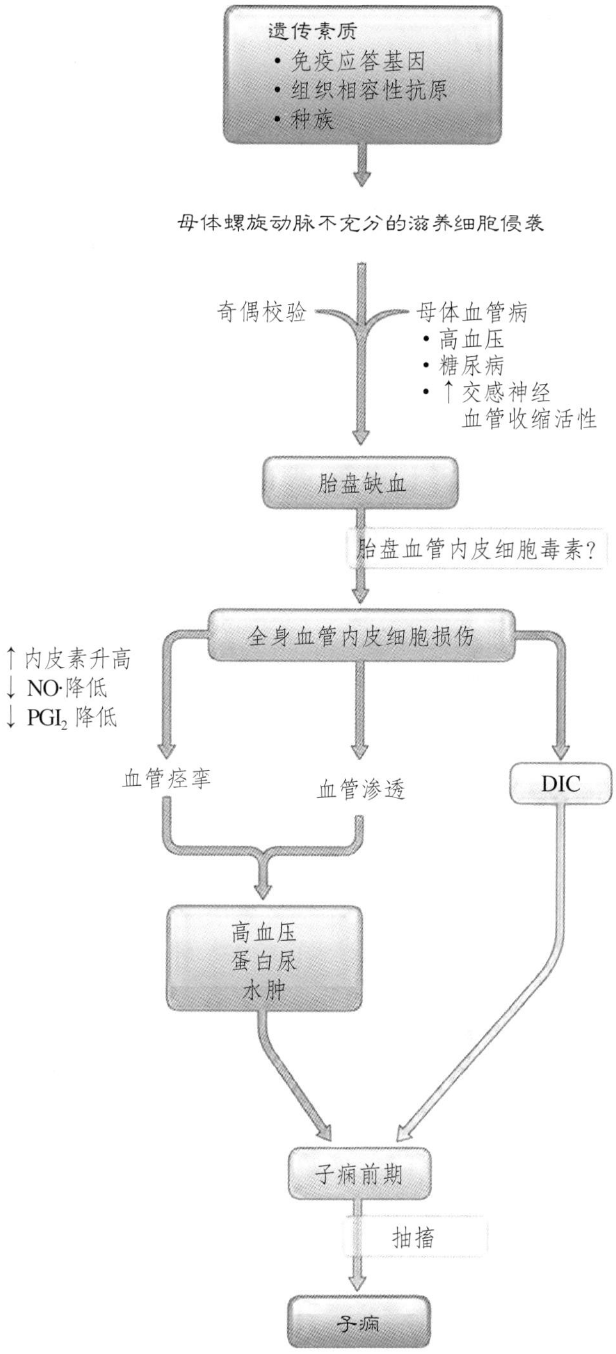

图22.1 子痫前期和子痫的进展涉及的通路和标志物。DIC，弥散性血管内凝血；NO·，一氧化氮；PGI_2，前列环素。

*推测由于血管痉挛，导致胎盘大小和功能下降，*其结果导致胎儿缺氧、营养不良以及IUGR和羊水过少发生率增加。

评估

病史和体格检查常可发现妊娠相关性高血压疾病及其症状与体征。如果有当前产科记录，则应对其进行回顾，有助于确定变化或进展的结果。*视觉障碍，尤其是盲点或异常严重或持续的头痛均提示为血管痉挛。*右上腹疼痛提示肝脏受累，其原因是由于肝包膜扩张牵拉所致。任何意识丧失或抽搐发作病史，甚至是以往有癫痫者，均有临床意义。

体格检查

*患者体位影响血压。*平卧位时血压最低；站立时，血压最高；坐位时，血压处于两者之间。正确选择大小合适的血压袖带也影响血压读数。当给高大的患者选择一般大小的血压袖带时，血压测量值会虚高。妊娠期，特别是在妊娠中期血压略有下降，在妊娠近足月时，血压恢复到妊娠前水平（图22.2）。如果患者以往就医，不知道基线血压，就无法与新血压值进行比较，使妊娠相关性高血压的诊断更加困难。

孕妇体重需与其孕前体重及以往妊娠期体重相比，对体重增长过多或过快者需特别关注。妊娠期周围性水肿很常见，尤其是下肢多见。*但是仰卧位休息后不能缓解的持续性水肿是不正常的，特别是当水肿累及上肢、骶区和面部者。*面部水肿及其他部位水肿、高血压是子痫前期的典型特征，须测量坐位及平卧位血压。眼底镜检查发现视网膜血管收缩，常可提示其他部位小血管的收缩情况。肝区压痛，部分是由肝包膜扩张牵拉所致，与右上腹疼痛有关。应仔细检查引出膝和踝部深部腱反射和反射亢进，如果出现踝阵挛，则需高度重视。

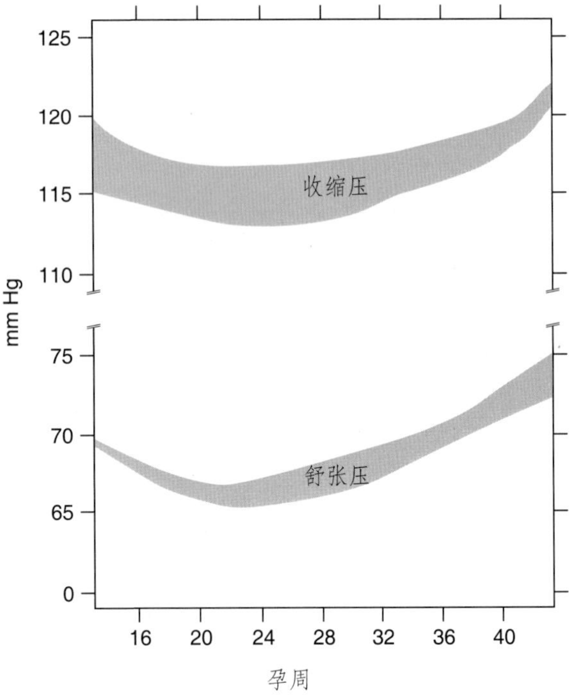

图22.2 正常妊娠血压范围。可以观察到孕中期血压下降。

实验室检查

妊娠合并高血压者，母儿实验室检查见表22.1，通过多项实验室检查，显示妊娠期高血压对多系统的影响。*孕妇肝功能障碍、肾功能不全、凝血功能障碍需重点关注，并需反复检查。*超声检查可评价胎儿生长健康状况和羊水量，无应激检查（NST）和（或）生物物理评分（BPP）等均较重要。

治疗

*妊娠期高血压治疗的目标是兼顾母儿的安全，使两者均取得最好结局。*监测患者血压，观察高血压疾病所致的后遗症。孕妇治疗的适应证为不治疗造成孕妇永久性残疾或死亡的风险超过由于治疗所造成的胎儿风险。在胎儿方面，应定期评估胎儿健康和生长情况，当宫腔内环境对胎儿的影响比胎儿娩出后新生儿监护治疗更危险时，需给予治疗。

慢性高血压

*妊娠合并慢性高血压者的治疗包括密切监测患者血压、预防子痫前期或子痫发生以及监测胎儿生长与健康。*轻度高血压药物治疗效果一直不理想，未能显著改善妊娠结局。但并无一致性数据表明，妊娠期轻度慢性高血压治疗有不良影响。

*妊娠合并慢性高血压患者，当收缩压达150–160mmHg或舒张压达100~110mmHg时，通常推荐使用抗高血压药物。*药物治疗的目的是减少孕妇中风或严重心脏不良事件发生的可能性。甲基多巴是一种常用的抗高血压药物，常用的药物还有联合应用α-及β-受体阻滞剂（如拉贝洛尔）、钙通道阻滞剂（如硝苯地平）等。以往认为，妊娠期禁忌使用利尿剂，但利尿剂治疗并未停止。事实上，在妊娠前已应用者，仍在继续使用。*血管紧张素转换酶（ACE）抑制剂在妊娠早期和妊娠中晚期可引起胎儿畸形，所以妊娠期和妊娠前不推荐使用。*血管紧张素受体阻滞剂与血管紧张素转换酶抑制剂作用方式相似，因此推测，如果在妊娠期使用，可能对胎儿产生相同的潜在不良影响。

表 22.1 妊娠高血压患者实验室评估

检测或方法	合理性
母体研究	
全血细胞计数	红细胞压积增加，显著加重血管收缩并减少血管内容积
	红细胞压积降低提示有明显溶血
血小板计数	血小板减少与疾病恶化相关
凝血检查（PT、PTT）	凝血功能障碍与疾病恶化相关
肝功能研究	肝细胞功能障碍与病情恶化相关
血肌酐	肾功能减低与疾病恶化相关
尿酸	
24 小时尿	
肌酐清除率	
总的尿蛋白	
胎儿研究（评价妊娠相关性高血压疾病对胎儿的影响）	
超声检查	
胎儿体重和生长	宫内生长受限
羊水量	羊水过少
无应激试验和（或）生物物理评分	胎盘状态（间接评估）

PT，凝血酶原时间；PTT，部分凝血活酶时间。

子痫前期

在子痫前期的治疗中，子痫前期的严重性和胎儿成熟度是主要考虑的因素。必须给予个性化治疗，同时，也要符合普遍接受的指南要求。

*妊娠足月后诊断的子痫前期是终止妊娠的指征，轻度子痫前期者的主要治疗方法是期待治疗，即休息和频繁监测孕妇与胎儿。*可疑胎儿生长受限或羊水过少者，应行 NST、BBP 或者两者均查，每周两次，根据患者情况反复监测。可疑 IUGR 或羊水过少者，建议每周监测两次。间隔 3 周以超声检查评估胎儿生长和羊水量。每日计数胎动也有意义。

近期诊断的子痫前期患者首选住院治疗。连续评估母儿情况并完成初步基础评估后，后续处理可以选择继续住院治疗，或在日间诊所观察，或在家观察。

重度子痫前期

*子痫前期伴早产或重度子痫前期患者，最好在三级医疗单位进行诊治。*建议每日行实验室检查和胎儿监护，硫酸镁、抗高血压（根据指征）治疗稳定后，监测母儿情况，根据需要行引产或剖宫产分娩。

近一个世纪以来，硫酸镁用于预防和治疗子痫抽搐。其他抗惊厥药物，如安定、苯妥英钠等，由于疗效不如硫酸镁，而且对胎儿有潜在不良影响，因此现已很少使用。*硫酸镁可肌内注射或静脉注射（IV），而后者较前者更常用。*98% 的子痫抽搐是可以预防的。*治疗量为 4~6mg/dL，可预测后果的中毒剂量见表 22.2。*通过反复检查患者膝腱反射、呼吸等，判断血镁浓度上升情况。此外，由于硫酸镁完全从肾脏排泄，当尿量减少（30mg/h）或肾功能障碍时（血清肌酐>1mg/mL），需密切注意镁中毒表现。在这些情况下，监测血镁水平很有意义，可以调整镁的输注速度，避免中毒。血镁浓度过高时，可以缓慢静脉注射 10% 葡萄糖酸钙拮抗，同时，给予吸氧及心肺支持。

如果反复测量血压，收缩压超过 160mmHg 或舒张压超过 105~110mmHg，则应开始降压治疗。肼屈嗪是常用的初始降压药物，按 5~10mg 增加剂量，直至血压得到控制。通常反应时间为 10~15 分钟。*治疗目标是将舒张压降到 90~100mmHg。*血压进一步下降会降低子宫血流量，危及胎儿。拉贝洛尔是另一种用于治疗严重高血压的药物（表 22.3）。

*重度子痫前期或子痫患者应用抗惊厥药和降压药治疗后，要注意终止妊娠。*通常首先尝试引产，如果引产不成功或不可行或者产妇及胎儿状况恶化，则需行剖宫产终止妊娠。在分娩时，必须密切监测出血量，由于子痫前期或子痫患者血容量显著减少，不能耐受失血量增加。分娩后 24 小时，患者仍与产时、产前一样处于高危状态（如果临床状况差，则需更长时间），需密切监测临床进展，继续给予硫酸镁治疗，预防产后子痫发作。子痫发作约 25% 发生在分娩前，50% 发生在分娩过程中，25% 发生在产后 24 小时内。*血管痉挛过程通常在产后 24~48 小时缓解，其表现为出现明显利尿。*

子痫

*子痫抽搐发作可以危及母儿生命，孕产妇风险包括肌肉骨骼损伤（包括咬舌）、缺氧和误吸。*孕产妇治疗包括在患者口腔内放置压舌板、酌情予以镇静、持续吸氧、保持呼吸道通畅、建立静脉通道。

表 22.2 镁中毒

血清浓度（mg/dL）	表现
1.5~3	正常浓度
4~6	治疗水平
5~10	心电图改变
8~12	膝腱反射消失
9~12	感觉躁热，潮红
10~12	嗜睡，口齿不清
15~17	肌肉麻痹，呼吸困难
30	心脏骤停

表 22.3 妊娠期慢性高血压的治疗

药物	剂量	孕妇不良反应
妊娠期常用口服抗高血压药物		
拉贝洛尔	200~2400mg/d，分 2~3 次服用	头痛
硝苯地平	每日 30~120mg 缓释制剂	头痛
甲基多巴	0.5~3g/d，分 2~3 次服用	产妇镇静，肝酶升高，抑郁
辅助性药物		
肼屈嗪	50~300mg/d，分 2~4 次服用	使用甲基多巴、拉贝洛尔，防止反射性心动过速；新生儿血小板减少症的风险
氢氯噻嗪	12.5~50mg/d	可导致血容量不足和电解质紊乱
妊娠合并重度急性高血压的药物治疗		
肼屈嗪	5mg IV 或 IM，5-10mg/20~40min；或持续输注 0.5~10mg/h	长期安全和有效的经验 孕妇有迟发型低血压风险，胎儿有心动过缓风险
拉贝洛尔	20mg，IV，然后 20~80mg/5~15min，最多 300mg，或 1~2mg/min 持续输注	与其他血管扩张剂相比，发生室上性心动过速和心律失常的风险较低；越来越倾向成为一线药物
硝苯地平	10~30mg，口服，如果需要，则 45 分钟后可重复使用	可能干扰分娩

American College of Obstetricians and Gynecologists. Chronic Hypertension in Pregnancy, Practice Bulletin No. 125, Washington, DC: American College of Obstetricians and Gynecologists; February 2012:6.

子痫发作通常是自限性的，所以，开始给予硫酸镁治疗（4~6g，缓慢静滴），防止再次发作。如果在硫酸镁治疗过程中，患者仍有抽搐发作，则需额外给予硫酸镁（通常为 2g），监测血镁水平。无需应用其他抗惊厥药物治疗，如地西泮或类似药物等。

长达 15 分钟的一过性子宫过度收缩可导致胎心率变化，包括心动过缓或代偿性心动过速、变异性减少和晚期减速。这些均是自限性的，如果不持续超过 20 分钟，则不会危及胎儿。*应避免在此时分娩，以免给母儿带来不必要的风险。*需行动脉血气分析，任何代谢紊乱均应予以纠正。放置 Foley 导尿管，监测尿量。如果患者血压高或尿量少，或如果出现心脏病变，则需考虑放置中心静脉导管，进行连续心电监护。一旦孕妇病情稳定，需终止妊娠。

HELLP综合征

HELLP 综合征常见于多产者，血压记录值往往低于许多子痫前期患者。肝功能不全表现为右上腹疼痛，常误诊为胆囊疾病或消化不良。由于未诊断的 HELLP 综合征发病率和死亡率较高，因此准确诊断至关重要。初始症状通常不明确，包括恶心、呕吐和非特异性病毒样综合征。*这些严重患者最好在高危产科中心接受治疗，包括稳定心血管系统、纠正凝血功能异常和终止妊娠。*如果分娩前后血小板计数 $< 20\ 000/mm^3$，则是输注血小板的指征。如果计划行剖宫产者，血小板计数 $< 50\ 000/mm^3$，则建议输注血小板。*HELLP 综合征患者应根据当时孕龄、孕妇症状、体格检查、实验室检查以及胎儿状况予以个体化治疗。*

心脏疾病

由于早期诊断与有效治疗，越来越多的先天性和后天性心脏病妇女达到成年并成功妊娠。在妊娠合并心脏病患者中，风湿性心脏病（由未经治疗或延迟治疗的 A 组 β 溶血性链球菌扁桃体炎引起）、后天感染性心脏瓣膜病（常与药物使用相关）占 50%，其余部分则包括传统上在妊娠期不常见的其他心脏疾病。*由于妊娠期心输出量增加 40%，因此，原有心脏病孕妇的母儿风险显著增加。*心脏病患者应做孕前保健，使心功能改善至最佳状态，同时应咨询在妊娠期间，其所患特殊类型心脏病存在的风险。

妊娠期心脏病分类

纽约心脏病协会对心脏病进行分类，有助于评估妊娠合并的所有类型心脏病（表 22.4）。这是一种功能分类，独立于心脏病类型。室间隔缺损、动脉导管未闭、轻度二尖瓣和主动脉瓣疾病者多属于 Ⅰ 或 Ⅱ 类，常能安全妊娠。*原发性肺动脉高压、未纠正的法洛四联症、艾森门格综合征、主动脉根部明显扩张的马方综合征、扩张型心肌病和某些其他心脏病愈后更差（常在妊娠期间死亡），因此强烈建议这些心脏病患者不要妊娠。*

表 22.4 纽约心脏病协会心脏病功能分级

类型	描述
Ⅰ	没有心功能失代偿
Ⅱ	休息时，无心功能失代偿的症状；体力活动轻度受限
Ⅲ	休息时，无心功能失代偿的症状；体力活动明显受限
Ⅳ	休息时，有心功能失代偿的症状；任何体力活动都可增加不适感

治疗

妊娠合并心脏病患者的一般治疗包括避免一切除妊娠以外的能增加心脏负荷的因素，预防和（或）纠正贫血，及时诊断与治疗各种感染，减少体力活动和繁重的工作，适当增加体重。充足休息非常重要。在Ⅰ类或Ⅱ类心脏病患者中，建议在家休息，对于级别更高的患者，则需住院治疗心功能不全。有明显心功能不全的患者，产科医生、心脏科医生和麻醉师的协同治疗至关重要。

心功能严重不全的心脏病患者，其胎儿为低出生体重儿和早产儿的风险增加。*与无先天性心脏病的孕妇相比，患有先天性心脏病的患者其胎儿为先天性心脏病的比例增加 1%~5%；所以建议行产前胎儿心脏超声检查进行评估。*

妊娠期心脏病患者的产前管理包括对孕妇心脏状况以及胎儿健康与生长情况进行定期评价。对于亚急性细菌性心内膜炎患者，行抗凝、抗感染治疗，在必要的情况下，妊娠期可行心脏有创性监测及完成某些心脏病变的手术矫治。妊娠期心脏病患者产时和产后管理，应考虑分娩时的应激增加及产后生理调节。产时宜取半卧位，有助于增加心脏功能。*由于剖宫产术增加心脏负担，因此，尽可能经阴道试产分娩。*第二产程心输出量增加了 40%~50%，建议使用产钳或胎头吸引助娩，缩短第二产程。建议行硬膜外麻醉，以减少分娩应激压力，但要密切注意因交感神经系统阻滞引起的体液转移。产时稳定的患者，产后由于子宫收缩，回心血量可增加约 500mL，导致心输出量增加。因此，大多数死于心脏病的产科患者发生在产后。

风湿性心脏病

风湿性心脏病是妊娠期常见的心脏病。*随着联合瓣膜病变严重程度的增加，血栓栓塞性疾病、亚急性细菌性心内膜炎、心脏衰竭和肺水肿的风险增加。合并风湿性心脏病的孕妇，其胎儿死亡率也很高。*在这些患者中，约 90% 为二尖瓣狭窄。随着妊娠期心输出量增加，机械性梗阻程度加重，合并房颤的二尖瓣狭窄患者，发生充血性心力衰竭的风险非常高。

心律失常

妊娠期孕妇偶尔出现心律失常。*其中最常见的心律失常是阵发性房性心动过速，通常与过度剧烈运动有关。*当出现房颤或房扑时，应考虑有潜在的心脏疾病，如二尖瓣狭窄。

围生期心肌病

围生期心肌病是一种发生在妊娠最后一个月至产后 6 周内的罕见又极其严重的心脏疾患。除与妊娠有关外，围生期心肌病很难与其他心肌病进行鉴别（例如心肌炎）。许多患者病因不明。*除妊娠期避免使用 ACE 抑制剂外，治疗一般与非妊娠期心衰相同。*围生期心肌病的管理，包括卧床休息、地高辛、利尿剂等。在某些情况下，给予抗凝治疗。围生期心肌病死亡率较高，与 6~12 个月后心脏大小有关。如果心脏大小恢复正常，则患者预后改善，但仍需密切观察。*持续性心肌病患者，须行绝育方面的咨询。*

呼吸系统疾病

哮喘

哮喘是一种限制性气道疾病，在妊娠期妇女中，其发生率为 4%~8%。*妊娠对哮喘的影响不同，一般情况下，约有 1/3 患者病情加重，1/3 患者病情改善，其余 1/3 病情无变化。*轻度或中度哮喘者，母儿结局通常良好（表 22.5）。但是妊娠期哮喘控制不好者，母儿风险均增加。FEV1 降低（第一秒用力呼气容积）与低出生体重、早产风险增加有关。

*妊娠合并哮喘患者，即使是轻度或疾病控制良好者，均应监测呼气峰流量或 FEV1，并密切观察症状。*在持续性哮喘患者，建议行常规肺功能评估。妊娠 32 周出现中至重度哮喘或严重哮喘缓解者，均应行动态超声检查和产前胎儿监测。

治疗

*妊娠期哮喘治疗的最终目标是预防孕妇缺氧，保持胎儿充分的供氧。*吸入糖皮质激素治疗，尤其是布地奈德，是妊娠期控制持续性哮喘的一线治疗方法。吸入沙丁胺醇是推荐的补救治疗措施。*在阶梯治疗方法中，使用药物的剂型和剂量随哮喘严重程度而增加。*一旦症状控制，非妊娠患者通常采用“降阶梯”治疗法，而妊娠患者需谨慎推迟减量治疗，以有效地控制哮喘，直到胎儿出生后。应指导患者识别和控制或避免诱因，如过敏原和刺激，特别是吸烟。

表 22.5 妊娠期患者哮喘严重程度与控制的分类

哮喘严重[a]（控制[b]）	症状频率	夜间觉醒	对正常活动的干扰	FEV1 或峰流速（预测个人最好百分比）
间歇性（控制好）	每周 2 天或更少	每月 2 次或更少	无	超过 80%
轻度持续性（控制不好）	每周超过 2 天，但不是每天	每月至少 2 次	轻微限制	超过 80%
中度持续性（控制不好）	每天有症状	每周超过 1 次	一些限制	60%~80%
严重持续性（控制很差）	整天	每周 4 次或更多	严重受限	不超过 60%

[a] 未行长期药物治疗的患者病情严重性评估。
[b] 对采用长期药物治疗控制的患者，确定药物升阶梯治疗、或是降阶梯治疗或治疗不变。

重度哮喘孕妇处理与非妊娠患者相似，评价指标包括肺功能检查、动脉血气测定。治疗应包括吸氧、β 激动剂、糖皮质激素（口服或静脉）或气管插管。*目前正在应用或最近已应用全身性糖皮质激素治疗者，在分娩期和分娩后 24 小时内，应静脉注射皮质类固醇激素，防止发生肾上腺危象。*

流感

妊娠期由流感病毒 A（包括 H1N1）或 B 引起的呼吸道感染常很严重，妊娠者发生肺炎和住院率显著高于非妊娠者。此外，严重的流行性呼吸道疾病导致妊娠期死亡率增高，包括最近在 2009 年发生的一次流感大流行。流感病毒感染的症状包括干咳、发热和全身症状，如肌痛。临床依靠快速流感检测而确诊。治疗包括支持治疗和抗病毒治疗。*尚无确切的证据表明，流感病毒会导致先天性畸形，胎儿风险主要与孕妇缺氧及其感染的全身炎症反应（早产和暴露于孕妇高热高温下）有关。*

在流感季节（美国 10 月 ~5 月）妊娠者，可在妊娠期间接种流感疫苗（选择根据预测在社区中季节性流行的毒株类型）。*妊娠期使用流感灭活疫苗无禁忌，接种流感疫苗可以预防 70%~90 的成人流感。*与感染患者密切接触的孕妇，也应给予抗病毒治疗药物预防感染。

临床随访

患者可能有慢性高血压或已发展成为子痫前期。由于患者是初次就诊，你需要详细询问病史并进行体格检查。患者无慢性高血压病史，也无其他慢性疾病史。由于子痫前期有引起母儿不良后果的风险，因此你计划对她进一步评估。将患者送到产科做实验室检查、监测血压，行超声检查和胎儿心电监护评估胎儿。

（译者：牛海英）

访问 http://thePoint.lww.com/activate，有互动式 USMLE 式问题库及更多内容！

第23章 血液和免疫系统并发症

本章主要涉及APGO教育的重要问题：

主题17 妊娠期内科与外科并发症

主题19 同种异体免疫

学生们应明确妊娠如何影响各种血液系统与免疫系统疾病的自然病程，以及妊娠前存在的血液系统与免疫系统疾患是怎样影响母儿健康，掌握评估和管理妊娠期血液和免疫系统疾病的基本方法。此外，学生们应了解同种免疫的病理生理学，能概述评估与预防的基本方法。

> **临床病例**
>
> 患者24岁，孕3产1，流产1次，现妊娠12周左右，首次进行产科检查。患者自述首次妊娠时有妊娠早期流产病史。在第2次妊娠时，患者"血液中有一些成分，能导致胎儿贫血"，妊娠36周胎膜破裂并分娩；其婴儿因贫血住院6天。你认为这是什么问题？对患者目前妊娠情况需如何处理？

血液系统疾病

贫血

在妊娠期，血液中的血浆和细胞成分变化显著，而且血浆容积增加超过红细胞（RBC）。血浆容积每增加1000mL，红细胞容积增加300mL（比例为3:1）。红细胞压积（HCT）主要反映血液中红细胞比例，妊娠期表现为"生理性"减少；因此，这种减少并不是真正的贫血，而是稀释作用所致。*妊娠期贫血通常是指HCT低于30%或血红蛋白（Hb）小于10g/dL。*

对于铁缺乏孕妇来说，贫血很少影响胎儿，但其婴儿在新生儿期会出现铁储备减少。贫血对孕妇的影响与其他任何成人相同。如果贫血得到纠正，则孕妇将在分娩过程中有足够的红细胞，更好地适应围生期急性出血，避免因输血或血制品而带来风险。

缺铁性贫血

缺铁性贫血是妊娠期最常见的贫血类型，占90%以上。由于标准美国饮食中铁含量及许多美国妇女体内铁储备不能满足妊娠期铁需求的增加，因此国家科学院建议孕妇每天补充铁剂27mg（目前大多数产前维生素中均有）。在大多数产前维生素/矿物质处方药中，元素铁含量为60~65mg。面对饮食合理的孕妇，尚不明确常规补充铁剂能否提高围产儿结局。

*所有孕妇均应筛查缺铁性贫血。*严重缺铁性贫血的特点是红细胞小而苍白（图23.1），红细胞指标表明红细胞平均体积、红细胞平均血红蛋白浓度降低。其他实验室检查结果通常表现为血清铁水平降低、总铁结合力增加、血清铁蛋白水平下降，但这些检查主要用于缺铁性贫血患者中对治疗反应不佳者。因为妊娠期绝大多数贫血是缺铁性贫血，所以这种方法是必要的。在贫血患者的评估中，最近饮食史很重要，特别是存在异食癖（即食用非营养性物质，如淀粉、冰或灰尘）者，这种饮食方式降低了营养食品和铁的摄入，从而导致缺铁。

治疗

除了含铁的产前维生素/矿物质制剂，缺铁性贫血的治疗通常需要每天额外补充元素铁60~180mg，

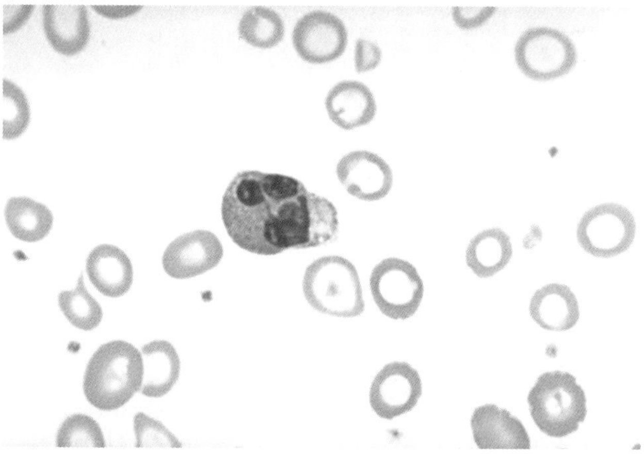

图23.1 缺铁性贫血外周血涂片，小细胞，低色素的红细胞。

同时补充叶酸，最大限度地提高红细胞生成。两餐之间或睡前空腹摄入维生素 C，有助于促进铁吸收。铁剂开始治疗后1周，首先出现网织红细胞计数增加。由于与妊娠相关的血浆容量增加，所以 HCT 可能不会显著增加，而是稳定或只是略有增加。

叶酸缺乏

摄入足够的叶酸有助于减少胎儿神经管缺陷（NTD）。育龄妇女在妊娠前和妊娠后前 3 个月，每日摄入叶酸 0.4mg，使首次神经管畸形发生率减少 36%。推荐孕妇饮食中叶酸摄入量为 0.6mg。在多胎妊娠或服用抗惊厥药物者，易发生叶酸缺乏。有神经管缺陷分娩史者或服用抗惊厥药物的孕妇，在计划妊娠的当月至妊娠后前 3 个月，每日服用叶酸 4mg，能让 NTD 儿发生率减少 80%。

叶酸存在于绿色、多叶蔬菜中，现在已添加补充到美国的谷物、面包和谷物制品中。这些补充剂使妇女每天能轻松地摄入叶酸 0.4~1mg。处方药产前维生素 / 矿物质制剂含叶酸 1mg，非处方药维生素制剂叶酸含量一般不超过 1mg。

其他贫血

血红蛋白病是一组异质性的单基因遗传病，包括血红蛋白异构体和地中海贫血。遗传性溶血性贫血是妊娠期贫血的少见原因，如遗传性球形红细胞增多症，是红细胞膜常染色体显性遗传缺陷、6- 磷酸葡萄糖脱氢酶缺乏症、丙酮酸激酶缺乏症。

血红蛋白病

全球超过 2 亿 7 千万人是血红蛋白遗传病杂合子携带者，每年至少出生有纯合子或复合纯合子的新生儿 30 万。血红蛋白病包括地中海贫血（α- 地中海贫血和 β- 地中海贫血）和镰状细胞谱系：镰状细胞性状（Hb AS）、镰状细胞病（Hb SS）和镰状细胞疾病（Hb SC 和 β- 镰状细胞性贫血）（表 23.1）。

Hb 由四个互相交联的多肽链组成，其中每一条肽链与 1 个血红素分子相连。多肽链称为 α、β、γ、δ、ε 和 ζ。成人 Hb 由两条 α 链和两条 β 链（HbA）或两条 γ 链（HbF）或两条 δ 链（HbA2）组成。β 链是血红蛋白携氧的分子亚基。HBF 是妊娠 12~24 周胎儿的主要血红蛋白。在晚期妊娠，HbF 生成减低，而 β- 链和 HbA 则开始生成。

地中海贫血：α- 地中海贫血由 α- 珠蛋白基因拷贝丢失所致。有时，点突变可导致蛋白功能异常。人的 α- 珠蛋白基因通常有 4 个拷贝，一般有 3 个拷贝者常无症状，有 2 个拷贝者有轻度贫血，有 1 个拷贝者出现溶血性贫血。基因缺失的个体会出现血红蛋白 Barts 病，导致胎儿水肿和胎儿宫内死亡。

由于 β- 珠蛋白基因有许多突变，因此，β- 地中海贫血表型常有不同。一些突变导致蛋白质缺乏，一些突变导致蛋白质功能障碍。β- 地中海贫血重型发生在纯合子，是一种严重的疾病，而 β- 地中海贫血轻型（杂合子）包括无症状者和临床贫血患者。

镰状细胞病：镰状细胞病是常染色体隐性遗传病，是一种由点突变导致的 β- 珠蛋白链功能异常引起的疾病。该病有异常 HBS，不是正常的 HBA。HBS不稳定，尤其是在低氧条件下。不稳定的 HBS 引起红细胞结构改变，使正常椭圆形的红细胞变为“镰刀形”。这些形状异常的细胞导致血粘度增加、溶血，从而使氧合能力进一步减少。小血管内的红细胞镰状改变引起血管阻塞危象，影响重要器官的血液供应。

杂合子患者（Hb AS）有镰状细胞特征，但无症状。最严重者发生在纯合个体（Hb SS），称为镰状细胞性贫血。镰状细胞病不仅出现在血红蛋白 SS 异常的患者，而且出现在那些 HBS 异常和另一个 β- 珠蛋白结构异常的患者，最常见的是 Hb SC 和 HBS / β- 地中海贫血。

地中海、东南亚和非洲裔妇女血红蛋白病携带者的风险更高，应对携带者进行筛查。如果父母双方都是血红蛋白病携带者，则建议进行遗传咨询。*在非非洲裔者，最初检查可行全血细胞计数（CBC）*。但是，由于高风险人群可能和其他种族通婚，所以种族并不总是一个很好的风险预测指标。由于非洲裔者以及那些其他背景者（表 23.1）是镰状细胞病携带基因的高风险人群，这些女性除了检测 CBC 外，还应检查血红蛋白电泳。检测 Hb S 存在（是一种诊断试剂盒）的溶解性试验、等电聚焦和高效液相色谱等检查不能作为筛查方法，不能以此判断遗传性血红蛋白基因异常对胎儿的影响。

表 23.1　血红蛋白病

	球蛋白异常	遗传	风险
镰状细胞	HbS（缬氨酸取代第六位谷氨酸）——经典的镰刀形细胞 HbC（赖氨酸取代第六位谷氨酸）	常染色体隐性遗传 镰状细胞性状：Hb AS 为杂合子——一条链受累，< 40%HbS 1 / 12 美国黑人 镰状细胞病：Hb SS 或 Hb SC 纯合子——两条链受累	非洲，地中海，土耳其，阿拉伯，东印度裔
α- 地中海贫血	血红蛋白正常 α- 珠蛋白产生减少	常染色体隐性疾病的严重程度取决于珠蛋白生成的量 杂合子：正常量的 25%~75% 纯合子：正常量的 25%~75%	亚洲，非洲，东印度，地中海裔
β- 地中海贫血	血红蛋白正常 点突变导致 β- 珠蛋白生成下降	常染色体隐性遗传 纯合子：β- 地中海贫血（Cooley's 贫血）不产生 HbA= 严重的疾病 杂合子：轻型 β- 地中海贫血；一个正常一个异常 β- 珠蛋白等位基因 = 轻度到中度的疾病	地中海，中东，非洲，东印度和亚裔
镰状细胞 / β- 地中海贫血	一个珠蛋白是 HbS，另一个珠蛋白编码为 β- 地中海贫血	常染色体隐性遗传，发生率为 1 例 / 1700 次妊娠 疾病的严重程度取决于其 β 等位基因（无 HbA 产生 = 严重疾病；中量 HbA 产生 = 轻微的疾病）	与镰状细胞和 β- 地中海贫血相同

虽然血红蛋白病类型不同，妊娠过程也不尽相同，但相同类型的血红蛋白病也存在个体间差异。除遗传影响，有镰刀形细胞特征（Hb AS）的患者，尿路感染风险增加，但不伴随其他妊娠并发症。Hb S / β– 地中海贫血妊娠患者一般不受影响。Hb SS 或 HB SC 患者相反，可能有血管闭塞性发作。由于反复终末器官损伤而导致脾无功能，易发生感染。*在确诊血管阻塞危象前，应首先排除感染。*

以往，血红蛋白病患者常给予预防性输红细胞治疗。*但是现在，多数输血仅限于治疗血红蛋白病的并发症，如充血性心力衰竭、对输液和镇痛治疗效果不好的镰状细胞病危象以及严重的血红蛋白减低。*在血红蛋白病（除镰状细胞特征患者外）患者，由于早产、宫内发育迟缓、低出生体重等胎儿不良结局更常见，因此产前评估胎儿健康与发育成为血红蛋白病患者治疗的重要组成部分。

同种免疫

当孕妇缺乏其胎儿遗传自父亲的血型因子时，产前或产时胎儿 - 母体出血可刺激母亲产生免疫反应。母体免疫反应也可因输血液制品而产生。*母源性抗体的形成称为同种免疫，一些抗体通过胎盘进入胎儿循环，可以引起不同程度的抗体反应，足以破坏胎儿红细胞。*早期暴露于母体的抗原可在同一妊娠中发生同种免疫，但是一般多发生在再次妊娠中。母体抗体与胎儿红细胞抗原结合，导致胎儿或新生儿溶血病，其特征是溶血、胆红素释放和贫血。胎儿或新生儿病情严重程度由许多因素决定，包括免疫反应程度（即产生多少抗体）、抗原抗体结合程度、诊断时孕龄、胎儿补充被破坏的红细胞后保持 HCT 维持生长发育的能力（表 23.2）。

自然史

许多血型抗原系统可导致同种免疫，但涉及胎儿和新生儿溶血病的抗原有限，最常见的抗原是部分 RH（CDE）系统，特别是 D 抗原（表 23.2）。

Rh 血型系统由 5 个抗原组合而成，包括 C、c、D、E、e 抗原，每一个抗原可以分别引出一个独特的免疫反应。这些抗原以独特的方式遗传，反映了父母基因型。C 与 c 以及 E 与 e 是同一种抗原的变形，但不包括 D 抗原。D 抗原可以存在或者缺乏。*有 D 抗原的患者称为 Rh D 阳性，那些缺乏这种基因及抗原者称为 Rh 阴性。*约 15% 的白人、5%~8% 的非裔美国人、1%~2% 的亚洲人和美国土著是 Rh 阴性。

*D 抗原有一个异构体，称为弱 D 抗原（以往称为 Du）。如果未能检测到，则患者可能被误诊为 Rh 阴性。*因此，除非已努力寻找弱 D 抗原，否则患者

表 23.2 非典型抗体及其与胎儿溶血病的关系

	与溶血相关的抗原	溶血病的严重程度	建议的管理
Lewis		不相关	常规管理
I		不相关	常规管理
Kell	K	轻度到严重	胎儿评估
	k	轻度	常规管理
Rh（non-D）	E	轻度到严重	胎儿评估
	e	轻度到严重	胎儿评估
	C	轻度到严重	胎儿评估
	c	轻度到严重	胎儿评估
Duffy	Fy	轻度到严重	胎儿评估
	Fy	不相关	常规管理
Kidd	Jk	轻度到严重	胎儿评估
	Jk	轻度	常规管理
MNS	M	轻度到严重	胎儿评估
	N	轻度	常规管理
	S	轻度到严重	胎儿评估
Lutheran	Lu	轻度	常规管理
	Lu	轻度	常规管理
P	PP^{1PK}	轻度到严重	胎儿评估

Adapted from Weinstein L. Irregular antibodies causing hemolytic disease of the newborn: a continuing problem. *Clin Obstet Gynecol.* 1982;25(2):321.

不应被认为是 Rh 阴性。对 Rh 弱 D 阳性患者的处理应与 Rh D 阳性患者相同。

*当一个 Rh 阴性孕妇的胎儿从父亲遗传了 Rh D 抗原，即 Rh D 阳性，则可以发生同种免疫。胎儿–母体出血有关的任何情况均可能导致红细胞暴露于母体，从而引起母体免疫反应。*这些情况包括：

- 分娩。
- 胎盘娩出。
- 先兆流产、自然流产、选择性流产或治疗性流产。
- 异位妊娠。
- 与前置胎盘或胎盘早剥相关的出血。
- 羊膜穿刺术。
- 腹部外伤。
- 外倒转术。

引起同种免疫的 Rh D 阳性血，其量仅需＜0.1mL 就足够了。

抗体产生对胎儿与新生儿的影响

一项研究表明，妊娠期间未接受抗 D 免疫球蛋白预防的 Rh 阴性者，其同种免疫发生率为 17%。与其他抗体介导的免疫反应一样，首先产生的免疫球蛋白（Ig）是 IgM，不能透过胎盘。在孕妇首次高危妊娠中，引起胎儿或新生儿明显病变的机会很小。重要的是应考虑以往流产或终止妊娠所带来的潜在暴露风险，可增加胎儿或新生儿患病风险。在随后的妊娠中，微量的胎儿血液通过胎盘进入母体血循环，这是相对常见的现象，但是却可导致母体产生记忆性抗体应答反应，比最初反应更加强劲和快速。

在某些抗原刺激下，母体持续产生以不能通过胎盘的 IgM 为主的抗体。在另一些情况下，出现以 IgG 抗体产生为特点的再次抗体应答，IgG 可以自由地通过胎盘，进入胎儿血液循环，与胎儿红细胞抗原位点结合。与抗体高度结合的红细胞在胎儿网状内皮系统发生溶血，并通过补体介导的途径出现破坏。溶血释放胆红素，胎儿通过尿液排泄胆红素及其代谢产物。如果胎儿红细胞增加和溶血速度保持同步，则不发展为严重贫血。但是如果大量抗体通过胎盘，导致胎儿红细胞大量破坏，则胎儿无法充分补充红细胞，从而出现贫血。

胎儿结局

通常对妊娠首要的影响是新生儿出生时有轻度贫血和血清胆红素升高，往往需要治疗，如紫外线照射和换血疗法，这是因为新生儿肝脏无法有效代谢和排泄释放的胆红素。胆红素水平显著升高可导致核黄疸（胆红素沉积在基底神经节），这会导致永久性的神经症状，甚至死亡。目前，在发达国家，这种情况罕见。

*在有些首次妊娠受累或许多而不是全部的再次妊娠者中，胎儿为抗原阳性，因免疫应答而导致抗体产生增加，从而导致更加明显的溶血和贫血。*评估胎儿排泄到羊水中的胆红素可用于监测胎儿状态（见下文）。当胎儿贫血严重时，胎儿造血增加，包括髓外造血位点增加。胎儿肝脏是髓外造血的重要部位，当肝脏产生红细胞时，其他蛋白质生成减少，导致胎儿血管内胶体渗透压降低。该结果与血细胞在肝脏中形成岛屿并引起血管阻力增加共同作用，导致腹水形成、皮下水肿或胸腔积液。

重度贫血以两种方式影响胎儿心脏功能。首先，贫血导致高排性心脏衰竭。心脏尝试但未能成功地与供氧需求保持同步，心肌功能异常，导致积液、水肿以及静水压力增加而形成腹水。其次，贫血本身引起心肌缺血，从而直接损害和降低心肌功能。液体积聚在至少两处血管外腔隙（心包积液、胸腔积液、腹水或皮下水肿）称为胎儿水肿。

*同种免疫通常在每次再妊娠时逐步加重。*胎儿贫血可发生在同一孕龄或早于前次妊娠孕龄。

父源性抗原状态的意义

父源性抗原状态的测定对评估胎儿是否有发展

*为贫血的风险很重要。*任何个体都可以是某个特殊基因的纯合子或杂合子，如果父亲是某个特定基因抗原的杂合子，则胎儿不会遗传该抗原基因的可能性有50%。检测父源性红细胞抗原表达可以确定很多抗原，例如 C 和 c 由相同基因编码，只有一个碱基不同。个体可以表达 C、c 或两者都表达。如果两者都表达，说明它是杂合子，如果只检测到一个抗原，那么它必然是纯合子。但是，情况并不像 Rh D 那么简单（因为没有 d 抗原）。对于 D 抗原以外的抗原，可以通过检测基因型来明确父亲是纯合子或是杂合子。*在妊娠期发生同种免疫的患者，处理的第一步是确定父源性红细胞抗原情况。*在妊娠过程中，父源性基因型有杂合型或未知，胎儿抗原类型应通过羊膜腔穿刺取羊水胎儿细胞进行遗传学分析。*无论母源性抗体数量有多少，如果后续胎儿不携带抗原（因为父亲是杂合子或不同的父系抗原），则 98.5% 的胎儿没有风险。*

诊断

*所有孕妇首次产前检查时，应当检测 ABO 血型及 Rh D 型，筛查红细胞抗体，而且每次再次妊娠中需重复检测这些实验室指标。*建议，在妊娠 28 周首次给予抗 D 免疫球蛋白治疗前、产后和妊娠过程中任何异常出现时，进行抗体筛查。弱 D 阳性的患者没有发生同种免疫的风险，无需接受抗 -D 免疫预防。

常规筛查中发现任何可能与胎儿溶血相关的抗体都需要根据抗体反应强度进一步评估，反应强度以滴度形式表述（1∶4、1∶8、1∶16 等，或仅仅是 4、8、16 等），数字越大表示抗体反应越明显。*虽然经常在抗体筛查中见到抗刘易斯抗体和抗 I 抗体，但其与胎儿溶血性疾病无关，因此，无需做进一步评估。*

评估

虽然抗体效价反映了母体抗体反应的强度和量，但在妊娠管理中的作用仍有限。*抗体滴度所能提供的胎儿状态方面的信息很少。*在初始致敏妊娠中，动态抗体监测有助于确定何时母体抗体反应显著增强并有导致胎儿贫血的风险。与胎儿发生严重溶血病、水肿高风险相关的滴度是关键滴度，在大多数医学中心，该滴度介于 1∶8 和 1∶32 之间。初始抗体滴度 1∶8 以内的 RhD 阴性患者，应每 4 周监测滴度。在首次致敏妊娠期间，每 4 周测定一次抗体滴度。有胎儿或新生儿病史者，抗体滴度对预测胎儿溶血性疾病没有帮助，需要进一步评估。

羊水评估

*胎儿贫血的评估通常在孕中期进行，根据病史和现有专业知识进行个体化处理。*传统上，羊水胆红素水平测定作为衡量胎儿状态和估计潜在的胎儿严重贫血的间接手段。在正常妊娠中期，羊水中胆红素水平逐渐降低，而在同种免疫患者，胆红素量显著偏离。在病变患者，羊水胆红素增加是由于循环胆红素量增加而导致胎儿尿排泄胆红素增加。直到最近，动态羊膜腔穿刺测定羊水中胆红素水平仍用来反映胎儿贫血的程度。

超声检查评估

*目前处理倾向于应用超声多普勒测定大脑中动脉峰值流速测量（MCA）。*MCA 中血液流速与血液黏度相关。胎儿出现贫血时，血液中由于细胞减少而导致黏度下降，从而导致血流速度增加。已得到正常孕龄 – 特异性峰值流速曲线，并发现与胎儿 HCT 有关。峰值速度高于相同孕龄中位数的程度可用来评估胎儿 HCT 和贫血风险。应用 MCA 收缩期峰值速度，几乎所有中度到重度贫血胎儿均可被筛选出来（图 23.2 和图 23.3）。

*胎儿超声检查有助于发现已导致胎儿严重贫血的严重溶血征象。*有时胎儿首先出现的溶血症状为胎儿水肿，包括皮下水肿、心包与胸腔积液、腹水。当发现这些现象而诊断为胎儿水肿时，胎儿 HCT 通常低于 15%。

所有监测妊娠期胎儿贫血风险的方法都是采用间接手段确定胎儿红细胞压积。*如果监测表明有胎儿贫血危险或者诊断胎儿水肿，需行脐带穿刺或脐静脉穿刺术（PUBS），直接测量胎儿红细胞压积。*在超声引导下，穿刺针进入脐静脉，取胎儿血并测定 HCT。一般来说，胎儿平均 HCT 是 36%~44%，伴有严重贫血者，HCT 小于 30%（框 23.1）。除监测胎儿贫血，凡是滴度高于临界阈值的所有同种免疫孕妇都应监测其胎儿一般情况，即使只是轻度贫血，都会影响胎儿承受妊娠和分娩压力的能力。

治疗

以往治疗是行胎儿腹腔输血，在几天内腹腔内的红细胞通过淋巴途径吸收。目前，当 PUBS 证实胎儿为中度或重度贫血、血 HCT 小于 30% 时，可输入抗原呈阴性的红细胞（根据血型）。*在超声引导下直接脐静脉输血已成为首选技术。*该手术并发症发生率为 1%~3%，包括胎儿死亡或早产，因此必须权衡不治疗与终止妊娠之间的风险。红细胞输注量可以根据孕龄、估计胎儿体重、血 HCT 值以及当前胎儿 HCT 和理想 HCT 之间的差距。由于输注的细胞抗原呈阴性，不受母源性抗体引起溶血的影响，所以

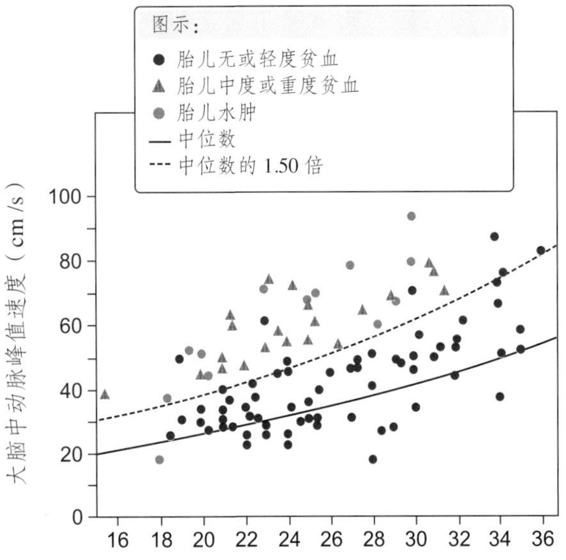

图23.2 大脑中动脉收缩期血流峰值速度。红圈表示无贫血或轻度贫血胎儿；三角形表示中度或重度贫血胎儿；蓝色圆圈表示胎儿水肿。

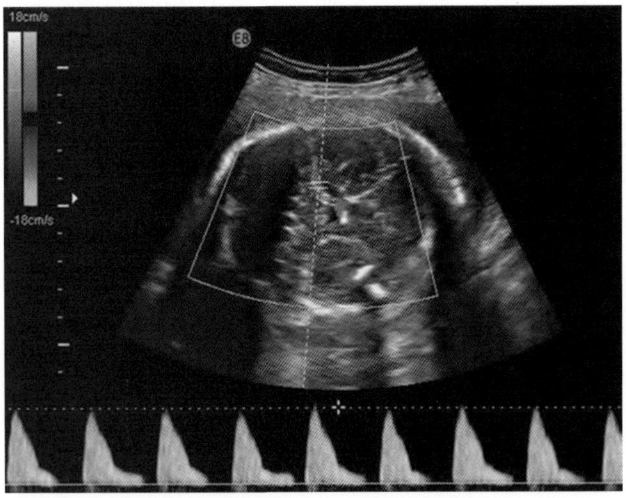

图23.3 胎儿脑循环影响显示大脑中动脉与峰值流量的方法。

框 23.1 妊娠期母体阳性抗体筛查的评估
母源抗体识别和抗体强度（效价）
胎儿受影响之前进行详细的产科病史回顾
对胎儿父亲的抗原检测，可能的胎儿基因检测
如果发现高危滴度或之前有胎儿受累，评估胎儿贫血的危险性
羊水胆红素的检测
如果第一次妊娠已致敏，动态监测抗体滴度
大脑中动脉多普勒
超声检查
如果监测结果异常则行脐带穿刺/经皮脐带血取样

红细胞预期寿命是其在胎儿循环中维持时间的唯一决定因素。根据预测疾病的严重程度或 MCA 多普勒评估决定再次输血的时间和输血量。经过两到三次输血，大多数胎儿循环中的红细胞是输注的红细胞，胎儿造血系统已经被抑制。

预防

胎儿血液的母体暴露和随后的致敏作用可发生在妊娠期的任何阶段，但是通常发生在分娩时。在 20 世纪 60 年代末，发现 RH 阴性血的 D 抗原抗体可以从以往被抗原致敏的捐助者中获得。产后立即给予抗 D 免疫球蛋白可以预防绝大多数母体 D 抗原抗体活性。*抗 D 免疫球蛋白仅对 Rh 系统的 D 抗原有效，而对防止其他 Rh 抗原或其他红细胞抗原致敏无效。*

目前，在产后 72 小时内给予分娩 Rh D 阳性新生儿的 Rh 阴性孕妇抗 D 免疫球蛋白，标准剂量是 300 μg。这种做法将 D 抗原致敏风险从 16% 降至约 2%。2% 的风险是在妊娠期致敏所致，特别是在妊娠晚期。*因此，除非父亲是绝对的 Rh 阴性血，所有 Rh 阴性者在妊娠 28 周左右都要给予抗 -D 免疫球蛋白治疗，标准剂量为 300 μg。*这种预防性治疗使致敏风险从 2% 降到 0.2%。如果有关于预防性治疗方面的疑问，如父子关系的确定性等，应给予抗 -D 免疫球蛋白。一些专家建议，如果在妊娠 28 周注射后 12 周内没有分娩者，应在妊娠 40 周时给予第二次抗 -D 免疫球蛋白治疗，剂量为 300 μg。

*即使少量的胎儿红细胞 Rh 抗原，也可致敏，所以在任何情况下，当胎儿 - 母体发生出血，应给予预防剂量抗 -D 免疫球蛋白治疗，剂量为 300 μg。*每个剂量的抗 -D 免疫球蛋白可以预防 30mL 胎儿血液或 15ml 胎儿红细胞致敏。

*在妊娠期间创伤或妊娠出血有超过 30mL 的胎儿 - 母体输血可能时，胎儿 - 母体出血程度可以用 Kleihauer-Betke 试验评估。*本试验可确定母体循环中的胎儿红细胞，根据胎儿细胞数量占总细胞比例，估计胎儿 - 母体出血量。基于此，可以确定需适当使用的 RH 免疫球蛋白的剂量。间接 Coombs 试验可以确定患者是否已获得足够的抗体，阳性结果表明她已经接受了足够的剂量。

其他红细胞抗原同种免疫的处理

*Rh 免疫球蛋白的常规使用减少了 D 抗原引起的同种免疫，但其他血型抗原同种免疫的比例增加。*这些抗体出现的频率取决于抗原在一般人群和不同民族中出现的频率。此外，这些抗体导致胎儿溶血

病的可能性取决于几个因素，包括致敏原大小、抗原相对效力和抗体反应的亚型（IgG 或 IgM）。

Kell抗原

无论 ABO 血型还是 Rh 血型，当妇女暴露于任何自身缺乏的抗原时，都会引起致敏。抗体筛查可以检测出这些抗体的存在。*与 D 抗原无关的引起胎儿溶血性疾病的最重要原因是 Kell 抗原同种免疫（表 23.2）*。这种致敏通常是由既往输血所致。如果孕妇抗体筛查显示存在抗 Kell 抗体，应检测父亲血型 Kell 抗原。红细胞 Kell 抗原及其补体 Cellano 抗原可以直接检测，不必做基因型鉴定。90% 的人都是 Kell 抗原阴性，所以如果父系明确，则没必要做进一步评估。即使是 Kell 抗原携带者，其中 98% 是杂合子，所以要考虑确定胎儿基因型。

由 Kell 导致的同种免疫贫血的独特之处在于该抗体主要作用是破坏和抑制造血前体细胞；溶血只是胎儿影响中最小的部分。因此，在孕期监测中，监测羊水胆红素没有意义，MCA 多普勒检查是首选的监测方法。在 Kell 致敏妊娠中，需要进一步评估的临界滴度是 1∶8。

ABO溶血病

ABO 溶血病由母儿主要血型抗原不合所致。通常导致胎儿和新生儿轻度高胆红素血症，一般不会引起严重胎儿疾病，这是因为胎儿红细胞 A 和 B 抗原位点比成人血细胞更少。此外，产生的大部分抗 A、抗 B 抗体是 IgM 型，不能通过胎盘。

临床随访

本章开头提出病例最可能的诊断是同种免疫，最初致敏可能发生在她早期妊娠流产，未提及患者是否给予预防性免疫球蛋白治疗。由于每次妊娠中，胎儿父亲可能有不同抗原，所以询问对于治疗非常重要。她目前的妊娠需要立即行超声检查，准确评估妊娠周数，检测血型和筛查潜在的危险抗体。父亲抗原检测也很重要。随后治疗将根据实验室检查结果，并需要密切随访，包括定期超声检查，监测胎儿生长情况，评估胎儿贫血指标。必要时，给予宫内输血、类固醇激素促进胎儿肺成熟及早期终止妊娠。

（译者：牛海英）

访问 http://thePoint.lww.com/activate，有互动式 USMLE 式问题库及更多内容！

第24章 感染性疾病

本章主要涉及 APGO 教育的重要问题：

主题 17 妊娠期内科与外科并发症

学生们应掌握妊娠如何影响各种感染性病的自然史以及已经存在的感染性疾病是怎样影响母儿健康，能概述妊娠期尤为关注的感染性疾病，勾勒出妊娠期感染性疾病的评估和处理的基本方法。

> 临床病例
>
> 患者已知感染了人类免疫缺陷病毒（HIV），常规行年度检查。患者告知她最近结婚了，有意愿生孩子，但却被告知她永远不能怀孕，因为她感染了 HIV。她想知道是否怀孕会导致其 HIV 感染恶化，该如何防止 HIV 传播给她的孩子。

筛查和预防感染性疾病是常规产前检查的一个组成部分，许多病原体会给孕妇、胎儿或两者带来毁灭性结局。要认识妊娠期疾病的过程及其引起的母儿后遗症，最重要的是，预防和治疗是妊娠患者处理的关键。妊娠期常见性传播性疾病（STD）筛查建议见表 24.1。累及特定器官系统的感染及与胎儿严重感染无关的感染（如泌尿系感染）参见其他章节论述（第 11、21 和 22 章）。

B组链球菌

B 组链球菌（GBS）（或无乳链球菌）是围生期感染的重要原因。妊娠妇女无症状的下生殖道定植发生率为 30%，即使在同一个患者，培养可能呈间歇性阳性。暴露于下生殖道病原体的婴儿感染率约为 50%。在这些婴儿中，这样的感染不会引起不良后果。在没有预防性治疗的情况下，GBS 败血症发生率约为 1.7 例 /1000 例活婴。

新生儿临床感染有两种表现，即早期发病和晚期发病，发生率大致相同。早发型感染表现为出生后 1 周内出现败血症、感染性休克、肺炎或脑膜炎。与足月新生儿相比，早产儿早期感染更常见。顾名思义，迟发型感染发生较晚，即婴儿出生后超过 6 天（但有报道超过 3 个月）。新生儿 GBS 感染可以是垂直传播、医院内感染或社区获得性感染。

随着预防策略的推行，新生儿早发型 GBS 发病率已经下降到约 0.28 例 /1000 例活婴。目前，美国 CDC 和美国妇产科学会推荐，在妊娠 35~37 周普查 GBS。*所有直肠阴道培养 GBS 呈阳性的孕妇，应在临产或胎膜破裂后，行预防性抗生素治疗。*

如果患者的培养结果未知，则在以下情况给予预防性治疗：

- 早产（妊娠不足 37 周）。
- 早产胎膜早破（妊娠不足 37 周）。
- 胎膜破裂超过 18 小时。
- 产妇产时发热（达到或超过 38°C）。

在当前妊娠中有 GBS 菌尿或以往分娩新生儿曾有早发型 GBS 感染者，应在产时预防性应用抗生素。当无法获得培养结果时，要根据早发型 GBS 感染的产时危险因素，给予产时预防感染治疗。美国 CDC 和妇产科学会指南中包含所推荐的药物治疗方案。

产妇产后高热可能与产后子宫内膜炎、败血症或更少见的脑膜炎有关，这些感染均可能由 GBS 引起。子宫内膜炎常在产后 24 小时内突然起病，典型表现为高热和心动过速；之后，可出现败血症表现。

表 24.1 妊娠期性传播性疾病的筛查建议

首次产前检查	
HIV	所有妇女（CDC / 学会）
梅毒	所有妇女（CDC / 学会）
乙肝	所有妇女（CDC / 学会）
丙肝	高危（CDC / 学会）
HSV	询问病史，不常规筛查（CDC / 学会）
衣原体	所有妇女（CDC / 学会）
淋病	高危（CDC / 学会）
晚期妊娠	
HIV	高危或既往无记录（CDC / 学会）
梅毒	高危（CDC / 学会）
衣原体	高危（CDC / 学会）
淋病	高危（CDC / 学会）
B 族链球菌	所有妊娠 35 ~ 37 周妊娠期妇女（CDC / 学会）
分娩期 / 产后期	
HIV	高危或既往无记录（CDC / 学会）
梅毒	高危或既往无记录（CDC）
	所有妇女（CDC / 学会）
乙肝	高危或既往无记录（CDC / 学会）
HSV	既往有生殖道 HSV 感染史或妊娠期新诊断的生殖道 HSV 感染，询问症状，分娩前进行下生殖道和会阴仔细检查（学会）

注：国家或地方法律可能会取代这些建议。学会，美国妇产科学会；CDC，疾病控制和预防中心；HIV，人类免疫缺陷病毒；HSV，单纯疱疹病毒

疱疹

单纯疱疹病毒（HSV）是一种双链 DNA 病毒，可分为单纯疱疹病毒 1 型（HSV-1）和单纯疱疹病毒 2 型（HSV-2）。HSV-1 是口唇疱疹、龈口炎和角膜结膜炎的主要病原体（水泡）。大多数生殖器疱疹由 HSV-2 感染引起，但是目前生殖器 HSV-1 感染越来越普遍，特别是在青少年和年轻女性。约 80% 新发女性生殖器感染是 HSV-1，在青少年和年轻成人中感染率最高。疱疹感染分类如下：

- 原发性疱疹，发生于既往无 HSV 感染的妇女（HSV-1 和 HSV-2 血清学阴性）。
- 初次非原发性疱疹，发生于有异源性感染史的妇女（例如 HSV-1 感染前感染了 HSV-2）。
- 复发性疱疹，有临床或血清学证据证实以前有生殖器疱疹的妇女（相同血清型）。

*原发性疱疹对胎儿威胁最大。*下生殖道感染者，在胎膜自发性破裂后，病原体逆行感染或在分娩过程中导致胎儿 / 新生儿感染。*原发性感染者分娩时，新生儿感染风险接近 50%，复发性感染（约 3%）者，新生儿感染风险远低于原发性感染，其原因是由于病原体感染量明显下降。*虽然子宫内胎儿感染不常见，但仍有可能发生。大多数婴儿为局部疱疹感染，愈后较好，播散性感染的婴幼儿通常愈后较差。

诊断

临床检查发现特征性伴有溃疡的柔软小泡并随后结痂（图 24.1）者，可疑 HSV 感染。确诊依据细胞培养出病毒，最快在 72 小时内完成。已经商业化的 PCR 检测法比传统检测方法更敏感。由于结痂或愈合病变往往检查呈阴性，所以血清学检测 HSV-1、HSV-2 免疫球蛋白（Ig）也是一种有用的辅助检查。推荐应用特异性血清学分型检测，准确鉴别 HSV-1 和 HSV-2 免疫球蛋白。

治疗

在首次产前检查时，应询问所有孕妇 HSV 感染史。*既往无 HSV 感染史者，如果在妊娠期怀疑疱疹病毒感染，则应行病变部位培养，以明确诊断。*这样的患者或任何有疱疹病毒感染史者，在临产后或胎膜破裂时，需仔细检查下生殖道，这很重要。如果没有病变，则阴道分娩是安全的。*如果在临产后或胎膜自发破裂时发现宫颈、阴道内或外阴部疱疹病变*

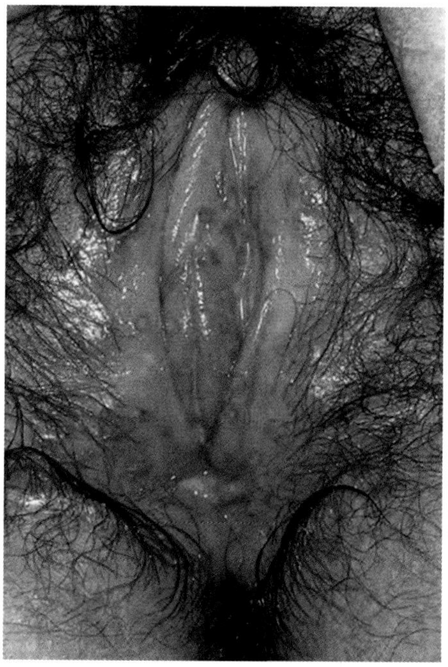

图24.1 疱疹病毒感染。虽然疱疹病毒感染主要是疱疹性疾病，但是在薄而湿润的皮肤上，水泡很快消退之后会产生圆形的融合糜烂面。

（或可疑疱疹），建议行剖宫产终止妊娠。考虑到新生儿感染的严重性，无论是原发性或复发性感染，都应采取上述措施。

如果症状严重，妊娠期使用阿昔洛韦及其相关制剂是安全的。此外，有复发性单纯疱疹病毒感染者，自妊娠36周开始药物治疗，控制感染，避免加重和病毒传染风险以及由于活动性病变所致剖宫产手术。无症状的妇女不推荐常规产前生殖器HSV培养，因为这些检测并不能预测分娩时的病毒传染情况。*目前，妊娠期不推荐常规行HSV血清学特异性分型检测。*但是在某些特定人群中，血清学筛查会使其从抗病毒抑制疗法或采取预防性措施中获益。

风疹

风疹病毒（德国麻疹或3天麻疹）是一种RNA病毒，如果在妊娠期感染，会对围生期有重要影响。在过去30年，美国广泛施行免疫计划，已经阻止了风疹大规模流行，但一些育龄妇女对这种病毒仍缺乏免疫力，因此易发生感染。在非美国出生的妇女中，如果其原籍国未实行全面疫苗接种计划，她们会缺乏免疫力，容易受到感染。一旦发生感染，则产生终身免疫。既往感染史是不可靠的免疫指标。

症状

高达50%的成年女性曾有过亚临床或无症状感染，症状包括发热、面部蔓延到躯干和四肢的皮疹、关节痛、头颈部淋巴结肿大、结膜炎等，对胎儿影响严重。*如果患者在妊娠后前三个月内发生风疹感染，则自然流产和先天性风疹综合征的风险增加。*虽然大多数先天性风疹患儿在出生时表现正常，但随后会出现许多感染表现。与该综合征有关的常见缺陷包括先天性心脏病（如动脉导管未闭）、智力发育障碍、耳聋和白内障等。先天性风疹的风险与感染时孕龄相关；在妊娠后前12周最高（垂直传播发生率为80%），随孕龄增加而减小（妊娠中期和晚期传播发生率为25%）。在原发性感染的急性期和恢复期，母血中能检测到IgM和IgG抗体。

筛查

*由于对胎儿有严重影响，因此，应产前常规筛查风疹IgG抗体。除非根据以往血清学检测证实已经免疫者，所有孕妇均应进行筛查。*如果有感染风险，则年轻女性在未妊娠时都应接种疫苗。疫苗几乎可以诱导所有未免疫者产生风疹病毒抗体。由于疫苗本身是活的减毒疫苗，因此孕妇不宜接种。虽然，在未确诊妊娠时接种疫苗者，尚无发生先天性风疹综合征的报道，但是，仍然建议免疫接种后计划妊娠需延迟1个月。在妇女产前筛查确定无风疹抗体者，产后出院时建议接种疫苗。这样处理对新生儿或其他儿童没有风险；母乳喂养不是禁忌。

如果孕妇确诊为风疹，则应告知胎儿感染的风险，确定是否选择继续妊娠。

*由于孕妇感染风疹病毒并无有效的治疗方法，因此建议无免疫力者，尽量避免潜在的暴露。*虽然孕妇感染后可以注射免疫球蛋白，但不能预防胎儿感染。孕妇在免疫球蛋白治疗后，临床症状消失，但不能保证能预防胎儿感染。

肝炎

*病毒性肝炎是孕妇最常见的较严重的疾病之一。*目前已经确定了6种病毒类型，其中2种类型，即甲型肝炎和乙型肝炎，可以通过接种疫苗而有效预防。

甲型肝炎

甲型肝炎病毒（HAV）主要在人与人之间经粪-口途径传染。良好的卫生习惯和适当的卫生设施对预防感染很重要。疫苗接种是预防传染的最有效手段。甲肝疫苗可以是单抗原疫苗或联合疫苗［含有甲型肝炎病毒和乙型肝炎病毒抗原（HBV）］。*甲肝疫苗应用之前，在美国急性肝炎患者中，甲肝占1/3。*HAV感染不发展为慢性感染。临床根据检测抗HAV IgM抗体而确诊。甲型肝炎病毒感染对妊娠或胎儿没有特别影响。如果采用适当的卫生预防措施，那么在HAV感染产妇，母乳喂养不是禁忌。*妊娠期接种疫苗的安全性尚未证实，但由于该疫苗含有灭活的纯化病毒蛋白，因此，对发育中的胎儿风险非常小。*在静脉（IV）吸毒者、有某些疾病者（例如慢性肝病或接受凝血因子浓缩物治疗者）、从事特定职业者（例如在灵长类动物实验室或研究实验室工作）以及到HAV感染流行的国家旅行者，建议接种甲肝疫苗。*在暴露前和暴露后应用HAV免疫球蛋白均有预防作用，可以在妊娠期使用。*

乙型肝炎

*无论妊娠情况如何，HBV感染比HAV感染更加严重。*乙型肝炎病毒通过肠外途径和性接触传播。10%~15%的成年感染者会发展成慢性感染，而在这些人中，一些将成为携带者。*由于约一半的孕妇缺乏典型的感染高危因素，因此妊娠期需常规检测乙型肝炎表面抗原（HBsAg）。*肝炎垂直传播发生的一个重

要但可变的相关因素是孕妇是否存在乙型肝炎 e 抗原（HBeAg）：如果患者 e 抗原阳性，说明病毒载量高，复制活跃，胎儿感染风险为 70%~90%，而且大多数婴儿将成为慢性携带者。*如果感染发生在妊娠晚期，则胎儿感染风险更高。*新生儿也可通过哺乳而感染。*有 HBV 感染危险因素的 HBsAg 阴性孕妇，应在妊娠期接种疫苗。*

曾暴露于 HBV 的患者应尽早应用乙型肝炎免疫球蛋白（HBIG）治疗，并开始接种疫苗。目前所有婴儿都接种疫苗，初始注射时间为产后 2 天至 2 个月。*母亲 HBsAg 阳性的婴儿应在出生后 12 小时内接种疫苗和 HBIG。*在慢性携带者，如果其婴儿在产后 12 小时内接受疫苗和 HBIG，则母乳喂养没有禁忌。

丙型肝炎

在美国，丙型肝炎病毒（HCV）感染是一个日益严重的问题，对产科也有影响。传播方式类似于乙肝病毒（即性交、肠外和垂直传播）。丙型肝炎病毒感染通常无症状，根据血清学抗 HCV IgG 而确诊。但是抗体可能在临床发病 10 周之内无法测到。在早期感染和慢性感染中，PCR 测定 HCV RNA 是一种有价值的辅助诊断方法。抗丙型肝炎病毒抗体不具有免疫力或防止感染的传播。*50% 感染者可发展为慢性感染。*

危险因素

丙型肝炎病毒感染不作为常规筛查项目。*但是 CDC 建议对某些人群进行常规筛查（框 24.1）。*垂直传播发生率为 2%~12%，胎儿感染风险与母体血液中丙型肝炎病毒数量直接相关。检测不到丙型肝炎病毒 RNV 载量的患者，极少发生垂直传播。与人类免疫缺陷病毒（HIV）合并感染的孕妇，丙型肝炎病毒垂直传播风险升高。胎儿感染的其他危险因素包括分娩时胎膜破裂时间较长和应用有创性胎儿监测。*目前尚无可以减少垂直传播风险的预防措施；剖宫产与降低垂直传播率无关，因此，在丙肝病毒感染的孕妇是否行剖宫产术应根据产科指征。*丙型肝炎病毒感染不是母乳喂养的禁忌。在非妊娠患者中，新型治疗方法在清除血液中可以检测到的丙肝病毒、使转氨酶水平转为正常等方面很有前景。免疫球蛋白不包含 HCV 抗体，并且对暴露后预防没有作用。

框 24.1 丙肝病毒筛查的危险因素
对下列风险因素进行常规筛查：
注射或静脉注射毒品史
人类免疫缺陷病毒感染
1992 年 7 月前有输血或器官移植史
接受 1987 年前生产的凝血因子浓缩物史
长期透析
肝病的体征和症状

Adapted from Centers for Disease Control and Prevention, Workowski KA, Berman SM. Sexually transmitted diseases treatment guidelines, 2010. *MMWR Recomm Rep.* 2010;59(RR-12):1–116.

丁型肝炎

丁型肝炎病毒（HDV）是一个不完整的病毒颗粒，只能在 HBV 存在时引起感染。HDV 通过肠外途径传播；可以发生慢性感染，70%~80% 慢性感染患者病情加重，死亡率高达 25%。*垂直传播已有报道，但不常见。*根据检测 HDV 抗原和急性期抗 HDV IgM 确诊。能产生 IgG 抗体，但无保护作用。目前还没有疫苗。预防 HBV 感染的措施是有效预防丁型肝炎病毒传播。

戊型肝炎

戊型肝炎病毒（HEV）感染是一种水源性传播的疾病，在美国罕见。*这种疾病通常具有自限性，但暴发性戊型肝炎与孕妇高死亡率有关，妊娠晚期感染戊肝者，死亡率高达 20%。*妊娠期同时感染 HIV 病毒可导致严重病变，死亡率较高。旅行接触的孕妇根据检测戊型肝炎病毒血清学特异性抗体而确诊。垂直传播的风险非常低，但已有个案报道。目前还没有 HEV 疫苗。

获得性免疫缺陷综合征

全球女性 HIV 感染者约占 50%，CDC 估计美国 27% 的获得性免疫缺陷综合征（AIDS）患者是女性。在这些女性患者中，71% 通过与异性接触感染，27% 通过注射吸毒感染。13 岁以下的儿童艾滋病患者约为 1%，其中大多数为围生期获得性感染。

*通常认为，从未经治疗的 HIV 感染发展到 AIDS 的潜伏期约为 11 年。*HIV 感染发展为 AIDS 是由于辅助性（$CD4^+$）淋巴细胞计数降低，宿主更容易受到其他病原体感染。随着越来越多有效抗反转录病毒药物的问世，AIDS 患者的生存期和生活质量均有了显著改善。

病理生理学

HIV 是一种单链 RNA、有包膜的人反转录病毒，具有整合到 $CD4^+$ 细胞，如淋巴细胞、单核细胞和一些神经细胞 DNA 的能力。一旦感染，通常在 2~8 周内发生血清学改变，但也可能需要长达 3 个月，罕见病例长达 6 个月之久。HIV 感染并不直接影响妊娠过程和结局。同样，妊娠也不影响 HIV 感染进程。

*HIV 与妊娠会影响某些感染的自然病史、临床表现、治疗或严重程度，而这些作用与妊娠并发症或围生期感染相关。*这些感染包括假丝酵母菌性外阴阴道炎、细菌性阴道病、生殖器疱疹、人乳头状瘤病毒（HPV）、梅毒、巨细胞病毒（CMV）、弓形体病、乙型和丙型肝炎等。在妊娠期，所有患者均表现为 $CD4^+$ 细胞计数绝对降低，而这种现象有可能被误认为是血液稀释。另一方面，$CD4^+$ 细胞比例保持相对稳定。*因此，$CD4^+$ 细胞的百分比而不是其绝对数量，有可能成为 HIV 感染妇女免疫功能检测更为准确的指标。*

在未行预防性治疗者，母婴传播发生率约为 25%，通常与较高的病毒载量和较低的 CD4 细胞计数相关。*齐多夫定单药治疗使母婴传播减少至 8%。目前，结合抗反转录病毒治疗并检测不到病毒载量者，其围生期母婴传播减少到 1%~2%。*有证据表明，产前、产时和由哺乳导致的产后感染均可发生，而在分娩期或接近分娩期，母婴传播发生率为 66%~75%，特别是在不哺乳者中。

筛查与实验室检查

初步筛查包括基于抗原－抗体反应的酶联免疫吸附试验（ELISA），99% 的患者在感染 3 个月后可以检测到 HIV 抗体。如果酶联免疫吸附试验结果阳性，则可做免疫印迹试验，确定病毒特异性抗体并明确诊断。只有 ELISA 和 Western blot 结果均为阳性者，才能报告血清学试验阳性；其敏感性和特异性超过 99%。

*普遍而言，妊娠妇女应当自愿接受 HIV 筛查，这是标准产前实验室检查的一部分，除非患者表明不希望接受 HIV 检测。*学会和 CDC 推荐这种“选择性退出”的方法；但是相反的声明和地方法律可能会取代这些建议。*拒绝检查应记录在案。*

此外，推荐在妊娠晚期对高危人群进行重复筛查（包括性病或使用毒品的孕妇、性工作者或吸毒者、妊娠期多性伴或妊娠期有症状体征提示 HIV 急性感染者），同时也应对妊娠早期拒绝检测的妇女或在分娩期无 HIV 情况记录的孕妇进行重复检测。

快速 HIV 检测比以往讨论过的传统检测方法更有价值，在获得血样后数小时即可得到结果。因此，当患者在分娩期 HIV 情况不明时，该检测特别有价值。*HIV 快速检测阳性者必须经 Western blot 分析和免疫荧光实验证实，才能认为是 HIV 阳性；但是分娩期 HIV 阳性者是否需要立即接受抗反转录病毒治疗还有待进一步明确。*

治疗

治疗包括抗反转录病毒治疗和分娩期采取预防措施，避免母婴传播。*妊娠期抗反转录病毒药物治疗非常重要，可将围生期母婴传播率降至 1%~2%。*所有 HIV 感染的孕产妇及其新生儿均应在产前、产时联合应用高效抗反转录病毒治疗。除孕妇疾病和病毒载量外，促进 HIV 母婴传播风险增加的因素还包括绒毛膜羊膜炎、胎膜破裂时间较长、应用有创性胎儿监护及分娩方式等。

了解产妇 HIV 感染情况有助于指导妊娠和分娩期的管理，减少胎儿感染风险。在妊娠期间，应尽量避免羊膜穿刺术和绒毛取样。在分娩过程中，感染风险随着时间延长而呈线性增加。使用胎儿头皮电极或胎儿头皮取样增加胎儿与母体血液及生殖器分泌物的接触，根据血清和生殖道病毒载量情况，可增加垂直传播的风险。应避免会阴侧切或胎头吸引或产钳助产等操作，这些操作可增加暴露于母体血液和分泌物的风险，从而增加传播风险。但是，这些操作有助于缩短分娩时间及胎膜破裂后阴道分娩的时间，因此会降低垂直传播的可能性。最后，分娩发动前和胎膜破裂前行剖宫产术可明显降低围生期 HIV 传播的风险。*建议孕妇病毒载量＞1000 拷贝 /mL 者，在妊娠 38 周行计划性剖宫产术，减少围生期 HIV 母婴传播的风险。*

*母乳喂养在围生期 HIV 传播中起重要作用。*据估计，全球有 50% 患者为新感染儿童。既往感染者，母乳喂养显著增加母婴传播风险。*有条件提供安全母乳代用品时，应避免母乳喂养。*

HIV 感染者的护理和治疗领域正在迅速进展，HIV 感染孕妇应与长期治疗 HIV 感染者的卫生保健部门密切配合。健康和人力资源网站 AIDSinfo 提供了大量信息，并定期更新，“围生期指南”的网址是 www.aidsinfo.nih.gov。

人乳头瘤状病毒

在性活跃女性中，曾经暴露于至少一种类型人乳头状瘤病毒者超过 1/3。由于妊娠期相对免疫抑制，生殖器疣（尖锐湿疣）病变大小和范围往往增加。如果病变范围较大，则有必要行剖宫产分娩，避免下生殖道过度损伤。在妊娠期，冷冻治疗、激光治疗和三氯乙酸均可用于生殖器 HPV 病变的治疗。*不推荐用鬼臼素、氟尿嘧啶和干扰素等，因为这些药物对胎儿有害。*妊娠期使用咪喹莫特的数据有限，应避免使用。生殖器 HPV 病变的治疗通常可推迟到妊娠结束后，许多病灶可自然消退。HPV 母婴传播罕见，表现为喉乳头状瘤。剖宫产不能预防围生期 HPV 传播。

有些 HPV 类型可导致宫颈细胞学结果异常和宫

颈不典型增生。*妊娠期宫颈细胞学结果异常的治疗与非孕期相同；但是宫颈活检和病变切除通常推迟到产后。*妊娠期仅需密切随访，重复宫颈细胞学检查和(或)阴道镜检查。HPV 感染与宫颈细胞学异常以及 HPV 疫苗等内容详见其他章节（见第 29、47 章）。

梅毒

梅毒是由梅毒螺旋体引起的全身性疾病。螺旋体可以通过直接接触并侵入完整的黏膜或破损的皮肤而传播。通常在暴露后 6 周内，接触部位出现无痛性溃疡。溃疡质地坚硬，边缘突起，可持续数周。1~3 个月后，患者出现皮疹或在生殖器处出现隆起性病变（扁平湿疣）。

梅毒螺旋体在妊娠 16 周后可以通过胎盘感染胎儿，传播可以发生在母体感染的任何阶段，最早出现在妊娠 6 周。

*未经任何治疗的患者，其自然流产、死产和新生儿死亡发生率更高，一期梅毒和二期梅毒较潜伏期梅毒新生儿感染更多见。*先天性梅毒患儿可无症状或有典型症状，多数患儿在分娩后 10~14 天内不出现症状。疾病早期表现包括斑丘疹、“鼻塞”、口咽黏膜斑、肝脾肿大、黄疸、淋巴结肿大和脉络膜视网膜炎（图 24.2），后期表现包括哈钦森牙、桑磨牙、马鞍鼻和佩刀胫。

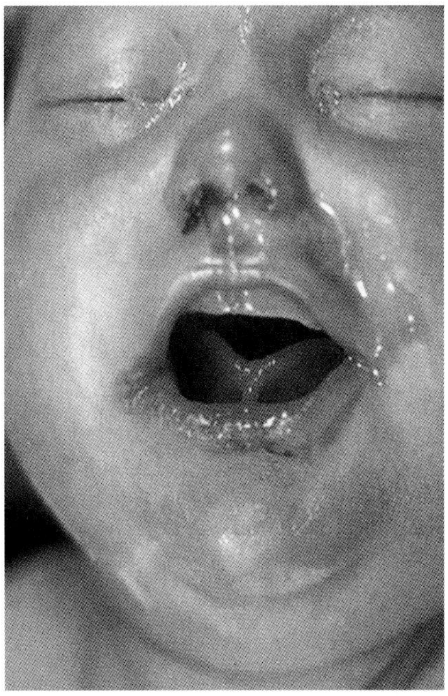

图24.2　先天梅毒。注意口咽部的黏膜缺损和特征性的“鼻塞”。

筛查

如果孕妇得到及时而恰当的治疗，那么可以预防胎儿先天性梅毒。因此，所有孕妇孕期应尽早行血清学检查（如果暴露于感染的性伴侣），分娩时，再次检查。血清学检查是诊断的主要依据。非梅毒螺旋体筛查试验［性病研究实验室（VDRL）和快速血浆反应素环状卡片(RPR)］有时会出现假阳性结果；梅毒螺旋体特异性试验（荧光梅毒螺旋体抗体吸附和梅毒螺旋体颗粒凝集）用于确定感染梅毒螺旋体的特异性抗体。梅毒螺旋体特异性试验阳性结果表明疾病处于活动期或既往受到感染；无论是否治疗，多数患者在后续检查中将持续呈现阳性。

治疗

根据疾病分期，治疗有所不同，与非妊娠期成人患者的推荐治疗方法相同。妊娠期梅毒治疗目前尚无青霉素以外的替代疗法，因此，对青霉素过敏者需要做皮试，并对患者进行脱敏治疗。吉海反应大多发生在早期梅毒患者，通常出现在首次治疗后 24 小时内，是一种急性发热性反应。*妊娠期出现这种反应可能会导致早产或引起胎儿窘迫，在治疗后要密切观察。*治疗后，随查滴度（RPR 或 VDRL），持续时间至少 1 年。当血清滴度增加 4 倍或症状、体征持续或复发，提示治疗不足或再感染，均需要继续治疗，然后，通过血清学滴度检查评价疗效。

淋病

*应在妊娠早期对有危险因素或症状的妇女进行淋病奈瑟菌筛查，有高危因素者应在妊娠晚期重复检查（表 24.1）。*根据人口情况，妊娠期淋病发病率为 1%~7%。*根据 PCR 检查进行诊断，所有淋病患者必须上报卫生保健部门。*

治疗选择广谱或三代头孢菌素，妊娠期禁用四环素类和氟喹诺酮类药物。

宫颈以上的感染（如子宫感染，包括胎儿感染和输卵管感染）在妊娠早期罕见，但在分娩期，感染者可将病原体传播给新生儿，引起淋菌性结膜炎。*所有新生儿都应给予含有红霉素或四环素的无菌眼用软膏进行常规预防性治疗，有效预防新生儿淋病。*

衣原体

应在妊娠早期进行沙眼衣原体产前筛查，根据危险因素，在妊娠晚期进行复查（表 24.1）。根据人口情况，妊娠妇女发病率为 2%~13%，普通人群发病率为 5%。妊娠期患者感染后通常无症状，也可出现尿道炎或宫颈炎。与淋病相似，妊娠期上生殖道感染少见，但衣原体感染与产后子宫内膜炎和不孕有关。诊断依据病原体培养、直接荧光抗体染色、酶联免疫吸附试验、核酸探针或 PCR 检测。

有衣原体感染的孕妇，在分娩期可导致 50% 的新生儿发生病原体定植。新生儿定植可能在出生后迅速发展为化脓性结膜炎或在出生后 1~3 个月发展为肺炎。常规预防新生儿淋菌性眼炎的方法对预防沙眼衣原体结膜炎效果不佳；有必要对新生儿进行全身治疗。幸运的是，在常规产前筛查和治疗下，新生儿衣原体眼炎和肺炎已逐渐减少。治疗妊娠期沙眼衣原体生殖道感染的推荐药物，包括阿奇霉素、阿莫西林。*妊娠期禁用多西环素和氧氟沙星。*

建议在妊娠期进行复查，确保治疗成功，最好在治疗完成后的 3~4 周进行病原体培养。

巨细胞病毒

*新生儿宫内及分娩时巨细胞病毒（CMV）感染率约为 1%。虽然大多数 CMV 感染无症状，但仍有 5% 的新生儿感染者出生时有症状。*CMV 是一种 DNA 疱疹病毒，可以通过唾液、精液、宫颈分泌物、乳汁、血液、尿液或子宫内传播。CMV 感染通常无症状，也可以导致短期发热。与单纯疱疹病毒相似，CMV 有休眠期，稍后再次重新激活。CMV 有多个血清型，抗 CMV-IgG 的存在并不产生免疫力；新的病毒可引起重复感染。*抗巨细胞病毒抗体阳性率与年龄和社会经济地位成反比。*

与复发性感染者相比，原发性感染者的新生儿感染风险显著增高；复发性感染者的新生儿感染风险较低，低于 2%。有时出现胎儿宫内生长受限，多数新生儿出生时无症状。当出现症状时，多表现为瘀斑、肝脾肿大、黄疸、血小板减少、小头畸形、脉络膜视网膜炎或非免疫性胎儿水肿。长期后遗症包括严重的神经损伤和听力损害。

对于妊娠妇女或胎儿 CMV 感染者，尚无有效的疫苗或治疗方法。因此，妊娠期不推荐常规血清学筛查 CMV。筛查仅限于可疑 CMV 感染者，进行病原体培养或 PCR 检测。羊膜腔穿刺取羊水行 PCR 检测巨细胞病毒 DNA，可以确定胎儿感染。抗病毒药物可用于治疗新生儿感染，但仍然是实验性治疗。

弓形虫病

弓形虫病是细胞内寄生虫感染，主要通过摄入生的或未煮熟的肉或接触受感染猫的粪便污染物而引起，粪便中含有感染性包囊，在潮湿土壤中可以保持其感染力超过 1 年。*只有那些捕捉和杀死猎物的猫才是感染源，而那些吃猫粮的猫不是感染源。*在免疫功能正常的成人中，多为无症状性感染，而且有自限性。除免疫抑制者外，以往感染者可产生免疫力。育龄妇女中，弓形虫抗体阳性率约为 15%。

先天性感染更常见于妊娠晚期，但妊娠早期感染的胎儿后果更为严重。*在孕妇感染者中，妊娠晚期有超过 50% 的婴儿有感染的血清学证据，但其中 3/4 出生时没有感染证据。*先天性感染的症状包括严重的智力低下、脉络膜视网膜炎、失明、癫痫发作、颅内钙化和脑积水。

筛查

在某些疾病高发地区（如法国和美国中部），弓形虫为妊娠期常规筛查项目。在美国，除孕妇为 HIV 感染者外，不建议在妊娠期进行常规筛查。由于在组织或血液中检测病原体很复杂，而且感染通常无症状，所以诊断依赖于血清转化试验。IgG 抗体滴度阳性表示曾经感染，IgM 阴性可排除近期感染；但是 IgM 可能会持续很长一段时间，因此根据其阳性结果评估病程并不可靠。此外，常用检测方法常出现 IgM 假阳性结果。妊娠期感染者，在开始治疗前，应在指定的弓形虫实验室进行验证性试验。

治疗和预防

在妊娠期妇女中，螺旋霉素治疗急性感染可减少宫内传播风险，但如果胎儿已经被感染，则不能预防胎儿后遗症的发生。这种药物仅能由 FDA 提供。如果已经明确胎儿感染（通过超声发现或胎儿血或羊水检查证实），可给予乙胺嘧啶和磺胺嘧啶治疗，减少先天性感染的风险及其严重程度。

*预防感染是产前检查的重要组成部分，包括彻底烹调肉类、处理生肉后仔细洗手、食用前清洗水果和生蔬菜、接触土壤时戴手套、将猫在室内饲养并只喂食猫粮。*如果在室外养猫，则最好由其他人而不是孕妇给猫喂食和处理其排泄物。

水痘

先天性水痘（水痘）感染很严重，但由于育龄女性免疫率较高，因此，先天性水痘非常罕见。先天性水痘综合征的发生（即皮肤疤痕、肢体发育不全、脉络膜视网膜炎和小头畸形）仅见于孕妇在妊娠前半期发生感染者。即使患者或其家人不记得曾经感染，多数人均具有免疫力。接触水痘的孕妇可以进行血清学检查（IgM 和 IgG），并且在暴露 72 小时内给予水痘带状疱疹免疫球蛋白，减轻孕妇感染的严重程度。*有特征性水痘皮疹的孕妇，可在出疹 24 小时内口服阿昔洛韦，减轻症状和疾病持续时间（图 24.3）*。但是并未发现孕妇口服阿昔洛韦能降低胎儿感染率及其感染的严重程度。

*如果患者临床感染发生在分娩前 5 天至产后 2 天，则新生儿感染会很严重，甚至是致命的。*在这种情况下，可以给婴儿应用水痘带状疱疹免疫球蛋白，但是其保护作用是不完全的。

与儿童相比，水痘肺炎、脑炎等严重并发症更常见于成年人。*妊娠期水痘感染者，水痘肺炎发生率较高，而且与孕产妇死亡相关。*治疗采用静脉注射阿昔洛韦。自 1995 年开始水痘疫苗的有效接种，易感的非妊娠妇女应进行接种。*该疫苗是一种活的减毒疫苗，应避免在妊娠期和妊娠后 1 个月内使用；但是在妊娠期应用者，目前尚无不良结局的报道。*孕妇接触易感家庭的疫苗接种者是安全的。

细小病毒

*孕妇细小病毒 B19 感染可以导致严重结果，如流产、非免疫性胎儿水肿，甚至死亡。*血清阳性率随年龄增加而增加，在青少年和成人，血清阳性率大于 60%。在易感孕妇，根据接触的密切程度（家庭成员密切接触者风险更高），血清阳转率为 20%~50%；但是经胎盘感染的风险较低。*母体免疫状态可通过血清学试验确定；IgM 提示为近期感染，IgG 提示为既往感染和免疫。*妊娠期不推荐常规血清学筛查。暴露者应行 B19 特异性 IgM 和 IgG 抗体血清学检测。如果证实 IgM 阳性或血清阳转，则需连续 10 周行超声检查，发现胎儿水肿（腹水和水肿）、胎盘增大和发育异常。如果出现胎儿水肿，则需给予宫内输血。细小病毒感染尚无特异性治疗，如果没有出现胎儿水肿，则外观生长正常的胎儿远期预后较好。

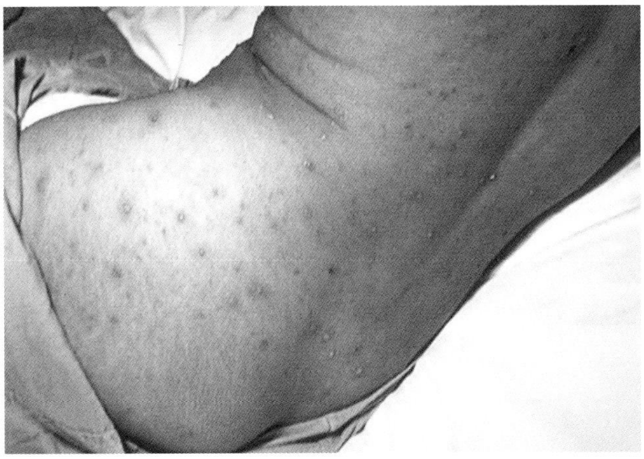

图24.3　水痘，发病6天时的水痘病变。

临床随访

你为一名预约患者进行孕前咨询，讨论妊娠期人类免疫缺陷病毒（HIV）对孕妇和胎儿的影响。你解释说，妊娠不会使孕妇病情恶化。但是如果患者 HIV 感染未能很好地控制，妊娠期或分娩期未予联合抗反转录病毒治疗，则 HIV 从母亲传播到胎儿的风险较大。在分娩过程中，也有措施可以减少母婴传播风险。此外，大多数抗反转录病毒药物与胎儿损害无关。经过认真的计划，有效地治疗，良好地产前及产时监护，尽可能选取安全的母乳替代品而避免母乳喂养，可将 HIV 母婴传播风险从 25% 或更高降至 1%~2% 以下。

（译者：牛海英）

访问 http://thePoint.lww.com/activate，有互动式 USMLE 式问题库及更多内容！

第 25 章 神经系统和精神性疾病

本章主要涉及 APGO 教育的重要问题：

主题 17 妊娠期内科与外科并发症

主题 29 焦虑和抑郁

学生们应能了解妊娠如何影响各种神经系统和情绪障碍的自然病史以及妊娠前患神经系统和情绪障碍是怎样影响母儿健康，能概述评估和处理妊娠期神经和情绪障碍的基本方法。

> 临床病例
>
> 患者妊娠 14 周，第一次妊娠。主诉严重抑郁症多年，曾尝试停用抗抑郁药物治疗，但停药后症状加重，有 2 次需要入院治疗。患者的心理医生认为，妊娠期需要继续服用选择性 5- 羟色胺再摄取抑制剂，患者与其心理医生讨论后决定维持这一治疗。在产科治疗方面，需要得到你关于妊娠期抑郁症及其处理的建议。

妊娠期头痛很常见，特别是在妊娠早期。与在所有人群中一样，抑郁和焦虑在妊娠人群中也很常见。产后抑郁症（PPD）是一个重要的病症，所有在产时和产后护理患者的人都必须予以关注。其他特殊的神经和精神疾病罕见，这些疾病给产科治疗带来了挑战。

神经系统疾病

头痛

*妊娠期、产后以及一生中生殖生理改变引起的激素变化均可引起头痛。*妊娠期头痛特别常见，尤其是在妊娠早期。

患者在妊娠期首次出现明显头痛或头痛症状急剧加重，应进行评估，包括影像学检查、CT 扫描、磁共振成像及腰椎穿刺，这些检查是安全的。

紧张性头痛

紧张性头痛是头痛中最常见的类型；表现为整个头部明显的压力感或“紧缩”感，起自前额或额肌，可辐射到头顶直至后颈；严重程度不同。*最初治疗通常是服用对乙酰氨基酚，注意不要超过厂家推荐的每日总剂量；妊娠期间最好避免服用非甾体类抗炎药。*联合用药，包括一些麻醉药，短期内是必要的。短期使用的替代疗法包括联合应用对乙酰氨基酚、布他比妥和咖啡因。

偏头痛

女性偏头痛的发生率往往比男性多，与紧张性头痛相比，偏头痛与激素波动的关系更加密切。*育龄期患病率最高。*总的来说，在妊娠期间，多数患者偏头痛的频率和严重程度有所改善，特别是在妊娠晚期，产褥期偏头痛恢复至妊娠前状态。同样，初期治疗一般单独应用对乙酰氨基酚或与可待因或其他药物联合应用。如果可能的话，应尽可能避免长期使用麻醉药。避免使用麦角胺。偏头痛患者恶心、呕吐症状的治疗因人而异，昂旦司琼和甲氧氯普胺有时可用于缓解严重的胃肠道症状。预防偏头痛可以用 β 受体阻滞剂、口服镁制剂和其他药物。对于那些即使使用标准治疗而症状仍然进展的患者，应与神经病学专家联合，以取得好的疗效。

癫痫

多数癫痫患者可以成功妊娠，但最佳处理方面仍然面临挑战。用于治疗癫痫的药物有增加严重或轻微先天性畸形的风险，而产科并发症发生风险似乎比以往认为的少。目前尚缺乏有关流产率方面的充分数据。

治疗

强烈建议考虑妊娠者进行孕前咨询。此时，应评估选择的药物和调整剂量，同时讨论妊娠风险和整个妊娠期的管理。应在妊娠前几个月开始补充叶酸（通常剂量为 4mg/d），持续到至少妊娠后前 3 个月。

大多数患者在妊娠期间癫痫发作频率无改变。

除以下风险，还可能发生胎儿损伤（如因胎盘早剥）或因孕妇持续性癫痫发作而引起胎儿缺氧。癫痫患者的后代在日后确诊为癫痫的风险增加。

所有常用抗癫痫药物都会因大致 2 个因素之一而增加胎儿先天性畸形的风险 2%~3% 至 4%~6%。丙戊酸钠致畸风险最高，特别是神经管缺陷，除非在控制癫痫中有绝对必要，否则应尽量避免使用。常用于妊娠期的其他药物（如苯妥英钠、苯巴比妥、卡马西平）也有类似风险，所以对药物的选择尚无特别建议。使用剂量首选能防止发作的最低剂量。如果患者已经几年未发作，一些神经病学专家建议在妊娠前停用抗癫痫药物，观察是否确实有必要进行药物治疗。

除抗癫痫药物外，癫痫患者的妊娠管理包括密切随访观察、补充叶酸、监测游离叶酸水平、根据孕妇体重改变和血浆容量变化而调整抗癫痫药物的剂量；筛查胎儿先天性畸形，妊娠晚期孕妇补充维生素 K，在临产后及分娩过程中或产后第 1 天，做好治疗癫痫发作的准备。

产后需与患者的神经科医生会诊，将用药剂量调整到孕前水平。除非癫痫治疗中包含镇静剂，否则建议母乳喂养，但数据仍然有限。

多发性硬化症

多发性硬化症（MS）在女性中比较常见，最常见于 30 岁左右。一般来说，妊娠合并 MS 者报道较少，妊娠期间复发少而且并不严重，但产后可出现复发。妊娠期 MS 患者分娩低体重儿和剖宫产率较高，这方面已受到关注。妊娠期和产褥期（如果母乳喂养）药物治疗必须考虑药物对围生期的影响。分娩时应根据产科情况进行麻醉。

腕管综合征

腕管综合征在妊娠中很常见，可发生在妊娠期任何阶段，更常见于妊娠晚期。现认为，液体潴留是其致病原因，腕管内正中神经受压而导致疼痛、刺痛和麻木等症状。手腕夹板可以明显缓解症状。产后症状缓解，但不会立即消失。

Bell麻痹

妊娠期不明原因的面神经麻痹（Bell 麻痹）较常见。与非妊娠期相比，妊娠期完全性面神经麻痹的结局更差。类固醇激素是主要治疗药物。

精神性疾病

抑郁与焦虑

患者在妊娠期及产褥期可能非常情绪化。*虽然通常表现为兴奋和喜悦，但也可能出现或反复发生抑郁和焦虑，特别是在产后*。妊娠给患者及家属带来许多压力，激素的影响发挥一定作用，但不是唯一因素。*抑郁症是妊娠期最常见的情绪障碍，发生率约为 10%*。女性抑郁症是男性的两倍，与遗传和环境因素都有关。

认识到精神障碍的可能性，筛选并识别这些精神障碍很重要，可以利用已公布的筛选工具进行检查。

危险因素

危险因素包括个人或家族性抑郁症病史、受虐待（性虐待、言语虐待和身体虐待）和药物（包括吸烟、饮酒和非法药物）以及人格障碍病史。

妊娠期间优化治疗对有精神疾病病史者非常重要。了解既往妊娠期间及产后抑郁症发生情况有助于制订恰当的诊治计划。

治疗

抑郁症和焦虑症治疗不当者，在妊娠期间往往不能照顾自己（及其胎儿）。在抑郁症患者，不良饮食与营养、滥用药物和其他不理想的照顾均使低出生体重儿的发病率增加。仅仅是焦虑症者，不影响围生儿结局。

抑郁症和焦虑症的治疗包括疏导，有时需药物治疗，甚至需要及时转诊到精神科治疗。有患者配偶和（或）其他家人参与有助于患者的治疗。

有多种抗抑郁药物，包括比较常用的选择性 5-

羟色胺再摄取抑制剂、三环类抗抑郁药及其他药物（如安非他酮），这些药物均可通过胎盘，虽然引起胎儿先天性畸形的绝对风险较低，但依然要重视药物致畸作用及其对胎儿/新生儿的影响。目前研究能提供不同程度的风险。胎儿在妊娠晚期暴露于这些药物者，新生儿行为可能发生改变，并出现一系列后遗症，如震颤，偶有持续性肺动脉高压。

当妊娠期抑郁症和焦虑症患者考虑药物治疗时，最好查阅当前最新研究结果，在我们的信息中会增加有关药物对围生期影响的最新数据。*在开具处方前，应与患者就用药的益处、风险和替代药物等进行详细讨论。*

产后抑郁症

产后常见不同程度抑郁症，患者对妊娠和分娩的反应变化很大，可从轻微产后抑郁到严重 PPD（见表 11.2）。有 70%~80% 的女性在产后 2~4 天曾感到悲伤、焦虑或生气。这些产后抑郁可能会出现一整天，但通常较轻微，常在 1~2 周内消失。症状多为自限性，支持治疗与安慰有助于缓解。10%~15% 的新妈妈出现 PPD，这是一个更加严重的疾病，通常需要药物治疗和疏导。*从症状严重程度到持续时间上，PPD 与产后忧郁不同。*PPD 者有明显的悲伤、焦虑和绝望情绪，影响日常生活，包括婴儿护理。在几个星期后，这些症状不会减弱，反而更加严重，建议给予疏导和治疗。虽然 PPD 的确切病因未知，但已经确定了几个相关因素。分娩后，正常激素波动会导致一些产妇出现抑郁。个人或家族史中有抑郁或焦虑病史者更易患 PPD。急性应激，包括那些针对母亲的特殊情况（与孩子有关）或其他应激（如家庭成员死亡），均易诱发 PPD。孩子有性格问题或健康问题，其母亲会怀疑自己照顾新生儿的能力，从而引起抑郁。产妇年龄也会影响 PPD 的易感性，年轻女性比年长女性更易患抑郁症。毒素、不良饮食习惯、居住条件拥挤、社会经济地位低下、社会保障欠缺等，均对 PPD 有一定作用。*预测 PPD 的可靠指标是妊娠期抑郁症。*据估计，半数 PPD 始于妊娠期。PPD 也可能是妊娠前存在抑郁障碍的延续，而不是一个新发疾病。

治疗

治疗必须针对患者的个人情况。产后抑郁症不需要治疗，仅需要支持与安慰。如果有必要的话，PPD 者应接受心理健康辅导和药物治疗。产后抑郁症的有效治疗方法包括认知－行为和人际关系疗法。

焦虑症

恐惧症、强迫症和广泛性焦虑障碍均属于焦虑症，有时需要疏导和药物治疗。焦虑症对妊娠的影响所知甚少，但潜在风险似乎不大。*妊娠期焦虑症患者易发生 PPD。*

双相障碍

双相情感障碍的人群发生率约为 1%，因其常在刚进入成年期发病，治疗中，妊娠是必须要考虑的重要因素。需制订孕前治疗计划。双相情感障碍有很强的遗传性，其表现包括抑郁、躁狂和精神病。丙戊酸钠、卡马西平等药物有致畸风险；此前备受关注的锂的作用被夸大了。与精神卫生专业人员认真合作，有助于获得良好结局。

产后精神病

产后精神病是精神病中最严重的形式，在既往有双极性情感障碍或精神分裂症等女性中最为常见。这是一种紧急情况，患者需立即住院治疗。

精神分裂症

精神分裂症人群发生率约为 1%，多见于年轻成人中，遗传性较强。一对夫妇中有一人患精神分裂症，其子女患病风险为 5%~10%。治疗效果有差异。

临床随访

患者 G1，妊娠 14 周，你与其进行了初次讨论，评估抗抑郁药在妊娠期的潜在不良影响。由于停药后出现严重复发，因此，你同意患者继续使用选择性5-羟色胺再摄取抑制剂(SSRI)。你还应与患者讨论产后抑郁症，在无抑郁症病史者中也很常见。患者继续妊娠，足月顺利分娩，并在分娩期和产后继续 SSRI 治疗。

（译者：牛海英）

访问 http://thePoint.lww.com/activate，有互动式 USMLE 式问题库及更多内容！

第4篇 妇科学

第 26 章　避孕法

本章主要涉及 APGO 教育的重点问题：

主题 33　计划生育

学生们应能比较和对比常见避孕方法的利弊、风险、避孕机制和避孕效果，能为患者在选择避孕方法上提供建议，并能鉴别妨碍有效避孕的影响因素。

> **临床病例**
>
> 一对年轻夫妇到产科门诊进行例行产后常规检查，产妇已经阴道分娩一健康男婴。你向其宣传母乳喂养对母儿的益处，虽然其他专家并未建议，但她选择了母乳喂养。在你的支持下，她很有信心，但这次她就诊带来了一个复杂的新问题。这对年轻夫妇曾计划在母乳喂养期间使用避孕套避孕，但现在意识到，母乳喂养需一年或一年以上。因此，不满意使用避孕套避孕，这会让他们在性生活中有所顾虑。他们从未用过阴道隔膜，但感觉会有同样问题。由于他们计划要更多的孩子，要在未来 2 年内受孕，所以不考虑使用输卵管结扎或输精管切除等方法避孕。他们上网查找关于母乳喂养期间有关激素避孕的内容，但发现一些矛盾的观点，使他们更加困惑。因此来咨询你的意见。

在美国，所有妊娠中 50% 是计划外的，所以每年都有各种经“改良”的新避孕方法。许多方法都很可靠，但是如果不能正确使用，任何避孕法都无效。*虽然有很多种避孕方法，但避孕机制都是通过抑制卵泡发育或排卵或阻止精卵结合而发挥作用。*主要通过两个机制达成这个目标，而每个机制由许多不同方法来实现：①抑制卵泡发育和排卵［口服避孕药（OCPs）、长效避孕针或避孕贴和避孕环］；②在精子和卵子之间形成机械性、化学性或暂时性屏障（避孕套、阴道隔膜、杀精剂、生育常识、宫内节育器）。避孕的次要机制是抑制受精卵发育与着床［如作为紧急避孕的宫内节育器（IUD）］。避孕方法可单独使用或联合使用，每种方法均有各自的利与弊、风险与获益。从另一个角度来看，避孕能实现计划妊娠，而非意外妊娠。

在帮助任何妇女或夫妇选择避孕方法前，医生必须考虑两方面因素。首先，医生需了解并能解释（应使用患者及其伴侣能充分理解的语言）所有避孕方法作用的生理或药理机制、有效性、适应证与禁忌证、并发症以及利与弊。第二，医生必须充分了解可能影响女性及其伴侣选择避孕措施的因素，包括个人、生理、宗教信仰以及文化价值观等，以便于使用有据可循的证据帮助他们解决问题，并抛开任何个人偏见。如果做得恰当，那么，这些讨论可让夫妻充分了解如何选择避孕方法，同时更有利于医生向患者提供证据确凿的建议。通过这种方式，常能正确地选择一种恰当的、个体化的避孕方法，而且经常使用的可能性较大。因此夫妇能计划妊娠，而不是意外妊娠。比较所有的避孕方法，避孕方法失败率（如果患者每次均正确使用，则避孕方法本身固有的失败率）和标准失效率（这种失败率看似因方法所引起，但实际上是因使用者而引起，即将每次每个人所犯的错误纳入考虑）均需考虑，见表 26.1。*如果帮助女性及其伴侣选择了其所能接受且符合要求的恰当避孕方法，那么，该方法的方法失败率与标准失效率之间的差距会最小。*

表 26.1 美国第一年使用避孕法的妊娠率

	第一年内意外妊娠率	
方法	标准应用[a]	正确应用[b]
不避孕	85.0	85.0
避孕中断	27	4
激素避孕		
复方避孕药	8	0.3
单纯孕激素避孕药	8	0.3
避孕贴	8	0.3
避孕环	8	0.3
DMPA	3	0.3
可植入的避孕棒	0.05	0.05
屏障避孕法		
杀精剂	29	18
男用避孕套(无杀精剂)	15	2
女用避孕套	21	5
阴道隔膜和杀精剂	16	6
避孕海绵(经产妇)	32	20
避孕海绵(未产妇)	16	9
IUD		
孕激素 IUD	0.2	0.2
含 Cu IUD-380A	0.8	0.6
自然避孕法		
标准日法		5
二日法		4
排卵法		3
永久性避孕—绝育术		
女性	0.15	0.10
男性	0.5	0.5

DMPA，长效醋酸甲羟孕酮；IUD，宫内节育器。
[a] 标准夫妇最初使用一种方法（第一次并不必要），在未因任何原因而停止使用的情况下，其第一年内意外妊娠率。
[b] 最初使用一种方法（第一次并不必要）并且坚持正确使用，在未因任何原因而停止使用的情况下，其第一年内意外妊娠率。

影响避孕方法选择的因素

在避孕方法选择上，虽然有效性非常重要，但其他影响因素也应考虑，包括安全性、可行性、可接受性、费用等。在某些情况下，还应适当考虑患者身体是否适合该方法。我们倾向于重视安全性，对许多患者来说，可能出现的副作用不容忽视。患者可能从可靠的网站上获得正确信息，但也有大量的错误信息或有偏倚的信息，使医患之间沟通变得更加复杂。在正确信息引导下易做出正确决定，反之，医生必须花时间来解释患者所理解的信息。如何以及何时使用该方法也决定着其可行性。选择方法各异，有性交依赖的（如屏障避孕），也有由医生提供并可持续10年的（宫内避孕器）。有些女性喜欢使用可由自己控制的方法，选择每日口服避孕药，还可选择更有效的每周经皮贴（避孕贴剂）或每月使用的经阴道避孕装置（避孕环）。其他女性选择使用由医生提供的避孕方法，如注射、埋植和宫内节育器。绝育（永久避孕）部分内容详见第27章。职业或生活选择以及未来生育计划将影响避孕方式及避孕持续时间的选择。此外，夫妻间关于哪方应对避孕负主要责任也非常重要。

一些避孕方法还有一定的防止性传播疾病的作用，但是医生必须解释，对于大多数避孕方法来说，这种保护作用不是其预期用途。*另一个重要的预防保健任务是需要向患者说明，除了避孕套，其他避孕方法并无防止性传播疾病的作用。*

医生必须敏锐地了解所有可能影响患者做出决定的因素，并提供适合该女性及其性伴侣的准确信息。基于这一观念做出的避孕方法选择流程图见图26.1。

激素避孕药

对于许多女性来说，“节育”等同于口服避孕药、OCs或BC丸，其实激素避孕方法还包括注射激素制剂、埋藏激素避孕棒、含激素的宫内节育器、激素避孕贴和避孕环等。

在美国，大约1/3性生活活跃的女性使用OCP，其中1/2为年龄20~24岁的年轻女性。激素避孕有许多优点，包括降低女性卵巢癌和子宫癌的发病风险、避免月经过多引起贫血。虽然激素避孕法有一定风险，但对大多数女性来说，使用其中一种方法避孕比意外妊娠更安全。

*含激素的避孕药是最有效的可逆性避孕方法。*口服、经皮、经阴道避孕法的失败率（理论上）均≤1%。长效激素避孕法（注射、埋藏和宫内节育器）的有效性等同于甚至超过绝育术。由于口服避孕药避孕失败的常见原因为漏服，因此注射长效制剂、使用避孕贴、植入棒、宫内节育器和避孕环等，可弥补这种需每日服用避孕药的不足。

激素避孕药物不能预防性传播性疾病。*应告知使用激素避孕的女性有关高风险性行为、安全性行为的常识，必要时，需使用避孕套等保护措施。*

作用机制

大多数口服避孕药含有雌激素与孕激素，有些仅含有孕激素成分。

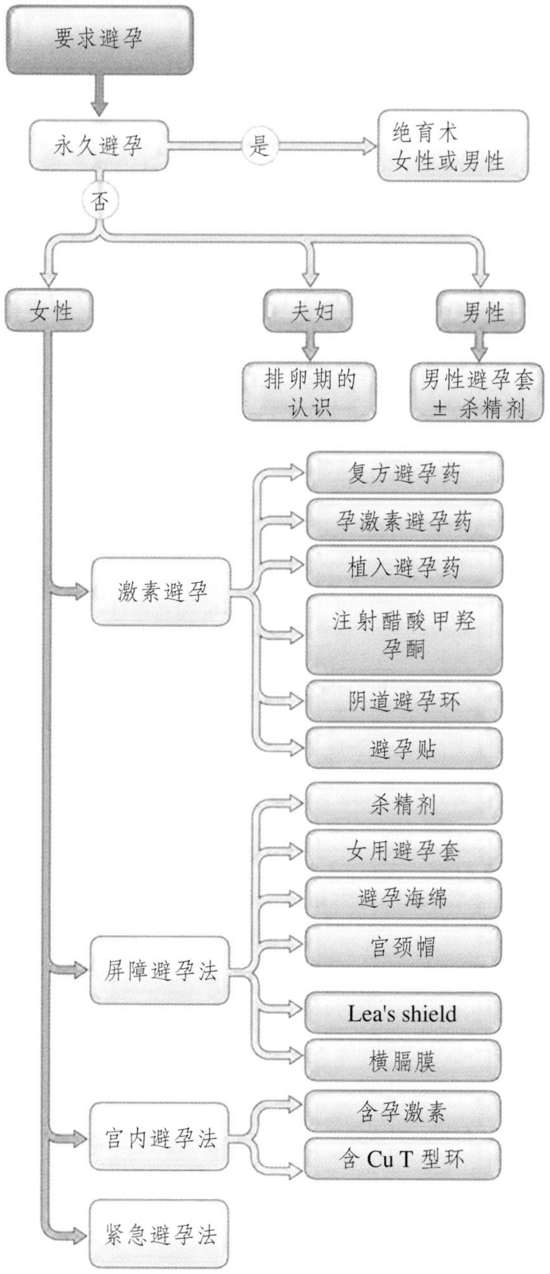

图26.1　避孕方法的选择。

复方口服避孕药

几乎所有复方口服避孕药中含有的雌激素为乙炔基雌二醇（新型避孕药中成分为戊酸雌二醇），孕激素为 19 去甲睾酮或螺内酯衍生物（屈螺酮）。主要作用是抑制下丘脑促性腺激素释放激素，从而抑制垂体产生促卵泡激素（FSH）和促黄体生成素（LH）。孕激素为主要避孕成分，主要通过抑制 LH 分泌而抑制排卵。同时，孕激素增加宫颈黏液的黏稠度，抑制精子通过，而且使子宫内膜萎缩，从而不利于胚胎植入。雌激素主要通过抑制 FSH 分泌而防止卵泡成熟，增强孕激素的避孕效果。此外，雌激素也有一定的避孕效果，从而增强了避孕方法的有效性。更重要的是，雌激素通过稳定子宫内膜及控制月经周期，减少突破性出血（与口服避孕药无关的一种子宫出血），提高患者的满意度和依从性。在激素避孕药中常用的孕激素化合物，按孕激素生物活性降序排列，依次为炔诺孕酮、双醋炔诺酮、醋酸炔诺酮、异炔诺酮和炔诺酮。如果需要少量雄激素活性，则口服避孕药中可使用去氧孕烯、诺孕酯和屈螺酮等。*复方口服避孕药中雌孕激素协同发挥作用，其中孕激素发挥主要的避孕作用，而雌激素发挥调节月经周期的作用。了解药物中的不同作用，有利于选择患者最合适和最易接受的方案。*

许多口服避孕药含有固定比例的雌孕激素，“不同阶段的配方”使用不同的雌孕激素比例，其目的在于减少激素用量。

经典的口服避孕药物方案是活性激素药物（避孕片、贴剂、环）21 天和安慰剂或无激素 7 天。应用连续激素方案者，其月经经期更短或周期较长，如每 3 个月或每 12 个月。应用该方案的女性知道，与连续服用 4 周方案相比，此方案在前 12 周中突破性出血的发生率更高，但她们依然愿意选择此方案。新型避孕药最终开发目标是使药物的益处最大化而副作用最小化。

单纯孕激素口服避孕药

单纯孕激素口服避孕药（仅含孕激素的迷你丸）主要通过使宫颈黏液变黏稠，精子不易通过而发挥作用。在使用单纯孕激素口服避孕药的妇女中，约 40% 有正常排卵。这些口服避孕药尤其适用于哺乳期和年龄大于 40 岁的女性。在前组女性中，孕激素与催乳素都有抑制排卵的作用；在后组女性中，生理性的生育能力下降增强了孕激素的作用。目前没有证据显示，单纯孕激素口服避孕药对母乳的质或量有影响，对婴幼儿无近期或远期不良影响，因此，母乳喂养者可在分娩后立即应用。*禁用含雌激素配方者，可选择单纯孕激素避孕药。*由于其含孕激素剂量低，所以必须在每天相对固定的时间服用，并于月经第一天开始服用。如果服药延迟超过 3 小时，则应在后续 48 小时应用后备避孕方法。迷你避孕丸仅含孕激素，因此不能有效控制月经周期。

单纯孕激素口服避孕药对哺乳期和有雌激素使用禁忌者来说是不错的选择，但是她们必须明确知晓，因其作用有限，所以需要连续规律服用。

激素避孕药的作用

激素避孕药不仅对生殖系统有影响，*而且其中的雌激素可影响脂代谢，导致水钠潴留，增加血管紧张素原，刺激细胞色素P450系统，增加性激素结合蛋白，减少抗凝血酶II*。黄体酮增加脂肪，刺激面部及躯体毛发生长，使肌肉松弛，增加胆汁淤积风险。去氧孕烯、炔诺肟酯、屈螺酮等新型孕激素对代谢影响较小。

益处

口服避孕药有许多益处，如有可预知的月经周期、缩短经期、缓解痛经、减少缺铁性贫血的发生风险。*口服避孕药能降低子宫内膜癌和卵巢癌、乳腺和卵巢良性病变、盆腔炎的发生率。因其避孕成功率高，因此在降低异位妊娠风险的同时，也降低了意外妊娠并发症的发生率。*

副作用

在口服低剂量OCP的前3个月，突破性出血发生率为10%~30%。出血症状使患者感到焦虑，但坚持应用不影响其有效性。阴道异常出血最常见的原因是漏服，应在服用避孕药之前告知有发生不规则出血的可能。如果发生了突破性出血，最好的方法是鼓励和安慰，出血常能自止。服用大约3个月后，突破性出血与孕激素诱导的蜕膜化有关，相对薄而脆的子宫内膜易发生不同步剥脱与出血。短期服用外源性雌激素（每日1.25mg结合雌激素，服用7天），同时继续服用OCP，常可稳定子宫内膜而止血。发生突破性出血者，每天改服2~3片并不能有效止血，因为避孕药中以孕激素为主，会使子宫内膜进一步蜕膜化，从而加重出血。*应重视在前3个月出现的阴道不规则出血问题，防止患者认为使用OCP有问题，并因害怕出血而停止使用。*

在服用低剂量OCP的第1年里，闭经发生率约为1%，数年后闭经发生率可达5%。如果继续服用药物，则仍有避孕效果。如果患者希望月经来潮，则可更换雌激素含量更高的避孕药或使用外源性雌激素。*治疗前，应先行妊娠试验检查。*如果患者能接受停经，则可不治疗。

服用高剂量激素及年龄超过35岁的吸烟者更易发生严重并发症（如静脉栓塞、肺栓塞、胆汁淤积和胆囊疾病、中风、心肌梗死），但是这些并发症也偶见于服用低剂量激素者。肝脏肿瘤与服用高剂量OCP有关。虽然在应用口服避孕药者中，这些并发症增加2~10倍，但仍属罕见。

较轻但较常见的副作用与所用激素剂量和类型有关。雌激素引起水肿与体重增加、乳腺疼痛、恶心、乏力或头痛。*研究表明，虽然患者主观感觉体重增加了，但实际上体重并无增加。*改变避孕药的剂量与成分，可减少这些轻微的副作用。

避孕原则是选用最安全有效的避孕药，只要患者有避孕需要或需要以避孕药调节月经周期，即可持续服用。如果患者使用激素避孕药时出现了新的症状或体征，则必须进一步评估，如果患者仍有避孕要求，则可选择其他避孕方法。在某些情况下，需要停用激素避孕法（框26.1）。

复方口服避孕药患者的评估

在服用复方口服避孕药前，必须对患者进行评估。这是因为激素药物有相对或绝对禁忌证，而且患者月经史也影响用药选择。*复方口服避孕药的禁忌证有：年龄大于35岁的吸烟者、血栓栓塞病史者、冠心病患者、充血性心衰、脑血管疾病、偏头痛有或无先兆者（框26.2）。*

约3%的患者长时间使用避孕药者出现月经周期异常（用药后停经），年轻、月经周期不规律者，出现可能性更大。应告知患者可能出现该并发症。

*激素避孕药与患者服用的其他药物有相互影响，从而降低各自的疗效。*降低避孕药疗效的药物包括巴比妥类、苯二氮类、苯妥英钠、卡马西平、利福平、磺胺等，而服用避孕药者可延迟抗凝血剂、甲基多巴、吩噻嗪、利舍平及三环抗抑郁药等药物的生物转化。抗生素改变肠道菌群，因此干扰激素吸收，但不降低药效。医生在为女性开具避孕药前，应考虑药物间的相互作用。

框26.1 口服避孕副作用的处理

停服避孕药；使用非激素避孕法；立即评估	
失明，复视	（可能为视网膜动脉血栓）
单侧麻木，虚弱	（可能为中风）
严重的胸痛，颈痛	（可能为心肌梗死）
说话口齿不清	（可能为中风）
严重下肢痛，压痛	（可能为血栓性静脉炎）
咯血，呼吸急促	（可能为肺栓塞）
肝脏肿物，压痛	（可能为肝脏肿瘤、腺瘤）
继续服用口服避孕药；立即评估	
闭经	（可能为妊娠）
乳腺肿物	（可能为乳腺肿瘤）
右上象限疼痛	（可能为胆囊炎、胆石症）
剧烈头痛	（可能为中风、偏头痛）
溢乳	（可能为垂体腺瘤）
OCP，口服避孕药	

框 26.2　复方口服避孕药（口服避孕药、避孕贴、避孕环）与单纯孕激素避孕药

典型情况	使用分类	
	复方激素制剂	单纯孕激素
年龄		
初潮到		
<40 岁	1	
<18 岁		1
初潮到		
40 岁	2	
40–45 岁		2
45 岁		1
贫血	1	1
乳腺疾病		
性质不明的乳腺肿块	2[a]	2[a]
良性	1	1
恶性	4	4
乳腺恶性肿瘤治疗后 5 年未复发	3	3
宫颈上皮内瘤变 / 宫颈癌	2	1
肝脏疾病		
中度	1	1
重度	4	3
血栓栓塞性疾病 / 深静脉血栓形成	4	2[b]
抑郁症	1[a]	1[a]
糖尿病		
无并发症	1	2
有并发症	3–4[a]	3–4[a]
子宫内膜增生 / 癌	1	1
子宫内膜异位症	1	1
癫痫	1[a]	1[a]
胆囊疾病		
无症状 / 未治疗	2	2
已治疗	3	2
头痛		
非偏头痛	I=1；C=2	I and C=1
无先兆，<35 岁	I=2；C=3	I=1；C=2
无先兆，>35 岁	I=3；C=4	I=1；C=2
有先兆	I and C=4	I=2；C=3
高脂血症	2–3[a]	2[a]

框 26.2（续）　复方口服避孕药（口服避孕药、避孕贴、避孕环）与单纯孕激素避孕药

高血压		
充分控制	3[a]	1[a]
收缩压 140~159 或舒张压 90~100mmHg	3	1
收缩压 >160 或舒张压 >100mmHg	4	2
血管疾病	4	2
缺血性心脏病 / 冠心病	4	I=2；C=3
肝肿瘤		
良性：局灶性结节样增生	2	2
良性：肝细胞腺瘤	4	3
恶性	4	3
体重指数 >30kg/m^2	2	1
卵巢肿瘤		
良性	1	1
恶性	1	1
产后	1	1
严重痛经	1	1
吸烟		
年龄 <35 岁	2	1
年龄≥ 35 岁，<15 支 / 天	3	1
年龄≥ 35 岁，≥ 15 支 / 天	4	1
卒中	4	2
浅静脉血栓形成（静脉曲张，浅表血栓性静脉炎）	2	1
甲状腺非恶性疾病	1	1
阴道出血		
不明原因 / 未评估	2[a]	2[a]
不规则少量出血	1	2
子宫肌瘤	1	1
药物治疗：抗细菌、抗真菌、抗病毒、化疗药物	查看药物相互作用	

1. 无禁忌
2. 理论或实践证明利大于弊
3. 理论或实践证明弊大于利
4. 禁忌（不可接受的风险）

I= 初始，C= 连续

[a]：请参阅 www.cdc.gov/reproductivehealth/usmec. 完整的指南

[b]：需要个体化分析

Modified from Understanding and Using the U.S. Medical Eligibility Criteria for Contraceptive Use. American College of Obstetricians and Gynecologists Committee Opinion 505, Washington, DC: American College of Obstetricians and Gynecologists; 2011. And, U.S. Medical Eligibility Criteria for Contraceptive Use. Centers for Disease Control and Prevention, 2010, available at: http://www.cdc.gov/reproductivehealth/UnintendedPregnancy/ISMEEC.htm.

避孕贴与避孕环

经皮避孕贴含有合成雌激素与孕激素，有效期持续1周（图26.2）。避孕贴应在月经周期的第5天使用，每周更换1次，持续3周。第4周时，不再使用避孕贴，以便撤退性出血。可将避孕贴置于臀部、上臂外侧或下腹部干净、干燥的皮肤处。*女性体重超过90kg（198磅）时，慎重应用避孕贴，因为肥胖可降低疗效。*副作用、禁忌证与口服避孕药类似，最近研究证实，该方法血栓形成风险增加。避孕贴的另一副作用是局部用药处有皮肤过敏现象。

阴道避孕环每日持续释放合成雌激素和孕激素（图26.3），其疗效与口服避孕药相当。由于每月使用一次，所以依从性更高。患者可在月经来潮时将其置入阴道内，3周后取出。取出后将出现撤退性出血。如果需要的话，避孕环可取出阴道持续3小时，且不影响疗效。因为其无色无味，并且直径仅为2cm，大部分患者及其性伴侣并无感觉。与OCP相比，其优点是降低突破性出血的发生率。

因为阴道环和避孕贴中的激素不经胃肠道吸收，所以无口服避孕药与其他药物相互作用的问题，但是仍经肝脏代谢，所以也必须谨慎使用。

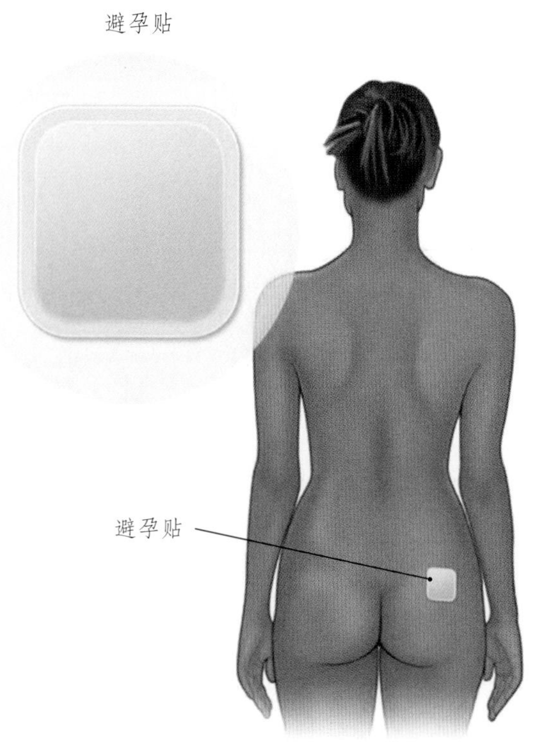

图26.2 避孕贴。

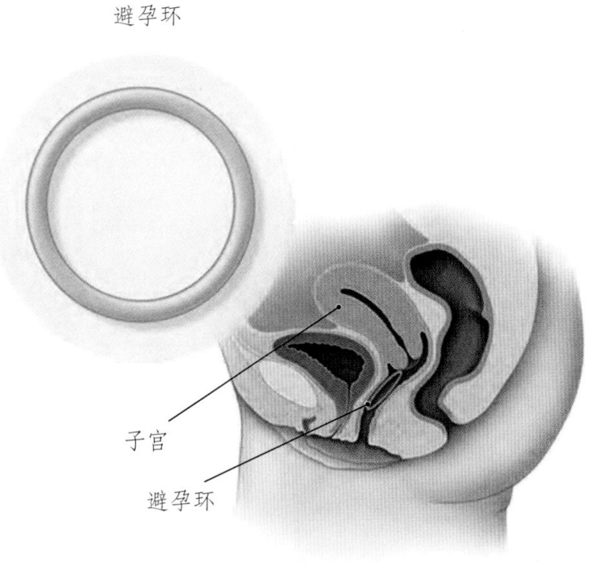

图26.3 避孕环。

避孕针

长效醋酸甲羟孕酮（DMPA）是一种可肌肉注射或皮下注射的孕激素，每3个月一次。其有效的孕激素水平可维持14周，因此一次注射后3月内可有效避孕。在月经周期的前5天内注射DMPA，否则2周内需采取其他避孕方法。DMPA不是一种缓释剂，而是依靠其注射后孕激素峰值及其持续水平。除使宫颈黏液变稠厚、子宫内膜蜕膜化外，DMPA也可通过维持循环中高水平孕激素而抑制LH峰值，从而抑制排卵。与复方OCP不同，DMPA不抑制FSH。

副作用

近来，关于DMPA对骨密度不良影响的报道越来越多。其原因与雌激素水平降低而引起骨代谢改变有关，尤其对骨骼生长关键时期——青春期的不良影响，虽然停药后，这种骨密度减少是可逆的，但依然越来越引起重视。尽管如此，美国FDA发出警告：使用该种方法2年以上者，应慎重考虑并换用其他避孕方法。此外，有骨质疏松高危因素的妇女，虽然双能X线吸收法测量或其他检查均未提示骨密度异常，但在考虑使用DMPA时仍需谨慎。青少年使用DMPA应权衡其依从性和有效性。*由于DMPA对BMD的影响是间接的、可逆的，因此美国妇产科学会并不建议医生将DMPA应用限制到2年。*DMPA除避孕作用外，还有利于减少子宫内膜癌和缺铁性贫血的发生，改善与子宫内膜异位症、子宫内膜增生和痛经相关的疼痛。与所有避孕方法一样，DMPA利弊评估需个体化（框26.3）。

有效性

DMPA 作用与绝育相当，并且不受体重或同时服用改变肝功能药物的影响（见表 26.1）。DMPA 禁忌证见框 26.3。注意与复方口服避孕药禁忌证的区别，在高血压、年龄大于 35 岁及其他不适合应用 OCP 类药物者，可选择应用。DMPA 避孕针可导致不规则阴道出血，但坚持用药可减少出血，在第 5 年末，约有 80% 女性出现闭经。因此，25% 女性在第 1 年里停用 DMPA，所以需在使用前明确地告知，必要时，予以结合雌激素（1.25mg/d），连服 7 天。停用 DMPA 后，50% 女性在 6 个月内恢复正常月经。25% 患者停药 1 年后仍未恢复月经，需要进行评估，查找其他可能的原因。DMPA 可导致轻微的体重增加。随着 DMPA 的应用，与其利弊相关的问题逐渐增加，使患者感到困惑，因此需详细而耐心地与患者沟通，使之成为患者的最佳选择。

皮下埋植激素避孕

皮下埋植系统每天释放日常量黄体酮（依托孕烯），该系统比以往埋植系统更易植入或取出（图 26.4）。其机制主要是使宫颈黏液变稠厚、抑制排卵。最常见的副作用是不规则、不可预测的少量阴道出血，甚至会持续数月。

框 26.3 DMPA 适应证与禁忌证
适应证
要求有效避孕
无法使用其他方法避孕者
母乳喂养
禁用含雌激素制剂者
癫痫
镰状细胞性贫血
月经过多导致贫血
禁忌证
• 已妊娠或可疑妊娠
• 不明原因的阴道出血
• 已知或可疑乳腺恶性肿瘤
• 活动性血栓性静脉炎、血栓栓塞性疾病病史或脑血管疾病
• 肝功能不全或肝脏疾病
• 对 DMPA 过敏或对其中其他成分过敏
讨论
每 3 个月注射一次，安全间隔 2 周（即可以推迟 2 周而不影响避孕效果）
对母乳或婴儿无影响；增加母乳量；可于产后立即给予
以上是绝对禁忌证
不影响抗癫痫药物，其镇静作用有助于控制癫痫发作
可能在体内抑制乳量
减少月经量
DMPA，长效醋酸甲羟

屏障避孕法

屏障避孕法是最古老、最广泛使用的避孕方法，其方法为使用屏障阻碍精、卵相遇，包括避孕套、隔膜和宫颈帽。*成功避孕依赖于性交前或性交时每一种方法的正确使用，正因如此，它比非性交避孕法失败率更高。*不正确地使用可导致避孕屏障破损，例如避孕套、隔膜及宫颈帽的乳胶可被油性润滑剂破坏。尽管如此，这些方法可提供相对较好的避孕效果，而且廉价，很少需要或者不需要医学咨询。此外，避孕套可预防 STD，包括淋病、疱疹、衣原体、人类免疫缺陷病毒（HIV）和人乳头状瘤病毒感染。

避孕套

避孕套是套在勃起的阴茎（男用避孕套）或置入阴道内（女用避孕套）的一种屏障，阻止精液进入宫颈和上生殖道。尽管所有避孕套中几乎一半都销售给女性，但对于男性来说，避孕套是唯一可靠且非永久性的避孕方法。避孕套使用广泛，并且廉价，由乳胶或非乳胶材料制成，也有用动物膜制成（通常为羊盲肠）。顶端的小囊可减少破损。*避孕失败的常见原因是避孕套破损，推荐使用顶端带小囊的避孕套，可减少破损风险。*另外，只有乳胶避孕套可预防 HIV。

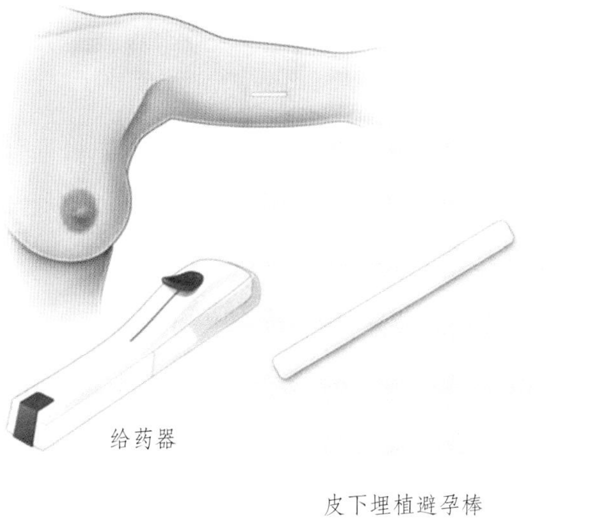

图26.4 皮下埋植避孕。

避孕套耐受性良好，罕见有皮肤刺激或过敏反应的报道。一些男性抱怨使用避孕套后少了快感，但实际上对于早泄者来说是优点。正常使用时，避孕套滑脱和破裂的发生率是5%~8%。在这种情况下，夫妻应在120小时内就医咨询，以便采取紧急避孕措施。

女用避孕套是一种屏障，或者说是阴道套，于性交前置入阴道（图26.5）。所有阴道套都有滑脱或者破损的可能，发生率约为3%。与隔膜和宫颈帽一样，建议性交后6~8小时取出。

隔膜

隔膜是一种小型乳胶覆盖的圆顶形装置，正确使用隔膜包括将含杀精剂的避孕胶或精油放于其中心以及隔膜边缘，然后置入阴道内，在耻骨联合后方覆盖宫颈。隔膜应覆盖阴道前壁和宫颈。

隔膜可在性交前6小时置入，且须留在原位6~8小时后取出，但不超过24小时。取出后清洗并储存。需注意不要使用滑石粉干燥。如在等待的6~8小时内有再次性交需求，应在不取出隔膜的情况下，再次加入杀精剂，并间隔相等的时间再使用。

*避孕隔膜有不同大小型号，需根据个人情况选择合适的型号。如根据体重、阴道分娩或盆腔手术来选用。*选用可舒适地置入、固定和取出的最大号隔膜，如果隔膜太小，性交过程中可能随着阴道的延伸而脱落；如果过大，可能因变形而导致不适、刺激症状和漏出。使用前应在医生帮助下正确定位，以后每次使用时由使用者自己验证其位置。如果通过隔膜的圆顶能感觉到宫颈，则位置正确。产后患者，需待子宫复旧后选用。图26.6显示隔膜的正确位置。

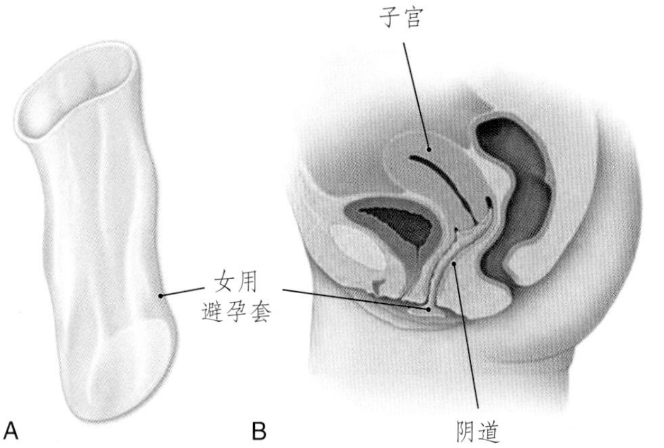

图26.5 女用避孕套。（A）置入前准备。（B）避孕套置于适当的位置。

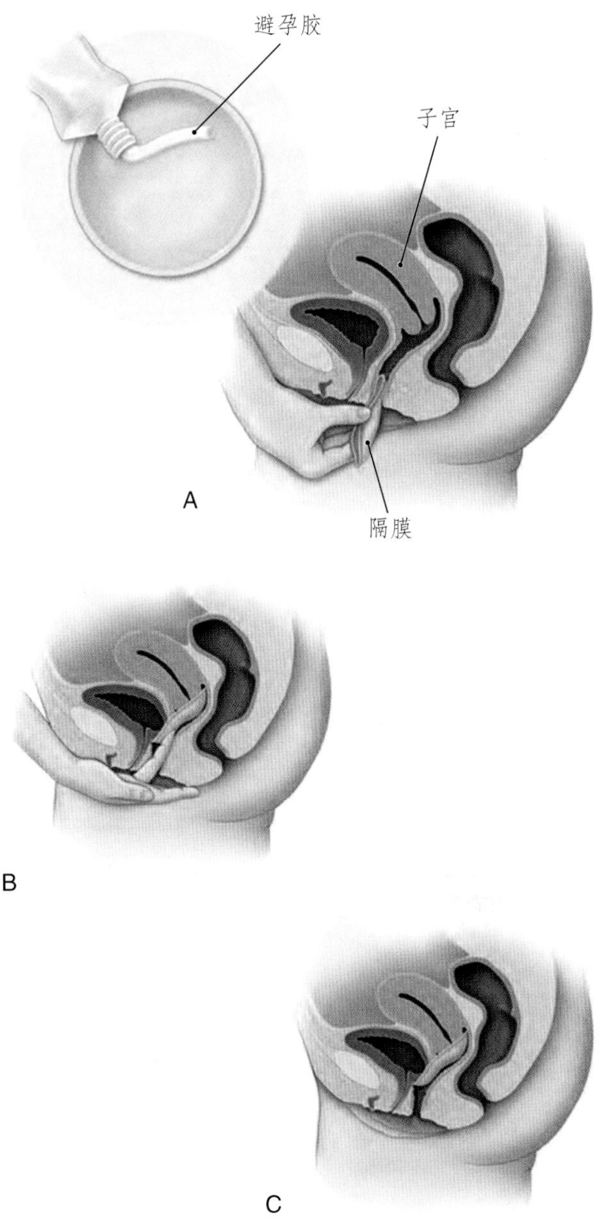

图26.6 女用避孕套。（A）置入前准备。（B）避孕套置于适当的位置。

副作用

与使用激素避孕的女性相比，使用隔膜避孕发生泌尿系感染的概率增加约2倍，可能与隔膜压迫尿道导致尿液淤滞及杀精剂影响阴道正常菌群而导致大肠杆菌感染风险增加有关。

宫颈帽

宫颈帽是仅覆盖宫颈的一种更小的隔膜，该方法易发生隔膜移位及宫颈炎和中毒性休克综合征（TSS），需要付出相当大的努力来适应这种方法。宫颈帽也应与杀精剂联用。性交后6小时取出，不超过 48 小时。这段时间内如再次性交，则不需额外增加杀精剂。图 26.7 显示宫颈帽的正确位置。

海绵

避孕海绵是一种小型含杀精剂的枕型海绵，海绵的宫颈面有一凹槽型设计，性交时覆盖宫颈并留在原处，另一面有一环形绳，便于取出。*海绵只有一种大小，这也许是未产妇比经产妇更有效的原因。*置入前需将海绵浸湿，可在 24 小时内重复使用。性交后至少 6 小时取出，建议不要超过 30 小时，否则 TSS 风险增加。

杀精剂

杀精剂是一种化学制剂，由含有灭活精子的活性成分和载体基质组成（例如凝胶、泡沫、乳膏，有薄膜、栓剂、片剂）。在美国，杀精剂活性成分是壬苯醇醚 –9。泡沫和片剂需在性交前 10~30 分钟置入阴道深处并覆盖宫颈。最大杀精效果持续时间通常不超过 1 小时。使用后 8 小时内尽量避免阴道冲洗。生殖道畸形女性是否能用杀精剂尚不明确。

杀精剂经济、耐受性好，可有效避孕。与避孕套联合使用，其避孕失败率与激素避孕接近。杀精剂单独使用有预防性传播疾病的作用，但作用很小。*对于不能用或者不愿用激素避孕的女性，避孕套联合杀精剂可高效避孕，是不错的选择。*

宫内避孕

宫内避孕，即宫内节育器（IUD），是世界上最常用最安全的避孕方法。在美国有两种类型的宫内节育器，均是 T 型环，一种向宫腔内释放少量左炔诺孕酮，另一种释放少量 Cu。

IUD置入

IUD 置入最好时机是月经期，因此时可确认患者未妊娠，并且宫颈口通常是微微张开的。如果这段时间未置入，而患者希望换用 IUD 避孕时，可在月经周期其他时间放置。哺乳期也可行 IUD 置入术，此时放置发生不适和阴道出血的发生率较低。所有 IUD 置入术都遵循相同的基本原则：术前仔细双合诊检查，确定 IUD 置入宫腔的方向，将 IUD 正确装入套管，沿宫腔方向小心将 IUD 送入宫底，将套管取出，IUD 留置于宫底（图 26.8）。在放置 IUD 的过程中，可将宫颈阴道部的内源性菌群带入宫腔，并可能导致感染。预防性使用抗生素并未降低此类感染的发生，故不建议常规使用。术前应用碘附消毒阴道，手术时应注意无菌操作。

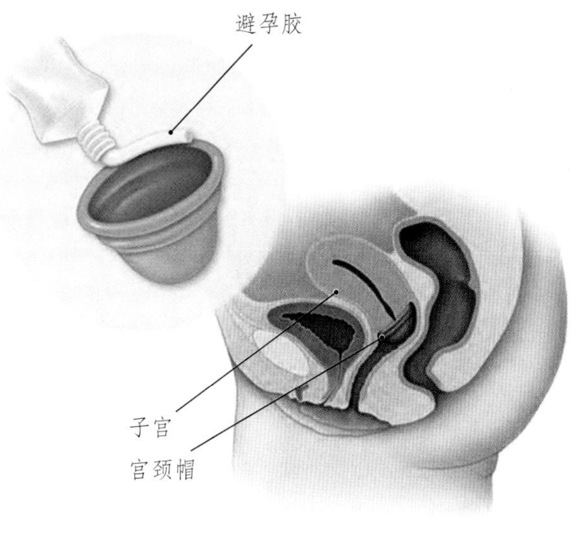

图26.7　宫颈帽。

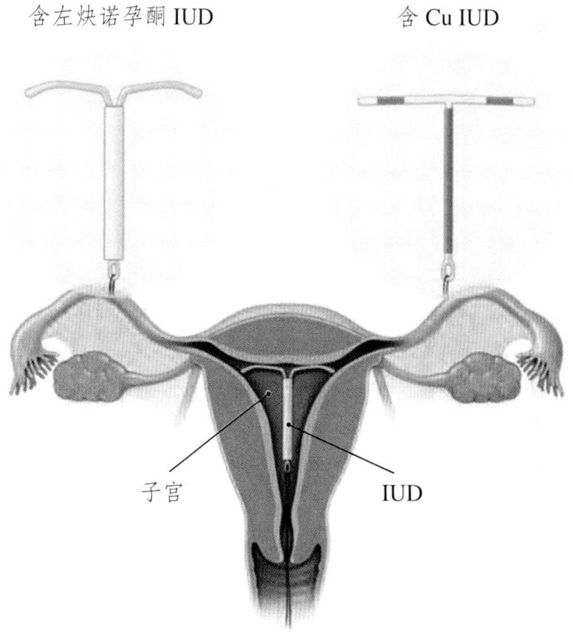

图26.8　含Cu IUD或含左炔诺孕酮IUD。

作用机制

含左炔诺孕酮 IUD 避孕机制为阻碍精卵结合，使宫颈黏液变稠厚，并形成不利的子宫内环境（图 26.9）。含 CuIUD 中的 Cu 离子类似于杀精剂，抑制精子活性和受精所必需的顶体反应（图 26.10），但很少抑制胚胎植入，不能作为堕胎常规方法。含 Cu IUD 也可作为紧急避孕（ECP）措施，该方法可干扰胚胎植入。

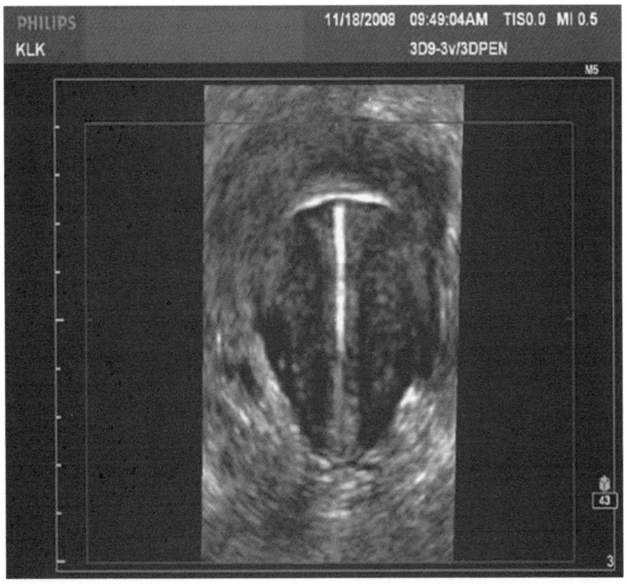

图26.9 子宫冠状位重建，显示含孕激素IUD置于宫腔适当的位置。

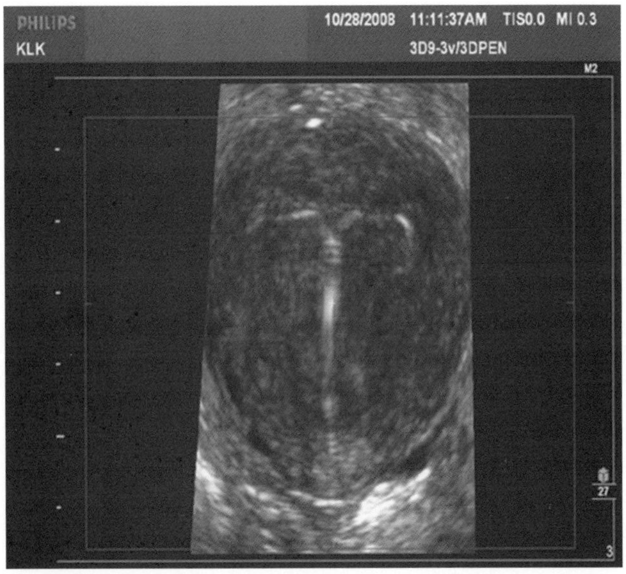

图26.10 子宫冠状位重建，显示含Cu IUD置于宫腔适当的位置。

副作用

*含左炔诺孕酮IUD临床中最常见的副作用是减少月经量（高达50%）和减轻严重痛经。*血清孕酮水平不受影响。IUD取出后，这些副作用很快缓解，子宫恢复正常内环境并可正常生育。此种IUD可用于缓解子宫内膜异位症和子宫腺肌病相关的疼痛，此外，还可成为不能应用口服孕激素的替代疗法，同时保护子宫内膜（框26.4）。阴道出血和经期疼痛发生率为5%~10%，因此常影响IUD继续使用。因孕激素对子宫内膜的作用，含孕激素的IUD发生此类问题的概率很少。*因此，与孕激素IUD相比，使用含Cu IUD时，月经量增加和疼痛发生率更高。*

疗效

目前，在美国使用的IUD非常有效。含Cu IUD使用期限为10年，妊娠率为0.6%~0.8%。含左炔诺孕酮IUD使用期限为5年，妊娠率为0.2%。IUD脱落发生率为1%~5%，多出现在使用前几个月。脱落前常出现急性腹痛、阴道分泌物增多或出血，也可以无症状，或者检查时，发现IUD尾丝延长；或者性交时，性伴侣感觉到IUD。如果可疑IUD脱落，则应及时就诊。

风险

IUD置入术后前20天内，感染风险有所增加。在IUD置入术后3个月或更长时间发生盆腔感染者，则推测为后来感染的STD，应进行相应治疗。在IUD置入前检查中，可发现有STD高危因素患者。在无症状的IUD患者，如果宫颈分泌物培养提示淋病或衣原体阳性或患细菌性阴道炎，则需及时治疗。如有证据表明，子宫内膜炎和输卵管炎和（或）使用适当抗生素治疗失败，则应取出IUD。

从整体来说，IUD不增加异位妊娠风险。*但是，对于异位妊娠来说，由于IUD对宫内孕提供了更加明显的保护，因此，使用IUD避孕者比未避孕者异位妊娠率高。*所以使用IUD避孕者一旦妊娠，其异位妊娠风险较高。

大约40%~50%的带器妊娠者在妊娠前3个月会自然流产。*因此，如果可见环尾丝，应取出IUD；自然流产率可下降30%。*如果未见环尾丝，则应使用器械将IUD取出，但流产风险增加。如果妊娠期间环位置不变，则可继续顺利妊娠。目前尚无证据表明，药物或非药物IUD增加胎儿先天性畸形的风险，但是早产概率将增加2~4倍。

使用IUD避孕时，患者的选择和娴熟的置入技术是成功的关键。*STI风险是选择IUD的重要考虑因素，而不是年龄和产次。*对于青少年和未产妇，IUD也是安全的。

取出

简单地牵拉尾丝即可取出IUD。如果宫颈外口未见尾丝，则可用棉签尖置于宫颈管内转动，常能将尾丝带出。如果仍不见尾丝，则可使用探针，感觉IUD在宫内的位置，然后用取环钩或取环钳取出。必要时，可在超声引导下取环。IUD嵌顿于肌壁间的情况较罕见，需要在宫腔镜下取出。IUD穿出（穿透肌壁，但

框 26.4　IUD 适应证和禁忌证（含左炔诺孕酮 IUD 和含 Cu IUD）

典型情况	使用分类	
	含左炔诺孕酮	含 Cu
年龄		
初潮到		
<40 岁	1	
<18 岁		1
初潮到		
40 岁	2	
40~45 岁		2
45 岁		1
贫血	1	1
乳腺疾病		
性质不明乳腺肿块	2[a]	1
良性	1	1
恶性	4	1
乳腺恶性肿瘤治疗后 5 年未复发	3	1
宫颈上皮内瘤变或宫颈癌	2	1
肝脏疾病		
轻度	1	1
重度	4	3
血栓栓塞性疾病 / 深静脉血栓形成	4	2[b]
抑郁症	1[a]	1[a]
糖尿病		
无并发症	1	1
有并发症	2	1
子宫内膜		
增生	1	1
癌	I=4;C=2	I=4;C=2
子宫内膜异位症	1	2
癫痫	1	1
胆囊疾病		
无症状 / 未治疗	2	1
已治疗	2	1
头痛		
偏头痛	1	1
无先兆，<35 岁	I=2;C=2	1
无先兆，>35 岁	I=2;C=2	1
有先兆	I 和 C=4	I=2;C=3
高脂血症	I=2;C=3a	1
高血压		
充分控制	1	1
收缩压 140~159 或舒张压 90~100mmHg	1	1
收缩压 >160 或舒张压 >100mmHg	2	1
血管疾病	2	1
缺血性心脏病 / 冠心病	I=2;C=3	1
肝肿瘤		
良性：局灶性结节样增生	2	1
良性：肝细胞腺瘤	2	1
恶性	3	1
体重指数 >30kg/m^2	1	1
卵巢肿瘤		
良性	1	1
恶性	1	1
产后（哺乳期或不哺乳，包括阴道或剖宫产分娩）		
分娩后	2	2
4 周内	1	1
产后败血症	4	4
流产后		
早期妊娠	1	1
中期妊娠	2	2
败血症	4	4
严重痛经	1	2
吸烟		
年龄 <35 岁	1	1
年龄≥ 35 岁，<15 支 / 天	1	1
年龄≥ 35 岁，≥ 15 支 / 天	1	1
卒中	2	1
浅静脉血栓形成（静脉曲张，浅表血栓性静脉炎）	2	1
甲状腺非恶性疾病	1	1
阴道不规则出血	I=4;C=2	I=4;C=2
子宫肌瘤	2	2
药物治疗：抗细菌、抗真菌、抗病毒、化疗药物	查看药物相互作用	
	1. 无禁忌 2. 理论或实践证明利大于弊 3. 理论或实践证明弊大于利 4. 禁忌（不可接受的风险） 和 I= 初始，C= 连续	

[a]：请参阅 www.cdc.gov/reproductivehealth/usmec. 完整的指南

[b]：需要个体化分析

不易查出）更罕见，需在腹腔镜下取出。

生育期避孕法

“生育期避孕法”是指通过避免排卵期性交或通过了解相关排卵时间而选用其他方法，如屏障避孕法和杀精剂等。这些方法花费少，安全，对于希望自然避孕的夫妇更容易接受，但是其失败率较高。对于强烈要求自然避孕并且月经周期规律的妇女，这些方法的避孕效果尚可接受。

几种避孕方法都在使用，并且都基于女性生育周期。必需认识到这些方法（哺乳期闭经者除外）不适用于产后尚未恢复规律月经和宫颈分泌物有异常者，排卵最早可发生在产后5周。

日历表法

日历表法（包括标准日法）是基于排卵期的计算，以图表列出近6个月的月经周期，计算排卵期。在6个月中，最短月经周期减18为排卵期第1天，最长月经周期减11为排卵期最后1天。如某女性月经周期规律，为28天，排卵期为（从月经第1天开始计算）第10天（28~18）到第17天（28~11），在此期间需避免性生活。如果月经周期为25~35天，则排卵期为第7天（25~18）到第24天（35~11）。

基础体温法

基础体温法是基于排卵前后体温的变化。每天清晨醒来测体温，测量前不能起床，采用特殊温度计并记录其曲线图。双相图且上升0.5 ℉ ~1 ℉，提示排卵。从月经结束直到体温升高3天之间，夫妇必需禁止性生活。

宫颈黏液避孕法

宫颈黏液避孕法（包括二日法）基于女性每日评估其宫颈黏液并识别排卵前后黏液变化。月经结束后阴道干涩，随后宫颈黏液变稠厚，然后黏液变稀薄、有弹性、清亮，称为黏液拉丝现象。黏液变稀薄的最后一天称为“峰”日，伴有排卵。从宫颈黏液出现征象至峰日后4天均为受孕期。

症状法

症状法即宫颈黏液评估与基础体温法相结合。除体温和宫颈黏液变化外，女性还会出现一些其他症状和体征，如下腹疼痛、点滴状出血、乳房胀痛和宫颈位置与硬度变化。排卵期从出现症状第1天直到体温升高后3天或者峰日后4天。

哺乳期闭经

纯母乳喂养（喂奶间隔白天不超过4小时、夜间不超过6小时，辅食不超过5%~10%）有自然避孕效果，这种频率和强度的吮吸可导致催乳素升高、闭经和无排卵（见第11章）。在产后6个月，纯母乳喂养意外妊娠率为2%，在产后1年意外妊娠率为8%。如果母乳喂养频率下降（辅食增加），则会减弱哺乳闭经避孕效果。在这种情况下，随着避孕效果不确定性增加，为谨慎起见，建议采用其他避孕方法。

紧急避孕法(ECP)

ECP可用于没有采取避孕措施的女性。*紧急避孕法应用广泛且容易的原因是其可以明显降低意外妊娠率和人工流产率*。据估计，在美国正规使用紧急避孕法者，意外妊娠者每年减少超过150万例。

1974年，Alvert Yuzpe首次报道了复方OCP方案用于ECP，称为Yuzpe法。该法要求在无保护性性交后72小时内服药。最近，单纯孕激素法称为“B方案”，被批准为非处方药，是17岁以上女性的非处方药。年龄小于17岁的女性，需要医生的处方购药。B方案与随后间隔12小时服用2片左炔诺孕酮，可用于长达120小时的无保护性性交。B方案只含有一片药，这种方案恶心、呕吐发生率比Yuzpe方案低，且更加有效。目前市场上的处方药物是醋酸乌利司他30mg，可在无保护性性交后5天内应用。ECP不应与用于药物流产的药物相混淆，后者未批准为ECP类药物。所有批准为ECP的药物都是通过抑制排卵和受精而起作用的，并不是阻止受精卵着床，也不能终止已有的妊娠。

B方案失败率是1.1%。虽然有些证据显示，有超过120小时无保护性性交后用药成功的病例，但是多次无保护性性交或性交后超过72小时用药者，避孕失败率增高。如果该女性已经妊娠，这些药物对胎儿无不良影响。该方案中激素量与凝血因子改变或致畸风险无关。*ECP没有禁忌证*。

含Cu宫内节育器是ECP的另一种选择（患Wilson病者除外），目前研究表明，其失败率约为0.1%。IUD的另一个优点是其避孕效果可长达10年。IUD置入术前需行妊娠试验检查，否则患者可能已经妊娠。

无效方法

临床医生必须以良好的沟通技巧告知不要使用

以民间传说为基础的无效方法，如性交后冲洗阴道、使用屏障替代品（如食物包装袋）以及各种“避孕性交体位”。虽然性交中断或体外射精的避孕效果不如其他方法，但如果经常使用，在某种程度上有一定效果。如果这是夫妻唯一舒适的方法，也可以推荐使用。

临床随访

运用沟通技巧，先肯定她们关心的问题是“正确的”，打消她们的顾虑，保证谈话顺畅。然后解释各种激素避孕方法，推荐使用单纯孕激素避孕法，解释其避孕机制，尤其要说明该法适用于哺乳期。她们放心地选择孕激素方案。接下来需要说明，与雌激素－孕激素复方制剂不同，为了保证避孕效果，使用孕激素制剂的确切时间至关重要。

（译者：李小林）

访问 http://thePoint.lww.com/activate，有互动式 USMLE 式问题库及更多内容！

第27章 绝育术

本章主要涉及 APGO 教育的重点问题：

主题 32　产科操作

主题 33　计划生育

主题 34　妇科操作

学生们应能比较与对照常用绝育方法，能概括不同方法的利与弊。

临床病例

一对 30 多岁的夫妇向你咨询避孕相关知识，他们已经有计划地生育了 3 次，末次生育了一对孪生男婴。他们确定不再生育，希望选择长期避孕或绝育方法。尽管长效可逆的避孕方法效果很好，但是由于女方现在年仅 34 岁，若采用该方法避孕，需要更换埋植剂或在其绝经后需取出宫内节育器。该夫妇断然拒绝了这种避孕方法。接下来你需要为其权衡以下绝育方法的利与弊：女方经腹输卵管结扎术或宫腔镜下输卵管堵塞术、男方输精管结扎术。

绝育术是一种避孕方法

绝育术可以高效地控制生育，且无需持续支出费用与精力。*在美国，绝育是最常使用的控制生育的方法。*大约有 1/3 已婚夫妇选择手术绝育作为他们的避孕方法。在妻子年龄超过 30 岁和结婚超过 10 年的夫妇中，绝育术是他们首选的避孕方法。

所有绝育方法均是阻止精子与卵子结合，无论是通过阻止精子进入射出的精液中（男性绝育术，输精管结扎术）或永久性阻塞输卵管（女性绝育术，输卵管结扎术和宫腔镜下绝育术）。*虽然有些手术绝育方式是可以复通的，但复通术有手术难度，通常成功率低且需要一定的花费，所以绝育术前需要女性或夫妇确定不再生育。*

对于要求手术绝育的夫妇，医生需应用精湛的沟通技巧，基于有关绝育术的最新进展，结合夫妇的实际情况，告之绝育术的相关信息，为患者选择适宜的手术方式，提供有效的帮助。

由于手术技术和麻醉方法的提高、公众态度的改变和医疗保险的保障，医生开展绝育术的手术数量迅速增加。与过去相比（表 27.1），现代绝育术创伤小、花费低、安全性高、效果好。

男性绝育术

男性绝育术占所有绝育手术的 1/3。手术方式多样，包括输精管切除术和结扎术、电灼术、输精管机械性或化学性闭塞。因输精管切除术在腹腔外进行，操作简便，多在诊所进行，花费低，通常比女性绝育术更有效。尽管复通效果并不确定，但输精管结扎术比女性绝育术更易复通（图 27.1）。与输精管结扎术相比，输卵管结扎术（非宫腔镜下绝育术）的最大益处是即刻达到绝育目的。

*术后轻度并发症的发生率为 5%~10%，包括出血、血肿、急慢性疼痛、局部皮肤感染。*有报道认为，输精管切除术后，患者抑郁症发生率高于女性绝育术，术前充分咨询与宣教可以减少其发生。输精管切除术后，约 50% 患者出现抗精子抗体，但并无其他远期不良影响。尚无文献支持输精管切除术增加前列

表 27.1　每千例绝育术失败率（10 年）和并发症发生率

输卵管结扎	每 1000 例手术 10 年失败率	并发症
双极电凝术	24.8	胃肠道和泌尿系统损伤、麻醉并发症、出血、感染和异位妊娠
硅酮带法	17.7	
弹压片	36.5	
结扎法		
产后手术	7.5	
月经间期	20.1	
栓堵（宫腔镜）	用 Essure 器 5 年内为 1.6	0.3
用 Adiana 5 年内为 21.1	子宫穿孔、出血和感染	0.3
输精管切除术	10	感染、出血、血肿和肉芽肿形成

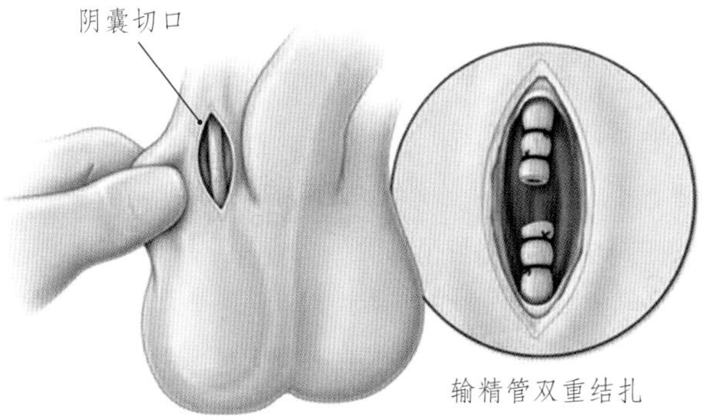

图27.1　输精管切除术。

腺癌的发病率，输精管结扎率最高的国家，其前列腺癌的发病率亦没有升高。

*输精管切除术后，妊娠率约为 1%。*这种情况多发生于术后较早性交者，而非输精管再通。输精管结扎术后不会立即生效，需要多次射精后，存储精子管腔内的精子才能完全排空。夫妻应使用其他方法避孕，直到术后精液分析提示无精子（术后 8 周为 50%、术后 10 周为 100%）。*与输卵管结扎术不同，输精管结扎不能立即达到绝育目的，通常在输精管结扎术后 10 周仍不能达到真正无精子。*

女性绝育

女性绝育可以通过腹腔镜、小切口开腹术和宫腔镜完成。*绝育术可以在自然流产或选择性流产后或在剖宫产术中或在阴道分娩以后。*基于免疫原理的一些非手术方法以及硬化剂法正在研究阶段，虽然前景较好，但仍处于试验阶段。不管选择哪种方法，应告知患者各种手术的操作方法、有效率及其可能出现的并发症。因为绝育方法相对安全、花费低、操作简单易行，因此必须确定患者理解并决定选择永久性绝育方法。*应告之患者，有些绝育术后可以行复通术，但花费高且成功率低。*输卵管结扎术后，避孕失败率与宫内节育器相似。输卵管结扎术前必须排除妊娠可能。

腹腔镜手术

腹腔镜手术可以在局麻或全麻下进行（见 34 章），切口小，并发症发生率低，术中灵活性较大，越来越被医生和患者所接受。

输卵管闭塞可以通过以下方法进行：电凝术（单极或双极）、应用塑料及弹簧夹（菲尔希夹）或硅胶带（硅环）。腹腔镜手术中具体方法的选择，如采用电凝术或闭合装置，往往不是根据治疗效果而定，而是根据术者的经验、接受过的培训和个人好恶而定。此外，患者具体情况也是选择术式的依据，如体型和输卵管状况等。输卵管切除术也可以通过腹腔镜完成。

电凝术

电凝术较为迅速，但若不慎会导致周围组织电损伤，术后复通率低，若手术失败，宫外孕发生率高。大多数手术电凝输卵管峡部，确保电凝钳钳夹在整个输卵管上及输卵管系膜处，电凝全部管腔，长度 >3cm。双极电凝比单级电凝安全，因为电流只存在于两电极之间，因此大大减少了对周围组织的电损伤（图 27.2）。*但是单级电凝手术失败率比双极电凝低。*因此，外科医生需仔细权衡不同操作的风险与疗效。

输卵管夹

该种方法对组织损伤最小，所以最易复通，但也正因如此，其失败率最高（ > 1%）。为了达到最佳效果，在放置输卵管夹时，需注意要将输卵管完全折叠成 90°。若手术是在产后立即进行，则操作难度大，因为此时输卵管有生理性水肿。

硅环

硅环方法的复通率和手术失败率居中，但是术后疼痛发病率较高，需要强效止痛药。术中需充分张开硅环，并将全部输卵管管腔置入环内，这样才能完全阻断管腔（图 27.3A）。如果在放置硅环时，输卵管系膜受压过多，则易导致出血并发症。

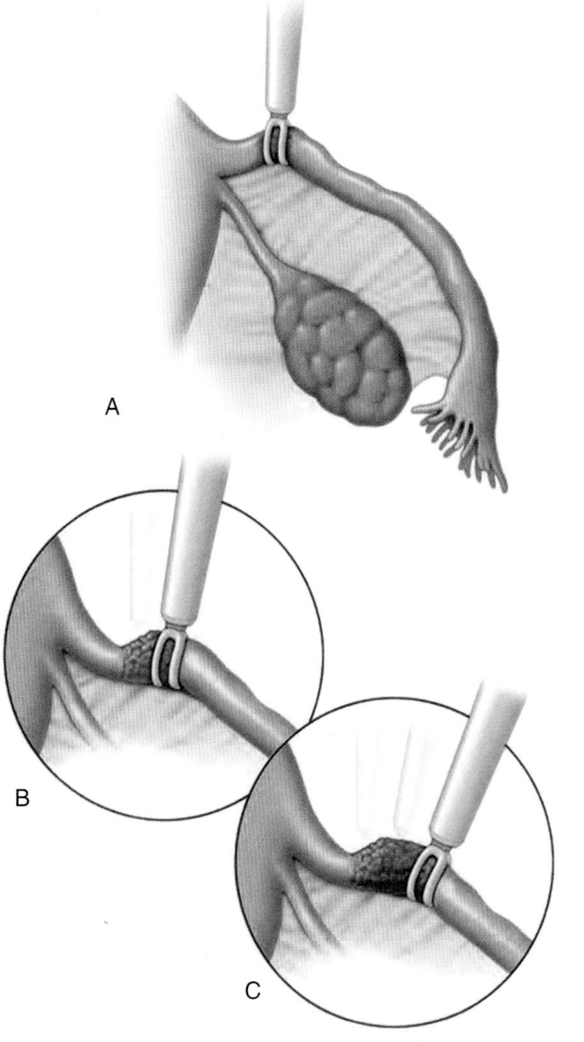

图27.2 电凝术：（A）放置电凝钳。（B）电凝输卵管。（C）电凝管腔长度>3cm。

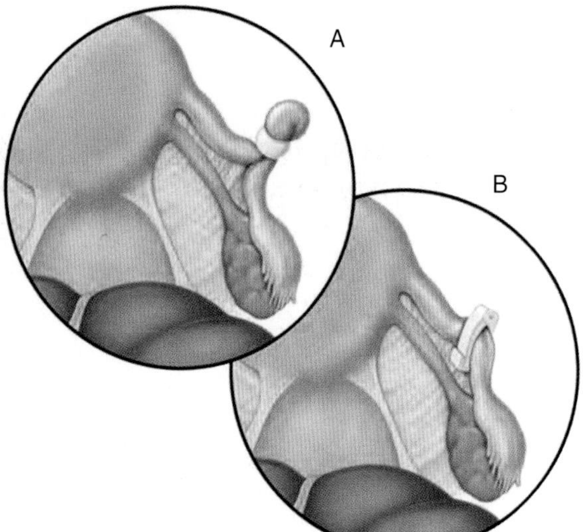

图27.3 （A）硅环。（B）菲尔希夹。

菲尔希夹

菲尔希夹手术失败率比输卵管夹低，因为该环直径较大，易于放置，且有无创锁扣装置（图27.3B）。为达到最好手术效果，菲尔希夹应放置在输卵管峡部。

小切口开腹手术

*小切口开腹手术是全世界行输卵管结扎术最常用的术式。*产后手术采取脐下小切口，非产后期采取耻骨上小切口，这样易于达到输卵管部位。阻断输卵管的方法有切除全部或部分输卵管，应用输卵管夹、结扎环或电灼术。

*Pomeroy 输卵管结扎术是小切口开腹结扎术中最常用的术式（图 27.4）。*操作步骤：提起输卵管中部，可吸收线结扎基底部，将管腔形成袢状，切除该部分管腔。由于输卵管和圆韧带外观相似，切除组织应送病理学检查。切口愈合后，管腔末端闭合，断端间距离 1~2cm。电凝术、钳夹或结扎环多用于腹腔镜手术，这些方法也可应用于开腹手术中。

宫腔镜手术

*经子宫颈绝育方法包括宫腔镜检查和镜下阻塞输卵管口。*直到 2012 年，市场上才有两种宫腔镜下的绝育方法，其原理均是放置嵌入物，诱发组织反应，导致管腔阻塞。Essure 系统由一个 3.6cm 不锈钢内线圈和镍钛外线圈构成，放置于双侧输卵管内。Adiana 系统是用低频电波刺激输卵管后，将一个 0.4cm 柔软可变形的硅片放置于输卵管处(图 27.5)。患者术后 3 个月内需采取其他避孕方法，直至经子宫输卵管造影证实手术成功。手术禁忌证包括对 Essure 系统中的镍过敏、盆腔炎、未排除妊娠者。该术式可用于肥胖患者，因为体型原因而不适合做腹腔镜下输卵管结扎术。该术式有效率可达 99.8%。Essure 系统市场仍有销售，而 Adiana 系统于 2012 年退市。两种方法均可临床应用，目前还经常有患者要求医生为其实施该种手术。

副反应与并发症

所有外科手术都难免出现并发症和副反应，感染、出血、周围组织损伤、麻醉并发症等均在本章节提及的手术中出现。绝育手术的致死率为 1~4/10 万，明显低于美国分娩死亡率，10/10 万。

*虽然绝育术后极少妊娠，但是如果一旦妊娠，则异位妊娠概率极高。*这种风险因术式和患者年龄不同而有较大差异。电凝术比结扎术后异位妊娠率

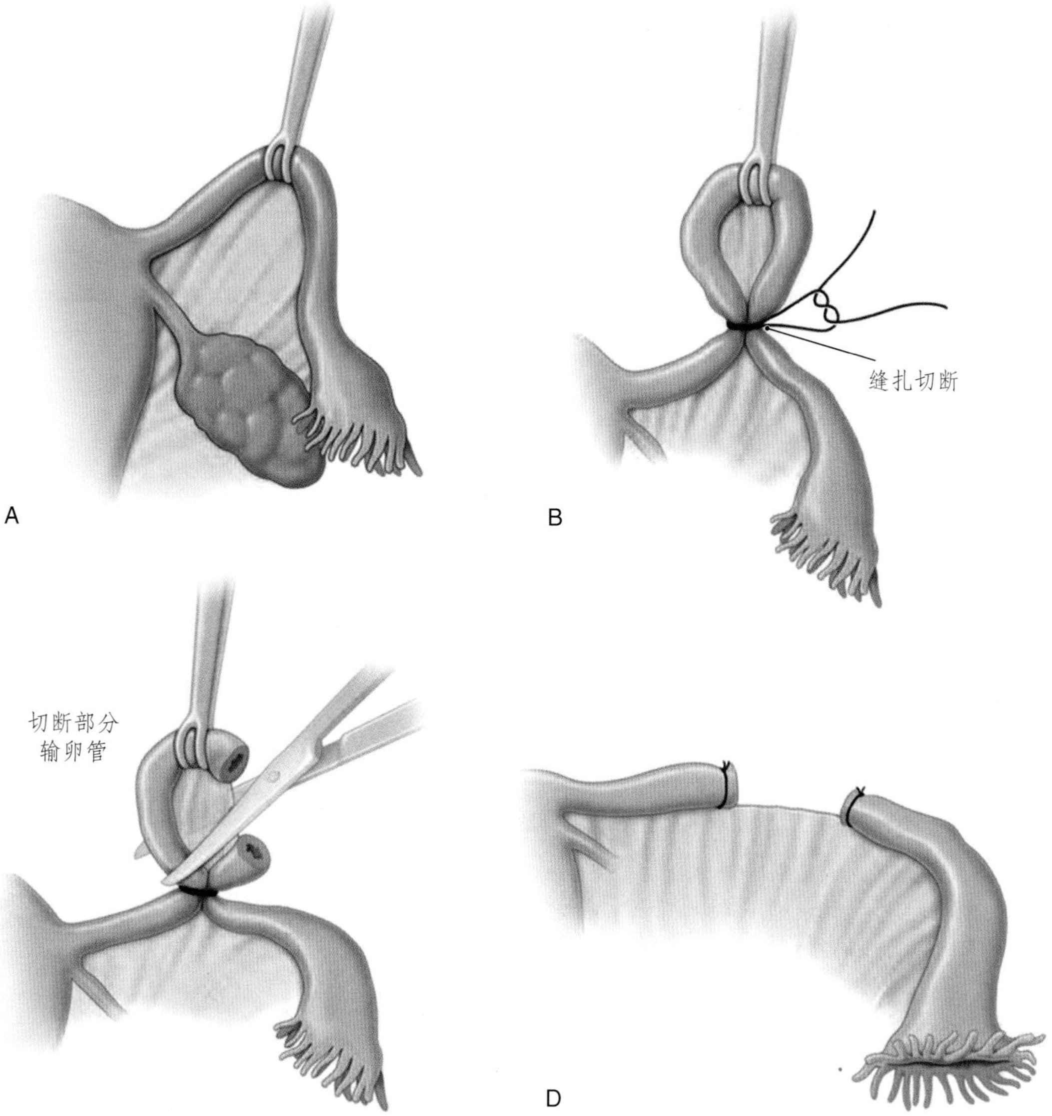

图27.4 Pomeroy法操作步骤：（A）提起输卵管中部。（B）用缝线打结，将管腔形成袢状。（C）切除输卵管。（D）切口愈合后，断端间距离1~2cm。

高，可能与电凝部分输卵管有微小瘘管与腹腔相通有关。总之，术后10年累计异位妊娠率约为7.3/1000例手术。

非避孕的益处

*行结扎术者不仅可以永久性避孕，而且可以降低患卵巢癌的风险。*目前对这种风险降低的机制尚不清楚。虽然绝育术并未减少性传播疾病的发生，但在一定程度上减少了盆腔炎症性疾病的发生。

输卵管复通术

以微创技术行结扎术者容易复通成功，因为结扎术中输卵管损伤部分很短（例如用输卵管夹、菲尔希夹和硅环），复通成功率可达50%~75%。但是在有些病例中，预期复通成功率只有25%~50%。因此，有些生殖医学专家建议，这些患者应行辅助生殖技术（如体外受精技术），而不是行输卵管复通术，复通成功率低且异位妊娠率高。*其复通术后成功妊娠者，在确诊宫内妊娠前，需高度警惕异位妊娠。*

决定行绝育术

选择绝育术的决定必须慎重，应充分告知患者手术过程、手术风险、有效率及长期疗效（框27.1）。

绝育术前告知内容应包括以下部分：

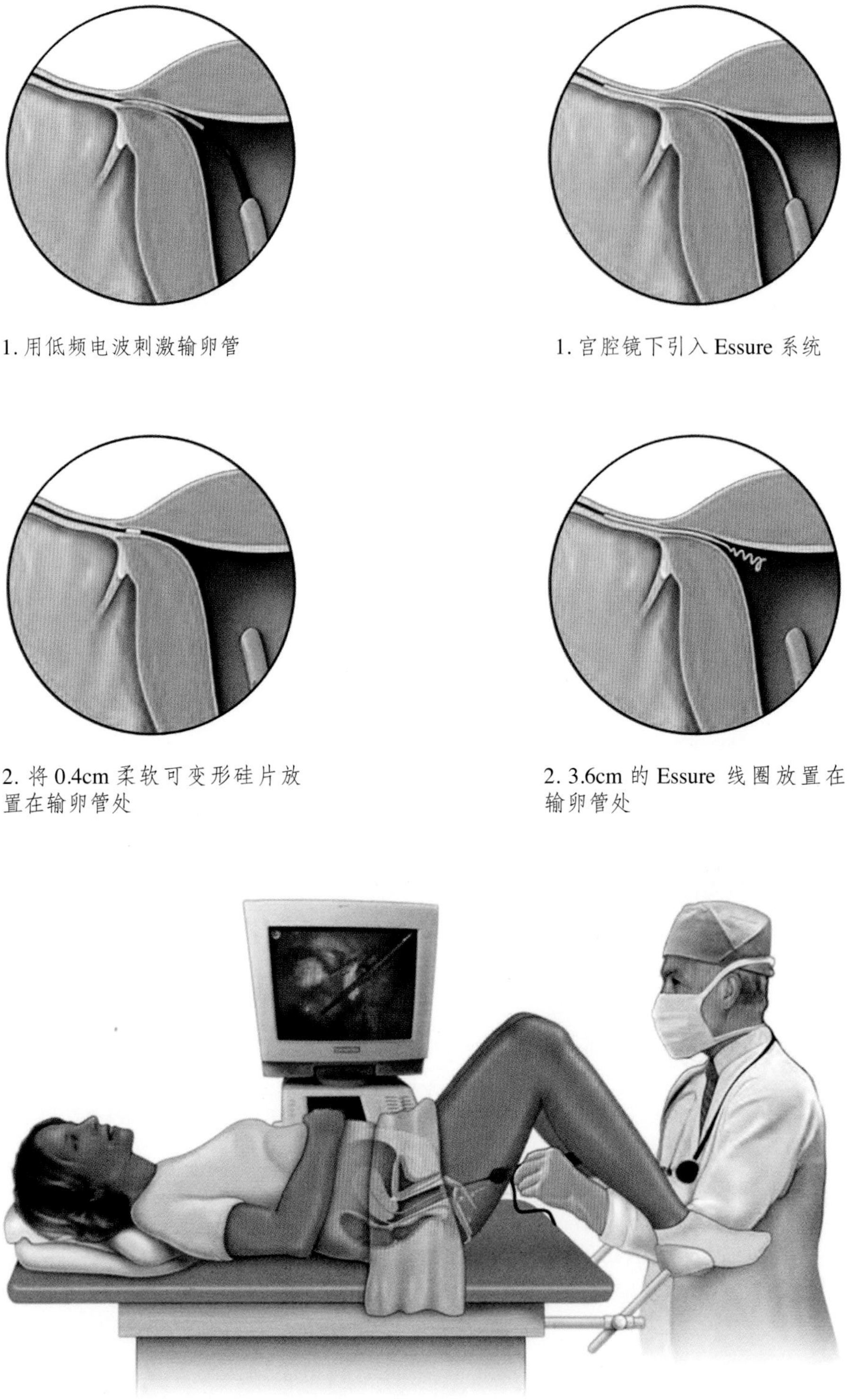
1. 用低频电波刺激输卵管
1. 宫腔镜下引入 Essure 系统
2. 将 0.4cm 柔软可变形硅片放置在输卵管处
2. 3.6cm 的 Essure 线圈放置在输卵管处

图27.5 宫腔镜下绝育术。

- 手术方法。
- 可备选的绝育方法，包括男性绝育术。
- 选择绝育术的理由。
- 告知术后后悔的危险因素。
- 手术操作的细节，包括风险和益处。
- 手术失败率，包括异位妊娠。
- 术后需要用避孕套，防止感染性传播疾病和 HIV 病毒感染。
- 签署知情同意。
- 签署知情同意后到手术前有间隔时间。

由于未重视术前咨询，虽然只有 1% 的患者要求行复通术，但超过 26% 的患者绝育术后出现后悔。

框 27.1　后悔行绝育术的危险因素
实施绝育术时年龄小于 25 岁
在剖宫产术时行绝育术
产次较少
未成年状态
婚姻状况有变动
较少使用其他避孕方法
对绝育手术的过程了解不充分
由于配偶的压力或医学指征做出绝育的决定

临床随访

由于宫腔镜绝育手术需要术后 3 个月行输卵管造影检查，因此，他们对该术式不感兴趣。他们认为从自己的角度考虑，男女方绝育术风险相似，但是与输精管切除术相比，输卵管结扎术 10 年手术失败率增加 2.5 倍。因此，这对夫妇选择行输精管切除术，于是预约泌尿外科专家。术后需要 10 周“等待期”，他们选择雌孕激素复方口服避孕药作为这段时间的避孕方法。

（译者：梁菊艳）

访问 http://thePoint.lww.com/activate，有互动式 USMLE 式问题库及更多内容！

第28章 外阴阴道炎

本章主要涉及APGO教育的重点问题：

主题35 外阴和阴道疾病

学生应掌握评估和处理外阴阴道疾病的基本方法，包括确定湿片法的意义。

> 临床病例
>
> 患者女性，20岁，阴道分泌物增多2天，分泌物呈白色，稠厚，外阴红，会阴部瘙痒明显。1周前因鼻窦炎口服抗生素治疗一疗程。既往无类似病史。查体症状与体征相符。

外阴阴道炎常见的症状为外阴瘙痒、灼痛、刺痛和阴道分泌物异常。外阴阴道不适是患者就诊于妇产科的最常见原因。炎症可以呈急性、亚急性，也可呈慢性；病情可轻可重。*外阴阴道炎因不适和疼痛而影响患者生活质量，如影响患者的工作、学习、性生活和自信心*。根据其病因，外阴阴道炎可导致妊娠女性及非妊娠女性不良生育结局。

外阴阴道炎

外阴阴道炎需进行鉴别，成功治疗取决于找准病因。最常见的病因有细菌性阴道病［（BV）占有症状患者的22%~50%］、外阴阴道假丝酵母菌（占17%~39%）及滴虫（占4%~35%）。这些常见的阴道炎常有不同的典型临床特征（表28.1）。外阴和阴道也是多种性传播疾病感染的部位，如生殖器疱疹、人乳头瘤病毒、梅毒、软下疳、腹股沟肉芽肿、性病性淋巴肉芽肿和传染性软疣（参见第29章）。据估计，有高达70%的患者并未确诊。在这些未确诊的患者中，症状各异，如萎缩性阴道炎、各种外阴皮肤病和外阴痛。

性传播和感染是外阴阴道炎最常见的病因，根据患者病史及其症状，化学性、过敏性及其他非感染性因素也是导致阴道炎的病因。在外阴阴道炎的诊断中，重点需了解阴道症状的完整病史，包括阴道分泌物变化、是否有异味、瘙痒、刺痛、灼痛、性交痛和排尿困难等，了解症状出现的部位（外阴、阴道和肛门）、持续时间及其与月经周期的关系、以往自行处理和阴道冲洗等治疗的效果、性生活史等，均有助于寻找病因。有外阴症状的患者，应对外阴进行全面检查。患者自行应用非处方药物治疗会影响医生的诊断。

简单的试验室检查有助于诊断外阴阴道炎病因，包括阴道pH试纸、胺臭味试验（whiff），以及将阴道分泌物加入生理盐水或10%氢氧化钾(KOH)，置于显微镜下检查。也可以行酶活性快速检测确定与BV相关的微生物、阴道毛滴虫抗原检测、快速检测阴道加德纳菌DNA、阴道毛滴虫鞘和假丝酵母菌等，但是这些检测在外阴阴道炎患者治疗中的作用尚不明确。根据高危因素的不同，可使用DNA扩增试验检测淋球菌和沙眼衣原体。

外阴阴道正常微生态

外阴、阴道被覆复层鳞状上皮。外阴含有毛囊、皮脂腺、汗腺和大汗腺。阴道上皮为非角化上皮，不含这些结构。青春期时，在雌激素刺激下，上皮细胞日渐成熟并富含糖原，有利于生殖道内乳杆菌生长。乳杆菌可将糖原分解为乳酸，维持正常阴道酸性环境。在育龄妇女中，阴道pH值维持在3.5~4.7，而在青春期前或绝经后妇女中，阴道pH值为6~8。除乳杆菌外，正常妇女阴道中还含有多种需氧菌和厌氧

表 28.1　生理性阴道分泌物的特征及常见阴道炎的诊治

特征	正常	细菌性阴道病	假丝酵母菌	滴虫性阴道炎
常见症状	-	性交后腥臭味更明显；也可以无症状	瘙痒，烧灼感，刺痛，白色稠厚分泌物	泡沫状，恶臭味，尿痛，性交痛，外阴瘙痒和烧灼痛
分泌物的量	少	常增多	增多	增多
分泌物的外观	白色，干净，絮状	稀薄，均质，白色，黏附	豆腐渣样	黄绿色，泡沫状，黏附
阴道 pH 值	3.8~4.2	＞ 4.5	正常	＞ 4.5
KOH（胺试验）	-	阳性（腥臭味）	-	±（腥臭味）
显微镜检查	正常鳞状上皮细胞	白细胞增加，可见线索细胞，乳酸菌减少	芽生孢子和菌丝	正常上皮细胞，多量白细胞，毛滴虫
治疗	-	甲硝唑（口服或经阴道） 克林霉素（口服或经阴道）	经阴道合成咪唑类药物治疗或口服氟康唑	口服甲哨唑或替哨唑

KOH, potassium hydroxide.

菌，每毫升阴道分泌物中含 10^8~10^9 菌落。阴道是一个潜在腔隙，不是一个开放空间，所以在正常情况下，厌氧菌和需氧菌比例为 5:1。

*正常情况下亦有阴道分泌物，因此，并不是出现阴道分泌物即提示为阴道炎，这对鉴别诊断很重要。*阴道分泌物有多种来源，其中主要来源于宫颈黏液，少量来自于子宫内膜腺体分泌液、Skene 和 Bartholin 等腺体分泌液以及阴道黏膜渗出液。阴道壁脱落的鳞状上皮细胞使阴道分泌物呈白色或灰白色，并增加其黏稠度。正常阴道菌群也产生一定量的分泌物，因此，可以缓解阴道干涩及刺激症状。激素变化、妊娠、应用免疫抑制剂、阴道冲洗和性生活等均可改变阴道分泌物的量和特性。无任何不适的女性，每天约产生 1.5g 无气味的阴道分泌物。

细菌性阴道病

BV 是一种以正常产生过氧化氢的乳杆菌减少伴有包括加德纳菌、人型支原体、类杆菌、消化链球菌、梭杆菌、普雷沃菌和奇异菌等兼性厌氧菌大量繁殖为特征的多种微生物感染。

BV 患者的常见主诉有阴道分泌物增多，有“霉味”或“鱼腥臭味”，稀薄，呈灰白色或黄色。25% 患者有轻度外阴刺痛感。阴道分泌物常黏附于阴道壁，pH ＞ 4.5。在阴道分泌物中加入几滴 KOH，可产生“胺类”和“鱼腥味”，通常称为胺臭味试验阳性。

阴道分泌物中加入少量氯化钠，在显微镜下检查，可见轻度白细胞（WBC）增加、正常乳杆菌减少和特征性“线索细胞”（图 .28.1）。线索细胞特征为表面黏附大量球状细菌、细胞边界不清、细胞质呈毛玻璃样。由于引起 BV 的细菌是阴道正常菌群的组成部分，所以这些微生物不是诊断标准。*试验室诊断 BV 的金标准是革兰染色，以下 4 项中有 3 项阳性即可临床诊断为细菌性阴道病：①异常灰白色分泌物；② pH ＞ 4.5；③胺臭味试验阳性；④线索细胞阳性。*不能根据巴氏涂片或阴道分泌物中加德纳菌阳性诊断 BV。

治疗

BV 常用口服或经阴道甲硝唑、经阴道克林霉素治疗，也可以口服替硝唑、口服克林霉素或克林霉素阴道栓剂作为有效的替代方案。有症状的孕妇可用甲硝唑或克林霉素治疗，两者均无致畸作用。有证据表明，积极治疗有 BV 感染高危因素的孕妇，能减少胎膜早破（PROM）和早产的发生；但是 BV 普查和无症状患者的治疗并无明显益处。在非妊娠患者中，BV 与盆腔炎及术后感染有关，也与 HIV 及 HSV 感染风险增加有关。虽然 BV 治疗有助于防止术后感染，但并不能减少 HIV 与 HSV 感染风险。治疗 BV 患者的性伴侣不能降低复发率。

外阴阴道假丝酵母菌病

外阴阴道假丝酵母菌病由无处不在的真菌引起，约 90% 为白假丝酵母菌（图 28.2），其余为光滑假丝酵母菌、热带假丝酵母菌或光滑球拟酵母菌。假丝酵母菌感染一般不与其他感染共存，虽然有 10% 的男性伴侣有阴茎感染，但并未将其作为性传播性疾病。易感人群有妊娠、糖尿病、肥胖、免疫抑制、口服避孕药或糖皮质激素或应用广谱抗生素。会阴局部温度和湿度增加，如穿紧身或经常使用护垫，会增加假丝酵母菌感染风险。*假丝酵母菌常侵袭雌激素水平正常的组织，因此，外阴阴道假丝酵母菌病多见于育龄期妇女，而少见于初潮前或绝经后妇女。*

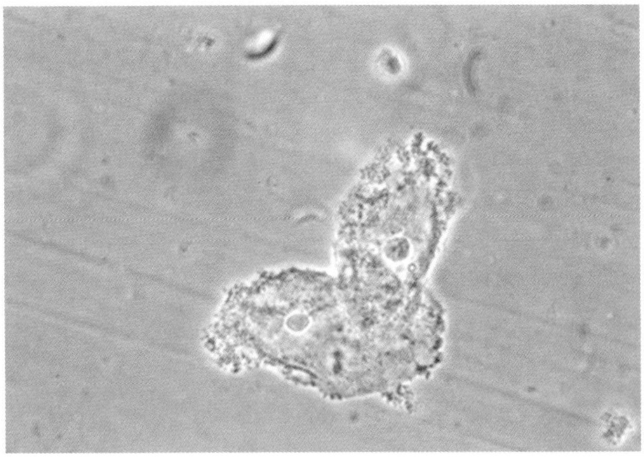

图28.1 线索细胞，即成团细菌黏附于上皮细胞表面。线索细胞表示阴道细菌感染。

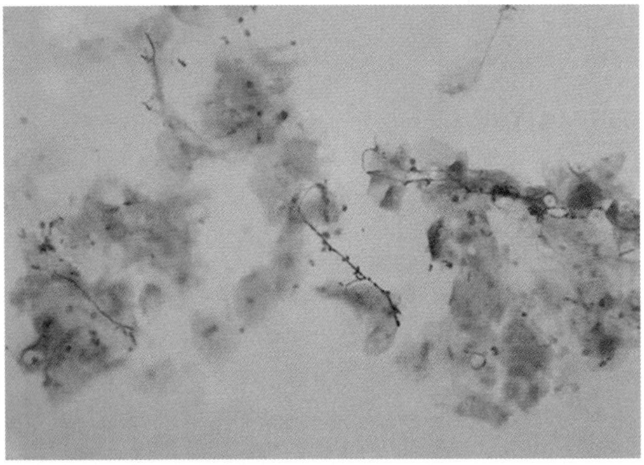

图28.2 假丝酵母菌。阴道涂片革兰染色后，在上皮细胞间可见菌丝。

症状与体征

主要临床表现为外阴瘙痒、灼痛、尿痛以及性交痛，但有高达20%的患者无症状。妇科检查可见外阴阴道水肿，严重者可见表皮脱落。分泌物呈白色稠厚、豆腐渣样，阴道pH为4~5。

诊断

不能仅根据病史和查体确诊，非处方药物（OTC）治疗安全而有效，但是如果OTC治疗无效或治疗后很快复发，则应就诊并明确诊断。应在就诊前停药3天。阴道分泌物中加入氯化钠或10%氢氧化钾溶液，如果显微镜下找到假丝酵母菌的芽生孢子或假菌丝即可确诊。对于无症状患者，可采用培养法。外阴阴道假丝酵母菌病可进一步分为单纯性VVC和复杂性VVC（框28.1）。乳胶凝集试验可以用来检测非白色假丝酵母菌菌株，因为湿片法不能显示假菌丝。

治疗

假丝酵母菌感染的治疗主要以合成咪唑类药物阴道用药，如咪康唑、克霉唑、布康唑、噻康唑和特康唑乳膏或栓剂。临床广泛应用单剂氟康唑150mg顿服，该方案对合并妊娠者也适用，但高剂量氟康唑（400~800mg/d）可增加胎儿出生缺陷的风险。制霉菌素也可用于孕妇治疗。

虽然这些药物有效率较高，但仍有20~30%的患者在治疗后1个月出现复发。每周服用氟康唑预防复发，连续6个月，有效率为50%。也可阴道局部应用预防复发，每周1次或每周2次。光滑球拟酵母菌对所有唑类药物均耐药，阴道内硼酸胶囊或甲紫治疗有效。*反复频繁复发者应仔细检查，是否有糖尿病、自身免疫性疾病等危险因素。*当行全身抗生素治疗时，需同时给予阴道预防性抗真菌治疗。*由于不属于性传播性疾病（STD），因此疾控中心不推荐性伴侣常规治疗。*

滴虫性阴道炎

阴道毛滴虫是仅寄生在女性阴道、人体尿道旁腺和尿道的鞭毛虫，主要经性交传播，也可经游泳池、浴缸等污染物品传播。*滴虫性阴道炎与PID、子宫内膜炎、不孕症、异位妊娠和早产有关。*常与其他性传播性疾病共存，并使HIV更易传播。

症状

阴道毛滴虫感染的症状轻重不等，主要症状有外阴瘙痒、灼热、大量腐臭味阴道分泌物、尿痛、性交痛，以上症状并不同时出现。阴道分泌物常呈黄绿色或灰白色，泡沫状，稀薄，pH ＞ 4.5。查体可见外阴水肿或充血，*仅约10%的患者出现典型表现，即阴道上段黏膜或宫颈表面出现斑片状或草莓样外观，*大部分患者无症状。

框28.1 VVC临床分类
单纯性VVC
散发或非经常发作
临床表现或体征轻到中度
白假丝酵母菌感染
免疫功能正常
复杂性VVC
反复发作
严重的症状和体征
可疑或明确的非白假丝酵母菌感染
患者合并糖尿病，严重的内科疾病或免疫功能低下患者

诊断

*根据阴道分泌物生理盐水悬滴法在显微镜下检查而确诊。*显微镜下可见大量成熟上皮细胞、白细胞及阴道毛滴虫（图 28.3）。诊断方法包括基于免疫层析毛细管流技术的 OSOM 滴虫快速检测、Affirm VPIII 检测，即利用核酸探针技术诊断阴道毛滴虫、阴道加德纳菌和白色假丝酵母菌。其他方法包括培养法和聚合酶链反应（PCR）。*诊断为滴虫性阴道炎者，应行其他性传播性疾病筛查，尤其是淋病和衣原体。*

治疗

口服甲硝唑或替硝唑治疗。建议性伴侣同时治疗。治疗期间应禁止性交，直至治愈。*治疗期间禁饮酒，以避免出现戒酒硫样反应。*滴虫性阴道炎可导致早产、胎膜早破和低出生体重儿。*妊娠期滴虫性阴道炎应及时治疗，孕妇应用甲硝唑治疗是安全的，但是治疗不能预防这些妊娠并发症。*

虽然建议患者复查阴道分泌物，但这样并不经济有效，仅用于少数有反复复发病史者。在反复感染或依从性差的患者中，需考虑是否合并其他感染因素或合并其他基础疾病。有报道，滴虫性阴道炎对甲硝唑耐药。完全耐药者很少，而相对耐药者可高达 5%，可改用大剂量替硝唑治疗。

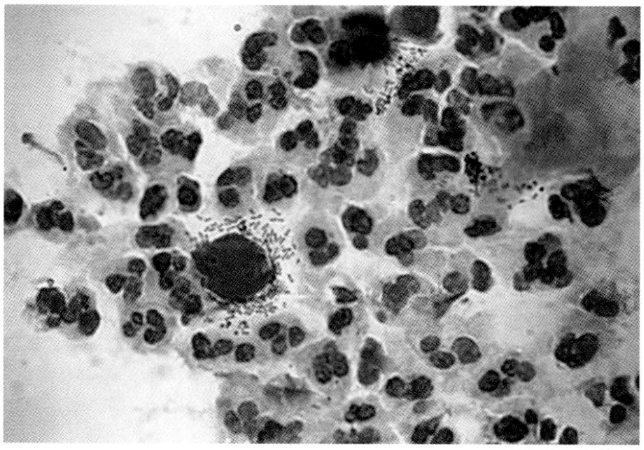

图28.3　阴道毛滴虫。阴道毛滴虫清晰可见。

其他病因

萎缩性阴道炎

萎缩性阴道炎即因雌激素水平低下引起的阴道上皮萎缩。绝经后女性多见，但也可见于年轻患者。*雌激素水平在维持正常阴道状态方面发挥关键作用。*雌激素水平低下时，阴道上皮细胞内糖原减少，导致乳杆菌减少。在青春期前或绝经后，阴道上皮菲薄，阴道 pH 值常升高（4.7 或更高）。周围结缔组织弹性减低，导致阴道缩短变窄。尿道也受影响而呈萎缩性改变。萎缩性阴道炎患者主要症状为阴道分泌物异常（减少）、外阴瘙痒、灼热、阴道干涩或性交痛。典型的泌尿系症状包括尿频、尿急、反复发作泌尿系感染、尿失禁。萎缩性阴道炎的治疗包括阴道冲洗保湿、口服或阴道局部雌激素治疗。

脱屑性阴道炎多见于围绝经期和绝经后女性，主要特点为上皮细胞剥脱所致脓性分泌物、外阴阴道充血、烧灼感，阴道乳杆菌减少，而革兰染色阳性菌增多，常见为链球菌，阴道 pH ＞ 4.5。治疗首选每日 2% 克林霉素软膏局部用药，14 天为一疗程。

> 临床随访
>
> 患者典型症状提示为假丝酵母菌性阴道炎，应用广谱抗生素为其诱因。取分泌物置于 KOH 中检查确诊，将分泌物置于生理盐水玻片上，排除细菌性阴道病及滴虫性阴道炎。该患者病情相对简单，无需行分泌物培养。因患者否认性生活，故无需筛查性传播性疾病。口服单剂量氟康唑后，患者痊愈。

（译者：李小林）

访问 http://thePoint.lww.com/activate，有互动式 USMLE 式问题库及更多内容！

第 29 章 性传播性疾病

本章主要涉及 APGO 教育的重点问题：

主题 36 性传播感染与泌尿道感染

学生应掌握性传播感染的预防措施、筛查流程，掌握常见性传播性疾病的评估与治疗的基本原则，能概述盆腔炎性疾病的病生理、初始评估、治疗以及远期并发症。

临床病例

患者 24 岁，主因阴道分泌物增多、烧灼感伴尿频 2 周来医院就诊。因可疑膀胱炎，自行应用治疗酵母菌的非处方药治疗 1 个疗程，并饮用蔓越莓汁治疗，但症状持续无缓解。昨日与患有衣原体感染的新男友有性生活史，口服了避孕药，未用避孕套避孕。尿常规、阴道分泌物涂片检查阴性，查体可见宫颈口和阴道内有中等量灰色分泌物。

在性生活活跃的女性中，STD 是最常见的妇科疾病之一。STD 可经口交、性交或肛交传播，导致不孕、癌症甚至死亡等不同后果。STD 是导致可预防的不孕的常见原因，并与异位妊娠密切相关。HIV 感染与某些 STD 有关，对 STD 的有效预防、筛查及治疗成为公共卫生健康的工作重点。STD 增加个人经济负担，并导致疼痛、不适，影响人际关系。

*大多数 STD 经皮肤接触或体液交换而传播。*肛交尤其高危，因为直肠组织易破损，微生物易通过这些破损而发生传播。一些 STD 还可经口腔和生殖道传播。一些患者误认为这种性交方式并不是高危性行为或她们并非性主动方。

STD 评估应作为妇女健康保健工作的常规内容。

总的诊断原则

许多 STD 无症状或者在感染早期阶段无症状，因此必须了解患者完整的性生活史，并进行体格检查。*STD 患者中有 20%~50% 同时合并其他感染，所以，当确诊一种感染时，需怀疑是否有其他感染。*

体检时，需检查腹股沟区有无红斑、破损、淋巴结肿大，外阴、会阴、肛周有无皮损、溃疡，触诊有无增厚、肿胀；还应检查巴氏腺、尿道旁腺、尿道等，因为这些部位都是淋球菌感染的好发部位。对有泌尿道症状的患者，需轻轻挤压尿道，观察有无异常分泌物。检查阴道、宫颈有无病变及异常分泌物。*许多 STD 表现为生殖道溃疡或宫颈感染（宫颈炎）、尿道感染（尿道炎）或两者兼而有之（表 29.1）。*若患者有肛交行为，直肠应视为可能感染的部位。根据患者性行为方式，全面检查口腔、颈部及其他部位淋巴结。

筛查

*在非妊娠女性，应根据患者年龄、危险因素评估进行 STD 筛查（框 29.1）。*当患者诊断为宫颈炎时，还应常规筛查 PID、衣原体感染、淋病、BV、支原体，必要时，进行治疗。*当患者确诊为 PID 时，应同时检测有无衣原体、淋球菌及 HIV 感染。*

表 29.1　以生殖器溃疡为特点的疾病

	疱疹	梅毒	软下疳	腹股沟肉芽肿	性病淋巴肉芽肿
流行病学	• 至少 5000 万美国人感染单纯疱疹病毒（HSV）	• 正在下降，在大都市更普遍	• 常为分散爆发，合并 HIV 感染概率较高	• 在美国罕见，在印度、巴布亚新几内亚、澳洲中部、南非流行	• 在美国未发现
临床表现	• 许多病例并不出现典型的痛性溃疡或水疱 • HSV-1 感染复发很少见，此为咨询的重要方面	• 一期梅毒：溃疡或硬下疳 • 二期梅毒：皮肤红斑，淋巴结病，皮肤黏膜破损 • 神经梅毒：眼、耳异常 • 三期梅毒：心脏、眼部症状，耳异常，树胶肿 • 潜伏梅毒：无症状，经血清学诊断	• 痛性生殖器溃疡和痛性化脓性腹股沟淋巴结肿大	• 无痛性、突出于皮面的，红色、易出血的皮损	• 有时在感染部位出现自限性水疱或溃疡 • 腹股沟或股部淋巴结病
诊断	• 临床诊断需试验室确诊 • 首选的病毒学检查是细胞培养中 HSV 的分离及 PCR • 为确定感染的病因是 HSV-1 还是 HSV-2，应进行病毒培养分型 • 进行血清学检查时，须做特异的糖蛋白 G 定量试验	• 早期梅毒的确诊方法是暗视野和直接荧光抗体试验检查皮损渗出物及组织 • 非密螺旋体试验（VDRL、RPR）和密螺旋体试验（FTA-ABS、TP-PA）可用于初步诊断 • 仅用一种血清学试验不能确诊，与梅毒无关的一些用药有时可使非密螺旋体试验呈假阳性	• 培养基和 PCR 试验并不易获得 • 可能性诊断：患者有痛性溃疡，无梅毒证据，典型软下疳表现，疱疹试验阴性	• 临床可疑 • 肉芽组织的瑞氏或吉姆萨染色以及活检	• 临床可疑 • 除外其他原因 • 沙眼衣原体病原检测阳性

Centers for Disease Control and Prevention. Sexually Transmitted Diseases Treatment Guidelines 2010. http://www.cdc.gov/std/treatment/2010/default.htm. Accessed October 16, 2012.

框 29.1　美国妇产科医师学会推荐的性传播疾病筛查

常规筛查

- 考虑性活跃的 25 岁及以下的女性，应常规筛查衣原体和淋病感染。
- 发育异常的妇女应进行性传播疾病（性病）的筛查。
- 人类免疫缺陷病毒（HIV）筛查推荐性活跃或曾性活跃的妇女。（医生应该意识到并注意他们对 HIV 筛查的要求）

根据危险因素进行筛查

- 妇女曾有多个性伴侣或其性伴侣有多个性伴侣，其性伴侣经检测证实患性传播疾病，或有性病反复发作的病史，或有临床症状者应定期筛查性病。
- 年龄 26 岁及以上，无症状但存在感染高风险的妇女应定期筛查衣原体感染和淋病。

严重的症状和体征

可疑或明确的非白假丝酵母菌感染

患者合并糖尿病，严重的内科疾病或免疫功能低下患者

预防

预防 STD 途径包括宣传教育减少性行为、减少性伴侣个数、使用避孕套。对于一些 STD，包括 HPV 和 HBV，免疫方法可用于减少或预防疾病传播。

预防重点是提高人们的警觉性。当 STD 确诊时，该患者的性伴侣也应接受评估。在美国，淋病、衣原体感染和梅毒等病例必须上报至当地卫生部门。在预防再感染方面，对男性性伴侣的治疗显得尤为重要。*在快速性伴侣治疗中，患者的性伴侣即使未行体格检查或化验检查，也可接受药物治疗。*在性伴侣无法或不愿医治的淋病、衣原体感染者，美国妇产科学会与 CDC 指南一致，推荐以快速性伴侣治疗作为预防再感染的方法。虽然此疗法并未出现副反应，但仍有潜在风险。应鼓励性伴侣们主动就诊。

在某些地区，快速性伴侣治疗是禁止的。因此，医生需熟悉当地法律法规。

特异性感染

根据 STD 是否表现为宫颈炎或生殖道溃疡，表 29.1 和表 29.2 从发病率、症状和体征、评估、需特殊的考虑问题等方面对常见 STD 进行了总结。治疗方案常有所变动，可于 CDC 网站上查询最新治疗指南。

沙眼衣原体（衣原体）

衣原体是一种革兰阴性专性胞内微生物，其缺乏代谢和产生 ATP 的能力，易感染柱状上皮。*在美国，衣原体感染是最常见的感染性疾病。* 2006 年，CDC 接收上报病例超过了 100 万例。虽然上报例数很多，但仍有许多衣原体感染者未被上报。预计每年有超过 170 万衣原体感染病例未得到诊断。*若未经治疗，高达 40% 的衣原体感染者会发展为盆腔炎，并导致明显并发症，如异位妊娠、慢性盆腔痛和不孕。* 衣原体感染还与非淋球菌性尿道炎和包涵体性结膜炎相关。*由于未经治疗的衣原体感染后果严重，故推荐性活跃的、年龄≤ 25 岁女性每年进行筛查。有高危因素的大龄妇女，如有多个性伴侣或有新的性伴侣者，也应每年筛查。*

诊断

衣原体感染多为无症状性或临床表现轻微、非特异性，症状表现为异常阴道分泌物和阴道出血。宫颈炎，即宫颈口脓性分泌物和宫颈外翻导致的间断性宫颈出血，提示可疑衣原体感染（图 29.1）。逆行性感染导致无明显症状的轻度输卵管炎（输卵管感染）。一旦发生输卵管炎，则病情可迁延数月，并导致输卵管损伤。*因为衣原体常与淋球菌感染并存，所以已*

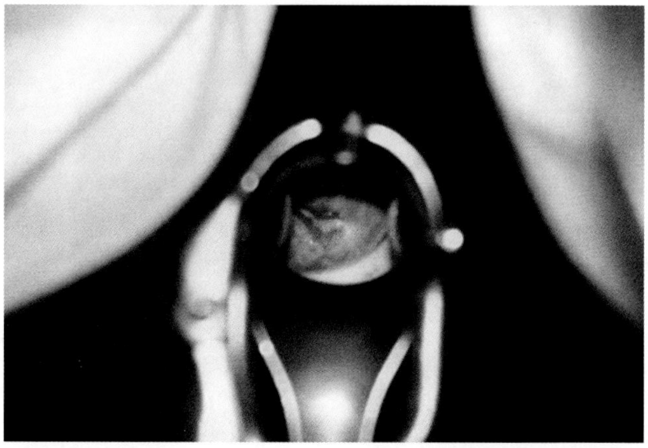

图29.1 宫颈炎。宫颈管脓性分泌物，宫颈黏膜外翻导致间断性宫颈出血均提示宫颈炎，高度可疑衣原体或淋球菌感染。

表 29.2 以宫颈炎或尿道炎为特点的疾病

	衣原体感染	淋病
流行病学	• 在美国是报道最多的感染性疾病 • 在≤ 25 岁的人群，发病率最高	• 预计在美国每年有 70 万新发感染病例 • 在不同社区和种族发病率差异较大 • <25 岁的女性最高危
表现	无症状性感染常见 • 其他表现：黏液脓性宫颈炎、异常阴道分泌物、月经间期阴道异常出血	• 无症状常见
评估	• 所有≤ 25 岁的性活跃妇女每年应进行筛查 • 妇女可通过检查尿液或宫颈内、阴道分泌物来诊断泌尿生殖道感染 • 对宫颈管内拭子进行培养，直接免疫荧光、酶免疫分析、核酸杂交试验、核酸扩增试验可用于检查沙眼衣原体 • FDA 认为宫颈管内拭子行核酸扩增试验检查最敏感 • 对于不愿意行妇科检查的青少年以及妇科检查不可行时，推荐尿液筛查	• 适宜在性传播性疾病高危者中检查 • 学会建议性活跃的青少年每年筛查淋病 • 根据性行为方式考虑咽部、肛门直肠感染的可能 • 当青少年不愿意行妇科内诊或当视诊不可行时，考虑尿液筛查
特殊考虑	• 接受治疗的衣原体感染者应于单剂量疗法治疗后的 7 天内或 7 天疗程中禁欲，直到所有性伴侣治愈 • 对于应用推荐疗法或其他疗法治疗者，除非存在治疗依从性差、症状持续存在或可疑再感染时，并不推荐在结束治疗后的 3~4 周进行复查 • 由于再感染有较高概率，对于所有衣原体感染的妇女，建议在治疗后约 3 个月进行复查，并建议在随后的 3~12 个月内再次治疗	• 除非行核酸扩增试验排除，淋病患者应常规同时治疗衣原体感染 • 建议淋病患者在治疗后 3 个月复查。若在 3 个月后未复查，鼓励其用药后的 12 个月内复查

Centers for Disease Control and Prevention. Sexually Transmitted Diseases Treatment Guidelines 2010. http://www.cdc.gov/std/treatment/2010/default.htm. Accessed October 16, 2012.

知或可疑淋球菌感染者，还应检查有无衣原体感染。

衣原体试验室检查方法有培养、直接免疫荧光技术、酶联免疫技术、核酸杂交试验、核酸扩增试验（NAAT）等，可用于宫颈拭子沙眼衣原体检测。NAAT 是经 FDA 批准的宫颈管内拭子最敏感的试验。对于不愿行妇科检查的青少年或不能行妇科检查的地区，可行尿液筛查。

治疗

常用阿奇霉素或多西环素来治疗衣原体感染。其他抗生素还包括红霉素、琥乙红霉素、氧氟沙星、左氧氟沙星。临床医生应告知患者红霉素可导致明显的胃肠道副作用。*症状持续的患者可能与治疗依从性不好或再感染有关，此类患者应于初始治疗后 3~4 周复查。*

由于有再感染的风险，衣原体感染患者应于治疗后 3 个月复查。治疗期间应禁止性生活，直到治疗结束，同时所有性伴侣都应进行治疗。

淋病奈瑟菌（淋病）

淋病奈瑟菌是革兰阴性胞内双球菌，在美国 STD 中位居第二位。美国预计每年约有 60 万新发淋病病例，而仅有 < 50% 的病例上报至 CDC。由于耐药菌株的出现、无症状性感染率增高、性行为模式的变化等，均导致淋病发生率增加。*在青少年和年轻成人中，感染率最高。*淋球菌感染导致盆腔炎，继而形成粘连、输卵管受损、输卵管积水，最终导致不孕。研究表明，淋球菌可易化 HIV 的传播。女性易感染淋球菌，可累及生殖道、直肠及咽部。在所有地区，淋病应作为需要上报的疾病，感染者的性伴侣也必须进行诊治。

诊断

感染 3~5 天内出现症状和体征，而在人群中常见的是无症状性感染。男性的典型症状为尿道炎，自尿道流出黏液性或脓性分泌物。*女性的症状与体征常不明显，因此易被忽略，可表现为从尿道口、尿道旁腺、宫颈或肛门流出脓性分泌物。*肛交并非总是肛门感染的必要条件。宫颈炎且宫口有黄绿色分泌物者提示临床医生，患者可能有淋球菌或沙眼衣原体感染。巴氏腺感染可导致继发感染、脓肿或囊肿形成。当腺体水肿、疼痛时，应手术切开引流。

女性淋病奈瑟菌感染的试验室检查包括宫颈管内、阴道、尿液标本检测，方法包括培养法、核酸杂交试验或 NAAT（核酸扩增试验）。从咽部或直肠取得拭子标本进行培养是最常用的方法，其他非培养方法均未经 FDA 批准。在有症状的男性，可用革兰染色法来检测尿道标本，但在女性和无症状的男性，不推荐以该方法作为确诊试验。*所有淋病患者应同时检测有无其他 STD 疾病，如衣原体、HIV 和梅毒。*

治疗

在可疑或已确诊的淋球菌感染者应积极治疗，避免未治疗而导致严重后果。由于耐喹诺酮淋球菌菌株的出现，喹诺酮类药物已不再用于淋球菌感染的治疗。推荐治疗方案为肌注头孢曲松加口服阿奇霉素或多西环素。*由于合并衣原体感染的可能性较高，若 NAAT 试验未排除衣原体感染，则应同时针对衣原体进行治疗。*

盆腔炎性疾病

PID 包括上生殖道感染（子宫内膜、输卵管、卵巢及盆腹膜等），病原微生物在最初感染宫颈后，沿黏膜表面直接蔓延。*引起 PID 的最主要病原体是沙眼衣原体和淋病奈瑟菌。*从 PID 患者输卵管分离出的微生物还包括支原体、链球菌、葡萄球菌、嗜血菌、大肠埃希菌、类杆菌、消化链球菌、梭菌和放线菌。

*宫颈感染的时机与月经周期相关，宫颈管内黏液栓可抑制细菌上行，尤其是月经周期中主要分泌孕酮时。口服避孕药也有相同的效应，这是其能抑制 PID 的原因。*活动的精子或宫内节育器的尾丝可协助病原微生物穿透保护性屏障。输卵管结扎术常可阻止病原扩散，但是在某些病例中，微小的通道也可导致感染播散。输卵管的相对活动性有利于感染快速而广泛地播散。

危险因素

*PID 最大的危险因素是前次 PID。*其他危险因素包括青少年、多性伴侣、未使用避孕套以及其他致病菌感染。在未治疗的宫颈衣原体或淋病奈瑟菌感染者中，有 10%~40% 将发展为急性 PID。*PID 早期诊断与治疗有助于预防不孕和异位妊娠。*在发作过一次输卵管炎的患者中，15% 将因输卵管损害和腹腔内粘连形成瘢痕而导致不孕。如果输卵管炎发作次数 ≥ 3 次，则该风险增至 75%。有输卵管炎病史者，其发生异位妊娠的风险增加 7~10 倍。

诊断

PID 的症状表现为非特异性阴道流液或异常阴道出血。PID 应与异位妊娠、感染性不全流产、急性阑尾炎、憩室病、附件扭转相鉴别，更多有意义的体征包括肌紧张、反跳痛或宫颈举摆痛。常见宫颈脓性分泌物，并于附件区可触及增厚或中重度压痛包块，发热、寒战、白细胞数升高（框 29.2）。腹腔受累包括肝周围炎（Fitz-Hugh-Curtis 综合征），由于感染沿右结肠旁沟逆行向上，导致肝表面及邻近腹膜局部纤维化及瘢痕形成。与淋球菌感染相比，衣原体感染更常引起肝周围炎，如图 29.2 所示。严重感染和 PID 发作超过 1 次的患者，可形成输卵管卵巢脓肿（TOA）。TOA 患者急性起病，常伴有高热、心动过速、严重的腹盆腔疼痛、恶心及呕吐。

*因 PID 可能无特异性症状和体征，对于无其他致病原因的性生活活跃的女性，如出现子宫压痛、附件区压痛或宫颈举摆痛，应进行经验性治疗。*确诊 PID 的患者还应检查有无衣原体、HIV、淋球菌感染。

治疗

2012 年，对于简单的淋球菌感染，CDC 推荐包括头孢曲松 250mg 肌肉注射和阿奇霉素 1g 单次口服或多西环素 100mg 口服，Bid，连续 7 天的复合疗法。但是，许多患者仍需住院进行更彻底地治疗。住院治疗指标如框 29.3 所示。住院患者的处理重点是大剂量应用静脉广谱抗生素，覆盖需氧菌和厌氧菌。*对抗生素治疗无效的 TOA 患者，根据生育情况及患者需求，建议外科引流，甚至子宫切除。*介入放射学提供了一种潜在的脓肿引流替代方法。*TOA 破裂合并感染性休克是一个危及生命的并发症，死亡率高达 10%。*这些患者必须行手术治疗。

框 29.2 急性输卵管炎的临床诊断标准
以下有一条或者更多阳性
1. 宫颈举痛
2. 子宫压痛
3. 附件区压痛
附加标准
以下有一条或者更多阳性
1. 体温大于 38.3 摄氏度
2. 宫颈或阴道脓性分泌物
3. 阴道分泌物中检见大量白细胞
4.ESR 升高
5.CRP 升高
6. 试验证据支持淋病奈瑟菌或沙眼衣原体感染

Centers for Disease Control and Prevention. Sexually Transmitted Diseases Treatment Guidelines, 2010. http://www.cdc.gov/std/treatment/2010/default.htm. Accesed October 16, 2012.

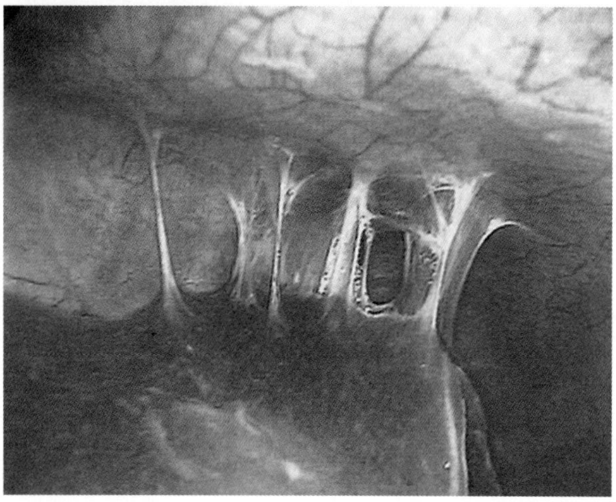

图29.2 肝周围炎。肝、膈之间可见炎性粘连带即为衣原体感染而致肝周围炎的证据。

生殖器疱疹

生殖器疱疹由 DNA 病毒——单纯疱疹病毒 (HSV) 所引起。在美国，HSV 感染者超过 5000 万人。HSV 分为两型，即 HSV-1 与口腔溃疡相关，其目前引起生殖器疱疹者增加，尤其多见于青少年和年轻女性。*虽然在新发生殖道疱疹感染者中，HSV-1 所占比例逐渐增多，但 HSV-2 仍是生殖器疱疹最常见的原因。HSV-1 感染者仍有感染 HSV-2 的可能。*若未经治疗，皮损于 2–3 周内自愈。

诊断

超过 75% 的原发感染未被诊断（发生于体内无 HSV-1、HSV-2 抗体的患者）。第一次感染症状往往最严重，再发症状则稍微减轻。*初始感染症状包括流感样症状和神经系统受累症状，多发生于感染后 2~3 天。*在感染后 3~7 天，于外阴、阴道、宫颈、会阴、肛周皮肤可出现疼痛性水疱，水疱常可蔓延至臀部。这些疱疹破裂形成浅表、有红色边界的痛性溃疡。*单纯性疱疹病灶与软下疳、梅毒、腹股沟肉芽肿形成的溃疡间的鉴别点在于其外观和极度疼痛。*典型自然病程约持续 1 周（图 29.3）。因外阴皮损、尿道和膀胱受累而引起排尿困难，并可导致尿潴留。患者初发皮损时，因为疼痛和泌尿系并发症而需住院治疗。有些患者在生殖器皮损发生后的 5~7 天，会出现无菌性脑膜炎、发热、头痛、假性脑膜炎。

在初次感染后，HSV 沿神经纤维迁移至背根神经结形成潜伏感染。一些未知的刺激可诱发疾病复发，病毒沿神经纤维迁移至感染部位。*复发性皮损较前次疼痛减轻，病程持续 2~5 天。*体内存在同一血清型抗体的女性仍可发生复发性皮损。外观上与疱疹不同的是多倾向于单侧，表现为皲裂或外阴刺激。*HSV-1 感染者复发率低于 HSV-2 感染者，此为应用抑制疗法时应考虑的一个特点。*

大多数 HSV-1 和 HSV-2 感染是无症状性的。*仅*

框 29.3 PID 住院治疗标准

- 不能排除外科急腹症时（如阑尾炎）
- 合并妊娠
- 口服抗生素治疗无效
- 不能遵医嘱或耐受规范口服用药的门诊患者
- 病情严重，伴随恶心、呕吐、高热者
- 患者有输卵管卵巢脓肿

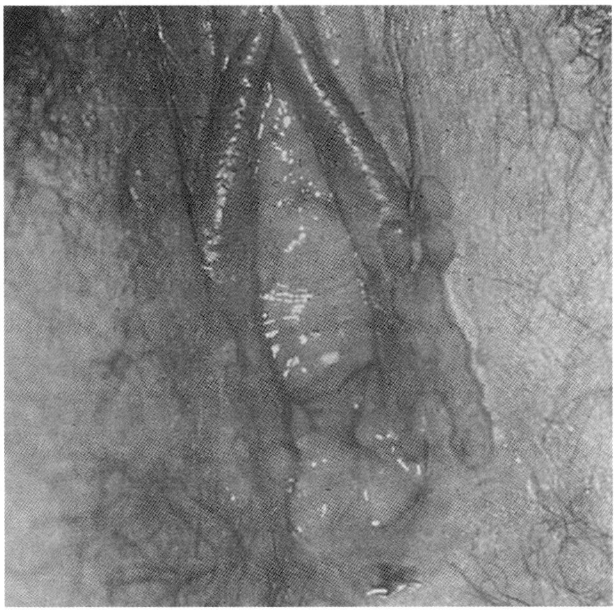

图29.3 生殖器疱疹。小阴唇可见线性分布的疼痛性疱疹紧密连接成簇并相互融合。

*在小部分患者有典型的痛性成簇的疱疹和溃疡。*大多数患者表现为擦伤、皲裂、无明显皮损的瘙痒等症状。*病毒排出会持续至皮损出现后 3 周。*明确诊断必需根据可靠的试验室检查。

检查

常用试验室检查是病毒培养和聚合酶链反应（PCR）。培养法特异性高，但并不敏感。在初始感染者，假阴性率为 25%，复发性感染者，假阴性率高达 50%。PCR 方法虽然昂贵，但敏感性更高，因此应用逐渐增多并成为明确 HSV 感染的方法。此外，血 HSV-1 和 HSV-2 特异性抗体检测也有助于诊断。从感染至出现血清学改变的中位时间是 22 天，因此感染早期检查常出现假阴性结果，约 20% 的患者在感染 3 个月后，血清学检查仍持续阴性，尤其是行抗病毒治疗的患者。疱疹病毒血清学检测主要用于：① HSV 培养阴性的复发性及症状不典型者；②临床诊断为生殖器疱疹，但无试验室诊断依据；③性伴侣患生殖器疱疹。

治疗

主要应用抗病毒药治疗。口服药物可缩短病毒感染的时间及最初症状持续时间，但并不影响长期病程。*目前尚无方法能清除潜伏于背根神经节中的病毒。*治疗原发性生殖器疱疹的药物包括阿昔洛韦、泛昔洛韦、伐昔洛韦，疗程常为 7~10 天。若病变仍持续，则可延长用药时间。这些治疗并不能降低复发概率。应保持患处清洁干燥，必要时，可给予镇痛药（如对乙酰氨基酚、布洛芬）。在最初几天，温水浴可减轻症状。局部应用利多卡因也可缓解症状，但可能导致局部过敏反应。严重感染者需住院行静脉镇痛及抗病毒药物治疗，特别是有免疫抑制或缺乏免疫力者，推荐这些治疗。

复发性生殖器疱疹也可口服抗病毒药物治疗。*间歇疗法可缩短病程（减轻皮损、缓解疼痛、缩短病毒排出的持续时间），在患者出现前驱期症状或皮损出现时用药最有效。*复发性患者的治疗疗程通常比初发患者短（一般为 3~5 天）。间歇疗法推荐用于治疗非频繁复发患者，*抑制疗法用于治疗频繁复发者，此疗法可预防 80% 的复发，使性伴侣间的病毒传染率降低 48%。*在 HSV-2 感染女性，如其性伴侣未感染 HSV 或有 HSV-1 感染，也推荐该疗法。*应告知患者，坚持使用避孕套可降低但不能避免疾病传播的风险。*需使用抑制疗法的患者，也是预防疾病爆发的重点群体。

有生殖器疱疹病史的孕妇应在产前进行详细筛查。*有活动性皮损或有典型疱疹前驱症状的孕妇，临产后应行剖宫产分娩，防止新生儿感染。*

人乳头瘤病毒

在年龄小于 50 岁的性生活活跃女性中，HPV 感染率高达 80%。通过与感染或亚临床感染 HPV 的性伴侣接触而传播，感染途经包括生殖道皮肤、黏膜或体液接触。人是 HPV 唯一宿主。大多数感染是暂时性的，但随着年龄增长，感染的自我清除概率下降。HPV 感染通常是无症状性的，需行宫颈细胞 DNA 杂交检测。与其他性传播性疾病不同，HPV 感染常需数年才产生病变。目前已发现 HPV 亚型有 100 种以上，其中至少 40 种可引起生殖道感染。*HPV 病毒分为高危型和低危型。低危型与生殖器湿疣相关，如 HPV-6、HPV-11；高危型如 HPV-16、18、31、33、45，与宫颈不典型增生和宫颈癌相关。*其中 2/3 宫颈癌由 HPV-16、18 感染所致，而低危型 HPV 极少导致宫颈癌。

尖锐湿疣

尖锐湿疣（生殖器或性病疣）是 HPV 感染导致的质软赘生物，可发生于外阴、阴道、宫颈、尿道口、会阴、肛门（如图 29.4），偶尔发生于舌或口腔。病灶可单发或多发，临床症状常不明显。通常与其他性传播性疾病伴发。因 HPV 通过皮肤与皮肤直接接触传播，因此皮损常在中线两侧呈对称性分布。

诊断

通过体格检查可诊断，确诊需通过疣体活检。常规妇科检查时，应视诊外生殖器和肛周病变，尤其对已知有宫颈或阴道病变患。因梅毒扁平湿疣与生殖器湿疣易混淆，临床医师应能对两者都有高危因素的患者进行鉴别诊断（图 29.5）。

治疗

治疗方法包括化学治疗、烧灼术、免疫治疗。患者适用的药物包括普达非洛、咪喹莫特，但这些药物孕期禁用。治疗包括三氯醋酸、鬼臼树脂安息香、冷冻治疗、手术切除、激光治疗或局部注射干扰素。病灶超过 2cm 者宜采用冷冻治疗、烧灼术、激光治疗。

孕妇、糖尿病、吸烟、免疫抑制的患者疗效欠佳。对于外阴、阴道病灶较大的产妇，为避免阴道撕裂伤和（或）缝合时接触疣体，宜采用剖宫产。剖宫产可降低新生儿感染、新生儿喉乳头状瘤的发生概率。

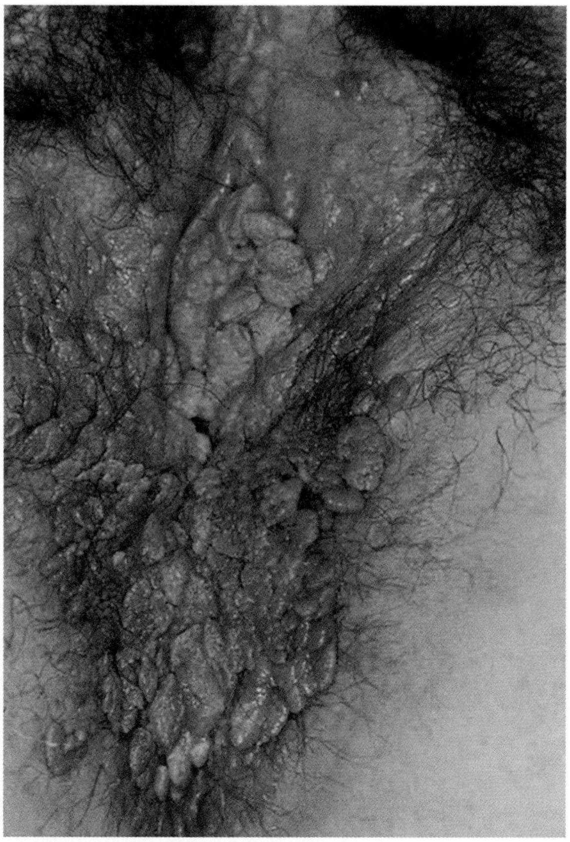

图29.4 尖锐湿疣。

宫颈不典型增生

*高危型 HPV 感染与宫颈不典型增生和宫颈癌之间的关系已经明确。*疾病的诊断与治疗参见第 47 章。*四价 HPV 疫苗 (Gardasil) 可预防 HPV-6、11、16、18 感染 (这些病毒株可导致 90% 的生殖器疣和 70% 的宫颈癌)。*另外还有一种针对 HPV-16、18 的二价疫苗。

*目前，美国妇产科学会推荐 9~26 岁女性接种 HPV 疫苗。*该疫苗是保护性策略，并不能代替宫颈癌筛查。不论接种情况如何，女性应遵循目前的指南建议，进行宫颈细胞学防癌筛查。

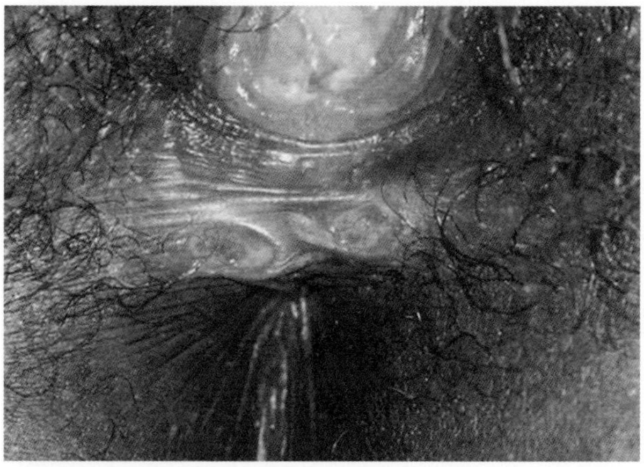

图29.5 梅毒硬下疳。呈溃疡样外观。

梅毒

在美国，20 世纪 90 年代梅毒发病率降至 89.7%，并于 2000 年降至最低。从 2001 年起，梅毒发病率开始上升，尤其男性同性恋患者中高发。女性发病率也有增加。此外，先天性梅毒在历经 14 年下降后，于 2005-2006 年增加至 3.7%。2004 年，女性原发性和继发性梅毒发病率仅为 0.8 例 /10 万，2008 年升至 1.5 例 /10 万，2010 年报道发病率为 1.1 例 /10 万。梅毒发病率升高的原因之一是非青霉素类抗生素广泛用于治疗青霉素耐药的淋球菌感染，而在过去，青霉素用于治疗淋球菌感染时，即可同时治疗梅毒感染。

梅毒由梅毒螺旋体引起，这是可致命的小群螺旋体之一。*因此，活动的、厌氧的螺旋体可迅速侵袭完整的潮湿黏膜，最常见的入侵部位包括外阴、阴道、宫颈。*孕期任何时候梅毒螺旋体都可穿过胎盘而导致先天性梅毒（见第 24 章）。

梅毒分期

梅毒病程很长，分期如下。

一期梅毒

*一期梅毒为疾病第一阶段，其特点是在 T 苍白螺旋体感染后 10~60 天，在病原入侵部位形成硬下疳。*硬下疳具有软骨样硬度、溃疡样外观、边缘稍高出皮表（图 29.5）。因皮损小而无痛，在常规查体时，易被忽略。也可出现淋巴结肿大或其他轻微的全身症状。硬下疳可在 3~6 周自愈。此阶段梅毒血清学试验常呈阴性。

二期梅毒

在硬下疳后 4~8 周，开始出现二期梅毒。*症状包括常在手掌、足底上出现粗糙的、红褐色皮疹。*其他症状有淋巴结肿大、发热、头痛、消瘦、乏力、肌肉疼痛、片状脱发等。皮肤黏膜斑是有高度传染性的继发性皮疹，在二期梅毒患者中发生率为 30%。在身体潮湿部位，平顶丘疹可融合成片，形成扁平湿疣（图 29.6）。与尖锐湿疣的鉴别要点是其基底宽阔、表面平坦。

如未经治疗，此期于 2~6 周内自愈，疾病进入潜伏期。

潜伏期

在潜伏期早期（二期梅毒发生后 1 年内），虽然血清学试验呈阳性，但患者无症状或体征。症状有可能再发。晚期潜伏期梅毒（二期梅毒发生 1 年后）较早期潜伏期梅毒传染性降低。

三期梅毒

在未经治疗的患者中，1/3 进展为三期梅度。该期梅毒已基本无传染性，但严重者会侵犯中枢神经系统和心血管系统，并伴随眼、耳异常。在感染后 1~10 年形成有破坏性、坏死性肉芽肿样的梅毒树胶肿。

诊断

通过显微镜暗视野下观察运动的梅毒螺旋体，于原发、继发皮损处取材或淋巴结吸出物进行直接荧光抗体试验进行诊断。根据非密螺旋体抗原试验［性病研究试验室试验（VDRL）和快速血浆反应素］和密螺旋体抗原试验（荧光密螺旋体抗体吸收试验及密螺旋体颗粒凝集试验）进行初步诊断（框 29.4）。*仅根据血清学试验进行诊断是不够的，非梅毒螺旋体试验假阳性结果有时与用药相关，而与梅毒无关。*无论是在治疗后或是疾病活动期，患者螺旋体试验阳性结果可以持续一生。当可疑神经梅毒时，需行腰穿，取脑脊液行 VDRL 试验来确定。

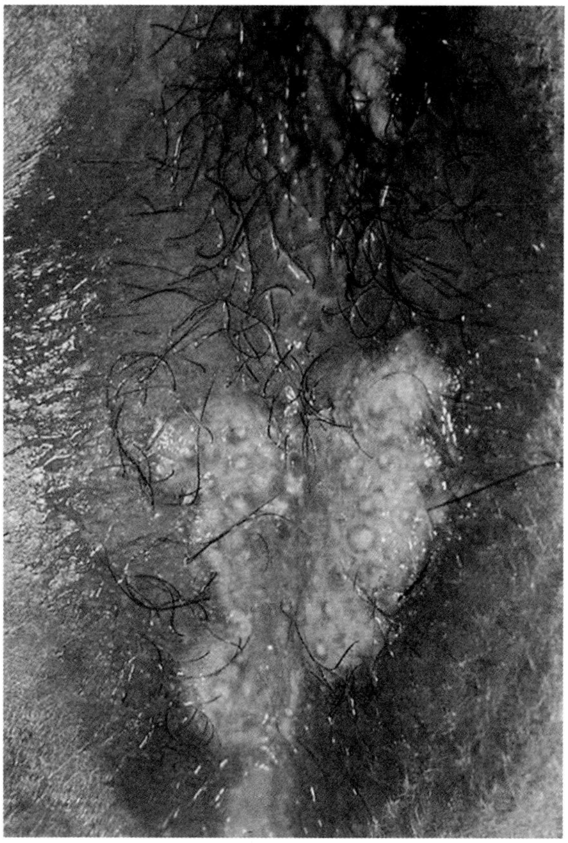

图29.6　梅毒感染形成的扁平湿疣。

框 29.4　梅毒血清学检查类型
非密螺旋体抗原试验
性病研究试验室试验（VDRL）
快速血浆反应素（RPR）
自动反应素试验
密螺旋体抗原试验
荧光密螺旋体抗体吸收试验(FTA-ABS)
梅毒螺旋体颗粒凝集试验（TP-PA）
梅毒螺旋体抗体微量血凝集试验（MHA-TP）

治疗

选择苄星青霉素 G 治疗。患者应于治疗后 3、6、12 个月行定量 VDRL 滴度测定，监测疗效。在疾病痊愈前，患者应禁止性生活。

HIV和获得性免疫缺陷综合征

获得性免疫缺陷综合征 (AIDS) 是由反转录 RNA 病毒 HIV 感染所致。病毒感染的靶细胞是辅助 T 细胞 (CD4 细胞) 和单核细胞。*CD4 细胞耗竭是 HIV 感染的重要标志。*HIV 有两种型别，HIV-1 是美国最常见的类型，而 HIV-2 更常见于西非国家。HIV-1 感染的进展因人而异，不仅耗竭 CD4 细胞数量，而且削弱这些细胞的免疫功能，最终导致免疫系统功能破坏，进而导致严重甚至致命的细菌、病毒、寄生虫感染。

病因学

据估计，美国 HIV 感染或 AIDS 携带者有 120 万人。在育龄期妇女中，AIDS 是前五位致死性疾病之一。据报道，在美国 AIDS 中，成人和青少年女性比例在 1985 年为 7%，而在 2008 年跃升至 27%，升高了 3 倍多。AIDS 是 24~44 岁非洲裔妇女中第三大致死疾病，是同年龄段西班牙妇女第四大致死疾病。*HIV 感染的三个主要途径包括：①性接触；②使用污染的针头或血液制品；③母婴传播。由于在孕早期常规筛查及产时积极治疗 HIV，已在很大程度上降低了 HIV 的传播。*分娩时，可计算病毒载量，大多数 HIV 感染的孕妇需行剖宫产分娩。

诊断和治疗

AIDS 筛查试验是以酶联免疫吸附试验检测 HIV 抗体。*虽然假阳性少，但也存在，常见于多产、应用口服避孕药的妇女。特异性更强的免疫印迹技术可以确诊。*

HIV 治疗重点在于预防和化学治疗。预防强调性行为中使用避孕套和安全性行为。治疗 HIV 感染的药物包括四类抗病毒药：核苷 / 核苷酸反转录酶抑制剂，如齐多夫定；非核苷类反转录酶抑制剂、蛋白酶抑制剂、融合抑制剂。

在非孕期妇女，建议对所有出现症状者进行治疗。在无症状 HIV 患者进行治疗尚存在争议。影响治疗决策的因素包括病毒载量和 CD4 细胞数目。可依据血浆中 HIV RNA 水平来监测结果。在 HIV 治疗中，至少包含三种方法的综合治疗取代了单一疗法。在非孕期女性，选择药物时，还应考虑计划妊娠和非计划妊娠的可能性。

其他性传播疾病

沙眼衣原体血清型 L1、L2、L3 可导致性病淋巴肉芽肿（LGV），高发于荷兰及其他欧洲国家。经阴道性交感染后，女性表现为腹股沟淋巴结肿大。通过肛门感染时，可发生肛门出血、肛门脓性分泌物、便秘、肛门痉挛。在细菌入侵处，有时可形成自限性生殖道或直肠水疱或丘疹。*LGV 是一种全身性感染，若未经治疗，可导致肛门或直肠病损继发感染，进而导致脓肿或瘘管形成。*

肉芽肿，以往称为腹股沟肉芽肿，是由肉芽肿荚膜杆菌引起的性传播疾病。虽然在美国每年仅有不足 100 例的新发病例，但在巴布亚新几内亚、澳洲中部、印度、西非却很普遍。溃疡性皮损呈水疱状，接触易出血。该病为临床诊断，并可通过从皮损处取标本行特异性染色或组织活检来确诊。

*软下疳是另一种以生殖器溃疡为特点的性传播疾病，常为不连续爆发。*10% 的软下疳患者同时合并 HSV 或梅毒螺旋体感染，也常为 HIV 传播的辅助因素。杜克雷嗜血杆菌是其致病原，但难于培养。PCR 常用于确诊，确诊还需通过临床诊断标准和检测溃疡分泌物，除外梅毒和 HSV 感染。该病虽在美国少见，但在许多发展中国家却很普遍。因此，有痛性溃疡的高危患者应考虑该诊断。

传染性软疣由传染性软疣病毒感染引起，属于痘病毒科中的一种 DNA 病毒。*是一种高度传染性的皮肤病毒感染，可通过性接触传播。*临床特点为生殖区域、大腿内侧、臀部出现小而无痛性丘疹，丘疹可于 6 个月至 1 年内自行消退。冷冻疗法或三氯醋酸、过氧化二苯甲酰等药物局部涂抹，可用于治疗和预防疾病传播。

寄生虫感染包括阴虱（阴虱病）和疥疮。阴虱常通过性接触传播，也有阴虱通过污染的衣物或床上用品传播的报道。病原体是阴虱。疥疮是由人型疥螨引起的皮肤感染，可通过相同的途径传播。两种疾病的典型症状都为阴部瘙痒。有时可于阴毛上检测出阴虱或幼虫。疥疮引起的瘙痒症状可于数周后迟发，因疥螨的抗原使患者致敏。但是再感染者，常在 24 小时内出现瘙痒。阴虱和疥疮应用局部药物治疗。杀虫剂扑灭司林是阴虱和疥疮的一线用药。林丹虽被 FDA 批准，但因其潜在的毒性，不推荐作为一线用药。

临床随访

根据患者的症状及其男友感染病史，该患者需行 STD 相关检查。患者同意行衣原体以及淋病、梅毒、HIV、滴虫检查，但拒绝行疱疹、肝炎检查。检测结果除了衣原体以外全部为阴性。予以多西环素治疗，症状缓解。建议患者使用避孕套来预防性传播疾病。3 个月后复查时，其培养结果为阴性，症状未再反复。

（译者：李小林）

访问 http://thePoint.lww.com/activate，有互动式 USMLE 式问题库及更多内容！

第30章 盆底支持组织缺陷、尿失禁与尿路感染

本章主要涉及 APGO 教育的重点问题：

主题 36 **性传播感染与泌尿道感染**

主题 37 **盆腔器官脱垂与尿失禁**

学生们应能鉴别正常与异常的盆腔解剖及支持结构，了解不同类型的尿失禁及脱垂，能概括初步评价与处理的基本方法，掌握药物治疗与手术治疗的选择。此外，学生们应掌握泌尿道感染的诊断与治疗。

> 临床病例
>
> 患者64岁，多产妇，临床表现为尿失禁。患者主诉咳嗽或提重物时有少量尿液流出，症状已持续数月，不得不带尿垫，避免弄湿衣服。患者的姐姐告诉她应行"膀胱手术"治疗。患者体格检查正常，在诊室就诊时，充盈膀胱后咳嗽，未发现有尿液流出。

盆底支持组织缺陷是指支持生殖道器官的结缔组织减少，包括子宫、阴道旁组织、膀胱壁、尿道及尿道与膀胱夹角、远端直肠等器官的支持组织减少。盆腔器官脱垂是因器官丧失支撑而自尿生殖裂隙下降的一种疾病。为了患者能得到确切诊断及最佳治疗，医生应熟悉盆腔支持组织缺陷的类型、相关症状及治疗选择。

盆腔支持组织缺陷

*盆腔支持组织缺陷常见于老年妇女，其原因为组织弹性下降及累积应力的累加效应。*相关危险因素包括遗传易感性、产次（特别是经阴道分娩）、绝经、年龄增加、以往盆腔手术、结缔组织病、腹压增加的相关因素（如肥胖、慢性便秘伴过度用力）等，盆底支持组织缺陷是需要进行评估与治疗的医疗与社会问题。临床表现包括宫颈肥厚、表皮脱落、溃疡及出血，很少出现输尿管梗阻、全身感染、嵌顿及内脏脱垂等危及生命的症状。*多数盆底支持组织缺陷者检查时无症状；体格检查与特定的盆腔症状不符。*

病因

*盆腔器官由肌肉（肛提肌）、筋膜（尿生殖膈及盆内筋膜、韧带（宫骶韧带与主韧带）间相互作用提供支撑。*分娩损伤、慢性腹压增加（如肥胖、慢性咳嗽、反复提重物）、原发性薄弱、因年纪增大或绝经而导致萎缩性改变等均可削弱这些结构的支撑力。以往认为，盆底支持结构缺陷只是盆底结缔组织削弱或拉伸的结果，而近来研究证实，结缔组织部位特异性断裂或撕裂是导致盆底支持组织可识别缺陷的原因。

分型

出现子宫下降或子宫脱垂、尿道脱垂（尿道膨出）、膀胱脱垂（膀胱膨出）或直肠脱垂（直肠膨出）等表现者证实盆腔器官失去了充分支撑，阴道顶端的真性疝可使小肠疝出（肠膨出），这些解剖缺陷见图 30.1。

*将阴道前壁视为吊床，这一概念有助于理解盆底支持组织缺陷。*在良好支撑下，吊床牵拉的很紧，膀胱位于吊床之上。当失去支撑时，吊床下垂，好像有人正坐在吊床上。膀胱迫使阴道前壁向下外移动，形成阴道前壁缺陷或膀胱膨出。相似的作用形成直

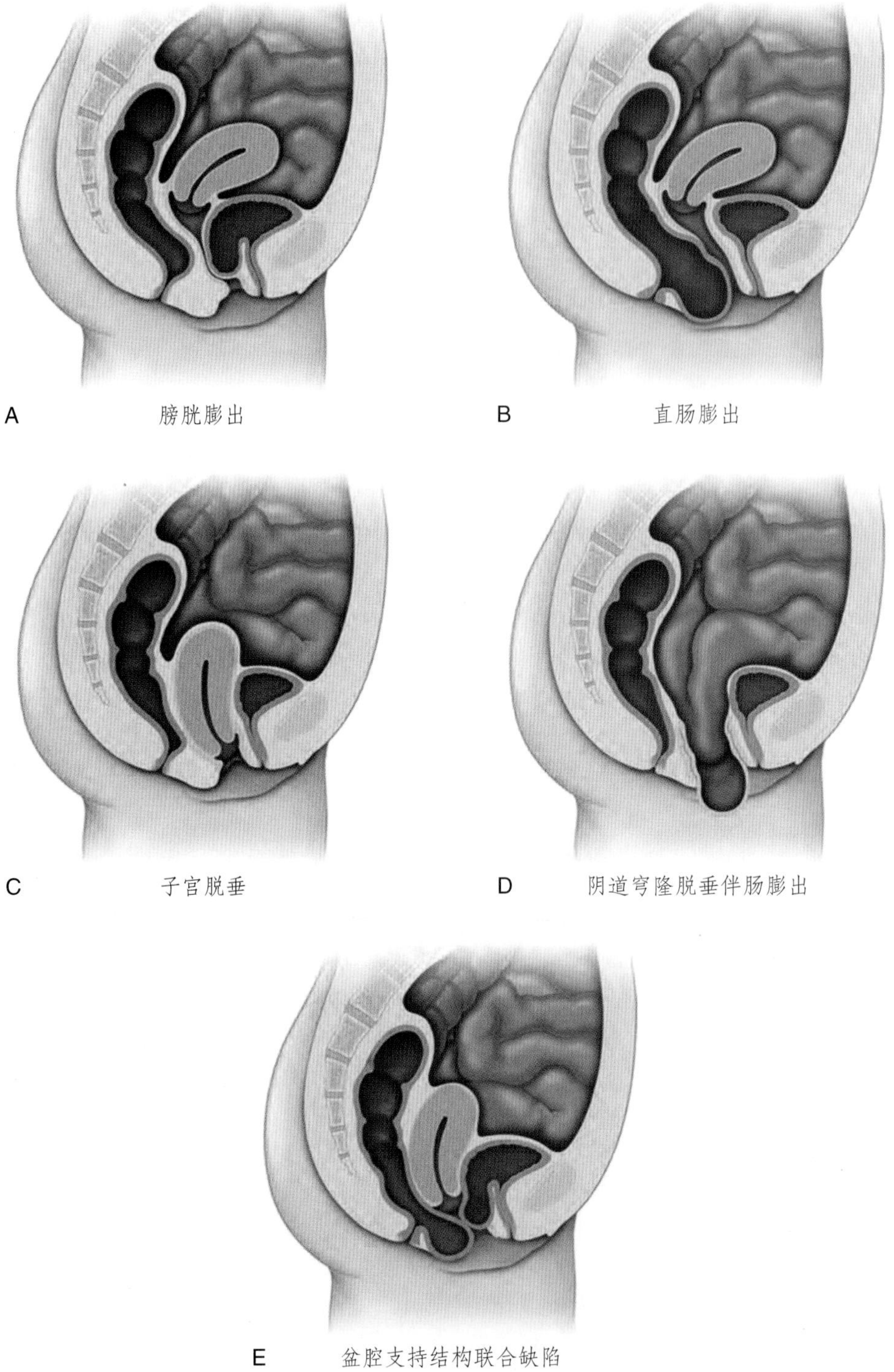

图30.1 盆腔支持结构缺陷。（A）膀胱膨出(膀胱脱垂)。（B）直肠膨出(直肠脱垂)。（C）子宫脱垂。（D）子宫脱垂伴肠膨出(小肠疝)。（E）联合缺陷。

肠膨出，即阴道后壁缺陷。阴道后壁失去横向支撑，来自直肠的压力向上压迫阴道后壁。子宫失去支撑，导致不同程度的子宫脱垂。当子宫颈下降超过外阴时称为脱垂。在已行子宫切除者，失去组织支撑可导致阴道穹隆脱垂。*失去支撑后，盆腔内任何器官可单独受累，但是，临床以多器官受累最常见。*

诊断

盆腔松弛患者可出现尿、便失禁或潴留；阴道压迫感或沉重感；腹部、腰背部、阴道或会阴部疼痛或不适；肿物感；行走、提物或坐下困难；性生活困难；焦虑或恐惧等。*全面的体格检查包括特定解*

剖部位的测量评价，确定脱垂的严重程度，评估尿道、阴道（包括阴道前壁、阴道后壁、阴道旁及阴道顶端）、会阴部及肛门括约肌等部位。

盆腔器官脱垂量化

POP-Q（盆腔器官脱垂量化）检查是将盆底支持组织进行评价分类，测量阴道壁上的 6 个特定位点相对于处女膜的距离，用于确定脱垂程度（图 30.2）：

- 0 度：无脱垂，宫颈（如果患者已行子宫切除术，则为阴道穹隆）位置至少与阴道长度相同。
- Ⅰ度：脱垂最远端在处女膜上 >1 cm。
- Ⅱ度：脱垂最远端在处女膜上方或下方≤ 1 cm。
- Ⅲ度：脱垂部位下缘超出处女膜 1 cm 以上，但是≤阴道总长度。
- Ⅳ度：完全外翻。

尿失禁

膀胱膨出或尿道膨出者常见主诉为尿失禁。*当膀胱失去支撑，尿道活动度增加，远离其附着的耻骨联合，反复增加腹压（如当患者做 Valsalva 动作、咳嗽、打喷嚏或提重物时）使之加重。是所有患者都出现尿失禁，而且尿失禁程度通常与盆腔松弛程度不一致。*

Q-tip 检查可用于评估尿道存在高活动，患者取膀胱截石位，将利多卡因凝胶浸润的棉拭子放入膀胱，向回拉至有阻力，然后嘱患者向下用力。如果有尿道高活动，则棉签尾部向上旋转，提示在腹压作用下，尿道 – 膀胱连接（UVJ）处向下移位。如果 Q-tip 检查发现棉签旋转角度超过 30°，则考虑为阳性。Q-tip 检查不能预测尿失禁，需要行更详细的体格检查。Q-tip 检查有助于预测稳定尿道的手术能否成功治疗尿失禁。该项检查虽然广泛应用，但在预测是否存在真性压力性尿失禁和（或）尿失禁手术能否成功等方面价值有限。尿动力学检查较复杂，但可提供更加可靠且有价值的临床信息。

*值得注意的是，有些 III 度或 IV 度脱垂患者并不伴有尿或便失禁表现，这是因为流出道出现扭结（如功能性梗阻）而模拟控尿或控便作用。*有时由于梗阻，患者会出现肾积水或输尿管积水，肾脏超声检查有助于发现这些异常。

病史

大多数盆腔松弛病变者均有相关组织结构异常，但在完成患者评估时，仍应考虑其他相关因素，需要询问以下问题：

- 是否有腹内压改变？如果有，是什么原因？
- 患者是否有引起其症状的慢性咳嗽或便秘？
- 是否有神经系统病变（如糖尿病性神经变性）混杂在患者的临床症状中？

在选择诊断或治疗方案前，应考虑以上这些及其他相关问题。

鉴别诊断

*盆腔支持结构缺陷的推定诊断需根据体格检查评价盆腔支持结构的完整性。*其他方面需考虑泌尿道感染（UTI）可引起尿急、尿道憩室或 Skene 腺脓肿，后两者类似膀胱尿道膨出，有些尿道憩室可能是尿失禁的原因。根据患者的症状，仔细“挤压”尿道或膀胱镜检查等可明确诊断。高位直肠膨出与肠膨出有时很难鉴别，直肠检查或在疝囊内发现小肠有助于鉴别。*肠膨出通常要在手术修复时，才能明确诊断。*

治疗

无症状脱垂者或症状轻微者可以定期随访观察，直到出现新发的症状。*可与脱垂患者讨论，选择非手术治疗。*非手术治疗包括子宫托、盆底锻炼、症状导向的治疗等。也可考虑各种手术治疗方法。

子宫托

子宫托是由橡胶、塑料或硅胶制成的可取出装置，无论脱垂程度或脱垂的主要部位，均可作为大多数患者的一线治疗方法。子宫托有各种形状，如图 30.3 所示，可分为支持类（如环状、Smith、Hodge 或 Gehrung）或占位类（如甜甜圈样、Gellhorn 或立方体状）。

手术

有子宫者，手术治疗包括子宫切除术、子宫悬吊术。如果子宫已经切除，则手术方法包括阴道骶骨固定术（将阴道端固定在骶岬）、阴道宫骶韧带或骶棘韧带固定术。阴道封闭术（完全封闭阴道管腔）可用于治疗重建手术并发症高危者、无阴道性生活要求者。

许多重度脱垂患者，特别是阴道前壁脱垂者，无尿失禁表现，但在脱垂手术治疗后，有些患者会出现尿失禁表现。

在每个脱垂患者进行手术治疗时，应与其讨论关于术中同时行预防性抗尿失禁手术的潜在风险与获益。

尿失禁

在年轻的成年女性中，尿失禁患病率逐渐增加，在中年时达到峰值，在老年阶段逐渐稳步增加。*已证实，尿失禁常影响女性社会、临床及心理健康。*

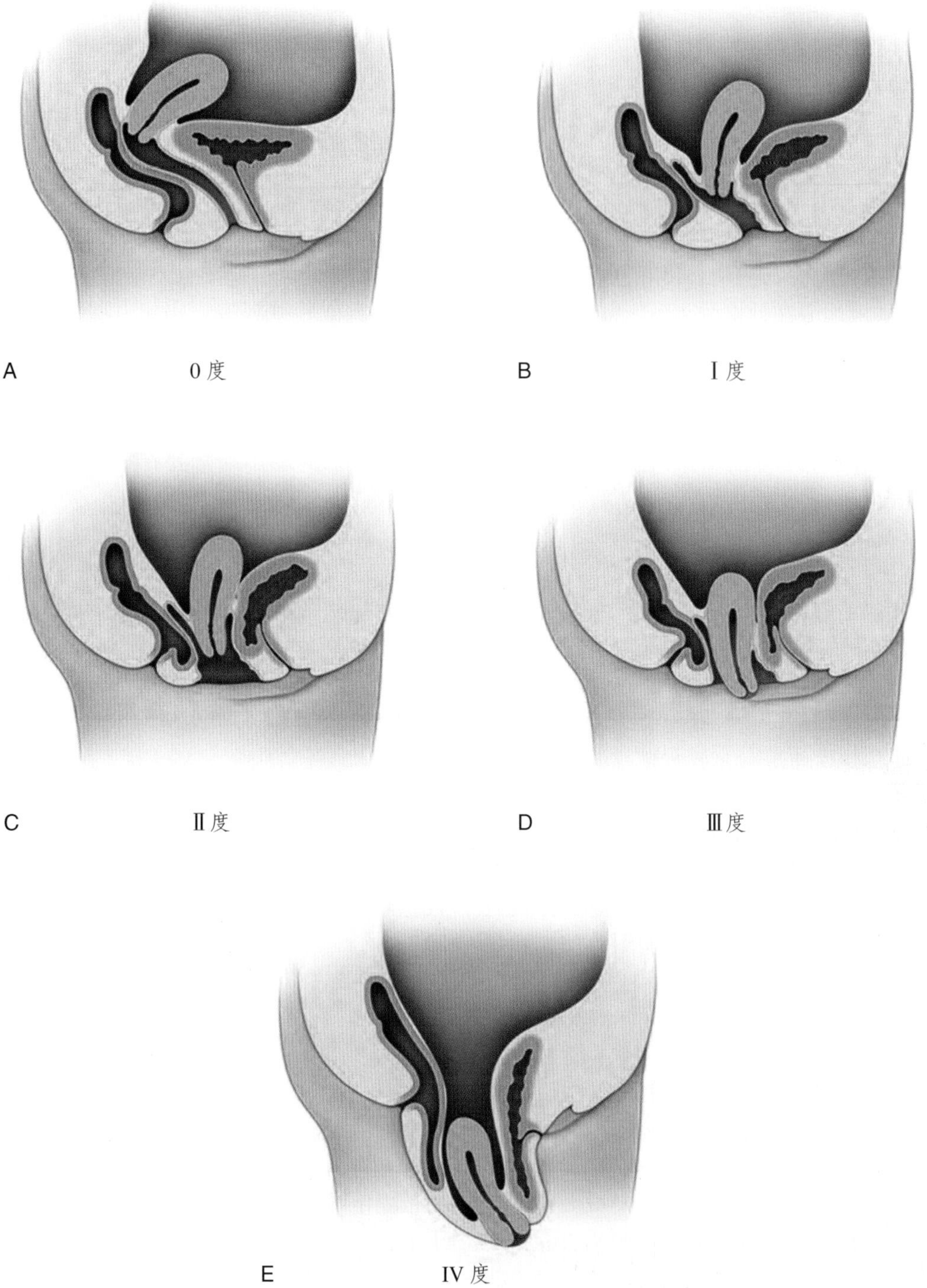

图30.2 盆腔松弛度。（A）0度(无脱垂)。（B）Ⅰ度(脱垂部分下缘在处女膜上1 cm以上)。（C）Ⅱ度(脱垂部分下缘距处女膜下≤1 cm)。（D）Ⅲ度(脱垂部分下缘超过处女膜1 cm以上，但≤阴道全长)。（E）Ⅳ度(全部外翻)。

据估计，在所有尿失禁患者中，虽然通常能治疗，但就医者不足1/2。

分型

尿失禁可分为几种类型，患者可表现为1种类型以上的尿失禁(表30.1)。

急迫性尿失禁(逼尿肌过度活动)

逼尿肌位于膀胱壁的内侧，当牵拉逼尿肌内的受体时，可向大脑发送信号，诱发正常的排尿“反射”。大脑需判断排尿是否为社会可接受的，然后逼尿肌收缩，膀胱内压增高超过尿道压，在自主控制下，

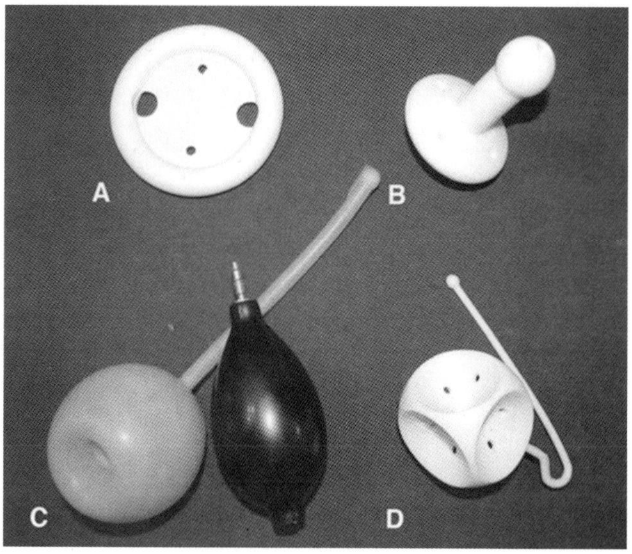

图30.3　常用子宫托。（A）环状子宫托（适用于轻度子宫脱垂伴轻度膀胱膨出）。（B）Gellhorn子宫托（适用于Ⅲ度子宫脱垂）。（C）可充气球状子宫托（适用于轻度膀胱膨出/直肠膨出伴有Ⅲ度子宫脱垂）。（D）立方体状子宫托（适用于压力性尿失禁、子宫脱垂、膀胱膨出及直肠膨出）。

表 30.1　尿失禁的特点

表现特点	压力性尿失禁	急迫性尿失禁	充溢性尿失
相关症状	无（偶有盆腔压迫感）	尿急，夜尿	膀胱充盈、压迫感、尿频
漏尿量	量小，喷射状	量大，完全排空	量小，缓慢溢出
漏尿持续时间	简短，对应于相应压力	适中，持续数秒	通常呈持续性
相关事件	咳嗽、大笑、打喷嚏、体力活动	无或改变体位、自来水	无
体位	直立位、坐位，平卧位或熟睡时罕见	任何	任何
原因	结构性（膀胱膨出、尿道膨出）	膀胱抑制丧失	梗阻、神经控制丧失

尿道外括约肌松弛，完成排尿。

正常情况下，逼尿肌使膀胱在低阻状态下充盈，膀胱容量增加，但是膀胱内压仍保持较低。在逼尿肌过度活动者，逼尿肌收缩不受抑制，而逼尿肌收缩导致膀胱内压增高，超过尿道压，在未增加腹压的情况下，患者出现漏尿。特发性逼尿肌过度活动者无器质性病变，常为神经源性。

膀胱逼尿肌过度活动者感觉必须经常紧急地跑去洗手间。这可能与夜尿有关，也可能无关。这些症状可以在膀胱手术治疗压力性尿失禁或在盆腔手术中广泛游离膀胱后，自发出现。

压力性尿失禁

正常生理与解剖使增加的腹腔压力分布在全部尿道上，此外，盆腔内筋膜延伸至尿道下，使尿道受压并保持闭合状态，同时使膀胱颈维持在稳定的位置。*对于压力性尿失禁患者来说，由于盆腔内筋膜完整性丧失，因此增加的腹压仅传导至膀胱，而不能分布在尿道（尤其是 UVJ）*。膀胱颈位置下降，膀胱压增加，超过尿道内压，从而产生漏尿。*压力性尿失禁患者表现为在咳嗽、大笑或打喷嚏等活动增加腹压时，发生漏尿*。

混合性尿失禁

有些患者既有急迫性尿失禁的症状，也有压力性尿失禁的症状。这给诊断以挑战，此时，恰当检查有益于患者的诊疗。这种情况可按压力性尿失禁或膀胱逼尿肌不稳定来处理，但是尚不清楚哪种方法效果更好。

充溢性尿失禁

在此类尿失禁中，由于膀胱逼尿肌不能收缩，因此，在排尿过程中不能完全排空膀胱。其原因为尿道梗阻或由于神经功能缺陷而导致患者排尿感觉丧失。当膀胱压超过尿道压时，尿液自膀胱溢出。*患者表现为持续性少量漏尿*。

其他尿失禁

近期有分娩、盆腔手术或放疗者，出现不自主排液时，应考虑阴道与膀胱之间（膀胱阴道瘘）、尿道与阴道之间（尿道阴道瘘）或输尿管与阴道之间（输尿管阴道瘘）形成瘘。在罕见情况下，也可在膀胱与子宫之间出现交通（膀胱子宫瘘）。瘘管也可出现在直肠与阴道之间（直肠阴道瘘），阴道出现排气或粪便（图 30.4）。

诊断

尿失禁的基本评估包括病史、体格检查、直接观察漏尿、排尿后残余尿量（PVR）、尿培养与尿液分析等。初步检查的主要目的是排除UTI、神经肌肉病变、盆腔支持结构缺陷等，因为所有这些病变均可导致尿失禁。应询问患者液体入量、症状与液体摄入、活动及其用药之间的关系。*排尿日记有助于评价尿失禁*。

尿流动力学检查

尿流动力学检查也很有价值，这项检查可检测膀

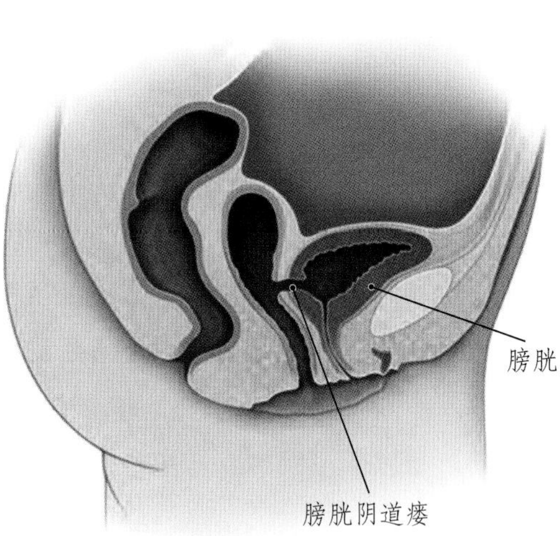

图30.4 膀胱阴道瘘。

胱充盈时的膀胱内压与膀胱容量，以及排尿时的尿流率。在单通道尿流动力学检查中，记录患者的排尿情况及排尿量。然后放置导尿管，记录 PVR。行膀胱灌注，要求患者说出首次膀胱充盈感，当患者有排尿感及不能再继续憋尿时，记录灌注量。首次感觉膀胱充盈时，正常灌注量为 100~150 cc；首次排尿感时，灌注量为 250 cc；最大容量为 500~600 cc。在多通道尿流动力学检查中，将一个传感器放置在阴道或直肠内，测量腹内压。另一个传感器放置在膀胱内，电极片放置在会阴部。这种检查可进行全盆底评价，清楚地记录膀胱无抑制性收缩。

膀胱尿道镜检查

膀胱尿道镜检查是将纤细的带有光源的镜体放入膀胱，用于发现膀胱病变与异物、尿道憩室、瘘管、尿道狭窄及固有括约肌缺陷。其通常作为尿失禁手术治疗的一部分。

治疗

通常情况下，联合治疗更加有效。

选择非手术治疗

改变生活方式有助于缓解尿失禁，包括减重、减少咖啡摄入、控制液体入量、减少体力消耗（如工作与锻炼）、戒烟、缓解便秘等。*盆底肌肉锻炼（Kegel 训练）在治疗某些类型尿失禁方面非常有效，特别是压力性尿失禁。*这些锻炼可以加强盆底，从而减少尿道过度活动程度。指导患者反复缩紧盆底肌肉，好像有意识地中断尿流。生物反馈技术及使用阴道加重椎体有助于患者掌握恰当的盆底肌肉训练方法。*训练恰当时，这些锻炼的成功率约为 80%。*成功的定义是指尿失禁次数减少；但是一旦患者停止锻炼，则尿失禁会复发。压力性尿失禁的其他治疗方法包括各种子宫托、尿失禁棉塞放在阴道内，有助于压迫尿道。

行为训练的主要目的是增加患者膀胱控制能力，通过逐渐增加两次排尿间的时间间隔而增加膀胱容量。这种训练最常用于治疗急迫性尿失禁，也可成功治疗压力性尿失禁及混合性尿失禁，联合生物反馈治疗能增强疗效。

一些药物能有效治疗尿频、尿急、急迫性尿失禁，治疗效果有差异，而且无法预测，通常伴有副作用。*药物逐渐通过抑制膀胱收缩活动而改善逼尿肌过度活动的症状。*这些药物大致分为抗胆碱能药、三环抗抑郁药、解痉药及其他不太常用的药物。

选择手术治疗

压力性尿失禁手术治疗方法有许多，但仅有耻骨后阴道悬吊术及吊带术等几种手术方式有明确的循证学依据，因此得到持续推荐（图 30.5A 与 B）。*耻骨后阴道悬吊术的目的是悬吊与稳定阴道前壁，从而使膀胱颈及近端尿道位于耻骨后位置，防止膀胱颈及近端尿道下降，使尿道维持在稳定的尿道下层内。*在经腹或经腹腔镜的 Burch 手术中，在尿道中段及膀胱颈两侧分别以不可吸收线缝合 2 或 3 针。其他经阴道手术方法是将无张力吊带放置在尿道中段，向后抬高、复位尿道。无张力吊带手术的成功使许多其他经尿道中段放置吊带的改良技术应运而生（如耻骨后自上而下的吊带放置方法）及经闭孔放置吊带的手术方法。

除耻骨后阴道悬吊术及吊带手术外，胶原、碳包被的珠粒、脂肪等膨胀剂，可用于治疗原发性尿道括约肌功能障碍型压力性尿失禁（参见图 30.5 的 C）。这些材料可经尿道或尿道旁注射至膀胱颈及近端尿道周围，发挥“垫圈”作用，通常作为特殊情况下（如手术后失败；非膀胱颈活动性增加导致的持续性压力性尿失禁；或年老、体弱且有手术风险者）的二线治疗。

治疗成功率与手术医生的技术及手术方式有关，在阴道无张力吊带及 Burch 耻骨后阴道悬吊术者，5 年成功率为 85%。由于 5 年以上的资料有限，因此患者应认识到，手术不一定是一种永久性解决方法。*有证据表明，用 Burch 阴道悬吊术治疗压力性尿失禁者，在术后 10~12 年疗效进入平台期，治愈率下降至 69%。*其他结果包括尿失禁症状仅部分缓解及因矫枉过正（吊带过紧）而引起尿潴留，10% 以上的

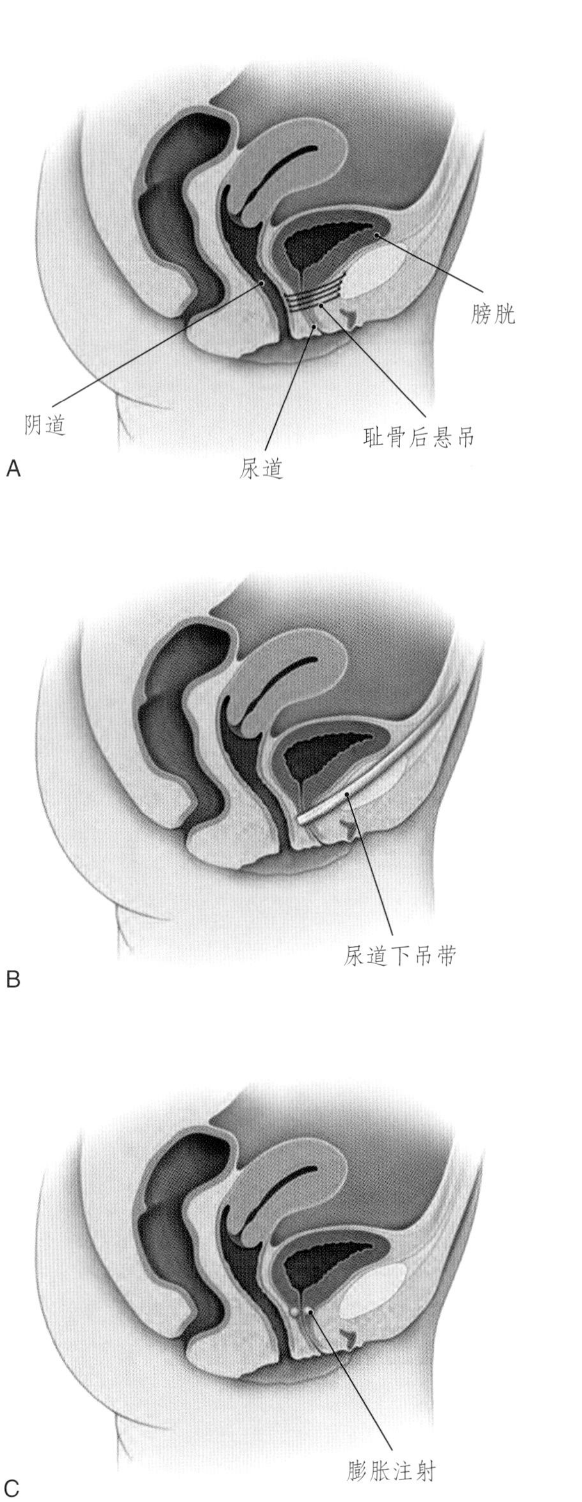

图30.5 治疗尿失禁的手术方法。（A）耻骨后阴道悬吊术。（B）吊带方法。（C）注射填充剂。

患者需要再次手术治疗压力性尿失禁。

泌尿道感染

*在美国妇女中，每年由医生诊断的 UTI 发生率为 11%，终生发生 UTI 的概率为 60%。*大多数 UTI 女性是源于尿道口细菌污染并逆行感染，除免疫抑制及结核病患者外，感染极少源于血行或淋巴播散。女性尿道相对较短，尿道口暴露于阴道前庭及直肠病原体下，性生活可能诱发损伤或引入其他病原体，所有这些均增加了感染的可能性（框 30.1）。*雌激素缺乏使尿道对感染的抵抗力下降，从而易于发生逆行感染。*因此，在年龄大于 65 岁的女性易感性增加，无症状性菌尿发生率为 20%。

首次感染者，90% 由大肠杆菌引起，其余 10~20% 由其他微生物引起，有时由定植在阴道及尿道周围的病原菌引起。腐生葡萄球菌常引起下尿路感染，现已从女性膀胱炎或肾盂肾炎患者中分离到变形杆菌、假单胞菌、克雷伯菌、肠杆菌等病原菌，这些细菌常与泌尿道结构异常、留置导尿管、肾结石等有关。在泌尿道结构异常的女性中，已分离出肠球菌。在留置导尿管者，包括 B 组链球菌在内的革兰阳性菌及真菌感染逐渐增加。

临床病史

下尿道 UTI 患者典型表现为尿频、尿急、夜尿和（或）尿痛等症状。*根据感染部位不同，临床症状也不相同（如膀胱或三角区刺激症状，包括尿急、尿频、夜尿，而尿道刺激症状表现为尿频及尿痛）。*有些患者主诉耻骨上痛或尿道与膀胱底部不适。单纯性下尿路感染者，很少出现发热症状。上尿路 UTI 或急性肾盂肾炎者常出现发热及寒战、腰痛及不同程度的尿痛、尿急、尿频（框 30.2）。

试验室检查

可疑 UTI 者应首先行尿液分析检查，标准尿液分析应检测脓尿，即 10 个白细胞 /mL，但是仅依据脓尿不能作为判定感染的可靠预测指标。显微镜下发现明显的脓尿与菌尿者，诊断 UTI 的可能性增加。*有症状的下尿路 UTI 伴脓尿或菌尿者的治疗无需进行尿培养。*但是，如果治疗后 48 小时临床症状无改善或复发者，则尿培养有助于个体化治疗。

*所有上尿路 UTI 者均应留取“清洁的中段尿”行尿培养，即清洁外阴，在不中断排尿过程中，留取中段尿液。*也可自导尿管中留取尿液或耻骨上方抽吸尿液。尿检“试纸”检测白细胞酯酶可作为筛查试验；但是由于常有假阴性结果，因此，对有症状但试验结果呈阴性者，应行尿培养或尿液分析或二者兼查。

尿培养结果显示单——病原菌菌落数超过 10 万，通常提示存在感染。大肠杆菌菌落数低于 1 万且有症状者，应考虑为感染。如果培养报告提示有多种

框 30.1 泌尿道感染的危险因素

绝经前妇女

- 泌尿道感染病史
- 频繁或近期性行为
- 应用阴道隔膜避孕
- 应用杀精剂
- 多产
- 糖尿病
- 肥胖
- 镰刀型贫血病
- 先天性解剖畸形
- 尿路结石神经系统疾病或医疗条件需要留置或重复膀胱导尿
- 神经系统疾病或其他疾病需要留置导尿管或反复膀胱置管

绝经后妇女

- 阴道萎缩
- 膀胱不完全排空
- 会阴部卫生差
- 直肠膨出、膀胱膨出、尿道膨出或子宫阴道脱垂
- 长期尿道感染病史
- 1 型糖尿病

框 30.2 泌尿道感染：主要定义

- 无症状性菌尿：女性有菌尿但无症状
- 膀胱炎：感染局限在下尿路，有尿痛、尿频、尿急等症状，偶有耻骨联合上压痛
- 急性肾盂肾炎：肾实质及肾盂肾盏系统感染伴明显菌尿，通常有发热及腰痛
- 复发：充分治疗后出现相同病原菌引起的复发性泌尿道感染（UTI）
- 再感染：治疗后尿培养结果呈阴性，由以往分离出的细菌引起复发性UT，或复发性UTI再次分离出病原菌

病原菌，则可疑为尿标本污染所致。

治疗

一旦尿液分析或培养结果确诊为感染，则应开始抗生素治疗。*治疗3天足以媲美长时间治疗，治愈率超过90%*。建议选择复方新诺明、甲氧苄啶、环丙沙星、左氧氟沙星及加替沙星等药物，治疗3天。

在急性肾盂肾炎患者，应立即开始治疗。根据社区耐药情况选择用药，一旦完成尿培养及药物敏感性检测，则根据需要更换治疗药物。*多数患者可在门诊进行初步治疗或静脉抗生素治疗，然后改为口服用药方案*。病情严重、有并发症、不能耐受口服用药或输液治疗或医生认为不符合门诊治疗要求者，应收住院给予经验性广谱抗生素治疗。

复发

以往确诊为UTI并反复复发者，可不必重复尿检查而开始经验性治疗。*复发性UTI的处理首先应寻找与复发相关的危险因素*。其包括频繁性生活、长期应用杀精剂、应用阴道隔膜、新的性伴侣、首次UTI时较年轻及孕产妇UTI病史等。应建议患者改变行为方式，如应用不同的避孕方法，不再应用杀精剂。

预防膀胱炎复发的一线方案为预防性或间断性应用抗生素治疗。频繁复发者，可采取持续性预防方案，每日应用呋喃妥因、诺氟沙星、环丙沙星、甲氧苄啶、磺胺或其他药物，已证实能减少95%的复发风险。饮用蔓越莓汁能减少症状性UTI，但是长期预防复发所需要的治疗时间、浓度等尚不清楚。

复发常见于绝经后妇女；低雌激素状态与泌尿生殖道萎缩有关，从而导致发病率增加。已有研究口服或经阴道应用外源性雌激素，并得到了不同的结果。

在非妊娠期、绝经前妇女不建议筛查无症状性菌尿并给予治疗。在所有孕妇、泌尿科检查发生黏膜出血者、拔除导尿管后菌尿持续48小时等特定群体出现无症状性菌尿时，需要治疗。对于糖尿病患者、居住在养老机构及社区的老年患者、脊髓损伤者、留置导尿管者，如果有无症状性菌尿，不建议治疗。

临床随访

根据该患者的病史，虽然查体咳嗽时无尿排出，但仍明显提示为真性压力性尿失禁。患者行尿动力学检测，提供更敏感的排尿功能评价。结果显示患者排尿模式正常，有真性压力性尿失禁，但没有急迫性尿失禁。指导患者每天行凯格尔练习，持续6周。随访复查时，患者尿失禁症状显著改善，不再需要带尿垫。

（译者：瞿全新）

访问 http://thePoint.lww.com/activate，有互动式USMLE式问题库及更多内容！

第 31 章 子宫内膜异位症

本章主要涉及 APGO 教育的重点问题：

主题 38 子宫内膜异位症

学生们应了解子宫内膜异位症的发病机制及常见部位，掌握根据常见症状及体征诊断子宫内膜异位症的基本方法以及子宫内膜异位症的治疗。

临床病例

患者女性，32 岁，无妊娠史，有周期性下腹痛、痛经，并且无保护性生活 1 年未妊娠。伴侣精液检查正常。腹痛常出现在月经前 1~2 天，并持续至月经来潮第 1 天左右，近 2 年疼痛逐渐加重，非甾体类抗炎药物不能缓解。该患者最近出现性交痛及月经中期出血。

子宫内膜异位症是指子宫内膜腺体及间质出现在子宫体以外的部位。其可根据病史、症状、体格检查以及试验室和影像学检查进行诊断。异位内膜组织同样随着月经周期激素变化而变化。*开腹手术或腹腔镜手术能辅助诊断子宫内膜异位症，但由于病变小、非典型或其他病理因素存在，只有组织病理学检查才能明确诊断*。许多女性子宫内膜异位症并无症状，而是在因其他指证而手术的过程中发现。

据估计，子宫内膜异位症的发生率为 7%~10%。绝育女性发生率为 6%~43%。在因盆腔疼痛而进行腹腔镜手术的女性中，子宫内膜异位症占 12%~32%，在因不孕症而行腹腔镜手术的患者中，子宫内膜异位症占 21%~48%。子宫内膜异位症通常发生在育龄妇女，绝经后少见。子宫内膜异位症更多发生在从未生育的女性中。

证据显示，子宫内膜异位症与遗传因素相关。一级亲属有子宫内膜异位症者，发生概率是其他女性的 10 倍。遗传机制是多基因、多因素遗传。

发病机制

子宫内膜异位症的确切发病机制尚未明确，通常有以下 3 大学说。

1. 子宫内膜细胞异位种植学说（经典的经血逆流学说）：子宫内膜随经血逆流、种植到卵巢及邻近盆腔腹膜以及腹部切口或会阴切口处（许多女性有经血逆流，但未发生子宫内膜异位症）。该学说常称为桑普森学说，已有试验证实这一机制的可能性。

2. 子宫内膜细胞经血管和淋巴转移（Halban 学说）：可以解释远处子宫内膜异位病灶的发生（如位于淋巴结、胸膜腔、肾脏等部位的子宫内膜异位症）。

3. 腹腔内多潜能细胞体腔上皮化生（Meyer 学说）：在某些条件下，这些细胞化生为功能性的子宫内膜组织。经血逆流刺激可以导致这一过程，而一些青少年在月经初潮前即出现子宫内膜异位症，也印证了这一理论。

子宫内膜异位症的发病机制需要不止一个学说来解释其不同的性质与发生部位。在所有学说中，免疫因素尚有待研究，该学说可以解释一些女性发生子宫内膜异位，而在具有相似情况的其他女性则不发生。

病理

子宫内膜异位症最常发生在卵巢，常常是双侧。其他常见盆腔部位是道格拉斯窝或盆腔较低部位（尤其是子宫骶韧带和直肠阴道陷凹）、圆韧带、输卵管和乙状结肠（图 31.1 和表 31.1），发生在远处部位的子宫内膜异位症极少，包括腹部手术瘢痕、脐以及肺、脑和输尿管上段等盆腔外器官。

子宫内膜异位症的大体外观差异很大，包括以下几种形式：

• 小病灶（1mm），清亮或白色病变。

• 小而深红色病灶（“桑葚样”）或褐色（“火药灼伤样”）病变。

• 充满暗红色或褐色含铁血黄素液体的囊肿（巧克力囊肿）。

• 深红色或蓝色“肿物”，可达 15~20cm。

这些病变周围常常发生反应性纤维化，出现皱缩样外观。随着弥漫性病变的进展而导致进一步纤维化，最终出现致密粘连。

症状与体征

子宫内膜异位症患者的症状各不相同，症状性质、严重程度与子宫内膜异位的部位及其范围并不一致。*子宫内膜异位病变范围较大者可能只有轻微症状，而病变范围较局限者可能出现剧烈疼痛*。子宫内膜异位症患者也可以没有症状，子宫内膜异位引起的疼痛程度与异位内膜病灶侵入深度有关，而与表浅侵犯数量或范围无关。*子宫内膜异位症典型症状包括进行性痛经、深部性交痛*。有些患者表现为长期慢性盆腔不适、痛经及性交痛，慢性盆腔痛与子宫内膜异位症导致的盆腔粘连及瘢痕形成有关。

痛经、性交痛

子宫内膜异位患者的痛经症状与可见病灶数量并不直接相关，痛经症状随时间而进行性加重。*痛经患者服用口服避孕药或非甾体抗炎药物（NSAID）治疗无效者，其病因可能为子宫内膜异位症*。性交痛通常发生在子宫内膜异位病灶位于宫骶韧带或子宫直肠陷凹深部者，性交痛典型表现为插入深部时出现疼痛，但疼痛程度与子宫内膜异位症病灶范围无关。

不孕症

子宫内膜异位症患者不孕症发生概率更高，但其因果关系尚不清楚。盆腔瘢痕形成、广泛粘连导致盆腔解剖异常及输卵管粘连梗阻而引起不孕，但微小的子宫内膜异位症病灶也可导致不孕，其原因尚不完全清楚，可能与前列腺素和自身抗体相关，但均尚未得到证实。某些患者不孕症是唯一主诉，在因此而行腹腔镜检查时，发现为子宫内膜异位症。在无症状的不

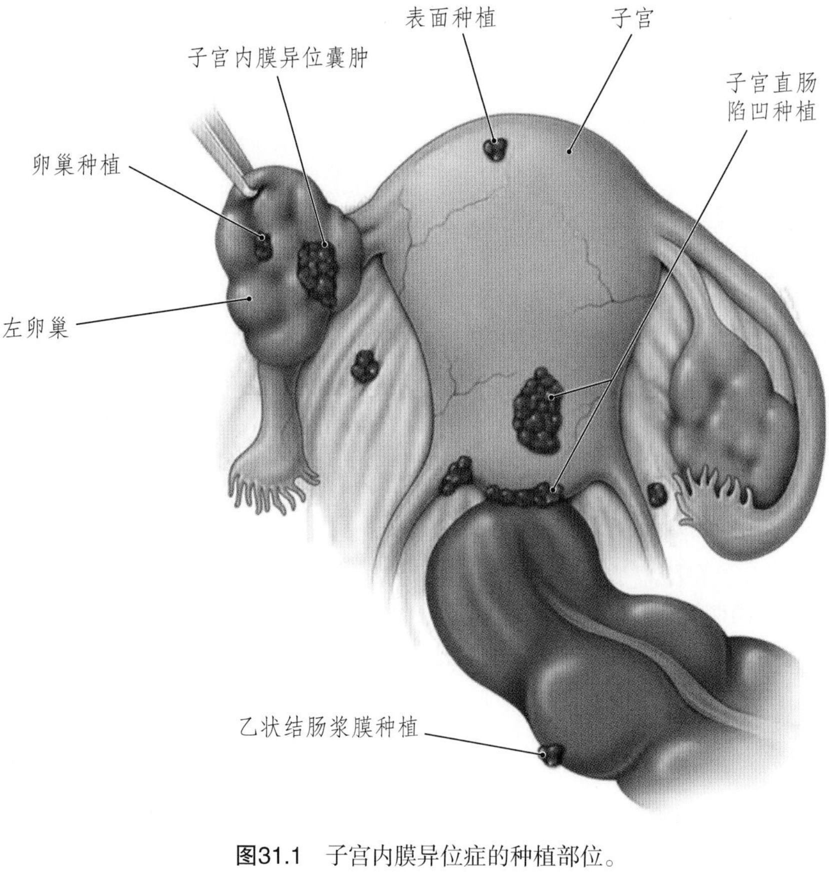

图31.1 子宫内膜异位症的种植部位。

表 31.1 子宫内膜异位症的种植部位

部位	发生率(患者比例)
最常见部位	60%
• 卵巢（常为双侧）	
• 子宫表面的盆腔腹膜	
• 子宫直肠陷凹前壁及后壁	
• 宫骶韧带	
• 输卵管	
• 盆腔淋巴结	
少见部位	10%~15%
• 直肠乙状结肠	
• 胃肠道的其他部位	
• 阴道	
罕见部位	5%
• 脐	
• 会阴切口或手术瘢痕	
• 肾脏	
• 肺	
• 手臂	
• 腿	
• 鼻黏膜	

孕症患者中，子宫内膜异位症发生率为 30%~50%。

其他症状

子宫内膜异位症的其他少见症状包括直肠出血、大便困难等胃肠道症状、血尿（异位病灶位于膀胱或输尿管）等泌尿系统症状，有些患者出现急腹症表现，常与子宫异位囊肿破裂或扭转有关。

其他体征

*盆腔检查可以发现子宫内膜异位症典型的宫骶韧带结节，但有些病变虽然广泛，但仍是在手术过程中确诊的。*由于盆腔粘连广泛，因此子宫常呈相对固定的后倾位。卵巢子宫内膜异位症者盆腔检查卵巢有压痛、增大、不活动或粘连固定于阔韧带后叶、盆侧壁或子宫直肠陷凹处（见图 31.2）。

鉴别诊断

根据症状不同，需要进行不同的鉴别诊断。慢性腹痛患者应与慢性盆腔炎症、盆腔粘连、胃肠道功能障碍及其他慢性盆腔疼痛性疾病相鉴别。痛经患者应考虑为原发性痛经还是继发性痛经。性交痛患者应与慢性盆腔炎症、卵巢囊肿、子宫后倾后屈位相鉴别。突发性腹痛需与子宫内膜异位囊肿破裂、异位妊娠、急性盆腔炎症、附件扭转、黄体囊肿或卵巢囊肿破裂等相鉴别。

诊断

有上述症状者应怀疑为子宫内膜异位症。有些有症状的患者盆腔检查可以正常。怀疑子宫内膜异位症者，需在腹腔镜或开腹下直视病灶并取组织病理检查而确诊。

由于子宫内膜异位症大体表现多种多样，因此诊断需依据组织活检中证实存在子宫内膜腺体和间质。病理学家根据以下 2 个或更多组织学特征即可诊断：

- 子宫内膜上皮。
- 子宫内膜腺体。
- 子宫内膜间质。
- 吞噬含铁血黄素的巨噬细胞。

由于组织学诊断需要手术操作，因此，研究人员寻找无创性方法协助诊断。中到重度子宫内膜异位症患者常有 CA-125 增高，但是 CA-125 增高可发生在许多妇科疾病（如子宫肌瘤、卵巢上皮性癌、盆腔炎症）和其他非妇科疾患（肝硬化、胰腺癌和肺癌等）以及吸烟者，因此，临床应用其作为诊断标志物有一定的局限性。

影像学检查

超声检查、核磁共振成像（MRI）和 CT 扫描等影像学检查可有效发现盆腔或附件包块。超声检查可发现卵巢子宫内膜异位囊肿，通常表现为低回声包块，陈旧性出血表现为不均质回声。MRI 检查可以发现位于宫骶韧带和子宫直肠陷凹的深部子宫内膜异位病灶，但在确定直肠受累方面缺乏敏感性。

分期

子宫内膜异位症一旦确诊，即应明确病变的范围及其严重程度。目前广泛接受的分期系统是美国生殖医学会提出的标准（图 31.3），虽然该标准有局限性，但是提供了一个明确病变程度、比较各种治疗方法疗效的统一标准。

治疗

可选择的治疗方法包括期待治疗、激素治疗、手术治疗和药物与手术联合治疗等。治疗选择取决于患者具体情况，其中包括：①临床症状及其严重程度；②子宫内膜异位病灶位置及其严重程度；③生育要求。任何一种方法都不会彻底治疗。全子宫 +

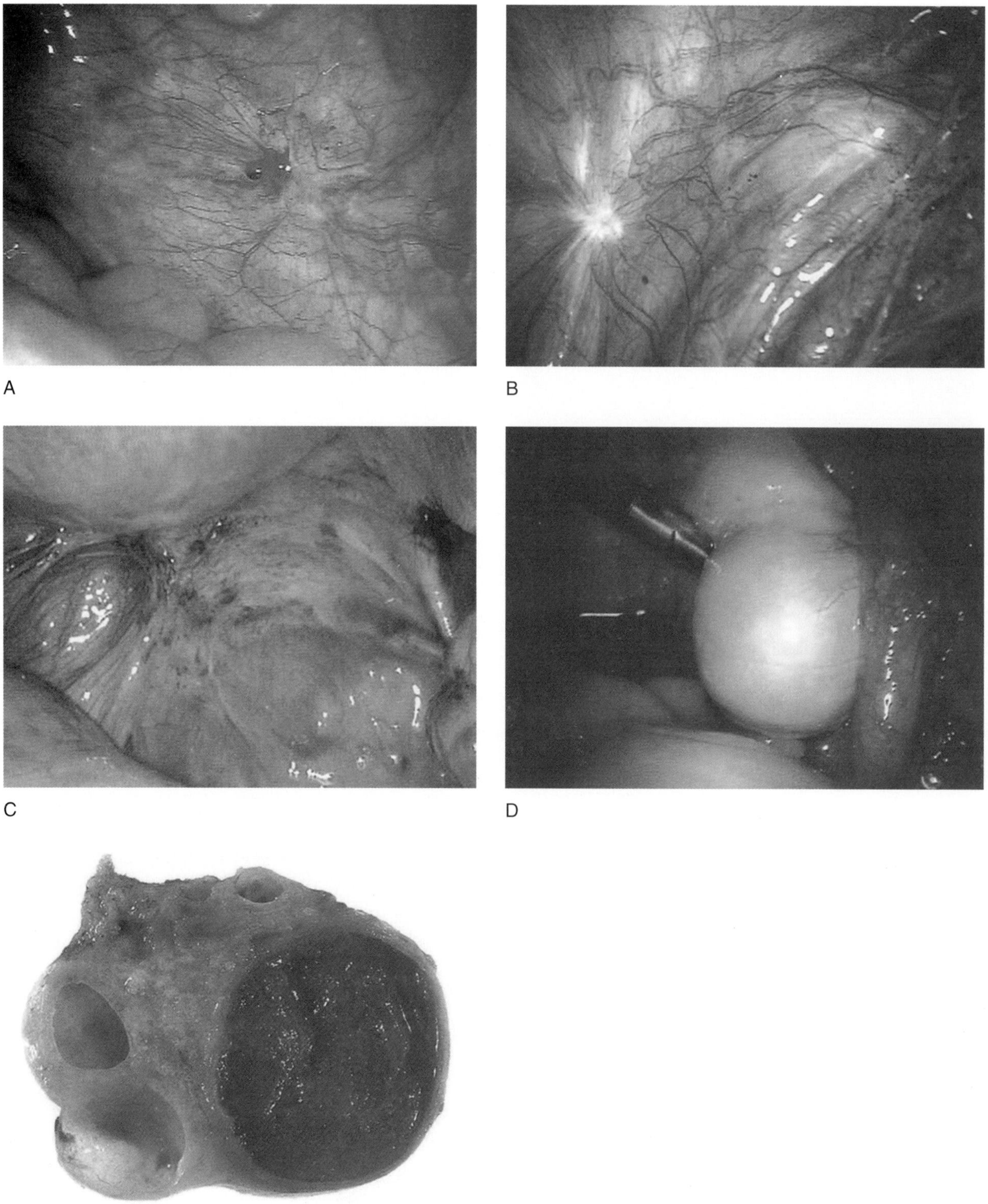

图31.2 子宫内膜异位病灶。（A）卵巢隐窝处的清亮病灶。（B）左侧宫骶韧带处的白色子宫内膜异位病灶。（C）宫骶韧带处的“火药灼烧样”病灶。（D）右卵巢子宫内膜异位囊肿。（E）卵巢巧克力囊肿，合并小的纤维性囊腔。

美国生殖医学会修订的子宫内膜异位症分期标准

患者姓名________________________日期__________________________

I 期（微小）— 1~5

Ⅱ期（轻度）— 6~15

Ⅲ期（中度）— 16~40　　　　　腹腔镜手术________开腹手术________病理__________

Ⅳ期（重度）— >40　　　　　推荐治疗________________________________

____

总分____________________　　　　　预后________________________________

腹膜	子宫内膜异位症	<1cm	1~3cm	>3cm
	表浅	1	2	4
	深部	2	4	6
卵巢	右侧表浅	1	2	4
	深部	4	16	20
	左侧表浅	1	2	4
	深部	4	16	20
	子宫直肠陷凹后部封闭	部分		全部
		4		40
卵巢	粘连	<1/3 包裹	1/3~2/3 包裹	>2/3 包裹
	右侧薄膜	1	2	4
	致密	4	8	16
	左侧薄膜	1	2	4
	致密	4	8	16
输卵管	右侧薄膜	1	2	4
	致密	4*	8*	16*
	左侧薄膜	1	2	4
	致密	4*	8*	16*

* 如果输卵管伞端闭锁，则评分为 16 分。

表浅种植病灶按颜色进行分类，红色（R）（红色、粉红色、火焰样、水泡、清亮水泡）、白色（W）（不透明、腹膜缺损、黄褐色）或黑色（B）（黑色、含铁血黄素沉着、蓝色），分别按百分比描述，R_%，W_%，B_%，总分为 100%。

其他子宫内膜异位症：________________________

相关病理结果：________________________

左　用于正常输卵管及卵巢　右

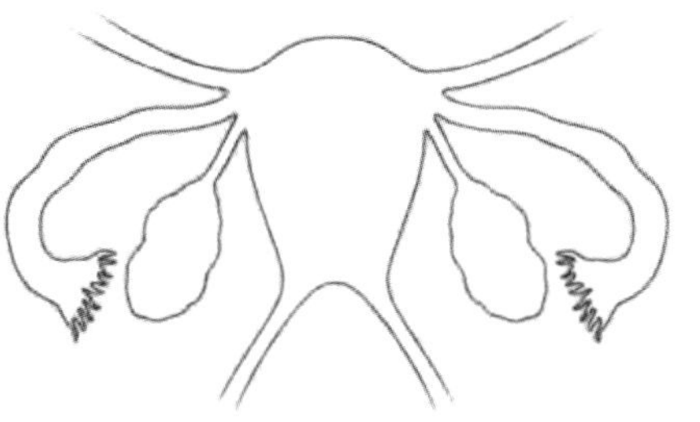

左　用于异常输卵管和（或）卵巢　右

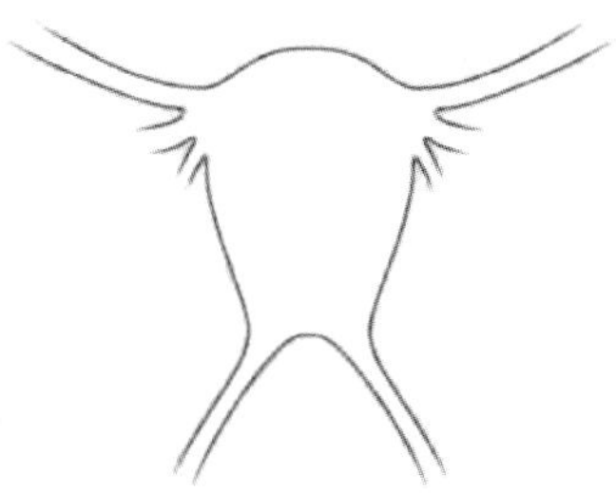

图31.3　美国生殖医学会修订的子宫内膜异位症分期标准。

实例与指南

I 期（微小）

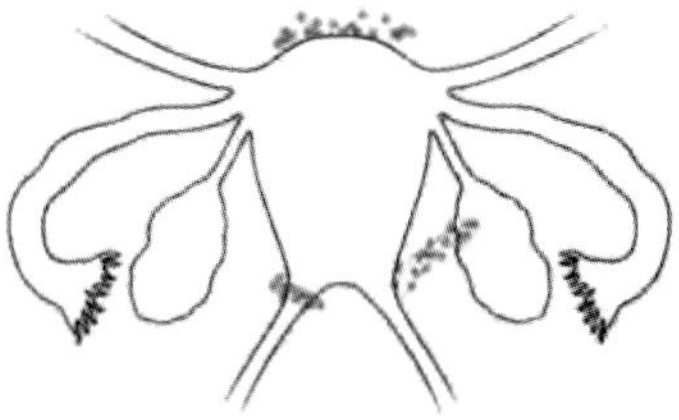

腹膜
表浅异位症 — 1~3 cm　-2
右卵巢
表浅异位症 — <1 cm　-1
薄膜粘连　— <1/3　-1
总分　4

II 期（轻度）

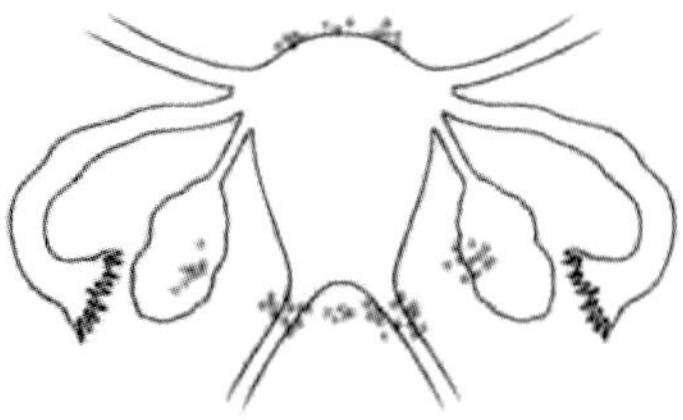

腹膜
深部异位症 — >3 cm　-6
右卵巢
表浅异位症 — <1 cm　-1
薄膜粘连　— <1/3　-1
左卵巢
表浅异位症 — <1 cm　-1
总分　9

III 期（中度）

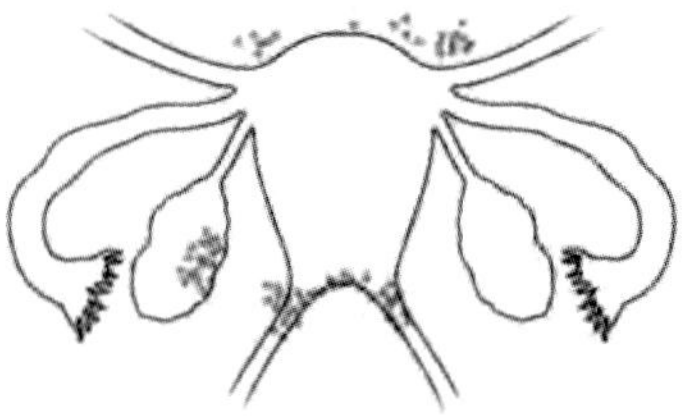

腹膜
深部异位症 — >3 cm　-6
子宫直肠陷凹
部分封闭　-4
左卵巢
深部异位症 — 1~3 cm　-16
总分　26

III 期（中度）

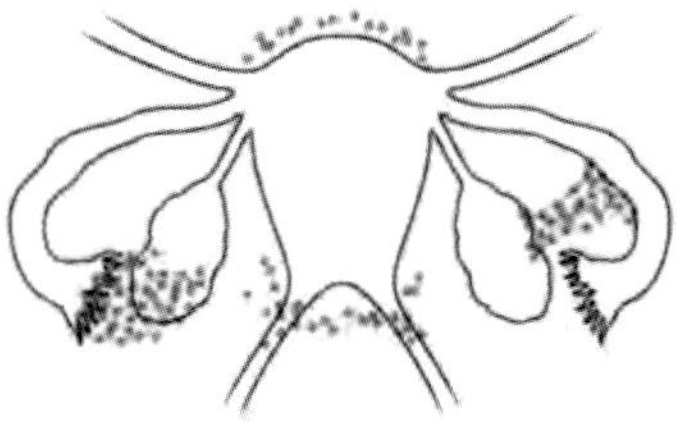

腹膜
表浅异位症 — >3 cm　-6
右输卵管
薄膜粘连　— <1/3　-1
右卵巢
薄膜粘连　— <1/3　-1
左输卵管
致密粘连　— <1/3　-16*
左卵巢
深部异位症 — <1 cm　-4
致密粘连　— <1/3　-4
总分　30

IV 期（重度）

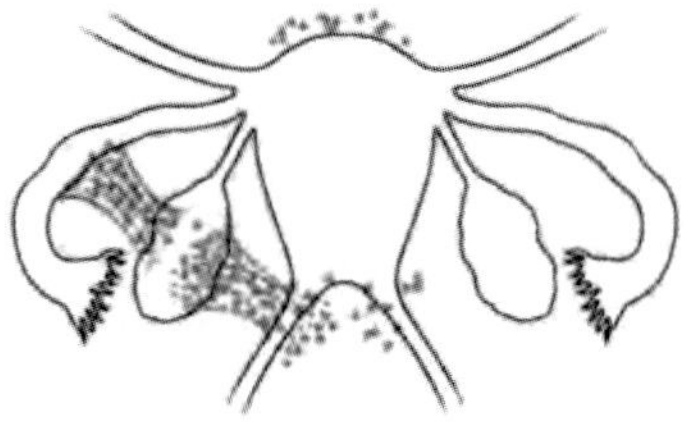

腹膜
表浅异位症 — >3 cm　-4
左卵巢
深部异位症 — 1-3 cm　-32†
致密粘连　— <1/3　-8†
左输卵管
致密粘连　— <1/3　-8†
总分　52

*此处评分更改为 16
†此处评分加倍

IV 期（重度）

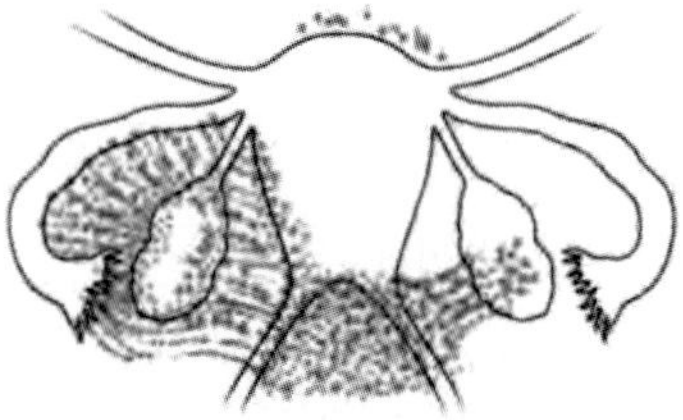

腹膜
深部异位症 — >3 cm　-6
子宫直肠陷凹
完全封闭　-40
右卵巢
深部异位症 — 1-3 cm　-16
致密粘连　— <1/3　-4
左输卵管
致密粘连　— >2/3　-16
左卵巢
深部异位症 — 1~3 cm　-16
致密粘连　— >2/3　-16
总分　114

双侧输卵管卵巢切除术后症状复发风险为10%，其他部位新发子宫内膜异位症的风险为4%。*子宫内膜异位症治疗目标是：减少盆腔疼痛，最大限度地减少手术干预和保护生育功能。*

期待治疗

患者可以选择期待疗法（即无药物或手术治疗），病情较轻、症状较少或无症状、准备怀孕等可选择期待疗法。由于子宫内膜异位症受雌激素和孕激素作用，因此年长患者可以选择期待疗法，直到绝经后这些激素水平自然下降。

药物治疗

子宫内膜异位症的腺体和间质对外源性和内源性激素有反应，药物治疗可诱导子宫内膜萎缩，从而抑制子宫内膜异位病灶。这种治疗方法最适宜子宫内膜异位症病灶较小、有生育需求的患者，但患者应了解，药物治疗后常出现复发，而且药物治疗不能改善子宫内膜异位症引起的粘连和纤维化。如果患者疼痛症状与子宫内膜异位症表现相符，而且全面检查排除了妇科、胃肠道和泌尿道等其他病因，则可在没有明确的手术组织病理诊断下进行经验性的药物治疗。

口服避孕药

复方口服避孕药易于给药且副作用较低，与非甾体类抗炎药联合应用是治疗子宫内膜异位症疼痛的首选方案。*口服避孕药可诱导功能性子宫内膜异位病灶发生蜕膜反应。*口服避孕药为连续服用，不需应用7天无活性药物，以免诱发撤退性出血，从而避免出现继发性痛经。

*黄体酮治疗可选择皮下植入长效醋酸甲黄体酮（DMPA），抑制促性腺激素释放，从而抑制卵巢类固醇激素合成；也可直接影响在位子宫内膜和异位子宫内膜。*DMPA可增加骨质丢失，但在治疗后12个月，骨密度可恢复至治疗前水平（见第26章）。有生育要求者，可选择每日口服甲羟孕酮，该药避孕效果不可靠。

其他药物制剂

达那唑可抑制月经周期中期促黄体生成激素（LH）和促卵泡素（FSH）峰值，缺乏LH和FSH刺激，卵巢不再产生雌激素，从而诱发闭经及子宫内膜萎缩。少数患者应用达那唑出现副作用，主要与低雌激素和雄激素样作用有关，包括痤疮、点滴出血、潮热、油性皮肤、面部毛发生长、性欲下降、萎缩性阴道炎和声音低沉等。停止治疗后，有些副作用也不能缓解。达那唑可引起脂蛋白代谢改变，其中高密度脂蛋白水平显著增高，而低密度脂蛋白水平减低。

促性腺激素释放激素（GnRH）激动剂治疗可缓解症状，GnRH对垂体有降调作用，显著抑制LH和FSH水平。而且由于没有雄激素样作用，因此其副作用比达那唑轻。GnRH所致低雌激素效应可导致潮热、盗汗和轻度骨质丢失增加。如果患者在GnRH治疗中出现副作用，而且治疗时间需超过6个月或者需要反复应用者，可考虑反向添加剂低剂量复方口服避孕药、低剂量激素治疗或醋酸甲羟孕酮治疗。美国FDA已批准醋酸炔诺酮5mg作为反向添加方案。反向添加通常与GnRH激动剂同时使用，不影响其缓解疼痛的作用，同时能减轻血管收缩、骨质疏松等副作用。芳香化酶抑制剂治疗也是一种替代治疗方法，可缓解患者疼痛症状，有些患者可以选择应用。

手术治疗

子宫内膜异位症手术治疗分为保守性手术或根治性手术。

保守性手术

保守性手术包括将可见的子宫内膜异位病灶切除、烧灼或消融（通过激光或电凝）；恢复正常解剖；保留子宫及其他生殖器官，确保后续妊娠。保守性手术可在因疼痛或不孕症而行腹腔镜检查时进行。如果发现病变广泛，则保守性手术包括粘连松解术、去除有活性的子宫内膜异位病灶、重建生殖器官解剖等。保守性手术成功率与疾病严重程度及医生手术技术有关。术前药物治疗可缩小病灶，术后药物治疗可促进愈合和预防复发。电或氩激光治疗后妊娠率为34%~75%，2期病变者二氧化碳激光治疗后妊娠率为25%~100%，3期病变者为19%~66%，4期病变者为25%~50%。

根治性手术

*子宫内膜异位症根治性手术治疗主要针对病变广泛、药物治疗和保守性手术治疗无效者或患者已完成生育并要求彻底治疗者。*根治性手术包括经腹全子宫、双侧输卵管卵巢切除术、粘连松解术及异位病灶切除术。如果卵巢未受累，则可以保留一侧或两侧卵巢。在保守性手术治疗者中，约1/3在术后5年内复发并需再次手术治疗。子宫切除术中保留卵巢者，术后复发及再次手术风险增加。双侧卵巢切除术后，可立即开始雌激素治疗，雌激素刺激残留病灶的可能性较小。

临床随访

该患者病史是典型的子宫内膜异位症，建议其选择口服避孕药物、GnRH激素激动剂治疗或诊断性腹腔镜检查。由于患者希望尽快妊娠，因此接受腹腔镜检查，证实为轻至中度子宫内膜异位及输卵管阻塞。

（译者：刘荣）

访问 http://thePoint.lww.com/activate，有互动式USMLE式问题库及更多内容！

第32章 痛经与慢性盆腔痛

本章主要涉及 APGO 教育的重点问题：

主题 39　**慢性盆腔痛**

主题 46　**痛经**

学生们应掌握慢性盆腔痛及原发性与继发性痛经的定义，了解其常见病因，掌握这些疾病诊断与治疗的基本方法，了解相关的心理与社会问题。

> 临床病例
>
> 患者女性，17 岁，主诉月经周期第 1 天下腹部出现周期性痉挛性锐痛，持续 2~3 日。月经周期规律，经量多伴血块。妇科检查正常。

痛经是指月经期腹痛，通常较严重，影响女性的正常生活。痛经可同时伴有其他症状，如腹泻、恶心、呕吐、头痛、头晕等。痛经包括由临床确定因素引起的继发性痛经和由前列素含量过高导致子宫明显收缩而引起的原发性痛经。慢性盆腔痛是指非周期性的（与月经周期无关）盆腔疼痛，持续 6 个月以上。

*大多数痛经或慢性盆腔痛患者的诊断依靠详细询问病史及相关检查。*在某些情况下，须依靠其他方法，包括腹腔镜检查。一旦确定诊断，即可确定治疗方案。

痛经

*很多女性在年轻时出现原发性痛经和继发性痛经。*原发性痛经少见，通常发生在初潮后第 3 到第 6 个月经周期内，此时，规律排卵周期尚未建立。原发性痛经多见于青少年及青春期，随着年龄增加，发病率呈下降趋势。继发性痛经更为常见，其原因为随着年龄增长，致病因素增多。生育并不影响原发性痛经和继发性痛经的发生。

病因学

原发性痛经

原发性痛经主要与月经期子宫内膜前列腺素 $F_{2\alpha}$（$PGF_{2\alpha}$）含量增高有关。正常情况下，子宫内膜前列腺素含量受孕激素影响，在月经期开始后或不久达到峰值。在月经期，随着子宫内膜脱落，释放大量前列腺素。前列腺素是强有力的平滑肌兴奋剂，诱导子宫强烈收缩，引起宫腔内压力升高，可超过 400mmHg，宫腔内基线压力超过 80mmHg（正常宫腔内基线压力约为 20mmHg）。$PGF_{2\alpha}$ 也可引起体内其他部位平滑肌收缩，导致恶心、呕吐和腹泻 (见表 32.1)。另外，除子宫内膜脱落导致前列腺素增加外，子宫内膜细胞坏死增加了前列腺素合成底物花生四烯酸的产生。除 $PGF_{2\alpha}$ 外，子宫还产生前列腺素 $E_2(PGE_2)$。PGE_2 有较强的舒张血管和抑制血小板凝集作用，也是引起原发性痛经的原因。

继发性痛经

继发性痛经由结构异常或子宫外、子宫肌壁间、子宫腔内疾病所致（框 32.1），常见继发性痛经的原因包括子宫内膜异位症（子宫外出现子宫内膜腺体和间质）、子宫肌腺症（子宫肌层出现异位子宫内膜组织）、粘连、盆腔炎症疾病 (PID) 和子宫肌瘤。

表 32.1 原发性痛经者疼痛及其相关的全身症状

症状	估计发生率（%）
疼痛：痉挛、绞痛、分娩样疼痛；有时主诉为中下腹部酸痛或沉重感；可放射至背部、向下至大腿；月经开始时出现；持续数小时至数天	100
相关症状	
恶心、呕吐	90
疲劳	85
神经紧张	70
头晕	60
腹泻	60
头痛	50

框 32.1 继发性痛经的病因
子宫外病因
子宫内膜异位症
肿瘤（良性与恶性）
炎症
粘连
心因性（罕见）
非妇科病因
子宫肌壁病因
子宫肌腺症
子宫平滑肌瘤
子宫腔内病因
子宫平滑肌瘤
息肉
子宫内节育器
感染
宫颈狭窄及宫颈病变

诊断

原发性痛经表现为月经期第 1~3 天，患者反复出现规律性下腹部痉挛性疼痛。*原发性痛经患者一般无性交痛，如果有性交痛，则提示有其他因素引起。*

临床症状

原发性痛经表现为下腹部和耻骨上区弥漫性疼痛，可向周围或背部放射。疼痛特点为“出现然后缓解”或似分娩样，常伴中至重度恶心、呕吐和腹泻，头晕、腰痛、头痛也较常见。许多患者采取胸膝位来缓解疼痛，许多报道认为，外敷热水袋或热水瓶可以缓解不适症状。

继发性痛经疼痛持续时间通常比月经期长，在月经来潮前即可出现疼痛，月经期疼痛加重，并持续至月经结束。继发性痛经发病年龄比原发性痛经晚。

病史

*在个案报道中，某些特殊主诉往往提示机体存在潜在异常。*详细询问病史可揭示潜在异常，有助于直接行进一步评估。月经量多且痛经者常提示子宫器质性病变，如子宫肌腺症、子宫肌瘤或子宫息肉等。腹部增大或腹部外形改变者提示为较大子宫肌瘤或腹腔内肿瘤。寒战、高热、乏力提示为感染。不孕症合并痛经者常提示为子宫内膜异位症或盆腔炎症或其后遗症。

评估

*痛经患者体格检查有助于直接揭示继发性痛经的原因。*盆腔检查发现子宫不对称或不规则增大，提示为子宫肌瘤。双合诊检查易于发现子宫肌瘤，子宫常表现为外形不规则、质韧。子宫肌腺症者子宫常有压痛，均匀增大呈球形。*排除继发性痛经的其他原因即可支持子宫肌腺症的诊断，但明确诊断需在子宫切除术后经组织学诊断。*子宫直肠陷凹触痛性结节及子宫活动受限往往提示为子宫内膜异位症（见第 31 章）。子宫活动受限也可因粘连或炎症导致盆腔瘢痕形成所致。炎症引起的附件区增厚、压痛也是继发性痛经的原因。如果可疑感染，则应行宫颈培养或淋球菌、沙眼衣原体检查。在某些患者中，如果不应用腹腔镜等有创检查，则无法最终确定诊断。

*在评估为原发性痛经者，最重要的鉴别诊断是继发性痛经。*虽然患者病史典型，但在未进行全面评估、排除其他可能原因的情况下，不能诊断为原发性痛经。

原发性痛经患者体格检查通常正常，查体提示子宫及附件区无异常，窥器检查及腹部检查无异常。当患者出现症状时，表现为面色苍白、出汗，但腹部检查发现腹软，无压痛，子宫正常。

治疗

*未明确病因的痛经可诊断为原发性痛经。*通常口服 NSAID 类药物可缓解疼痛，此类药物是前列腺素合成酶的抑制剂。其他治疗方法有热敷、运动、心理治疗以及心理安慰，有时可行内分泌治疗（如口服避孕药抑制排卵，缓解疼痛，见第 26 章）。

非甾体类抗炎药

布洛芬、萘普生、甲芬那酸等是常用来治疗原发性痛经的处方类 NSAID。曾经将选择性环氧合酶抑制剂(COX-2抑制剂)作为NSAID，该药有靶向作用，但是该药有潜在的致命性心血管及胃肠道副作用，因此现已很少使用。研究表明，持续性局部低温热疗也可缓解疼痛，疗效与口服NSAID相当，但无药物引起的全身影响。*NSAID治疗通常很有效，如果疗效不明显，则需要重新评估原发性痛经的诊断。*

骶前神经切除术

某些患者对通常的药物及其他治疗无效，且疼痛程度非常严重，可以考虑行骶前神经切除术。该手术破坏“骶前神经”，该神经走行于第4腰椎至骶骨的上腹下神经丛内。术中有损伤邻近血管结构、慢性便秘等长期后遗症和并发症风险，因此手术应用受到限制。

复方口服避孕药

复方口服避孕药适用于无生育要求且无禁忌证的患者，通过抑制排卵和稳定雌孕激素水平，减少子宫内膜前列腺素合成，从而减少自发性子宫收缩。口服避孕药可采取传统的28天周期或延长服用，增加月经期之间的时间间隔。*连续使用口服避孕药可引起闭经，同时可缓解痛经。*长效醋酸甲羟孕酮、长效埋植式孕激素避孕药(Nexplanon)、孕激素宫内运载系统(曼月乐)等，虽然不是专为治疗痛经而设计，但已证实均能缓解痛经。

继发性痛经的治疗

继发性痛经存在明确病因，针对病因治疗疗效更好。针对病因的多种具体治疗方法将在相关章节中论述。当无法应用确切的治疗方法，如子宫肌腺症患者要求保留生育功能，则可选择各种止痛药物或调节月经周期等方法进行对症治疗，常可取得疗效。

慢性盆腔痛

慢性盆腔痛是一种严重影响患者生活质量和占用医疗资源的常见疾病。据估计，在18~50岁女性中，慢性盆腔痛持续超过1年者有15%~20%。*目前慢性盆腔疼痛尚无明确定义，有认为慢性盆腔痛是指非周期性、持续超过6个月、发生于盆腔、腹前壁脐水平或以下、腰骶部、臀部的疼痛，疼痛严重并引起局部障碍，甚至需要就医。*慢性盆腔痛可能由生殖道、泌尿生殖道及胃肠道疾病引起(框32.2、表32.2)。其他潜在的躯体疼痛源于骨盆骨骼、韧带、肌肉和筋膜，有时病因不清。

框32.2 可能引起或加剧慢性盆腔痛的妇科疾病，证据级别

A级[a]
- 子宫内膜异位症[b]
- 妇科恶性肿瘤(特别是晚期)
- 残留卵巢综合征
- 卵巢残余综合征
- 盆腔淤血综合征
- 盆腔炎性疾病[b]
- 结核性输卵管炎

B级[c]
- 粘连[b]
- 良性囊肿间皮瘤
- 平滑肌瘤[b]
- 术后腹腔囊肿

C级[d]
- 子宫肌腺症
- 非典型性痛经或排卵痛
- 附件囊肿(非子宫内膜异位症)
- 宫颈狭窄
- 陈旧性异位妊娠
- 慢性子宫内膜炎
- 子宫内膜或宫颈息肉
- 输卵管子宫内膜异位症
- 宫内节育器
- 卵巢排卵痛
- 残留的副卵巢
- 有症状的盆腔松弛(生殖道脱垂)

A级[a]：因果关系的科学证据良好且一致
[b]诊断通常依据经常发表的有关慢性盆腔痛患者的报道
B级[c]：因果关系的科学证据有限或不一致
C级[d]：因果关系依据专家意见

评估

成功评估和治疗慢性盆腔痛需要时间和耐心以及有爱心的医生。*有效治疗需要良好的医患关系，不应忽略疗效本身之间的关系。*询问病史及体格检查为医师提供了收集疾病信息及建立相互信任的机会。*评估首先应假设存在一个明确的引起疼痛的器质性病变。*即使患者有明显的社会心理压力，仍可发生器质性疾病。只有合理地排除其他原因后，才能诊断为精神性疾病，如躯体化疾病、抑郁或睡眠障碍、人格障碍等。

病史

任何有关疼痛的评估必须注意症状的描述和发

表 32.2 可能引起或加剧慢性盆腔痛的非妇科疾病，证据级别

证据级别	泌尿道	胃肠道	肌肉骨骼	其他
A 级[a]	膀胱恶性肿瘤 间质性膀胱炎[b] 放射性膀胱炎 尿道综合征	结肠癌 便秘 炎性肠病 肠易激综合征[b]	腹壁肌筋膜疼痛（触发点） 慢性尾骨或背痛[b] 不正确或坐姿不良 纤维肌痛 髂腹下神经痛、髂腹股沟和（或）生殖股神经痛 盆底肌肉痛（肛提肌或梨状肌综合征） 围产期盆腔痛综合征	腹部皮神经卡压在手术瘢痕中 抑郁症[b] 躯体化障碍
B 级[c]	不羁膀胱收缩（逼尿肌协同失调） 尿道憩室	—	椎间盘髓核脱出 腰背痛[b] 脊髓或骶神经肿瘤	腹腔疾病 神经功能障碍 卟啉症 带状疱疹 睡眠障碍
C 级[d]	慢性泌尿道感染 复发性急性膀胱炎 复发性急性尿道炎 结石/尿石症 尿道肉阜	结肠炎 慢性间断性肠梗阻 憩室病	腰椎压缩 退行性骨关节病 疝气：腹壁疝、腹股沟疝、股疝、半月线疝 肌肉拉伤与扭伤 腹直肌拉伤 椎关节强硬	腹型癫痫 腹型偏头痛 双极人格障碍 家族性地中海热

A 级[a]: 因果关系的科学证据良好且一致
[b] 诊断通常依据经常发表的有关慢性盆腔痛患者的报道
B 级[c]: 因果关系的科学证据有限或不一致
C 级[d]: 因果关系依据专家意见

生的时间。病史必须包括内科疾病、外科手术史、月经史、性生活史。询问相关症状、加重或缓解疼痛的因素、发作时间等具体问题有助于判断引起疼痛的起源。应调查患者的家庭和工作状态、社会关系、家族史等。患者若曾遭受性虐待及身体虐待，则应存在睡眠障碍及其他抑郁症表现。*研究发现，虐待与慢性疼痛有明显的相关性。*如果有性虐待史，应检查当前是否仍有身体虐待或性虐待。

体格检查

慢性盆腔痛患者体格检查有助于发现可能存在的病因，检查时，需询问患者疼痛的具体部位及疼痛性质。如果疼痛范围较局限，则患者能以手指准确指出疼痛部位，若疼痛范围比较弥漫，则患者会用张开的手去示意。应重视患者的反复主诉，体格检查应避免引起患者明显的不适，最大限度地减少患者肌紧张，以免影响全面检查结果。患者仰卧位，屈曲双腿并抬高下巴时，出现Carnet症状或腹壁紧张，有助于诊断肌筋膜痛。由于该动作缓解腹直肌紧张，因此深部脏器疼痛会缓解或保持不变。此外，应注意检查由闭孔内肌（内收旋转腿部）、肛提肌（缩紧盆底，类似停止排尿或做凯格尔锻炼）引起的肌肉痉挛性疼痛。

鉴别诊断

*导致继发性痛经的许多原因同样可引起慢性盆腔痛。*若痛经患者怀疑感染，则需行宫颈培养。在大多数患者，询问病史及体格检查有助于准确地鉴别诊断。慢性盆腔痛在较大范围的鉴别诊断需要多学科检查，包括精神评估或检查。可咨询社工、物理治疗师、消化科、麻醉科、骨科及其他人员。有时需通过影像学检查或腹腔镜检查确定诊断。*在因慢性盆腔痛而行腹腔镜检查的患者中，有1/3未能发现可识别的病因。*其中2/3在腹腔镜检查前，均未发现明显的病因。

慢性盆腔痛的诱发因素

引起慢性盆腔痛的常见疾病有PID、肠易激综合征(IBS)、间质性膀胱炎、子宫内膜异位、盆腔粘连等，但有时很难确定具体的原因。*很多慢性盆腔痛患者，导致疼痛的原因不止一个。*

盆腔炎

*盆腔炎患者中有18%~35%会出现慢性盆腔疼痛。*其确切的机制尚不清，可能包括慢性炎症、盆腔粘连及同时存在的社会心理因素。详见第29章。

肠易激综合征

在慢性盆腔痛患者中，肠易激综合征（IBS）发生率为 50%~80%。*IBS 诊断采用罗马 III 标准：复发性腹痛或腹部不适，伴有明显的排便习惯改变至少 6 个月，典型症状至少每 3 个月持续至少 3 天。*必须符合以下两项或以上：①排便后疼痛缓解；②疼痛与排便习惯有关；③疼痛与大便性状有关。根据治疗目的，依据患者主要症状将 IBS 进行再分类：疼痛、腹泻、便秘或便秘与腹泻交替。引起 IBS 的确切病因尚不清楚，可能与肠蠕动改变、内脏高敏感性、心理社会因素（特别是压力）、神经递质失衡（特别是 5- 羟色胺）和感染（通常是隐性或亚临床感染）。儿童有性虐待和身体虐待史者，与 IBS 症状严重程度密切相关。

间质性膀胱炎

间质性膀胱炎是一种膀胱慢性炎症，常表现为盆腔痛、尿频、尿急、尿痛，其病因为覆盖于膀胱黏膜上的糖胺聚糖层破坏。根据临床症状和膀胱镜检查可以诊断间质性膀胱炎，进一步评估可采用膀胱膨胀试验或膀胱内钾离子敏感性检测。

治疗

*慢性盆腔痛的治疗比较困难。*如果可能，可针对某一特定病因进行治疗。或者可以不依赖临床症状，规律性地使用口服止痛药。

药物治疗

*抑制卵巢功能、减少月经发生有助于治疗或者诊断慢性盆腔痛。*促性腺激素释放激素激动剂抑制卵巢激素分泌，已用于治疗子宫内膜异位症。这些药物也有助于缓解 IBS、间质性膀胱炎和盆腔淤血综合征（盆腔血管淤血引起盆腔痛）的症状，所有这些疾病均在某种程度上与激素有关。

应与胃肠病专家讨论 IBS 患者的治疗，应用进食日记，识别和消除与症状相关的食物、培养医患关系并避免“医生购物”和临时治疗等是最主要的治疗方法。限制咖啡因、酒精、高脂肪食品和蔬菜，以防胀气，通常有效。通过食物日记可识别乳糖或小麦谷蛋白不耐受情况。如果以便秘为主要症状，则服用纤维 20~30g 或使用乳果糖等渗透性泻药通常有效。如果以腹泻为主要症状，则服用止泻剂有效。胀气与痉挛引起的疼痛可应用抗痉挛治疗，如双环维林和莨菪碱。

间质性膀胱炎的治疗方法包括饮食改善、膀胱内用药及口服用药等，减轻炎症及疼痛症状。与治疗 IBS 相同，应限制摄入咖啡因、酒精、人工甜味剂、酸性食物等。许多医生联合应用抗炎药、镇痛药，其中二甲亚砜是唯一经过批准的可以直接通过膀胱内灌注治疗间质性膀胱炎的药物。口服药物包括抗组胺药、三环类抗抑郁药和硫酸戊聚糖钠，即粘多糖类似物，有助于修复破坏的膀胱黏膜。

手术治疗

在排除非妇科疾病后，可选择子宫切除术。切除子宫可有效缓解由子宫病变引起的疼痛，并改善未发现子宫病变患者的症状。

其他治疗

替代治疗方法包括经皮电神经刺激、生物反馈、神经阻滞、激光消融宫骶韧带和骶前神经切除术等。药物治疗联合心理治疗可提高疗效，优于单独药物治疗。*在某些情况下，治疗的目的不是治愈，而是消除慢性疼痛，或者有效控制疼痛，以最大程度地改善生活质量。*

随访

盆腔痛（痛经或慢性疼痛）患者在治疗中应严密监测治疗效果及治疗可能导致的并发症。首次口服避孕药者应在用药后 2 个月、6 个月进行随访，治疗有效后，应定期进行随访。*应鼓励慢性盆腔痛患者定期随访，而不是只在疼痛时才就诊，从而避免强化疼痛的行为。*

> 临床随访
>
> 根据病史，患者是典型的原发性痛经。在此诊断基础上，患者开始服用非甾体类抗炎治疗，有效地缓解了肌肉痉挛，同时轻度减少了月经量。

（译者：刘荣）

访问 http://thePoint.lww.com/activate，有互动式 USMLE 式问题库及更多内容！

第33章 乳腺疾病

本章主要涉及 APGO 教育的重点问题：

主题 40 乳腺疾病

学生们应能描述乳腺正常及异常表现，能概括常见乳腺疾病及乳腺癌的基本检查与初步治疗方法。

> 临床病例
>
> 患者女性，26 岁，左胸部发现大小有 2~3cm 表面光滑的可活动肿物，肿物柔软，其大小不随月经周期而改变，在过去 1 年中，肿物大小未发生明显变化。患者最初在乳房自我检查中发现此肿物。

乳腺疾病包括从良性疾病到乳腺癌等不同病理学表现的疾病。目前，妇女卫生保健者的当务之急是明确乳腺疾病的评估、治疗与监测方法，必须确保乳腺癌筛查方法适用于所有高风险或低风险妇女。为了恰当地诊断、治疗与随访乳腺疾病，通常需要多学科协作。*虽然必要时需咨询专科医师，但是通常首先咨询妇产科医生。*

解剖

成年女性乳房是位于胸壁浅筋膜下的皮脂腺（图 33.1），主要由小叶或腺体、乳腺导管、结缔组织和脂肪等组织构成，这些组织的相对含量随妇女年龄而相差很大。在年轻女性，乳房主要由腺体构成。随着年龄增长，腺体逐渐萎缩，脂肪组织取而代之，绝经后这一过程加速。乳腺腺体与脂肪组织触诊质地之间的差异及影像学检查两者之间密度的差异是发现乳腺癌的关键特征。

乳房由 12~20 个乳腺小叶构成，每侧乳房外上象限的腺体或小叶数量不成比例。*这是乳腺癌最常发生于乳腺外上象限的原因。*乳腺小叶由丛状排列呈腺泡状的分泌细胞及其周围包绕的肌上皮细胞组成，这些腺体分泌至分布在乳腺内的输乳管内，输乳管最终形成 5~10 根集乳管，经乳头排出。乳腺癌通常发生在这些末端集乳管 – 小叶单位及其他输乳管。

先天乳腺畸形包括乳腺组织缺失及副乳，副乳可出现在胎儿腋下至腹股沟之间“乳线”上的任何部位。多个乳头（多乳头）比真性副乳（多乳房）更常见

乳房有丰富的供血和淋巴系统来维持泌乳及其健康。血液供应主要来自胸廓内动脉、胸外侧动脉、胸背动脉、胸肩峰动脉及各肋间穿动脉的穿支。淋巴管则回流至躯干及颈部的表浅及深部淋巴结链，包括腋窝、胸肌深部及膈肌远端淋巴结 (图 33.2)。*乳腺癌最常见转移途径是同侧淋巴结，有时是乳腺内的淋巴结。*

*乳腺组织对体内性激素变化非常敏感，尤其是腺细胞。*在青春期，伴随着循环中雌孕激素的改变，乳房由不成熟的儿童型发育为成熟的成人型乳房，其中雌激素主要刺激脂肪组织和乳管生长，而孕激素则刺激小叶及腺泡出芽生长。

乳腺症状与体征的评估

及时评估患者不明原因的乳腺不适非常重要，不能仅为缓解患者的焦虑。全面系统的评价方法会对乳腺不适患者做出正确的诊断。

乳腺病变最常见的两个不适主诉为疼痛与肿块。

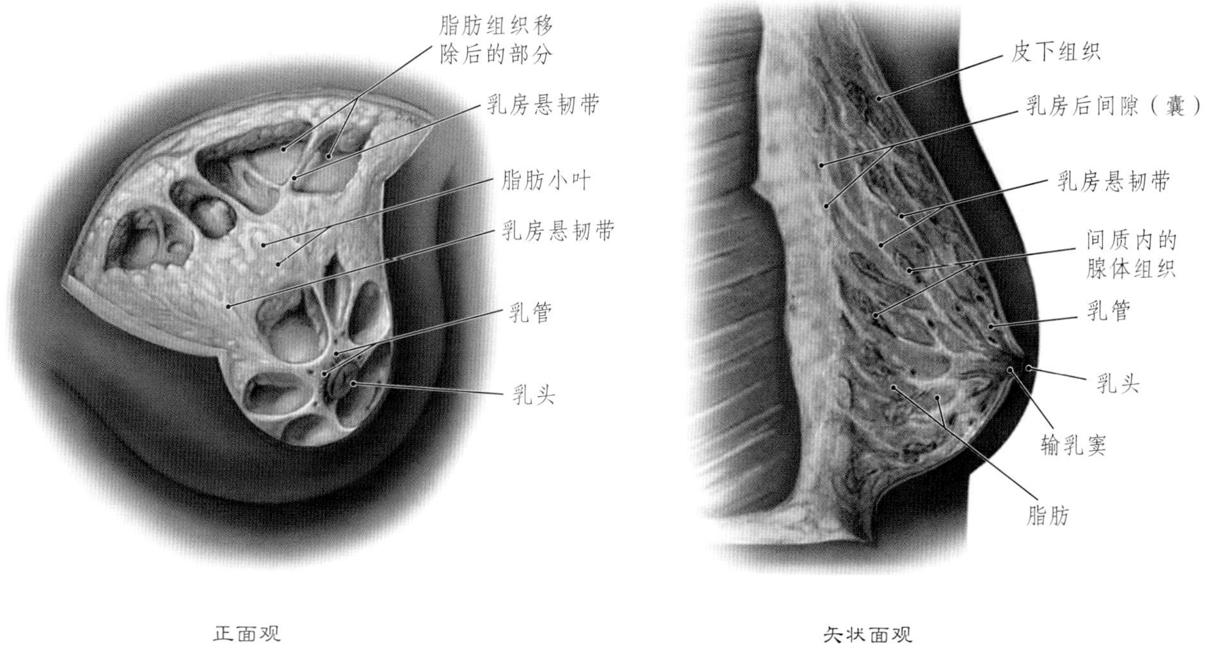

图33.1　乳腺解剖。

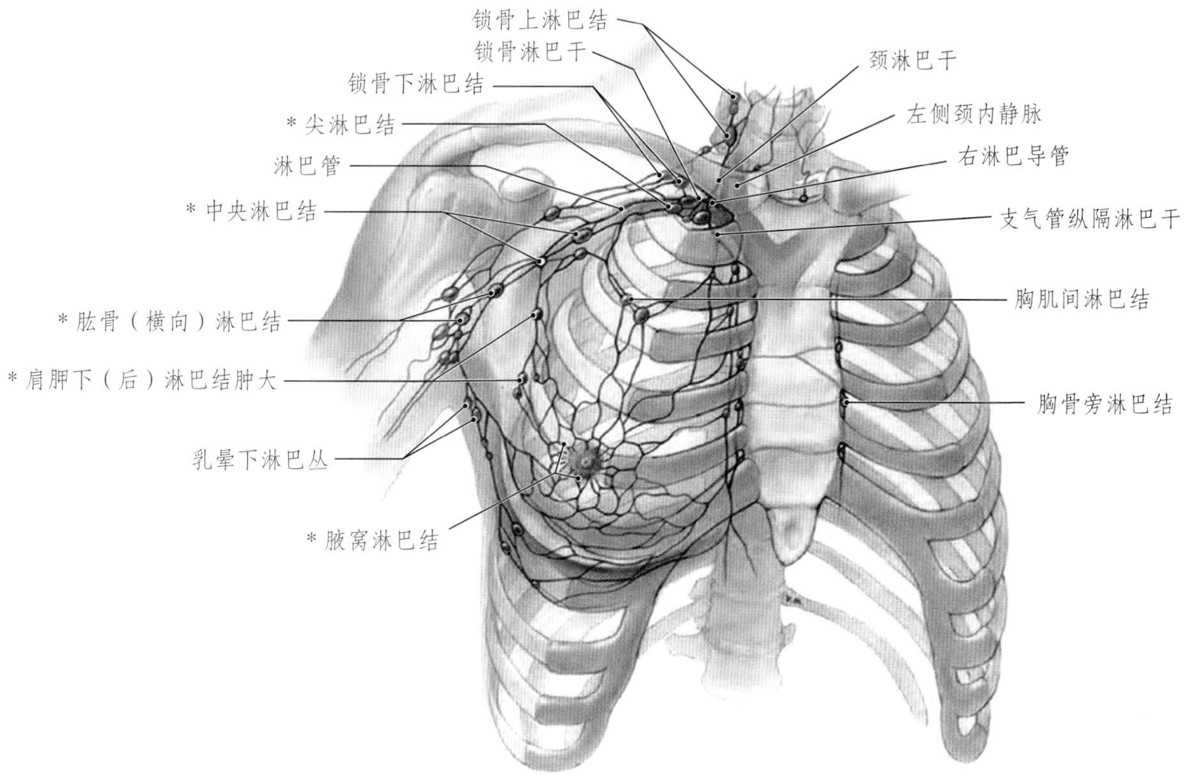

图33.2　乳腺淋巴引流（正面观）。

妇科医生应鉴别不同病因导致的乳房疼痛，给予患者安慰，并进行随访及相关治疗。一项研究发现，在有乳房不适（最常见者为乳房肿块）患者中，确诊为乳腺癌者占6%。因此，恰当评估患者乳腺症状与体征至关重要。

病史

询问病史是初步诊断疾病的最重要步骤。患者因乳腺不适而就诊，有助于确定下一步检查的相关问题是询问不适的具体部位、症状持续时间、如何首次发现肿块、是否有乳头溢液、肿块大小变化及其与月经周期的关系等。*此外，医生应询问增加恶性肿瘤可能性的危险因素(框33.1)*。

体格检查

全面乳房检查包括系统检查两侧乳房、腋窝和整个胸壁。*乳房检查的最佳时间是在月经周期的卵泡期*。如果首次检查未发现明显肿块，则可3个月内复查或转诊至乳腺专科行进一步检查（根据患者的危险因素）。

诊断性检查

在询问病史和初步体格检查后，可以通过辅助检查协助乳腺肿块定位和定性。

乳腺钼靶

乳腺钼靶是用于诊断乳腺癌的x线技术，*能在形成可触及的肿块前2年发现病灶(图33.3)*。

乳腺钼靶检查可以作为筛查方法或诊断方法。在乳腺钼靶筛查中，患者在x线机前取站位或坐位，将两个光滑的塑料板放在乳房表面并加压，便于观察乳腺组织。*标准的4个象限乳腺钼靶成像包括两个近远端和两个内外侧图像*。图像可以是标准的放射胶片或数字化照片。数字化技术为图像处理提供了更多可能性，但其价格比较昂贵，从而限制了其应用。虽然数字化技术更适用于乳腺组织密度较高者，但是尚无直接证据证明各种影像检查技术的优劣。每种影像检查均应对可疑癌灶、微小钙化灶、正常组织结构改变和隐匿性病灶做出评估。*乳腺小叶癌通过常规乳腺钼靶检查更难发现*。

在与美国NCI和FDA合作下，美国放射学会制订了标准化的基于乳腺影像报告和数据系统(BI-RADS)的乳腺钼靶检查结果报告系统，该系统有助于最终诊断，并为临床医生提供治疗参考（表33.1）。

如果乳腺筛查发现异常或患者有乳腺不适和（或）发现乳腺肿块，则需进一步行诊断性乳腺影像检查。40岁以上的女性，即使乳腺检查未发现明显肿块，乳腺钼靶检查通常是乳房肿物的一线检查方法。点按压和放大视图有助于进一步定位病灶，并确定病灶周围组织大小（图33.4）。*当发现乳腺明显肿块时，应同时行对侧乳房影像检查，必要时，应行淋巴结影像检查，寻找未发现的异常*。

乳腺超声检查

乳腺超声检查在评估乳腺病变中发挥重要作用，常用于评估乳腺影像学检查不能确定的病变、年轻女性乳腺组织及其他密度不同的组织，乳腺超声检查能更好地鉴别实性和囊性病变，指导乳腺组织芯针活检。超声检查发现单纯性囊肿者，可行引流而缓解症状。*在年龄小于40岁者（特别是青少年），超声检查是最常用的乳腺肿物初始检查方法*。

磁共振成像

磁共振成像(MRI)可作为乳腺钼靶检查的辅助方

框33.1 乳腺癌的危险因素
• 年龄
• 乳腺癌个人史
• 既往乳腺活检提示（导管或小叶）非典型增生史
• 遗传性基因突变(BRCA1及BRCA2)
• 乳腺组织密度增高
• 一级亲属中有确诊的年轻乳腺癌或卵巢癌患者
• 初潮年龄早（年龄＜12岁）
• 绝经年龄晚（年龄＞55岁）
• 无足月妊娠
• 第一次分娩年龄较大(>30岁)
• 无哺乳
• 近期及长期服用口服避孕药
• 绝经后肥胖
• 子宫内膜癌或卵巢癌个人史
• 酗酒
• 身高较高
• 社会经济地位较高
• 德裔犹太人

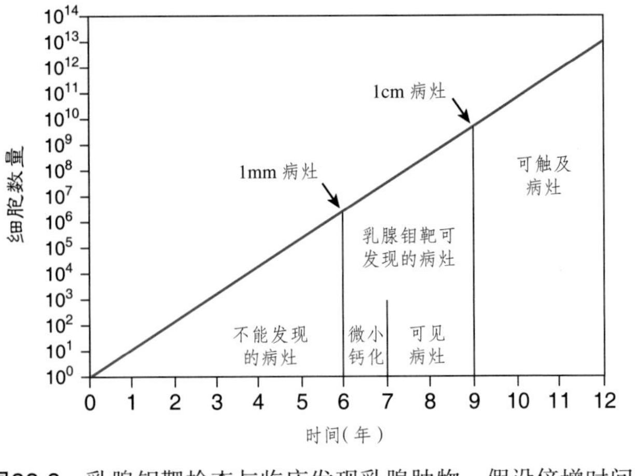

图33.3 乳腺钼靶检查与临床发现乳腺肿物，假设倍增时间是100天，则乳腺钼靶检测发现乳腺癌的时间远早于临床诊断乳腺癌。

表 33.1　美国放射学成像报告与数据系统学会

BI-RADS 分类	总结建议	说明
0	需要额外的成像评估	病变乳房 X 线照片需要额外成像，如斑点压缩胶片，放大倍数和附加视图
1	阴性	乳房正常
2	良性发现	乳房 X 线照片阴性
3	可能良性发现	乳腺 X 线照片显示病变很可能是良性的；建议随访
4A	低度怀疑恶性肿瘤	需要干预的病变
4B	中等怀疑	恶性可能
4C	中等关注	没有典型表现，但预期为恶性肿瘤
5	高度提示恶性肿瘤	高度可疑恶性病变，需要乳腺外科医生转诊
6	活检证实的恶性肿瘤	应采取适当治疗

法。*但其应用受检查费用高、缺乏标准检查方法、无法发现微小钙化灶等限制*。虽然如此，MRI 仍可用于辅助高危患者早期发现乳腺癌，也可用于乳腺癌确诊后明确乳腺癌的转移范围。

细针抽吸活检

当肿物为单纯性囊肿时，可以细针抽吸活检非常有效，可在诊室内有或无局麻下进行操作。以两个手指固定肿物，以 22~24 号针进行抽吸，清亮的抽吸液无需病理学检查，如果肿物消失，则可在 4~6 月后行临床乳腺复查。如果肿物再次出现，则应行诊断性乳腺钼靶和超声检查。如果抽吸液呈血性，则应行细胞学检查，并继续行诊断性乳腺钼靶和超声检查。

芯针抽吸活检

在芯针抽吸活检中，选择大号 (14~16 号) 针获取乳腺较大的实性肿物标本，取长约 2cm 组织样本 3~6 块，评估肿物及其周围乳腺组织中的异常细胞。

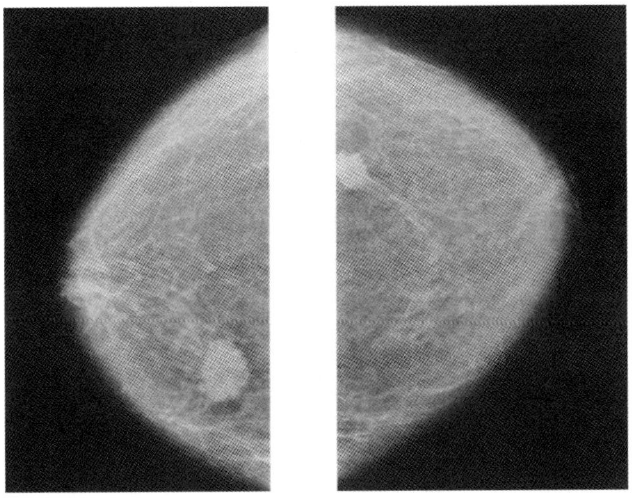

图33.4　双侧乳腺影像学筛查，显示每侧乳房有典型的乳腺癌，临床有乳房明显肿块者，两侧乳腺钼靶检查至关重要。

诊断流程

如果通过乳腺临床检查、自我检查或有乳腺病史者发现乳腺肿物，临床医生必须清楚地记录并给予适当的后续治疗。图 33.5 为乳房肿物患者临床评估与后续处理的实用流程图。

良性乳腺疾病

良性乳腺疾病包括很多病变，显著影响女性生活质量。许多良性乳腺疾病在准确诊断后，可以经药物或其他方法有效的治疗。乳腺肿块患者应评估其患乳腺癌的风险。

乳腺痛

乳腺痛或乳房疼痛可分为三类：周期性痛、非周期性痛及乳房外疼痛。周期性乳腺痛开始于月经周期的黄体期，月经来潮后缓解。疼痛通常为双侧、位于乳房的外上象限。非周期性乳腺痛与月经周期无关，其病因包括肿瘤、乳腺炎、囊肿、乳房手术史等。有些患者非周期性乳腺痛是特发性的，原因不明。非周期性乳腺疼痛与一些药物有关，包括激素类药物、抗抑郁药（如舍曲林、阿米替林）及抗高血压药物。如果乳腺痛与激素开始治疗有关，则停止或减少激素用量可以缓解症状。乳房外疼痛可由许多情况引起，如胸部外伤、肋骨骨折、带状疱疹、纤维肌痛等。肌肉骨骼疾病抗炎药物治疗中，有些胸痛更加明显，如心绞痛，需要排除这些原因。

药物治疗

唯一经 FDA 批准治疗乳腺痛的药物是达那唑，但该药有明显的副作用。溴隐亭、GnRH 激动剂等激素治疗可减轻疼痛，但这些药物也有副作用，从而

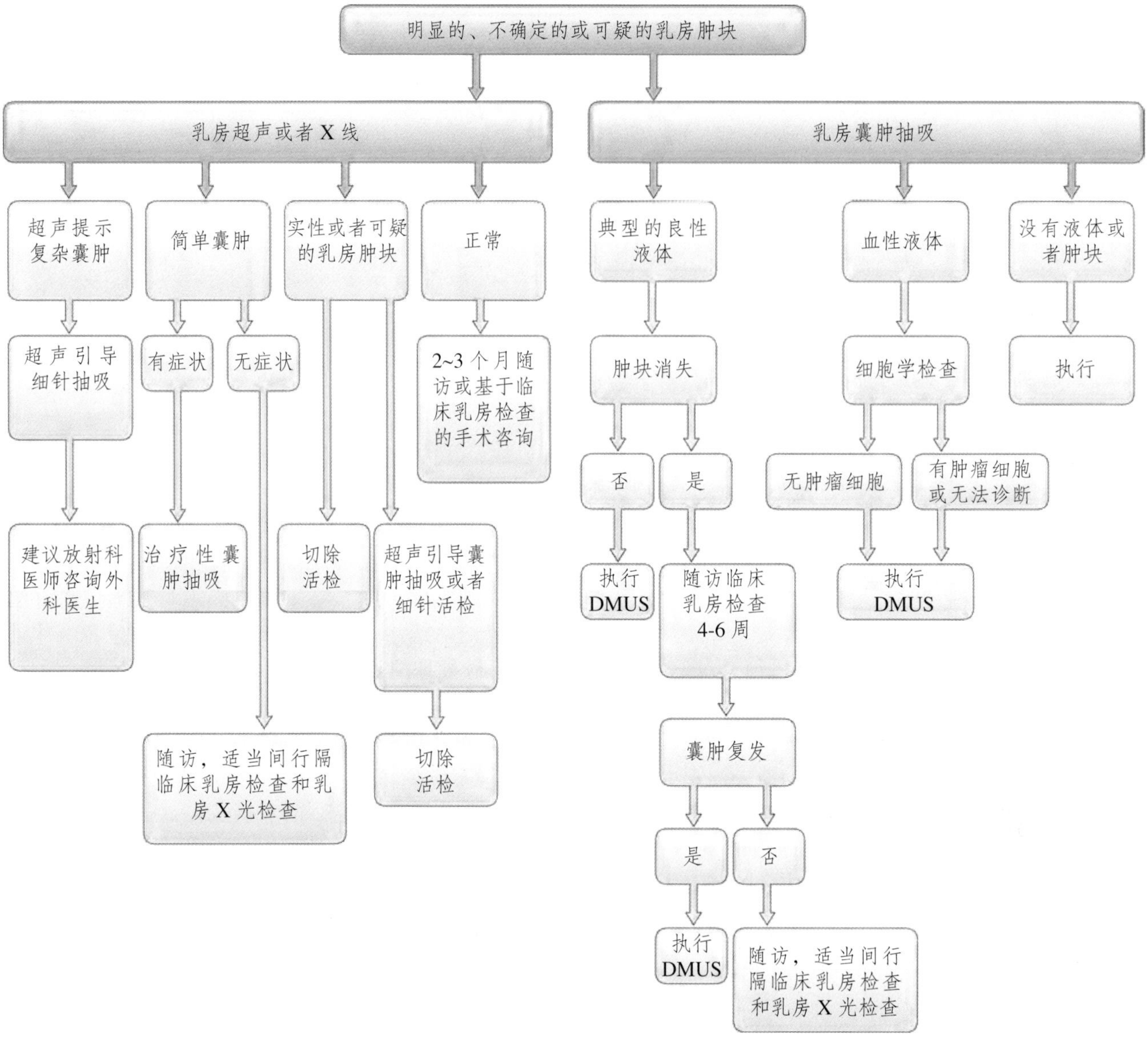

图33.5 明显的、不确定的或可疑乳腺肿块的处理。

限制了其广泛应用。马来酸盐是一种多巴胺受体激动剂，可以缓解疼痛，而且其副作用比溴隐亭小。*选择性雌激素受体调节剂(SERM)，如他莫西芬，可以治疗严重的乳腺痛，但该药不在药物说明书中的适应证之内*。这些药物是乳腺组织雌激素的拮抗剂，他莫西芬的副作用为增加子宫内膜增生、深静脉血栓形成及潮热、阴道出血等发生风险。一项研究结论认为，减小药物剂量可降低其副作用。*他莫西芬仅用于严重乳腺痛而且对其他药物治疗无效者。雷洛昔芬也是一种雌激素拮抗剂，不增加高危女性的乳腺癌发病率。与他莫西芬相比，不刺激子宫内膜。潮热、静脉血栓形成风险与他莫西芬相似*。

有些周期性乳腺痛者，应用口服避孕药或注射避孕药醋酸甲羟孕酮缓解疼痛。

其他治疗

缓解乳房疼痛的非药物方法包括白天或运动时佩戴合身胸罩或运动胸罩、减肥和有规律的锻炼。虽然尚无研究证明这些措施的有效性，但是值得推荐给患者，有助于减轻疼痛。有些研究表明，减少咖啡因摄入、补充维生素E可以缓解乳腺痛，但其疗效结论并不一致。

乳头溢液

乳头溢液通常是良性的，但也可能是内分泌功能障碍或癌症的早期表现。溢液颜色、黏稠度，以及是双侧溢液还是单侧溢液等均是查找病因的重要线索。非自发性、非血性、双侧乳头溢液通常由乳

腺纤维囊性变或乳管扩张所致，后者表现为乳管扩张伴导管周围纤维化和炎症，常见于青少年及更年期女性。绿色、黄色或棕色黏稠分泌物可由乳腺导管扩张或乳腺纤维囊性变所致。泌乳常见于哺乳期，但也可发生在其他内分泌异常（如高泌乳素血症或甲状腺功能减退）、服用药物(口服避孕药、三环类抗抑郁药)等情况下。脓性分泌物提示为感染，可能为乳腺炎或乳房脓肿。

血性、单侧乳头溢液可能与浸润性导管癌、导管内乳头状瘤或导管内癌有关，此类乳头溢液者通常需要行导管造影和导管切除。乳管内造影是一种可以发现导管内病变位置的影像技术。*这项新技术利用光纤技术制成光纤乳管镜，可以直接发现乳腺导管内病灶并取活检。*但是该技术尚未在临床中广泛应用。

乳房肿块

最令患者和临床医生担忧的是一种原因不明的乳房肿块，乳腺恶性肿瘤表现特征包括肿物大于 2cm、固定、边界不清、质硬、皮肤凹陷或颜色变化、乳头收缩或乳头变化(如凹陷)、血性乳头溢液、同侧淋巴结肿大等。乳房内肿物生长速度稳定，据估计，肿物生长到临床检查能触及的平均时间需要 5 年。

良性乳房肿块

各种良性乳腺肿瘤能在临床或自我检查、乳腺钼靶筛查或意外发现，表 33.2 总结了 3 种形态分类及其发展为浸润性乳腺癌的风险。

表 33.2　乳腺良性病变

病理损伤	发展侵袭性乳腺癌的相对风险
非增生	1.0
纤维囊性变 囊肿 纤维化 腺病 乳腺腺瘤 纤维腺瘤	
非典型增生	1.5~2.0
上皮增生 硬化性腺病 复杂性的硬化损伤 （辐射状瘢痕） 乳头瘤	
非典型增生	8.0~10.0
小叶原位癌 导管原位癌	

非增生性病变

*乳腺纤维囊性改变具有正常乳腺能观察到的一系列特征。*乳房小叶扩张，形成不同大小的囊肿、囊肿壁内衬扁平的萎缩上皮或大汗腺化生上皮。如果这些囊肿破裂，则形成的疤痕和炎症使乳腺发生纤维化改变，乳房变硬。腺体数量增加伴乳腺小叶生长称为腺病，在这种情况下，乳腺小叶结构保持不变。在某些哺乳期妇女可触及明显腺瘤，多是继发于过度的激素反应。

单纯性纤维腺瘤较常见，好发于十几岁和 20 岁出头的女性，肿物多呈实性、圆形，有弹性，可活动。肿瘤中有腺体组织结构。此类肿瘤不具有恶性潜能，但可在妊娠期增大并引起不适。

乳腺增生性病变不伴非典型增生

这些病变通常经乳腺 x 线检查发现，通常不形成可触及的肿物。组织学检查表现为导管或小叶上皮细胞增生，细胞本身正常，是良性改变。

在正常乳腺，基底膜上只有肌上皮细胞和单层腺腔细胞，如果有 2 层以上细胞，则为异常上皮细胞增生。如果扩张的乳腺小叶纤维化并伴上皮细胞变形、受压，则称为硬化性腺病。放射状瘢痕（或复杂性硬化性病变）病灶特点为乳管内陷于致密的透明变性间质中，周围包绕放射状排列的上皮细胞，类似浸润性癌。乳头状瘤是由丰富间质和腺腔上皮细胞及肌上皮细胞组成的导管内病变，单独的导管内乳头状瘤通常发生在 30~50 岁女性的大输乳管内，常引起浆液性或血性溢液。

乳腺增生性病变伴非典型增生

*当恶性细胞取代内衬于导管内或小叶内的正常细胞时称为原位癌。*其基底膜完整，细胞不发生转移。

原位癌主要有两种类型：小叶原位癌 (LCIS)、导管原位癌 (DCIS)。LCIS 特点是小的、均匀一致的非典型细胞堵塞腺腔。在 DCIS，导管内充满非典型上皮细胞。DCIS 患者进展为浸润性癌或复发性 DCIS 的风险增加。因此，DCIS 应行芯针穿刺活检确诊后，行手术切除病灶。LCIS 及小叶非典型增生等相关病变需行手术切除。*LCIS 与 DCIS 手术治疗后，预防性应用他莫西芬等雌激素受体调节剂治疗，可降低浸润性乳腺癌的发生风险。*

乳腺癌

乳腺癌是继皮肤癌后位居第二位的女性最常见

恶性肿瘤。而且是位居第二位的女性最常见癌症死因。据美国癌症协会 (ACS) 估计，2012 年乳腺癌确诊患者有 226 870 例，而死于乳腺癌者为 39 510 例。*乳腺癌发病率稳步增加源于乳腺钼靶筛查增加，从而能早期发现较小的浸润癌、早期诊断原位癌*。治疗方面的进展有助于保持乳腺癌总体死亡率呈下降趋势。

在美国，乳腺癌仍然是严重的健康问题。据估计，美国每年治疗乳腺癌的费用大约为 81 亿美元。在美国，终生罹患乳腺癌的风险约为 12.1%(1/8)，死于乳腺癌的风险为 3.6%(1/28)。调整年龄后，年死亡率为 24 例 /10 万。

危险因素

许多研究已经证实，有些因素增加乳腺癌的相对患病风险（见框 33.1）。

年龄与种族

年龄是乳腺癌最大的危险因素。大多数乳腺癌发生在 50 岁以上的女性。分层研究与年龄的相关风险 (几十年)，结果表明，随着女性年龄增长，乳腺癌风险增加。例如，40~49 岁女性患乳腺癌的概率为 1.4%，相比之下，60~69 岁女性，患乳腺癌的概率为 3.7%。按种族进行危险分层，则与同年龄的拉丁裔、亚裔、非洲裔美国人相比，白人女性更易患乳腺癌。

家族史与遗传

一级亲属(父母、兄弟姐妹、子女)中有乳腺癌者，其患乳腺癌风险比一般人群高。*如果女性在 40 岁之前诊断为乳腺癌，则应行基因突变检查，确定是否为肿瘤易患者*。与乳腺癌关系最密切的基因突变为 BRCA1 和 BRCA2 基因突变。

BRCA1 基因位于染色体 17q21，其突变与近 50% 早期乳腺癌及 90% 遗传性卵巢癌有关。BRCA2 基因位于染色体 13 q12–13，与 BRCA1 相比，其突变导致的早期乳腺癌发病率 (35%)、卵巢癌发病率低。

生殖系统与月经史

一般来说，月经初潮年龄较早者 (12 岁前) 及 55 岁后绝经者，乳腺癌风险增加。推迟生育和未生育者，乳腺癌发生率也增加。

射线照射

年轻女性的乳腺组织 (以及骨髓和婴儿甲状腺) 极易受电离辐射影响并有致癌效应，接受大剂量辐射 (放疗治疗霍奇金病或增大的胸腺) 者，有发生辐射诱导的乳腺癌的风险。辐射剂量与癌症风险之间呈正相关，但其阈值还不清楚。迄今为止，流行病学研究尚未发现累积辐射量低于 20cGy 者能显著增加患癌风险。常规乳腺钼靶检查时，乳腺组织辐射剂量为 0.3cGy，这种暴露所致的辐射诱导病变进展时间需 5~10 年。

乳房变化

乳腺密度较高者患乳腺癌风险增加。此外，组织学活检证实有非典型增生或小叶原位癌者，乳腺癌风险大大增加。

其他因素

绝经后肥胖者乳腺癌风险增加。其机制可能与增加外周雄烯二酮转换为雌酮并刺激乳腺癌发展有关。缺乏锻炼而导致肥胖者，乳腺癌风险增加。

与不饮酒者相比，每周饮酒 2~4 次者，死于乳腺癌的风险增加 30%。其确切机制尚不清楚，研究人员推测，饮酒可诱导血管生成、增加血管内皮生长因子表达，进而刺激乳腺癌生长和进展。

乳腺癌风险评估工具：盖尔模型

美国 NCI 研究了一种基于计算机的工具，使临床医生能估计女性未来 5 年及终生 (年龄至 90 岁) 罹患浸润性乳腺癌的风险。该工具是基于乳腺癌风险计算的数学模型，称为盖尔模式。在计算模式中，共包括 7 项风险因素：LCIS 或 DCIS 病史、年龄、月经初潮年龄、首次分娩年龄、一级亲属患乳腺癌的人数、乳腺活组织检查史和种族 / 民族。盖尔模型在预测二级亲属（如父系遗传）患乳腺癌的作用有限，而且多次乳腺活检者分析错误概率增加。在风险模型中，乳腺癌家族史是最重要的预测因素。

乳腺癌高危女性是指 5 年内发生风险在 1.7% 或更高者，可以进行预防性治疗。*目前，预防性治疗包括应用他莫昔芬、雷洛昔芬等 SERM 药物预防和预防性乳房切除术*。由于所有方法均有明显副作用，因此，应进行个性化风险评估，以确定患者是否是降低乳腺癌风险的适宜人选，如果是，则选择预防性治疗效果最好。

乳腺癌组织学类型

乳腺恶性肿瘤可起源于乳腺内的任何组织，*美国癌症联合委员会（AJCC）根据其相应细胞起源，将*

表 33.3 原位癌与原位小叶癌的主要区别

	导管原位癌	小叶原位癌
结构	导管	小叶
继发肿瘤类型	导管	导管和小叶
乳腺侵润癌的风险	乳房边缘	任何一侧乳房
侧别	单侧	常双侧发生
原发灶数量	单中心	多中心

*大多数乳腺恶性肿瘤分为 3 种组织学类型，即来源于导管、小叶和乳头。*乳腺癌中有 70%~80% 是浸润性导管癌，最常见于五十多岁的女性，常伴区域淋巴结转移。在乳腺癌中，浸润性小叶癌占 5%~15%，通常呈多灶性、双侧发生。表 33.3 总结了两个类型间的差异。乳头佩吉特病是类似湿疹的表浅皮肤病变。

乳腺癌分期

*AJCC 根据 TNM 系统进行乳腺癌分期，包括原发肿瘤特征、区域淋巴结转移及远处转移情况。*手术分期有助于确定恰当的治疗方法 (表 33.4)。

除分期外，受体表达水平是乳腺癌预后的另一个重要指标。*雌孕激素受体阳性表达水平影响预后。*Her2/neu(或 c–erb–B2) 是一种癌基因编码的跨膜生长因子受体，过度表达者预后不良。在浸润性导管癌中，阳性表达率为 20%~30%。

乳腺癌的治疗

乳腺癌具有局部侵犯（如乳腺及区域淋巴结）和全身转移的风险。

手术治疗

*手术治疗包括乳房肿瘤切除术 (保乳治疗) 或乳房切除术，两者旨在成功控制局部病变。*乳房切除术包括切除所有乳腺组织、乳头乳晕复合体，保留胸肌。改良根治性乳房切除术还包括腋窝淋巴结切除。晚期乳腺癌、早期乳腺癌行保乳手术或部分乳房切除术者，术后可联合放疗。放疗是保乳手术的重要治疗部分。*保乳手术联合放疗的疗效与根治性乳房切除术相当。*

*乳房重建适于所有有意愿者。*重建方法包括胸肌下置入注水式假体或以腹直肌取代切除的组织。制备注水式假体，将组织扩张器放置在肌肉下，向其内注射生理盐水，维持数周至数月，直到空间足够大，能容纳假体。乳房重建可在术后立即进行，也可推迟数月后进行。乳房重建术后，可开始放射治疗。

药物治疗

辅助（全身）治疗适用于所有分期的乳腺癌，无论淋巴结是否有转移。*辅助治疗包括杀伤癌细胞的化疗和激素治疗，如作为雌激素拮抗剂的他莫昔芬。*他莫西芬或雷洛昔芬可用于治疗雌激素受体呈阳性的乳腺癌患者，可与化疗联合应用，也可作为术后 5 年的预防性治疗。芳香化酶抑制剂 (AI) 防止绝经后妇女产生雌激素。*其还可延长转移性乳腺癌患者的生存期，作为主要的辅助治疗，与他莫昔芬联合应用可防止癌症复发。*

另一个用于治疗乳腺癌的药物是曲妥珠单抗，其作用靶点是 Her2 / neu 表达的跨膜蛋白。*如果发现*

表 33.4 乳腺癌的治疗

分期	手术	辅助治疗
0	全乳房切除术或保乳治疗（包括乳房肿瘤切除术和乳房放疗）	
Ⅰ	全乳切除术或保乳手术（包括乳房切除术和放疗）± 前哨淋巴结活检 / 腋窝淋巴结清扫	病灶 >1cm 者辅助化疗 ± 他莫昔芬
Ⅱ	改良根治性乳房切除术或保乳治疗（包括乳房切除术和放疗）/ 腋窝淋巴结清扫术	病灶 >1cm 者辅助化疗； ± 他莫昔芬 如果乳房切除术中淋巴结阳性≥ 4 个，则行锁骨上淋巴结 ± 胸壁放疗
Ⅲ	改良根治性乳房切除术或保乳治疗（包括乳房肿瘤切除术和乳房放疗）/ 腋窝淋巴结清扫术	化疗 ± 新辅助化疗； ± 他莫昔芬； 如果行乳房切除术，则辅助锁骨上淋巴结 ± 胸壁放疗； 乳房放疗（炎性乳腺癌）
Ⅳ	手术局部控制	± 化疗； ± 激素制剂

Modified from Gemigani ML. Breast cancer. In: Barakat RR, Bevers MW, Gershenson DM, Hoskins WJ, eds. *The Memorial Sloan-Kettering & MD Anderson Cancer Center Handbook of Gynecologic Oncology.* 2nd ed. London: Martin Dunitz Publishers; 2002:297–319.

患者有 Her2/neu 蛋白过表达，则需以曲妥珠单抗作为辅助治疗。曲妥珠单抗有心力衰竭、呼吸异常及危及生命的过敏反应等明显副作用。

随访

妇产科医生在乳腺癌患者治疗后发挥重要作用。对一些女性来说，后续治疗需持续数年。一旦最初治疗已经完成，妇产科医生需要经常进行检查和监测。在开始 2 年内，应每 3~6 个月随访一次，其后每年随访一次，长期随访检查包括乳房 x 线检查和体格检查。多数乳腺癌患者复发出现在最初治疗后 5 年内。

筛查指南

在普通人群中，乳腺癌监测包括 CBE 联合影像学检查。*2009 年，美国预防服务工作组 (USPSTF) 发现 BSE 尚缺乏充分的证据。美国妇产科学会（学院）建议，只在高风险乳腺癌患者中应用 BSE，而在低风险患者中推荐乳腺自我检查*。CBE 在检测乳腺癌中的价值已经过研究证实，许多研究数据支持应用 CBE 并证实了其有效性。多篇综述支持在 50~69 岁的女性乳腺癌筛查中联合应用CBE与乳腺钼靶检查，学会支持推荐 ACS，要求 20~39 岁女性每 1~3 年行 CBE 检查，然后每年复查一次。在 2009 年，USPSTF 得出结论，在 40 岁或以上女性乳腺癌筛查中，目前尚无充分证据证实 CBE 比乳腺钼靶检查更具优势与劣势。

乳腺钼靶检查的价值随着年龄增加而增加。USPSTF 有充分证据证明，每 1~3 年行乳腺钼靶检查可以显著降低乳腺癌死亡率。在年轻女性中，由于乳腺癌发病率很低，因此筛查间隔时间仍有争议。学会推荐 40 岁以上女性每年行乳腺钼靶检查，而 USPSTF 建议 50 岁以下者，在决定开始规律筛查前，应根据患者对每 2 年行乳腺钼靶检查的利弊判断而确定个性化检查。尽管许多患者和医生仍推荐这种做法，但 USPSTF 结论认为，目前证据不足以评估在 75 岁或以上女性乳腺癌筛查中应用乳腺钼靶检查的额外益处与危害。

这些筛选标准不适用于有遗传基因突变者，因其乳腺癌发生风险增加。*在这个群体中，乳腺癌可发生在年轻女性身上，而其中 50% 在乳腺钼靶检查中漏诊*。目前建议 BRCA 携带者，在 18~20 岁需每月行 BSE 检查，25 岁之后每年行 CBS 和乳腺钼靶检查（或者在其亲属确诊乳腺癌年龄前 5~10 年）。MRI 建议作为乳腺钼靶检查的补充，而不是替代乳腺钼靶检查。

临床随访

该患者病史与检查符合乳房纤维囊性变，体格检查发现囊性肿块，小号穿刺针吸出淡黄色液体，肿块消失。术后一个月未复发。

（译者：刘荣）

访问 http://thePoint.lww.com/activate，有互动式 USMLE 式问题库及更多内容！

第34章 妇科手术

本章主要涉及 APGO 教育的重点问题：

主题 41　妇科手术

学生们应掌握患者术前、围术期以及术后管理，使妇科手术患者获得最佳手术疗效。应掌握住院和门诊患者妇科手术和影像学检查的适应证、知情同意过程和并发症。

> 临床病例
>
> 女性 34 岁，宫颈细胞学检查提示“未明确意义的非典型鳞状细胞（ASCUS）伴高危型 HPV 阳性”，阴道镜检查为满意的阴道镜，未见明显病灶，宫颈管搔刮提示为高级别病变。

影像学检查

妇科影像学检查在女性生殖道疾病诊断中发挥重要作用。*虽然影像学检查可以发现不同器官及部位病变，增强医生的诊断能力，但是不能替代详细的病史询问及体格检查。*影像学检查能提供更多信息，为药物治疗和手术治疗提供指导。临床医生应熟练掌握不同影像学检查的优点和缺陷，从而有效的应用。

超声检查

超声检查是女性盆腔最常用的检查方法，根据高频声波反射来区别身体不同的组织与结构。声源向身体发射低能量声波，当声波到达两种传导速度不同的组织界面时，有些声波能量被反射回声源，反射声波减弱，根据传导到声波接受部位的时间来推算该部位距体表的距离，并因此在显示器上形成图像。*超声检查对于妊娠期和非妊娠期女性都是安全的。*

大部分超声产生二维影像，三维超声可用于计算体积、观察特殊结构的表面情况。妇科三维超声常用于评估米勒管发育异常（见第 4 章）。四维超声可以观察运动情况，在评估胎儿心脏发育异常方面很有价值。

妇科超声检查常用探头有两种：经腹和经阴道探头（图 34.1）。由于经腹探头用的是低频声波，其穿透深度大，可用于观察较大的子宫和附件肿物，但是对肥胖患者盆腔检查结果不是很准确。经阴道探头可以放于阴道内，所以可以更加准确地观察宫颈、子宫、卵巢和输卵管。由于其声波频率高，所以穿透深度小，而图像更加清晰。

超声检查的应用

*超声检查在妇科最有价值的应用之一是检查肿物，鉴别附件囊性肿物和实性肿物。*虽然 MRI 和 CT 检查也可用于诊断卵巢囊性肿物，但超声检查价格低廉；因此临床医生认为超声检查优于 MRI 或 CT 检查。超声检查还可以判断子宫肌瘤的大小和数目。

目前，绝经后出血患者广泛应用超声检查观察子宫内膜厚度。绝经后，由于没有激素刺激，子宫内膜萎缩变薄而且相对稳定。超声检查在矢状面测量子宫内膜最厚处作为子宫内膜厚度，在未行激素治疗的绝经后患者，子宫内膜厚度超过 4mm 为异常，建议进一步行子宫内膜组织学检查，以排除子宫内膜癌。

超声检查时，灌注生理盐水［宫腔声学造影（SHG）］可使子宫腔影像更加清晰，能发现子宫内膜息肉和黏膜下肌瘤（图 34.2）。该技术经宫颈插入导管，将生理盐水经导管注入宫腔。生理盐水作

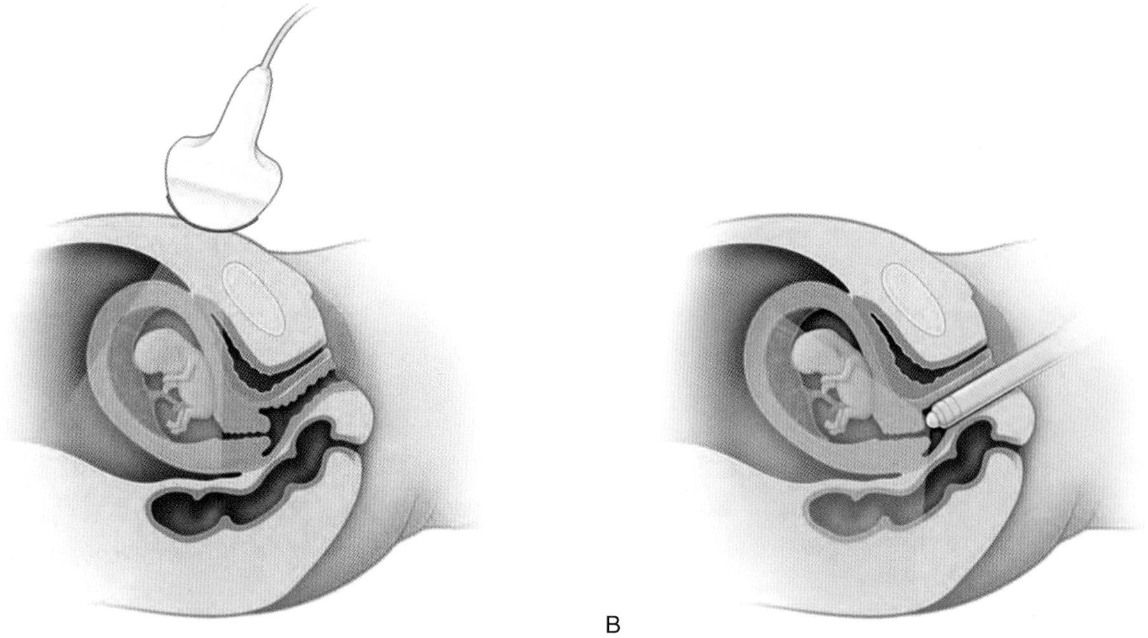

A B

图34.1 经腹（A）与经阴道（B）的超声检查。

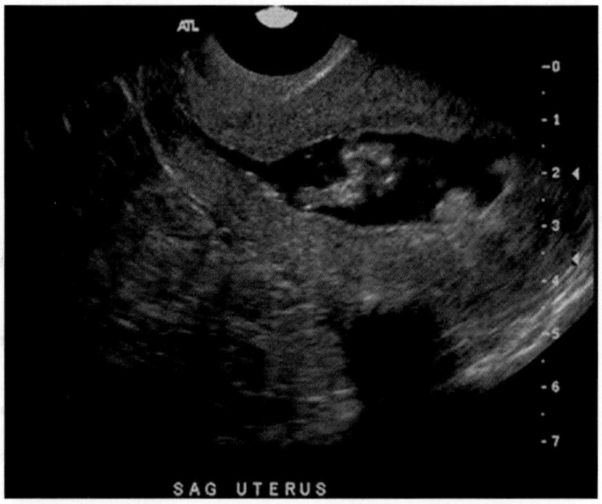

图34.2 子宫超声造影检查显示宫腔内数个息肉。

为造影剂，有助于发现子宫内膜病变及宫腔内肿物。SHG的主要作用是明确异常子宫出血（AUB）的病因，在AUB评估中，SHG增加了子宫腔内病变诊断的准确性，而且性价比更高，因此优于非增强超声检查。

计算机轴向断层摄影术

计算机轴向断层扫描（CAT或CT）是将X线成像经计算机计算后形成横断面图像，经口服或静脉注射造影剂后，CT成像可清晰显示盆腔肿物，发现淋巴结病变并制订放射治疗计划。

CT比一般传统的单一暴露射线成像的辐射剂量稍高，但其影像提供了更多信息。腹部CT检查的辐射剂量低于可导致胎儿损伤的辐射剂量，但是，由于CT对胎儿有潜在的损害，因此，妊娠期间需行MRI（见下文）或超声检查。

磁共振成像

MRI是基于体内各种原子和分子的磁特性，由于身体组织的化学成分不同（尤其是氢、钠、氟化物和磷），MRI可以辨别不同类型的组织，如脂肪和血液。这种分辨力在淋巴结成像中很有价值，因为淋巴结通常被脂肪所包绕，可确定附件肿物的性质，以及定位器官内出血等。MRI也有助于发现子宫内膜、子宫肌层及卵巢囊性结构等病变。MRI也可用于乳腺病变诊断及宫颈癌分期等某些新兴领域。妊娠患者如需超声之外的影像学检查，则MRI检查优于CT检查。

乳腺成像

乳腺X线成像是通过X线检查筛查乳腺癌的技术，使射线穿过受压的乳腺组织来成像（图34.3）。由于乳腺X线成像假阳性率较高（绝经后女性筛查假阳性率为10%，肥胖或绝经前女性高达20%），因此，须行其他检查。与传统放射成像技术相比，乳腺钼靶成像能更加清晰地显示乳腺组织密度。

超声检查亦可发现乳腺囊性或实性肿物，并可引导乳腺囊性肿物穿刺吸引。MRI也可用于乳腺组织的影像学检查，在乳腺癌高危患者筛查中，推荐行乳腺MRI检查。

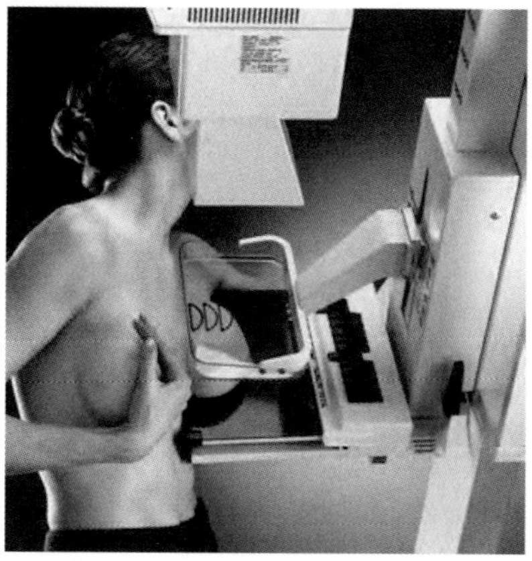

图34.3　乳腺X线成像。

子宫输卵管造影术

子宫输卵管造影术（HSG）通常用于检查不孕患者输卵管是否通畅，该检查是在放射影像监测下进行。经宫颈注入造影剂，在射线透视下（实时 X 线检查）观察造影剂是否进入腹腔（图 34.4）。HSG 也可用于检查宫腔大小和形状，发现某些发育畸形，如单角子宫、子宫纵隔和双子宫等（参见第 4 章）。HSG 也可诊断大部分子宫内膜息肉、黏膜下肌瘤和宫腔粘连，这些病变均显著影响女性生育。HSG 也可用来确定经宫颈放置避孕装置是否有效（如 Essure）。

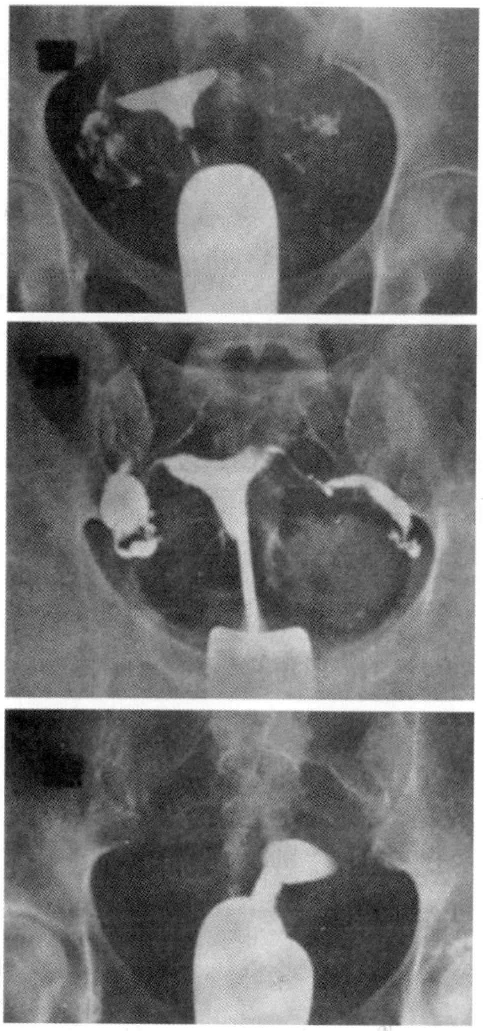

图34.4　子宫输卵管造影。

妇科手术

妇科手术包括诊断性手术（如活检和阴道镜）和治疗性手术。腹腔镜、宫腔镜等手术既可用于疾病诊断，也可用于疾病治疗，因此常被选择应用。*所有有创性手术操作（及某些影像学检查）必须在术前做好患者的知情同意。在手术开始前，手术室内所有人员须一起完成核对患者身份、拟行手术方式等相关信息。*

生殖道活检

妇科疾病常需行外阴、阴道、宫颈和子宫内膜活检，这些手术通常在门诊进行，不需要麻醉或仅需要局麻即可。

外阴活检

*外阴活检常用于诊断外阴部位肉眼可见病灶、伴有长期瘙痒、烧灼感或疼痛的病灶。*常用活检钳为直径 3~5mm 的中空金属器械，可取下外阴小片组织进行诊断（图 34.5）。活检部位可采取局部压迫或应用 Monsel 溶液（如硫酸亚铁溶液）止血，通常不

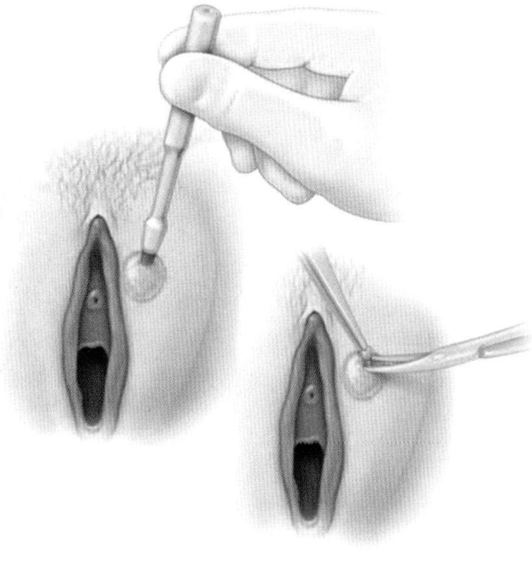

图34.5　外阴病变活检，切开组织并扭除。

需要进行缝合。外阴活检通常需要在局麻下进行。

阴道活检

*阴道活检常用于诊断可疑的阴道肿物或在宫颈病变者同时评价阴道病变。*宫颈癌患者行子宫切除术后，应行阴道残端细胞学检查；如果细胞学检查异常，则应行阴道活检。阴道活检通常以活检钳进行组织咬检，一般不需麻醉。

宫颈活检

宫颈活检需用活检钳，有时需要在阴道镜直视下进行（见下文），无需麻醉。*宫颈活检的适应证包括慢性宫颈炎、可疑宫颈肿瘤以及溃疡。*

子宫内膜活检

*子宫内膜活检（EMB）常用于寻找异常子宫出血（AUB）的病因，如经量增多、异常子宫出血等。*EMB 以直径较小的导管轻轻吸出内膜组织（图 34.6），其型号有多种。该操作无需麻醉，但是大多数患者在术前 1 小时应用布洛芬（400~800mg），有助于增加患者对 EMB 的耐受程度。

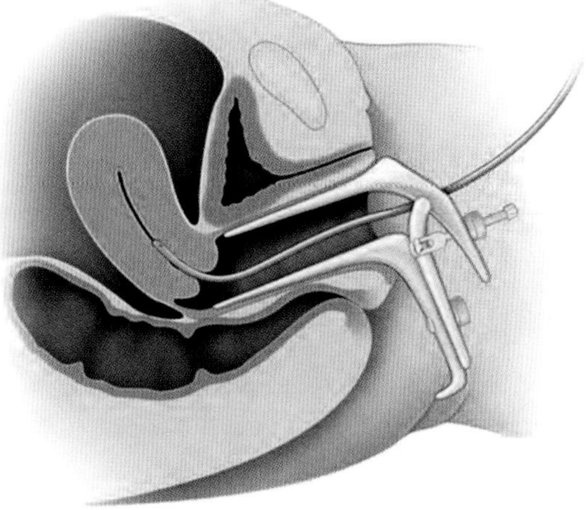

图34.6 子宫内膜活检。

阴道镜

阴道镜常用于宫颈细胞学检查结果异常者。根据病史、体格检查或细胞学检查，可疑癌前病变或恶性肿瘤者。该检查可以了解宫颈表面、阴道和外阴情况，并同时在阴道镜下对可疑病变行活检，有关阴道镜检查详见第 47 章。

冷冻疗法

冷冻疗法是通过冷冻来破坏组织的技术。将中空的金属探头（冷冻探头）置于需要治疗的组织上，而后于探头内充满冷却气体（一氧化氮或二氧化碳），使其温度下降至极低（-65℃至 ~85℃），从而冷冻与探头接触的组织。冷冻疗法最常用于治疗宫颈上皮内瘤变（CIN）及其他良性病变，如尖锐湿疣。冷冻治疗的组织细胞中形成冰晶而破坏组织细胞，继而脱落。宫颈组织冷冻治疗后，在组织脱落和自我修复过程中，患者可持续数周出现水样分泌物。*冷冻疗法价格不高，患者耐受性好，总体治疗有效，但是与激光消融和电手术等其他组织破坏治疗方法相比，冷冻疗法准确性较差。*破坏性治疗不能获得组织标本，如果考虑获得组织标本，则不宜选择该疗法。

激光汽化疗法

该方法是应用高能连续激光束（激光发射器发射高功能激光），选择特定的激光波长和光束功率密度，对组织进行破坏和切除。妇科常用红外线波长的激光（源于 CO2 激光）。此外，钇 - 铝石榴子石激光、钾 - 钛氧基 - 磷酸激光等也是常用的激光，可对组织产生不同影响。有些激光可在有生理盐水或水存在的情况下应用，需根据适应证及预期手术效果来选择激光类型。虽然激光治疗价格昂贵，但其定位准确性较高，所以激光治疗仍是临床治疗的重要方法。

*激光治疗常用于外阴和阴道病灶，如尖锐湿疣、阴道和外阴上皮内瘤变。激光治疗也可用于外阴皮肤病变，如接触传染性软疣、苔藓硬化性萎缩。*在 LEEP 应用前，激光消融术和锥切术是宫颈上皮内瘤变消融和宫颈锥切的常用方法。

宫颈扩张与诊刮术

*宫颈扩张与诊刮术（D&C）是先以一系列渐次增大的扩宫棒扩张宫颈，继而刮取子宫内膜的方法，不仅可用于组织学诊断，而且可达到治疗目的。*D&C 通常在手术室麻醉下进行。D&C 适应证包括异常子宫出血、不全流产或滞留流产、门诊无法进行子宫内膜活检、绝经后出血或可疑子宫内膜息肉等。随着成像技术的进展，D&C 应用逐渐减少。有些医疗机构门诊采用带有吸引设备的小套管吸取内膜进行诊断（子宫内膜活检）或治疗（不全流产或月经过多），其适应证与 D&C 相同。

宫腔镜

宫腔镜是一种与光源、摄像机相连的电镜设备，在膨宫介质（常用生理盐水）下观察子宫腔（图

34.7）。*常用于诊断息肉、宫腔粘连、黏膜下肌瘤或子宫纵隔等病变。*一些特殊器械还可直接切除这些病变。宫腔镜检查通常在门诊全麻下进行，是一种门诊诊断性方法，或可与子宫内膜消融或 SHG 联合应用。

绝育术可与宫腔镜联合应用，该手术将金属线圈（Essure）或无排异的生物硅胶介质（Adiana）在直视下置入输卵管，继而在输卵管开口处形成瘢痕。术后 3 个月需行 HSG 检查，确认输卵管已阻塞。

子宫内膜消融术

子宫内膜消融术用于破坏子宫内膜。*该手术用于治疗异常子宫出血且无妊娠要求者，但该方法并非绝育手段，因此接受子宫内膜消融治疗者仍需采取其他避孕措施。*可用于子宫内膜消融治疗的器械有很多，包括热能、电手术切除或冷冻消融等，其中有些操作可在宫腔镜直视下完成。许多患者之所以选择子宫内膜消融治疗是因为该手术微创，尽量不选择全子宫切除术。该手术可以在手术室进行，也可以在门诊进行。在门诊需用非甾体类抗炎药、局麻药和抗焦虑药缓解疼痛。*但是该手术成功率并不确定，接受该手术的患者在 4 年内行子宫切除术者达 24%。*

终止妊娠

终止妊娠是指在胎儿存活前有计划地终止妊娠，也称为人工流产。该手术需扩张宫颈并排除宫腔内容物，常在局麻下进行。在早期妊娠和中期妊娠的早期，可用吸宫或刮宫方式去除妊娠物，很少引起子宫内膜瘢痕形成或子宫穿孔等损伤，因此建议应用吸刮术。孕中期则需用应用抓钳通过扩张的宫颈去除妊娠物（即宫颈扩张和钳刮术）。

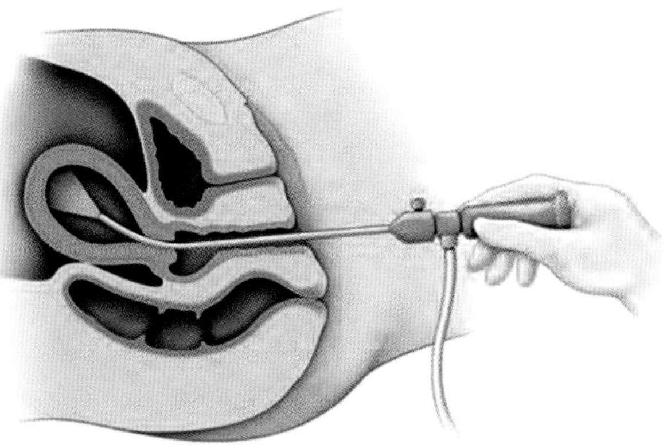

图34.7　宫腔镜检查。

此外，在孕早期（末次月经后 9 周内），可采用药物流产方式终止妊娠，而非手术方式终止妊娠。药物流产可采用以下几种方式：

- 口服米非司酮和米索。
- 口服米非司酮联合阴道应用米索。
- 甲氨蝶呤联合阴道应用米索。
- 单纯阴道应用米索。

尝试药物流产失败者，应采取手术方式终止妊娠。

宫颈锥切术

宫颈锥切术是切除包含整个宫颈转化区在内的宫颈组织，并延伸至宫颈管内，切除标本呈圆锥状（图 34.8）。*宫颈锥切术的指征为 TCT 异常而阴道镜检查不充分或者阴道镜活检结果与 TCT 结果不一致。*有些 CIN 患者可在阴道镜下行宫颈锥切术，宫颈锥切术有很多方法，如冷刀切除、激光切除、电环切除（LEEP，也称为宫颈转化区大的环形电切术或 LLETZ）。激光切除和 LEEP 手术常在门诊完成，长期并发症为宫颈机能不全和宫颈狭窄。

微创手术和机器人手术

腹腔镜手术（也称为微创手术）是在脐周做切口并置入内镜设备，在直视腹腔和盆腔下进行手术（图 34.9），该手术可以用于诊断和治疗，如慢性盆腔疼痛、子宫内膜异位症、不孕症、盆腔肿物、异位妊娠和先天性发育异常等。腹腔镜下绝育术（双侧输卵管结扎）可采用双极电烧、夹子或者结扎，操作简单（参见第 27 章）。在腹腔镜手术中，需向腹腔充入二氧化碳，以提供可视的操作环境。直径 5~15mm 的操作器械可由其他腹腔镜切口放入腹腔。腹部切口数量、长度和位置取决于所需器械以及所切除组织标本的大小，经阴道放置举宫器有助于手术操作。机器人装置可用于定位、观察和操作腹腔镜器械，该技术可应用三维成像，操作更加精细、灵活，但是增加了术前准备时间和器械费用，目前仅有有限的指征证实了机器人手术的优越性。

*腹腔镜术后最常见的主诉为切口痛，以及由于二氧化碳气腹刺激膈肌而导致的肩部牵涉痛。*另外，极少见但是比较严重的并发症有大血管、肠管和腹腔内或腹膜后脏器损伤。但是，与开腹手术相比，腹腔镜手术有住院时间短、切口小、恢复快、疼痛轻等优势。

子宫切除术

子宫切除术，即切除子宫，依然是最常见的术式之一。在美国，每年子宫切除术超过 50 万例。子

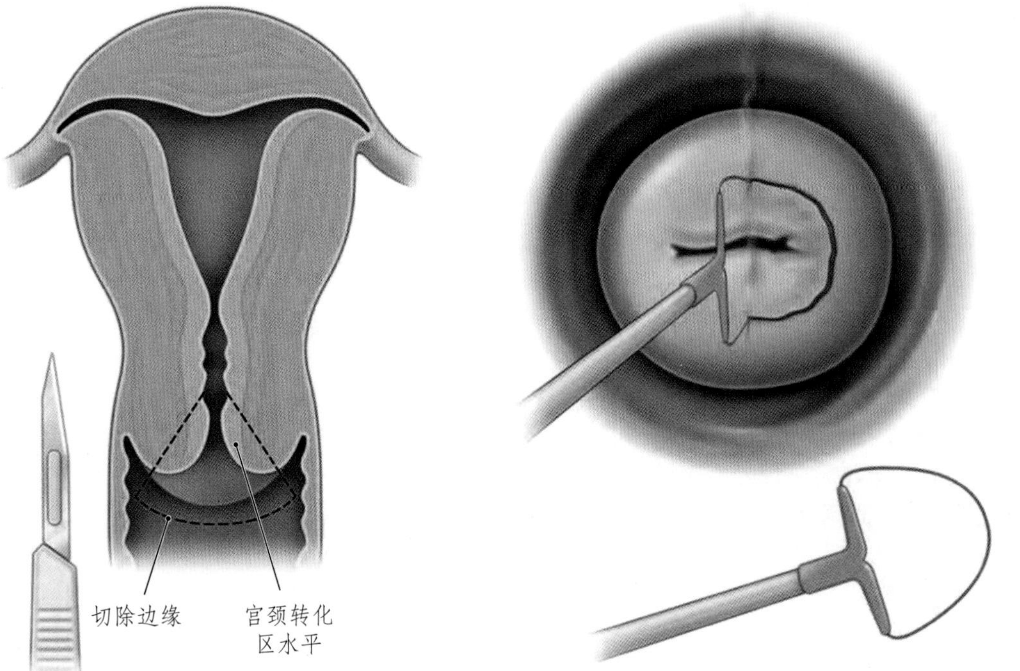

图34.8 宫颈锥切术：（A）冷刀锥切术。（B）LLETZ/LEEP手术（宫颈转化区大的环形切除/环形点切除术）。

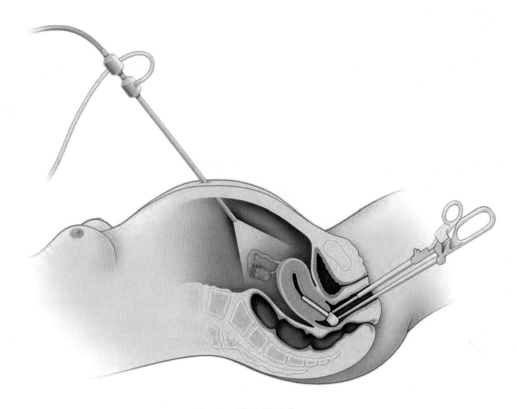

图34.9 腹腔镜手术。

宫切除术适应证很多，包括保守治疗无效的异常子宫出血、盆腔疼痛、产后大出血、有症状的子宫肌瘤、有症状的子宫脱垂、宫颈癌或子宫恶性肿瘤、子宫出血导致的严重贫血等。

患者通常不清楚子宫切除术这一术语包括的范围。对患者而言，“完全性”子宫切除术意味着切除子宫、双卵巢和双侧输卵管，而“部分性”子宫切除是指切除子宫，保留双侧输卵管和卵巢。*但是切除双侧输卵管和卵巢的正确术语为双侧输卵管－卵巢切除术，该手术并非子宫切除术的一部分。*所以，明确患者拟行术式至关重要，而且患者本人的意愿同样重要。全子宫切除术即指切除全部子宫，而子宫次全切除术（保留宫颈的子宫切除术）即仅切除子宫体，而保留子宫颈。子宫切除术有多种手术路径。

经腹子宫切除术

经腹子宫切除术是开腹手术。腹部切口可为横行切口，通常为 Pfannenstiel 切口或纵向切口。*决定开腹手术的因素包括术者的技术、子宫大小、病变情况（子宫内膜异位或恶性肿瘤）、是否需同时行其他手术（如淋巴清扫术、阑尾切除术、大网膜切除术等）、以往腹腔内粘连或手术史。*

经阴道子宫切除术

若子宫活动度较大（宫颈及子宫向阴道口脱出）、盆腔骨性结构适合、子宫不是很大、无可疑的附件疾病等，可选择经阴道子宫切除术。*总之，经阴道子宫切除术适用于良性疾病。*阴式手术优点包括较腹部手术疼痛轻、肠道功能恢复快、住院时间短等。如果有指征，则可同时行单侧或双侧输卵管－卵巢切除术。

腹腔镜辅助下经阴道子宫切除术

患者希望行微创手术，而且子宫无明显脱垂而不能经阴道切除者，可行腹腔镜辅助下经阴道子宫切除术（LAVH）伴或不伴有双侧输卵管－卵巢切除术。在 LAVH 手术中，大部分手术步骤在腹腔镜下完成，最后经阴道取出子宫。阴道断端可经阴道缝合或在腹腔镜下缝合。

腹腔镜下全子宫切除术

完全在腹腔镜下完成全子宫切除术，并使用粉碎器将子宫分割成小块组织，经腹腔小切口取出。*即便是较大的子宫，也可以从腹腔镜小切口取出。由于病理标本被粉碎，不利于组织病理结果的判断，所以该手术仅适用于良性疾病。*

泌尿－妇科学手术

很多妇科医生在门诊和手术室进行泌尿－妇科手术操作，包括棉签试验、尿动力学检查、膀胱镜检查、经阴道吊带手术、Burch 手术等，详见第 30 章。

术前、术中和术后注意事项

术前注意事项

所有外科手术都有风险。通常手术越大，风险越高。*应在患者签署手术知情同意书前告知手术存在感染、出血、损伤周围脏器（肠管、膀胱、血管和其他组织）的风险。*很多医院要求患者同时签署输血同意书，以备紧急输血。有些患者由于个人或宗教因素拒绝签知情同意书，这些情况应在病历中详细写明。应向患者说明输血虽然安全，但是仍有感染 HIV、乙肝、丙肝等血液传播性疾病的风险。

应根据患者年龄（尤其是年幼患者）、是否合并其他疾病、麻醉方式和拟行术式而选择恰当的术前检查，包括血液检查、尿液分析和其他试验室检查（血糖、肌酐、血红蛋白和凝血因子）、妊娠试验、心电图和影像学检查（如 CT、MRI 检查等）。

*为方便患者，减少全麻率，降低报销费用，很多小手术都在门诊进行。*此外，不是所有患者都要行手术治疗，也可考虑非手术治疗。患者可因合并其他严重内科疾病（如难以控制的糖尿病、心脏病和肺部疾病）而不能耐受麻醉和手术。

术中注意事项

*术中和围术期应注意，有些妇科手术应预防性应用抗生素，且应在手术开始后 1 小时内应用。*为防止术中膀胱过度充盈，一般予留置导尿管。麻醉患者术前行盆腔检查也很重要。

术后注意事项

术后，护士和麻醉师将患者送至麻醉后复苏室。根据患者所行术式和身体状态决定离院回家或者住院治疗。*术后应立即记录术前诊断、术后诊断、术式、术者、麻醉方式、静脉输液量、是否输注其他液体（输血或血制品）、尿量（若有指征）、术中所见、手术标本送病理、并发症和术后患者状态等。*手术记录中应记录所有确保患者安全所采取的操作，如术前“暂停情况”；若有深静脉血栓形成风险者，应及早预防；最后清点器械和纱布。住院患者术后需开具医嘱，包括手术名称、主治医生及护理级别、生命体征检查间隔时间、需要呼叫医生的参数、饮食、活动、静脉输液、应用止痛药物、恢复入院前用药（如降压药、降糖药、抗抑郁药）、止吐药、预防DVT、尿管、肺功能和所有必需的试验室检查等。

*术后患者住院期间，应每天查看患者。*仔细评估和监测患者疼痛情况、膀胱和肠道功能、恶心与呕吐、生命体征等指标。早下地活动可以降低血栓形成风险。最常见的手术并发症为发热、泌尿系感染、手术部位出血和流液、皮肤切口不愈合、出血、肺炎、肠梗阻和手术部位感染等，少见的并发症为皮肤和皮下组织伤口裂开、筋膜裂开或内脏疝出、肠穿孔、泌尿系损伤、需要二次手术的严重出血、DVT、肺栓塞、脓肿形成、败血症、瘘和过敏反应等。

术后并发症

发热是指间隔4小时内2次口表测量体温超过38℃。*发热原因一般与呼吸道、泌尿道、切口感染、血栓性静脉炎、药物或输血等有关。*患者由于腹部不适不愿深吸气而易导致肺不张，应用诱发性肺量计可以最大限度地减少肺不张和肺炎风险。留置导尿管超过24小时者，膀胱炎和肾盂肾炎风险增加，所以应尽量避免留置导尿管。活动后影响呼吸（仰卧位换气不足）应注意血栓形成（DVT/PE）。有感染征象者应评估伤口情况。如为阴道手术，则伤口不易观察，应行盆腔和（或）盆腔影像学检查。如果停药后体温下降，则应考虑与药物反应有关。如果患者曾输注血制品，则患者发热可能与血制品中的抗原反应有关。如果考虑有感染，则应用抗生素。

临床随访

根据患者TCT结果无异常，而宫颈管诊刮结果与之不符，应行进一步检查。宫颈管内是最需要注意的部位，该患者预约宫颈冷刀锥切术，椎体要求狭长。

（译者：刘荣）

访问 http://thePoint.lww.com/activate，有互动式USMLE式问题库及更多内容！

第35章 人类性行为

本章主要涉及 APGO 教育的重点问题：

主题 56 **性行为和性行为表达模式**

学生们应掌握正常女性生理，了解生理、药物、心理和社会因素对女性性反应的影响，掌握不同类型女性性功能障碍的主要诊断方法。

临床病例

患者女性，23 岁，孕 5 产 5，主诉为失去与丈夫性生活的兴趣。回顾其病史，患者结婚年龄较早，婚后很快怀孕。其最后两次“妊娠过程”不顺利，最后一次分娩后未能行输卵管结扎术，末次分娩时间距今约 6 个月。虽然患者产后食欲不佳，但是与妊娠相关的体重增加未下降。

女性性功能异常发生率为 34%~45%，大部分患者为性欲减低。疾病、药物和手术治疗，缺乏性生活方面的经验，情绪和心理压力等因素可影响患者性功能异常的发作频率与严重程度。医生应及时诊断患者性功能障碍并给予治疗，或者建议患者转诊。

健康性行为的决定因素很多而且复杂，内在因素包括自我作为性的意识、整体健康状况、对愉悦的总体认知以及个人以往性经历的质量。这些内在因素同样适用于性伴侣，而性伴侣关系的持续时间和亲密程度、沟通方式、生活事件和压力发生的数量与类型等因素是影响性生活质量的外在因素。生活中有些虽然是“积极的”事件，但却会加重性功能障碍，如分娩和退休。

性欲涉及范围很广，包括亲密性行为，是自我认同的基础，具有强烈的文化、生物和心理成分。很多女性将性生活视为重要生活质量的一部分，所以妇产科医生在性功能评价中非常重要。而且妇科手术和治疗常对性功能产生重要影响。当询问患者时，医生不能猜测或者质疑患者的行为，而是应时刻谨记性生活中文化差异与个体差异的存在。

性身份

在根本上，个体性行为起源于个体的基因型和表型。从基本的生物学基础来看，儿童在其幼年期即表现出性别认同，最终发育成自我肯定的性和性取向，而性取向可以随时间和具体环境改变而变化，比如很多自以为是异性恋的人会定期与同性伴侣发生性行为。

人类的性反应

在评估性问题时，需考虑女性性反应的机制。性功能和功能障碍可能是一个必要的心理和身体混合的终极范例，这种相互作用对于理解、评估和管理性问题至关重要。二元方法是常见的更传统的性反应模式，限制了对女性性行为的理解，该模式认为性功能障碍与心理和（或）生物学因素有关。目前，有更新的方法能更加全面地描述女性性反应。

传统模式

该模式正逐步取代传统的人类性反应周期，即 Masters-Johnson-Kaplan 模式。传统模式包括性欲望、性兴奋、持续稳定的性兴奋、性兴奋高峰与高潮、再次出现性高潮、然后缓解等一系列事件（图 35.1）。但是女性性反应周期很复杂，其中各个组成出现的顺序并不是一成不变的，男性也是如此。

在传统模型中，引起性反应的刺激和周期循环的性质并没有体现出来，该模型用于描述女性性行为有以下几方面的局限性。

• 女性性行为起因有：性欲望可能缺失，如性幻想和性想象。

• 引起女性性反应必须有性刺激。

• 女性性欲望和性兴奋时期可有重叠。

• 非生殖器官感觉和一些情绪可以掩盖生殖器官感觉。

• 性兴奋和性高潮不可分。

• 需有性高潮才可以达到性满意。

• 性行为的质量影响个体进行性行为的主动性。

• 性功能障碍可有多种障碍共存（如性欲与性唤起障碍、性高潮与性欲障碍等）。

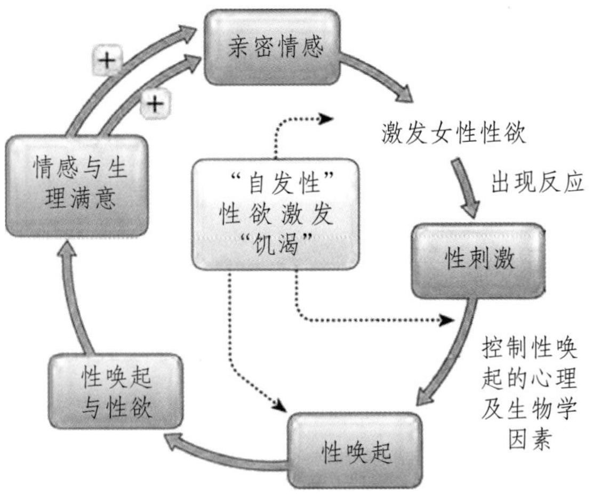

图35.2 性功能的负反馈与正反馈环。

基于亲密关系的模型

另一种性反应模型是建立在亲密关系基础上的性冲动、性刺激，心理和生物学因素（即决定女性性唤起能力）控制这些刺激过程（图35.2）。

女性性反应的产生与性伴侣有关。如果女性出现性唤起，在持续性刺激下，女性专注于此过程，并享受性唤起带来的愉悦。为获得性感知，女性会期望再次发生性行为。女性心理和生理的积极表现会使其与性伴侣更加亲密，更有助于性行为。任何自发的性欲望（性想象、性幻想、有意识的性欲望）会增进以亲密关系为基础的周期。在亲昵关系建立初期或性伴侣分开后，自发性渴望尤其容易出现。性渴望也与月经周期有关，不同女性之间存在差异。

女性性反应生理学

女性性反应生理由自主神经系统介导（框35.1），包括心跳加速、皮肤变红和阴道润滑，多种神经递质与性反应周期有关。去甲肾上腺素、多巴胺、氧化酶素和血清素经5-HT 1A和2C受体介导对性行为有促进作用，而血清素通过其他受体作用、催乳素和GABA（r-氨基丁酸）对该循环有抑制作用。

对于性健康的女性来说，性刺激、更多生殖器接触和阴道进入的紧迫感远低于男性。通常性健康女性的性刺激可间接源于手或口的刺激或振动棒对生殖器官的刺激，当外阴充血时，这种刺激增强。

常用阴道脉冲振幅衡量阴道充血程度。阴道上部扩张的机制尚未知，图35.3阐述了性反应各期的生理变化。每期持续时间存在个体差异，每个个体在其不同年龄段也存在差异，而且各期可以重叠。性兴奋状态是一种主观认知，女性要考虑适合性行为的特定环境，并评估其安全性。这种即时的情绪和认知反馈会影响性高潮的体验。划分性反应期的意义在于找到从伴侣相遇到高潮的生理因素。在临床上，医生可以在接诊初期和治疗中询问患者是否存在这些性反应。

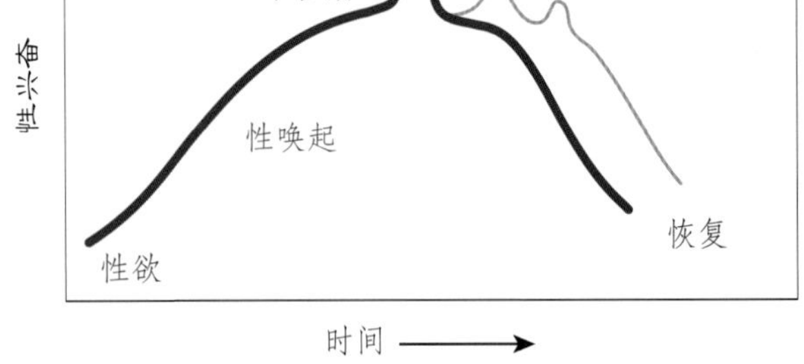

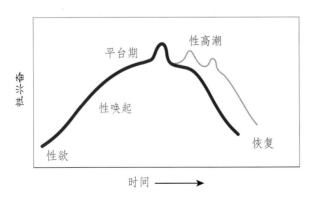

图35.1 Masters-Johnson-Kaplan传统性反应周期。

框35.1 女性主观性唤起的组成部分

- 精神性兴奋——与女性出现性刺激及其程度成比例
- 外阴充血——直接感知（刺痛和悸动）有很大差异
- 刺激引起外阴充血
- 阴道充血——直接感知有很大差异
- 刺激充血的阴道前壁和Halban筋膜可引起快感
- 增加润滑——湿润通常不直接引起女性性唤起
- 阴道非血管平滑肌松弛——女性通常不能感知
- 通过刺激身体的非生殖区域获得快感
- 其他躯体变化——血压水平、心率、肌张力、呼吸频率和体温

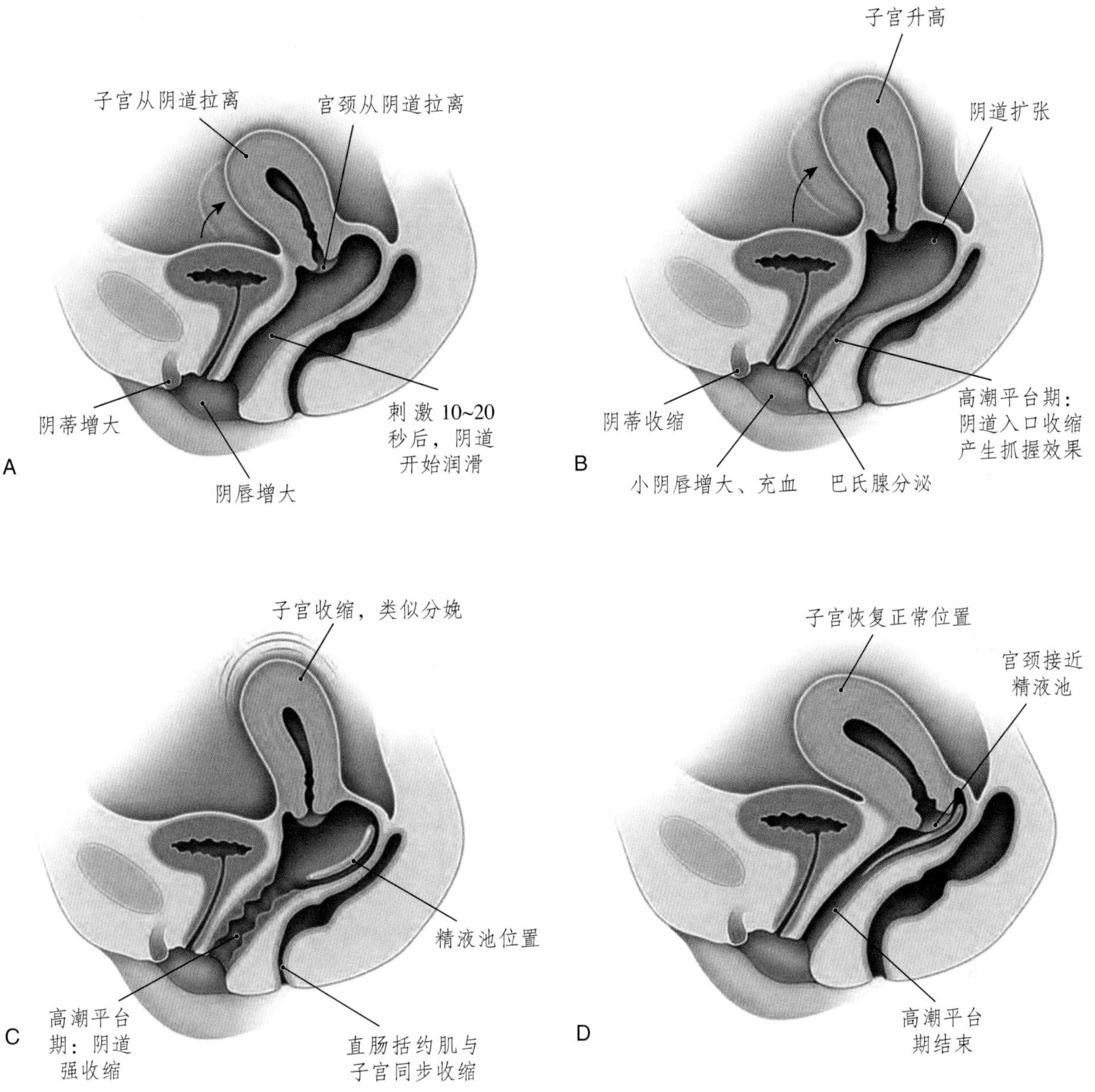

图35.3　性反应期的生理改变：（A）兴奋期。（B）平台期。（C）高潮期。（D）恢复期。

性功能障碍

引起性功能障碍的病因尚不明确。由于“功能障碍”一词在不同时期和文化背景下有所不同，所以“性功能障碍”的定义更加复杂。WHO ICD-10 定义性功能障碍为个体不能以任何一种方式参与到他或她所希望的性关系中。表 35.1 列出了 DSM-IV-TR 性功能障碍目录，该指南将性功能障碍归为心理疾病。1998 年，美国泌尿系统疾病基金会赞助的共识委员会也有此限定，即将女性性反应概念化为离散的线性体验，如同前述的已被接受的女性性反应模型。目前，该定义还在不断被修改和更新。

影响性行为的因素

身体整体感觉和性功能之间的关系很复杂。

抑郁

在性功能障碍女性中，约有 1/3 患有抑郁症。已诊断抑郁症的患者应当重视治疗的方式和处方药的使用。

药物

氟西汀、帕罗西汀、舍西林等选择性血清素重吸收抑制剂是常用处方药，可降低性欲。临床观察表明，

表 35.1 性功能障碍的类型

紊乱	精神疾病诊断与分析	美国泌尿疾病基金会	评论
活动性欲障碍	持续或反复缺乏性幻想和对性生活的欲望。这种干扰造成明显的痛苦或人际困难	持续性或复发性缺乏或缺乏性幻想、思想，和（或）对性活动的欲望或接受性，其导致个人痛苦	此外，还应多说一句："任何丧失性想法、幻想或性欲的渴望都被认为是不正常的"
女性性功能障碍	持续或经常无法实现或维持到性活动完成，对性兴奋的适当的润滑——肿胀反应。这种干扰造成明显的痛苦或人际困难	持续或经常无法获得或保持充分的性兴奋，导致个人痛苦。这可以表示为缺乏主观兴奋或生殖器（润滑 / 肿胀）或其他体细胞反应	有必要区分具有生殖器唤醒的妇女功能障碍，和被非生殖器刺激从心理上引起那些没有被任何类型的刺激激发的人
女性高潮紊乱	在正常兴奋期后的持续或复发性延迟，或不存在性高潮。这种干扰造成明显的痛苦或人际困难	持续或复发性困难，延迟，或不达到性高潮充分性刺激唤醒，引起个人痛苦	这些定义的临床有用性受到限制以下原因： • 女性性高潮障碍的妇女常常有女性性行为唤醒障碍 • 经常性高潮的强度已经明显减弱，并且正在引起痛苦，特别是对于患有神经障碍或突然早熟的女性丧失雄激素生产
性交痛	与性交相关的复发性或持续性生殖器疼痛。这种干扰造成明显的痛苦或人际困难	性交疼痛是与性交相关的持续性或复发性生殖器疼痛	阴道——阴道运动的性交也许是不可能的，造成疼痛的原因是因为部分或完全阴茎进入
阴道痉挛	复发或持续的非自愿阴道外三分之一肌肉痉挛干扰性交	阴道痉挛是阴道外三分之一肌肉的持续性或复发性非自主性痉挛，干扰进入阴道，这导致个人痛苦	肌肉"痉挛"从来没有记录。反射性肌肉收缩，恐惧进入，和痛苦特性
非性关系疼痛障碍	——	持续或复发性生殖器疼痛与非性关系有关刺激	——

Data from the American Psychiatric Association. *Diagnostic and Statistical Manual of Mental Disorders: DSM-IV-TR.* 4th ed. rev. Washington, DC: APA; 2000; Basson R. Are our definitions of women's desire, arousal and sexual pain disorders too broad and our definition of orgasm too narrow? *J Sex Marital Ther.* 2002;28(4):289–300; and Basson R, Berman J, Burnett A, et al. Report of the international consensus development conference on female sexual dysfunction: definitions and classifications. *J Urol.* 2000;163(3):888–893.

药物对女性性功能障碍有作用，抗抑郁药物可以激活多巴胺、去甲肾上腺、5-HT1A、5-HT2C 受体，增强性反应，而催乳素、GABA 等激活其他 5-HT 受体，降低性反应。对性反应影响最小的药物有奈法唑酮、安非他酮、万拉法新、丁罗环酮。

更加复杂的是抑郁症本身可导致性欲降低，与女性性功能障碍有关的其他药物见框 35.2。

疾病影响

疾病可通过影响人的活力和身体健康而间接影响性欲和性反应，尤其是能降低雌激素及雄激素分泌的疾病（框 35.3）。雌激素对女性性反应有直接作用（使阴道和外阴充血）和间接作用（影响情绪）。雄激素与女性性欲有关已有共识，由于受试验室检测雄激素水平的方法所限，因此很难直接确定与女性性欲有关的具体雄激素水平。

心理因素

心理因素也影响女性性反应（框 35.4），心理因

框 35.2 影响性反应的常见药物

- 含可待因的镇痛药
- 饮酒（长期嗜酒）
- 醋酸环丙孕酮
- 甲羟孕酮（高剂量）
- 一些用于预防高血压或偏头痛的 β－阻滞剂
- 用于治疗癫痫的抗惊厥药（不适用于其他疾病）
- 口服避孕药
- 选择性雌激素受体调节剂（如雷洛昔芬、他莫昔芬和植物雌激素）

框 35.3 影响性反应的常见情况

与肾上腺分泌雄激素和（或）雌激素减少相关的病症
- 双侧输卵管卵巢切除术
- 化疗诱发的绝经
- 促性腺激素释放激素诱发的绝经症状
- 卵巢早衰
- 口服雌激素治疗（可引起雄激素不足）
- 口服避孕药（可引起雄激素不足）
- 肾上腺皮质功能衰竭症
- 垂体功能低下
- 下丘脑性闭经

慢性肾衰

慢性心衰

慢性神经疾病

慢性肾病

关节炎

高泌乳素血症

甲状腺功能减低及甲状腺功能亢进

干扰自主神经功能和（或）体细胞生殖神经功能
- 糖尿病
- 多发性硬化症
- 脊髓损伤
- 盆腔根治性手术
- 格林巴利综合征

框 35.4 通常影响性反应的心理因素

- 以往负面的性经历，包括性虐待
- 令人不满意或疼痛的体验（如性交痛）
- 影响自信心（如源于慢性不孕症）
- 显著的非性的影响
- 缺乏身体隐私
- 羞耻感、天真或尴尬
- 性伴侣性功能障碍
- 缺乏妊娠、性传播疾病方面的安全性知识
- 定位问题
- 担心身体安全

素可以调节性刺激导致的性兴奋，影响女性寻求性刺激和回应性刺激的积极性。同时，心理因素也可以产生消极影响。

处理

女性性生活受个体健康状况和情绪影响，同时健康的性功能也会促进身心健康。但是研究表明，医生确诊的性功能疾病不足一半。妇产科医生在评估患者性功能以及治疗性功能障碍、保证患者健康中发挥重要作用。筛查性功能障碍性疾病应当通过采集性功能障碍患者的病史，评价其性功能障碍的危险因素，然后进行诊断和治疗，或者建议其在适当时候进行治疗。

性功能障碍的筛查

最好在一个信任和支持的环境中谈论性行为，医患之间建立相互信任、相互尊敬的关系有助于医生恰当提问。医生屏除偏见、尊重患者是有效治疗的基础。

直接说出私密问题后，患者容易与医生建立信任关系。这种相互信任的关系又可以使患者容易说出其病史和行为。常规收集病史时，应用一些广泛的开放性问题有助于发现一些需要进一步探索的问题。询问其性伴侣的性功能和性满意程度可以获得更多信息，还可以了解伴侣之间的交流情况。

研究表明，性功能障碍的筛查可仅系统地回顾 3 个问题："你对性行为是否主动（积极表现，被迫参与）？""你有关于性行为的问题吗？""性行为会产生疼痛吗？"如果有任何问题，则表明患者存在性功能障碍，应进一步按顺序询问。询问患者性欲，尤其是反应性性欲和性兴奋，可以明确患者还是其性伴侣需要接受临床咨询。提供简单信息，使患者了解很多女性面临同样的问题，向其说明一种性功能障碍可能导致其他障碍，但这是可治疗的。

医生不应该胡乱猜想患者选择的伴侣，虽然大部分女性说他们的性伴侣是男性，但是有些女性只会与女性伴侣发生性行为，有的不仅和男性，也可以和女性发生性行为。使用术语时要注意，用"性伴侣"而不是"丈夫"，用"性行为"而不是"夫妻生活"。应该了解同性性行为包括：女同性恋、女双性恋和变性人，这些都有助于医患之间的沟通和发现患者存在的问题。

其他病史

患者病史对诊断性功能障碍极其重要，应明确性功能障碍持续时间是数月还是数年。长期性功能问题评估比较困难，而且难以治疗，需要进行深度心理干预。应了解患者何时出现性功能障碍，找到心理、生理和伴侣关系方面的因素。应记录其病史和既往性生活感受，包括用药及药物成瘾等。如果患者性功能障碍是先天性的，则应记录其发育史。

应详细询问患者与其伴侣的关系，包括双方对其性关系的主观满意度。伴侣对身体亲密接触的感知取决于其对他们关系是否满意。在双方都没有性

功能障碍的伴侣中，双方感觉他们关系中10%的幸福来自于性；然而，对于患有性功能障碍的伴侣，在影响其伴侣关系的所有因素中，性生活不佳约占60%。这种差异证明了肢体亲密接触在整个伴侣关系中发挥的重要作用。

危险因素

女性进行常规妇科检查时，常会坦言其性方面的问题，有些女性会表明遇到性问题或有某种性功能障碍，有些患者既没有与性生活相关的主诉，也没有与性相关的其他医学问题。有些患者患有影响性生活的身体疾病或曾经或正在接受影响性功能的药物或手术治疗（框35.5）。

另外，性功能还受生殖和生活中的生理和心理因素影响（框35.6）。心理反应和生殖系统的相互影响机制以及其生理变化尚不明确，而女性的性经历、自我认知、性伴侣的肯定和被吸引、有足够的性知识和控制意识等都是重要因素。

确立诊断

明确性功能障碍是先天性还是获得性，鉴别性

框35.5 与性功能障碍有关的疾病

- 抑郁症，应用或未用抗抑郁药
- 乳腺癌，需要化疗
- 宫颈癌根治性子宫切除术
- 多发性硬化症
- 高血压
- 糖尿病
- 性虐待

框35.6 性功能障碍的生物学及心理学方面的危险因素

- 正常妊娠
- 妊娠期无性交和性高潮
- 产后注意事项
- 复发性流产
- 人工流产
- 不孕症
- 围绝经期
- 正常绝经
- 卵巢早衰（特发性和医源性）
- 使用口服避孕药

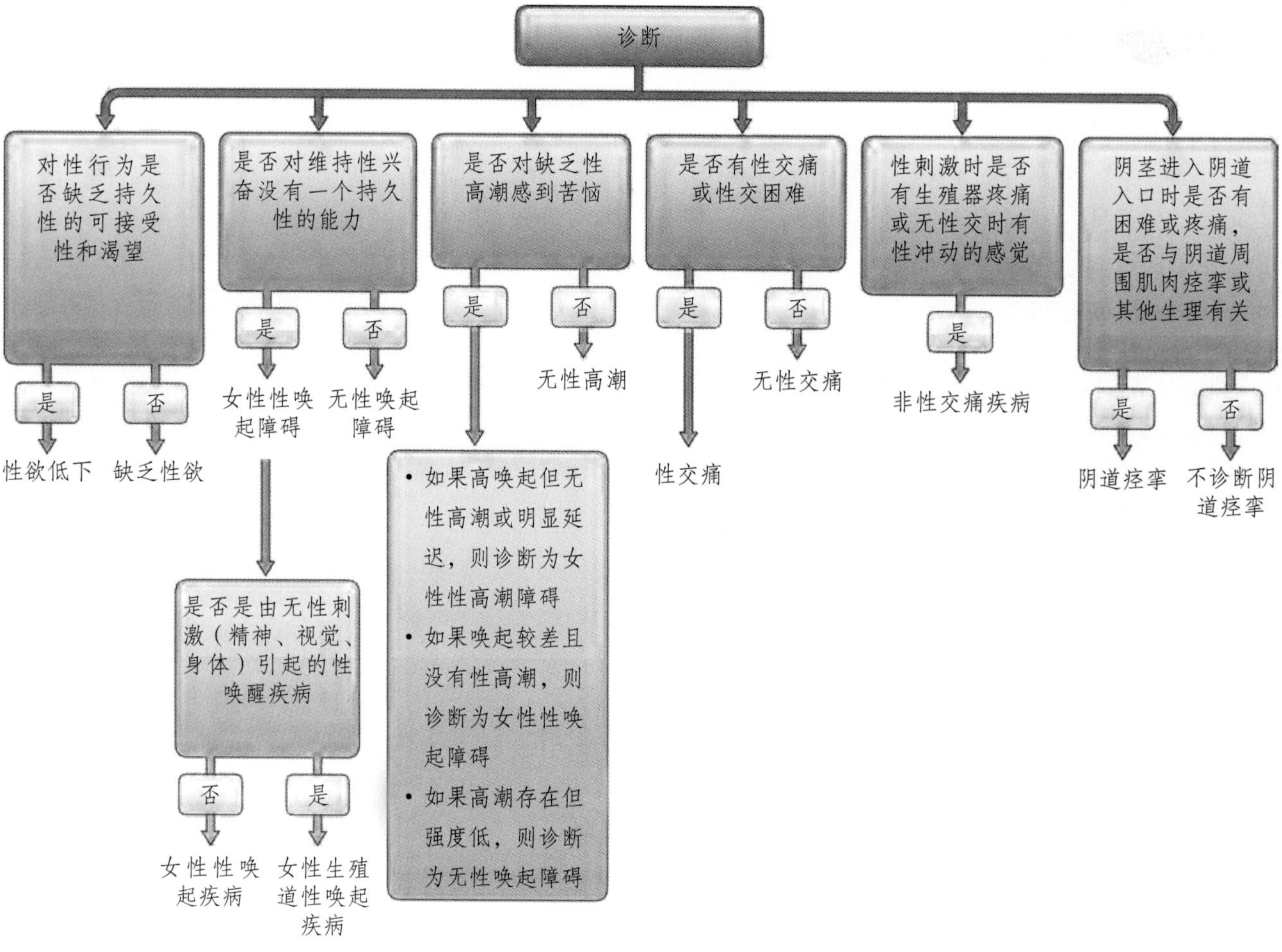

图35.4 诊断女性性性功能障碍的流程图。

功能障碍是与环境有关还是普遍存在，这对诊断性功能障碍非常重要（图 35.4）。如果女性的性反应在某些环境下正常，则可以排除生理器官疾病导致的性功能障碍。因此询问患者在自慰、阅读色情作品以及与平时的性伴侣以外的人发生性行为时的性反应是很重要的，虽然这些并不包括生理性反应。

治疗

有些性功能障碍可以由一般医生治疗，但是有些只能由性治疗师治疗。详细、理解、尊重地评估患者有助于与患者沟通。由于医生在评估病情时常会提供治疗方面的信息，所以病情评估与治疗很难区分。妇产科医生可进行疾病治疗，或者根据功能障碍的性质和程度、医生治疗能力等进行恰当转诊。框 35.7 为妇科门诊常见的疾病治疗。大多数情况下，治疗决策应依据医生是否能够从整体角度出发来治疗性功能障碍，而非仅从生物学角度出发。心理学、药理学、伴侣亲密接触和其他疗法在治疗性功能障碍中也有重要作用。需恰当转诊给心理健康师、婚姻咨询师、性治疗师等，框 35.8 列举了何时以及为何要转诊患者。

框 35.7　性功能障碍的主要治疗

- 提供非判断性及尊重的信息（如女性的性反应周期）
- 性伴侣间正常的非插入性交
- 筛查抑郁症及抗抑郁药引起的性功能影响
- 筛查药物相关的女性性功能障碍并建议替代药物
- 局部或全身性雌激素替代治疗
- 睾酮替代治疗（女性配方正在开发中）
- 治疗高催乳素血症、甲状腺功能减退或甲状腺功能亢进
- 未来可能使用血管活性药物治疗生殖器唤醒障碍
- 将女性反应性性欲模型应用于经历低性欲的个体患者，让她和她的伴侣进行必要的改变

框 35.8　性功能障碍患者的转诊时机

确定患者需要转诊取决于多重因素，包括

- 妇产科专家的专长
- 性功能障碍的复杂性
- 伴侣性是否存在性功能障碍
- 是否有心理学家、精神病医生或性治疗师
- 在治疗性干预前对患者（和性伴侣）的动机进行更详细的评估

更详细的评估和管理

- 在性行为方面有专门培训的专业医生——精神科医生、家庭医生、妇科医生和泌尿科医生
- 心理学家
- 性治疗师和虐待咨询师
- 理疗师（盆腔肌肉高张性性交困难）
- 关系顾问
- 支持团队（如以往乳腺癌史、外阴前庭炎综合征相关的慢性性交疼痛、间质性膀胱炎相关的性交疼痛妇女）

临床随访

性欲减低最常见的原因是抑郁。社会压力、多子女的家庭需求、妊娠恐惧者都会表现为抑郁。根据对其进行的筛查问卷确定了诊断。在药物治疗、社会支持和心理咨询等综合治疗下，其性欲有望很快恢复。

（译者：刘荣）

访问 http://thePoint.lww.com/activate，有互动式 USMLE 式问题库及更多内容！

第 36 章 性侵犯和家庭暴力

本章主要涉及 APGO 教育的重点问题：

主题 57　性侵犯

主题 58　家庭暴力

学生们应掌握性暴力的危险因素，恰当判断家庭暴力，了解针对妇女及儿童的家庭暴力普遍存在。能概述性侵犯受害者的初步处理，并能处理相关医疗及社会心理问题。

> 临床病例
>
> 患者女，20 岁，大学生，G1P1，因约会后遭受无保护性性侵犯而就诊，末次月经为 3 周前，无其他疾病和口服用药。患者紧张焦虑、思路不清，尿妊娠试验呈阴性。

性侵犯和家庭暴力显然是突发事件，通常导致长期的健康与情绪问题。对受害者及其家人的同情与悉心治疗是每个医生追求的重要目标。

性侵犯

*法律上性侵犯的定义为被告身体或其他物体在暴力或未经同意的情况下，侵入被害人阴道、口腔或肛门。*违法性侵犯或强奸包括强奸熟人、约会时强奸、“法定强奸”、儿童性侵犯和乱伦等，而且与受害人的年龄及其与性侵犯者的关系有关。不同地方的法律对上述犯罪的细节规定有所不同。

在美国，每年大约有 365 000 位女性遭受性侵犯、强奸或者强奸未遂。*据估计，女性中有 1/6 在其一生中曾遭遇性侵犯。*但是大部分人都不会公之于众。所以性侵犯的准确发生率尚不清楚。2009 年，美国国家犯罪受害调查估计，报案的强奸和性侵犯案件仅占 55%，而被强奸的男性报案率不足 10%，该调查中不包括女 – 男和女 – 女强奸案件。由于强奸定义不统一，从而导致强奸案的过度报告、未报告以及虚假报告等，使许多强奸案件的统计并不可信，存在争议。性侵害会带来一系列问题，其治疗需要多专业学科共同努力，而且要遵循以下原则：

- 注意受害者的情感需求。尽快开始治疗，且要长期治疗（如有条件，建议受害者住在治疗中心）。
- 诊断和治疗临床疾病，需及早开始和随诊。
- 采集法医标本，在治疗的同时，留取记录以用于法律途径。

性侵犯的定义和类型

任何年龄、种族和社会阶层的个体都可能遭遇性侵犯，尤其是儿童、残疾人和老年人容易遭到性侵犯。性侵犯多发生在陌生人，但是有些性侵犯是熟人作案。

有些情形被认定为特殊性侵犯。婚内强奸是指在婚姻关系中，未经性伴侣同意下的强迫性交或性行为，通常是家庭暴力或性伴侣暴力侵害的一部分。

约会时强奸或熟人强奸是伴侣性暴力的另一种表现。在这种情况下，未经女性同意而强迫发生性行为。约会时强奸通常无报告，因为女性认为自己也参与其中或认为他人不会相信。*未经同意的性侵犯还可能发生在因服用氯硝西泮、酒精或其他药物而失去意识、睡眠中、失去知觉或发育迟缓等情况下。*

法律规定小于一定年龄的年轻女性没有独立判断能力，所以所有国家都将与此类女性发生性行为判定为违法犯罪。很多国家也规定，若有如下情形，将加重性暴力罪量刑：使用武器、危及生命、施加身体暴力；该行为与另一项重罪相关；或受害女性年龄超过 60 岁或有残疾或智力障碍。

处理

性暴力可对心理和身体造成短期及长期影响。所有患者都应该筛查是否有性暴力史。大多数遭受过性暴力的女性不会将这个经历告诉非心理医生。*但是有性侵犯史的女性与无性侵犯史者相比，其慢性盆腔痛、痛经、月经周期异常和性功能障碍等患病率增加。*

医生早期发现性暴力行为既是医疗责任，也负有法律责任（框 36.1）。其他责任则根据患者需要和国家法律而定。医生们应当熟悉国家有关强奸和性侵犯方面的法律规定，按照法律规定收集并记录证据，同时也应知道每个州以及哥伦比亚行政区要求医生上报虐待儿童事件，包括性暴力。此外，也应了解地方法案关于要有经特殊训练的性暴力法定鉴定员或性暴力鉴定护士参与的规定。

医生应为患者提供医疗服务和心理咨询，同时也应告知其医疗与法律权利。很多司法单位和诊所都有性暴力检查设备，可以提供更多关于案件的信息，以满足司法需要。很多健康管理中心有专门培训的护士，可以取证和采集信息。如果可能，最好找他们协助。强奸犯罪咨询中心和咨询人员也可以提供有价值的帮助和支持。另外，医生必须先检查和治疗受害者的创伤，筛查性传播疾病，预防传染病和避孕。

框 36.1 性功能障碍的主要治疗

医疗方面	法律方面[a]
确保患者获得知情同意	提供准确的事件记录
评估和治疗身体损伤或分流、转诊	记录损害情况
获得相关的既往妇科史	根据地方司法要求收集标本（阴毛、指甲抓痕、阴道分泌物和排出物、唾液、染血衣物或其他个人物品）
体格检查，包括盆腔检查（有适当的伴侣或支持人员在场）	识别阴道中是否存在精子并恰当制片检查
获取适当标本，进行性传播疾病检测	根据要求向当局报告
行乙型肝炎病毒、人类免疫缺陷病毒和梅毒血清学检测	确保证据链的安全
提供适当的传染病预防	
提供或安排紧急避孕	
根据检查结果提供咨询、建议和预后判断	
安排后续医疗，必要时转诊心理治疗	

[a] 许多管辖区都有预先包装的“强奸包”，用于初步法医检查，提供特定的收集盒和说明，用于收集物证以及受害人主观和客观发现的书面和图片材料。医院急诊室或警察可以在接到报案时或在将患者送到医院时提供该套装。最常见的是急诊医生或特别训练的护士小组进行检查，但所有医生均应熟悉法医检查程序。如果需要这种检查，而医生没有或仅有有限的经验，则应明智地要求援助，因为任何破坏搜集证据或打破证据监管链的做法，包括不恰当地处理标本或标记错误标签等，均将影响日后的起诉

初始治疗

如果遭受性侵犯的女性尚未检查即来诊所、急诊或医生诊室就诊，那么医生应建议患者立即行医学检查，且告知其最好不要沐浴、冲洗、排尿、排便、漱口、冲洗指甲、吸烟、进食或饮水。

近年来，以医院为基础，由专业检查性侵犯的护士或司法人员对受害人进行医学检查和证据采集已成为一种趋势。医生在政策和法律程序的制订、计划的实施、为初诊患者提供咨询和随访中发挥重要作用。在某些地方，依然会由妇产科医生首要检查和治疗性侵犯受害者。

急诊诊断

有些机构有多学科专家组成的团队，受害女性可以在此获得帮助。团队成员应陪伴患者，给患者安全感，继而开始治疗过程，特别是不要让患者有负罪感。*应以支持和无争议的方法鼓励患者讲述性暴力及其感受。*立即治疗危及生命的创伤，但是严重创伤并不常见，受害者中约 1/4 有轻微伤。*即使在危及生命的情况下，有控制感对患者是有益的。帮助患者重新获得对身体和环境的控制感，以便得到患者同意进行治疗。这不仅是法律的需要，也是改善患者情绪的一部分。*

很多患者拒绝与警察配合，因此应当鼓励她们，因为这种配合有利于改善受害者的情绪。讲述性侵害过程是搜集医疗与法律信息所必需的，对治疗很重要。在医疗场所支持的环境中，回想性侵害细节可以让患者开始明白既成事实，有益于开始心理治疗（框 36.2）。

体格检查

性侵犯受害者应当接受全面的全身体格检查，包括盆腔检查。应当收集具有法律效力的标本，还应进行培养或行性传播疾病检测。在收集标本时，医生应当完全按照司法标本采集要求进行。*这些标本应由专业机构保存，直至转交给专门负责的司法*

部门，保证司法试验室拿到正确的标本，这被称作证据链。

初次试验室检查应取阴道、肛门和咽部分泌物进行性传播疾病病原体培养和检测。取受害者血浆行快速血浆反应试验，检测梅毒、肝炎抗原和HIV。育龄妇女（无论避孕状态如何）应行尿液检查、尿培养与药物敏感性检测以及妊娠试验。有指征者需预防性使用抗生素。需采取紧急避孕措施，详见第26章（表36.1）。

治疗后评估

事情发生以及开始治疗24~48小时内，应通过电话或当面对受害人进行治疗后评估。此时，应处理受害者的心理或生理创伤，并约定随访日期。由于害怕或一直丧失意识，受害者此时可能没有意识到一些严重问题，如自杀倾向、直肠出血和盆腔感染表现等。应询问患者，排除这些情况的存在。

后续治疗

随访1周后，应对患者情况进行全面回顾，判断是否出现某些新问题。6周后行下一次常规随访，进行全面检查，包括体格检查、复查性传播性疾病及快速血浆反应检测。下次随访在12~18周，再次进行HIV测定。根据现有HIV感染的知识，不能评估性暴力受害者的暴露风险。每个受害者都应当根据需要接受充分的咨询和支持，必要时，可安排长期咨询计划。

医生并未参与受害人的急救，获得患者的急诊检查记录将有助于医师客观地判断患者的检查是否合适，是否给予患者足够的帮助。患者的司法监察结果通常不会提供给其医生，这使其感到不安。在这种情况下，应建议患者向当地法律部门和警察寻求帮助，这些机构会解答患者的问题。

框36.2 记录性侵犯患者的病史

妇科病史
- 月经史
- 避孕方法
- 末次自愿性生活日期
- 产科史
- 妇科病史，包括感染
- 活动（如性侵后洗澡、洗漱、吃饭、喝水等）可能影响法医证据收集

性侵犯的详细信息
- 性侵犯的地点、时间和性质
- 使用暴力、武器或任何会损害受害者精神状况的东西
- 意识丧失
- 关于性侵者的信息，包括射精、使用避孕套、避孕药或润滑剂

表36.1 性侵犯患者的检查和医疗预防

性病感染	预防
淋球菌感染	生殖器、直肠和咽淋病无并发症患者，疾病控制和预防中心现在建议联合治疗：头孢曲松钠250mg单次肌肉注射＋阿奇霉素1g单剂量口服或多西环素100mg，2次/天，连续7天（最初检查时，应检测；如果阴道分泌物异常、恶臭和瘙痒，则应检测细菌性阴道炎、念珠菌病）
沙眼衣原体感染、滴虫病、细菌性阴道炎	头孢曲松钠125mg，单次肌肉注射，加灭滴灵2g单剂口服加阿奇霉素1g单剂口服或多西环素100mg，2次/天，连续7天（最初检查时，应检测衣原体和阴道毛滴虫；如果阴道分泌物异常、恶臭和瘙痒，则应检测细菌性阴道炎、念珠菌病）
梅毒	目前不建议常规预防（应在最初评价和性侵后6、12、24周重复血清学检测）
乙型肝炎	如果以往未接种疫苗，则在暴露后应行乙型肝炎疫苗接种（无乙型肝炎免疫球蛋白）；随访并在1~2和4~6个月给予后续剂量接种（初步评估时应行血清学检查）
人类免疫缺陷病毒	
（HIV）感染	暴露于已知有HIV感染者不足72小时，则行高活性反转录病毒治疗28天；建议咨询艾滋病专家（血清学检查应在初次评估时进行，并在性侵后6、12和24周重复）；暴露于未知HIV状态者72小时或>72小时暴露者，应行个体化评价
单纯疱疹病毒感染	目前不推荐常规预防，如果性侵时有生殖器病变报告，则应给予个体化治疗（可行阿昔洛韦、泛昔洛韦或伐昔洛韦治疗，疗程为7~10天，但是该方法尚缺乏有效性数据）
人乳头瘤病毒感染	目前不推荐暴露后预防、治疗（见第47章常规预防指南）
怀孕	紧急避孕；首剂应在性侵后72小时内给予
损伤	如果最后一次免疫超过10年，则给予破伤风类毒素加强，0.5mL肌肉注射

心理问题

遭受过性暴力的女性在遭受性暴力时感到生命失控，其完整性，甚至其生命受到威胁，受害人往往会感到极度焦虑、生气或害怕。

强奸后创伤综合征

强奸后被害人通常会出现强奸后创伤综合征，包括急性期及延迟期。这种创伤综合征在很多方面和悲伤反应相似，只有当受害者从创伤情绪中解脱出来，以其他生活中的经历取代这段不好的记忆，才能真正治愈。不能清晰地思考或记住病史等以往情况称为认知功能障碍，这是该综合征令人特别痛苦的方面。认知的无意识丧失可能引起对“疯狂”的恐惧或被其他人认为是“疯狂”的恐惧，这也同时困扰着医疗团队，除非认识到这是对性侵犯的非自愿的、暂时的和可理解的反应，而不是故意行为。

急性期（急性反应）

强奸后创伤综合征可能持续数小时或数天，其特征为个体应对机制发生异常。患者表现不同，从情绪完全失控到看似行为控制良好。其征象有：全身疼痛不适、头痛、进食和睡眠障碍、心理表现异常，如抑郁、焦虑和情绪波动。

延迟（或系统性反应）期

强奸后创伤综合征的延迟期特征为：情景回放、噩梦、恐惧或者是躯体症状、妇科症状，通常出现在强奸案件数月或数年后，对生活影响很大。

创伤后应激障碍

身体暴力和性暴力受害人易患创伤后应激障碍，相应症状可能出现在经历痛苦的数月后，甚至数年后，包括以下表现：

•反复重现发生的事件。

•事件的片段重现、反复噩梦，更特异的情况是，随时出现性暴力画面。

•极端的情绪或生理反应，包括摇晃、战栗、心悸或惊恐，伴有事件再现。

避免提及暴力事件是创伤后应激障碍的另一表现，这类女性情感变得麻木，远离亲戚、朋友，对日常生活失去兴趣。内心深处极力否认曾经发生的事件。

第三个征候群为反应过度，如易发生惊厥、高度亢奋、易激惹、睡眠障碍、注意力不集中等。此类女性常会合并抑郁、解离性障碍（没有对现实的自主意识或“思想游离”）、成瘾性障碍或其他身体疾病。

儿童性暴力

90% 受害儿童的施暴者为其父母、家人或亲友，“陌生人强奸案”在儿童中并不常见。最重要的是知道施暴者以及儿童是如何被虐待的，从而让儿童脱离危险环境。框 36.3 列出了与儿童性虐待有关的常见行为和身体症状与体征。

评估/诊断

儿童性虐待事件的评定需要特殊技术，而且涉及法律定罪，所以评定者应在该领域有丰富的经验，由于超出了妇科医生的职业范畴，因此一般由儿科医生完成。医生治疗儿童盆底损伤时，应考虑其是否有被性虐待的可能性以及患者的特殊需要与环境因素。许多城市的儿童性虐待工作组由专业人员组成：包括医生、社会工作者、咨询人员，他们共同完成儿童性虐待的评定。

儿童性虐待的鉴定首先需与儿童及其监护人谈话，除非儿童抗拒离开其监护人，否则可单独询问儿童，收集性虐待的详细情况。要间接询问儿童，以便获得关于性虐待发生的时间、地点、场景、施暴者的姓名、性暴力的类型等答案。儿童所有陈述都应一一记录下来，对谈话进行录音是必要的，免得受害儿童还要重复叙述。很多时候受害者的陈述是性虐待案件的唯一证据，所以完整的谈话资料对案件起诉起着关键作用。应记录受害儿童对其生殖

框 36.3　儿童性虐待的表现

- 夜惊
- 睡眠习惯改变
- 依赖性增强
- 性的外显
- 攻击性行为
- 衰退
- 饮食失调
- 复发性腹痛等躯体症状
- 头痛
- 阴道疼痛
- 排尿困难
- 大便失禁
- 遗尿
- 便血
- 阴道红斑
- 阴道分泌物或出血

器官的特殊称呼，以便他人了解其陈述内容。

评估性虐待的急迫性主要取决于儿童性虐待发生到就诊的时间。如果性虐待发生时间不超过 72 小时，则医生应立即对儿童进行检查，收集法医证据。但是性虐待案 72 小时内报案者不超过 10%。*72 小时后报案者应带受害儿童去最近的性虐待中心，在那里进行更多有价值的检查。*

处理

*对性虐待受害儿童的处理应集中在治疗创伤、治疗性传播疾病、避孕、避免以后再次发生此类事件、对受害儿童及家庭的心理支持。*浅表创伤（如挫伤、肿胀和局部刺激等）数天即可好转，注意会阴部卫生即可。有广泛皮肤擦伤者应予以预防性广谱抗生素。较小的外阴血肿可行局部按压或冰敷即可，而外阴血肿较大者需尽快给予冷敷和局部加压治疗。*更加严重的阴道和肛管贯通伤需要进行详细的影像学检查和麻醉下检查，排除可能存在的腹腔内贯穿伤。*

家庭暴力

据报道，女性一生中遭受家庭暴力的发生率为 25%，是女性疾病、创伤的重要原因。

定义

家庭暴力是指由家庭成员或亲属施加的暴力，家庭成员包括父母、兄弟姐妹、其他有血缘关系的亲属以及法律上有亲缘关系的亲属，如继父母、姻亲和监护人。现任或以往伴侣间施加的暴力称为亲密伴侣暴力，包括女性伴侣对男性施加的暴力以及女同性恋间、男同性恋间、双性恋间与变性关系中的暴力。

家庭暴力至少有以下 3 种表现之一：身体暴力，如殴打、拍打、踢打和扼喉等，在家庭暴力中最常见。如果被害人身上有明显的暴力迹象，尤其是头部、颈部、躯干部或其对受伤的解释明显不恰当时，应当怀疑其遭受家庭暴力（表 36.2）。*而妊娠期是女性遭受家庭暴力时导致创伤的高危时期。*性虐待是家庭暴力的另一表现形式。第三种表现为长期的导致受害者创伤的情绪上、财务上或心理的暴力、漠视或威胁，例如逐渐摧毁其自我价值、剥夺其睡眠和精神支柱、反复且不可预知的对日常生活的反应以及威胁、破坏个人财产、杀死宠物、撒谎、纵容朋友、在工作场所进行骚扰等行为。家庭暴力通常是反复出现的，有暴力平静期，也有暴力加重期。随着每个周期的进展，加重期暴力会越来越严重。

表 36.2　在家庭暴力中虐待身体的指标

受伤区域	描述
头颈部	瘀伤、擦伤、窒息痕、黑眼圈、鼻骨、眶脊或下颌骨骨折、脱发、永久性听力障碍、面部撕裂伤
躯干	钝性创伤表现，包括瘀伤（特别是乳房和腹部）、锁骨、肋骨骨折
皮肤	处于不同愈合阶段的多发病灶，“地毯疹”擦伤、烧伤（香烟、打火机、液体飞溅）、咬伤
四肢	受束缚的表现，包括肌肉拉伤、螺旋状骨折、绳索或束缚伤痕、“月牙形”指甲痕迹或淤伤或钝器伤

筛查：危险因素

*发现家庭暴力是首要的最常被忽略的问题。*怀疑有家庭暴力时，应该详细询问可疑受害人，同时要注意是否有身体创伤。*应询问所有患者在其生活中可能遭受的暴力，这是常规健康史的一部分。*尽管所有女性都有遭受虐待的风险，但是某些生活经历和环境可能使一些女性面临更大的风险（框 36.4）。

医生的责任有：①掌握亲密伴侣暴力的症状和体征；②询问所有患者过去或现在曾遭受的暴力问题；③恰当干预和描述；④评估患者风险（框 36.5）。

咨询

若患者还要回到那个不安全的家，则应为其制订一个安全计划，应建议其向社会服务机构寻求帮助。可以建议女性打电话给妇女庇护所，让其帮助制订安全计划，但是应该保证这种电话是匿名的。框 36.6 列出了受害者要脱离暴力环境需要的详细步骤。

框 36.4 发现受虐女性

没有真正的证据，但在受害者中发现了某些危险因素
- 年轻妇女，特别是那些长期关系维持困难者
- 有暴力或失常原籍家族史
- 既往功能障碍
- 妊娠，特别是意外妊娠
- 转变中的关系（即分居和离婚）
- 任何情况下，性伴侣过于关注，特别是如果他反复询问她
- 性病
- 吸毒

临床线索提示患者已经或曾经被虐待
- 无法解释的多发伤和复发性损伤
- 诱发性疼痛和其他躯体症状
- 妊娠期的特殊情况
- 依从性差、敌意、被动性、反应性差
- 心理变化，特别是抑郁、焦虑、惊恐发作、睡眠和饮食失调
- 强迫性行为，诱人行为（不是为了性，而是为了获得关注）
- 自我破坏性、高风险行为（自我照顾不足、吸毒、忽视自我、自我伤害以及自杀意念）
- 应用较多处方麻醉剂和镇静剂
- 频繁就医，更多地使用医疗保健系统
- 较多的医疗记录，但未解决问题
- 不寻常的公开方式（太详细、不可信、不能以令人满意的方式解释受伤、不能解释为什么不遵守说明）
- 难以忍受检查
- 难以忍受其他医疗情况，重现创伤（隔离、注射药物、束缚与固定、手术）

框 36.5 医生评估家庭暴力的 RADAR 模型

R：记得在临床中常规询问有关伴侣暴力问题

A：直接询问暴力问题，例如，“在任何时候，是否有伴侣殴打、踢或其他伤害或使你感到害怕？”任何时候都要在私下询问患者

D：在患者表格中记录关于“可疑家庭暴力”或“亲密伴侣暴力”，在需要时提交司法部门

A：评估患者安全性。回家安全吗？发现家中是否藏匿的武器、孩子们是否处于危险中、暴力是否不断升级

R：与患者商讨选择，了解转介选择的类型（例如避难所、支持机构和法律援助等）

Massachusetts Medical Society. *Partner Violence: How to Recognize and Treat Victims of Abuse.* 4th ed. Waltham, MA: Massachusetts Medical Society; 2004.

框 36.6 制订离开虐待环境的退出计划

- 提前打包并将其留在邻居或朋友家，包括现金或信用卡、自己与孩子们的衣服、每个孩子最喜欢的玩具或玩物。
- 在房子外面隐藏一套额外的汽车和房子钥匙，以防你必须快速离开
- 带走重要文件，例如
  - 出生证明（包括儿童）
  - 健康保险卡和医疗卡
  - 租赁房子或公寓的契据
  - 支票簿和额外支票
  - 社会保险号或绿卡/工作许可证
  - 法院文件或命令
  - 驾驶执照或照片身份证明
  - 工资单

American College of Obstetricians and Gynecologists. Guidelines for Women's Health Care, 3rd ed, p. 280. Modified from Intimate partner violence. In: *Special Issues in Women's Health.* Washington, DC: ACOG; 2005:169–188.

临床随访

遭受性暴力后常伴随心理障碍。患者在遭受性虐待时，在知情或不知情的情况下，可能咽下某种或某些东西，这是需要认真考虑的问题。所以需要进行全面身体检查、病史采集、性传播疾病检查、搜集证据、预防性应用抗生素和心理支持。

（译者：刘荣）

访问 http://thePoint.lww.com/activate，有互动式 USMLE 式问题库及更多内容！

第5篇 生殖内分泌与不孕症

第37章 生殖周期

本章主要涉及 APGO 教育的重点问题：

主题 45 正常和异常子宫出血

学生应能描述正常月经周期的内分泌和生理学特点。

> 临床病例
>
> 女性 42 岁，怀疑自己“激素”可能出现了问题，担心自己可能快绝经了。13 岁月经初潮，除两次妊娠期外，月经周期一直规律。最近月经周期大约为 32 天，经前有乳房胀痛感，经期 3~4 天。末次分娩后行输卵管结扎术。患者主诉主要为乏力、性欲减退和体重轻度增加，其家族中所有女性都会“经历这种变化”。

在女性生殖周期中，排卵后出现周期性月经。这种规律自青春期开始（平均初潮年龄为 12 岁），持续至绝经期前（平均年龄为 51 岁）。一般在月经初潮后 3 年建立规律的排卵周期，直到绝经期前。因此，女性从 15~45 岁有 30 年的有排卵的生殖周期。妊娠、哺乳、疾病、妇科疾病、内分泌紊乱性疾病、应用激素类避孕药及其他药物等外源性因素，均可干扰生殖周期。

*成人生殖周期持续时间是两次月经第一天的间隔时间，平均为 28 天（±7 天），包含 3 个不同时期。*卵泡期是从月经期开始（月经周期第 1 天）到黄体生成激素（LH）高峰时，LH 峰后 30~36 小时出现排卵。黄体期是从 LH 峰日开始到下次月经开始结束。在月经周期规律的育龄妇女中，卵泡期和黄体期各为 14 天；但在生育期末，月经周期常会发生变化。黄体期时间相对稳定，卵泡期时限常有变化。

下丘脑-垂体-性腺轴

下丘脑－垂体－性腺轴涉及下丘脑、垂体和卵巢间复杂的相互调节，共同调控生殖周期。这种相互调节的基础是激素间的相互影响，具体有以下激素：促性腺激素释放激素（GnRH），促性腺激素有促卵泡素（FSH）和 LH，卵巢性激素有雌激素和孕酮。通过正负反馈性调节，这些激素直接或间接地调节卵泡发育、排卵、子宫内膜发育、胚胎着床和月经。下丘脑、垂体和卵巢间反馈调节见图 37.1。

在激素调节和反馈环中，任何环节出现问题都会改变激素水平，从而引起生殖周期紊乱，最终影响排卵、生育和月经。

下丘脑促性腺激素释放激素的分泌

下丘脑弓状核脉冲式分泌 GnRH，GnRH 通过垂体门脉系统输送到垂体前叶，GnRH 脉冲式分泌刺激并调节垂体促性腺激素分泌。*由于距离远且半衰期只有 2~4 分钟，无法直接检测 GnRH，可通过测定 LH 脉冲而显示 GnRH 脉冲式分泌。*卵巢功能的维持需要 GnRH 特定频率的脉冲式分泌，间隔 40 分钟到 4 小时。*因此，下丘脑充当着生殖周期的脉冲发生器。*协调的 GnRH 释放除受多种神经递质和儿茶酚胺类刺激外，还与 GnRH 神经元的固有脉冲频率有关。

垂体促性腺激素的分泌

垂体促性腺激素 FSH 和 LH 属糖蛋白激素，由垂体前叶分泌。在 GnRH 脉冲式分泌的调节下，

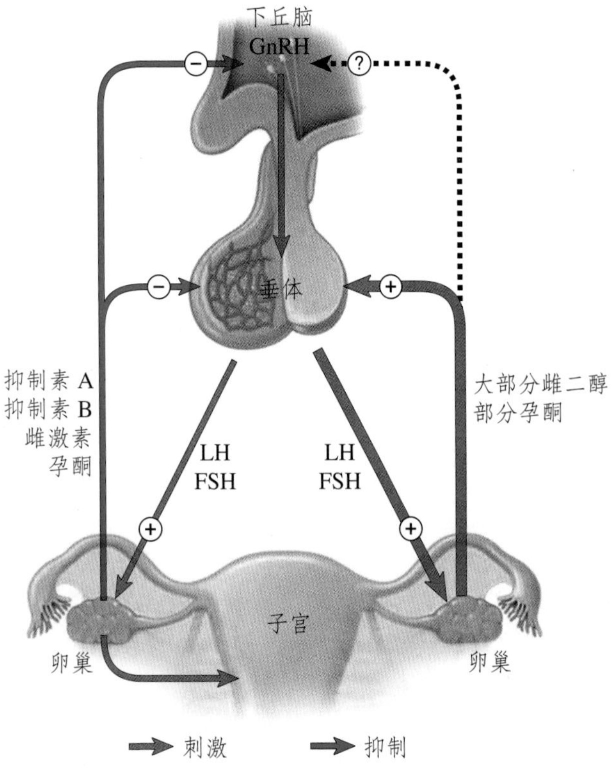

图37.1 维持生殖周期需要下丘脑、垂体和卵巢间的复杂相互调节和反馈，简要标示在图中。GnRH，促性腺激素释放激素；FSH，促卵泡素；LH，黄体生成激素。

FSH 和 LH 亦呈脉冲式分泌；FSH 和 LH 分泌量及两者比率主要由卵巢分泌的类固醇激素调节，如雌激素、孕酮及卵巢分泌的其他细胞因子（例如抑制素、激活素和卵泡抑制素）。

在女性早卵泡期，雌激素水平相对较低，促性腺激素主要为 FSH。*FSH 作用于卵巢产生雌激素，随后通过对垂体的负反馈抑制 FSH 分泌和正反馈刺激 LH 分泌。*

卵巢类固醇激素分泌

*在月经中期，LH 分泌显著增加（LH 峰）而诱发排卵。*排卵后，卵巢形成黄体并分泌孕酮。

出生时，卵巢中卵泡有 100 万 ~200 万个，每个卵泡中的卵母细胞停滞在第一次减数分裂期。儿童期大量始基卵泡闭锁，因此，月经初潮时，卵泡仅有 30 万 ~50 万个。

未成熟卵母细胞有单层颗粒细胞围绕，外层有薄的基膜将卵泡与周围卵巢间质分离开。早期卵泡发育不依赖促性腺激素，颗粒细胞增生成多层，周围的间质细胞分化为泡膜细胞。颗粒细胞生成雌激素，包括雌酮和雌二醇，后者的活性强。泡膜细胞生成雄激素，是颗粒细胞合成雌激素的前体物质。雄激素（雄烯二酮和睾酮）进入颗粒细胞后转化为雌激素。雌激素合成的两细胞学说见示意图 37.2。

在卵泡发育过程中，FSH 与颗粒细胞 FSH 受体结合，促进细胞增殖并增强与 FSH 结合的能力，从而促进雌二醇合成。雌二醇促进卵泡膜细胞和颗粒细胞 LH 受体合成，大量雄激素的生成导致雌二醇合成增加。升高的雌激素对垂体产生负反馈作用，抑制 FSH 和 LH 分泌。在晚卵泡期，优势卵泡中的雌激素峰对垂体产生正反馈作用，刺激中期 LH 峰的形成，从而诱发排卵。*排卵时，优势卵泡释放出卵母细胞，并形成分泌孕酮的卵巢黄体。*卵泡成熟过程见图 37.3。

生殖周期

如前所述，生殖周期分为 3 个阶段，即经期与卵泡期、排卵期和黄体期。这 3 个阶段涉及卵巢在生殖周期中的不同状态。*相对于子宫内膜，月经周期分为增殖期和分泌期。*

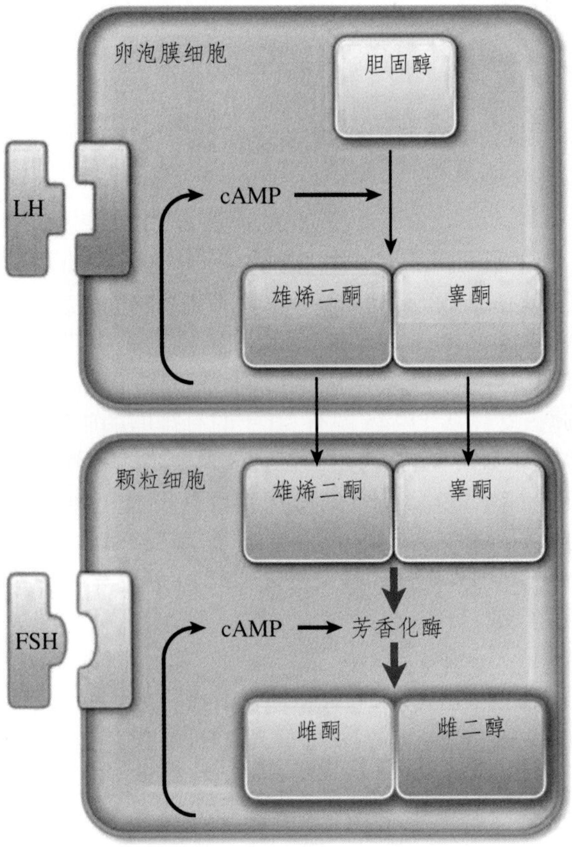

图37.2 雌激素合成的两细胞学说。cAMP，环腺苷酸；LH，黄体生成素；FSH，促卵泡素。

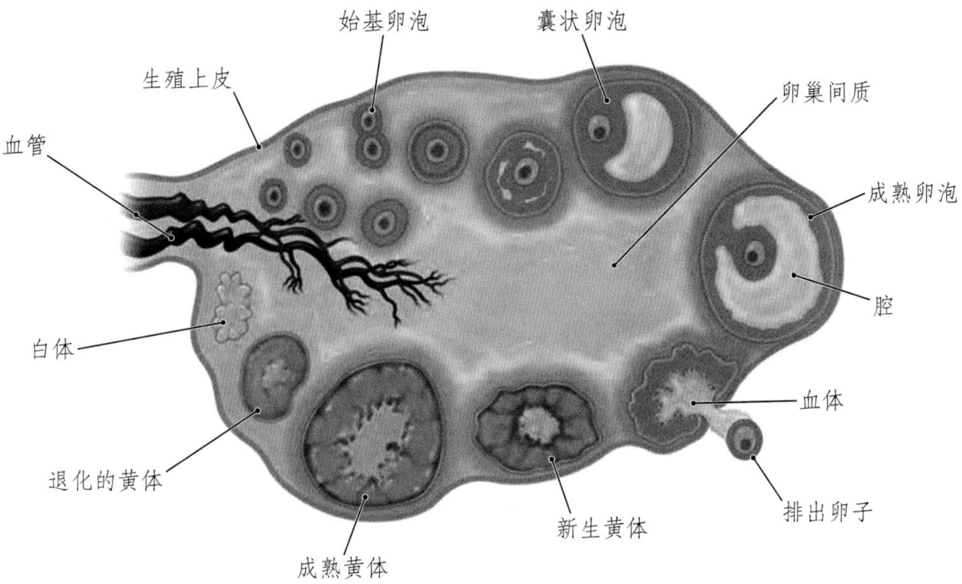

图37.3 生殖周期中卵泡的发育。

第一阶段：经期与卵泡期

*月经出血的第 1 天是月经周期的第 1 天。*若未妊娠，则黄体萎缩，孕激素和雌激素水平下降，导致月经来潮。正常月经持续 3~7 天，月经量为 20~60mL，血色暗红且不凝固。月经血由血液和表层内膜碎屑组成。*分泌期子宫内膜和月经血中的前列腺素引起子宫血管和肌层收缩，导致子宫内膜缺血和子宫痉挛。*前列腺素刺激子宫收缩有利于月经血排出。在早卵泡期，雌激素水平增加有利于子宫内膜修复，从而止血。

黄体期末，血清雌二醇、孕酮和 LH 水平达到最低水平。在低水平激素作用下，黄体期末至月经期前，FSH 水平逐渐升高，募集下一批卵泡。*因此，在月经期卵泡的生长已经开始，开始了新的生殖周期。*在卵泡期，雌激素水平逐渐升高，导致 FSH 水平下降。在早卵泡期 LH 水平较低，升高的雌激素对 LH 分泌有正反馈作用。在卵泡发育中期，LH 水平开始升高。*尽管多个卵泡开始发育成熟，但是只有颗粒细胞、FSH 受体数量最多及雌激素分泌最多的卵泡最终成为优势卵泡，而非优势卵泡最终闭锁。*

第二阶段：排卵

优势卵泡分泌大量雌二醇，对垂体产生正反馈作用而促进 LH 分泌。在月经周期的第 11~13 天，出现 LH 峰而诱发排卵。在排卵前 34~36 小时开始出现 LH 峰，而峰值出现在排卵前 10~12 小时。在 LH 峰作用下，颗粒细胞和卵泡膜细胞发生显著改变，开始产生孕酮。在 LH 峰作用下，初级卵母细胞完成减数分裂，排出第一极体。卵母细胞停滞在第二次减数分裂中期直到受精。排卵时，卵母细胞自卵泡中排出，卵泡转化为黄体。

*有些女性会在排卵期出现刺痛（“经间痛”），可据此准确判断排卵期。*其他女性不会出现这种短暂不适，但可出现排卵后由孕酮产生所致的相关症状。

第三阶段：黄体期

*在月经周期中，黄体期的特点是性激素由雌激素占主导地位转变为孕酮占优势。*在卵泡发育期，颗粒细胞和卵泡膜细胞上生成大量 LH 受体。在月经中期，LH 峰刺激 LH 受体并转化相关酶类，开始合成孕酮，这个过程称为黄体化。孕酮对垂体 FSH 和 LH 分泌有负反馈作用，因此，在黄体期 FSH 与 LH 分泌受抑制。黄体合成孕激素，同时也生成雌二醇。在排卵前约 24 小时孕酮开始分泌，此后，分泌迅速增加。排卵后 3~4 天孕酮分泌量达到高峰。排卵后，黄体寿命为 9~11 天；若未妊娠，则黄体出现退化（体积减小），孕酮分泌量迅速减少。孕酮撤退解除 FSH 负反馈抑制，因此，在月经期开始前，FSH 水平开始升高。

*雌激素分泌在先、孕激素合成在后的顺序对内膜发育及胚胎着床非常重要。*若卵子受精并着床，那么合子分泌人绒毛膜促性腺激素，继续维持黄体功能 6~7 周，黄体分泌的孕激素对维持早期妊娠至关重要。在妊娠 9~10 周，胎盘开始合成类固醇激素，产生孕酮。

黄体直径约 2.5cm，深黄色，若在黄体期手术，则肉眼可以看到卵巢上的黄体。随着黄体退化，黄体体积缩小，不再呈黄色。数月后，黄体变成白色纤维组织，称为白体。

在生殖周期中，促性腺激素、甾体激素、卵泡和子宫内膜变化参见图37.4。

激素变化的临床表现

下丘脑-垂体-性腺轴引起激素变化，肾上腺触发青春期，激素持续循环发挥作用，直至女性绝经期。卵巢功能衰竭而导致月经永久性停止。

*女性很多器官随生殖周期激素的改变而发生变化：子宫内膜和宫颈、乳房、阴道和下丘脑。*宫颈和乳房变化可以直接观察到，基础体温反映下丘脑体温调节中枢的变化，其他变化可从阴道上皮细胞学检查或子宫内膜活检组织学检查中观察到。仔细询问病史可以发现与激素相关的症状，例如腹胀、液体潴留、情绪和食欲变化、月经来潮前子宫收缩等。

子宫内膜

在生殖周期中，子宫内膜发生明显组织学变化。月经期除基底层内膜外，其余内膜全部脱落排出。在卵泡期，升高的雌激素刺激子宫内膜生长：子宫内膜间质增厚、子宫内膜腺体变细长，形成增殖期子宫内膜。在排卵期，排卵时的子宫内膜达到最大厚度。

排卵后，主要激素由雌激素转变为孕酮，子宫内膜每天都发生明显变化。孕酮引起子宫内膜分化，

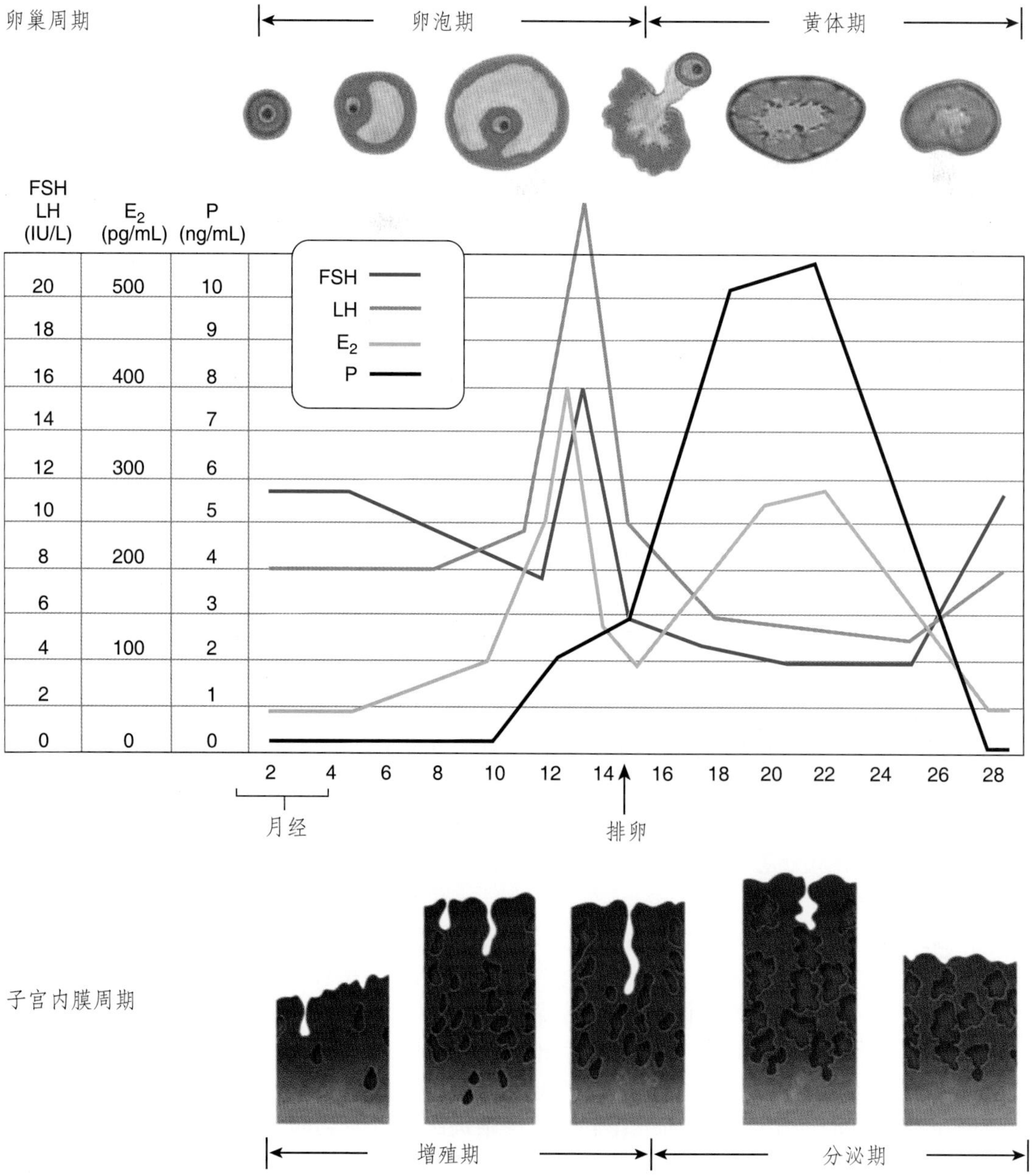

图37.4 垂体、卵巢、子宫和阴道在生殖周期中的变化。FSH，尿促卵泡素；LH，黄体生成激素；E_2，雌二醇；P，孕酮。

将增殖期内膜转化为分泌期内膜，子宫内膜间质疏松、水肿，内膜血管增粗、迂曲，增殖期呈直管状的内膜腺体在分泌期变得弯曲，管腔内有分泌物质。随着黄体期末孕激素撤退，子宫内膜崩解，在月经期脱落排出。

若没有排卵，则雌激素持续生成，内膜间质继续增厚，内膜腺体持续增长。*只有内膜活检能确诊增殖期子宫内膜。*子宫内膜最终出现过度生长，部分内膜间断脱落。无孕酮撤退引起的全部内膜脱落会出现不规则阴道出血，且出血时限较长。当女性出现异常子宫出血时，无排卵性出血是常见诊断（参见第 39 章）。

宫颈内膜

宫颈内膜腺体在激素刺激下分泌黏液。在雌激素作用下，宫颈内膜腺体分泌大量稀薄、清亮水样黏液。在排卵期，宫颈黏液分泌量最多。*宫颈黏液有利于精子获能、储存和通过。*排卵后受孕酮影响，宫颈黏液分泌减少。

为达到受孕或避孕目的，可通过观察宫颈黏液性状来安排性交时间。但是这些时限性变化是非特异性的，美国妇产科医师学会认为这是一种不可靠的避孕方法。

乳房

雌激素对青春期乳房发育是必需的，而生殖周期中乳房变化主要由孕酮所引起，乳腺导管、乳头、乳晕对孕酮分泌均有反应。*由于黄体期孕酮作用，一些女性会出现乳房胀痛表现。*

阴道

雌激素促进阴道上皮生长和黏膜表层上皮细胞成熟。在性刺激下，雌激素有助于阴道渗出和润滑，从而有利于性交。在黄体期，阴道上皮保持其厚度，但分泌物显著减少。

下丘脑体温调节中枢

孕酮是有升温作用的激素，在孕酮影响下，下丘脑将基础体温比排卵前上调 –17.5°C~–17.2°C。基础体温变化与孕酮分泌有关，而且随孕酮分泌下降迅速回落至基线水平。因此，基础体温变化反映了血孕酮水平变化。

基础体温是休息时基础状态下的体温，因此应在清晨睡醒后，没有任何活动前立即测量。

基础体温测量需选择带有宽泛刻度的特殊体温计。基础体温双相型曲线的特点可以作为回顾性判断是否有排卵的证据。但是有些有排卵的女性并未出现这种变化。

> 临床随访
>
> 家族性因素会影响女性绝经期，该患者生殖周期规律，提示她仍有排卵。得知以往的输卵管结扎手术不会影响其绝经后，患者较为安心。进一步询问既往史和症状，提示有轻度抑郁。甲状腺功能检查提示正常，更加确定了这一诊断。

（译者：梁菊艳）

访问 http://thePoint.lww.com/activate，有互动式 USMLE 式问题库及更多内容！

第 38 章 青春期

本章主要涉及 APGO 教育的重点问题：

主题 42 **青春期**

学生们应能描述正常内分泌变化和青春期一系列生理改变，并能识别其中的差异，能概括评估性早熟和青春期延迟的基本方法，讨论与正常及异常青春期有关的复杂心理问题。

临床病例

女孩 15 岁，因无月经初潮而由其母亲带来就诊。身高与年龄相符，但是体型发育未达到正常水平。在大约 12 岁时，身体发育速度较快，13 岁时乳房开始发育。体检发现乳房 Tanner 分期为 3 级，阴毛发育 3~4 级。她刮除了腋毛。

*青春期是涉及从儿童期到成人期在身体、情感和性发育方面的内分泌变化过程。*在此期间，逐渐出现一系列明确而重要的变化。当青春期提前或延后时，了解青春期激素相关变化和身体逐渐变化，对诊断潜在的异常问题至关重要。了解青春期相关改变，也是理解生育过程的关键。

正常的青春期发育

一系列内分泌活动启动性成熟。在胎儿期，下丘脑 – 垂体 – 性腺轴开始发挥作用，并持续至出生后的最初几周，此后，由于雌激素的负反馈作用，该轴作用静止。在青春期，下丘脑 – 垂体 – 性腺轴再次被激活，刺激促性腺激素释放激素（GnRH）分泌。促性腺激素控制卵巢分泌类固醇激素，较高水平的激素引发青春期身体变化。在 6~8 岁，肾上腺功能初现，肾上腺生成雄激素增加。肾上腺功能初现包括脱氢表雄酮产生增加，进而转换为活性更高的雄激素（睾酮和双氢睾酮）。

性成熟过程大约需要 4 年，经历一个有序、可预测的过程，包括生长加速、乳房发育（乳房萌发）、阴毛发育（阴毛初现）、生长速度最快、月经初潮和排卵。最初表现为生长加速；但有可能不太明显，乳房萌发可以较早出现。乳房发育和阴毛生长过程可由 Tanner 性成熟分级系统进行量化（图 38.1）。

某些改变的发生年龄见表 38.1。*体脂含量与青春期开始密切相关。*轻度至中度肥胖导致青春期提前，而瘦弱导致青春期延后。青春期开始也有显著的种族差异，非洲裔和墨西哥裔美国女孩，青春期开始通常早于白人女孩，而这种差异大部分是由于不同的体重指数（BMI；表 38.1）。与此相反，亚裔美国女孩青春期开始晚于白人女孩。BMI 可能是导致这种差异的主要原因，此外，还有尚未确定的遗传或环境因素，也发挥重要作用。

青春期发育异常

青春期异常包括性早熟、原发性闭经、性成熟延迟和不完全性成熟。

*出现上述任何一种异常者都需要检查下丘脑 – 垂体 – 性腺轴及生殖道流出道情况。*初步评估应检测垂体促性腺激素水平［促卵泡素（FSH）和黄体生成激素（LH）］，有助于鉴别下丘脑 – 垂体性病因与性腺性病因。

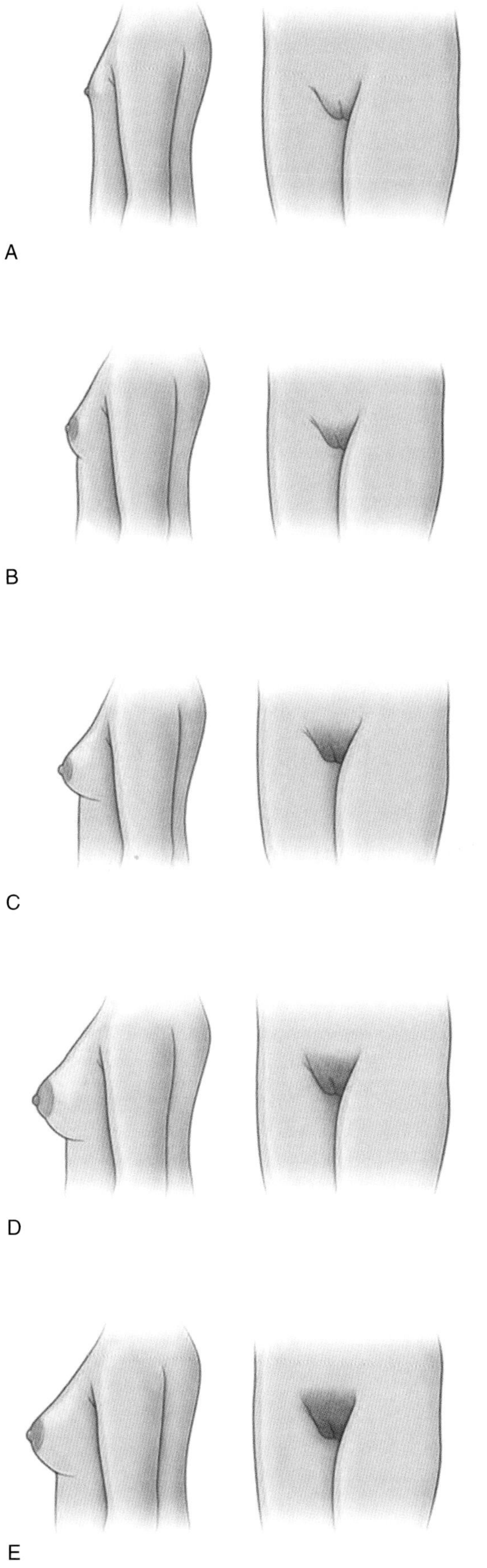

图38.1　乳房和阴毛发育Tanner分期，其中包括5个阶段。

表 38.1　种族与青春期开始

	平均年龄（年）		
事件	非洲裔美国人	墨西哥裔美国人	白人
乳房萌发	9.5	9.8	10.3
阴毛初现	9.5	10.3	10.5
月经初潮	12.3	12.5	12.7

性早熟

性早熟是指在非洲裔美国女孩 6 岁前、白人女孩 7 岁前出现第二性征发育。*性早熟由 GnRH 依赖性或非 GnRH 依赖性性激素分泌所致（框 38.1）。* GnRH 依赖性性早熟或真性性早熟（中枢性）继发于过早激活下丘脑－垂体－性腺轴，最常见原因是特发性的；其他原因包括中枢神经系统感染、炎症和损伤。在特发性性早熟中，下丘脑弓状核过早激活，出现性早熟并伴随生殖能力早熟。雌激素水平增加影响骨骼发育，导致继发于骨骺板过早融合的成年身材矮小。这些人有较早开始性生活及遭遇性虐待的风险，并有与提早性发育相关的心理问题。有时，GnRH 依赖性性早熟由下丘脑－垂体柄瘤所致，在这种情况下，虽然性发育开始较早，但性发育速率较慢。短暂的下丘脑炎症也可导致 GnRH 依赖性性早熟；但是性发育可能会突然开始和结束。实验室研究表明，青春期前促性腺激素水平适度上升或维持稳定水平。

非 GnRH 依赖性激素分泌或假性性早熟（外周）是非下丘脑－垂体刺激性性激素分泌（雄激素或雌激素）的结果。 其可由卵巢囊肿和肿瘤、McCune-Albright 综合征、肾上腺肿瘤以及应用激素、替代药物等医源性原因引起。某些肿瘤，如颗粒细胞瘤、畸胎瘤和无性细胞瘤等，直接分泌性激素。体检通常可扪及盆腔包块，需进一步评估 / 影像学检查。

McCune-Albright 综合征（多骨性纤维性结构不良）的特征是多发性骨折、café-au-lait 斑和性早熟。 月经初潮较早是综合征的最初表现。该综合征是由于刺激环状三磷腺苷形成的 G 蛋白 α 亚单位基因突变而导致细胞调节缺陷所致，病变组织自主运动受到影响。这种突变导致卵巢在没有 FSH 刺激下产生雌激素，引起不依赖于垂体和下丘脑的性早熟。

导致性早熟的肾上腺原因包括肾上腺肿瘤和酶分泌缺陷，如先天性肾上腺增生症（CAH）。*肾上腺肿瘤非常罕见，而且必须分泌雌激素才能导致性早熟。* CAH 最常见类型是 21-羟化酶缺乏症，出生时表现为两性生殖器特征。非典型 CAH，以往称为

框 38.1 性早熟的原因
GnRH 依赖性（中枢性）的原因
特发性病因
• 中枢神经系统肿瘤
• 下丘脑错构瘤
• 颅咽管瘤
• 神经胶质瘤
• 转移
• 蛛网膜或鞍上囊肿
中枢神经系统感染 / 炎症
• 脑炎
• 脑膜炎
• 肉芽肿
中枢神经系统损伤
• 辐射
• 创伤
• 脑积水
非 GnRH 依赖性（外周性）原因
外源性类固醇激素治疗
原发性甲状腺功能减退
卵巢肿瘤
• 颗粒细胞－间质细胞
• 类脂细胞
• 性腺母细胞瘤
• 囊腺瘤
• 生殖细胞
单纯性卵巢囊肿
McCune-Albright 综合征
不完全性早熟
乳房过早发育
• 非进行性，特发性
• 进展到性早熟
肾上腺功能初现
• 特发性
• 先天性肾上腺皮质增生症
• 多囊卵巢综合征前兆
• 肾上腺或卵巢肿瘤（罕见）

迟发型 CAH，通常出现在青春期。在这种紊乱中，由于局部 17-羟孕酮不能转化为脱氧皮质醇，因此肾上腺不能产生足够的皮质醇。21-羟化酶缺乏导致胆固醇代谢从产生醛固酮和皮质醇转向产生性激素，从而导致肾上腺功能初现提早出现。*21-羟化酶缺乏的特征表现为 17-羟孕酮水平升高。*测定血浆肾素可确定盐皮质激素量不足。药物治疗宜尽早开始，根据缺乏的严重程度，补充类固醇 / 盐皮质激素。非典型 CAH 患者表现为肾上腺功能初现提早出现、无排卵和高雄激素血症，与多囊卵巢综合征患者相似。

*所有性早熟儿童必须考虑服用药物等医源性原因。*口服避孕药、合成代谢类固醇和洗头剂或面霜等使儿童乳头和乳晕色素沉着增加。许多草药或替代药物有雌激素样副作用。

治疗

*治疗性早熟的主要目标是阻止和减缓性成熟，直到正常青春期，在成年后身高达最高。*治疗 GnRH 依赖性性早熟需要应用 GnRH 激动剂。在治疗第一年见效快且药效持久。治疗非 GnRH 依赖性性早熟应抑制性腺类固醇的产生。

青春期延迟

正常青春期发育有很大差异。*青春期延迟是指在 13 岁时没有出现第二性征，在 15 岁或 16 岁没有月经初潮或者在乳房发育后 5 年仍没有月经初潮。*这些结果提示医师应开始检查，确定延迟原因。青春期延迟的最常见原因见框 38.2。

高促性腺激素性功能衰退

*青春期延迟伴 FSH 升高者，最常见原因是性腺发育不良或 Turner 综合征。*患者所有细胞有一条 X 染色体异常或者缺失（45X，O），性腺呈条索状，无卵泡；因此，在青春期不会产生性激素。典型患者有原发性闭经、身材矮小、蹼颈（翼状颈）、盾状胸伴乳头间距增大、高腭弓和肘提携角增加（肘外翻），如图 38.2。

框 38.2 青春期延迟的原因
高促性腺激素性功能减退症［促卵泡素（FSH）＞30 mIU/mL］
• 性腺发育不全（Turner 综合征）
低促性腺激素性功能减退症（FSH＋LH＜10 mIU/mL）
• 体质发育（生理性）延迟
• Kallmann 综合征
• 厌食 / 过度运动
• 垂体瘤 / 垂体疾病
• 高泌乳素血症
• 用药
解剖原因
• 副中肾管发育不全
• 处女膜闭锁
• 阴道横隔
FSH，促卵泡素；LH，黄体生成激素

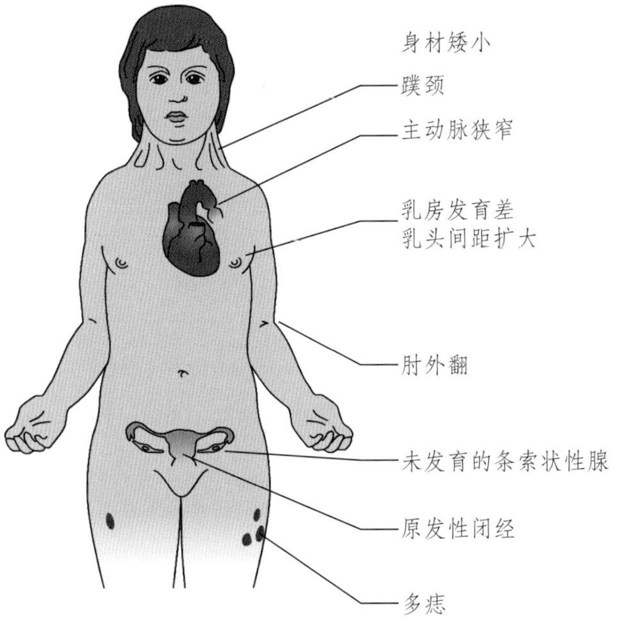

图38.2　Turner综合征的临床特点。在Turner综合征中，所有细胞有一条X染色体异常或缺失（45X，O）。患者性腺呈条索状，无卵泡；因此，在青春期不会产生性激素。典型患者有原发性闭经、身材矮小、蹼颈（翼状颈）、盾状胸伴乳头间距增大、高腭弓和肘提携角增加（肘外翻）。

*在正常青春期年龄开始雌激素治疗，生长激素治疗应更早应用（通常在雌激素治疗之前），以期达到正常成年人身高。*雌激素对刺激乳房发育、生殖道成熟和月经来潮是必需的。低剂量雌激素用于启动第二性征发育，当乳房开始发育和月经初潮后，雌激素剂量应相应增加。如果最初雌激素治疗过量，骨骺可能会过早融合，长骨生长终止，导致成年身高受到影响。雌激素治疗延迟会导致青少年出现骨质疏松症。*在患者达到 Tanner IV 期时，开始应用孕激素治疗，过早应用孕激素可妨碍乳房完全发育，最终导致乳房轮廓异常（筒状乳房）。*

低促性腺激素性功能衰退

下丘脑弓状核以周期性（或脉冲方式）方式分泌 GnRH，GnRH 刺激促性腺激素从垂体前叶释放。弓状核功能障碍破坏下丘脑和垂体间激素循环，结果导致无 FSH 和 LH 分泌。因此，卵巢在无刺激下，不能分泌雌二醇，导致继发性性成熟延迟。*这种类型青春期延迟最常见的原因是体质性发育（生理性）延迟。*其他原因包括 Kallmann 综合征，厌食症、运动或应激，垂体瘤 / 垂体功能失常，高泌乳素血症，用药等。

青春期体质性发育延迟约占青春期延迟 20%。*其是发育过程的正常变异，有家族内发生倾向。*体质性发育延迟儿童不仅有继发性性成熟延迟，而且常因骨成熟延迟而导致身材矮小。

Kallmann综合征

*在 Kallmann 综合征中，嗅束发育不全，弓状核不分泌促性腺激素释放激素。*年轻的 Kallmann 综合征女性嗅觉较弱或根本没有嗅觉，乳房不发育。在初步检查中，应检测嗅觉功能，检测已知的气味，例如咖啡或外用酒精。一旦确诊并给予治疗，继发性性成熟和生育力恢复效果非常好。*补充外源性激素或脉冲式给予 GnRH 促进继发性性成熟。*患者生育功能通常正常，外源性促性腺激素可诱发排卵，在黄体期给予孕激素，有利于胚胎植入。

其他病因

*下丘脑性闭经的其他原因包括体重减轻、剧烈运动（如高强度舞蹈或长跑）、神经性厌食症和食欲亢进。*这些情况都会导致低雌激素水平，从而抑制促性腺激素水平。纠正这些异常（例如体重减轻者增重）可恢复正常促性腺激素水平，刺激卵巢类固醇激素合成，恢复青春期发育。

*颅咽管瘤是与青春期延迟相关的最常见肿瘤。*肿瘤生长在垂体柄，源自 Rathke 囊的上皮细胞巢向蝶鞍上延伸。MRI 检查可定位（蝶鞍上）蝶鞍钙化囊肿，约 70%的颅咽管瘤存在钙化。

解剖原因

在胎儿期，副中肾管发育和融合形成女性胎儿的生殖道上部（即输卵管、子宫和阴道上部）。阴道下部和中部由生殖板发育而来（见第 4 章）。

副中肾管发育不全

*副中肾管发育不全或 Mayer-Rokitansky-Küster-Hauser 综合征是导致有正常乳房发育的女性原发性闭经的最常见原因。*在这种综合征中，患者先天性无阴道，并且通常无子宫和输卵管。卵巢功能正常，因为卵巢不是从副中肾管发育而来的；因此，在适当年龄，青春期所有第二性征均有发育。体格检查可以诊断副中肾管发育不全。肾脏畸形（如输尿管重叠、马蹄肾以及单侧肾发育不全）发生率为 40%~50%。脊柱侧弯等骨骼异常发生率为 10%~15%。Mayer-Rokitansky-Küster-Hauser 综合征通常呈散发，偶尔有家族聚集现象。

治疗方法有以下几种。*应首选非手术方法，在尿道和直肠之间的浅窝放置扩张器并施加压力，2 次 / 天。*此处组织柔韧性较好，随着扩张器大小的增加，可以形成一个正常长度的阴道。人工阴道可通过反复置入阴道扩张器产生的压力而形成，或者通过分层厚皮瓣移植手术而形成。阴道成形后，这些女性都能够进行性生活。随着辅助生殖技术的进步，包括体外受精技术和代孕（妊娠载体），患者可以用其卵细胞生育与之有遗传学血缘关系的孩子。

处女膜闭锁

*处女膜闭锁是最简单的生殖道异常。*在这种情况下，生殖板发育不完全，因此处女膜闭锁。在适当年龄，月经初潮发生，但是由于通道受阻，经血不能流出。*这种情况通常导致下腹疼痛，阴道口处呈紫蓝色膨隆。*处女膜切开术是最佳治疗。这种情况常与阴道横隔混淆。阴道横隔可以在阴道任何位置出现，并导致月经血外流受阻。阴道隔膜可以手术切除，并行Z形阴道成形术。长期月经血流出受阻导致子宫内膜异位症发病率升高。

临床随访

虽然这个女孩比她同龄人青春期发育延后，但是其发育顺序和阶段正常，月经会随时初潮。青春期延迟的诊断还不能确立，除非在其乳房开始发育后5年仍无月经来潮。

（译者：梁菊艳）

访问 http://thePoint.lww.com/activate，有互动式USMLE式问题库及更多内容！

第39章 闭经和异常子宫出血

本章主要涉及 APGO 教育的重点问题：

主题 43 **闭经**

主题 45 **正常与异常子宫出血**

学生们应识别异常子宫出血类型，尤其是闭经和月经稀发。除了能够解释异常子宫出血的病理生理学和病因之外，还能概述闭经、月经稀发及其他异常出血的评价与处理的基本方法。能够识别高危因素，了解常见症状与体征、体格检查结果以及缺乏治疗的后果。

> **临床病例**
>
> 女性 19 岁，主诉平时月经规律，现月经推迟 3 周未来潮。她自觉疲劳、腹胀，乳房像平时月经前一样发胀。月经初潮年龄为 12 岁，一年后，月经周期规律，28~32 天，伴随中度痛经。

*闭经（无月经）和异常子宫出血是育龄妇女最常见的妇科疾病。*本章将分别对闭经和异常子宫出血进行讨论。但是，两者的病理生理基础常常很相似。

异常子宫出血发生频率、持续时间和月经期出血量存在差异（框 39.1）。通常将异常子宫出血分为两大类：有排卵的异常出血，常伴有器质性病变；无排卵的异常出血，通常是基于病史进行排除性诊断。

框 39.1 异常子宫出血分类

月经频发——频繁的月经出血（经常性发生，月经周期为 21 天或更短）
月经过多——周期规律，经期延长或经血过多（出血量大于 80mL 或经期超过 7 天）
子宫不规则出血——不规则出血或月经间期出血
子宫不规则出血过多——频繁的月经出血，出血量多，经期不规则

由美国妇产科医师学会修订的育龄期妇女异常子宫出血的诊断。Women. Practice Bulletin 128. Washington, DC: American College of Obstetricians and Gynecologists; July, 2012.

闭经

如果女性年满 13 岁仍无月经来潮且无第二性征发育或年满 15 岁出现第二性征发育而无月经来潮，称为原发性闭经。女性曾有月经，但有 3~6 个月无月经来潮或月经稀发者超过 3 个周期无月经来潮者，称为继发性闭经。原发性闭经或继发性闭经与潜在疾病的严重程度以及预期恢复周期性排卵无关。术语经常混淆，包括月经稀发，定义为月经次数减少，月经周期超过 40 天，但小于 6 个月；月经过少，定义为月经期天数或出血量减少。在育龄妇女中，非妊娠性闭经的发生率约为 5%或更低。

闭经原因

*当下丘脑－垂体－卵巢轴内分泌功能破坏或生殖道流出道异常（子宫、宫颈、阴道阻塞或子宫内膜粘连）时，月经停止。*闭经原因包括以下几种：①妊娠；②下丘脑－垂体功能障碍；③卵巢功能障碍；④生殖道流出道异常。

妊娠

*由于妊娠是导致闭经的最常见原因，所以在诊断闭经时，首先要排除妊娠。*出现乳房丰满、体重增加、恶心症状时，提示可能妊娠，β-人绒毛膜促

性腺激素阳性则可明确诊断妊娠。*排除妊娠很重要，可减轻患者焦虑，避免不必要的检查。*而且一些治疗其他病因导致闭经的方法对妊娠是有害的。最后，若诊断异位妊娠，则应有月经异常和妊娠试验阳性，必要时，进行药物治疗或手术治疗。

下丘脑–垂体功能障碍

下丘脑促性腺激素释放激素（GnRH）呈脉冲式分泌，受中枢神经系统分泌儿茶酚胺和卵巢性激素的反馈调节。当GnRH脉冲式分泌方式被破坏或改变时，将无法刺激垂体前叶腺体分泌卵泡刺激激素（FSH）和黄体生成激素（LH），从而导致无卵泡生长、不排卵以及无黄体形成，不能正常合成雌激素和孕激素。由于性激素缺乏，无法刺激子宫内膜生长，导致闭经。

*儿茶酚胺分泌与代谢、类固醇性激素反馈作用或下丘脑－垂体门脉丛血流量改变等均可破坏诱发排卵的信号通路。*肿瘤或影响垂体柄和改变血流量的浸润性病变均可破坏下丘脑－垂体门脉丛血流。

下丘脑—垂体功能障碍最常见的原因见框39.2。*绝大多数下丘脑－垂体性闭经是功能性的，可以通过改变致病行为、刺激促性腺激素分泌或给予外源性人促性腺激素类药物进行治疗。*

仅仅通过病史或体格检查，医生不能鉴别下丘脑－垂体性闭经、卵巢性闭经或生殖道流出道因素造成的闭经，但是病史和体格检查能为下丘脑－垂体性闭经提供一些线索。出现框39.2中提到的任何一个病史，医生都应考虑下丘脑—垂体功能障碍。*确诊下丘脑－垂体功能障碍需根据血清FSH、LH和催乳素水平。在这些情况下，FSH和LH水平在较低范围内。在大多数情况下，催乳素水平正常，但在垂体腺瘤时，泌乳素升高。*

卵巢功能障碍

卵巢衰竭时，卵巢内卵泡耗尽或对垂体FSH和LH刺激不敏感。*由于卵巢衰竭，血FSH和LH浓度增加。*卵巢衰竭女性将出现雌激素缺乏症状，其原因详见框39.3。

生殖道流出道异常

生殖道流出道梗阻者，即使有排卵，月经血无法流出。*大多数生殖道流出道梗阻是由于苗勒管发育和管道腔化异常所致。*处女膜闭锁以及无子宫或无阴道是最常见的导致原发性闭经的原因。处女膜闭锁手术矫治后，可以恢复月经和生育。阴道横隔畸形较少见，较难处理，即使在手术矫治后，月经和生育仍无法恢复。

框39.2 下丘脑垂体功能障碍的原因
功能性的原因
减肥、过度运动、肥胖
药物诱发的原因
大麻、精神药物，包括抗抑郁药
肿瘤的原因
垂体泌乳素腺瘤、颅咽管瘤、下丘脑错构瘤
心理性原因
慢性焦虑症、假孕、神经性厌食症
其他原因
颅脑损伤、慢性疾病

框39.3 卵巢衰竭的原因
染色体原因（见第7章）
特纳综合征（45，X性腺发育不全）
X染色体长臂缺失（46，XXq5）
其他原因
抗促性腺激素卵巢综合征（Savage综合征）
过早绝经
自身免疫性卵巢早衰（Blizzard综合征）

子宫腔粘连综合征

*宫腔粘连（Asherman综合征）是继发性闭经最常见的解剖原因（图39.1）。*因妊娠而行刮宫术的妇女（特别是出现感染时），有子宫内膜受损的风险。轻度粘连者可通过宫腔镜检查、刮宫等手术方法松解粘连，但是粘连严重者往往很难治愈。手术后，应补充雌激素，刺激受损区域的子宫内膜再生。*在某些患者，可在子宫腔放置球囊或宫内节育器（避孕工具），保持子宫壁分离，防止粘连复发。*

闭经的治疗

第一步是确诊闭经的原因。“孕激素试验”通常用于确定患者是否有足够的雌激素、有活性的子宫内膜及通畅的流出道。口服醋酸甲羟孕酮或微粒化孕酮10~14天，停药1周后，将出现孕酮撤退性出血。也可以注射黄体酮100mg。如果出现出血，则说明子宫内膜有雌激素作用，该患者可能为无排卵或稀发排卵。如果无出血，则患者可能有雌激素水平低下或解剖结构异常，如Asherman综合征或流出道梗阻。

高泌乳素血症与垂体腺瘤（或其他疾病）相关，导致闭经和溢乳（从乳房流出乳白色液体）。

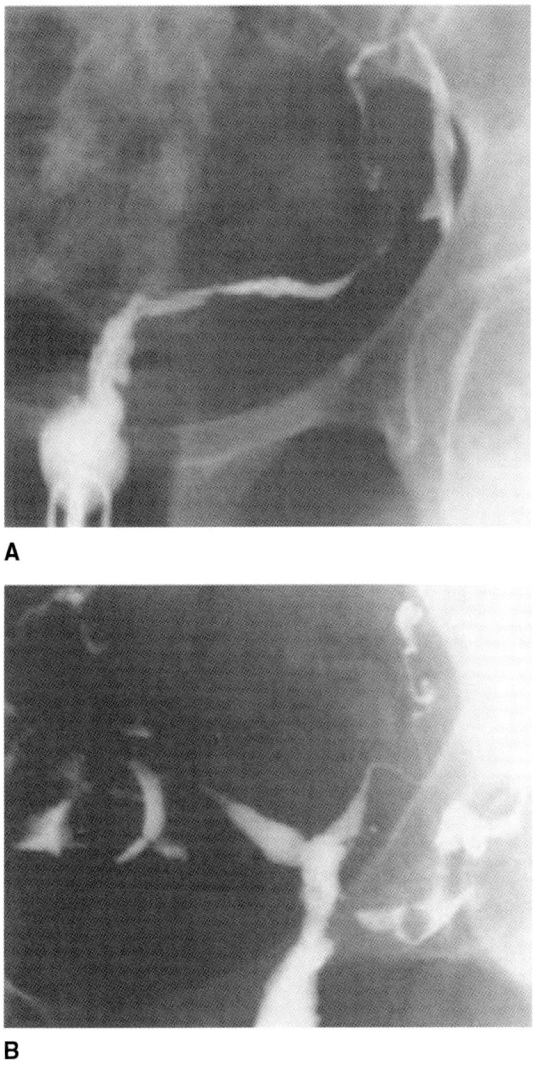

图39.1　Asherman综合征。（A）Asherman综合征患者子宫输卵管造影示子宫腔狭窄。（B）同一患者宫腔镜分离宫腔粘连后，双侧输卵管均显影。

约 80% 的垂体肿瘤患者分泌催乳素，引起溢乳，可以选择卡麦角林（Dostinex）或多巴胺受体激动剂溴隐亭（甲磺酸溴隐亭）进行治疗。约 5% 的高泌乳素血症、溢乳患者，其潜在病因是甲状腺功能减退症。血清中低甲状腺素水平会减弱对下丘脑 – 垂体轴的负反馈调节，结果导致促甲状腺激素释放激素（TRH）水平升高。缺乏刺激多巴胺分泌的正反馈信号导致多巴胺水平下降，升高的 TRH 刺激垂体释放催乳素，多巴胺分泌水平下降导致甲状腺刺激激素和催乳素水平升高。

有生育要求者，可以应用氯米芬、人绝经期促性腺激素、促性腺激素释放激素或芳香化酶抑制剂来诱导排卵。稀发排卵或无排卵者通常伴有多囊卵巢综合征，可以应用氯米芬诱导排卵。在性腺功能减退者，可以应用 GnRH 或人绝经期促性腺激素来诱导排卵。在生殖道梗阻者，需行手术重建阴道或恢复生殖道的完整性。如果没有子宫，则永远不会建立月经周期。更年期妇女需要补充外源性雌激素，治疗或预防内源性雌激素低落的影响。

异常子宫出血

*无排卵可导致闭经或不规则子宫出血。*与子宫解剖病变无关的不规则出血称为无排卵型子宫出血，多囊卵巢综合征、外源性肥胖或肾上腺增生通常与不排卵有关。

*下丘脑性闭经（下丘脑 – 垂体功能障碍）且无生殖道梗阻的患者有雌激素缺乏。*雌激素不足无法刺激子宫内膜生长和发育。因此，没有足够的子宫内膜发生脱落出血。*相比之下，稀发排卵和无排卵者常出现异常子宫出血，由非周期性的血雌激素刺激子宫内膜生长发育所致。*由于无规律排卵，因此不会出现孕酮诱导的变化。由于慢性、持续性单一雌激素作用，患者最初表现为闭经，最终由于子宫内膜过度生长及不规则脱落而出现不可预知的出血（见框 39.1）。

子宫内膜在慢性、低水平雌激素刺激下，很少发生子宫出血，而且出血量较少。相反，在较高水平雌激素刺激下，子宫出血频繁而且出血量多。*由于闭经和异常子宫出血均由无排卵引起，所以同一患者可在不同时间发生闭经与异常子宫出血。*

黄体功能不足

在排卵机制中，微小变化也会导致周期异常，即使有排卵，若黄体功能不足，亦会影响周期。黄体功能不足者，确有排卵，但卵巢黄体没有充分发育，不能分泌足量的孕激素将子宫内膜支持到第 13~14 天，即使已受孕，也不足以支持妊娠。临床表现为月经周期缩短，月经提前来潮。黄体功能不足不是典型的无排卵型子宫出血，周期缩短的特点为临床诊断与治疗提供了依据。

排卵期出血

其他异常出血表现为患者有排卵，但有排卵期出血。*在无充分病理学证据时，这种自限性出血可以归因于月经周期中雌激素水平突然下降所致。*排卵期由于雌激素水平突然下降，导致子宫内膜不稳定而发生出血。

异常子宫出血的诊断

当阴道出血不规律、无法预计且与通常伴随排

*卵周期的经前期症状和体征无关时，应考虑诊断为异常子宫出血。*这些症状和体征包括乳房胀、腹胀、情绪变化、水肿、体重增加、子宫痉挛等。

*在诊断无排卵型子宫出血前，应排除解剖原因，包括肿瘤。*在育龄期妇女，应排除妊娠并发的不规则阴道出血。其他异常阴道出血原因包括子宫肌瘤、生殖道炎症或感染、宫颈或子宫内膜增生或癌、宫颈和子宫内膜息肉、阴道病变等（图 39.2）。盆腔超声检查或宫腔造影有助于诊断。由器质性病变引起的不规则出血者可能有正常排卵周期，规律的月经周期和不规则出血可交替出现。

如果根据病史和体格检查不能明确诊断时，可以让患者坚持测量基础体温 6~8 周，观察基础体温类型，明确是否有排卵。也可使用排卵试纸，检测黄体期血清孕酮水平。在无排卵和异常出血患者，子宫内膜活检可以明确子宫内膜增生情况。由于异常子宫出血源于子宫内膜受慢性无拮抗的雌激素刺激而出现内膜增殖，或长期雌激素刺激而出现过度增生。*因此，若不治疗，这些患者罹患子宫内膜癌的风险增加。*

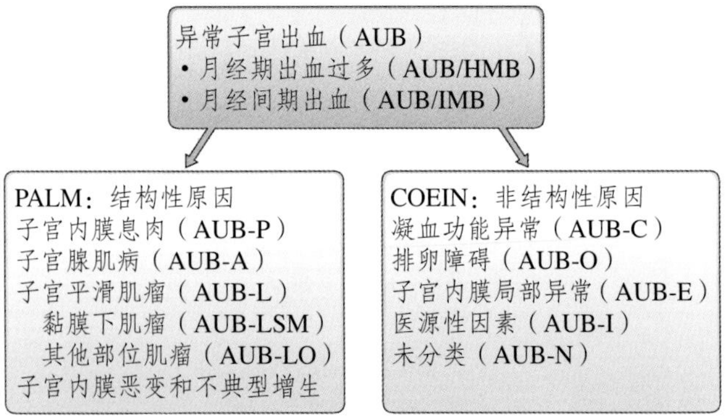

图39.2 基于PALM-COEIN分类系统的异常子宫出血原因。这个系统通过国际妇产科学联盟认可，用术语AUB，同时用相关出血模式的描述性术语（HMB或IMB）或合适字母或同时能表示其病因。

异常子宫出血的治疗

无排卵型子宫出血患者的风险包括贫血、严重失血、子宫内膜增生、癌症。严重子宫出血者需住院治疗。恰当治疗可以预防子宫出血与子宫内膜增生。

*治疗无排卵型子宫出血的首要目的是确保子宫内膜规律脱落及规律出血。*若有成功排卵，增殖期子宫内膜转化为分泌期内膜，则将如期出现撤退性出血。

孕激素最少应用 10 天，醋酸甲羟孕酮最常用。停药后，出现撤退性出血，模拟孕激素的生理性撤退。*作为一种替代疗法，口服避孕药可以抑制子宫内膜生长，建立规律的撤退性出血周期。*因此，口服避孕药是较好的治疗方法，但在停药后，异常出血常出现复发。

在出血特别严重的患者治疗中，一旦排除器质性病因，治疗应集中于解决这 2 个问题：①控制急性出血；②防止复发。在急性出血期，可应用高剂量雌激素与孕激素治疗以及联合药物治疗（口服避孕药，3 片 / 天，持续 1 周）。长期预防性治疗包括周期性孕激素或口服避孕药治疗。子宫出血持续时间长、药物治疗无效者，常采取子宫内膜切除或子宫切除术。*子宫内膜切除术前，必须排除子宫内膜癌。*

临床随访

患者尿妊娠试验呈阳性，而且不情愿地承认有无保护性行为。

（译者：梁菊艳）

访问 http://thePoint.lww.com/activate，有互动式 USMLE 式问题库及更多内容！

第40章 多毛症与男性化

本章主要涉及 APGO 教育的重点问题：

主题 44 多毛症与男性化

学生们应明确多毛症与男性化，区分正常和异常第二性征的变异以及两种诊断的病因与病理生理学。能概括出评价与处理的基本方法，认识相关疾病、了解常见症状与体征、体格检查结果。

> **临床病例**
>
> 患者女性，57岁，发现自己上唇长出毛发。患者在49岁时进入更年期，未补充任何激素及草药治疗。在过去的一年中，这些毛发慢慢地出现并逐渐变黑。经询问，患者注意到其下颌部也有毛发生长。

*多毛症是指末端毛发呈男性模式分布。*最初表现为中线部位出现末端毛发，这些末端毛发色黑、粗糙、卷曲，而毳毛则是柔软而纤细的绒毛。有末端毛发者须注意评估是源于家族性的，而非病理性的。多毛症的评估见图40.1。当女性暴露于过量雄激素时，末端毛发首先出现在下腹部、乳头周围，然后是下颌和上唇，最后在乳房间及腰背部。*通常情况下，多毛症患者会有痤疮。*对于西方女性而言，腹部、胸部、面部出现末端毛发通常认为不美观，常常会导致美容方面的问题。因此，一旦出现多毛症，女性通常会咨询医生，询问毛发生长的原因，并寻求治疗方法来消除它。

*男性化是指女性男性化，通常与血循环中睾酮浓度显著增加有关。*当女性出现男性化时，首先会出现阴蒂增大，继而出现暂时性谢顶、嗓音变粗、乳房退化、肢体和肩部重塑并出现多毛症。随着时间的推移，患者表现出更加男性化的外表。*多毛症和男性化是诊断雄激素过多的临床线索。*

*评估与治疗多毛症和男性化时，应考虑雄激素产生的部位及其作用机制。*特发性多毛症（体质上的或家族性的）是一种排除性诊断，是最常见的非病理性病因，约占所有病例的50%。多毛症最常见的病因是多囊卵巢综合征（PCOS），其次是先天性肾上腺增生症（CAH），需根据实验室结果进行诊断。针对雄激素过多的治疗，可以直接抑制雄激素过多分泌的来源或可阻断雄激素作用的受体。

雄激素的产生及其作用

女性雄激素是由肾上腺、卵巢、脂肪组织产生，在脂肪组织中，雄烯二酮代谢为睾酮，这是腺外雄激素的产生部位。在评估女性多毛症和男性化时，可以测定以下3种雄激素。

1. 脱氢表雄酮（DHEA）：一种主要由肾上腺分泌的较弱的雄激素。*通常可以测定硫酸脱氢表雄酮（DHEA-S），因为其半衰期较长，测定结果更可靠。*

2. 雄烯二酮：一种由肾上腺和卵巢等量分泌的弱的雄激素。

3. 睾酮：一种由肾上腺和卵巢分泌的活性较强的雄激素，脂肪组织中的雄烯二酮可转化为睾酮。

雄激素产生的部位和比例见表40.1。此外，睾酮能在毛囊内及生殖器皮肤内转化为双氢睾酮（DHT），双氢睾酮是比睾酮更为强效的一种雄激素，这种代谢转化是5α-还原酶对睾酮局部作用的结果。这是体质性多毛症的基础，稍后讨论。

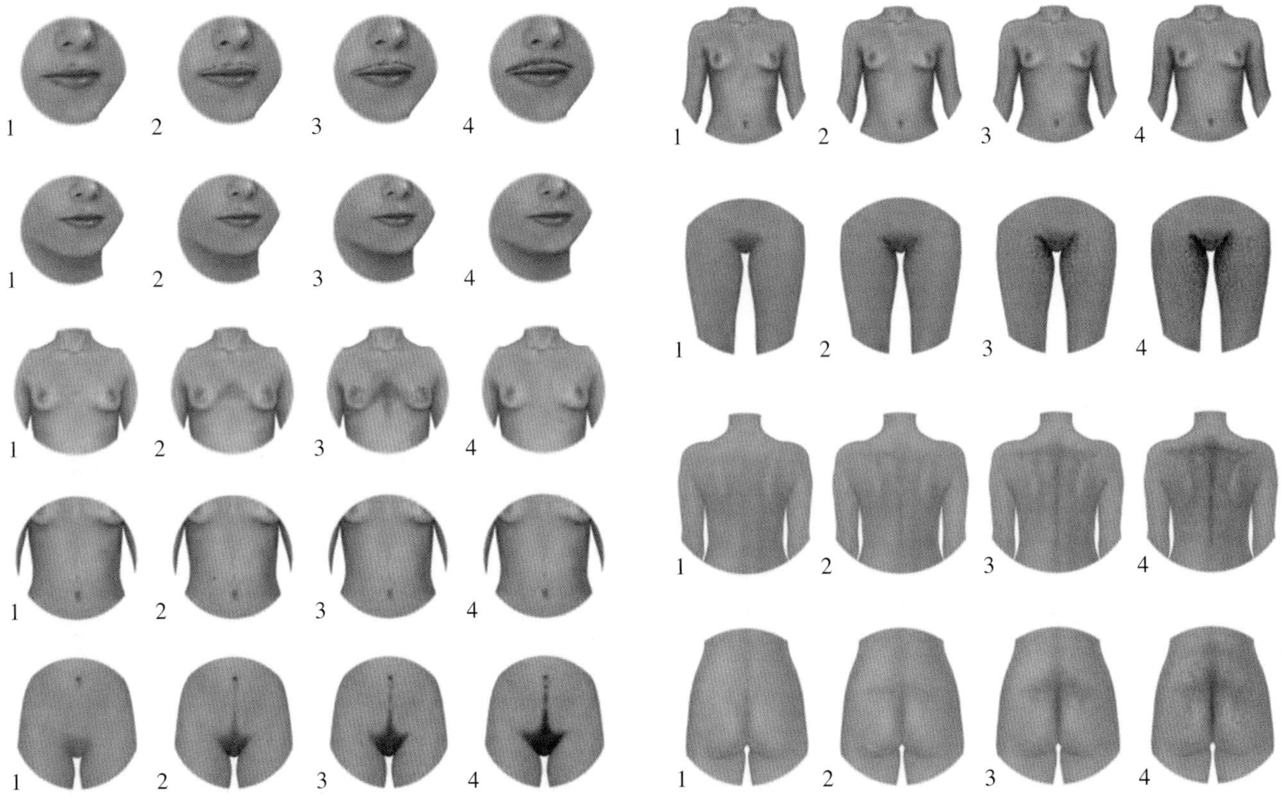

图40.1 Ferrima-Gallwey改良测量图，评估多毛程度和分布的临床工具。

垂体分泌的促肾上腺皮质激素（ACTH）与肾上腺分泌的雄激素间有相互反馈调节作用。ACTH 刺激肾上腺皮质分泌皮质醇。在皮质醇代谢产物中，脱氢表雄酮是一种前体激素。当肾上腺类固醇生成酶缺乏时（21-羟化酶缺乏和 11β-羟化酶缺乏），脱氢表雄酮积累并进一步代谢为雄烯二酮和睾酮。肾上腺皮质激素的产生，如图 40.2 所示。

卵巢产生雄激素，由垂体分泌的促黄体生成素（LH）调节。LH 刺激卵泡周围的卵泡膜细胞分泌雄烯二酮以及少量睾酮，这些雄激素是卵泡颗粒细胞分泌雌激素的前体。*当 LH 分泌持续增加时，雄烯二酮和睾酮分泌增加。*

腺体外睾酮产生于脂肪细胞，这取决于肾上腺的大小和卵巢雄烯二酮的产生情况。雄烯二酮产生增加有赖于腺体外睾酮分泌增加。在肥胖妇女中，雄烯二酮向睾酮转化增加。

表 40.1 雄激素产生的部位

部位	脱氢表雄酮（%）	雄烯二酮（%）	睾酮（%）
肾上腺	90	50	25
卵巢	10	50	25
腺体外	0	0	50

*睾酮是导致毛发生长增加、痤疮和身体出现男性化变化的主要雄激素。*睾酮分泌后，将与一种载体蛋白-性激素结合球蛋白（SHBG）结合，成为血液循环中的一种结合甾体激素。结合睾酮不能与睾酮激素受体结合，因此无活性。仅有极少量（1%~3%）睾酮是未结合型的（游离），而就是这些少量的游离激素发挥睾酮作用。肝脏产生 SHBG，雌激素刺激肝脏产生 SHBG，因此，雌激素水平越高，则游离睾酮水平越低，而雌激素水平降低，游离睾酮水平增高。所以仅检测总睾酮并不能反映具有生物学活性的睾酮水平。

睾酮受体分布在全身各处。根据本章讨论的目的，只考虑分布在毛囊、皮脂腺和生殖器皮肤的睾酮激素受体。游离睾酮进入具有睾酮依赖性细胞的细胞质中，与睾酮激素受体结合，进入细胞核内，继而启动代谢作用。*当睾酮增加时，将会促进毛发生长，出现痤疮和生殖器皮肤皱褶（折叠、折痕或皱纹）。*有些人毛囊内 5α-还原酶增加，导致局部产生过多的 5α-双氢睾酮。

过量雄激素的产生有几个原因，包括 PCOS、分泌睾酮的肿瘤、肾上腺疾病和医源性或特发性原因。评价多毛症的方法见图 40.3 方案，其中涵盖了导致多毛症的各种原因。

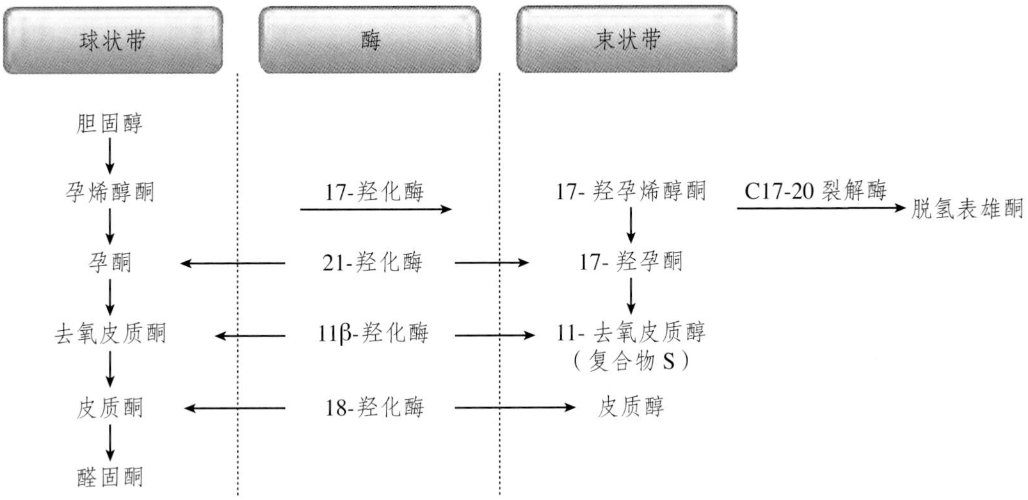

图40.2 肾上腺类固醇激素合成流程图。DHEA，脱氢表雄酮。

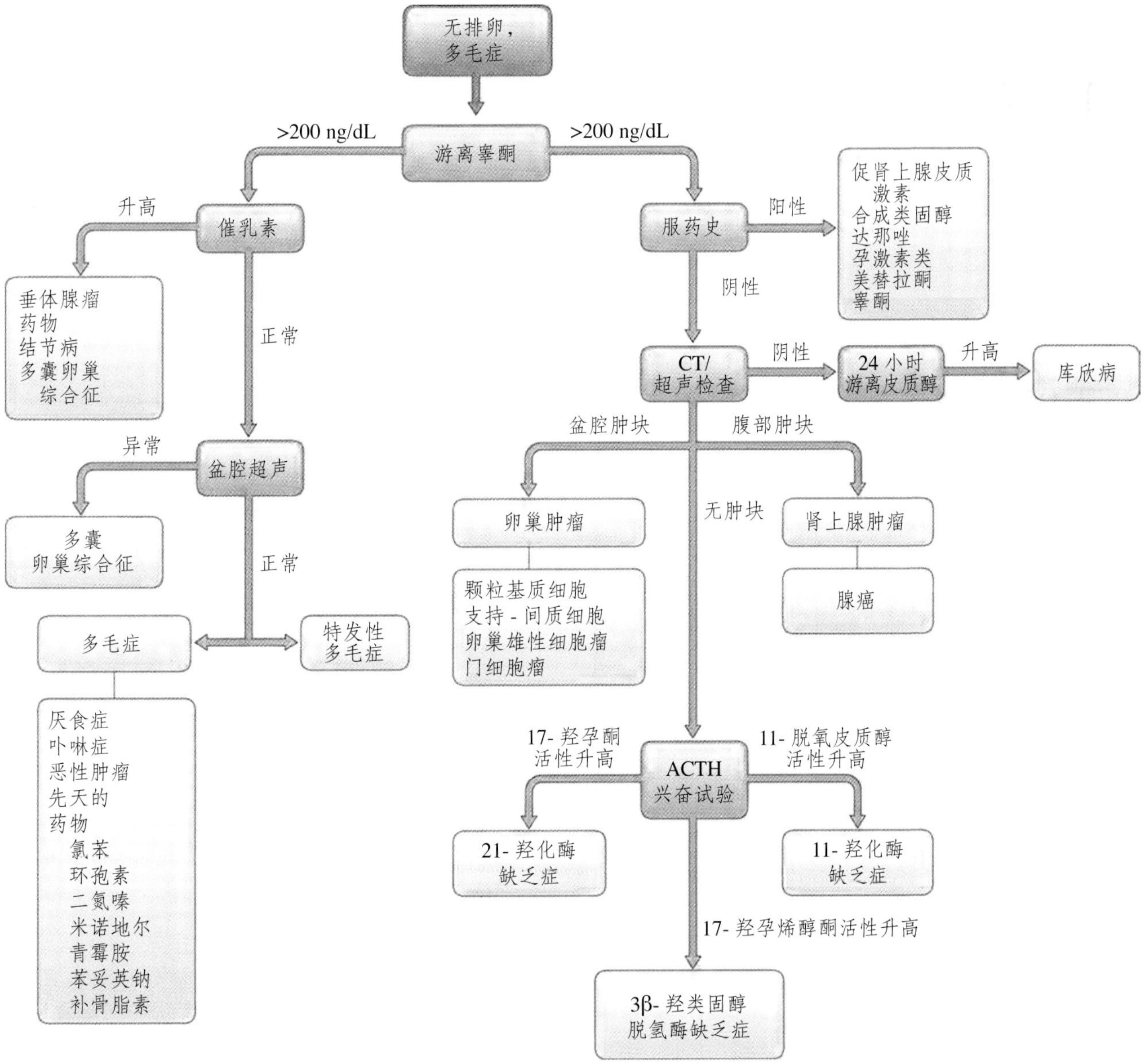

图40.3 多毛症评估方法。ACTH，促肾上腺皮质激素；CT，计算机断层扫描。

多囊卵巢综合征

*多囊卵巢综合征（PCOS）是导致女性雄激素过多和多毛症的最常见原因。*病因不明，有些患者由遗传因素所致，而有些患者则与肥胖或其他导致 LH 增多的原因有关。

*PCOS 表现为月经稀发或闭经、痤疮、多毛症及不孕症。*其特点为持续无排卵或长时间的稀发排卵，主要是由雄激素过多导致的综合征。过去 PCOS 的定义在不断变化。

鹿特丹标准取代了 1990—2000 年执行的美国国立卫生研究院诊断标准，包含了超声检查中卵巢影像。通过超声标准诊断多囊卵巢已经得到了专家共识（图 40.4）。由于这些标准包括较轻症状而备受争议，导致了 PCOS 患病率增加并使其治疗变得复杂。*结合该综合征的其他症状，高雄激素血症是较公认的诊断标准之一。*可以根据临床表现（例如多毛症、痤疮或血清激素测定）确诊高雄激素血症。若要确定诊断，患者需要具备以下两个标准：

- 月经周期不规则伴稀发排卵或无排卵。
- 生化或临床证据确诊高雄激素血症。
- 超声显示卵巢多囊性改变。

要注意排除其他与 PCOS 相似的内分泌失调，如 CAH、库欣综合征和高泌乳素血症。

肥胖

*对于很多 PCOS 患者而言，肥胖是常见表现（见于 50% 的患者），肥胖与 PCOS 发病是一致的。*Stein 和 Leventhal 首先将 PCOS 患者描述为有多毛症、月经周期不规则及肥胖，PCOS 最早被称为 Stein-Leventhal 综合征，目前依然没有将肥胖作为诊断标准之一。事实上，大约有 20% 的 PCOS 患者并无肥胖。PCOS 导致肥胖与以下机制相关：LH 刺激卵泡膜细胞分泌雄烯二酮增多，在脂肪细胞内，雄烯二酮经过芳香化酶作用成为雌酮。虽然雌酮是一种较弱的雌激素，但可通过正反馈作用或刺激作用促进垂体分泌 LH。因此雌酮增加刺激了 LH 分泌。肥胖者雄烯二酮转化为雌激素增加，而雄烯二酮增多伴随睾酮增多，从而引起痤疮和多毛症（图 40.5）。在肥胖患者，代偿性高胰岛素血症导致 SHBG 水平降低，循环中更多具有生物活性的雄激素刺激肾上腺和卵巢分泌雄激素。胰岛素也可直接影响下丘脑，如引起异常食欲刺激和促性腺激素分泌异常。雄激素过多是 PCOS 的核心，但是还有许多其他原因，一些与胰岛素抵抗无关。

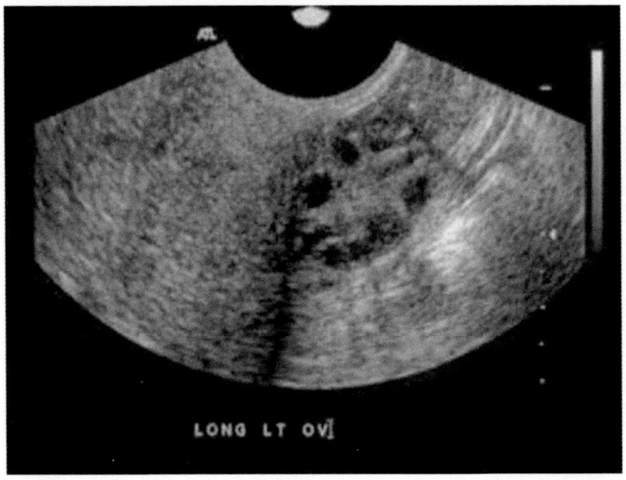

图40.4　多囊卵巢的超声表现特征，小卵泡呈现“项链征”样外观。

以下是关于 PCOS 女性激素水平的研究：① LH/FSH（促卵泡素）比率增加；②雌酮水平高于雌二醇；③雄烯二酮为正常值上限或增高；④睾酮为正常值上限或轻度增高。

因此，PCOS 是一种雄激素和雌激素过多的综合征。雌激素长期增高导致 PCOS 患者异常子宫出血、子宫内膜增生，甚至发展为子宫内膜癌。

代谢综合征

典型的 PCOS 女性有许多代谢症候群（X 综合征），包含以下至少三种表现：

- 腰围≥ 88.9cm。
- 三酰甘油水平≥ 150 mg/dL。
- 高密度脂蛋白 <50 mg/dL。
- 血压≥ 130 / 85mmHg。
- 空腹血糖≥ 100 mg/dL。

*约 40% 的 PCOS 患者葡萄糖耐量受损，8% 的患者有 2 型糖尿病。*这些患者应进行糖尿病筛查。典型的脂质代谢异常包括三酰甘油水平升高、高密度脂蛋白降低、低密度脂蛋白升高。这些患者常有高血压病，而这些异常也会增加心血管疾病的风险。遗传因素在 PCOS 中的作用仍不确定，因此，目前不推荐进行基因筛查。

黑棘皮症综合征

PCOS 患者中有相当一部分患者出现黑棘皮病，黑棘皮症综合征（高雄激素血症、胰岛素抵抗、黑棘皮症）是 PCOS 的一个亚型。胰岛素增敏剂二甲双胍的应用，降低了这些患者的雄激素和胰岛素水平。

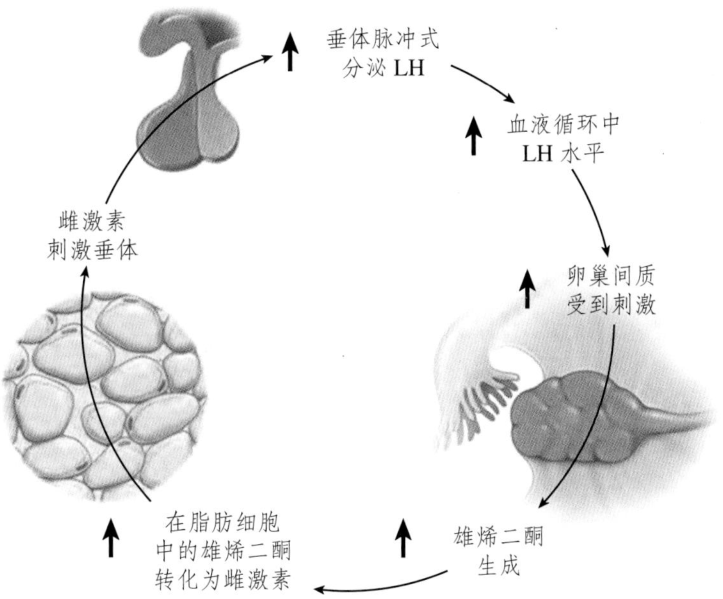

图40.5　肥胖导致PCOS的机制。LH，促黄体生成素。

治疗

*PCOS 是一种功能性疾病，其治疗应针对性地阻断引起紊乱的正反馈环。*口服避孕药是治疗 PCOS 的最常用药物，可抑制垂体 LH。垂体 LH 减少会引起雄烯二酮和睾酮减少，卵巢分泌的雄激素也相应减少，痤疮消退，新毛发不再生长，雄激素对毛囊的刺激降低。通过防止雌激素增多，口服避孕药也可防止子宫内膜增生，并使女性出现规律的撤退性出血。

*如果 PCOS 患者有生育要求，则不适合选择口服避孕药治疗。*若患者有肥胖，应鼓励患者制定减肥计划，使体重恢复正常。*有时仅降低体重，即可使许多患者恢复正常排卵周期并自然受孕。*有些患者有必要应用促排卵药克罗米酚治疗，而且有助于减轻体重。在小样本试验中，芳香化酶抑制剂，如来曲唑、阿那曲唑等已用于促排卵治疗，其效果与氯米芬相当。胰岛素增敏剂（如二甲双胍单独使用或与枸橼酸氯米芬联合应用）治疗可降低胰岛素抵抗、控制体重及促排卵。目前，美国 FDA 尚未批准任何降糖药物用于治疗 PCOS 相关的月经失调。

卵泡膜细胞增殖

卵泡膜细胞增殖是一种更为严重的 PCOS。*在卵泡膜细胞增殖患者中，雄烯二酮产生过多，睾酮浓度达到可引起男性化的水平。*患者常表现为暂时性谢顶、嗓音变粗、肢体和肩部重塑。口服避孕药常难以治疗卵泡膜细胞增殖，而且难以成功诱发排卵。

卵巢肿瘤

几种分泌雄激素的卵巢肿瘤可引起多毛症和男性化，包括支持细胞-间质细胞肿瘤和三种罕见肿瘤。

卵巢支持细胞-间质细胞肿瘤

*支持细胞–间质细胞肿瘤（又称睾丸母细胞瘤或卵巢雄性细胞瘤）是一种分泌睾酮的卵巢肿瘤，*在卵巢肿瘤中不足 0.4%，通常发生在 20~40 岁的女性。*肿瘤常为单侧（95%），直径可达 7~10cm。*

在多毛症和分泌睾酮的卵巢肿瘤诊断中，病史和体格检查会提供重要线索。这种肿瘤通常会更快地出现更加严重的多毛症与男性化。*支持细胞-间质细胞肿瘤患者常很快出现痤疮、多毛症（75%）、闭经（30%）和男性化。*临床特征分为两个阶段，重叠发生，首先是女性性征消失，表现为闭经、乳腺萎缩、维持女性特征的皮下脂肪沉积减少；接下来是男性化阶段，表现为阴蒂肥大、多毛和声音变粗，这些变化可在 6 个月左右发生。

实验室研究表明，支持细胞-间质细胞肿瘤患者 FSH 和 LH 水平受抑制、血浆雄烯二酮水平低、睾酮水平显著升高。盆腔检查可触及卵巢肿物。一旦确诊应立即手术切除卵巢。术中检查对侧卵巢，如果发现对侧卵巢也增大，应行剖视检查。

肿瘤切除后，自然排卵周期会恢复，多毛症也会逐渐消失。如果阴蒂出现肥大，则不会恢复到原来大小。脱发会逐渐恢复，体型也会再次恢复为女性特征。

性器官周围的末端毛发不会恢复为毳毛，但是其生长和色素沉着会减慢。大多数患者在切除卵巢肿瘤后，需要人为地去除多余的毛发。*这种卵巢肿瘤恶性度低，10 年生存率为 90%~95%。*

罕见的男性化卵巢肿瘤

两性母细胞瘤是一种罕见的卵巢肿瘤，具有颗粒细胞和卵巢雄性细胞瘤成分。虽然肿瘤可产生雌激素并导致子宫内膜增生、不规则子宫出血，但其主要临床特点是男性化。

脂质细胞肿瘤通常是小的卵巢肿瘤，肿瘤细胞为圆形、透明的淡染细胞，应与门细胞瘤、妊娠黄体瘤和支持细胞-间质细胞肿瘤进行组织学鉴别。很多患者表现为男性化，与 17-酮甾族升高有关。

门细胞瘤起源于成熟的门细胞过度生长或来源于卵巢间质细胞，通常发生于绝经后妇女。*临床特点是男性化，这些表现支持了门细胞与睾丸间质细胞起源相同这一观点。在组织学上，大多数肿瘤内含有特异性的 Reinke 类蛋白晶体。肿瘤通常很小，单侧发生，为良性。这些罕见肿瘤的治疗是手术切除。*

肾上腺雄激素过多症

肾上腺疾病导致雄激素分泌增加，引起多毛和男性化；最常见的是先天性肾上腺增生症、库欣综合征和肾上腺肿瘤。

先天性肾上腺增生症

CAH 的发生是由于酶缺乏而导致前体（底物）增多，最终引起雄激素过多。DHEA 是雄烯二酮和睾酮的前体。

21-羟化酶缺乏症

*肾上腺雄激素分泌增高的最常见原因是由 21-羟化酶缺乏所引起的肾上腺皮质增生。21-羟化酶催化孕酮和 17α-羟孕酮（17-羟孕酮）转化为去氧皮质酮和复合物 S。*当 21-羟化酶缺乏时，孕激素和 17-羟孕酮会出现积累，随后代谢为脱氢表雄酮。人群发病率约为 2%，是由位于 6 号染色体的 21-羟化酶基因改变所致。该遗传缺陷是常染色体隐性遗传，外显率多变。

*在最严重的 21-羟化酶缺乏症中，新出生女婴会发生单纯男性化（生殖器无法分辨男女）或男性化，伴有危及生命的失盐（框 40.1）。*轻微症状者更常见，多出现在青春期，甚至成年后。轻度 21-羟化酶缺乏症常伴有末端毛发增多、痤疮、月经周期轻度变化和不孕，这些患者也会出现多囊卵巢的超声特征。*当 21-羟化酶缺乏症出现在青春期时，肾上腺机能初现可能早于乳房发育。*阴毛发育先于乳腺发育是这种疾病的临床线索，21-羟化酶缺乏症的确诊需要检测卵泡期血浆内增加的 17-羟孕酮（最好是空腹时测量）。典型的 21-羟化酶缺乏症患者血浆 17-羟孕酮显著增加，通常超过 2000ng/dL。不太严重的 21-羟化酶缺乏症患者血浆 17-羟孕酮稍高于基础水平，达 200ng/dL，在促肾上腺皮质激素刺激反应下，通常达到 1000ng/dL。DHEA 和雄烯二酮也会升高，导致多毛症和男性化体征。

框 40.1 21-羟化酶缺乏症表现

- 严重
  - 新生女性婴儿
  - 单纯男性化（模棱两可的生殖器）或男性化，并伴有危及生命的失盐问题
- 中度
  - 末端毛发多、痤疮、月经周期的轻度变化和不孕
  - 这些患者也会出现多囊卵巢的超声证据
- 青春期表现
  - 肾上腺功能初现可能先于乳房发育
  - 阴毛发育先于乳腺发育可能是这种疾病的一个临床线索

11β-羟化酶缺乏症

11β-羟化酶缺乏症是一种导致肾上腺增生的少见原因。11β-羟化酶可以催化去氧皮质酮与皮质醇间的转化，这种酶缺乏会导致雄激素升高。11β-羟化酶缺乏症的临床特点是轻度高血压和轻度多毛症。11β-羟化酶缺乏症需根据血浆去氧皮质酮增高来诊断。

治疗

治疗 CAH 的目的是恢复正常皮质醇水平。在 CAH 患者中，酶缺乏导致皮质醇产生减少。皮质醇水平降低的结果导致 ACTH 分泌代偿性增加，以刺激皮质醇的产生。ACTH 分泌过多导致前体分子产生过度，但由于酶活性抑制，最终导致雄激素过高。在高度酶活性抑制者，糖皮质激素和盐皮质激素分泌不足，造成盐流失，危及生命。*非典型 CAH 患者可以很容易地通过补充糖皮质激素来治疗。*通常每天泼尼松 2.5mg（或等量的其他糖皮质激素），可以抑制肾上腺雄激素分泌，使之保持在正常范围内。治疗恰当者，面部痤疮通常很快消失，排卵恢复，且不再有新的末端毛发生长。

治疗肾上腺和卵巢功能紊乱的药物不能解决多

*毛症，仅能抑制新毛发生长。*已长出的毛发必须经剃毛、漂洗、使用脱毛剂、电蚀或激光脱毛等方式去除。

库欣综合征

*库欣综合征是一种肾上腺皮质激素分泌过量的疾病。*其常由肾上腺肿瘤或产生 ACTH 的肿瘤所致，患者表现为糖皮质激素过多，除高雄激素血症及月经不调等症状外，还有躯干肥胖、满月脸、糖耐量异常、皮肤皮纹变薄、骨质疏松、近端肌无力等。

肾上腺肿瘤

*肾上腺皮质腺瘤可引起毛发生长迅速增加、严重痤疮和闭经，有时会出现男性化。*肾上腺皮质腺瘤患者 DHEA-S 通常升高超过 6mg/mL，这种罕见的肿瘤需依据 CT 或肾上腺磁共振成像来诊断。肾上腺腺瘤必须进行手术切除。

体质性多毛症

有些多毛症患者进行诊断评估后未发现明确病因，经过病因排查后，将其称为体质性多毛症。*研究表明，体质性多毛症患者 5α-还原酶活性更高，因此，比正常女性体内游离睾酮水平升高。*

治疗

体质性多毛症主要以雄激素阻断剂和人为清除多余毛发等方法进行治疗。雄激素受体阻滞剂螺内酯是最常用的药物，每天服用 100mg。螺内酯可抑制卵巢生成睾酮，降低 5α-还原酶活性。其他雄激素受体阻滞剂包括氟他胺和醋酸环丙孕酮。还可以直接应用非那雄胺（口服 5mg/d）抑制 5α-还原酶活性。13.9% 盐酸依氟鸟氨酸是L-鸟氨酸脱羧酶不可逆的抑制剂，可减慢毛发生长。这个乳膏已被批准用于面部治疗，局部效果满意。使用雄激素受体或 5α-还原酶阻滞剂者应同时应用口服避孕药，因为该药对妊娠胎儿有致畸作用，并使胎儿性征消失。口服避孕药也可通过减少雄激素、增加 SHBG 产生而增强疗效。

医源性雄激素过多

有些具有雄激素活性的药物与多毛症和男性化密切相关，包括达那唑和含黄体酮的口服避孕药。

达那唑

*达那唑有弱的雄激素作用，用于抑制盆腔子宫内膜异位症。*达那唑有雄激素特性，有些患者在服用时会出现多毛症、痤疮、声音变粗。如果出现这些症状，则在继续治疗前应权衡该药的疗效与其副作用。停止治疗后，音调改变可能是不可逆的。*在开始达那唑治疗前，应排除妊娠，因为该药可导致女性胎儿男性化。*

口服避孕药

口服避孕药中的孕激素有抵抗雄激素的作用。服用口服避孕药的女性很少会出现痤疮，甚至多毛症。如果发生这种情况，应选择其他具有弱雄激素样作用的孕酮或停止服用该药物。此外，应该对迟发性肾上腺皮质增生症进行评估。

> 临床随访
>
> 体格检查显示，正常女性乳头周围分布少量毛发。面部检查显示下颌部有几根黑毛发，上唇有细的黑毛发。患者的家族史表明，这种毛发分布模式与其家庭其他绝经后的女性类似。可以告诉患者放心，这是更年期改变，是体内激素整体水平降低而雄性激素相对占优势的结果。

（译者：梁菊艳）

访问 http://thePoint.lww.com/activate，有互动式 USMLE 式问题库及更多内容！

第41章 绝经

本章主要涉及APGO教育的重点问题：

主题47 **绝经**

学生们应能掌握和描述绝经的生理学变化，能概括评价和管理围绝经期和绝经患者的基本方法，能识别危险因素，掌握常见症状与体征、体格检查结果，能为妇女提供绝经过渡期以及长期变化方面的咨询。

临床病例

女性患者，54岁，因睡眠问题而就诊。主诉最近她最小的孩子上了大学，她感到有些失落，易与其丈夫发火，并觉得疲惫。她丈夫抱怨她晚上辗转反侧，影响他的睡眠。同时患者月经不规律，末次月经为4个月之前。

*绝经是月经永久性停止，绝经后卵巢雌激素分泌显著性减少。连续12个月停经即可确定为绝经。围绝经期是绝经前的时期，是从生育期到非生育期的过渡，在这期间，卵巢分泌的雌激素会出现不可预知的波动。这段时期出现的绝经期变化称为更年期。*由于女性预期寿命增加，处于绝经期的女性数量也增多，因此，美国绝经期女性所占比例逐渐增加（见图41.1）。

月经和绝经期

虽然精子每天更新，但是卵母细胞是固定的，在女性一生中逐渐减少。*在出生时，女性婴儿有100万至200万个卵母细胞；至青春期仅剩余约40万个。*30~35岁，卵母细胞数量将下降到约10万个。在接下来的生育年龄内，伴随着卵母细胞持续丢失，卵母细胞成熟和排卵过程变得越来越低效。

女性在其生育年龄中，大约排卵400个。卵母细胞选择过程是复杂的，最新研究使该过程更清晰。在生殖周期中，一群卵母细胞受到刺激而开始成熟，但仅有一个或两个占主导地位的卵泡完成该过程并最终排卵。

垂体释放的促卵泡素（FSH）与黄体生成激素（LH）可诱导并刺激卵泡成熟。FSH与卵母细胞上的受体结合，刺激卵泡成熟，生成雌二醇（E2），这是生育期主要的雌激素。LH刺激卵母细胞周围的卵泡膜细胞产生雄激素和雌激素，这是诱导排卵的触发机制。随着年龄增长，剩余卵母细胞对FSH越来越不敏感。*因此，在绝经前几年，FSH浓度即出现增加，绝经期FSH浓度通常大于30mIU/mL（表41.1）。*

绝经标志着女性生育期的结束。*在美国，绝经期平均年龄为50~52岁（中位年龄为51.5岁），95%的妇女绝经年龄在44~55岁之间。*绝经年龄不受月

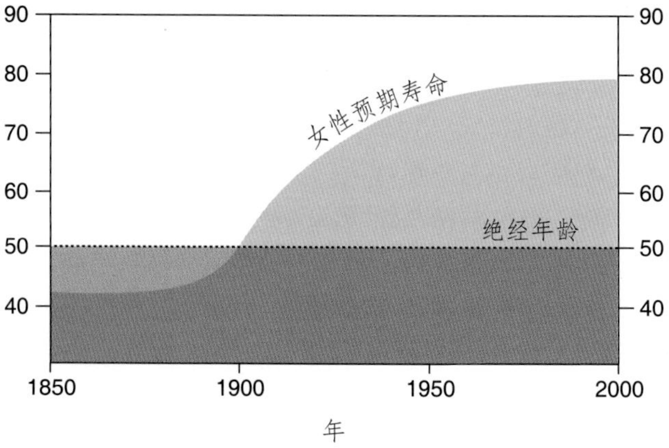

图41.1 绝经期年龄和女性预期寿命。

表 41.1　不同年龄阶段 FSH 浓度的相对变化

年龄阶段	FSH（mIU/mL）
儿童期	<4
生育期	6~10
围绝经期	14~24
绝经期	>30

FSH（促卵泡素）。

经初潮年龄、排卵数量或妊娠次数、是否哺乳或使用口服避孕药等因素影响，种族、社会经济地位、教育、身高等因素也不会影响绝经年龄。遗传因素和生活方式可以影响绝经年龄，例如营养不良、吸烟者，绝经期会提前，但这些影响因素作用较小。约有 1% 的女性在 40 岁前出现绝经，通常诊断为卵巢早衰（POF）。*女性生命期的 1/3 是在绝经期度过的。*

与现行观点相反，绝经后女性的卵巢不是静止的。在 LH 刺激下，卵巢间质中的卵泡膜细胞岛产生激素，主要是睾酮和雄烯二酮等雄激素。睾酮是绝经后卵巢的主要产物。绝经后睾酮浓度下降，但在有完整卵巢的绝经后女性，其睾酮浓度比切除卵巢的女性高 2 倍。雌酮（E1）是绝经后妇女的主要内源性雌激素，称为性腺外雌激素，因为其浓度直接与体重相关。根据脂肪组织含量，雄烯二酮按比例转化为 E1（表 41.2）。*因为雌激素促进子宫内膜增生，肥胖的绝经后女性患子宫内膜增殖症和内膜癌的风险更高。相反，苗条的绝经期妇女出现绝经期症状的风险较高。*

绝经期症状与体征

绝经期是一种生理过程，会出现一些影响女性生活质量的症状。雌激素产生减少导致许多全身不良反应（图 41.2），激素治疗（HT）可改善这些症状。*激素治疗应基于每个女性的危险因素进行个体化治疗。*

月经周期改变

月经周期改变开始于 40 岁左右，卵巢内卵泡减少，月经周期频率和间隔时间开始发生微妙变化。女性注意到自己的月经周期缩短或延长。*黄体期时间不变，保持在 13~14 天，而周期长度变化与卵泡期变化有关。*接近绝经期的女性，排卵频率由 13~14 次 / 年，减少到 11~12 次 / 年。随着育龄妇女年龄的增加，排卵频率减少到 3~4 次 / 年。

随着生殖周期长度和频率的变化，血浆中 FSH 和 LH 浓度也发生变化，需要更多的 FSH 来刺激卵泡成熟。从 30 多岁后期到 40 多岁早期开始，FSH 浓度从正常范围（6~10 IU/L）开始增加到围绝经期水平（14~24 IU/L）。在此期间，妇女开始出现由于雌激素水平下降导致的暂时的症状与体征。有些妇女虽没有症状，但仍有临床影响，如早期骨质疏松症。绝经期 FSH 浓度超过 30 IU/L 或以上。

潮热和血管舒缩功能不稳定

与生殖周期长度和频率的变化相一致，潮热通常是卵巢功能降低的第一个体征，也是血管舒缩功能不稳定的症状。

潮热反复出现，短暂出现潮红、出汗，上身和脸部感觉从温热到灼热，随后出现冷汗。症状出现在睡眠时称为夜间盗汗。在绝经前几年，即可出现偶发性潮热。甲状腺疾病、癫痫、感染和使用某些药物等也可导致潮热。

*潮热是雌激素水平降低的最常见症状，是围绝经期的一个标志性征象。*但其发生率差异较大。在美国，有些研究发现，女性从围绝经期过渡到绝经期时，潮热发生率约为 75%。在美国以外，发生率差异较大，香港约为 10%，而澳大利亚为 62%。导致这种差异的原因不明。在美国，围绝经期妇女的发生率因种族和族裔不同而有差异，其中非洲裔最常见（45.6%），其次是西班牙裔（35.4%）、白人（31.2%）、中国裔（20.5%）、日本裔（17.6%）。最近研究表明，体重指数（BMI）不同是导致潮热发生率不同的可靠指标。

潮热发生快，缓解也快。当潮热发生时，女性会突然感觉到温热。面部和胸壁皮肤潮红，持续约 90 秒。潮热过后，女性会感觉冷并出一身“冷汗”。整个过程持续不到 3 分钟。潮热的确切原因尚未明确，但卵巢分泌 17β–雌二醇降低发挥重要作用。当女性

表 41.2　绝经前、绝经后、卵巢切除后女性血清激素浓度对比

激素	绝经前（正常范围）	绝经后	卵巢切除后
睾酮（ng/dL）	325（200~600）	230	110
雄烯二酮（ng/dL）	1500（500~3000）	800~900	800~900
雌酮（pg/mL）	30~200	25~30	30
雌二醇（pg/mL）	35~500	10~15	15~20

外阴和阴道
性交疼痛（萎缩性阴道炎）
血性分泌物（萎缩性阴道炎）
外阴瘙痒

膀胱与尿道
尿频、尿急
压力性尿失禁

子宫及盆底
子宫脱垂

皮肤及黏膜
干燥或瘙痒
易受伤害
弹性和柔软性降低
干性头发或脱发
面部轻微多毛症
口干
声音改变：高音降低

心血管系统
冠心病心绞痛

骨骼
髋关节或腕关节骨折
背痛

乳房
体积缩小
质地变软
支持结构减少

情绪症状
疲劳或活动减少
烦躁
忧虑
性欲改变
失眠
不满足感
头痛、紧张

代谢
血管舒缩症状（潮热）
出汗

图41.2 绝经期的影响。

接近绝经期时，潮热频率和强度将增加。*潮热可发生在白天，甚至在晚上，从而成为临床睡眠障碍的重要原因。*当围绝经期及绝经后妇女接受激素治疗后，潮热通常在3~6周内缓解。根据给药剂量不同，有时症状缓解更快。如果绝经期女性不接受激素治疗，潮热通常会在2~3年内自行缓解，但是有些妇女会经历10年或更长的时间。*潮热不能简单地认为是正常围绝经期和绝经期不适，因为潮热可导致工作效率和睡眠质量下降等不良后果。*

睡眠障碍

E2水平下降诱导女性睡眠周期变化，出现睡眠困难，一些人甚至不能入睡。睡眠潜伏期（即入睡所需时间）随着快速眼动模式（眼球快速运动）改变而延长；实际睡眠时间缩短。因此，围绝经期和绝经后妇女抱怨难以入睡及入睡后很快清醒。*睡眠障碍是绝经期最常见的困扰女性的不良影响之一。*

可以理解，有明显睡眠异常的女性通常会紧张和急躁，难以集中精力，人际关系受到影响。激素治疗后，睡眠循环可以恢复到绝经前状态。

阴道干燥及生殖道萎缩

*阴道上皮细胞、宫颈、宫颈内膜、子宫内膜、子宫肌层和尿路上皮是雌激素依赖性组织。随着雌激素减少，这些组织开始萎缩，导致各种症状。*阴道上皮变薄，宫颈分泌物减少。女性性交时，感到阴道干燥，导致性快感下降和性交疼痛。萎缩性阴道炎也可出现瘙痒或烧灼感。薄的上皮细胞更容易出现常见的皮肤刺激或局部感染。全身激素治疗或局部应用雌激素可缓解这种不适感。

子宫内膜也萎缩，有时，在绝经后出现不规则出血。支持膀胱和直肠的阴道旁组织萎缩。结合分娩的影响，周围组织对膀胱（膀胱膨出或阴道前壁膨出）和直肠（直肠膨出或阴道后壁膨出）的支持作用减弱。此外，子宫脱垂更常见于低雌激素的患者。由于泌尿系统黏膜萎缩，因此可导致排尿困难和尿频症状，称为萎缩性尿道炎。激素治疗能缓解尿频、尿急、排尿困难等症状。膀胱尿道交界处的支持作用减弱会导致压力性尿失禁；在某些情况下，骨盆肌肉（运动）锻炼可缓解这些症状。

情绪变化和记忆变化

围绝经期和绝经后女性经常主诉症状波动的影响，一些女性出现记忆力下降、失落、沮丧、冷漠和“不明原因的哭泣”，可能与绝经期或睡眠障碍或两者均有关。有指征者，医师需在提供医疗服务的同时，提供咨询和情感支持，这是因为可能存在睡眠障碍，如阻塞性睡眠呼吸暂停和不宁腿综合征（RLS）。必要时，需咨询睡眠医学专家，评价一整夜的睡眠情况。*虽然性类固醇激素受体存在于中枢神经系统中（CNS），但尚无充分的证据表明，在中枢神经系统功能中，雌激素具有直接情感作用机制。*

皮肤、头发和指（趾）甲变化

*有些妇女注意到，由于绝经期激素变化，她们的头发和指（趾）甲也发生变化。*雌激素影响皮肤厚度，随着雌激素下降，皮肤趋于变薄，弹性差，最终更易磨损和受伤。雌激素刺激产生性激素结合球蛋白（SHBG），该蛋白可以结合雄激素和雌激素。随着

雌激素水平下降，可利用的 SHBG 降低，从而导致游离睾酮水平升高，而睾酮激素水平增加导致面部毛发增多。此外，雌激素影响头发脱落速率。头发正常脱落，通常以异步方式替换。随着雌激素的变化，头发脱落并以同步方式替换，在某段时间内表现为头发脱落增加。*正如生理性脱发那样，医生应向患者解释这个过程是自限性的，不需要治疗。*指（趾）甲因雌激素水平降低而变得薄且脆，经雌激素治疗后可以恢复正常。

骨质疏松

骨质疏松是衰老的自然结果。男性和女性都会发生骨密度减低，但是女性骨质疏松比男性早 15~20 年，其原因在于卵巢功能衰竭后，骨质丢失加速。骨质疏松不仅在自然绝经时发生，也有报道发生在雌激素水平下降的年轻女性（如饮食失调的人群或是运动相关的低 BMI 优秀运动员）。骨质疏松风险早期筛查的危险因素见框 41.1。

雌激素受体（ER）存在于成骨细胞，表明雌激素在骨形成中发挥关键作用。*雌激素影响骨皮质和骨小梁发育，但对后者作用更为明显。绝经后女性骨密度每年降低 1%~2%，围绝经期妇女每年降低约 0.5%（图 41.3）。*激素治疗，特别是同时适当补充钙和负重运动，有助于绝经期妇女减缓骨质丢失。负重活动，如每天散步至少 30 分钟，可以增加老年女性矿物质含量。

*钙有益于防止骨质丢失，50 岁以上的妇女应按照推荐膳食摄入量，每天补钙 1200mg。*钙疗法联合雌激素治疗比单纯补钙更有效。此外，对于那些阳光照射不足和那些缺乏其他膳食来源的女性，应考虑补充维生素 D。51~70 岁妇女需补充 600 IU/d，年龄大于 70 岁者需补充 800 IU/d。

绝经 5~10 年后，未接受激素治疗的妇女，其骨矿质量呈现线性减少。在绝经前或绝经后采取激素治疗者，其骨密度减低大大减少，但是这种作用在停药 1~2 年后逐渐消失。绝经超过 5 年或以上才开始激素治疗者，仍会对骨密度丢失产生保护作用。*但是，骨质疏松症不是激素治疗的主要适应证。*双膦酸盐类药物，如阿屈膦酸钠、伊班膦酸钠和利塞膦酸钠等，可用于治疗绝经相关的骨质丢失。这些药物通过抑制破骨细胞活性来减少骨吸收（表 41.3）。

选择性雌激素受体调节剂（SERM）提供了另一个非激素疗法。大多数雌激素反应是由 ERa 或 ERb 两个受体之一介导的。选择性雌激素受体调节剂是雌激素受体的配体，在某些组织中发挥雌激素作用，在某些组织中阻碍雌激素作用。例如他莫昔芬和雷洛昔芬，在乳腺中表现出雌激素受体拮抗剂活性，

框 41.1 65 岁以前何时测定骨密度

年龄小于 65 岁的绝经后女性，若出现以下任何一个危险因素，应进行骨密度筛查。

- 脆性骨折病史
- 体重小于 127Ib
- 疾病导致的骨质丢失（药物或疾病）
- 父母髋部骨折病史
- 目前吸烟者
- 酗酒
- 类风湿关节炎

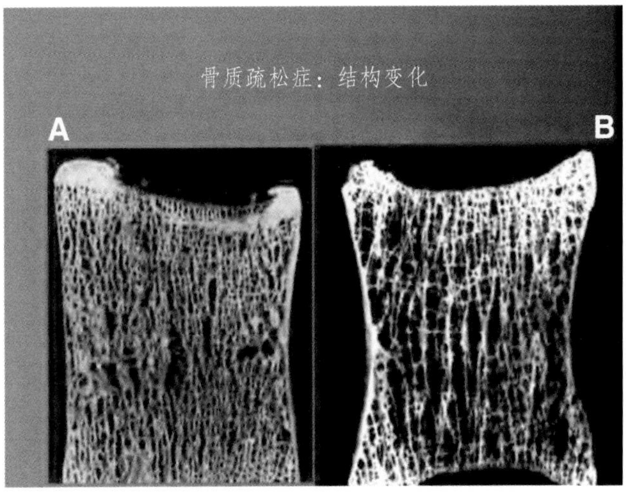

图41.3 骨质疏松症骨结构改变。（A）正常骨。（B）骨质疏松性骨小梁。

表 41.3 骨质疏松症的非激素治疗方案

药物	药物分类	作用机制
利塞膦酸钠	双膦酸盐	抑制破骨细胞骨吸收
伊班膦酸钠	双膦酸盐	抑制破骨细胞骨吸收
阿屈膦酸钠	双膦酸盐	抑制破骨细胞骨吸收
碳酸钙	天然的	抑制破骨细胞骨吸收（双膦酸盐）
雷洛昔芬	选择性雌激素受体调节剂，选择性结合雌激素受体，抑制骨吸收及相反作用	抑制骨吸收及相反作用

而在骨中表现为激动剂活性。双膦酸盐类药物没有减轻潮热、失眠等雌激素缺乏症状的作用，甚至可能会加剧这些症状。

心血管脂质变化

围绝经期心血管脂质发生变化，总胆固醇升高，高密度脂蛋白降低，低密度脂蛋白增加。激素治疗可以促进血脂变化，有利于心血管系统。回顾性病例对照研究表明，雌激素有心血管保护作用。但是来自妇女健康提倡协会（WHI）的数据表明，安慰剂对照临床试验中不存在这样的保护作用，但是有些人批评这些研究存在各种方法上的缺陷，包括大群体研究对象在高龄开始治疗。目前正在进行一项试验，50多岁妇女应用经皮雌激素和天然黄体酮治疗，证实早期激素治疗是否会带来WHI所证明的风险。*此外，以预防心脏病为主要目标的患者，不应给予激素治疗。*

卵巢早衰

40岁以前绝经者即可诊断为卵巢早衰，发生率约为1%。*有潮热症状的年轻女性以及有低雌激素和继发性闭经者（例如要求治疗不孕症的女性），应可疑为卵巢早衰。*实验室检查FSH达绝经水平（> 30 mIU/mL）者，即可做出确诊。有趣的是，这组患者并不像预期的那样出现潮热症状。对大多数患者而言，该诊断对生殖、情感方面的影响与代谢、体质方面的影响同样深远，特别是当其生育要求未能实现时。很多原因可以导致过早失去卵母细胞和过早绝经；其常见原因详见下文讨论。鉴于该疾病潜在的巨大影响，需要仔细检查，找出卵巢早衰的根本原因并进行适当治疗。

遗传因素

有几项因素影响女性的生育期时限。决定女性生育期时限的遗传信息位于X染色体长臂远端。X染色体长臂部分缺失会导致卵巢早衰。若X染色体长臂整体缺失，如特纳综合征，会导致出生或幼年时卵巢衰竭。可疑患者应通过检测X染色体来确定诊断。*此外，需对脆性X染色体综合征进行突变筛查，因其与卵巢早衰有关。*这些患者的孩子有智力障碍的风险。应检测Y染色体，因为如果确定存在Y染色体，由于有患癌症风险，因此需行卵巢切除术。

自身免疫性疾病

有些妇女会产生针对甲状腺、肾上腺、卵巢等内分泌组织的自身抗体，这些自身抗体可导致卵巢衰竭。有以上指征者，需行激素治疗，部分患者可自发恢复卵巢功能。

吸烟

*吸烟妇女会在预期绝经前的3~5年发生卵巢功能衰竭。*其原因为吸烟会将雌二醇代谢为2-羟雌二醇，2-羟基化的雌激素称为儿茶酚雌激素，因其结构与儿茶酚胺相似。儿茶酚雌激素有拮抗及阻断雌激素的作用。有雌激素缺乏症状的吸烟者应该考虑吸烟对其影响，这也是为绝经期妇女提供常规心理咨询的一部分。

烷化剂化疗

烷化剂类抗肿瘤药物会影响卵泡膜细胞，加速卵泡闭锁。育龄妇女癌症化疗的影响之一就是卵巢功能丧失。年轻女性进行恶性肿瘤治疗时，应告之这种可能性，并建议患者取卵并冷冻保存，以备以后生育所用。

子宫切除术

育龄妇女子宫切除术可导致与绝经相关的激素改变比预期年龄提前3~5年，其发生机制尚不清楚，可能与手术影响卵巢侧支血供有关。

绝经期管理

绝经后变化是由于卵巢卵泡产生的17β-雌二醇下降所致。17β-雌二醇及其代谢产物雌酮和雌三醇可用于激素治疗，减少绝经期症状和体征。

雌激素疗法

*几种不同的雌激素制剂可通过各种途径给药，包括口服、经皮制剂和外用制剂。*在口服给药时，17β-雌二醇经肝肠循环被氧化成雌酮，而经皮给药、含化方式、经阴道给药、静脉滴注或肌注时，17β-雌二醇保持不变。但是肌注雌二醇的结果不可预测，会随血浆浓度而波动。雌二醇经阴道给药时，吸收很难控制，即使用药方法正确，浓度仍保持在非常低的水平，而使用过量可以导致雌二醇血浆药物浓度升高。雌二醇经皮给药较稳定，可以维持血雌激素浓度，对多数患者而言，是一个更好的替代口服给药的方式。

雌激素和孕激素联合疗法

连续无对抗地使用雌激素，结果会造成子宫内膜增生，增加子宫内膜腺癌风险。因此，在未行子宫

*切除的患者，雌激素联合应用孕激素是非常重要的。*孕激素包括各种合成成分，如醋酸甲羟孕酮、炔诺酮或微粒化黄体酮。为了保护子宫内膜，孕激素可选择连续低剂量或较高剂量序贯用药。连续给药时间通常为每月 10 或 12 天。孕激素，特别是醋酸甲羟孕酮，存在令患者难以接受的副作用，如情感症状和体重增加。如果因不能接受孕激素的副作用而选择单独应用雌激素者，需建议其每年进行子宫内膜活检。

激素疗法有两个主要方案。持续性雌激素替代并周期性添加孕激素疗法，可以很好地缓解症状，并使子宫内膜周期性撤退出血。这种疗法面临的一个问题是许多绝经后妇女并不想恢复月经。因此，许多医生和患者选择每日服用雌激素和低剂量孕激素，避免周期性撤退性出血的问题。

临床有多种雌激素制剂，适用于大部分围绝经期和绝经后妇女，可以改善急性绝经期症状并缓解阴道萎缩。每月使用孕激素 10 或 12 天，可以使增生期子宫内膜转变为分泌期子宫内膜，导致子宫内膜脱落，防止子宫内膜增生或不典型增生。连续口服孕激素治疗或使用左炔诺孕酮宫内节育器可以使子宫内膜萎缩。

许多妊马雌酮与孕激素制剂可以口服及经皮使用，其中在同一药片上结合了雌激素和醋酸甲羟孕酮制剂应用最为广泛。新的制剂包括微粒化雌二醇结合醋酸炔诺酮或炔雌醇结合醋酸炔诺酮。经皮制剂包括微粒化雌二醇结合醋酸炔诺酮。*低剂量口服避孕药也可用于缓解绝经期血管舒缩症状。*

激素疗法的注意事项

2002 年，WHI 流行病学调查结果改变了当前激素疗法的应用，这个大样本、多中心的随机对照临床试验（约 17000 名女性）研究了激素疗法、饮食调整、补钙和维生素 D 对心脏病、骨折、乳腺癌和大肠癌的影响。*虽然这项研究的特点不适用于许多年轻的绝经患者，但总的结果表明，与安慰剂相比，联合应用雌激素与持续低剂量醋酸甲羟孕酮会导致心脏病、中风、血栓栓塞性疾病和乳腺癌等风险增加，但会减少结肠癌和髋部骨折的风险。这项研究中的一部分回顾分析了女性服用雌激素获得了相同的结果，并发现与联合治疗相比，这些妇女患心脏病的风险没有增加，而患乳腺癌的趋势也没有减少。*

有些数据与现有的大样本观察研究相矛盾，因此，许多医生改变了以激素替代疗法为主的治疗，更多关注雌激素降低所致的短期症状，包括潮热、失眠和阴道萎缩。重新评价集中在其研究缺陷方面，目前的观点表明，在绝经期早期开始激素疗法具有良好的风险 / 收益比，尤其是经皮途径用药。*尽管如此，目前许多组织，包括美国妇产科医师学会，都建议激素疗法仅应用作短期缓解绝经期症状，且应单独针对女性的需要进行治疗（框 41.2）。*

有乳腺癌和子宫内膜癌病史者，激素疗法尚有争议。目前，有研究前瞻性观察以往有局限性乳腺癌病史且已成功治疗者，应用小剂量激素疗法的结果。在以往有局限性子宫内膜癌的患者也已完成了相似的观察，表明使用雌激素并不增加复发风险。

激素替代疗法

由于激素疗法存在争议，因此许多妇女正在寻求替代疗法。为患者提供咨询服务时，医生必须进行整体分析。多数女性寻求缓解绝经期最常见的症状 – 潮热，但如上所述，绝经期对女性会造成多种影响。*随着女性年龄增长，罹患心脏病的风险开始上升，因此，倡导有益心脏的改变生活方式非常重要。*同样，正如先前所讨论的，咨询的内容也应该包括预防骨质疏松症。针对绝经期常见症状，短期替代疗法如下：

- 大豆异黄酮有助于短期内（≤ 2 年）改善血管舒缩症状。由于这些化合物可能与雌激素发生相互作用，因此对雌激素依赖性肿瘤患者可能存在危险。
- 圣约翰麦汁有助于短期内（< 2 年）改善围绝经期轻中度抑郁症，并可在短期内（8 周）改善潮热。
- 黑升麻有助于短期内（≤ 6 个月）缓解血管舒缩症状。
- 长期摄入大豆和大豆异黄酮能改善脂蛋白谱，防止骨质疏松症。与大豆和异黄酮补充剂相比，食品中的大豆可能有不同的生物学活性。
- 生物同质性荷尔蒙、各种复合植物激素和药物复合制剂并不优于传统的激素治疗，而且由于制剂内在的不均一性，可能比医药级激素治疗风险更高。需要进行更多的研究。

框 41.2 激素疗法的禁忌证

- 未确诊的异常生殖器出血
- 除了经适当选择的患者之外的，已知或疑似患有雌激素依赖性肿瘤
- 活动性深静脉血，肺栓塞或具有既往病史
- 活动性的或新发的动脉血栓栓塞性疾病（中风和心肌梗死）
- 肝功能不全或肝脏疾病
- 已知或疑似妊娠
- 激素治疗制剂过敏

设计良好的对照研究并未证实常见的非处方药疗法有显著的长期改善。此外，许多非处方药的植物性成分并没有得到美国 FDA 认可。因此，很少有质量控制。*因此，应告知患者"天然药物"并不意味着安全，而且这些药物中有很多未知的副作用。*许多大豆制品与甲状腺药物、当归及红三叶草与华法林或其他抗凝剂之间有相互作用。

孕酮是最常用的标示外使用的药物之一。许多随机、安慰剂对照研究证明了其疗效，通常是以醋酸甲羟孕酮治疗潮热。选择性 5- 羟色胺再摄取抑制剂的应用也取得了一些成效。在随机、双盲研究中，文拉法辛、氟西汀和帕罗西汀都显示出明显的缓解潮热的作用。此外，加巴喷丁与盐酸西替利嗪可以减轻血管舒缩症状。

*最后，应告知患者，改变生活方式有缓解症状的作用，比如进食脂肪低于 30% 并富含钙质的健康饮食、经常锻炼、保持健康体重、避免吸烟、限制饮酒等，还应定期进行健康查体。*这些方法不仅有助于缓解绝经期症状，也有助于防止其他健康问题。

临床随访

在体格检查中，阴道检查提示阴道黏膜干燥、易受刺激。据此检测血清 FSH 水平为 34 mIU/mL，符合绝经期水平。告之患者适当的短期应用雌激素疗法的风险和好处，患者选择治疗。6 个月后，患者症状得到了改善，但其丈夫注意到，患者夜间腿总动，因此睡眠没有改善。经咨询睡眠医学的医生，进行睡眠研究后，诊断为不宁腿综合征（RLS）。对其 RLS 进行了治疗，6 个月后再次随访，患者症状消失。

（译者：梁菊艳）

访问 http://thePoint.lww.com/activate，有互动式 USMLE 式问题库及更多内容！

第 42 章 不孕症

本章主要涉及 APGO 教育的重点问题：

主题 48　不孕症

学生们应了解不孕症的定义，能描述相关病因，掌握不孕症的病情评估和基本处理。对该病涉及的复杂社会心理问题有大概的了解。

> 临床病例
>
> 患者女性，36 岁，因不孕症就诊。主诉已婚 4 年，近 14 个月计划妊娠，但未成功。因其丈夫前次婚姻中有子女，因此患者心情特别失落。他们用商品化的排卵试纸预测排卵期，并按时进行性生活，患者不确定其所用方法是否正确。患者月经周期规律，没有输卵管的手术史和相关病史。

*在美国育龄夫妇中，不孕症发病率约为 15%。*生育年龄一般在 15~44 岁，但在这个年龄范围之外仍有怀孕的可能。*不孕症是指一对夫妇有规律的、无防护性生活 12 个月后未受孕。*在一个月经周期中成功妊娠的概率称为受孕率，在健康的年轻夫妇中，受孕率为 20%~25%。生育力是指在一个月经周期中受孕并分娩活婴的概率。受孕率和生育力均随年龄增长而下降，换句话说，单周期受孕概率随着期待受孕的时间延长而下降（图 42.1）。经过 12 个月无防护性生活，约 85% 的夫妇能成功妊娠，其中未妊娠者有 50% 在随后的 36 个月中自然妊娠。届时仍未妊娠者，如果不进行治疗，则将持续不孕。

不孕症是由大量可逆和不可逆性疾病所致，现在医学上可提供很多有效的治疗方法。目前，由于大众对不孕症的了解增多、社会对不孕症的接受度改变、不孕症的治疗水平提高与治疗范围扩大、医生的诊疗水平提高，大量男性与女性不孕症患者选择治疗。另外，还有很多单身人士和同性恋夫妇求助辅助生殖治疗。本章讨论的立足点在异性夫妇，但目前公认，辅助生殖技术给同性恋夫妇和个人提供了做父母的机会。

*目前，约 85% 的不孕夫妇通过合理的治疗最终可以生育。*但是对于这些个人和夫妇来说，不孕症的治疗过程是段艰辛的历程。不能受孕或生育会引起患者情绪紧张，而且不孕症的治疗费用不菲。在治疗过程中，医生应该意识到患者由于不孕症导致的心理压力，并给予合理的心理疏导。

不孕症的病因学

成功受孕需要一系列复杂的机制：①排出成熟卵子；②有正常数量的成熟精子；③精子和卵子在女性生殖道相遇并成功受精；④形成有活力的胚胎；⑤胚胎被输送到子宫腔内；⑥胚胎在子宫内膜上成功着床（图 42.2）。*上述关键步骤若出现一项或多项异常，即可导致生育力下降或不孕。*

影响生育的因素可分为以下 3 大类：

1. 女性因素（65%）。
2. 男性因素（20%）。
3. 不明原因（15%）。

不孕症的评估

在不孕症的初步诊疗中，应排查男女双方最常见的不孕原因。*不孕夫妇中往往会有一项或多项不孕因素，因此综合评估很重要（表 42.1）。*与医疗检查

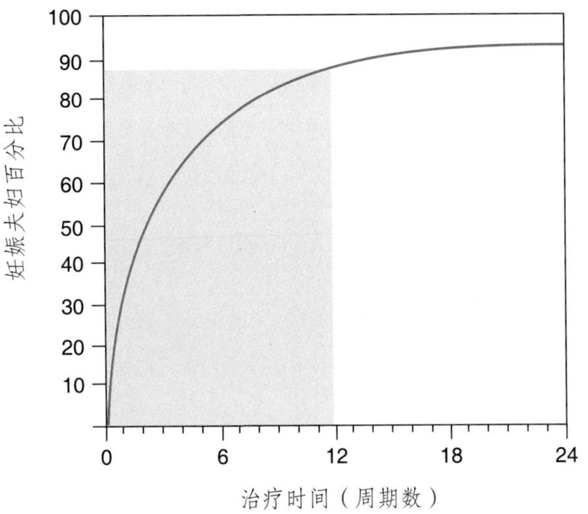

图42.1 夫妇受孕的概率。

一样，详细询问病史可以查找出涉及不孕症的因素，如既往治疗过程、用药、手术史、盆腔感染或疼痛、性功能障碍、环境和生活方式因素（如饮食、锻炼、吸烟、喝酒等）。

不孕症最初评估主要考虑女方年龄和夫妇不育的高危因素。*因为随年龄增加，女性生育力逐渐下降，年龄大于35岁者，通常自然试孕6个月后未孕即可进行检查，这样对其治疗有益。*不孕症的最初评估和治疗一般由妇产科医师进行，更专科的检查和治疗则由生殖内分泌医师来做。

排卵

*月经周期规律提示排卵规律。*许多妇女有排卵期症状和排卵后孕酮引发的症状：一侧下腹部不适感（经间期疼痛）、乳房胀痛、阴道分泌物减少、腹胀、体重轻度增加、偶觉抑郁等。这些改变很少发生在无排卵的妇女中。因此，月经周期规律并伴随有周期性的症状可认为是有排卵的证据。

*在月经周期的黄体期，黄体分泌孕激素，如果妊娠，则有维持妊娠的作用。*孕激素作用于子宫颈管，可使宫颈黏液由稀薄清亮变为黏稠的黏液栓。孕激素还可改变大脑体温调节中枢调定点，导致基础体温升高约0.6 ℉。在未妊娠者，黄体退化，孕激素突然下降，基础体温恢复正常，子宫内膜脱落，月经期开始。

排卵检测

两种方法可以监测到排卵征象并能预测排卵期。在多数排卵周期中，基础体温曲线表现为典型的双相型（图42.3）。有专为该检测而设计的体温计，清晨睡醒后，在没有任何活动的情况下立即测体温。经期体温下降，LH峰后2天体温升高，考虑与孕酮水平升高有关。体温升高前1天排卵，体温升高持续14天。这种方法尽管有些麻烦，但却简便易行；而且可以回顾性分析排卵时间和合适的性交时间。尿LH试纸能检测尿中LH浓度，亦可以预测排卵期。

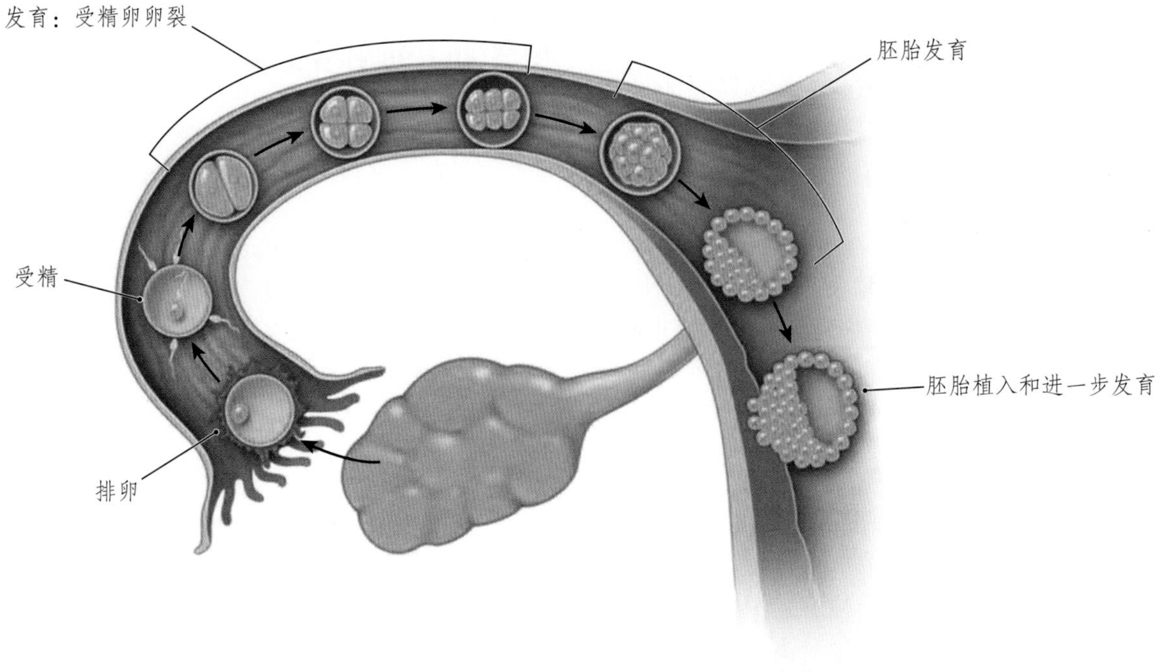

图42.2 成功受孕步骤：排卵，有活力的成熟精子并受精，受精卵发育，胚胎早期发育，胚胎在子宫内膜上着床。

表 42.1　不孕症夫妇的病情评估

评估项目	初评	进一步评估
女性 排卵	病史与体格检查 基础体温测定 预测排卵期	黄体中期孕酮水平测定 超声检查 子宫内膜活检（非常规） 内分泌检查
子宫	超声检查	生理盐水灌注超声检查 子宫输卵管造影 磁共振成像检查 宫腔镜检查
输卵管和腹膜	子宫输卵管造影	腹腔镜下输卵管通液
男性	精液分析 必要时，复查精液分析 性交后试验（非常规）	遗传学检查 FSH、LH 级睾酮水平测定 泌乳素水平测定 附睾穿刺取精 睾丸活检

FSH，促卵泡素；LH，黄体生成素。

*尿 LH 达峰值后大约 24 小时排卵。*但是，由于 LH 呈脉冲式分泌，如果每天仅测一次，则可能会错过 LH 峰值时间。

其他评估排卵的方法包括测定血清孕酮水平和观察子宫内膜对孕酮的反应性。黄体中期检测孕酮水平可以回顾性分析是否有排卵，孕酮水平超过 3ng/mL 提示有排卵。在正常排卵周期中，孕酮浓度在 6~25ng/mL 之间。由于激素呈脉冲式分泌，单次孕酮水平低者需要再次复查。黄体期子宫内膜活检是另外一种诊断方法。与月经周期相符的分泌期子宫内膜提示有孕酮分泌，亦证实有排卵。然而，这是一种有创性检查，内膜组织学检查不能区分出受孕和未孕状态，且有可能中断早期妊娠。因此，子宫内膜病理学检查不再用于评估是否排卵。

排卵障碍

若临床症状和实验室指标提示稀发排卵（散发性和不可预测的排卵）或无排卵（没有排卵），应行进一步检查，寻找真正病因。*育龄妇女出现排卵障碍较常见的病因是多囊卵巢综合征（PCOS）；其他病因有甲状腺功能异常和高泌乳素血症。*PCOS 妇女通常表现为月经稀发、高雄激素血症相关症状，如多毛症、痤疮和体重增加（见第 40 章）。

*一些不孕症妇女表现为闭经，往往提示患者无排卵。*常见闭经原因包括妊娠（可做妊娠试验鉴别）、下丘脑功能障碍（大多与精神压力有关）、卵巢功能衰竭和生殖道梗阻。排卵障碍的实验室检查包括测定血清人绒毛促性腺激素（HCG）、促甲状腺激素、泌乳素、总睾酮、硫酸脱氢表雄酮、促卵泡素（FSH）、黄体生成素（LH）和雌二醇等。针对排卵障碍的病因进行治疗，可以恢复排卵并能改善生育力。

解剖学因素

骨盆解剖学检查应作为不孕症评估的一部分，子宫、输卵管和腹膜异常均可引起不孕症。

子宫

子宫畸形往往与流产有关，并不直接导致不孕

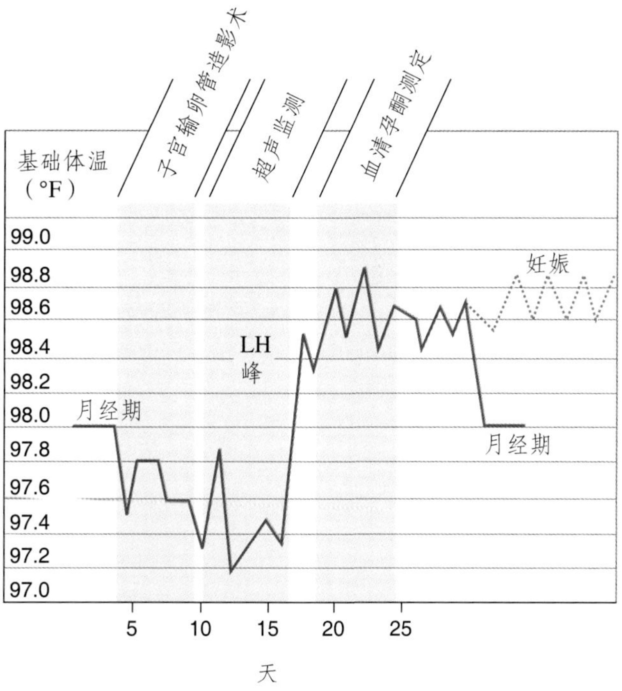

图42.3　有排卵月经周期，基础体温呈双相型。HSG，子宫输卵管造影术。LH，黄体生成素。

症。*如果有异常子宫出血、流产、早产和既往子宫手术史等，子宫形态学检查至关重要*。子宫异常包括子宫肌瘤、子宫内膜息肉、宫腔粘连和子宫先天发育异常（如子宫纵隔、双角子宫、单角子宫、双子宫），如图 42.4 所示。以下几种方法可以检查子宫及宫腔形态；有时几种方法联合检查可以更好地评估盆腔解剖情况（框 42.1）。

输卵管和腹膜检查

输卵管蠕动对卵子、精子、胚胎运输及受精很重要。排卵时，输卵管伞将卵子自排出部位捡拾至输卵管内。卵子被运送到输卵管壶腹部并在此处受精（见图 42.2），接下来逐渐形成受精卵、胚胎。受精后 5 天，胚胎被运送至宫腔，在分泌期子宫内膜上种植并进一步发育。

子宫输卵管造影术（HSG）和腹腔镜手术可以检查输卵管和盆腔情况。

子宫输卵管造影检查

正常的子宫输卵管造影检查有几个重要特征（图 42.5），宫腔光滑对称，宫腔充盈缺损往往提示有子宫肌瘤、内膜息肉或宫腔粘连。输卵管近端 2/3 较纤细，直径约 1mm。远端 1/3 为输卵管壶腹部，与近端输卵管相比，比较膨大。造影剂自输卵管伞端流出到盆腔中，盆腔其他器官，如肠管轮廓会被积聚的造影剂显影。若不能看到造影剂自输卵管流出或盆腔中造影剂弥散，往往提示可能有盆腔粘连和输卵管蠕动受限。异常输卵管造影图像如图 42.6 所示。

框 42.1 女性不孕症患者检查流程
经阴道超声检查
可检查宫颈、子宫体和卵巢
三维经阴道超声检查
可以合成子宫的冠状位图像，帮助诊断子宫畸形
生理盐水灌注下超声检查
可以评估子宫肌层、内膜和附件，有时可与磁共振检查联合应用
子宫输卵管造影术
可以提供子宫和输卵管结构和功能的相关信息
磁共振检查
可提供子宫异常情况的信息，包括纤维样肌瘤
宫腔镜检查
通过成像看到子宫内异常情况，并可在镜下进行治疗，如切除小的子宫肌瘤、息肉和分离粘连
腹腔镜检查
了解盆腔内情况，并能治疗盆腔病变，包括子宫内膜异位症、输卵管通液了解其通畅度等

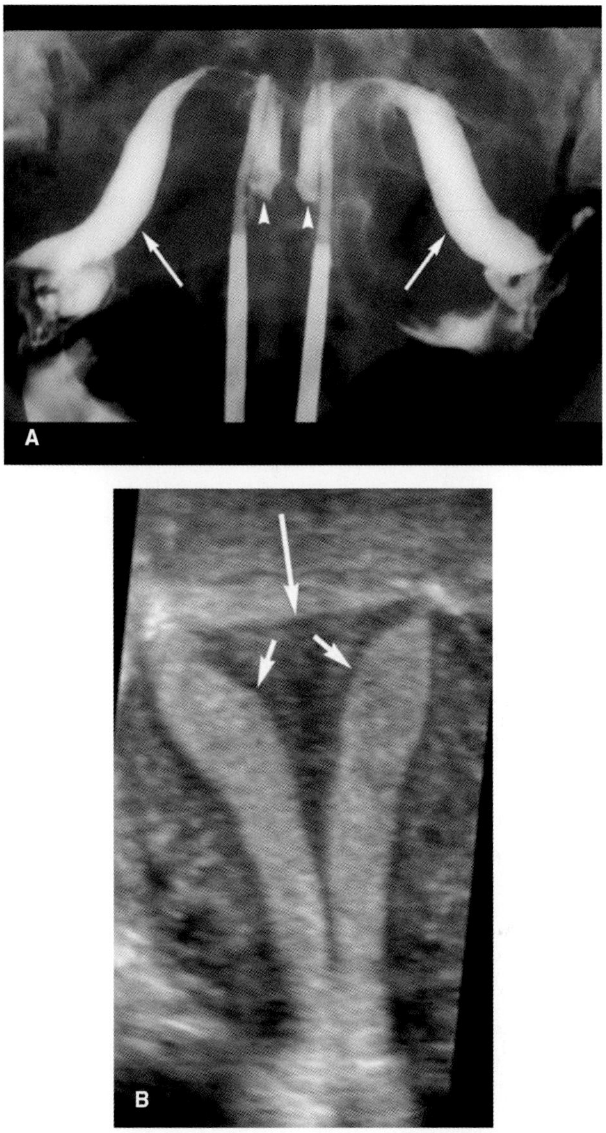

图42.4 子宫异常。（A）子宫输卵管造影显示双子宫，有成对的宫颈管（箭头所示）和子宫腔（箭头所示）。（B）三维超声图像显示纵隔子宫。子宫内膜分为两个部分（短箭头），子宫底外部曲线光滑（长箭头）。

盆腔粘连

盆腔粘连可影响输卵管或腹膜，盆腔粘连常见病因为盆腔感染（如盆腔炎症性疾病或阑尾炎）、子宫内膜异位症、盆腹腔手术史，尤其是输卵管手术史。上述任一疾病波及输卵管，均可引起输卵管梗阻。盆腔感染往往与性传播疾病有关，可引起急性输卵管炎，常见病原体为沙眼衣原体和奈瑟球菌（见第 29 章）。与生育力正常的妇女相比，子宫内膜异位症在不孕症患者中发病率较高，该病可以引起输卵管扭曲变形，并可波及盆腔其他器官（见第 31 章）。

宫腔镜和腹腔镜检查

HSG 可以发现约 70% 的生殖道解剖学异常及其他异常情况，进一步诊断评价可以通过宫腔镜和腹

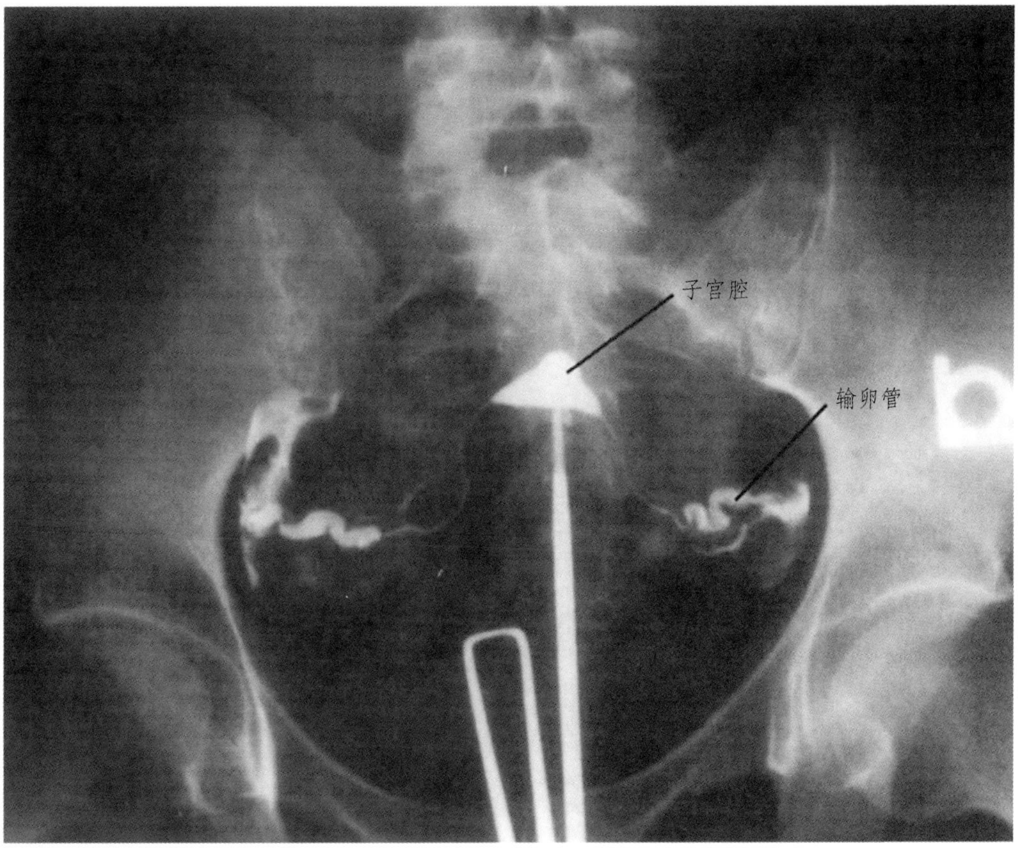

图42.5 子宫输卵管造影提示该女性生殖道结构正常。

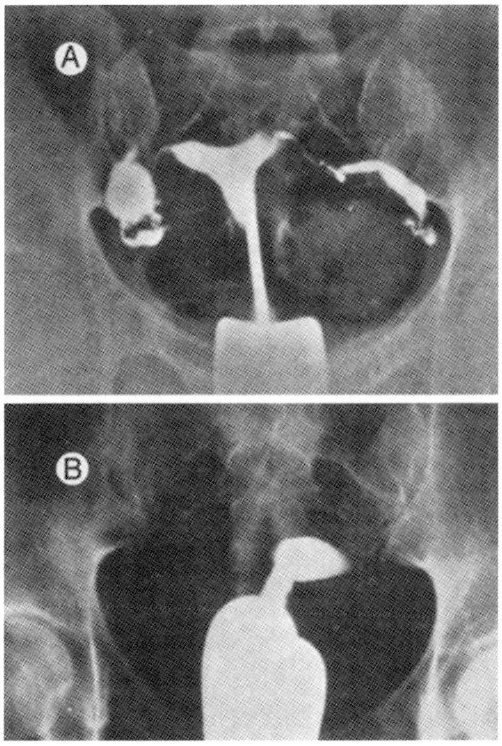

图42.6 异常子宫输卵管造影。（A）双侧输卵管积水(输卵管膨胀扩张)，输卵管远端阻塞，没有造影剂溢出。（B）双侧输卵管近端阻塞，子宫腔充盈造影剂。

腔镜检查完成。宫腔镜可以检查子宫内膜和子宫腔结构。腹腔镜可以了解盆腔结构，包括子宫、卵巢、输卵管和盆腔腹膜。在腹腔镜检查中，可以行输卵管通液术，与 HSG 相似，宫腔内置管，将有色液体注入宫腔，输卵管通畅度及功能即可直接在腹腔镜下进行评估。*腹腔镜也可诊断和治疗盆腔病变，如盆腔粘连和子宫内膜异位症。*

男性不育

由于男性因素导致的不育很常见，当不孕症夫妇就诊时，应首先检查男性精液分析。

精液分析

在禁欲 2~3 天后，男性可用手淫法获取精液标本。频繁排精会降低精子密度。收集全部精液很重要，因为最先射出的精液中精子密度较大。精液分析检查需在取精后 1 小时内进行（见表 42.1）。标准精液分析检查需要评估精液量、性状、精子浓度、活动率和正常形态率。世界卫生组织制定了精液分析的正常标准（表 42.2）。*在 90% 的不孕症夫妇中，精液分析正常基本可以排除男性因素导致的不孕。*确定精液分析结果异常往往提示某种男性因素导致的不育，可通过进一步专科检查了解精子功能，但这些检查并不需要常规进行。

除精液分析外，以前也用性交后试验评价排卵期宫颈黏液中精子活力，现在认为该检查在诊断和治疗方面有局限性。此外，常规辅助生殖治疗，如宫腔内人工授精（IUI）、体外受精（IVF）等，均可绕过异常的宫颈或宫颈黏液。

男性不育的病因

若精液分析结果异常，应在 1~2 周内复查。持续精液分析异常需要进一步检查。男方需要在擅长治疗男性不育症的泌尿科或生殖内分泌科医生处进行检查。*男性不育可能只是某些严重疾病的表现，如睾丸癌或垂体肿瘤。*男性不育的病因包括先天性因素、后天获得性因素和全身疾病，可以分为以下类型：下丘脑 – 垂体疾病引起的性腺功能障碍（1%~2%）、睾丸疾病（30%~40%）、睾丸后缺陷引起精子运输和排出异常（10%~20%）、不明原因的不育症。

精子生成

*精子生成异常是男性不育症的主要病因。*卵母细胞生成需要较长周期，与之不同的是精子在睾丸内持续产生。精子在睾丸内的生精上皮内产生，运输到附睾中，在射精排出之前进一步成熟。*精子生成和成熟约需 70 天，因此，异常精液分析反映的是收集标本前两个月精子的状态。*因此，若有相关治疗，需至少 70 天后观察精液质量变化。

内分泌学

男性不育患者需进一步行内分泌检查。内分泌检查适于少精子症和有低雄激素症状者。血清睾酮、FSH 和 LH 水平可以鉴别原发性性腺机能减退（睾酮水平降低、FSH 和 LH 水平升高）和继发性性腺机能减退（睾酮、FSH 和 LH 水平均降低）。少精子症患者（精子密度 <500 万 /mL）LH 水平低而睾酮水平正常往往提示应用外源性类固醇激素。睾酮水平降低者需要监测血清泌乳素水平。

表 42.2 精液分析参考值

项目	参考值
精液量	> 1.5mL
精子密度	> 1500 万 /mL
活动率	> 40%
前向运动精子比率	> 32%
正常形态	> 4%

表 42.3 精液异常原因

精液结果	原因
精液量少	射精障碍
	逆行射精
	性腺功能减退症
	收集方法不当
酸性精液	射精管阻塞
	先天性输精管和 / 或精囊缺如
无精子症或少精子症	家族遗传性疾病
	内分泌紊乱
	精索静脉曲张
	隐睾
	感染
	接触毒物、放射线、药物
	生殖道阻塞
	特发性
弱精子症	禁欲时间过长
	免疫因素：抗精子抗体
	部分生殖道阻塞
	感染
	精子结构异常
	特发性
畸形精子症	精索静脉曲张
	遗传因素
	隐睾
	感染
	接触毒物、放射线、药物
	特发性

遗传学

*遗传学异常会影响精子生成或运输。*无精子症和重度少精子症患者是基因检测的指征。常见的基因异常包括囊性纤维化跨膜传导调节蛋白基因突变（CFTR）、常染色体和性染色体异常、Y 染色体微缺失等。CFTR 基因发生 1 或 2 拷贝突变常表现为先天性输精管缺失或其他类型梗阻，但是没有肺部症状。也可表现为核型异常，如克氏综合征（47 XXY）或染色体倒位和易位。由于常规染色体核型分析有局限性，因此需行 Y 染色体微缺失检测，这些微缺失与睾丸发育和精子生成有关。遗传学检查后，在妊娠前进行遗传咨询至关重要。*研究表明，男性高龄者，自发性常染色体显性突变率增高，且年龄越大，该风险越高，但是目前尚无标准化的指标去监测该变化。研究亦表明，男性年龄大于 40 岁者，流产率增加。*

诊断流程

无精子症患者需要进一步行两项检查。若可疑由输精管阻塞所致（梗阻性无精子症），则精子会在梗阻部位以上蓄积，例如输精管缺如或输精管切除术后患者常合并附睾肿大，经皮附睾穿刺和显微附睾取精可获得有活力的正常精子。若无梗阻因素存在（非梗阻性无精子症）并可疑睾丸发育异常，则睾丸活检可以鉴定是否在曲细精管内有少量精子。通过上述任一项检查，可以获取少量精子，通过卵胞浆内单精子显微注射（ICSI）技术使卵子受精。

不明原因不孕症

*有些夫妇双方进行综合检查后未发现引起不孕的原因。男性精液正常，女方有排卵，宫腔正常，输卵管通畅。*约 15% 的不孕症夫妇被诊断为不明原因不孕症，提示夫妇双方在妊娠过程中存在一个或多个轻度异常改变而导致不能正常受孕。这种异常在常规检查中难以发现。*这些夫妇自然受孕率较低，每月为 1%~3%，而且受女方年龄和不孕时间长短的影响。*若行腹腔镜检查，可能发现存在盆腔粘连和轻度的子宫内膜异位病灶。在腹腔镜检查的同时可治疗。不行腹腔镜检查而直接进行不孕症治疗也是合理的。

治疗

*不孕症往往与夫妇双方一项或多项异常有关。*数量众多的药物、外科手术和辅助生殖技术（ART）可治疗不孕症。不明原因的不孕症夫妇，经验疗法往往奏效，解决一个或多个方面的轻微异常。这些夫妇和其他不孕症夫妇一样，逐步接受系统的不孕症治疗。先用简单的方法，接下来积极促排卵治疗、人工授精治疗，最后行 IVF 治疗（详见后续内容）。

手术对某些情况有益。如果患者有盆腔疼痛和不孕症，腹腔镜手术可以发现并治疗引起盆腔疼痛的病灶，并能从生育角度评估盆腔情况。若 HSG 提示输卵管阻塞，手术可以达到复通效果。输卵管内膜正常是手术成功的关键。若输卵管受损严重，配子无法通过，则需借助 ART，如 IVF。若子宫腔有明确病变，如黏膜下肌瘤、子宫内膜息肉、宫腔粘连、纵隔等，可以通过宫腔镜手术治疗。

促排卵

诱导排卵治疗用于无排卵或稀发排卵患者。*在促排卵治疗前，需要排除引起排卵障碍的常见疾病，包括甲状腺疾病、高泌乳素血症、PCOS、精神压力过大（包括精神紧张、超负荷训练和饮食障碍）等。*

氯米芬

*临床上最常用的促排卵药物是枸橼酸氯米芬。*可以选择性地与雌激素受体结合，在下丘脑和垂体水平竞争性地阻止雌激素与其受体结合。氯米芬抗雌激素作用导致垂体释放促性腺激素，从而促使卵泡生长。氯米芬一般在月经周期第 3~5 天开始用药，连用 5 天。若无卵泡生长，则下个周期用药可以加量。排卵障碍者往往有月经稀发，有些患者需要用孕激素撤退出血，方能进入促排卵周期。有排卵者应用氯米芬，可以诱发多个成熟卵泡生长。

应用氯米芬后，服最后一片药后的 5~12 天，卵泡开始生长，可以通过以下方法监测。自月经周期第 10 天用尿 LH 试纸监测，排卵期通过性生活或宫腔内人工授精受孕。自月经周期第 11 或 12 天，用阴道 B 超监测卵泡发育。卵泡直径达到成熟卵泡大小（平均直径 >18mm），可以注射 HCG 诱发排卵，外源性 HCG 可以有效地模拟 LH 峰并诱发排卵，可以在相应时间内安排性生活或授精。有些夫妇不愿监测排卵，而是在月经中期有规律的性交。在这种情况下，月经第 21 天，血清孕酮水平可提示是否有排卵。*应用氯米芬者，多胎妊娠风险为 10%，大多为双胎妊娠。此外，还有卵巢过度刺激和形成囊肿的风险，但概率较低。*

控制性超促排卵

外源性促性腺激素可以刺激卵泡生长，在控制性超促排卵中使用促性腺激素进行促排卵。治疗的目的是，在排卵障碍患者中获得单卵泡发育（尤其是对氯米芬无反应的患者）以及在其他不孕患者中获得多个成熟卵泡。相关药物包括纯化的促性腺激素（从绝经妇女尿中提取的 FSH 和 LH）和重组 FSH，药物剂量需依据患者年龄、体重、不孕原因和既往对药物反应而确定。这些药物的促排卵效果比氯米芬好，需要定期监测卵泡发育，包括经阴道 B 超监测和测定血清雌二醇浓度。当至少有 1 个卵泡发育成熟（平均卵泡直径 18mm 和血清雌二醇浓度 > 200 pg/mL），使用 HCG 诱发排卵。在注射 HCG 后的 12~36 小时进行授精。*控制性超促排卵的风险包括卵巢过度刺激、多胎妊娠概率约为 25%，以及增加异位妊娠的风险。*

子宫腔内人工授精

IUI 前需将精液进行优化处理，去除精液中的前列腺素、细菌和蛋白，最终制成体积较小的精子悬液。行 IUI 时，用窥器打开阴道，将精子悬液吸到细长柔软的人工授精管中，将管经宫颈置入宫腔内，推注精子悬液（图 42.7）。总前向运动精子数至少要达到 100 万，若数量过少则很难妊娠。*在不孕症夫妇中，特别是由于男方轻度精液异常而导致的不孕，IUI 治疗可以提高妊娠率。*精液严重异常者需要实施 ART 才能生育。若男性是无精子症且睾丸穿刺活检也没有精子，以及无性伴侣的单身女性，可以选择供精宫腔内授精方式受孕。

辅助生殖技术

辅助生殖技术（ART）包括对配子、受精卵以及胚胎进行操作。在美国，IVF 占全部 ART 的 99%。*IVF 包括促排卵治疗获得多个卵泡发育，穿刺取出卵子，在胚胎实验室将卵子进行体外授精和胚胎培养，最后将胚胎经宫颈移植入子宫腔内。*IVF 用药包括促性腺激素刺激卵泡生长、促性腺激素释放激素类似物（激动剂或拮抗剂）防止排卵、HCG 促使卵子在取卵前最终成熟。在超促排卵过程中，用阴道超声和血清雌二醇水平监测卵巢反应性是非常必要的。

依据不孕症的病因，受精方式可以采用常规方式，将一个卵子放置在千百万个精子中间，期待自然受精，或采用 ICSI 技术（图 42.8）。因此，体外受精技术完成了生理状态下配子的运输、受精和胚胎运输。*取卵术后，每天黄体支持很重要，该治疗可以促进内膜转化并有利于妊娠。确定妊娠后，黄体支持需要至少持续至孕 10 周。*

IVF 指征包括输卵管缺如或阻塞、输卵管绝育术后、输卵管复通手术失败、严重盆腔粘连、严重

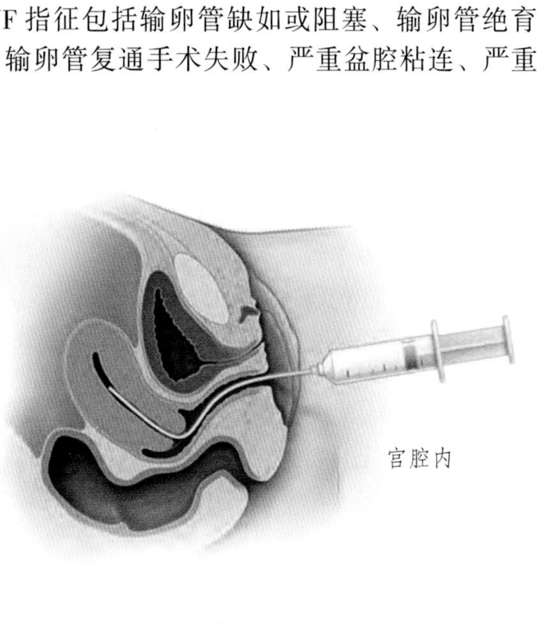

图42.7 宫腔内人工授精技术。

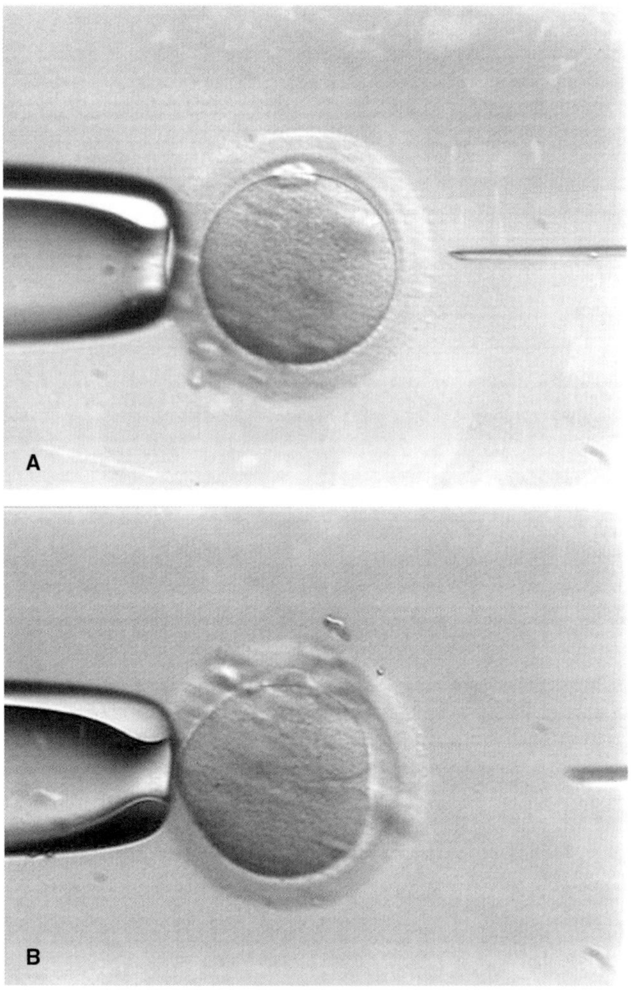

图42.8 卵胞浆内单精子注射。（A）一个卵子被显微固定针固定，注射针内有一个精子。（B）注射针穿过透明带和卵母细胞膜，精子被注射至卵胞浆内。

子宫内膜异位症、卵巢对促排卵药物低反应、排卵障碍、严重男性因素所致不育、不明原因不孕症和其他治疗方法失败者。*IVF 成功率取决于不孕症的病因和女性年龄。*新鲜取卵周期的妊娠率取决于移植胚胎数量和质量，可以高达 40%~50%，多胎妊娠率约为 30%，自然流产率至少 15%。在某些情况下，通过使用供者配子，胚胎质量、数量以及妊娠率均会提高。

咨询

医疗团队采取的方法有助于确保患者获得足够且正确的指导。*为接受 ART 治疗患者提供咨询时，需要包括以下内容：多胎妊娠的风险、多胎妊娠减胎术相关的伦理问题、ART 治疗时精神压力及领养子女问题等。*临床医生也应熟悉各个州关于不孕症服务、治疗的法律规定以及医疗保险所能支付的范围，

因为这些治疗花费非常高，保险支付很少或者根本不支付。

临床随访

该夫妇有较好的医疗保险支付，愿意接受综合性治疗，月经周期第21天孕酮水平正常、子宫输卵管造影正常、男方精液分析正常。可以选择期待自然受孕或氯米芬诱导排卵后宫腔内人工授精治疗，他们选择了后者。3个月后成功妊娠，最终足月顺利分娩了一个健康女婴。

（译者：梁菊艳）

访问 http://thePoint.lww.com/activate，有互动式USMLE式问题库及更多内容！

第 43 章 经前期综合征与经前焦虑症

本章主要涉及 APGO 教育的重点问题：

主题 49 经前期综合征与经前焦虑障碍

学生们应掌握经前期综合征和经前焦虑症的诊断标准和恰当治疗方法，能鉴别两者之间的差异。

> 临床病例
>
> 患者 32 岁，因其朋友们注意到最近她变得非常情绪化和易怒，特别是在月经期前。朋友们告知她可能有经前期综合征。患者还主诉不能集中精力，感觉焦虑，并有睡眠障碍。

*经前期综合征（PMS）是一组规律的、周期性发生在月经周期黄体期的躯体、情绪和行为方面的变化，常影响患者的生活。*这些症状在月经来潮后缓解，月经结束时消失。这种周期性症状复杂多变，其严重程度和对患者的工作、家庭和（或）日常生活的影响程度多有不同。*第 4 版《精神障碍诊断与统计手册（DSM-IV）》中列出了经前焦虑障碍（PMDD）的诊断标准，需具备 11 种症状中的 5 种，而 5 种症状中至少包括 1 种精神症状，如抑郁情绪、焦虑或紧张、易怒或活动兴趣降低（缺乏快感）。*这些症状通常发生在月经周期的黄体期。

这两种疾病的病理生理机制还未充分阐明。*应注意，不要与那些不干扰患者日常生活并常发生于正常排卵期的机体紧张症状相混淆。*

发病率

有 75%~85% 的妇女会发生经前期综合征。*约 5%~10% 的患有经前期综合征的女性会严重影响到日常生活。经前焦虑障碍，在第 4 版《精神障碍诊断与统计手册（DSM-IV）》中列举了严格的诊断标准，其仅仅会影响到 3%~5% 的女性。*经前期综合征和经前焦虑障碍始于月经初潮，也可以长期存在于以后的生活中，甚至到 40 多岁，提示患者因不适症状而就医时反映出的犹豫情绪。这些症状表现因民族文化不同而有差异。有些证据表明，不同民族中经前焦虑障碍发病率不同，地中海和中东地区发病率高，而亚洲发病率低。双胞胎研究也与其一致，提示其发生存在遗传因素。

症状

与经前综合征相关的症状超过 200 种，每个患者的症状各有特点。因此，反复发生的症状比那些特殊症状更加重要。*腹胀、疲劳等躯体症状最为常见。*其他症状包括乳房肿胀疼痛（乳痛症）、头痛、痤疮、消化不良、头晕、对外界刺激敏感性增加、潮热。*最常见的行为改变是情绪不稳。*其他行为改变包括烦躁不安、情绪低落、焦虑不安、对立情绪、哭泣、食欲增加、难以集中注意力和性欲变化。表 43.1 列出了经前期综合征的诊断标准，表 43.2 列出了第 4 版《精神障碍诊断与统计手册（DSM-IV）》所述的经前焦虑障碍的诊断标准。*诊断经前焦虑障碍的标准比经前期综合征更加严格，并强调有情绪相关症状。经前期综合征可以基于精神或躯体的症状来进行诊断。*

病因

许多理论试图解释经前期综合征，包括雌激素、孕激素、内啡肽、儿茶酚胺、维生素和矿物质水平改变等，但没有一种理论能够统一解释目前所见到的各

框 43.1　经前期综合征的诊断标准

1. 若病人主诉连续三个月经周期的前 5 天至少有以下一种精神和躯体的症状，就可以诊断经前期综合征

精神症状

抑郁、易怒、烦躁、焦虑、困惑、不合群

躯体症状

乳房触痛、腹胀、头痛、四肢水肿

2. 这些症状在月经来潮 4 天内缓解，无症状期持续到月经周期的第 13 天。症状是在没有采取任何药物治疗、激素摄入、非服药或饮酒时出现。症状在两个周期重复发生，患者存在社会或经济方面存在可识别的功能障碍

Adapted with permission from Mortola JF, Girton L, Yen SS. Depressive episodes in premenstrual syndrome. *Am J Obstet Gynecol*. 1989; 161(1 pt 1):1682–1687.

框 43.2　经前焦虑障碍的诊断标准

A. 在过去一年的大多数月经周期中，五个或更多的症状会在黄体期最后一周的大部分时间出现，在月经来潮几天内开始缓和，月经来潮后期消失，且至少会出现下面列出的 1，2，3，4 症状（“核心症状”）中的至少一项

1. 明显的抑郁情绪，自我否定意识，感到失望
2. 明显的焦虑，紧张，感到“激动”或“不安”
3. 突然伤感、哭泣或对拒绝增加敏感性
4. 持续性和明显易怒或发怒，或与他人的争吵增加
5. 日常活动兴趣的降低
6. 主观感觉注意力集中困难
7. 嗜睡，易疲劳或能量明显缺乏
8. 食欲明显改变，有过度摄食或产生特殊的嗜食渴望
9. 嗜睡或失眠
10. 主观感觉不安或失控
11. 其他躯体症状，如乳房触痛或肿胀，头痛，关节或肌肉疼痛，肿胀感，体重增加

B. 工作或上学受到明显干扰，或通常的社交活动和与他人的关系受到干扰

C. 这些失调不是另一种疾病加重的表现

D. 标准 A、B、C 必须经至少连续 2 个月经周期的每日的前瞻性记录来确认。（这个确认之前仅能够做暂时性诊断）

Reprinted with permission from American Psychiatric Association. *The Diagnostic and Statistical Manual of Mental Disorders*. 4th ed. Text Revision. (DSM-IV-TR). Arlington, VA: American Psychiatric Association; 2000.

种变化。有症状的女性与没有症状的女性相比，除 5-羟色胺初步研究结果外，上述物质没有明显变化。现在认为，黄体期孕酮水平低下是经前期综合征和经前焦虑障碍的原因，但是测定血清孕酮值与临床补充孕激素的结果不支持这一理论。

目前，数据支持血清素失调理论是 PMDD 发生的基础。正常血液循环中激素水平波动可以触发异常血清素反应。单胺氧化酶可降低 5- 羟色胺活性，孕酮增强单胺氧化酶活性，雌激素增强单胺氧化酶抑制剂活性。因此，5- 羟色胺活性在黄体期孕激素占主导地位时下降。激素间相互作用十分复杂，因此仅仅恢复孕激素水平并不能改善症状。已经有前期焦虑性障碍的女性同没有症状的女性相比，孕酮绝对水平没有差异，单胺氧化酶抑制剂不能改善这些患者的症状。最近研究表明，γ- 氨基丁酸是减少异体孕烯醇酮（一种孕酮代谢物）水平的重要因素。

诊断

事实上，任何导致情绪或躯体周期性变化者都应包括在 PMS 鉴别诊断中（框 43.3）。研究显示，患者回忆症状和症状发生的时间往往有偏差且不准确，其原因是由于社会背景和文化背景的不同。*目前接受 PMS 治疗的多数患者，实际上症状并未仅出现在黄体期；因此，PMS 和 PMDD 应严格按照标准进行诊断*。

医生必须在一开始就保持开放的心态，不能过早地排除主要问题。鉴别诊断时，医师应考虑医疗问题、精神疾病以及经前加重的医疗和（或）精神状况。围绝经期也会出现类似症状（见第 41 章）。

月经日记

由于 PMS 和 PMDD 病因尚不明确，尚无权威性体格检查或实验室指标有助于诊断。*目前，明确 PMS 和 PMDD 诊断取决于患者黄体期的表现*。可以建立前瞻性症状记录，包括 2 个或多个连续月经周期日记。要求患者监测自身 2 个或多个月经周期症状和月经出血模式。对于 PMS 患者，只需列出相关症状，但必须有一个无症状的间隔。对于 PMDD 患者，应要求她也监测症状的严重程度，必须出现 11 个症状（见框 43.2）中的 5 个症状，其中一个必须是核心症状，还必须证实卵泡期内无症状。如果症状持续到卵泡期但不严重，应考虑黄体期加重的症状是另一种不同的疾病。

众所周知，许多躯体和精神疾病会在黄体期加重，包括肠易激综合征和重度抑郁症（MDD）。将 PMDD 与这些疾病相鉴别十分重要。尤其是要鉴别重度抑郁症和 PMDD，因为抑郁症患者有自杀风险。有很多诊断方法可以协助患者坚持写好自己的月经日记。图 43.1 显示了一个名为“每日记录严重问题”的方法。

框 43.3 经前期综合征的鉴别诊断
过敏
乳腺疾病（乳腺纤维囊性改变）
慢性疲劳状态
贫血
慢性巨细胞病毒感染
莱姆病
结缔组织病（红斑狼疮）
药物和精神性药物滥用
内分泌失调
肾上腺疾病（库欣综合征和肾上腺功能减退）
促肾上腺皮质激素合成障碍
高雄血症
高泌乳素血症
垂体功能减退症
嗜铬细胞瘤
甲状腺疾病（甲状腺功能减退和甲状腺功能亢进）
家庭婚姻和社会压力（身体虐待或性虐待）
胃肠状态
炎症性肠疾病（克罗恩病和溃疡性结肠炎）
肠易激综合征
妇科疾病
痛经
子宫内膜异位症
盆腔炎症性疾病
围绝经期
子宫肌瘤
特发性水肿
神经系统疾病
偏头痛
癫痫发作
精神和心理障碍
焦虑症
暴食症
人格障碍
精神疾病
躯体病样精神障碍
单相和双相情感障碍

From Smith RP. *Gynecology in Primary Care.* Baltimore, MD: Lippincott Williams & Wilkins; 1996:434.

诊断试验

PMDD 患者应进行评估，排除其他疾病，这虽然很重要，但要知道尚无具体的检查结果能够诊断 PMDD。较合理的做法是血常规检查，测定甲状腺激素水平，因为在年轻妇女中，甲状腺疾病和贫血很常见；但是，并没有证据表明，正在接受 PMS 和 PMDD 治疗的患者更易患甲状腺疾病和贫血。

治疗

*前瞻性图表中的症状不仅列出了患者周期性和非周期性症状类型，也在诊断和治疗疾病中发挥了关键作用，使患者的一些症状重新获得控制。*对一些女性来讲，诊断有助于缓解她们对自己“日益疯狂”的恐惧。当患者洞悉自我时，她们就可以更加忍耐自身的症状。在治疗过程中，通常需要持续记录症状，监测治疗效果，并决定进一步重点治疗的必要性。

非药物治疗

饮食方面建议吃新鲜而不是加工食品。鼓励患者多吃水果和蔬菜，减少精加工糖类和脂肪摄入量。减少盐摄入量有助于减轻腹胀，不进食咖啡因和酒精可以减少紧张和焦虑。虽然这些疗法在统计学上对 PMS 和 PMDD 没有显著改善，但却是合理的、有益的，大部分患者一般健康状态得到改善；在一些研究中证实，疾病有改善趋势。显然，这些干预都是低风险且通常是健康行为。

*可以显著改善症状的生活方式包括有氧运动、补充碳酸钙和镁。*相对于静止运动（如举重），有氧运动有助于增加内源性内啡肽的产生。与安慰剂相比，补钙可以减少水潴留、降低食欲、减轻疼痛等。

其他干预措施的研究显示出相互矛盾的结果，包括补充维生素 E、D 和荆浆果提取物以及放松疗法、认知疗法和光疗。这些疗法很多无不良副作用，对于一些患者是有效的。研究表明，补充维生素 B_6 临床疗效有限，应提醒患者剂量超过 100mg/d 会导致周围神经病变等损害。研究表明，晚上使用樱草油无效。替代疗法包括冥想、芳香疗法、按摩、针灸、穴位按摩和瑜伽，在这些领域有必要进一步的研究。

药物治疗

*除改变生活方式、行为疗法和膳食补充外，药物治疗可以有效缓解症状。*已发现非甾体类抗炎药可以有效地控制 PMS 患者痛经、乳腺疼痛、腿部水肿等，但在其他方面无效，这可能与体内各部位前列腺素的生成有关。螺内酯可减轻腹胀，但不缓解其他症状。

抑制排卵

基于由于激素水平波动引发了异常血清素反应这个基本机制，通过药物抑制排卵对 PMS/PMDD 应该是有效的，但是抑制排卵似乎对 PMDD 患者无效。

每日记录严重的问题

请打印和使用尽可能多的表，因为你需要进行最少 2 个月的记录

姓名或姓名缩写 ____________

出生年月 ____________

每个晚上记录你所经历的每一个问题的严重程度。在对应的严重程度的框内划一个“×”：1 代表一点也不；2 代表极少的；3 代表轻微的；4 代表中度；5 代表严重；6 代表极度严重

开始日期（周一为M，周四为R，等等）																																
用 S 标注症状																																
用 M 标注月经期																																
按日历的时间准确标注		1	2	3	4	5	6	7	8	9	10	11	12	13	14	15	16	17	18	19	20	21	22	23	24	25	26	27	28	29	30	31
1 觉得抑郁、伤心、没有希望，没有价值或有犯罪感	6 5 4 3 2 1																															
2 觉得焦虑、紧张，有失控感	6 5 4 3 2 1																															
3 情绪不稳（如突然觉得伤心、泪流满面），或情绪敏感，有被拒绝感或易被伤害	6 5 4 3 2 1																															
4 感觉生气或易被激怒	6 5 4 3 2 1																															
5 对日常生活失去兴趣（工作、学习、朋友、日常爱好）	6 5 4 3 2 1																															
6 精神不易集中	6 5 4 3 2 1																															
7 嗜睡，乏力，或没有精力	6 5 4 3 2 1																															
8 食欲明显改变，有过度摄食或产生特殊的嗜食渴望	6 5 4 3 2 1																															
9 睡眠增多，不易睡醒，或入睡困难	6 5 4 3 2 1																															
10 觉得受打击或无法竞争，或觉得失去控制	6 5 4 3 2 1																															
11 乳房触痛、肿胀感、体重增加、头疼、关节或肌肉疼痛，或其他躯体症状	6 5 4 3 2 1																															
12 工作、学习、家庭或日常生活中，至少上述活动的一项出现低迷或效率降低	6 5 4 3 2 1																															
13 至少上述活动的一项，不愿参加或兴趣下降	6 5 4 3 2 1																															
14 与他人相处受干扰	6 5 4 3 2 1																															

图43.1 每日记录严重表现。

对PMS和PMDD的研究充满了多重挑战，因为两者严格的诊断标准只是最近才建立和规范的，许多以前的研究方法匮乏，且患者的安慰剂效应（30%~70%）显著。因为症状与排卵周期相关，抑制排卵对某些PMS患者是有益的，可以使用口服避孕药、达那唑或促性腺激素释放激素激动剂。对于需要避孕的患者而言，首选口服避孕药是合理的。然而，一些患者口服避孕药后，症状会恶化。

选择性5-羟色胺再摄入抑制剂

PMS和PMDD的治疗方法不同。对于那些按照严格诊断标准确诊为PMDD的患者，治疗金标准是选择性5-羟色胺再摄入抑制剂（SSRI）。

已经研究了许多药物，只有4个药物经美国FDA批准治疗PMDD：氟西汀、舍曲林、帕罗西汀缓释剂、屈螺酮/炔雌醇。在循证医学数据综述中，15项随机安慰剂对照试验证明了SSRI类药物是有效的。复方口服避孕药屈螺酮/炔雌醇是唯一有效的、最新的治疗PMDD的方案。连续服用（每日剂量）或间歇服用［仅在黄体期（月经期前14天）］SSRI类药物是有效的。*患者常反馈在第一个周期用药时，症状就有所改善，说明PMDD与抑郁症的病理生理学是不同的，因为抑郁症患者往往需要多个周期治疗，症状才会改善。*SSRI类药物的副作用包括胃肠不适、失眠、性功能障碍、体重增加、焦虑、潮热和神经质等。

其他治疗

*短期研究已证明；使用达那唑和促性腺激素释放激素激动剂对于PMS和PMDD是有效的，但是长期使用这些药物的效果并未得到充分评价，而且这些药物常会带来显著的副作用。*两者都会造成“药物性卵巢切除”，可以用作卵巢手术切除前的试验。卵巢切除术应用于那些症状严重、符合严格诊断标准、除GnRH激动剂外治疗无效的患者。

临床随访

在进行了2个月有价值的前瞻性日常症状记录后，数据表明她符合PMDD诊断标准，不符合严重抑郁症标准。开始服用选择性5-羟色胺再摄取抑制剂，在一个月内症状有所改善。她计划在医师指导下，至少几年内都保持这样治疗。

（译者：梁菊艳）

访问 http://thePoint.lww.com/activate，有互动式USMLE式问题库及更多内容！

第6篇 妇科肿瘤与子宫平滑肌瘤

第 44 章 细胞生物学与肿瘤治疗原则

学生应理解细胞生物学基本过程，能将此过程与恶性肿瘤细胞行为相联系，理解化疗、放疗和其他新型治疗方法对肿瘤细胞的作用。

临床病例

患者60岁，已完成卵巢癌肿瘤细胞减灭术，准备进行术后治疗，咨询化疗相关问题，特别是一些关于化疗副作用的问题。

乳腺和生殖系统肿瘤的治疗包括手术、化疗、放疗或激素治疗，可单独应用或联合应用。具体治疗方案则应根据肿瘤病理类型、分期和患者个体情况而确定。*个体化治疗是肿瘤治疗的一个重要方面。*

细胞周期和肿瘤治疗

掌握细胞周期对理解肿瘤治疗非常重要。理想的肿瘤治疗是药物仅靶向杀伤癌细胞，而对健康组织无影响。*为了使肿瘤组织成为最佳的治疗靶标，我们不仅需要了解正常细胞的功能，而且也有必要了解癌细胞与正常细胞之间的差异。*

许多治疗药物是基于癌细胞具有持续分裂的特征，这些药物干扰细胞分裂，从而易于杀伤癌细胞。

除静止期外，细胞周期还包括四个阶段（图44.1）。在 G_1 期（有丝分裂后期），主要为RNA和蛋白合成、细胞生长、DNA修复。G_1 期完成后，细胞进入S期（合成期），此期完成DNA全部复制。G_2 期是其他RNA、蛋白和某些特殊DNA合成阶段。细胞分裂发生在M期（分裂期）。分裂期后，细胞再次进入 G_1 期，或者退出细胞周期进入静止期（G_0 期）。*G_0 期细胞不具有细胞周期中的合成活性，不能成为针对生长分裂细胞药物的治疗靶细胞。*生长分数是指进入分裂期的肿瘤细胞所占比例（即非 G_0 期细胞），肿瘤增大后，由于血供和氧水平下降，因此生长分数下降。*手术切除肿瘤组织（肿瘤细胞减灭术）能使 G_0 期细胞重新进入细胞周期，从而增加化疗和放疗敏感性。*

增代时间是细胞周期时长，即从M期到下一个M期。对于一种给定的细胞类型，其S期和M期长度是相对恒定的，而 G_2 期，尤其是 G_1 期有差异。G_1 期时长变化的原因与细胞进入静止期（G_0）一段时间后又重新进入细胞周期有关。G_1 期时长对细胞治疗敏感性有很大影响。

化疗药物和放疗均是通过一级动力学效应杀伤癌细胞，提示每剂化疗药物可杀伤固定比例的癌细胞，而不是杀伤固定数量的癌细胞。*临床证实，若干个间断疗程的治疗比一次大剂量治疗更有效。*

化疗

化疗药物包括：①细胞周期非特异性药物，提示药物能杀伤所有细胞周期中不同阶段的细胞，对于低生长指数肿瘤更为敏感；②细胞周期特异性药物，这类药物能杀伤细胞周期中处于某阶段的细胞，多用于分裂活性比例较高的肿瘤。图44.1显示了常用药物及其在细胞周期中的作用位点。

有几种抗肿瘤药物（见表44.1）。烷化剂和烷化剂类药物与DNA结合并交联，干扰DNA复制，最终干扰RNA转录。分裂细胞，尤其是 G_1 晚期细胞和S期细胞，对这些药物最敏感；然而，这些药物是细胞周期非特异性的（即对细胞周期所有阶段均有效）。主要副作用是骨髓抑制，烷化剂类药物作用相似，包括顺铂、卡铂等铂类药物。

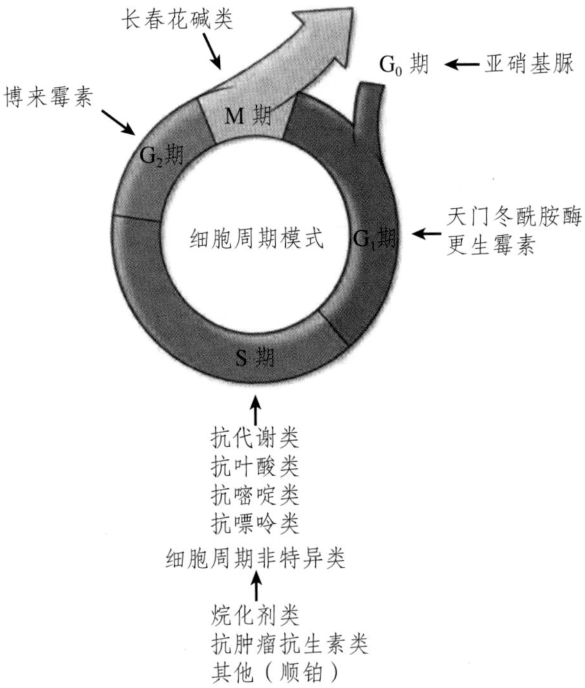

图44.1 抗肿瘤药物作用的细胞周期。

抗肿瘤抗生素抑制DNA指导的RNA合成，也参与自由基形成，引起DNA链断裂。抗肿瘤抗生素是细胞周期非特异性药物，其副作用与烷化剂相似，每种药物均有其自身的毒性。

抗代谢类药物的结构与细胞功能所必需的正常分子类似，竞争性干扰酶活性，影响核酸合成。因此，该类药物对S期分裂细胞作用最强。当大剂量应用时，可以引起骨髓抑制或胃肠道黏膜炎。

长春碱类药物通过阻断微管聚集而干扰细胞M期，可引起骨髓抑制或过敏反应。

拓扑异构酶抑制剂通过抑制拓扑异构酶I（TOPO-I）而导致细胞死亡，TOPO-I为DNA复制所必需。在正常复制细胞中，TOPO-I诱导可逆的DNA单链断裂。TOPO-I抑制剂与DNA和TOPO-I结合，阻断单链DNA断裂修复，从而导致细胞死亡。

内分泌治疗

激素药物常用于妇科癌症治疗，因为这些癌症通常含有雌激素、孕激素和其他内分泌激素受体。这些治疗并不特异性杀伤癌细胞，而是通过生化途径来控制疾病。激素药物通常与其他治疗联合应用。

化疗毒性

*抗肿瘤药物有毒性，因为药物不仅作用于癌细胞，也作用于正常细胞。*表44.2描述了抗肿瘤药物的主要适应证和副作用。红细胞、骨髓细胞、巨核细胞等快速分裂细胞对常用化疗药物最敏感，贫血、粒细胞减少和血小板减少是可预见的副作用。贫血患者常出现倦怠症状。中性粒细胞减少有导致致命性败血症的高危风险，血小板减少有自发性胃肠道或急性颅内出血的风险。预防性抗生素可用于伴有发热的中性粒细胞减少或中性粒细胞缺乏患者，防治严重感染。为了减少出血风险，可以输注血小板。

联合化疗

药物抗性和毒性限制了单药化疗的应用。*而联合化疗减少了这些限制。*药物联合化疗可选择几个

表44.1 化疗药物分类

分类	作用机制	主要毒性	代表药物
烷化剂类	结合并与DNA形成链间、链内交联或与蛋白质结合，阻断复制和转录	出血性膀胱炎、脱发、肾毒性	环磷酰胺，异环磷酰胺，美法仑
烷化剂类似药物	与DNA链交联（链间）	肾毒性、神经毒性、骨髓抑制	顺铂，卡铂
抗生素类	通过自由基形成、插入碱基间而干扰DNA复制	因不同药物而有不同毒性	博来霉素，放线菌素D
抗代谢类	阻断DNA合成所必需的酶	胃肠道反应、骨髓抑制、皮肤病、肝脏毒性	甲氨蝶呤，5-氟尿嘧啶
植物碱类（长春碱）	抑制微管聚合	骨髓抑制	长春碱、长春新碱、紫杉醇
拓扑异构酶抑制剂	抑制拓扑异构酶，导致DNA链断裂	骨髓抑制、脱发、胃肠道反应	依托泊苷、拓扑替康

表 44.2　化疗药物的主要应用和副作用

药物	应用	剂量限制性毒性	其他毒性
紫杉醇（有丝分裂抑制剂）	卵巢癌、子宫内膜癌（晚期）、颗粒细胞瘤	骨髓抑制（中性粒细胞减少）、周围神经毒性	脱发、肌痛/关节痛、GI 毒性、过敏反应
卡铂（烷化剂类似药物）	卵巢癌、子宫内膜癌（晚期、颗粒细胞瘤）	骨髓抑制（血小板减少）	肾毒性、耳毒性、GI 毒性、脱发、过敏反应
顺铂（烷化剂类似药物）	宫颈癌、生殖细胞肿瘤	肾毒性	神经毒性、GI 毒性、过敏反应
博来霉素（抗生素类）	生殖细胞肿瘤	肺纤维化	皮肤病变（黏膜炎、色素沉着）
拓扑替康（拓扑酶抑制剂）	卵巢癌	骨髓抑制（中性粒细胞减少）	脱发、GI 毒性
多柔比星	卵巢癌	骨髓抑制	肢端红肿症、GI 毒性（胃炎、恶心与呕吐）、心脏毒性（极少）
吉他西滨（抗代谢药）	卵巢癌	白细胞减少症	肝毒性、肾毒性、溶血性尿毒综合征
依托泊苷（拓扑异构酶抑制剂）	生殖细胞肿瘤、妊娠滋养细胞肿瘤	骨髓抑制（中性粒细胞减少）	脱发、GI 毒性、急性 MI、急性白血病
异环磷酰胺（烷化剂）	子宫肿瘤	出血性膀胱炎	骨髓抑制，GI 毒性，脱发，中度白细胞减少
甲氨蝶呤（抗代谢药）	妊娠滋养叶细胞肿瘤、葡萄胎	骨髓抑制（所有细胞系）	肝毒性、肾毒性、皮肤毒性（过敏性红疹、血管炎）
放线菌素 D（抗生素）	子宫内膜癌、妊娠滋养细胞肿瘤	骨髓抑制（所有细胞系）	GI 毒性（恶心与呕吐、黏膜炎）脱发、外渗坏死
环磷酰胺（烷化剂）	妊娠滋养细胞肿瘤	骨髓抑制	出血性膀胱炎、脱发、抗利尿激素分泌异常综合征
长春新碱（植物碱）	妊娠滋养细胞肿瘤	骨髓抑制	脱发、GI 毒性、肌痛、外周神经病变

GI，胃肠道；MI，心肌梗死；SIADH，抗利尿激素分泌异常综合征。

方案，在序贯阻滞中，药物可依次阻断单一生化途径中的酶。在同步阻滞中，药物阻断类似的生化途径，最终产生相同的终产物。化疗药物通过干扰 DNA、RNA 或蛋白质合成过程而发挥互补抑制作用。

在联合化疗中，药物间相互作用有协同作用（与药物单独应用相比，抗肿瘤活性增加或毒性减低）、相加作用（联合用药抗肿瘤活性增加，等于各个药物单独作用之和）或拮抗作用（与药物单独应用相比，联用用药的抗肿瘤活性减低）。*联合化疗应符合：①单独应用有效；②作用机制不同；③具有相加或协同作用。*

化疗药物

化疗有不同的方案，辅助化疗通常是在放疗或手术后证实无残余癌灶者，给予一定疗程的高剂量联合化疗，其目的是清除所有残留的癌细胞，治愈疾病。新辅助化疗的目的是根除微转移灶或缩小不能手术者的病灶，从而为患者手术和（或）放疗做准备。诱导化疗通常应用高剂量联合化疗，以缓解病情。维持化疗（巩固化疗）是对肿瘤缓解患者给予长期低剂量化疗，其目的是通过抑制残留癌细胞生长而维持病情缓解。

选择性雌激素受体调节剂（selective estrogen receptor modulators，SERM）作为内分泌治疗可用于雌激素敏感的乳腺肿瘤患者，其作用是阻断雌激素与雌激素受体（estrogen receptors，ER）的相互作用。在乳腺癌中，细胞 ER 对治疗非常重要。ER 阳性肿瘤对内分泌治疗有效。正常情况下，雌激素进入细胞，与细胞质中 ERs 结合，然后复合物转入细胞核内，与染色体的受体位点结合，激活 RNA 转录与蛋白合成。SERM 是雌激素结合的竞争性抑制剂；SERM-ER 复合物与染色体结合，但不激活细胞代谢，从而降低细胞活性和细胞分裂，减缓肿瘤生长。

此外，SERM 可用于预防肿瘤复发。在美国，最常应用的两种SERM是他莫昔芬和雷洛昔芬。*虽然相对无毒，但是一些SERM有增加内膜癌、子宫肉瘤及子宫内膜良性病变的风险。*

芳香化酶抑制剂（AI），如阿那曲唑和来曲唑，可抑制肿瘤内和血浆雌激素水平，常用于他莫昔芬治疗无效的绝经后晚期乳腺癌患者。此外，AI常作为辅助治疗，与他莫昔芬序贯应用，预防乳腺癌复发。*AI诱导的低雌激素状态与骨质丢失有关。*

孕激素药物可用于手术治疗不可行、不安全或不想手术的早期子宫内膜癌患者。孕激素也可用于一些复发性疾病。最常用的孕激素药物是甲羟孕酮和甲地孕酮。

其他用于有效治疗或预防激素相关肿瘤的激素药物正在研究中，其中提示在复发性疾病治疗有效的药物包括戈舍瑞林（合成激素）和阿左昔芬（SERM）。

放疗

电离辐射产生游离的氢离子和氢氧自由基。在供氧充足的情况下，形成过氧化氢（H_2O_2），干扰DNA结构，最终导致细胞裂解。与化疗相同，以一级动力学模式杀伤癌细胞。*因为分裂细胞对放疗损伤更敏感，由于给定的肿瘤中不是所有细胞都位于分裂期，因此分隔剂量放疗比单剂量放疗更有效。*多次低剂量放疗也可减少正常组织的毒副作用。

分隔剂量放疗源自放射生物学的“4R原则”：

1. 亚致死损伤的修复：分次放疗时，正常细胞存活数量明显高于单剂量放疗（与单剂量放疗相比，患者能耐受分隔放疗中更高的放疗总量）。

2. 重新增殖：停止放疗后，干细胞重新激活；再生能力依靠有效的干细胞数量。

3. 再氧化：在有氧情况下，细胞对放疗损伤更加敏感；肿瘤细胞杀伤后，存活的肿瘤细胞更接近毛细血管，从而增加了肿瘤的放疗敏感性。

4. 细胞周期再分布：由于肿瘤细胞处于细胞周期各个阶段，分隔剂量放疗能使给定的细胞在其最敏感的阶段接受照射。

放射吸收剂量（rad，拉德）用于测量每单位组织内能量吸收数量，吸收剂量的标准测量单位是戈瑞Gray，定义为1 J/kg，1Gray等于100rad。放疗方式有2个：外放疗（远距离放疗）和局部放疗（近距离放疗）。远距离放疗使用高能射线（>100万eV）；对皮肤无损伤，对骨骼的毒性较少。对外照射的耐受力有赖于周围正常组织对放疗损伤的耐受程度。远距离放疗通常用于局部放疗前缩小肿瘤。近距离放疗遵从平方反比定律：给定点的放疗剂量与距离放射源距离的平方呈反比。将放射源尽可能放在最近的距离，近距离放疗使用封装的离子放射源直接放进组织（组织间隙）或放入自然体腔（腔内）。腔内装置能放入子宫、宫颈或阴道，然后装入低剂量放射源（铯-137）或高剂量放射源（铱-192和钴-60）进行治疗，这种方法可保护健康组织免于放射暴露。治疗早期乳腺癌的一个新方法是将气囊导管置入乳腺肿瘤切除时形成的腔内，放入高剂量腔内放射源。组织间隙插植放疗应用同位素（铱-192和碘-125）制作的丝或粒，这些插植物通常是临时的，永久性同位素插植物正在研究中。

新的放疗方案正在研究中，如对于既往放疗的复发患者，由于不能接受高剂量外照射，因此，可采取术中治疗。

并发症

*放疗相关的并发症包括急性或晚期（慢性）并发症。*急性反应发生于快速分裂的组织，如上皮（皮肤、胃肠道黏膜、骨髓和生殖细胞），表现为细胞分裂活动停止、细胞肿胀、组织水肿及组织坏死。与妇科放疗相关的早期副作用包括肠炎、急性膀胱炎、阴道炎、直肠乙状结肠炎，局部皮肤脱屑，偶有骨髓抑制。慢性并发症发生于放疗结束后数月到数年，包括小血管消失或血管壁增厚、纤维化和上皮及实质细胞数量减少、慢性直肠炎、出血性膀胱炎及形成输尿管阴道瘘、膀胱阴道瘘、直肠或乙状结肠狭窄、肠梗阻和胃肠道瘘。

新型化疗药物

新的肿瘤治疗药物是分子靶向治疗、癌症疫苗和基因治疗，目前已获得几种特异性靶向癌细胞的分子或蛋白的药物，如曲妥单抗是一种针对人上皮细胞生长因子受体2蛋白（HER-2）DNA来源的单克隆抗体。目前，曲妥单抗治疗的指证是过度表达HER-2的转移性乳腺癌患者，在妇产科肿瘤中的应用尚在研究阶段。此外，贝伐单抗是一种针对血管内皮生长因子蛋白的单克隆抗体，抑制肿瘤血管生成，现阶段正在对包括上皮性卵巢癌在内的各种肿瘤治疗的可行性进行研究。

目前肿瘤疫苗治疗卵巢癌正在研究中。*治疗性疫苗的基本原则是用改良过的肿瘤细胞免疫因子，刺激患者免疫系统，从而识别并杀灭肿瘤。*一直在研究将失活病毒株作为疫苗载体，希望建立更高的免疫原。目前，这种治疗作用一般，但研究仍正在进行中。

因为妇科肿瘤中大部分来源于 DNA 突变导致的基因功能缺失，治疗研究集中在肿瘤基因处理或基因治疗方面。例如，由于卵巢癌患者中半数表现为有害的 p53 基因突变，因此，研究集中在以各种病毒载体将正常 p53 基因产物转送至肿瘤中，希望肿瘤能表达野生型基因产物，从而抑制肿瘤生长。迄今为止，疗效甚微，但研究仍在继续。

无论是作为主要治疗，还是作为辅助治疗，这些新颖的治疗观念具有许多潜在的优势。*这个工作仍处于试验阶段，以最小的毒性清除癌细胞仍是肿瘤治疗的目标。*

临床随访

作为医生，我们要解释化疗的毒副作用，包括血细胞计数改变而导致感染概率增加、肾功能改变、脱发、听力改变、胃肠系统症状和疼痛。患者现在已准备好接受化疗，而且对她可能经历的过程有充分的理解。

（译者：张丽志）

访问 http://thePoint.lww.com/activate，有互动式 USMLE 式问题库及更多内容！

第 45 章 妊娠滋养细胞肿瘤

本章主要涉及 APGO 教育的重点问题：

主题 50 **妊娠滋养细胞肿瘤**

学生应能简述妊娠滋养细胞肿瘤（gestational trophoblastic neoplasia，GTN）患者的诊断、治疗和随访，识别高危因素、常见的症状与体征、体格检查，能鉴别葡萄胎和恶性 GTN。

> 临床病例
>
> 患者 27 岁，G1，阴道出血。根据末次月经计算，现已妊娠 8 周。患者有严重的恶心、呕吐。医生为患者行 B 超检查，结果显示为落雪征，子宫内无胎儿影像。

妊娠滋养细胞肿瘤（GTN）是一个病因不明的少见的异常妊娠，通常为良性疾病，称为葡萄胎。*GTN 是一组临床疾病，包括所有来源于异常胎盘（绒毛）增生的肿瘤。*葡萄胎分两种，完全性葡萄胎（无胎儿）及部分性葡萄胎（除水泡状妊娠外，还有胎儿成分）。*约 20% 的葡萄胎发展为持续性或恶性葡萄胎，持续性或恶性 GTN 者化疗有效。*

GTN 主要临床表现包括：①与妊娠相似的临床表现；②可靠的诊断方法为超声检查发现特征性表现；③特异性肿瘤标记物，即人绒毛膜促性腺激素（hCG）。*持续性 GTN 可发生在任何妊娠后，但大多数继发于葡萄胎。*

流行病学

在不同的国家和种族间，葡萄胎发生率不同。居住在亚洲的亚洲人发生率最高（1/200 例妊娠）。在美国，葡萄胎发生率接近 1/1500 例妊娠，复发率为 1%~2%。*年龄超过 35 岁和小于 20 岁的女性，GTN 发生风险增加，但是由于女性通常在 20–35 岁妊娠，因此，该年龄段女性 GTN 发生率更高。*该病与低胡萝卜素饮食和维生素 A 缺乏有关。部分性葡萄胎与不孕和自然流产病史有关。

葡萄胎

葡萄胎包括合体滋养细胞异常增生，正常胎盘绒毛组织被水肿的胎盘绒毛所取代。完全性葡萄胎没有可识别的胚胎或胎儿结构。部分性葡萄胎表现为局部滋养细胞增生、胎盘变性，可见胎儿或胚胎结构。

*两种葡萄胎妊娠的基因结构是不同的（表 45.1）。*完全性葡萄胎染色体全部为父源性，是空卵单精子受精后复制或罕见的空卵双精子受精的结果。*完全性葡萄胎核型通常是 46XX，而部分性葡萄胎胎儿的染色体通常是三倍体，*由母源性单倍染色体和父源性两个单倍染色体组成，是双精子与正常卵子受精的结果。*完全性葡萄胎较部分性葡萄胎更为常见，更可能发生恶性转化。*

临床表现

葡萄胎患者有持续妊娠表现，子宫大小和妊娠时间不符，妊娠反应更加严重，妊娠中期出现无痛性出血。*目前，随着妊娠早期超声检查的增加，葡萄胎多在症状出现前即得到早期诊断。异常出血是最常见的临床表现，因考虑为先兆流产而迅速得到检查评估。*首次产科检查时未发现胎心者，即应立即进行检查（根据估计的孕龄）。超声影像检查能根据其特征

表 45.1 部分性和完全性葡萄胎的表现

表现	部分性葡萄胎	完全性葡萄胎
核型	69XXX 或 69XXY	45XX 或 46XY
病理		
胎儿	通常存在	无
羊膜，胎儿红细胞	通常存在	无
绒毛水肿	变化多样，局部	弥漫
滋养细胞增生	局部，轻到中度	弥漫
临床表现		
诊断	稽留流产	葡萄胎
子宫大小	小于或与妊娠月份相符	50% 超过妊娠月份
卵巢黄素化囊肿	罕见	> 25%，根据诊断方式
并发症	罕见	由于早期诊断而变得罕见
侵蚀性葡萄胎及恶性 GTN	< 5%	分别为 15%、4%

Table modified from *ACOG* Practice Bulletin #53, Washington, DC: American College of Obstetricians and Gynecologists; June 2004. Updated information from Berkowitz RS, Goldstein DP. Gestational trophoblastic disease. In: Hoskins WJ, Perez CA, Young RC, eds. *Principles and Practice of Gynecologic Oncology.* 4th ed. Philadelphia, PA: Lippincott Williams & Wilkins; 2005:1057–1061.

性的“落雪征”表现及缺乏胎儿影像而确诊葡萄胎（完全性葡萄胎），见图 45.1。在部分性葡萄胎，超声检查可见异常胎儿（图 45.2）。定量 hCG 水平明显超过孕龄，子宫通常较相应孕龄增大。

葡萄胎可表现为其他症状和体征，包括重度恶心、呕吐，明显的妊娠高血压，蛋白尿，罕见的临床甲状腺功能亢进。*多数表现与异常妊娠产生的高水平 hCG 有关。*有些患者表现为心动过速和气促，其原因与急性高血压危象导致的明显血流动力学改变有关。在这些患者中，体格检查不仅显示孕龄与子宫大小不符、缺乏胎心，而且可出现与重度高血压有关的表现，如反射亢进。盆腔双合诊检查可发现附件肿物（黄素化囊肿；参见第 50 章），是继发于 hCG 刺激而导致的明显卵巢增大。

随着诊断越来越早，葡萄胎并发症越来越少见。*凡是在妊娠前 20 周表现为重度高血压者，均应怀疑为葡萄胎。*

框 45.1 妊娠滋养细胞肿瘤的分类

- 葡萄胎（原发非恶性非转移性疾病）
  - 完全性葡萄胎
  - 部分性葡萄胎
- 恶性妊娠滋养细胞肿瘤（GTN）
  - 持续性非转移性 GTN
  - 转移性 GTN
    - 预后良好的转移性疾病
    - 预后较差的转移性疾病
- 胎盘部位肿瘤（恶性，通常为非转移性）

双胎妊娠中，正常胎儿与完全性葡萄胎或部分葡萄胎共存者非常罕见，患者应住院治疗，给予特别处理。葡萄胎双胎所出现的并发症使这些妊娠难以达到足月，而且发生持续性转移或非转移性 GTN 的风险更高。

*部分性或完全性葡萄胎表现为异常妊娠，部分性葡萄胎最常表现为稽留流产。*与完全性葡萄胎相比，部分性葡萄胎阴道流血更少见。部分性葡萄胎子宫增大常小于相应孕龄。超声检查显示胎盘变性、大体异常胎儿或胚胎。并发症、黄素化囊肿和继发恶变较罕见（见表 45.1）。

治疗

*在多数葡萄胎患者，确切的治疗是立即清除宫腔内容物。*最常应用清宫术，行宫颈扩张和负压吸引，然后再轻柔刮宫。由于在较大的葡萄胎行清宫术时会发生子宫收缩乏力和大量出血，因此必须做好充分准备，必要时给予子宫收缩剂治疗及输血。在较为罕见的妊娠时间较长的部分性葡萄胎患者，需要额外的更大抓钳，以清除异常胎儿。*总之，子宫越大，与滋养细胞栓子有关的肺部并发症、液体超负荷和贫血的风险越高。*

在重度妊娠高血压患者，常伴有血液浓缩和血流动力学改变（参见第 22 章产前子痫部分），情况尤为严重。不推荐行子宫切除术或前列腺素引产术，因为这些治疗增加出血及其他后遗症的发生风险。高水平的循环 hCG 刺激卵泡，导致双侧卵巢多发性囊性增大（黄素化囊肿），不是恶变表现。*在清宫后数月内，黄素化囊肿即可消退，因此，不需要手术切除。*

无生育要求或有其他子宫切除指征者，可行子

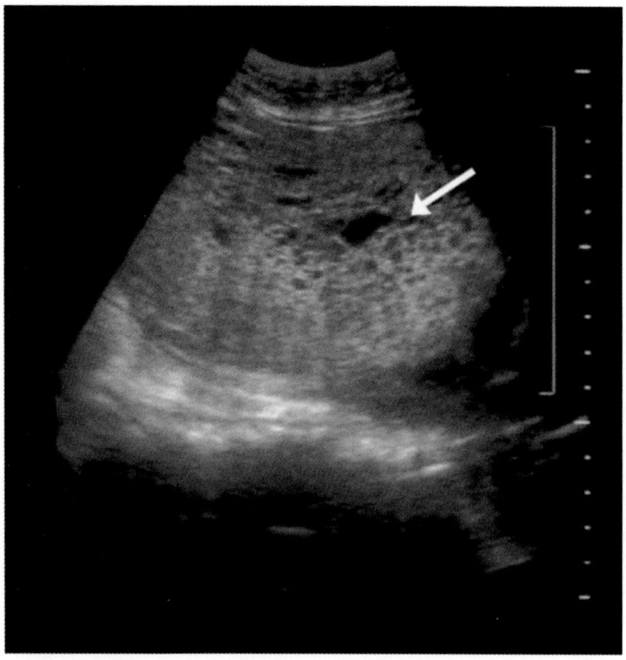

图45.1 超声检查完全性葡萄胎“落雪征”表现，箭头所指为宫内组织。

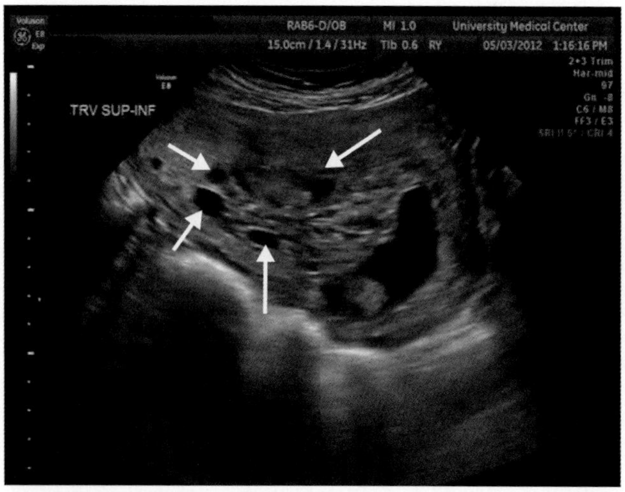

图45.2 超声显示部分性葡萄胎绒毛水肿，箭头所指为不同程度的局部绒毛水肿。

宫切除术，保留卵巢。虽然切除了原发肿瘤，但持续性 GTN 风险仍有 3%~5%。

清宫后治疗

由于有复发倾向，因此患者应在葡萄胎清宫术后，密切监测 6~12 个月。 Rh-阴性患者应给予 Rh 免疫球蛋白。随访包括定期体检，检查阴道转移和评估盆腔结构。清宫术后 48 小时即应定量检测 hCG 水平，其后每 1~2 周监测一次，然后改为 1~2 月监测一次。定量 hCG 水平升高或达到平台期提示为持续性病变，在

框 45.2 葡萄胎术前评估
1. 基础定量 hCG 水平
2. 基础胸片检查有无转移
3. 全血细胞计数
4. 血型检测和筛查
5. 凝血功能检测
6. 其他相关检测，明确是否有甲状腺功能亢进和（或）妊娠高血压

排除再次妊娠后，应予以进一步治疗。*在随访的第一年，患者应采取可靠避孕措施，避免在此期间妊娠。* 多数研究证实，葡萄胎后应用口服避孕药是安全的。1 年后复发风险 < 1%，再次妊娠后复发风险为 1%~2%，不增加未来再次妊娠后先天畸形或并发症的发生风险。

恶性妊娠滋养细胞肿瘤

葡萄胎后或正常妊娠后，hCG 水平没有正常下降，即可诊断为侵蚀性葡萄胎或持续性 GTN。病灶可位于局部，或已广泛播散（转移）。局限于局部的侵蚀性葡萄胎，其组织学上与完全性葡萄胎相同，可浸润肌层，但标本组织学检查无任何子宫内膜间质侵犯表现。偶尔可经初次葡萄胎清宫诊刮时确诊。

先前，葡萄胎仅在出现肌层侵犯时，才能从组织学上确诊为侵蚀性葡萄胎，绒癌是滋养层组织的恶性转化。与水肿的绒毛相比，绒癌组织切面呈红色、颗粒样外观，肿瘤由合体滋养细胞和细胞滋养细胞混合组成，并伴有许多异常细胞。临床上，绒癌特点为血行转移，因此很快出现肌层和子宫血管浸润及全身转移。肺、阴道、中枢神经系统、肾脏和肝脏是常见的转移部位。绒癌可以源于葡萄胎、正常分娩、流产或异位妊娠。在美国，绒癌发生率约为 1 例 /150000 次妊娠、1 例 /15000 次流产、1 例 /5000 次异位妊娠、1 例 /40 次葡萄胎。

治疗

早期鉴别诊断与治疗很重要。*任何妊娠后异常出血超过 6 个月，均应行 hCG 检测，排除再次妊娠或 GTN。* 葡萄胎治疗后定量 hCG 水平未正常下降者，提示需进一步治疗。不应对转移部位进行活检，以避免发生出血并发症。*多数 GTN，包括恶性 GTN，对化疗均很敏感，通常能治愈，未来可以生育。*

非转移性持续性 GTN 可选择单药化疗。 单药化疗方案为甲氨蝶呤或放线菌素 D。转移性 GTN 预后更复杂，分为预后良好和预后较差两组（表 45.2）。世界卫生组织建立了 GTN 预后评分系统，包括一些

表 45.2　恶性妊娠滋养细胞疾病分类

分类	标准
非转移性妊娠滋养细胞疾病	无转移证据；未指定预后分类
转移性妊娠滋养细胞疾病	任何子宫外转移
预后良好	无高危因素 1. 距离前次妊娠时间短，< 4 个月 2. 治疗前绒毛膜促性腺激素（hCG）水平 < 40 000mIU/mL 3. 无脑或肝脏转移 4. 前次妊娠非正常足月分娩 5. 无前期化疗史
预后较差	任何高危因素 1. 距离上次妊娠 > 4 月 2. 治疗前 hCG 水平 > 40 000mIU/mL 3. 脑或肝脏转移 4. 前次妊娠为正常足月分娩 5. 有前期化疗史

表 45.3　FIGO 关于妊娠滋养细胞肿瘤的修订评分系统（2010）

表现	FIGO 评分[a]			
	0	1	2	4
年龄（岁）	< 40	≥ 40		
前次妊娠	葡萄胎	流产	足月妊娠	
距离上次妊娠间隔（月）	< 4	4~6	7~12	> 12
治疗前 hCG 水平	< 1000	1000~10 000	10 000~100 000	> 100 000
最大肿瘤大小，包括子宫（cm）	< 3	3~4	≥ 5	
转移部位	肺	脾，肾	胃肠道	脑，肝脏
转移数量	0	1~4	5~8	> 8
既往化疗失败史			单药化疗	两种或多种药物化疗

FIGO，国际妇产科联盟；hCG，绒毛膜促性腺激素。
[a] 患者每项预后因子评分相加为总评分。总分 0~6 为低危；≥ 7 为高危。

流行病学和实验室检查结果。该系统后来与 FIGO 分期系统相结合（表 45.3）。*FIGO 评分大于或等于 7 的转移性 GTN 属高危组，需行多药联合化疗。*

有效率最高的联合化疗方案为 EMACO 方案，即依托泊苷、甲氨蝶呤、放线菌素 D、环磷酰胺和长春新碱。脑或肝脏转移者有时可行辅助放疗。手术治疗可有效控制出血、切除化疗耐药病灶和治疗其他并发症，以稳定高危患者在强化化疗期间的病情。在非转移病变和预后良好者，5 年存活率可达 100%，而在预后较差者，5 年存活率为 80%。

胎盘部位肿瘤

胎盘部位肿瘤是滋养细胞疾病的罕见形式。肿瘤由同一形态的中间型细胞滋养细胞组成，在胎盘植入部位局部浸润。肿瘤仅分泌小量 hCG，胎盘催乳素水平是更好的随访指标。这种肿瘤极少发生转移，对标准化疗不敏感。子宫切除是主要治疗方式，通常能治愈。

临床随访

该患者诊断为完全性葡萄胎，拟行宫颈扩张及清宫术。术时备有缩宫素。患者术后恢复良好，术后定期复查绒毛膜促性腺激素水平，持续 12 个月。一年后，你可以明确地告诉她，她能在 18 个月内再次妊娠。在妊娠期间，密切监测患者情况，最终足月分娩了健康婴儿。

（译者：张丽志）

访问 http://thePoint.lww.com/activate，有互动式 USMLE 式问题库及更多内容！

第46章 外阴与阴道疾病及肿瘤

本章主要涉及APGO教育的重点问题：

主题51 **外阴肿瘤**

学生应能认识外阴肿瘤的危险因素，掌握外阴活检指征。

> 临床病例
>
> 患者51岁，因外阴瘙痒而就诊。患者外阴瘙痒持续大约5个月，她曾尝试应用治疗假丝酵母菌的非处方药物进行阴道上药，但治疗无效。她也曾去急症就诊，应用治疗细菌性阴道病的甲硝唑，也没有效果。体格检查时，发现患者外阴和肛门周围有一些红斑伴锁眼状病灶。

对外阴症状的评估和对外阴疾病和肿瘤患者的检查是女性健康查体的重要部分。*外阴主要症状是瘙痒、灼热、非特异性刺激和（或）肿物形成。*外阴病变与身体其他部位相比，对刺激尤其敏感，表明阴道上皮－角质层－对刺激的屏障更少，因此，对刺激更为敏感，容易陷入“瘙痒－搔抓”的循环。*非炎症性外阴病变可发生于所有年龄的女性，但围绝经期和绝经后女性应特别重视，因为考虑可能存在外阴肿瘤。*

评估非炎症性病变的辅助诊断方法相对有限，包括详细询问病史、检查和活检。*由于外阴病变通常很难诊断，因此外阴活检是恰当诊疗的关键。*外阴异常部位钻取活检对确定是否有癌症或从组织学上明确外阴异常的特殊原因等是非常有帮助的。外阴细胞学评估很有限，外阴皮肤角化，上皮细胞脱落不像宫颈上皮那样容易。

阴道镜可用于诊断已知的外阴不典型增生和上皮内瘤样病变，但是因受外阴皮肤角化程度的影响，阴道镜以醋白试验评估外阴HPV感染的价值有限。

本章主要讨论外阴病变，包括非肿瘤性皮肤病、局限性外阴痛（以往称为前庭炎）、良性外阴肿瘤、外阴上皮内瘤变（VIN）和外阴癌。本章也讨论良性阴道肿物和阴道肿瘤。外阴炎已在第28章中讨论。

外阴良性疾病

过去，良性非感染性外阴疾病分类的描述性术语根据大体临床形态学改变，如黏膜白斑病、外阴干皱症和增生性外阴炎。目前，这些疾病分为三类：鳞状细胞增生、硬化性苔藓及其他皮肤病。

2006年，国际外阴疾病研究协会（ISSVD）在妇科专家、皮肤科专家和病理学专家之间达成共识的基础上，提出外阴疾病组织形态学的新分类。ISSVD分类见表46.1。

外阴硬化性苔藓

由于术语不一致并且通常与包括各种棘皮症表现在内的其他外阴病变有关，因此，硬化性苔藓一直困扰着临床医师和病理医师。与其他病变一样，多数患者有外阴瘙痒症状。*典型表现为外阴广泛受累，皮肤非常薄，病变区域呈白色，称为“洋葱皮样皮肤”（图46.1B）。*病变上皮曾称为“卷烟纸样”及“羊皮纸样”，多数患者病变累及双侧外阴，最常见的病变部位位于大阴唇、小阴唇、阴蒂、阴蒂周围上皮和会阴体。病灶可以延伸至肛门周围，形成萎缩环、白色上皮，因此外阴病变的外形可呈8字状或钥匙孔样。*在严重病例中，许多正常解剖标志消失，包括阴唇、阴蒂周围结构消失，有时导致*

表 46.1　2006 国际外阴疾病研究协会提出的外阴疾病分类：最常见的病理类型及其相关临床表现

组织类型	特征	临床相关表现
苔藓样变	真皮上部和上皮基底层带状淋巴细胞浸润	硬化性苔藓 扁平苔藓
真皮均质化 / 硬化	胶原束部分或完全消失，真皮玻璃样变	硬化性苔藓
棘皮症（以前称为鳞状细胞增生）	过度角化 - 上皮细胞数量增加导致上皮增厚或过度增生	慢性单纯性苔藓 原发性（特发的） 继发性（继发于硬化性苔藓 / 扁平苔藓） 银屑病
皮肤棘细胞层水肿	表皮细胞间水肿，细胞间隙增宽	刺激性皮炎 过敏性接触性皮炎

*正常阴唇和阴蒂皱褶融合及阴道口重度狭窄。*一些患者有皮肤皲裂，微小损伤易于出血。重度解剖改变导致患者性功能障碍。

*硬化苔藓病因不明，现已发现与遗传及免疫系统疾病有关，包括甲状腺疾病及Ⅱ类人白细胞抗原。*对外用类固醇治疗的反应进一步提示，病变潜在的炎症过程及前列腺素和白三烯在瘙痒等典型症状中的作用。*必须进行组织学评估，确诊硬化苔藓，因为该病需要特殊治疗。*苔藓样病变的病理学特征包括真皮浅层有慢性炎症细胞，多数是淋巴细胞，真皮下有细胞死亡后形成的均质带状粉红色胶原纤维样物质。正常外凸的钉突变得扁平。胶原束界限消失，使真皮呈现“透明样”或“玻璃样”改变。真皮均质化 / 硬化是重要特征。

27%~35% 的患者出现棘层肥厚伴过度角化，其特征为上皮细胞数量（角化细胞）增加，伴钉突变平。这些病变可与典型苔藓病变混杂一起或可相邻存在。在两种病变混合存在的患者，两种病变均需治疗，以缓解症状。组织学已经证实，存在大量棘层肥厚病变者，初始治疗应给予穿透性良好的类固醇激素软膏。随着病变改善（通常为 2~3 周），开始针对苔藓病变进行治疗。

*硬化性苔藓的治疗包括外用类固醇激素（氯倍他索），缓解症状。*病变不能彻底治愈，特别是有明显棘层肥厚者，需要不定期的间断性治疗，通常可在治疗 6 个月内完全缓解。

*硬化性苔藓与外阴鳞状细胞癌（SCC）危险增加有关。*估计发生风险为 4%。由于常伴发棘皮症，因此需要进行仔细检查，必要时重复活检，治疗无效的棘皮症是 SCC 的前兆。

慢性单纯性苔藓

许多皮肤病描述为“有瘙痒的红疹”，而慢性单纯性苔藓描述为“有红疹的瘙痒病灶”。许多患者慢性单纯性苔藓继发于瘙痒性皮炎，由慢性搔抓和摩擦而形成病灶，继而进展为慢性单纯性苔藓。*外力搔抓导致上皮增厚或过度增生、炎症细胞浸润，这些反过来导致病变敏感性增高，导致更强的外力搔抓。*

*这些患者具有相似的病史，即出现进行性外阴瘙痒和（或）灼烧感，搔抓或用布或一些类似材料摩擦后暂时缓解。*导致最初瘙痒症状的病因通常不明确，可能与洗衣剂、织物柔顺剂、有香味的卫生用品和带色和香味的厕纸等皮肤刺激源有关。需要寻找引起这些症状的潜在原因，必须清除任何家庭或卫生用品等刺激物，配合局部治疗，从而阻断上述循环。

*在临床检查中，通常在大阴唇、小阴唇和会阴体部皮肤发现弥漫性红色病灶，偶有过度增生或有明显色素沉着的红色到红褐色斑块（图 46.1A）。*有时出现线性过度增生，与真皮过度角化而在大体上形成脊状有关。有这些典型表现者无需行活检。

经验性治疗包括止痒药物，如盐酸苯海拉明（可他敏）或盐酸羟嗪（安泰乐），可抑制夜晚无意识的搔抓，配合轻到中度外用类固醇激素乳膏涂于外阴，通常可缓解瘙痒症状。类固醇激素乳膏，例如氢化可的松（1%~2%）或有明显角化的病灶，可以使用曲安奈德或醋酸倍他米松软膏。*如果治疗 3 个月内无明显缓解，需要进行外阴活检。*

*去除瘙痒诱因，适当应用外用类固醇激素治疗后，患者预后良好。*这些治疗方法对多数患者有效，并可避免将来复发。

扁平苔藓

扁平苔藓是一种罕见的炎性皮肤病变，病灶可广泛分布，也可孤立存在于外阴和阴道。后者通常表现为阴道剥脱性病变，有时患者外阴病灶接近小阴唇内侧和前庭部位。病变特征为外观呈白色，在红色类似溃疡的病灶附近出现角化条带（威克姆纹）（图46.1C）。*患者典型主诉为慢性外阴烧灼和（或）瘙痒、插入性性交困难及大量阴道分泌物。*病灶呈斑块状及不典型隆起者需行活检确诊。扁平苔藓病灶活检无不典型改变。一些患者阴道分泌物检查常提示有大量急性炎症细胞，但无明显细菌。在组织学上，病变上皮变薄，表皮突消失，其下方有淋巴细胞浸润及基底细胞液化坏死。

与慢性单纯性苔藓治疗相似，扁平苔藓以外用类固醇激素治疗，包括阴道内1%氢化可的松灌洗。患者的治疗时间比慢性单纯性苔藓更短，但扁平苔藓更易复发。

银屑病

*银屑病是一个常染色体显性遗传病，病变可累及外阴，是全身皮肤病变的一部分。*银屑病发病率约为2%，医生应了解该病的普遍性及其外阴病变的表现。银屑病可出现在初潮时、妊娠期和更年期等各个阶段。

典型病变稍凸出于皮肤，呈圆形或卵圆形，在红斑基底表面有银屑。病灶大小通常为1cm×1cm~1cm×2cm。虽然病变无明显瘙痒，但是如果去除这些银屑，则病变部位会出现点状出血（奥斯皮茨征）。*由于身体其他部位已经诊断银屑病，因此不必行外阴活检而诊断。*组织学上可见明显的棘皮症表现并伴明显聚集的皮肤乳头状突起，两者之间有慢性炎症细胞浸润。

治疗通常需要咨询皮肤科专家。与其他部位病变一样，外阴病灶通常对局部外用煤焦油制剂、然后予以紫外线照射和类固醇药物治疗有效，类固醇药物可以外用或病灶内注射。但是煤焦油制剂有明显刺激性，因此位于外阴和阴唇黏膜等部位的病灶不要应用。随着疾病加重，需要进行全身治疗。润肤剂能保持皮肤湿润，有助于缓解瘙痒。其他治疗包括局部外用维生素D类似物、维生素A类似物和磷酸酶抑制剂等。*由于一些光敏制剂应用外阴不方便，而且局部类固醇药物治疗有效，因此，外阴病变多使用类固醇复合物治疗，如0.1%戊酸倍他米松。*

皮炎

外阴皮炎主要分为两类：湿疹和脂溢性皮炎。湿疹可进一步分为外源性湿疹和内源性湿疹。外源性湿疹表现为刺激性和过敏性接触性皮炎，刺激物或过敏原通常为肥皂、洗涤剂、织物和女性卫生用品等。详细询问病史有助于识别致病因素，预防复发。特异性皮炎是内源性湿疹的一种表现，通常影响多个部位，包括肘部和膝部的弯曲表面、耳后及头皮。3种皮炎相关性病变与对称分布的湿疹病损相似，底部有红斑。单纯组织学检查不能鉴别这3种皮炎，均表现为皮肤棘细胞层水肿、真皮内细胞间水肿，导致细胞间隙增宽。因此，这些疾病通常需要临床鉴别。

*虽然脂溢性皮炎临床常见，但孤立性外阴脂溢性皮炎较罕见。*其常由皮脂腺慢性炎症所致，但确切原因不明。患者常主诉外阴瘙痒，根据其头皮或身体其他毛发生长部位已确诊的脂溢性皮炎即可做出诊断。病变常类似银屑病或慢性单纯性皮癣等其他病变。*病灶呈淡红色或黄红色，表面被覆油状、鳞*

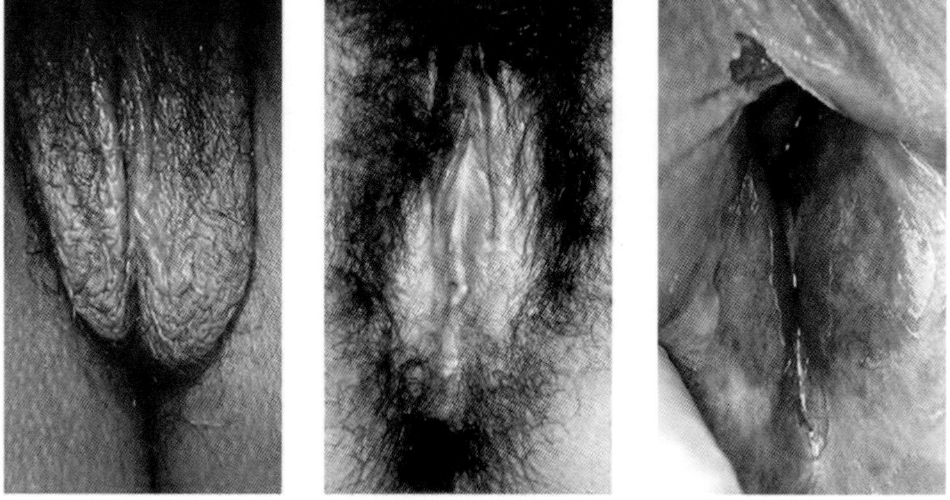

A B C

图46.1 三种“硬化”。（A）慢性单纯性硬化。（B）硬化性苔藓。（C）扁平苔藓。

状皮屑。由于病灶持续保持湿润，有时导致皮肤浸软，皮损表面渗出，形成“滴水样”斑块，搔抓后加重。*与银屑病相同，当根据已知的脂溢性皮炎或其他毛发生长部位病灶能确诊者，无需行外阴活检*。脂溢性皮炎的组织学特征是棘皮症与棘细胞层水肿。

外阴皮炎治疗包括尽可能去除致病因素，保持会阴部卫生，一日数次使用 5% 铝醋酸溶液清洗，继而保持干燥。局部应用皮质类固醇洗液或乳膏，包括穿透性良好的混合制剂，例如醋酸倍他米松与克罗米通结合制剂可以控制症状。与单纯硬化苔藓相似，治疗前 10 天到 2 周，夜间需使用抗瘙痒药物，有助于阻断睡眠 – 瘙痒循环，使病损得以恢复。表 46.2 总结了常见外阴皮肤病的临床特征。

局限性外阴痛

局限性外阴痛病因不明，包括急性和慢性前庭腺炎症，前庭腺位于阴道口内近处女膜缘处。受累腺体通常位于尿道口周围，其中最常累及位于后外侧 4~8 点之间的前庭腺（图 46.2）。*在所有新出现的插入性性交困难者均应考虑该病的可能性*。患者通常主诉进行性插入性性交困难，以致无法性生活。病史可以持续数周，最典型者症状进行性加重达 3~4 个月。有些患者主诉在放置卫生棉、坐姿、清洗或沐浴外阴区域时，出现疼痛。

体格检查是重要的诊断依据。由于前庭腺位于处女膜内侧的外阴前庭处，如果会阴检查中未包括这个部位，则通常会漏诊。轻柔牵拉前庭，以湿润的棉签轻轻触碰并仔细检查外阴前庭，可发现触痛部位，明确疼痛位点。此外，通常可发现病变区域有小红斑。*通常不推荐使用窥器检查，因为这将引起患者不适*。

由于局限性外阴痛的病因不明，因此治疗方法各异，从改变或清除环境因素影响、暂时中断性生活、使用可的松软膏和局部利多卡因凝胶，到更多的根治性治疗，如手术切除前庭腺。必要时，可进行联合治疗。治疗必须个体化，根据患者症状的严重性和病变情况而定。

一些患者可使用低剂量三环类抗抑郁药物（阿米替林和地昔帕明）或氟西汀，有助于打断疼痛循环。其他有限的报道显示，柠檬酸钙可通过清除草酸晶体而改变尿化学成分，患者尿液中高浓度草酸成分有明显的刺激性。其他治疗包括生物反馈、电刺激理疗和病灶内注射曲安西龙和丁哌卡因等。

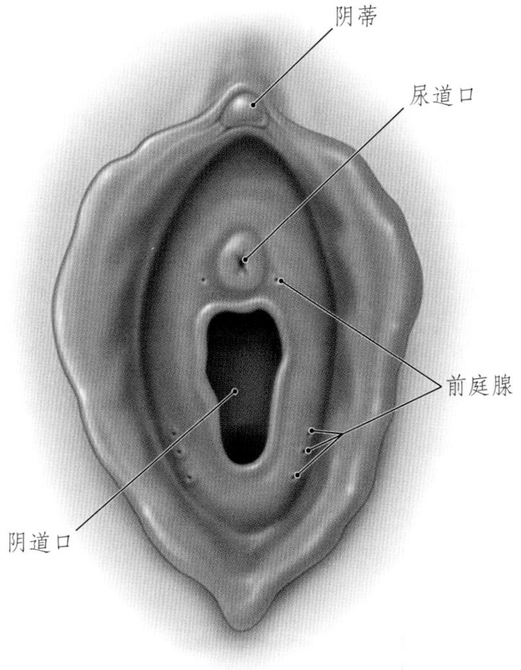

图46.2　前庭腺。

表 46.2　常见外阴皮肤病的临床特征

疾病	病灶	特点
硬化性苔藓	萎缩、变薄、白色上皮，常见肛周病灶呈环状或“锁眼”样分布	“卷烟纸样”、羊皮纸样皮肤，病灶呈环状或失去弹性
扁平苔藓	病灶呈白色网状（威克姆纹）伴表面平坦的淡紫色丘疹及斑块	界限清晰的糜烂性外阴炎
慢性单纯性苔藓	苔藓样、红色或红褐色增生斑块	对称、不同程度的色素沉着
银屑病	环形粉色斑块，伴随银色鳞片，移除时易出血（点状出血征）	肘、膝、头皮容易受累
刺激性、过敏性或特异性皮炎	湿疹伴随潜在红斑	病变沿刺激物或接触部位延伸并呈对称性分布
脂溢性皮炎	浅红色或黄红色斑块，表面通常呈油状、鳞状皮屑	通常影响其他毛发生长部位——头皮和胸部，还有后背和面部

外阴病变

皮脂腺囊肿或包涵囊肿是由皮下腺体导管炎性阻断所致，表现为小而光滑的结节状肿物，通常来源于小阴唇和大阴唇内侧，内为乳酪状、脂质样物质。如果肿物大小及部位引起患者不适，则通常很容易切除。

圆韧带携带腹膜附着于大阴唇，有时腹腔液积聚于此，形成Nuck管囊肿或积液。如果囊肿增大并引发症状，则通常需要切除。

纤维瘤（纤维肌瘤）来源于外阴和阴道结缔组织和平滑肌，通常较小，无症状。虽然纤维瘤水肿、变性后易误诊为恶性，但其肉瘤样变非常罕见。当病变引发症状或考虑恶性时，需行手术切除。脂肪瘤表现类似纤维瘤，更罕见，如果有症状，也需手术切除。

化脓性汗腺炎是一种慢性皮肤病，常累及腹股沟、腋窝、会阴及大腿内侧等汗腺毛囊密度较高的部位。临床表现变化多样，从一些硬结、阻塞毛囊到更严重的阻塞后分泌物聚集，形成结疤、破溃后引流及瘘管形成。有效的药物治疗包括抗生素、抗感染治疗、抗雄激素治疗，尤其是女性患者。病变更严重者需手术切开引流或切除病变部位的腺体。

汗腺腺瘤是一种罕见病变，起源于外阴汗腺。几乎均为良性，通常发生在大阴唇内表面，可行手术切除。汗腺腺瘤与化脓性汗腺炎无关。

痣是良性、通常无症状的色素沉着，其重要性在于必须与恶性黑色素瘤相鉴别。女性外生殖器痣的发生率为3%~4%。如果临床可疑，应行外阴病变区域活检。

外阴上皮内瘤样病变

正像许多外阴皮肤病一样，外阴上皮内瘤样病变（VIN）的分类和定义仍然在演变中，数年内进行了多次修订和重新分类。目前有三个分级系统：① WHO三级系统，即分为VIN1、VIN2和VIN3；②临床上应用类似Bethesda方式的两级系统，分为外阴低级别病变、外阴高级别病变；③ 2004年，ISVD分类修正版，将VIN分为两类：普通型和分化型。其中普通型进一步分为3种亚型：疣型、基底细胞型和混合型。外阴上皮内瘤样病变的分级系统详见表46.3。

VIN 1

VIN 1或轻度不典型增生是一种低分级病变，表现为微小至轻度鳞状上皮不典型增生，仅限于上皮下层。VIN 1也是一种非肿瘤性、反应性的不典型增生或受HPV感染影响。VIN 1通常出现在尖锐湿疣病变中。与其他VIN不同，尖锐湿疣引起的病变常无细胞不成熟、细胞形态不一和不典型核分裂象。

由于VIN 1组织学表现并不常见，因此尚无证据表明VIN 1是癌前病变，有时可将这些病变误认为是真正的上皮内瘤变。2004年，ISVD从分类系统中取消了VIN1术语。*VIN1必须依据活检诊断，治疗与尖锐湿疣相同。*

VIN普通型

ISSVD将VIN2和VIN3合并为VIN普通型，根据异常程度鉴别这些高分级的HPV相关性病变。如果不及时治疗，这些病变易于进展为重度上皮内病变，甚至进展为外阴癌。*VIN3或阴道上皮内瘤样病变（vaginal intraepithelial neoplasia，VAIN）者中，60%同时有宫颈CIN3病变，同样，CIN3患者中，10%同时有VIN或VAIN。*

VIN患者中常有吸烟或吸二手烟的病史。*有代表性的主诉包括外阴瘙痒、慢性刺激和出现隆起的结节样病灶。*一般而言，病变多表现为局限性、比较孤立、突出于正常表皮、表面略粗糙，通常位于外阴后部无毛发生长的部位和会阴体，也可发生在外阴的任何部位。根据是否出现角化过度，病灶颜色有所不同，可呈白色增生性病灶、红色或暗红色地图样病灶。图46.3显示了VIN的不同表现。

无明显突出或孤立病灶者，需应用阴道镜仔细检查外阴，应用3%~5%醋酸溶液处理外阴2~5分钟，病变区域增厚变白，并有助于发现异常血管。*这些病变区域必需行选择性多点活检，以明确VIN类型，并可靠地排除浸润性癌。*

VIN普通型分为3种亚型—疣状、基底细胞型和混合型——根据其表现特征进行诊断。病变表现为

表46.3 外阴上皮内瘤变分级系统

2003 WHO	临床“类似Bethesda”分类	2004 ISSVD
VIN1（轻度不典型增生）	低级别VIN	术语取消
VIN2（中度不典型增生）	高级别VIN	VIN，普通型 1.VIN，疣型 2.VIN，基底细胞型 3.VIN，混合型
VIN3（重度不典型增生CIS）		
VIN3，单纯型（CIS）		VIN，分化型

CIS，原位癌；ISSVD，国际外阴疾病研究协会；WHO，世界卫生组织；VIN，外阴上皮内瘤样病变。

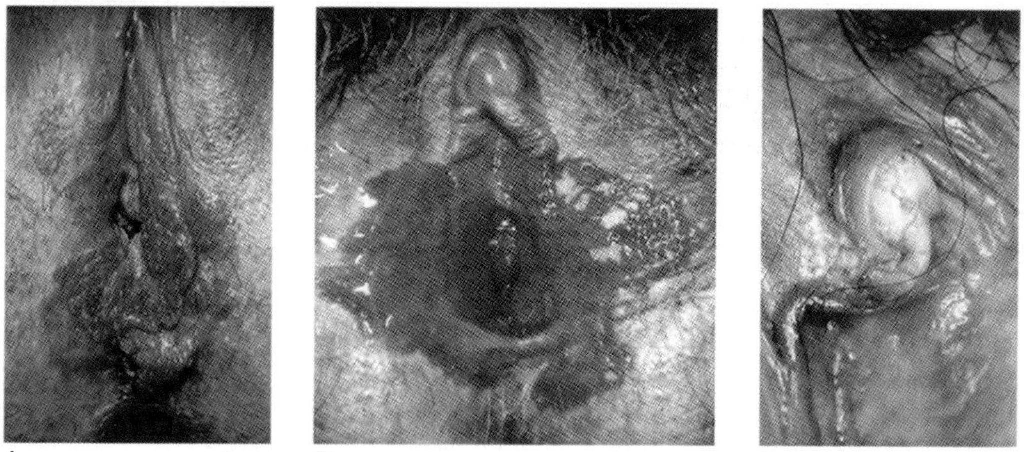

图46.3　外阴上皮内瘤样病变的不同表现。（A）大的增生性色素沉着病灶。（B）与糜烂样扁平苔藓有关。（C）阴蒂孤立病灶。

不典型核分裂象和核多型性，上皮下 1/3 到 1/2 细胞失去正常分化。上皮全层细胞不成熟提示病变至少为重度不典型增生，包括局部真性原位癌（CIS）。

*治疗 VIN 普通型的目标是快速而彻底地切除所有病变皮肤。*在活检确诊并排除浸润性癌后，手术切除病变部位。切除方法包括广泛局部切除或激光消融。现已报道了 VIN 普通型的非手术治疗，包括光疗、类固醇激素、5- 氟尿嘧啶（5-Fu）和 Imidazoquinolones（尤其是咪喹莫特）。迄今为止，这些非手术治疗的效果喜忧参半。5-Fu 虽然疗效可以接受，但其耐受性较差；Imidazoquinolones 治疗有效。*仔细评估除外浸润性病变是至关重要的，在外阴鳞状细胞癌中，30% 的癌旁有 VIN 普通型。*

VIN分化型

WHO 分类系统中不太常见的 VIN 单纯型（CIS）是 ISSVD 分类中的 VIN 分化型（见图 46.3）。病灶可以是过度角化灶、疣状病灶，也可以是溃疡病灶，主要见于老年妇女。VIN 分化型通常与角化型鳞状细胞癌（SCC）或硬化性苔藓有关，而与 HPV 感染无关。由于进展为浸润性癌的上皮内瘤样病变阶段相对较短，因此 VIN 分化型不易诊断。临床上应警惕，重视 VIN 分化型的表现特征，并与 VIN 普通型进行鉴别，从而有助于在病变进展为癌症前确诊。必须进行活检，主要治疗是手术切除。

佩吉特病

佩吉特病以广泛上皮内瘤样病变为特征，外表粗糙，外观呈充血状，红色背景下点缀着白色过度角化区域。病变组织学表现与乳腺病灶相似，表层上皮下分布着较大、呈顶浆分泌的淡染细胞（图 46.4）。虽然不常见，但是外阴佩吉特病与皮肤癌有关。*外阴佩吉特病患者体内癌症的发生率较高，尤其是直肠癌和乳腺癌。*

*根据外阴受累的程度，外阴佩吉特病可行广泛的局部切除术或单纯外阴切除术。*与 VIN 相比，该病更常复发，因此行局部切除或外阴切除术时，切缘距离病灶须更宽。

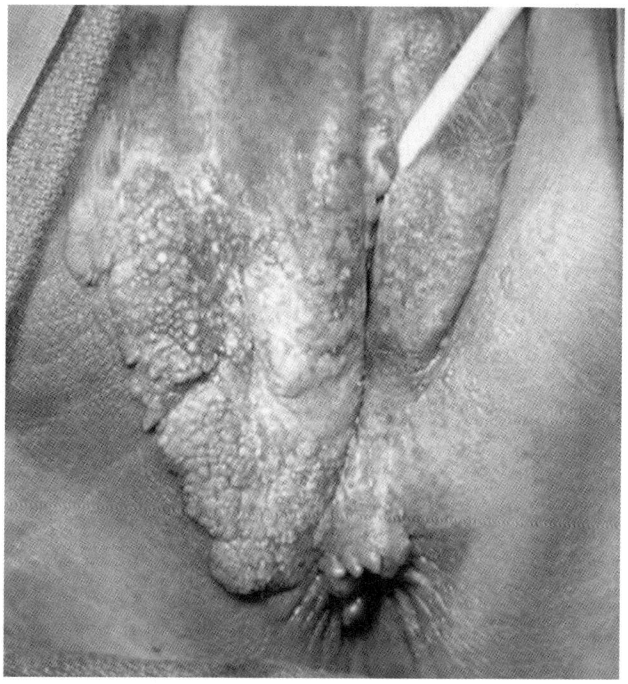

图46.4　佩吉特病，上皮表面呈现大的、顶浆分泌的淡染细胞。

外阴癌

*外阴癌占所有妇科恶性肿瘤的 5%，其中 90% 为外阴鳞状细胞癌。*其次是外阴黑色素瘤，约占 2%。再次是肉瘤。基底细胞癌和腺癌等类型较少见。

外阴癌典型的临床特点是好发于绝经后女性，最常见的发病年龄是 70~80 岁。但是约 20% 的外阴癌发生在年龄小于 50 岁的患者。*外阴瘙痒是最常见的临床表现。*此外，患者会发现外阴红色或白色溃疡或外生型病灶，最常见于大阴唇的后 2/3。外生型溃疡不是必须的特征，因此要强调，在该年龄组患者中，凡出现外阴症状者，需行全面活检。*在老年患者中，由于患者不愿因外阴症状与体征而就医，因此常导致延误治疗。*

外阴癌的确切病因尚不清楚，有些外阴癌来自上皮内瘤样病变进展，有些与某些类型的 HPV 感染有关。在外阴癌患者中，吸烟者所占比例较高。

自然史

外阴 SCC 局部病灶一般存在很长时间，之后沿局部淋巴结播散，包括腹股沟和股动脉淋巴结。病灶宽 2cm、浸润深 0.5cm 者，其淋巴结转移率增加。外阴癌淋巴结总体转移率约为 30%。外阴上 1/3 的病灶可绕过局部腹股沟和股动脉淋巴结，直接转移到盆腔深部淋巴结。

表 46.4 国际妇产科联盟 2009 年外阴癌分期

分期	定义
0	
Ⅰ期	肿瘤局限于外阴和（或）会阴，最大径线≤2cm；无淋巴结转移
ⅠA 期	间质浸润不超过 1mm[a]
ⅠB 期	间质浸润＞1mm[a]
Ⅱ期	肿瘤局限于邻近部位（下 1/3 尿道、下 1/3 阴道、肛门）；无淋巴结转移
Ⅲ期	局部任何大小肿瘤伴有局部（腹股沟或股动脉）淋巴结转移
ⅢA 期	（i）1 个淋巴结转移≥5mm （ii）1~2 个淋巴结转移＜5mm
ⅢB 期	（i）≥2 个淋巴结转移≥5mm （ii）≥3 个淋巴结转移＜5mm
ⅢC 期	淋巴结转移伴囊外扩散
Ⅳ期	肿瘤侵犯其他区域（上 2/3 尿道、上 2/3 阴道）或远处转移
ⅣA 期	肿瘤侵犯下列任何部位：上 2/3 尿道、上 2/3 阴道、膀胱黏膜、直肠黏膜或固定于骨盆壁 （i）腹股沟 - 股淋巴结无固定或溃疡形成 （ii）腹股沟 - 股淋巴结出现固定或溃疡形成
ⅣB 期	包括盆腔淋巴结的任何远处转移

[a] 浸润深度是指从肿瘤邻近最表浅真皮乳头表皮 – 间质连接处至浸润最深点之间的距离。

评价

2009 年，妇产科联盟对外阴癌分期进行修订（表 46.4）。1988 年前，外阴癌是临床分期。其后，观察到淋巴结转移的差异，从而将外阴癌分期由临床分期转为手术分期。分期系统以外阴肿瘤组织分析及局部淋巴结显微镜下评估结果为依据。

治疗

*浸润性外阴癌的主要治疗是手术治疗，近来在外阴癌个体化治疗方面取得了较多进展，在努力减少外阴根治性手术数量的同时，不影响患者生存期。*同时，不是所有患者都应行根治性外阴切除术加双侧淋巴结切除术，其他治疗方式如下：

- 单发病灶行保守性外阴手术。
- 取消传统的盆腔淋巴结切除术。
- 单侧病灶浸润深度为 1mm 者，避免行腹股沟淋巴结切除。
- 单侧病灶距中线 1cm、同侧淋巴结阴性者，无需行对侧腹股沟淋巴结切除。
- 有双侧腹股沟淋巴结切除指征者，应行单独的腹股沟切口。
- 术后证实有 2 个或 2 个以上腹股沟淋巴结阳性者，术后需行放疗，以降低腹股沟复发风险。

外阴癌需要放疗者可应用放疗联合化疗（5-Fu 加顺铂或丝裂霉素或单独应用顺铂），有利于外阴癌的治疗。复发性外阴癌化疗效果有限。

预后

所有外阴癌校正的 5 年存活率约为 70%。Ⅰ和Ⅱ期 SCC 的 5 年存活率分别为 60%~80%，Ⅲ期患者存活率为 45%，Ⅳ期患者仅为 15%。

其他类型外阴癌

黑色素瘤

*黑色素瘤是最常见的外阴非 SCC 肿瘤。*外阴黑色素瘤通常表现为突起、疼痛伴瘙痒、有色素沉着的病灶。多数情况下，黑色素瘤病灶位于小阴唇或

阴蒂部位。在外阴恶性肿瘤中，黑色素瘤约占 6%。当可疑此病时，需行局部切除，以明确诊断和分期。当病灶局限于乳头脊内时，存活率几乎为 100%。当病变侵及乳头真皮层、网状真皮层至皮下组织时，存活率明显下降。淋巴结转移者，存活率降至 20%。*早期诊断和广泛切除治疗非常重要，应重视有疼痛及色素沉着的外阴病变，必需进行切除活检，以决定最后治疗方案。*

巴氏腺癌

巴氏腺癌少见（占所有外阴癌 1~2%），起源于巴氏腺，包括腺癌、SCC、腺鳞癌、腺样囊性癌和移行细胞癌等，是肿瘤起源于腺体和腺管不同组织部位的结果。巴氏腺癌平均发生年龄超过 60 岁，但是 40 岁以上出现新发巴氏腺实体肿物者应行切除术。巴氏腺癌的治疗是根治性外阴切除术加双侧淋巴结切除。复发比较常见，5 年总存活率为 85%。

阴道疾病

阴道疾病分为三类：良性、癌前病变和癌，这些疾病的处理和预后大不相同。*阴道肿瘤罕见，通常继发于宫颈癌或外阴癌，由原发部位播散而致。*

良性阴道肿物

Gartner 管囊肿来源于午非氏管或中肾系统残余物，后者走行于阴道前外侧壁。这些囊肿通常较小，无症状，但有时囊肿较大并有临床症状，需行手术切除。

包涵囊肿通常发生于阴道下段后壁，来源于分娩时裂伤或会阴切开术后异常愈合。包涵囊肿表面被覆复层鳞状上皮，其内容物通常呈乳酪样。如果有症状，则需手术切除。

阴道上皮内瘤样病变

VAIN 可分为 3 类：

- VAIN 1，累及基底部上皮层。
- VAIN 2，向上累及 2/3 阴道上皮。
- VAIN 3，累及 2/3 以上阴道上皮（包括 CIS）。

*VAIN 最常见于阴道上 1/3，其发生常与宫颈肿瘤有关。*VAIN 患者中，大约 2/3 同时伴有宫颈或外阴肿瘤。

VAIN 1 可以监测，典型者不需要治疗。许多患者伴有 HPV 感染和阴道萎缩。部分患者可局部应用雌激素治疗。VAIN 2 和 VAIN 3 者需进行治疗。

VAIN 3 最常发生于 30 岁以上的女性，确切发病率尚不明确。有 1%~2% 的患者曾因 CIN 3 行子宫切除术，许多患者因其他妇科恶性肿瘤而行放疗，其后发展为 VAIN 3。因 CIN，尤其是因 CIN 2、CIN 3 而行全子宫切除术者，术后需定期行阴道细胞学检查。*VAIN 3 的重要性在于有发展为浸润性阴道癌的可能，病灶本身通常无症状，发病率尚不确切。*

VAIN 3 必须与其他原因引起的红色改变、溃疡或白色过度增生性病灶相鉴别，如疱疹、创伤改变、慢性刺激（如不适宜的阴道隔膜）导致的过度角化和腺病。阴道检查和触诊是诊断的主要方式，但不幸的是，在常规妇科检查时，这项检查通常不太仔细。*与 CIN 相同，阴道镜下直接活检是确诊的确切方法，阴道上皮细胞学检查也有助于诊断。*

VAIN 3 的治疗是在去除上皮内瘤样病变病灶的同时，保留阴道深度、宽度和性功能，局限性病灶可行激光切除、局部切除、腔内放疗和 5-Fu 乳膏化疗等治疗；以上治疗失败者，可行全部或部分阴道切除术加厚皮瓣移植。治疗选择依据病变严重程度、治疗的副作用、排除癌症可能性、患者健康情况、相关手术风险和患者性功能等，治愈率可达 80%~95%。

阴道癌

在妇科恶性肿瘤中，浸润性阴道癌占 1%~3%，其中 SCC 占 80%~90%，主要发生于 55 岁以上的女性。*其他阴道恶性肿瘤包括阴道腺癌、阴道黑色素瘤和肉瘤。在原发性阴道癌中，小细胞癌、淋巴瘤和类癌肿瘤共占 1%。*

阴道癌的分期是非手术分期（表 46.5），手术、放疗和辅助化疗是主要治疗方式。治疗需考虑患者的性功能和具体的解剖部位，邻近放疗敏感组织的癌灶不宜行放疗。有些病灶的解剖位置影响手术的彻底性，因此不适宜手术治疗。阴道 SCC 患者 5 年总存活率约为 42%，阴道透明细胞腺癌为

表 46.5　2009 年 FIGO 阴道癌分期

分期	定义
Ⅰ期	局限于阴道壁
Ⅱ期	肿瘤累及阴道下组织但未达盆壁
Ⅲ期	肿瘤侵达盆壁
Ⅳ期	肿瘤超过真骨盆或已累及膀胱或直肠黏膜，膀胱黏膜水肿除外
ⅣA 期	肿瘤侵及临近器官和（或）超出真骨盆
ⅣB 期	肿瘤侵及远处器官

78%，Ⅰ期和Ⅱ期患者预后最好。阴道黑色素瘤需行根治性手术，放疗可作为特殊部位的替代治疗或辅助治疗。

葡萄状肉瘤（或胚胎性横纹肌肉瘤）是罕见的肿瘤，表现为少儿阴道口突出的葡萄状息肉样肿物。肿瘤起源于未分化的阴道壁横纹肌，患者临床表现为阴道血性分泌物。肿瘤常局部播散，也可有远部位的血行转移。手术前先行联合化疗，治疗有效，可使肿瘤大小明显缩小。与以往相比，目前的手术治疗更加趋向保守，更加注重保护肠功能与膀胱功能。

临床随访

医生行外阴活检，证实为外阴硬化性苔藓。应用高效甾体激素治疗3个月，患者症状缓解，外阴检查显示正常。

（译者：张丽志）

访问 http://thePoint.lww.com/activate，有互动式USMLE式问题库及更多内容！

第47章 宫颈病变与宫颈癌

本章主要涉及APGO教育的重点问题：

主题52 宫颈疾病与宫颈癌

学生应熟悉宫颈病变的恰当筛查方法及筛查结果异常患者的处理；掌握宫颈癌的发病机制、高危因素、临床症状与体征及查体发现。

> 临床病例
>
> 患者27岁，主因宫颈细胞学检查提示非典型细胞而就诊。全科医师告诉患者需行相关检查，有宫颈癌的可能，患者非常担心。

在过去的几十年中，美国女性宫颈癌的发病率和死亡率大幅下降，但宫颈癌仍是妇科第三常见的癌症。在细胞学检查未普及的国家，宫颈癌仍然很常见。在世界范围内，它是第二常见的女性恶性肿瘤（仅次于乳腺癌），而且是妇科恶性肿瘤中最常见的死亡原因，每年有超过25万的死亡病例。

*目前认为，宫颈癌是可以预防的癌，宫颈癌是由可被检出的癌前病变［宫颈上皮内瘤变（CIN）］发展而来，癌前病变可以（但并不总）发展到浸润癌。*廉价、无创性筛查（巴氏涂片检查）可以很容易的检出宫颈上皮内瘤变，补充检测人乳头状瘤病毒（HPV）分型及后续检查（阴道镜检查），都能更好的协助检出宫颈上皮内瘤变。一些简单有效的方法可以治愈宫颈上皮内瘤变，包括冷冻疗法、激光消融治疗、环形电切术（LEEP）和冷刀锥切，而且都具有较高的治愈率。宫颈癌是罕有的几种有疫苗可以预防的癌症之一，疫苗可以显著降低个体发病风险。

宫颈上皮内瘤变

病因

*宫颈癌和宫颈上皮内瘤变是由人乳头状瘤病毒（HPV）感染引起的。*人乳头状瘤病毒约有100种亚型，大约30种感染肛门及生殖器道，其中大约15种亚型（16、18、31、33、35、39、45、51、52、56、58、59、68、73、82）与癌发生相关，称为高危型人乳头状瘤病毒（HR-HPV）。大部分宫颈癌由HPV16、18、31和45等4种高危亚型所致。低危型HPV感染与癌发生无关，低危型HPV6、11与生殖器疣（尖锐湿疣）及低级别鳞状上皮内瘤变（LSIL）有关。

HPV感染宫颈细胞，宫颈大小、形状因年龄、激素水平及分娩次数（产次）而发生改变。宫颈上部开口于宫腔，称为宫颈内口，宫颈下部开口于阴道，称为宫颈外口。宫颈管外侧称为宫颈阴道部，宫颈管内侧称为宫颈管黏膜，宫颈管黏膜含有大量褶皱和皱襞。

宫颈组织学复杂（图47.1A、B），宫颈纤维间质表面覆盖宫颈上皮细胞。宫颈上皮细胞有2种类型，即柱状（腺）上皮和复层非角化鳞状上皮。柱状上皮由单层、分泌黏液的细胞组成，排列呈深部折叠或呈隐窝状分布。两种上皮细胞交汇处称为鳞柱交界（SCJ）。*鳞柱交界（SCJ）具有重要的临床意义，*

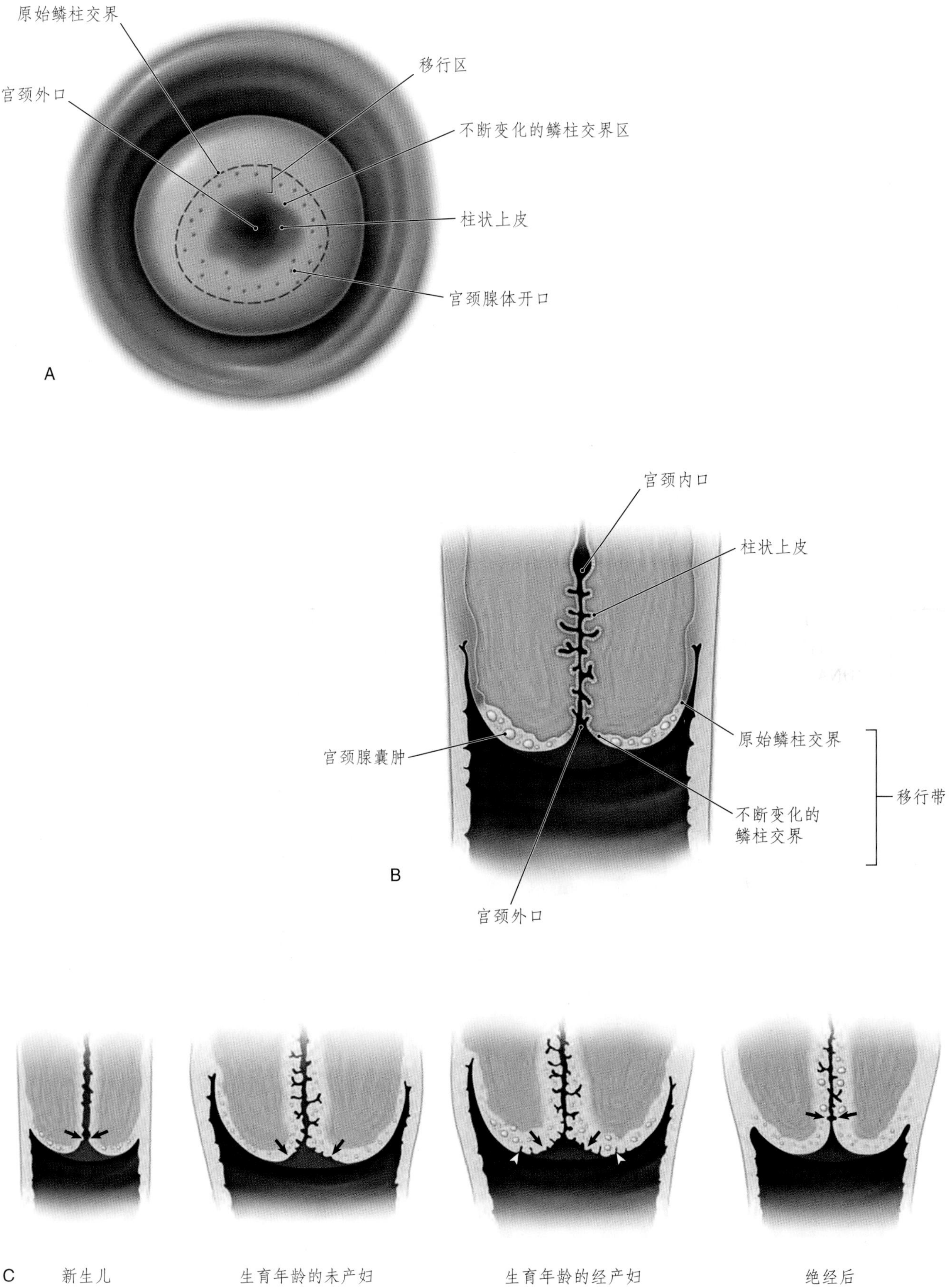

图47.1 宫颈解剖。(A)宫颈及转化区。(B)宫颈和宫颈外口的前面观。(C)女性一生中转化区和鳞柱交界处的位置变化，箭头标记为不断变化的转化区。

因为 90% 以上的宫颈肿瘤发生在此处。在幼年期，SCJ 位于宫颈外口内。在青春期，由于激素及阴道酸性环境的影响，柱状上皮下细胞发生化生。化生过程导致 SCJ“移出”或外翻，由原来位于宫颈外口内，外移至肥大的宫颈表面。柱状上皮也移行至宫颈表面，受阴道分泌物、刺激物和激素的影响。原始 SCJ 与新 SCJ 之间的区域称为转化区（TZ），随着化生不断发生，宫颈表面由化生上皮覆盖，最终与原始鳞状上皮无法区分。柱状上皮腺体被化生的鳞状上皮所覆盖，从而形成宫颈腺囊肿。宫颈腺囊肿不是病理性的，是宫颈组织学正常动态变化的结果。

转化区（TZ）化生细胞是最新、最幼稚的宫颈细胞，这类细胞最易受到致癌因素的影响。在青春期和妊娠早期，宫颈细胞化生率最高。在围绝经期，新 SCJ 向上缩回至宫颈管内，直视下检查无法观察到（图 47.1C）。

HPV 感染宫颈细胞可能导致瘤变，也可能不导致瘤变。多数 HPV 感染是暂时的，提示宿主免疫系统能在病毒引起宫颈细胞瘤变前将其清除。在病毒感染中，尚有一些未确定的宿主或环境因素共作用因子。如果 HPV 病毒 DNA 未整合到宿主基因组，则可形成完整病毒颗粒，组织学上表现为“挖空”细胞，即细胞表现为核皱缩及核周空晕。如果病毒 DNA 整合到宿主 DNA 中，则细胞调节基因的表达发生改变，导致细胞转化为上皮内瘤变或癌。

危险因素

现已证实，有些因素可增加宫颈肿瘤的风险（框 47.1）。在感染人类免疫缺陷病毒、接受器官移植、慢性肾衰竭、有霍奇金淋巴瘤病史或因其他原因而行免疫抑制治疗等免疫抑制者中，HPV 感染率及上皮内瘤变发生率均较高。吸烟是另一个危险因素，*吸烟者患宫颈癌的风险是非吸烟者的 3.5 倍*。研究发现，吸烟者宫颈黏液中致癌物浓度较高，可以解释吸烟与宫颈癌的相关性。由于青春期女性 TZ 化生率较高，而且转化区新生细胞或未成熟细胞所占比例较高，因此初次性生活年龄过早者，宫颈肿瘤病变发生风险增加。

持续性 HPV 感染增加宫颈非典型增生的持续存在或进展风险，与其他致癌亚型相比，HPV 16 亚型持续性感染更常见。个体有宫颈癌遗传易感性，但风险相对较小。

分类

宫颈癌分类系统的目的是建立管理指南，减少早期病变进展到晚期病变的可能性。2001 年，美国

框 47.1 宫颈瘤变的危险因素

- 多个性伴侣或男性性伴侣有多个性伴侣
- 初次性交年龄过早（未满 18 岁）
- 男性性伴侣曾有患宫颈癌的女性性伴侣
- 吸烟
- 感染人类免疫缺陷病毒
- 器官（尤其是肾）移植
- 感染性传播性疾病
- 己烯雌酚暴露
- 宫颈癌或高级别鳞状上皮内瘤变病史
- 极少或未行宫颈细胞学筛检

宫颈细胞学研究分类报告广泛应用 Bethesda 分类报告系统。Bethesda 分类报告系统创建于 1988 年，分别于 1991 年、2001 年进行了更新，报告系统囊括了宫颈涂片检查的各种可能结果，规范了巴氏涂片结果的报告方法，提出了对检查结果的解释。根据该分类系统的初步涂片结果，可进行明确的处理（框 47.2）。巴氏涂片检查详见第 1 章，宫颈癌筛查指南详见第 2 章。

Bethesda 分类报告系统将上皮病变分为两类：即鳞状上皮病变和腺上皮病变，两种类型病变中包括癌前病变或癌。鳞状上皮癌前病变包括非典型鳞状细胞（ASC）、LSIL 及高度鳞状上皮内病变（HISL），而癌则称为浸润性鳞状细胞癌。ASC 进一步分为未明确意义的不典型鳞细胞（ASC-US）和不能排除高级别鳞状上皮内病变的不典型鳞状细胞（ASC-H）。腺上皮癌前病变包括非典型腺上皮细胞（AGC）、非典型腺上皮倾向肿瘤、宫颈原位腺癌（AIS）。癌变称为腺癌。AGC 进一步分为宫颈管来源、子宫内膜来源或其他未知部位来源（NOS）。

在 Bethesda 分类报告系统应用前，应用宫颈上皮内肿瘤这一术语，根据病变程度分为 CIN 1、CIN 2 或 CIN 3。CIN 分类系统取代了更早应用的术语不典型增生，不典型增生作为癌前病变分为轻度、中度或重度。每次更新均对宫颈癌前病变的描述更加精准，科学地反映了对宫颈癌发生发展的认识。在当前 Bethesda 分类报告系统中仍使用 CIN，LSIL 包括 HPV 感染、轻度不典型增生或 CIN 1，HSIL 包括 CIN 2、CIN 3，CIN 3 包括原位癌（CIS）（表 47.1）。

虽然经过数十年的研究，宫颈上皮内病变的发生机制仍不完全清除。曾一度认为，高度病变必然由低度病变发展而来，同样浸润性癌由高度病变发展而来，这是宫颈癌唯一的发病机制，但是现在这一理论遭到质疑。例如，现已观察到，很多 CIN 2 或

框 47.2 2001年Bethesda系统

标本类型

可用于传统涂片（巴氏涂片）、液基细胞或其他标本

标本质量

- 满足评估要求（描述有或无宫颈管内/转化区细胞成分及任何其他影响标本质量的情况，如部分混入血液和炎性成分）
- 不满足评估要求（具体原因）
  - 拒绝标本/不予处理（具体原因）
  - 标本处理和检查，但不能满足上皮内异常的评估（具体原因）

总体分类（可选）

- 未见上皮内病变或恶性细胞
- 上皮细胞异常：见解释/结果（特定鳞状上皮或腺上皮）
- 其他：见解释/结果（如40岁女性出现子宫内膜细胞）

解释/结果

未见上皮内病变或恶性病变

病原体

- 阴道毛滴虫
- 真菌，形态学上符合念珠菌
- 菌群提示细菌性阴道病
- 细菌感染，符合放线菌
- 细胞改变与单纯疱疹病毒感染一致

其他非肿瘤性发现（可选择性报告；未包括在列表内）

- 与以下病变相关的反应性细胞改变
  - 炎症（包括典型的修复）
  - 辐射
  - 宫内节育器
- 子宫切除后的腺细胞
- 萎缩

其他

- 子宫内膜细胞（年龄40岁）（如果“未见鳞状上皮内病变”，须报告）

上皮细胞异常

鳞状细胞

- 非典型鳞状上皮细胞
  - 未明确意义的（ASC-US）
  - 不能排除HSIL（ASC-H）
- 低度鳞状上皮内病变（LSIL）包含：HPV/轻度不典型增生/宫颈上皮内瘤变（CIN）1
- 高度鳞状上皮内病变（HSIL）包含：中度和重度不典型增生、原位癌/CIN 2和CIN 3
  - 有可疑浸润的特征（如果可疑浸润）
- 鳞状细胞癌

腺细胞

- 非典型
  - 颈管细胞
  - 子宫内膜细胞
  - 腺细胞
- 非典型
  - 颈管细胞，倾向肿瘤
  - 腺细胞，倾向肿瘤
- 宫颈原位腺癌
- 腺癌
  - 子宫颈
  - 子宫内膜
  - 子宫以外
  - 没有其他特异性（NOS）

其他恶性肿瘤（特殊注明）

教育性提示和建议（可选）

建议应简洁，与临床专业机构发布的指南相一致（参考相关出版物）

2001年巴氏评分系统修订：宫颈细胞学报告术语。

CIN 3者，之前并无CIN 1。尽管多个纵向研究尝试分析CIN“进展率”和“逆转率”，但由于这些研究采用了不同诊断标准、观察人群和不同随访时间等，因此对其研究结果的解释应慎重。

宫颈细胞学检查异常结果的评价

如果宫颈细胞学涂片检查发现异常宫颈细胞，则应继而行阴道直视检查和双合诊检查，其首要目的是排除浸润癌。一旦完成检查，下一步目标是确定上皮内病变分级及病变分布，可选择重复细胞学检查、HPV DNA检测、阴道镜下直接活检（详见第34章）以及宫颈管内膜检查等进一步评估。

阴道镜检查及宫颈管搔刮

*阴道镜下直接活检一直是宫颈病变检查的标准方法，也是确定治疗方法的首选检查。*阴道镜是一个双目立体显微镜，其放大倍率是可变的（通常是7~15倍）。阴道镜带有绿色光源，有助于识别异常血管，而异常血管与上皮内瘤变有关。阴道镜下可以发现与不典型增生相关的区域，并可以定向活检（即在不典型增生最有可能的区域取活检）。阴道镜判定标准，如白色上皮、异形血管、点状病变等，

表 47.1 国常规细胞学涂片检查描述的比较

CIN 系统	正常	炎症		CIN Ⅰ或 CIN Ⅱ		CIN Ⅲ	提示癌症
巴氏系统 2001	无上皮内病变或恶性肿瘤	ASC-US	AUS-H	LSIL	HSIL		鳞状细胞癌
组织学	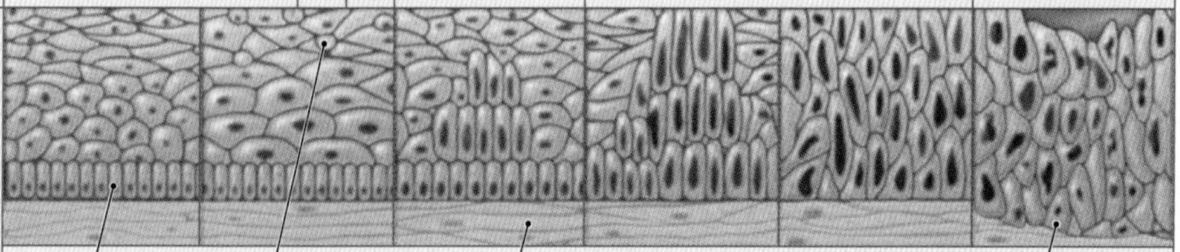						

有助于识别异常区域（图 47.2）。为了便于检查，先以 3%~4%醋酸溶液涂抹宫颈，使细胞脱水，并使那些核增大的细胞（即发生上皮化生、不典型增生或 HPV 感染的细胞）显现白色。在应用醋酸 10~90 秒内，邻近 SCJ 区域出现相对分散的病变。自此处取活检，活检数量取决于异常区域的数量和严重程度。

在阴道镜检查中，SCJ 区完全可见称为满意的阴道镜。如果阴道镜检查时不能暴露全部转化区，或异常区域的边缘不能完全暴露，则称为不满意的阴道镜，需行宫颈锥切术和宫颈管搔刮术（ECC）等检查。在此过程中，应用小刮匙收集宫颈管细胞。宫颈刷可以用来收集刮匙取样时附带的脱落细胞。以上方法可以获取宫颈管内的标本，从而发现阴道镜检查难以发现的位于宫颈管内的病变。宫颈活检和宫颈管搔刮标本分别送病理学检查。

人乳头瘤病毒DNA检测

高危 HPV DNA 检测现已成为 30 岁以上女性宫颈肿瘤筛查的辅助方法，同时也是宫颈涂片结果为 ASC-US 患者的分流指标及非青春期 LSIL 患者的治疗指标。HPV DNA 检测可以排除其他非 HPV 原因，如感染等导致的宫颈涂片结果异常，从而防止不必要的阴道镜检查。由于 HPV 常见于年轻女性，而且随着年龄增加，CIN2 和 CIN3 发生率也增加，因此，HPV DNA 检测在年长妇女的分流中更有价值。HPV DNA 检测也用于初始结果为 AGC 者的进一步检查。

宫颈上皮细胞异常处理指南

美国阴道镜和宫颈病理协会发布了宫颈上皮内细胞学或组织学异常的处理指南与共识，2006 年进行了重新修订，并于 2007 年出版。其包括了实用的处理流程图，可在 www.asccp.org/consensus/cytological/shtml 下载。以下部分将对指南进行概述。

低度鳞状上皮内病变及未明确意义的非典型鳞状细胞

ASC-US 者可行 HPV DNA 检测（可利用已收集的液基细胞标本），也可在 6~12 个月后复查细胞学检查。 HPV DNA 检测的意义在于，在 HPV DNA 阴性者中，可以避免不必要的阴道镜检查；细胞学为 ASC-US 而高危型 HPV DNA 呈阴性者，需于 12 个月时，复查细胞学检查。细胞学为 ASC-US 且 HPV DNA 呈阳性者，其处理方法与细胞学为 LSIL 者相同，两组患者均推荐行阴道镜评估。细胞学检查为 ASC-US 而未行 HPV 检查者，在 6 个月或 12 个月复查细

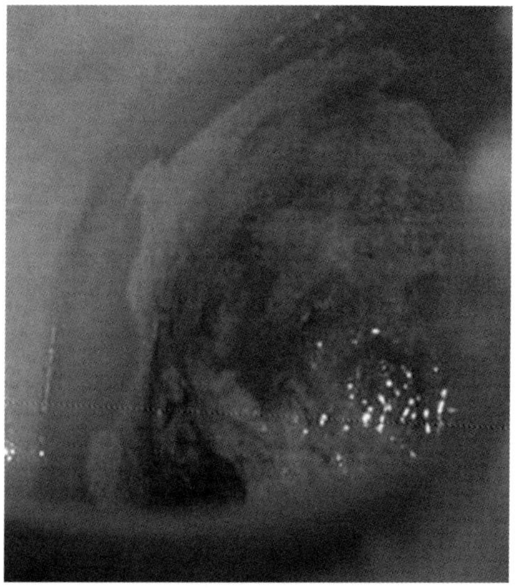

图47.2 宫颈阴道镜图像。镜下图像显示白色上皮和毛细血管镶嵌结构，提示为宫颈上皮内瘤变。

胞学检查中，任何一次结果为 ASC-US（或以上病变）者，也应转诊阴道镜检查；如果两次复查结果均呈阴性，则患者恢复常规筛查。细胞学检查为 LSIL 者不需行 HPV DNA 检查，因为在 LSIL 患者中，HPV 阳性率为 83%，因此 HPV 检测意义不大（图 47.3）。

宫颈涂片结果为 LSIL 者约占 3%，在 LSIL、ASC-US 及 HPV DNA 阳性患者中，阴道镜检查后的处理与随访是相同的。如果检查无 CIN，则需在 6~12 个月后复查细胞学涂片，或 12 个月时复查 HPV DNA。ASC 或 HPV DNA 检查中任何一项呈阳性者，需重复阴道镜检查；均为阴性者，恢复常规筛查（图 47.4）。

在青少年及孕妇，处理方法不同。在≤ 20 岁的青少年中，ASC、LSIL 较常见，而且自然消退可能性较大。在该组人群中，HPV DNA 阳性率也较高，因此 HPV DNA 检测不适宜作为分流方法。青少年 LSIL 或 ASC-US 者，通常可在 12 个月后，复查细胞学。如果复查结果为 HSIL，则需转诊阴道镜；否则可继续在 12 个月后，复查宫颈细胞学。孕妇发现 LSIL 者不能进行宫颈管搔刮，孕期内阴道镜检查不应超过 1 次。临床上仅在高度怀疑宫颈癌时，才在妊娠期行阴道镜下活检。可疑宫颈病变者，阴道镜下应仔细检查。ASC-US 者，阴道镜检查可推迟到产后 6 周以后进行。

在以往指南中，绝经后妇女宫颈细胞学结果为 LSIL 者，以阴道雌激素软膏治疗后，重复细胞学检查作为分流方案，因为阴道黏膜萎缩可出现异常检查结果。但是目前指南推荐的绝经后 LSIL 和 ASC-US 者的处理方法与一般人群相同。

高度鳞状上皮内病变（HSIL）及不能除外高级别鳞状上皮内病变的不典型鳞状细胞（ASC-H）

在美国所有宫颈细胞学检查结果中，HSIL 约占 0.5%。随着年龄增长，HSIL 发现率降低。宫颈细胞学检查结果为 HSIL 者，CIN2 或 CIN3 检出率为 84%~97%，浸润性癌检出率达 2%。由于细胞学结果为 HSIL 者，其 CIN 2 或 CIN3 发生率较高，因此，可立即行 LEEP 治疗（见下文）。也可以行阴道镜检查，随后进行适当的治疗和随访（见图 47.4）。

ASC-H 也应行阴道镜检查，因为与 HSIL 一样，患者有较高 CIN 2 至 CIN3 病变风险。如果无 CIN 2 或 CIN3，则患者可在 6~12 个月后，重复细胞学检查或在 12 个月时行 HPV DNA 检查。CIN2、CIN3 者，或任何一次复查中 HPV DNA 呈阳性者，需转诊阴道镜检查；如果所有复查结果均呈阴性，则患者可转为常规筛查（图 47.5、图 47.6）。

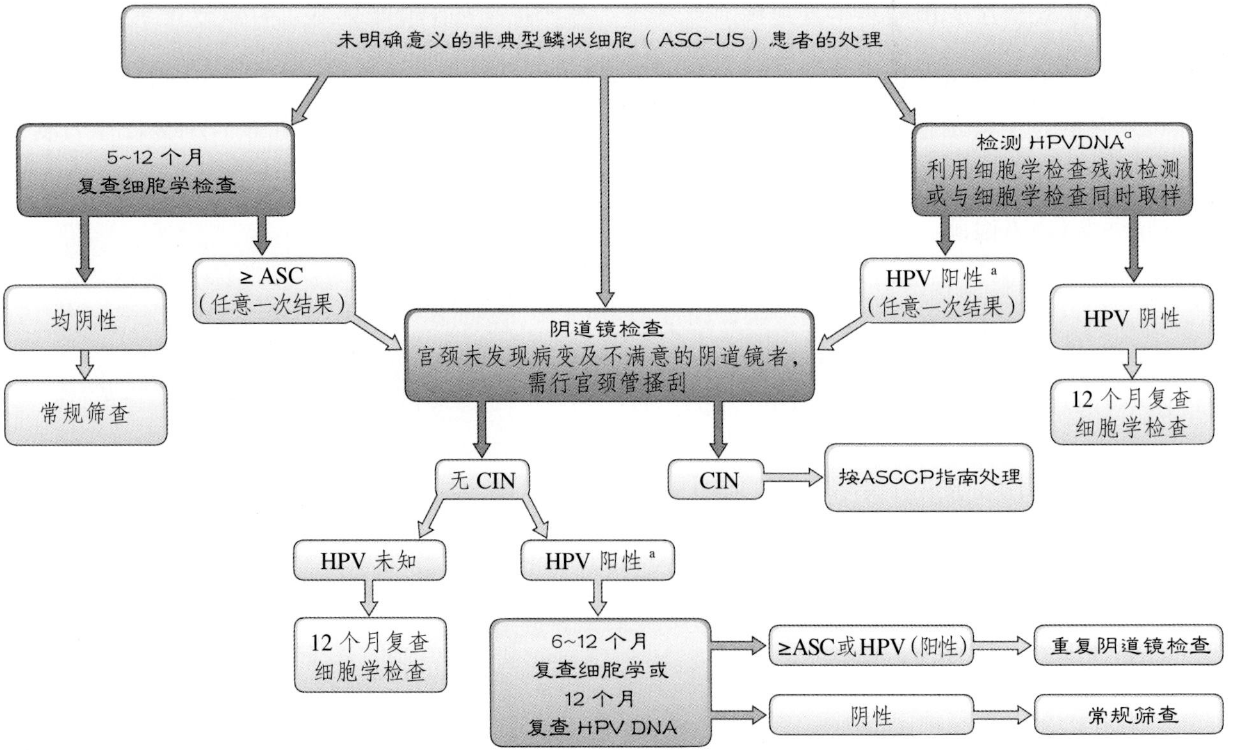

图47.3 未明确意义的非典型鳞状细胞（ASCCP）患者的处理。ASC，非典型鳞状细胞；CIN，宫颈上皮内瘤变；HPV，人乳头瘤病毒。

[a] 仅检测致癌高危型HPV。

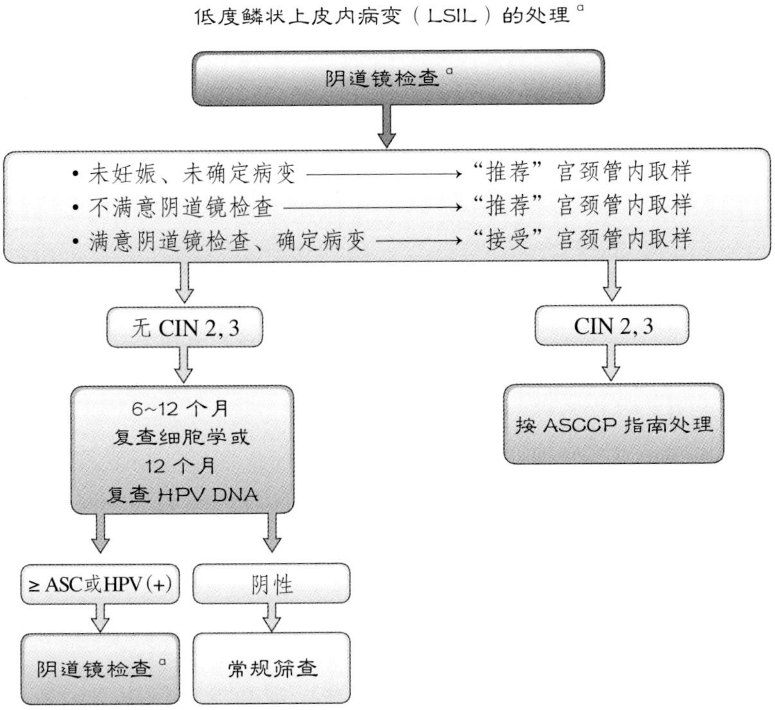

图47.4 LSIL患者的处理（ASCCP）。ASC，非典型鳞状细胞；CIN，宫颈上皮内瘤变；HPV，人乳头瘤病毒。

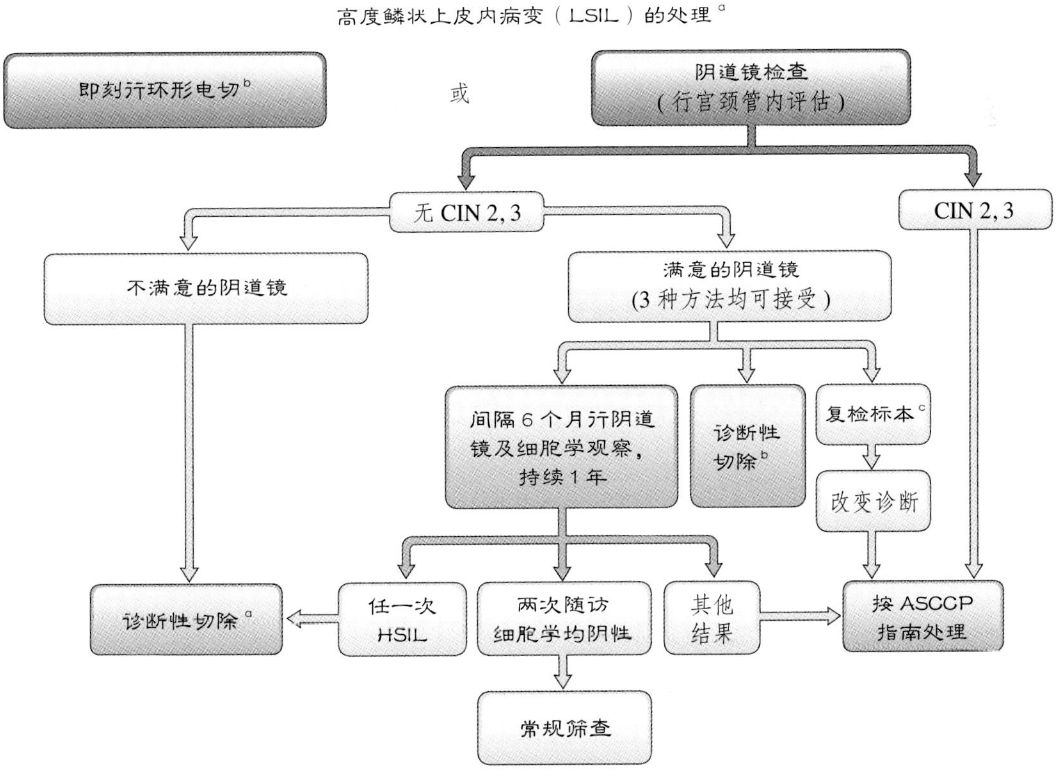

图47.5 妇女与高度鳞状上皮内病变HSIL（ASCCP）管理。CIN，宫颈上皮内瘤变。

[a] 如果患者妊娠或为青少年则不做。

[b] 包括参考细胞学、阴道镜及所有活检结果。

[c] 如果患者妊娠、绝经后或青少年，则选择不同的处理方法。

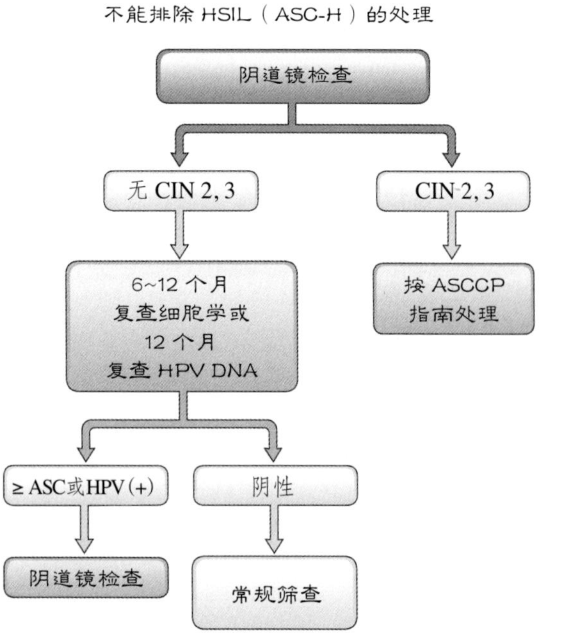

图47.6 ASC-H患者的处理（ASCCP）。HPV，人乳头状瘤病毒；ASC，非典型鳞状细胞；CIN，宫颈上皮内瘤变。

非典型腺细胞及其他腺细胞异常

腺细胞异常占上皮性细胞异常0.4%。AGC相关风险明显高于ASC。在Bethesda分类系统中，从AGC-非特异性（AGC-NOS）到AGC倾向肿瘤，最终到AIS，腺细胞相关异常的发生风险增加。除子宫内膜非典型细胞外，任何类型AGC者均应行阴道镜评估、HPV DNA检测和宫颈管搔刮。年龄大于35岁者或有子宫内膜病变风险者（如不明原因阴道出血或长期无排卵），应同时行子宫内膜活检。子宫内膜不典型细胞者，应同时行子宫内膜活检和宫颈管搔刮。

在不伴CIN 2、CIN 3或腺上皮瘤变的AGC患者，HPV可作为分流指标。宫颈细胞学检查同时HPV呈阳性者，应在6个月后，复查细胞学与HPV DNA；HPV呈阴性者，则可在12个月后，进行复查。宫颈细胞学结果异常伴HPV阳性者，应转诊阴道镜；两种检查结果均阴性者，可以恢复常规筛查。但在未行HPV检测者，应每6个月重复细胞学，连续4次结果阴性后，方可转为常规筛查（图47.7）。

治疗

CIN可选择切除或消融治疗，CIN治疗的基本概念是切除或消融癌前病变，预防宫颈癌。

消融治疗

消融治疗是指以冷冻、激光、电灼、冷凝等方法破坏病变的宫颈组织，这些治疗均可在门诊局麻下完成。消融治疗仅用于阴道镜检查充分，而且宫颈细胞学检查与阴道镜活检结果一致的患者。

目前，美国极少应用激光治疗。冷冻疗法常用于门诊治疗持续性CIN 1患者，治疗范围可覆盖SCJ和所有可辨别的病灶，其方法为将不锈钢探针经液氮或压缩气体（二氧化碳或一氧化二氮）急速冷却后进行治疗。钢针大小与形状取决于宫颈及所需治疗的病灶大小与形状。最常应用的方法为3分钟冷冻、5分钟解冻、重复3分钟冷冻，2次冷冻之间解冻使在第1次冷冻中受损的组织水肿、细胞肿胀，在随后的第2次冷冻中，水肿细胞结构再次冷冻，从而增加了病变组织的治疗深度。冷冻治疗后，愈合过程需

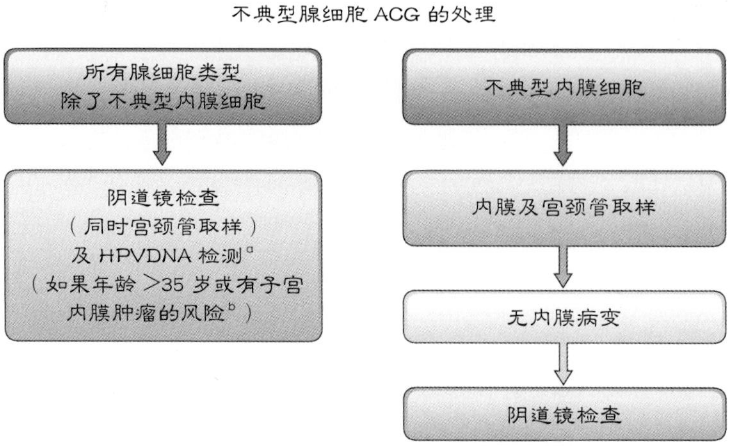

图47.7 不典型腺细胞ACG的处理。HPV，人乳头瘤病毒。
[a]如果未行此项检查，仅检测高危亚型。
[b]包括不明原因阴道出血或长期无排卵。

4 周或 5 周，因为受损组织慢慢萎缩、塌陷，由新生宫颈上皮所取代。愈合过程中常伴有大量阴道排液，其中含有坏死细胞碎屑。愈合过程可在 2 个月内完成，治疗后 12 周复查宫颈细胞学，以确定疗效。冷冻疗法治疗 CIN 1 的治愈率接近 90%。

切除治疗

切除治疗可切除病变组织，获取标本并行病理检查。切除方法包括冷刀锥切术（CKC）、LEEP［也称转化区大环切除（LLETZ）］、激光锥切术和电针锥切术，手术可在局麻或全麻下进行。宫颈锥切标本呈锥形，切除标本包括 SCJ、宫颈表面所有可辨病灶，根据宫颈管搔刮有否异常，确定宫颈管切除深度。由于 LEEP 术采用电切方式，因此标本切缘可因热损伤而影响组织病理结果。热损伤通常不影响鳞状上皮异常的评价，但是由于位于腺体凹陷底部的异常细胞结构可因损伤而发生改变，因此会影响腺上皮病变的评估。所以腺细胞异常者，更适宜行冷刀锥切术。

如果切除标本边缘有病变，由于可能有病变残留，因此应再次行锥切术或严密随访。切缘为阳性的高度上皮病变或原位癌患者，如果患者无生育要求，则最好行子宫切除术；如果患者有生育要求，则可行阴道镜检查、宫颈管搔刮及 HPV DNA 检测。

在颈管搔刮呈阳性及以下情况下，应行进一步切除。

• 不满意的阴道镜评估：如果阴道镜检查未能完全暴露转化区或不能看到全部病变，则称为不满意的阴道镜，需行宫颈锥切术和宫颈管搔刮术（ECC）等进一步评价。

• 如果细胞学检查和宫颈活检或宫颈管搔刮病理结果不一致（如活检结果不能解释细胞学异常的原因），在行阴道镜下活检及宫颈管搔刮的患者中，大约 10% 需切取更多的组织行进一步评价。

冷刀锥切、环形锥切和转化区大环切除等均增加妊娠中期因术后继发宫颈功能不全而导致的流产、早产、早产胎膜早破和宫颈狭窄等风险。任何一种锥切术均有常规手术风险（如出血、感染和麻醉风险）。

随访

宫颈非浸润性上皮细胞病变经消融或切除治疗后需定期复查，一般建议间隔 6 个月复查细胞学，持续 2 年，根据病变严重程度，适当调整随访时间及次数。多数患者可以恢复到常规筛查。如果随访中细胞学检查不正常，那么，其评估方式与新发现的细胞学异常患者相同。*应向患者强调随访的重要性，因为，治疗后，仍有较高的复发率。*

宫颈癌

从 1950—1992 年，宫颈癌死亡率下降了 74%，这得益于宫颈细胞学筛查的应用，而且宫颈癌死亡率仍在以每年 4% 的速度持续下降。虽然宫颈癌早期发现与早期治疗都取得了较大进展，但每年仍有大约 11 000 例宫颈浸润癌新发病例，死亡病例为 3870 人。

宫颈浸润癌平均发病年龄约为 50 岁，但年轻人及老年人也可发生宫颈浸润癌。在高级别 CIN 患者的随访中发现，癌前病变进展为宫颈癌约需 10 年，但是有些病例进展速度可能更快。

*HPV 是宫颈癌的病因，在宫颈癌中阳性率可达 90% 以上。*宫颈浸润性癌最常见的两种病理类型为鳞状细胞癌（SCC）和腺癌，其中鳞状细胞癌约占 80%，腺癌和腺鳞癌约占 15%，其余病理类型较罕见，生物学行为也与鳞状细胞癌和腺癌有所不同。

临床评价

宫颈癌早期临床表现多种多样，但均无特异性，包括水样白带、间歇少量出血以及性交后出血，常不能引起患者重视。由于可以直接暴露宫颈，因此可以采用精准的方法确诊，包括细胞学检查、阴道镜下活检或活检毛刷取样或直接触诊病变。可疑微小浸润癌及早期宫颈癌者，宫颈锥切可以评估确诊浸润癌，并确定浸润深度及累及范围，冷刀锥切可以精确评估切缘有无浸润癌。

宫颈癌分期采用国际妇产科联盟（FIGO）的分期标准（框 47.3），根据肿瘤组织活检确定病理学诊断，根据临床检查及实验室检查确定病变累及的范围。宫颈癌主要经直接浸润和淋巴途径转移（图 47.8）。所有患者均需仔细检查，而且应由有经验的医生进行检查，必要时，可在麻醉下进行检查。宫颈癌患者需由妇产科医生中具有良好手术训练、经验丰富、能胜任手术的妇科肿瘤医生进行治疗前评估，这对治疗有巨大帮助。宫颈癌检查方法有很多，如超声检查、CT 扫描、MRI 检查、淋巴管造影、腹腔镜和细针穿刺等，均在确定治疗方案、确定肿瘤浸润程度等方面有一定价值，特别对局部晚期患者（即ⅡB 期及以上期别患者）。手术病理结果可以提供精确的病变浸润情况，从而指导治疗，但不改变临床分期。*宫颈癌主要是临床分期。*

框 47.3 宫颈癌国际妇产科联盟（FIGO）分期标准（2009）

Ⅰ期	肿瘤严格局限于宫颈（扩展至宫体可以被忽略）
ⅠA 期	镜下浸润癌，间质浸润深度≤5mm，水平浸润范围≤7mm
ⅠA1 期	间质浸润深度≤3mm，水平浸润范围≤7mm
ⅠA2 期	间质浸润深度＞3mm，但不超过5mm，水平浸润范围≤7mm
ⅠB 期	临床肉眼可见病灶局限于宫颈，或是临床前病灶大于ⅠA期[a]
ⅠB1 期	临床肉眼可见病灶最大直径≤4cm
ⅠB2 期	临床肉眼可见病灶最大直径＞4cm
Ⅱ期	肿瘤已经超出宫颈，但未达盆壁，或未达阴道下1/3
ⅡA 期	无宫旁组织浸润
ⅡA1 期	临床肉眼可见病灶最大直径≤4cm
ⅡA2 期	临床肉眼可见病灶最大直径＞4cm
ⅡB 期	有明显宫旁组织浸润
Ⅲ期	肿瘤侵及盆壁和(或)侵及阴道下1/3和(或)导致肾盂积水或无功能肾[b]
ⅢA 期	肿瘤侵及阴道下1/3，未侵及盆壁
ⅢB 期	肿瘤侵及盆壁和（或）导致肾盂积水或无功能肾
Ⅳ期	肿瘤超出真骨盆或（活检证实）侵及膀胱或直肠黏膜。泡状水肿不能分为Ⅳ期
ⅣA 期	肿瘤侵及临近器官
ⅣB 期	肿瘤侵及远处器官

[a] 所有肉眼可见病灶，即使是浅表浸润，也定义为ⅠB期。浸润癌局限于测量间质浸润范围，最大深度为5mm，水平范围不超过7mm。无论从腺上皮或表面上皮起源的病变，从上皮基底膜测量，浸润深度不超过5mm。浸润深度以毫米报告，即使是早期（微小）间质浸润（~1mm）。无论脉管间隙是否存在浸润，均不改变分期。

[b] 直肠检查时，肿瘤浸润达盆壁。无任何原因的肾盂积水及无功能肾者均应包括在内。

Modified from FIGO COMMITTEE ON GYNECOLOGIC ONCOLOGY. Revised FIGO Staging for Carcinoma of the Vulva, Cervix, and Endometrium. Originally published in *International Journal of Gynecology and Obstetrics,* volume 105 (2009) 103–104.

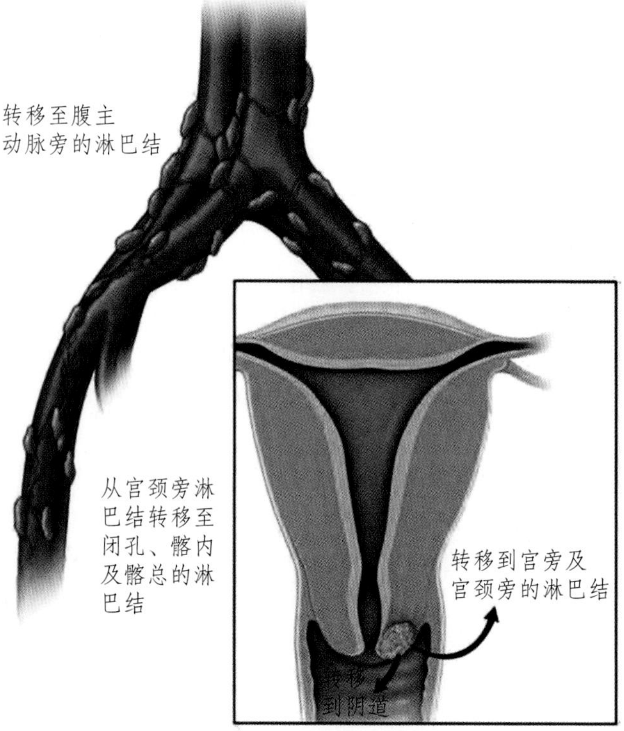

图47.8 宫颈癌转移途径。

治疗

临床医生应熟悉早期和晚期宫颈癌的治疗方法，以便选择最佳治疗。根据病变分期及病灶大小，选择手术治疗或放疗：

- 除微小浸润癌外，鳞癌与腺癌临床治疗相似。尚未确定微小浸润腺癌的诊断标准。
- 宫颈微小浸润性鳞癌ⅠA1期，可行宫颈锥切术或单纯筋膜外全子宫切除术。
- 宫颈浸润性鳞癌ⅠA2期，酌情可行根治性子宫切除加淋巴结清扫或放疗。
- 宫颈癌ⅠB1期与ⅠB2期不同，两者在淋巴结转移及总生存率方面有差异，因此影响治疗和预后结局。
- ⅠB期巨块型宫颈癌和选择性ⅡA期宫颈癌可行根治性子宫切除加淋巴结清扫术，或放疗加以顺铂为基础的化疗。根据是否存在病理高危因素，特别是ⅠB2期患者，术后需行辅助放疗。
- ⅡB期或以上期别宫颈癌患者需行外放疗、近距离放疗及以顺铂为基础的同步化疗。

腔内放疗的剂量分布接近受累器官或结构，分为高剂量率放疗或低剂量率放疗。腔内放疗采用称为施源器的特殊装置，分别放置于子宫腔及阴道穹隆顶端。外放疗主要覆盖宫颈癌盆腔淋巴转移范围。

宫颈周围器官，如膀胱和远端结肠，对放疗耐受性相对较好。放疗量应根据每位患者个体情况进行计算，确保肿瘤部位及治疗区域放射剂量分布最大，而邻近未受累组织的放射剂量分布最小。放疗并发症包括放射性膀胱炎和直肠炎，相对易于处理。其他少见并发症包括肠或阴道瘘、肠梗阻以及难治性的出血性直肠炎或膀胱炎。远期并发症包括放射性组织损伤与纤维化，这些并发症较复杂，需长期治疗。

宫颈癌治疗后，需后续定期随访，如在治疗后最初2年，每4个月随访一次，然后，每6个月随访一次，至治疗后5年。其后，应每年行细胞学涂片及胸部X线检查，每年1次。宫颈癌患者5年生存率见表47.2。

表 47.2　宫颈癌患者 5 年存活率

分期	5 年存活率
Ⅰ A 期	93%
Ⅰ B 期	80%~90%
Ⅱ A/B 期	58%~63%
Ⅲ A/B 期	32%~35%
Ⅳ期	15%

治疗复发性宫颈癌预后较差，多数化疗方案效果不佳，属于姑息性治疗，而复发部位“精准放疗”的作用也有限。有些中央型复发者（如阴道上段复发或放疗后保留宫颈及子宫体的复发患者）可行超根治性手术治疗，包括部分或全盆腔脏器廓清术。但是能满足这种条件的患者较少，如果选择适当，这种积极的治疗可使患者受益。

预防

宫颈癌的预防方法包括禁性生活、选用有或无杀精剂的屏障保护、定期妇科检查与细胞学筛查、根据已公布的规范治疗癌前病变、HPV 疫苗接种。*依照现行指南要求，妇科检查和细胞学检查可使宫颈癌发病率和死亡率降低 40%*。限制性伴侣数量也可降低包括 HPV 在内的性传播性疾病风险。

最近开发的 HPV 疫苗可以预防经性传播和非性接触而导致的特异性 HPV 感染。目前，市场上有两种疫苗，一种是针对致癌性 HPV 16 型和 18 型以及两种导致生殖器疣的 HPV 6 型和 11 型，另一种是针对致癌性 HPV 16 型和 18 型，同时对 HPV 45 型和 31 型也有保护作用。这两种疫苗包含类病毒样颗粒，由 HPV-L1 蛋白组成，无病毒遗传物质，因此无感染性。这些疫苗刺激接种者产生特异性 G 免疫球蛋白抗体，从而预防生殖道及外阴特异性 HPV 感染。现已证实，该四价疫苗可预防 91% 的新发感染和 100% 的持续性感染。

目前，HPV 疫苗仅用于预防（框 47.4）。疫苗接种指南根据年龄、有无性行为和接种适应证不同而有所不同。新开发疫苗还可以拓宽 HPV 的治疗范围。

框 47.4　接种二价（Cervarix 卉妍康）或四价（Gardasil 佳达修）HPV 疫苗的现行指南

- 人乳头瘤病毒（HPV）疫苗接种分 3 次，按以下时间进行[a]，每次接种 0.5mL
  1. 首次接种：任何选定的时间
  2. 第 2 次接种：首次接种后 1~2 个月
  3. 第 3 次接种：首次接种后 6 个月
- 所有 11~12 岁女孩推荐常规接种疫苗，9 岁女孩也是可以接种。女孩及 13~26 从未接种或未完成足量接种的女性，也应接种 HPV 疫苗
- 性活跃女性可以接种任何一种疫苗。先前有过宫颈细胞学异常或生殖道疣者，可以接种 HPV 疫苗，但是应告知接种者，接种前已有 HPV 暴露者较接种时无 HPV 感染者效果要差。以往已感染过 HPV 者，仍可从接种疫苗中获取其未曾感染的其他亚型病毒的免疫保护
- 疫苗接种前不推荐行 HPV 检测
- 孕妇不推荐接种疫苗，但是哺乳期妇女接种疫苗是安全的
- 无论疫苗接种与否，都推荐常规行宫颈细胞学筛查及随访

[a] 第 1 和第 2 次接种时间最短间隔为 4 周，第 2 和第 3 次接种时间最短间隔为 12 周，第 1 和第 3 次接种间最短间隔为 24 周。如果疫苗接种中断，则无论中断时间长短，均无需重新注射。建议尽可能在每一次注射中采用相同疫苗。

临床随访

医生向患者解释，阴道镜检查将提供更多信息。在阴道镜检查中，医生观察到全部转化区，并注意到在 3 点位置上有小的醋白上皮，可在该部位进行活检。活检结果证实，未见不典型增生或癌。医生将这些信息告知患者，并制订了后续宫颈细胞学随访计划。

（译者：张丽志）

访问 http://thePoint.lww.com/activate，有互动式 USMLE 式问题库及更多内容！

第48章 子宫平滑肌瘤与子宫肿瘤

本章主要涉及APGO教育的重点问题：

主题53 子宫平滑肌瘤

学生们应了解子宫平滑肌瘤诊断与治疗的基本方法，掌握子宫平滑肌瘤发病率、常见症状与体征、体格检查结果等。

临床病例

患者46岁，孕2产2，主因“自觉下腹部肿物”而就诊。患者无腹痛，有尿频，白天10次，夜间2~3次。否认不规则阴道出血，月经周期规律。

子宫平滑肌瘤（又称纤维瘤或肌瘤）由局部增殖的平滑肌细胞及周围受压肌纤维形成的假包膜组成，50岁女性发病率最高，其中白人女性发病比例约为1/4，美国非裔女性发病比例约为1/2。*子宫切除后，详细病理学检测证实，子宫肌瘤患病率高达80%。*子宫肌瘤大小不同，从显微镜下可见到充满患者整个腹腔的巨大多结节肿瘤。*子宫肌瘤是子宫切除术最常见指征，约占30%。*此外，还有许多保守性手术，包括子宫肌瘤剔除术、刮宫、宫腔镜手术与子宫动脉栓塞术（UAE）。

根据肌瘤与子宫肌壁的解剖学关系将肌瘤进行分类，其中最常见的3类肌瘤是肌壁间肌瘤（位于子宫肌壁间）、浆膜下肌瘤（位于子宫浆膜下）、黏膜下肌瘤（位于子宫黏膜下）。有一类浆膜下肌瘤为有蒂肌瘤，通过蒂部与子宫相连。多数肌瘤，如肌壁间肌瘤最初出现在子宫肌层。约5%的子宫肌瘤来源于宫颈。极少有证据表明，阔韧带肌瘤及腹腔肌瘤不是子宫来源。子宫平滑肌瘤是激素依赖性的良性肿瘤，高雌激素状态时，如妊娠期，雌激素可刺激肌瘤快速生长，而绝经后，肿瘤通常停止生长，甚至萎缩。雌激素刺激子宫平滑肌产生孕激素受体，而孕激素刺激这些部位产生多种生长因子，促进肌瘤生长。子宫肌瘤确切的发病机制仍不清楚，染色体易位/缺失、多肽生长因子、表皮生长因子等可能是潜在的致病因素。敏感的DNA研究表明，每个平滑肌瘤来自单个平滑肌细胞，在许多情况下，平滑肌细胞是来源于血管。

子宫平滑肌也可发生罕见的恶性肿瘤，如平滑肌肉瘤，这不是子宫肌瘤“恶变”，而是一种新发肿瘤。*子宫恶性肿瘤的典型表现是绝经后女性子宫肿瘤迅速增大、绝经后出血、阴道分泌物异常和盆腔疼痛。*与年轻患者相比，绝经后患者子宫增大原因为恶性的可能性更大。这些异质性混合性肿瘤中含有非子宫来源的肉瘤组织成分（见49章）。

症状

出血是子宫肌瘤最常见的症状，但有些子宫肌瘤是偶然发现。这种异常出血表现多样，最常见表现为月经量进行性增多（月经量过多是指月经失血量>80mL），伴经期延长，超过正常月经期。出血的原因可能与肌瘤导致子宫腔显著变形有关。目前，关于子宫肌瘤导致阴道出血增加有3种公认但未经证实的机制：

1. 子宫内膜供血小动脉受子宫肌层收缩功能变化而改变。

2. 子宫肌瘤上覆的子宫内膜对正常月经期雌激素/孕激素作用无反应，导致子宫内膜不完全脱落。

3. 子宫肌瘤上覆子宫内膜层受压坏死脱落，血管暴露，导致正常子宫内膜剥脱后出血过多。

平滑肌瘤导致出血最典型的例子是黏膜下肌瘤，导致出血的病变大部分由平滑肌肿瘤凸向宫腔造成，而非凸向子宫浆膜表面。同样，当逐渐增大的肌壁间肌瘤足以显著扭曲子宫腔时，也会导致出血过多。

子宫肌瘤月经量增多者，可导致慢性缺铁性贫血，很少出现急性大量失血。单独黏膜下肌瘤较少，黏膜下肌瘤通常与其他类型肌瘤同时存在（图 48.1）。

*另一个常见症状是进行性“盆腔压迫感”。*常表现为进行性盆腔内胀满、“向下压迫感”或自觉盆腔肿块，通常是由缓慢增大，甚至有时能达到巨大的肌瘤造成的。双合诊或腹部检查很容易触及这些肌瘤，呈多发性凸起或鹅卵石状，提示为子宫肌瘤。有时，这些增大的肌瘤表现为一个无症状的盆腔或腹盆腔肿物，增大的肌瘤可能引起少见却很严重的临床问题：子宫肌瘤压迫越过骨盆的输尿管，引起输尿管积水（输尿管扩张）和肾盂积水（肾盂、肾盏扩张）。盆腔阔韧带内的子宫肌瘤向两侧生长，也可压迫输尿管。有时，增大的子宫肌瘤会引起排尿症状或排便问题。

另一种表现为继发性痛经。其他疼痛症状较少，是子宫肌瘤迅速增大的结果。其发生机制类似于原发性痛经，肌瘤增大导致局部组织坏死或部分组织坏死缺血，前列腺素作用于子宫肌层而导致疼痛。有时带蒂肌瘤扭转，导致急性疼痛。钝性、间歇性下腹部绞痛（分娩样疼痛）是黏膜下肌瘤逐步成为带蒂肌瘤，然后逐渐自宫颈内口脱出的临床表现。

诊断

体格检查或影像学检查通常用于诊断子宫肌瘤。在子宫内膜诊刮时，因发现子宫内膜不均匀而诊断为子宫肌瘤。有时，在因其他指征而行子宫切除标本病理检查中发现子宫肌瘤。*腹盆腔检查时，子宫肌瘤表现为一个大而居中的不规则、活动的盆腔肿物，其特征为“质硬”或实性。增大程度通常用估计相当于妊娠大小的周数来描述。*

子宫肌瘤需要与任何附件疾病相鉴别，然而，有时带蒂的肌瘤很难与附件实性肿物相鉴别。

必要时，盆腔超声检查可用于确诊子宫肌瘤，但子宫肌瘤仍然是一个临床诊断。超声检查可在正常子宫肌层发现“阴影”，或发现子宫内膜扭曲。子宫肌瘤通常表现为子宫肌层内圆形肿物，有时子宫肌瘤发生变性，囊性部分呈现低回声区。包括卵巢在内的附件结构，通常可与子宫肌瘤鉴别。

当超声检查不能很好地确定巨大肌瘤特征时，可行 CT、MRI 检查。宫腔镜、子宫输卵管造影和盐水灌注超声检查是确定宫腔内病变的检查方法，如黏膜下肌瘤、息肉等。子宫内膜活检可探知宫腔大小，间接评价子宫增大情况。如果患者有不规则子宫出血，则应考虑子宫内膜癌的可能，子宫内膜活检有助于鉴别子宫内膜癌与子宫肌瘤。

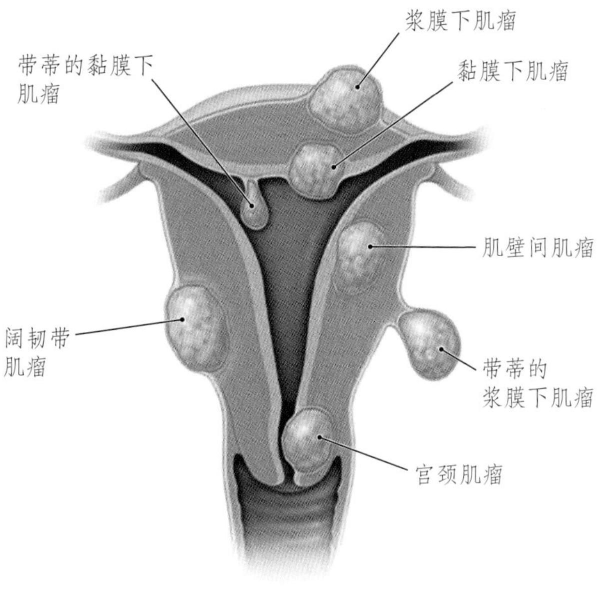

图48.1　常见子宫肌瘤类型。

宫腔镜可直接观察子宫内膜及增大的宫腔，记录增大的宫腔大小，发现黏膜下肌瘤并予以切除。*虽然已经证实，宫腔镜可有效切除黏膜下肌瘤，但是长期随访表明，多达 20% 的患者在随后的 10 年需要进一步治疗。*

体格检查与超声检查不能鉴别子宫肌瘤与附件肿瘤等其他潜在的更严重病变时，需行手术探查。腹腔镜下浆膜下肌瘤或壁间肌瘤切除术已非常普及，但是该手术方式的长期疗效尚不明确。

治疗

*大多数子宫肌瘤患者不需要（手术或药物）治疗。*治疗主要针对由肌瘤引起的症状。如果治疗失败（或有其他指征），则改行手术治疗或其他治疗。

例如，如果患者因子宫肌瘤而出现月经量异常，但月经量增多尚不足以影响患者的健康及生活质量，而且月经量增多并未导致缺铁性贫血，则仅需安慰和观察。定期盆腔检查或盆腔超声检查，进一步评估子宫生长情况。

药物治疗

间断补充孕激素和（或）前列腺素合成酶抑制剂可减少子宫出血，减轻继发性痛经，减少月经量。如果患者出现贫血，则应补充铁剂和维生素。如果肌壁间或黏膜下肌瘤引起宫腔明显变形，则激素治疗通常无效。如果治疗有效，则维持这种保守治疗，直至患者绝经。孕激素可以口服避孕药、左炔诺孕酮宫内放置、肌注黄体酮或口服药物等方式补充，非甾体类抗炎药和抗纤溶药物，如氨甲环酸，两者联合治疗可用于子宫肌瘤导致的月经过多。

抑制雌激素分泌的药物可用于治疗子宫肌瘤，特别适用于内源性雌激素较高的无排卵的围绝经期患者。促性腺激素释放激素激动剂（GnRH类似物）可通过抑制下丘脑－垂体－卵巢轴而减少卵巢分泌雌激素，子宫肌瘤常可缩小40%~60%。*这种疗法常用于子宫切除术前，可减少术中出血量，降低手术难度，也可作为一种姑息治疗，直至自然绝经。*药物治疗通常期限是6个月，以减少低雌激素状态下的继发骨质疏松的风险。如果使用激素反向添加治疗，则治疗可以延长至6个月以上，可减少骨质疏松。最近，芳香化酶抑制剂已用于子宫肌瘤的治疗，但其疗效尚未得到很好的证实。

对于有足够内源性雌激素来源的患者，这种治疗不会持久性地缩小子宫肌瘤。停药后，子宫肌瘤可继续生长。其他药物，如达那唑，可减少内源性雌激素的产生，因此，可用于子宫肌瘤治疗。但需告知患者，达那唑可能带来的多种副作用。

手术治疗

希望保留生育能力或肌瘤导致严重宫腔变形而影响生育的患者，可选择子宫肌瘤剥除术。*子宫肌瘤剥除术的适应证，包括迅速增大的盆腔肿块、药物治疗无法缓解症状，以及肌瘤增大导致肾积水。*禁忌证包括妊娠期、附件进行性病变、恶性肿瘤以及子宫肌瘤剥除术将影响子宫正常功能者。子宫肌瘤剥除术的潜在并发症包括术中出血过多；术后出血、感染和盆腔粘连；甚至需要紧急子宫切除术。过去20年曾行子宫肌瘤剥除术者中，1/4因肌瘤复发而行子宫切除术。

子宫切除术治疗子宫肌瘤适于已完成生育的有症状患者，应全面记录手术适应证。根据肌瘤大小和外科医生的技能，子宫肌瘤剥除术或子宫切除术均可通过微创技术完成。*最终是否决定行子宫切除术，应根据患者未来生育要求及临床因素，包括出血量和时间、肿瘤增大程度及对患者的影响。*无症状的子宫肌瘤无需行子宫切除术。

其他治疗

消融（通过直接或外部射频或超声能量传递）和UAE等其他治疗方法可用于治疗子宫肌瘤。UAE安全性和有效性方面的研究认为，UAE可替代子宫切除和子宫肌剥剔除术。UAE以聚乙烯醇颗粒选择性栓塞子宫动脉，造成肌瘤靶向性急性梗死。为了增强疗效，必须行双侧子宫动脉插管栓塞。评估结果显示，子宫肌瘤最常见的3大症状：出血、压迫和疼痛，以上症状改善者超过85%。因出现栓塞后急性疼痛而需住院治疗者为10%~15%。其他并发症包括术后30天内出现迟发性感染和（或）肌瘤坏死后经宫颈排出。有时，因这些并发症而需行子宫切除术。*虽然选择性栓塞后已有报道成功的妊娠者，但是，目前仍不建议在有生育要求的患者中选择UAE治疗。*

MRI引导下聚焦超声治疗是一种治疗子宫肌瘤的新方法。聚焦超声装置能提供足够的超声能量，将焦域温度提高到约70℃，使子宫肌瘤发生凝固性坏死，肌瘤体积缩小。这种治疗痛苦小，可减少出血，提高患者生活质量。

肌瘤对妊娠的影响

*虽然肌瘤可导致不孕，但仍有部分子宫肌瘤患者成功妊娠。*小肌瘤通常对正常妊娠、分娩无显著影响。但是多个肌瘤或大肌瘤者，其早产、胎儿生长异常、胎位异常、盆腔疼痛、异常分娩、剖宫产、产后出血等发生率增加。妊娠期间，由于肌瘤血供改变，可导致肌瘤发生红色变性，并引起疼痛。

妊娠期子宫肌瘤红色变性者，通常采取卧床休息及强镇痛药治疗有效，偶尔需行子宫肌瘤剔除术。由于术后流产或早产风险较高，因此常预防性使用β-肾上腺素保胎治疗。*妊娠期子宫肌瘤切除术仅限于带蒂的肌瘤，易于钳夹结扎。*分娩过程中不宜行肌瘤剥除，以免导致大量出血，甚至需行子宫切除术。肌瘤剥除术后能否经阴道分娩尚有争议，必须根据患者情况具体分析。一般情况下，如果子宫肌瘤剥除术进入宫腔，由于随后妊娠分娩过程中，甚至临产前，子宫破裂风险较大，建议行剖宫产术。在极少数情况下，肌瘤位于胎儿下方，位于子宫下段或宫颈，造成软产道难产，需行剖宫产。

临床随访

医生对患者进行体格检查，发现其描述的肿物，安排超声检查，提示子宫前下壁肌瘤，直径为7cm。医生向患者提供治疗选择，并与患者一起制订治疗计划。最后患者接受了子宫肌瘤剔除术，手术无并发症。2个月后，患者排尿恢复正常。

（译者：张丽志）

访问 http://thePoint.lww.com/activate，有互动式USMLE式问题库及更多内容！

第 49 章 子宫体癌

本章主要涉及 APGO 教育的重要问题：

主题 54 子宫内膜增生与子宫内膜癌

学生应了解子宫内膜增生或子宫内膜癌的病因及诊断，尤其是绝经后阴道出血患者。学生应掌握高危因素、临床症状、体征及体格检查结果。

> 临床病例
>
> 患者 42 岁，主因不规则阴道出血而就诊。患者主诉平素月经周期规律，近 3 个月月经异常，一个月内出现两次"月经"，否认头晕、头痛、水肿和发热等表现。

女性一生中，子宫体恶性肿瘤的发生概率为 2%~3%，其中约 97% 来源于子宫内膜腺体，即子宫内膜癌，3% 来自子宫间质成分，即子宫肉瘤。

子宫内膜癌是最常见的生殖系统恶性肿瘤，是仅次于乳腺癌、肠癌及肺癌而位居第四的恶性肿瘤。 2012 年，新发病例超过 47 000 例，死亡病例超过 8000 例。幸运的是，患者常在早期出现临床表现，一些患者出现异常子宫出血（AUB），尤其是绝经后子宫出血。早期诊断者，生存率较高。

子宫内膜增生

子宫内膜增生是子宫内膜腺癌最常见的前期病变。1994 年，世界卫生组织（WHO）根据单纯性增生、复杂性增生、伴有或不伴有不典型增生而确定了子宫内膜增生的分类系统（表 49.1），虽然该系统在各观察者间存在差异，但仍沿用至今。

分类

单纯性增生

单纯性增生是子宫内膜增生中最轻的一种，极少发展成子宫内膜癌。*在子宫内膜单纯性增生中，内膜腺体成分和基质细胞成分均出现明显增生。* 在组织学上，腺体大小变化明显，腺体会从较小到囊状扩张增大（这类增生的特点）。囊腺性增生应与子宫内膜囊性退变这种绝经后正常变异相鉴别，这是一种组织学改变，而不是增生状态。

复杂性增生

复杂性增生以腺体成分异常增生为主，不同时伴有基质成分增生。 腺体与基质比率增加，导致内膜呈现"拥挤"状态，甚至出现腺体背靠背现象。随着子宫内膜增生逐渐加重，腺体越来越拥挤，异型结构越来越多。复杂性增生代表真正的上皮内肿瘤，有时，在某些区域内，可与子宫内膜腺癌并存。

子宫内膜增生（单纯性或复杂性）伴细胞不典型

这类增生表现为明显腺体成分增多，存在细胞不典型、细胞成熟异常（细胞极性丧失、核增大、核浆比例增加、染色质浓染和核仁明显），考虑为子宫内膜癌的癌前病变（图 49.1）。

病理生理与高危因素

子宫内膜增生（和大多数子宫内膜癌）的主要核心发展过程是在过多无对抗雌激素作用下发生内膜过度生长。 雌激素来源可以是内源性的（卵巢；雄激素前体的外周转化）或外源性的（框 49.1）。子宫内膜增殖是卵泡期或雌激素优势阶段月经周期的正常表现，内源性雌激素或外源性雌激素持续作用，刺激单纯的内膜增殖转变成内膜过度增生。研究证实，这种转化呈时间和剂量依赖性。虽然研究发现，

表 49.1 世界卫生组织内膜增生分类

分类	发展为内膜癌的风险
不伴有不典型增生的单纯性增生	1
不伴有不典型增生的复杂性增生	3
伴有不典型增生的单纯性增生	8
伴有不典型增生的复杂性增生	29

框 49.1 雌激素来源

内源性

腺体来源

　雌二醇（卵巢）

　雌酮（卵巢）

外周来源

雌酮（肥胖，雄烯二酮转化）

肿瘤

　卵巢颗粒细胞（一个异常肿瘤来源）

外源性来源

结合雌激素（多数是雌酮）

冻干雌二醇

皮贴

阴道乳膏

无孕激素对抗的单一雌激素刺激而导致继发改变需要6个月甚至更长时间，但从内膜增殖到变成过度增生的确切时间尚不明确。过度增生和内膜癌高危因素是一致的（表 49.2），不同类型过度增生进展为癌症的风险见表 49.1。*有研究报道，子宫内膜不典型增生者，在确诊后 3 个月内行子宫切除术，术后证实，42% 的患者合并浸润性子宫内膜癌。*

患者病史

*AUB 是子宫内膜增生和内膜癌的典型症状。*下列两种情况需进一步评估，排除潜在癌变：①年龄在 35 岁以上的 AUB 患者；②年龄小于或等于 35 岁的 AUB 患者，存在下列额外的危险因素（乳腺癌、直肠癌或妇科癌症家族史、肥胖、子宫内膜增生病史、长期无排卵、服用他莫昔芬或雌激素治疗史）。

评估

子宫内膜评估

子宫内膜标本病理检查可诊断子宫内膜增生或子宫内膜癌。在门诊，应用各种无损伤吸引装置，可以很容易地完成子宫内膜活检。*与诊断性刮宫或子宫切除术相比，门诊内膜活检诊断的准确率是 90%~98%。*

常规宫颈刮片检查不能诊断子宫内膜增生或子宫内膜癌，因为子宫内膜癌患者中，仅 30%~40% 出现宫颈细胞学检查异常。此外，宫颈涂片提示有不典型内膜细胞或未明确意义的不典型腺细胞时，应考虑子宫内膜癌，需行子宫内膜活检。

*子宫内膜活检的最常见指征是异常出血。*绝经前患者排除妊娠后，需获取充足的内膜组织标本，获取方法所引起的不适通常相对较小。根据活检标本结

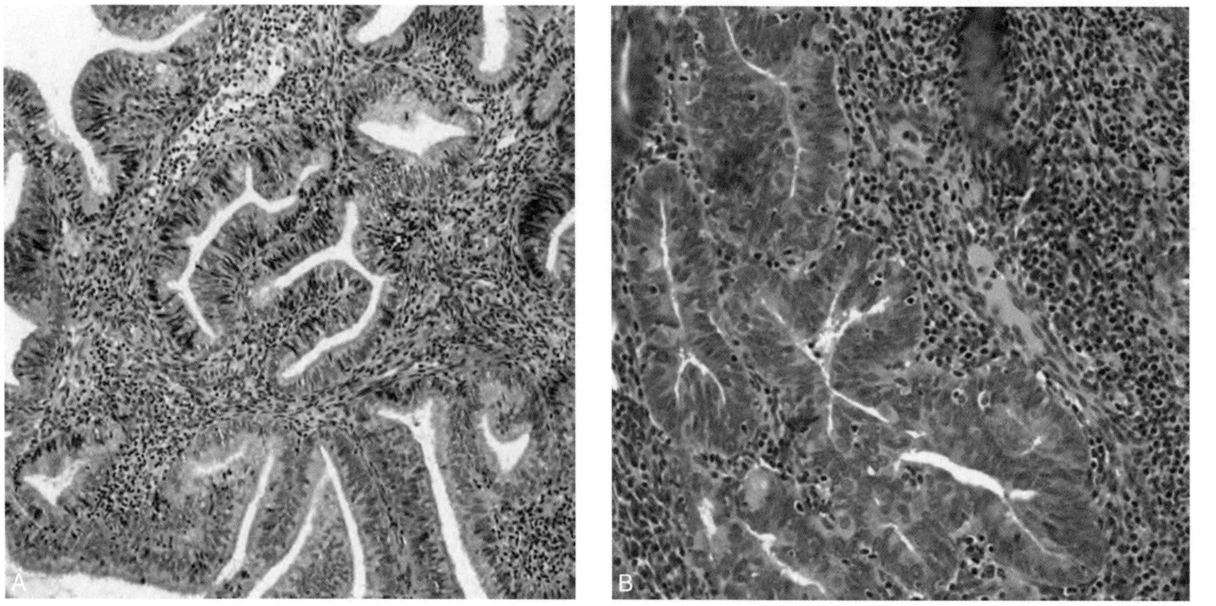

图49.1 复杂性增生伴内膜重度核不典型增生。（A）增生内膜腺体拥挤和乳头状内陷。内膜基质明显减少，但在腺体间仍存在。（B）更高倍视野下显示核排列紊乱、核增大和不规则核，包括一些小的核仁。

表 49.2　内膜过度增生和癌症的高危因素

高危因素	评估相对危险
更年期长期使用高剂量雌激素	10~20
居住在北美或北欧	3~18
累积高剂量他莫昔芬	3~7
多囊卵巢综合征或产生雌激素的肿瘤	> 5
肥胖	2~5
未生育	3
高龄	2~3
不孕病史	2~3
自然绝经晚	2~3
月经来潮早	1.5~2

Adapted from the American College of Obstetricians and Gynecologists. Management of Uterine Cancer. ACOG Practice Bulletin # 65. Washington, DC: American College of Obstetricians and Gynecologists; 2005:2. Reaffirmed 2011.

果决定进一步处理。当不能在门诊获取子宫内膜标本时（因宫颈口狭窄或患者不能忍受门诊手术过程），或门诊所取标本无法进行诊断时，可采用诊刮术或宫腔镜检查，直接进行子宫内膜活检。

有时，门诊内膜活检报告："组织不足，无法诊断"。在绝经后未进行激素替代治疗者中，结果与内膜正常萎缩状态一致。在其他临床怀疑子宫内膜增生者中，宜行宫腔镜评估并直接取活检，该方法可使评估更完全，能直接观察息肉、肌瘤和结构异常等（图 49.2）。

子宫超声检查评估

经阴道超声检查评估（伴有或不伴有造影剂膨宫、宫腔声学造影）是诊断子宫内膜增生及息肉、肌瘤和子宫结构异常的辅助手段。绝经后女性内膜 > 4mm、息肉样肿物或宫腔积液是需要进一步评估并取内膜活检的指征（图 49.3）。对于合并多种疾病者，该检查有助于确定取内膜活检的风险是否低于不取内膜活检。*很多荟萃分析显示，内膜厚度小于 4mm 者，虽然子宫内膜癌的可能性不是 0，但是发生率很低，接近 1%*。在绝经前患者，内膜厚度评价意义不大，因为在月经周期中，子宫内膜厚度每天都在发生变化。

治疗

子宫内膜增生的主要治疗的目的是降低子宫内膜恶变风险，控制现有症状。

因乳腺癌服用他莫昔芬治疗者，监测子宫内膜的最优方式尚不明确。*他莫昔芬是一种弱雌激素，增加子宫内膜增生和子宫内膜癌的风险*。目前多认为，除非在子宫内膜癌高危患者，否则无症状患者无需

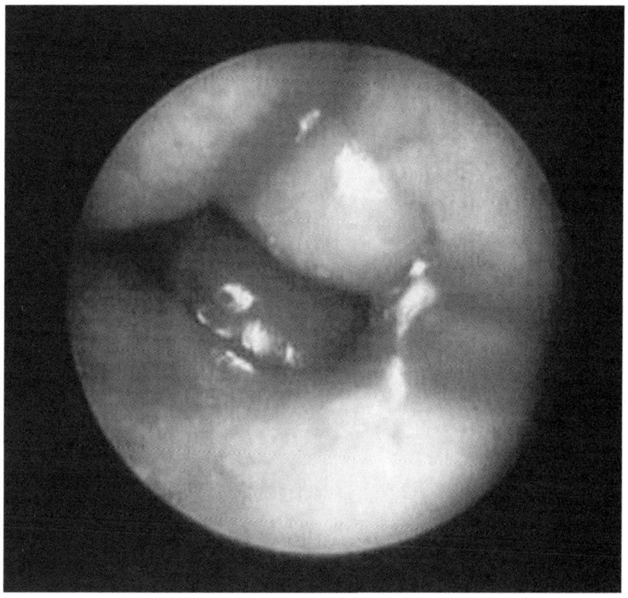

图49.2　宫腔镜下子宫内膜弥漫性增生，子宫壁增厚，相互靠近。

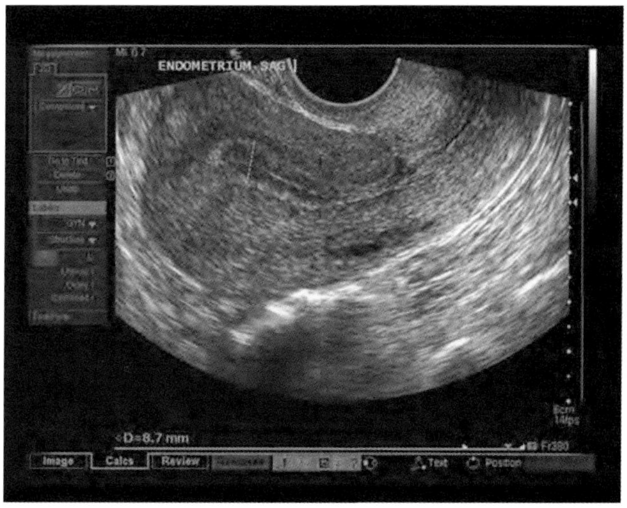

图49.3　超声显示内膜厚度（标尺）。

常规进行超声检查与内膜活检。在出现新发症状者，如阴道血性物、点滴状出血和 AUB 时，应除外子宫内膜异常。

药物治疗

合成孕激素及其他孕激素是子宫内膜增生药物治疗中占核心地位的药物，可通过多种方式发挥作用。首先，孕激素能改变酶通路，可将内源性雌二醇转变为作用较弱的雌激素。其次，减低内膜腺体细胞雌激素受体数量，使其对内源性雌激素作用不敏感。最后，刺激孕激素受体而导致内膜变薄和基质蜕膜化。随着时间延长，孕激素会降低腺体增生，

使内膜萎缩。

子宫内膜增生不伴不典型增生者，药物治疗是首选。从子宫内膜增生发展到子宫内膜癌所需时间较长：从不伴不典型增生到子宫内膜癌平均约需10年，从不典型增生到子宫内膜癌平均约需4年。最常用的药物是周期性服用醋酸甲羟孕酮，每月服用10~14天，持续3~6个月。持续给药效果相当，对月经周期不规则者，依从性更好。

非药物治疗

许多观察认为，合并不典型增生者与子宫内膜癌是一种连续状态，患者进展为子宫内膜癌的可能性增加，因此更加积极的治疗是合理的。*首次诊断后，最好行诊断性刮宫获得内膜标本，除外同时存在子宫内膜癌的可能性。*在有生育要求的年轻女性，为了避免切除子宫，可长期服用大剂量孕激素治疗。据报道，作为口服药物的替代治疗，左炔诺孕酮宫腔内治疗有效率可达58%~100%。在患者完成生育后，建议行子宫切除术。子宫内膜不典型增生者，药物治疗后，应定期进行内膜活检（治疗后每3个月检查1次），以监测子宫内膜对治疗的反应。

子宫内膜息肉

*许多子宫内膜息肉表现为局灶性、逐渐加重的良性增生过程。*子宫内膜息肉有典型的组织结构，通常与其他类型子宫内膜增生，甚至子宫内膜癌伴随发生。子宫内膜息肉常发生于围绝经期女性或刚刚绝经的女性，此时，因长期无排卵，卵巢功能以持续性分泌雌激素为特点。*子宫内膜息肉的最主要症状是异常出血。*在AUB患者，子宫内膜小息肉通常作为内膜活检或诊刮的一部分而被发现。极少情况下，大息肉能经宫颈管突出。患者表现为不规则出血，因宫颈缓慢扩张及伸展而出现下腹中部钝痛。这些患者需要行手术切除息肉，减少出血，防止因内膜表面暴露而发生感染。*息肉恶变发生率低于5%。*如果发生恶变，可以表现为各种不同的子宫内膜组织学类型。与育龄期妇女相比，绝经后或服用他莫昔芬者，其子宫内膜息肉与子宫内膜癌的关系更加密切。

子宫内膜癌

子宫内膜癌主要发生在绝经后女性。*在绝经后阴道出血患者中，子宫内膜癌发生率为15%~25%。*大多数患者确诊时为Ⅰ期（72%）。虽然患者多在早期诊断，但在美国癌症相关性死亡疾病中，子宫内膜癌仍位居第八位。

绝大多数子宫内膜癌是腺癌（图49.4），由于腺癌中腺体成分可与鳞状上皮成分并存，因此，描述术语常包括鳞状上皮成分。在组织病理中，良性鳞状上皮成分少于10%者称为腺棘皮癌。在少见情况下，鳞状上皮成分为恶性，称为腺鳞癌。根据肿瘤组织结构，还有其他病理类型，如透明细胞癌、浆液性乳头状癌等。所有这些类型的子宫内膜癌均属于子宫内膜腺癌，治疗方式相似。

发病机制与危险因素

子宫内膜癌分为两种类型，Ⅰ型子宫内膜癌是“雌激素依赖型”，约占90%，通常由无孕激素对抗的过多雌激素所致。这类肿瘤多为低分级的核不典型，为子宫内膜样癌病理类型，总体预后良好。第二类子宫内膜癌，即Ⅱ型或“雌激素非依赖型”，自发发生，其特征是好发于消瘦的绝经后老年患者，不存在过多的雌激素刺激，发生在萎缩内膜上，而不是发生在增生内膜上。这类肿瘤更倾向于低分化、预后差。子宫内膜雌激素非依赖型肿瘤比雌激素依赖型肿瘤更少见，子宫内膜浆液性乳头状腺癌、子宫内膜透明细胞癌等少见病理类型比普通子宫内膜腺癌侵袭性更高（表49.3）。

*子宫内膜癌通常首先沿宫腔蔓延，继之侵袭肌层、宫颈管，之后是淋巴系统。*子宫内膜癌比宫颈癌或卵巢癌更容易发生血行转移。肿瘤可通过淋巴转移或输卵管直接种植而累及附件。在子宫外蔓延至腹腔后，癌细胞播散方式与卵巢癌相似。

如前文所述，子宫内膜癌高危因素与内膜增生是一致的（参见表49.2）。

诊断

*因阴道出血而行内膜活检是子宫内膜癌最常用的确诊方式。*在子宫内膜癌患者中，仅表现为阴道出血或排液者占80%~90%。在年龄较大的患者，因宫颈狭窄而导致出血滞留于宫腔，形成宫腔积血、积脓、脓性阴道分泌物等。期别较晚者常出现因子宫增大或子宫外转移而引起的盆腔不适或相关压迫症状，常伴阴道出血或阴道出血是主要症状。*确诊为子宫内膜癌却无症状者不足5%。*

*绝经后阴道出血者应特别重视（闭经12个月者称为绝经，绝经后出血即在此后发生的阴道出血）。*在这些患者中，必需行子宫内膜组织病理评估，因为子宫内膜癌风险为10%~15%，但也有其他原因（表49.4）。同时，还应进行其他妇科评估，包括详细查体、

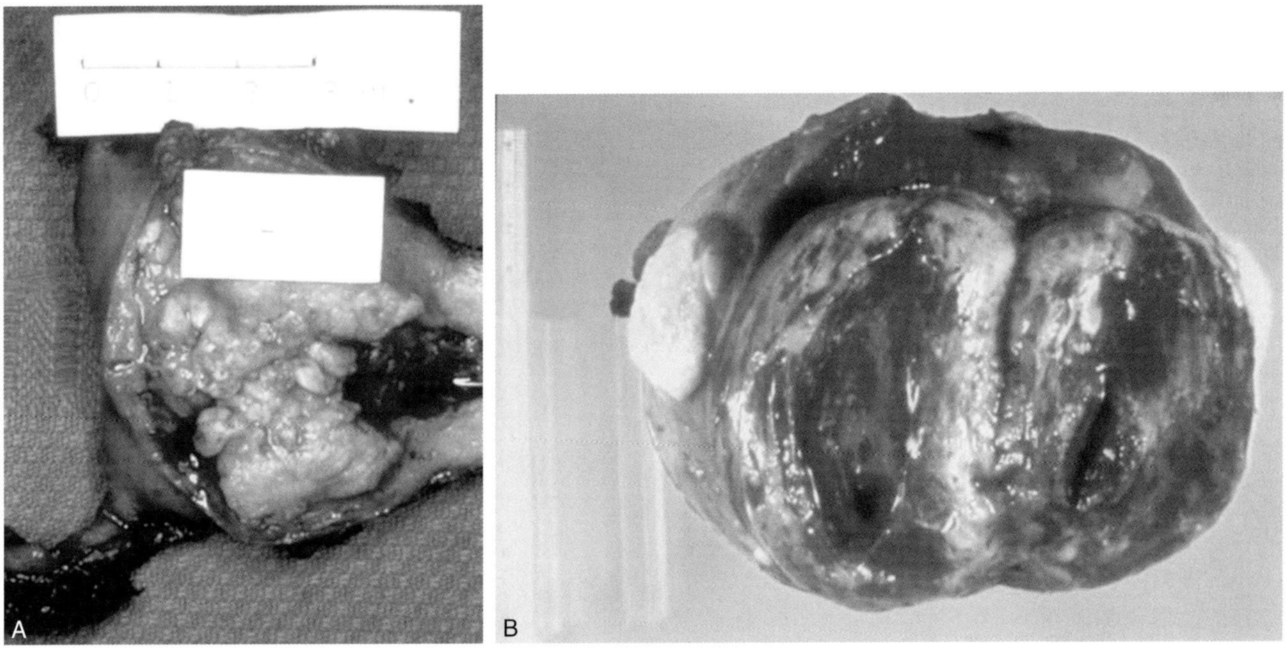

图49.4 子宫内膜肿瘤类型。(A)子宫内膜腺癌。息肉样外生型肿瘤，浸润至肌层外1/3。(B)子宫内膜浆液性癌。肿瘤在萎缩内膜上呈息肉样生长。可见广泛的子宫肌层淋巴转移和卵巢浸润。

表 49.3 子宫内膜癌病理分型

组织分类	详述	在子宫内膜癌中所占百分比
内膜样癌	有与正常内膜相似的腺体组成，但包括更多的实体部分，以及更少的腺体结构。当分化不好时，更多的细胞为不典型增生	80~85
内膜腺癌伴随鳞状分化	良性表现的鳞状上皮区域包围肿瘤（也称为腺棘皮癌），有些含有恶性表现的上皮成分（称为腺鳞癌）	15~25
乳头状腺癌	内膜细胞以内模样细胞为特征，排列成乳头样，有纤维血管茎，分化好	2
分泌性内膜癌	50% 细胞胞质内含黏液，表现为分化较好的内模样癌，预后较好	5
黏液性癌		
浆乳癌	内膜癌表现与卵巢和输卵管浆液癌相似，更具侵袭性，预后较差	3~4
透明细胞癌	混合组织模式，高龄常见，更具侵袭性，预后差	<5
鳞癌	较纯的细胞类型，一些有腺体，一般发生于高龄女性及宫颈狭窄者，预后非常差	<1

表 49.4 绝经后子宫出血原因

原因	发生率（%）
子宫内膜萎缩	60~80
激素治疗	15~25
子宫内膜癌	10~15
子宫内膜息肉	2~12
子宫内膜过度增生	5~10

盆腔检查、宫颈细胞学检查。*术前应检测 CA-125 水平，因为晚期患者 CA-125 通常升高。*CA-125 水平增高者有助于评价治疗效果或术后随访监测。

预后因素

FIGO 子宫内膜癌分期（1988 年采用）中列出 3 种子宫内膜癌组织分级：

1. G1 高分化腺癌（肿瘤呈实性生长部分小于 5%）。

2. G2 中分化腺癌部分有实性成分（肿瘤呈实性生长部分为 6%~50%）。

3. G3 低分化腺癌或未分化癌（肿瘤呈实性生长部分超过 50%）。

大多数子宫内膜癌患者为 G1 或 G2，未分化或分化差的 G3 占 15%~20%。

FIGO 分期系统包括与预后和肿瘤复发风险相关

的因素——组织学分级、核分级、子宫肌层浸润深度、宫颈腺体或间质侵犯、阴道和附件转移、肿瘤细胞学、盆腔和（或）腹主动脉旁淋巴结累及和是否有远处转移（表49.2）。子宫内膜癌最重要的预后因素是组织学分级。组织学未分化或分化较差的肿瘤，由于易通过邻近淋巴系统及腹腔液发生子宫外播散，而与预后不良有关。子宫肌层浸润深度是影响预后的第二个重要因素。

*根据肿瘤分级和肌层浸润深度，患者存活率差异很大。*G1肿瘤且无子宫肌层浸润者，5年存活率约为95%，而分化较差的G3肿瘤且伴有深肌层浸润者，5年存活率仅为20%。

治疗

*子宫切除术是子宫内膜癌首选治疗方式。全面分期术全面评估腹膜后淋巴结转移情况，不仅起到治疗作用，而且提高患者存活率。*全面分期术包括盆腔冲洗液细胞学检查、双侧盆腔与腹主动脉旁淋巴结清扫术及全部病灶切除术。无论浸润深度还是组织学分级情况，均行髂总血管淋巴结活检，其能提供关于组织学分级和浸润深度方面的更多情况。淋巴结触诊一般不准确，不应替代淋巴组织手术切除病理学检查。

除年轻或围绝经期与子宫内膜非典型增生有关的子宫内膜样腺癌G1、因并发症而增加死亡风险等患者外，均应行分期手术。希望保留生育功能的年轻患者可行高剂量孕激素治疗及定期子宫内膜活检监测，围绝经期患者可行阴式子宫切除术。在超高危患者，虽然疗效不是最佳，但应首选放疗。

术后放疗一般用于已知的疾病转移或避免复发。Ⅰ期手术治疗后，放疗减低复发概率，但是不能提高生存率。*对于淋巴结阳性患者（ⅢC），放疗对于提高存活率很重要。*对于腹腔内转移手术治疗后，进行后续系统放化疗。

复发性子宫内膜癌

接受放疗患者的术后监测包括每3~4个月一次窥器阴道检查及阴道直肠检查，直至2~3年，之后每年2次监测有无盆腔复发，尤其是阴道内复发。*放疗后女性阴道复发危险性减低，但是对于复发患者的治疗选择方案也减少。因此，这些患者通过宫颈细胞筛查和盆腔检查来监测复发的获益下降。*

早期子宫内膜癌患者复发率为25%，其中1/2发生于2年内，3/4发生于3~4年内。一般而言，阴道复发者预后优于盆腔复发者，而且更优于远处转移者（肺部、腹部、淋巴结、肝脏、脑和骨等）。

框49.2 子宫内膜癌FIGO分期系统

Ⅰ[a]期	肿瘤局限于宫体
ⅠA[a]	无肌层浸润或浸润肌层＜1/2
ⅠB[a]	浸润肌层≥1/2
Ⅱ[a]期	肿瘤浸润宫颈间质，但无宫体外蔓延[b]
Ⅲ[a]期	肿瘤局限和（或）区域扩散
ⅢA[a]	肿瘤累及子宫浆膜层和（或）附件[c]
ⅢB[a]	阴道和（或）宫旁受累[c]
ⅢC[a]	盆腔淋巴结和（或）腹主动脉旁淋巴结转移[c]
ⅢC1[a]	盆腔淋巴结阳性
ⅢC2[a]	腹主动脉旁淋巴结阳性伴或不伴盆腔淋巴结阳性
Ⅳ[a]期	肿瘤侵及膀胱和(或)直肠黏膜，和(或)远处转移
ⅣA[a]期	肿瘤侵及膀胱和（或）直肠黏膜
ⅣB[a]期	远处转移

FIGO，国际妇产科联盟。
[a]包括G1、G2、G3。
[b]宫颈内腺体累及仅考虑为Ⅰ期，不再考虑为Ⅱ期。
[c]细胞学阳性需单独指出，不改变肿瘤分期。
Modified from Figo Committee on Gynecologic Oncology. Revised FIGO Staging for Cancer of the Vulva, Cervix, and Endometrium. *Int J Gynec Obstet*, volume 105 (2009) 3–4.

*复发性雌激素依赖或孕激素依赖的子宫内膜癌对高剂量孕激素治疗有效。*高剂量孕激素治疗的主要优点是并发症较少。全身化疗者短期疗效较好，但很少能维持长期缓解。

子宫内膜癌治疗后的激素治疗

长期以来一直认为，有子宫内膜癌病史者禁用雌激素治疗，因为雌激素能激活隐匿的转移病灶。*有子宫内膜癌病史者，激素治疗指征与其他女性相同，但应根据患者预后因素选择恰当的雌激素治疗指征，同时患者必须愿意承担风险。*因此，应以患者个体为基础，慎重评估个体化的风险与获益。

子宫肉瘤

子宫肉瘤是不常见的妇科恶性肿瘤，占子宫体癌的3%，占所有肌瘤的0.1%。绝经后持续子宫增大者不应考虑为单纯性子宫肌瘤所致，因为缺乏内源性卵巢雌激素分泌，良性子宫肌瘤生长潜能趋向萎缩。即使在接受低剂量激素治疗的绝经后女性，也没有刺激子宫增大的风险。当绝经后女性出现子宫持续性增大时，应高度怀疑为子宫肉瘤。子宫肉瘤的其他症状包括绝经后出血，少数患者子宫增大并伴有盆腔痛、异常阴道排液增加。手术切除是最主要的诊断方法。尤其是有记录证实的子宫进行性增大者是子宫切除的指征（图49.5）。

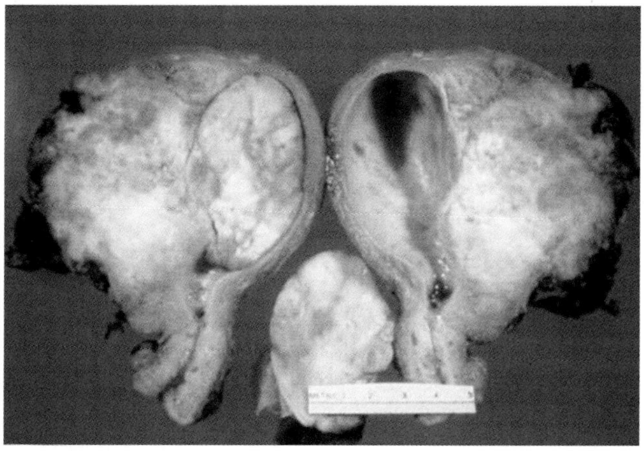

图49.5　子宫肉瘤。子宫切除标本显示一个大的，部分坏死息肉样肿瘤充满宫腔，并浸润子宫肌壁。

子宫肉瘤来源于肌层或子宫内膜间质成分。子宫肉瘤有许多种类型，组织学分为非上皮型和上皮－非上皮混合型。非上皮型子宫肉瘤包括子宫内膜间质肉瘤、未分化子宫内膜肉瘤、平滑肌肉瘤、混合性子宫内膜间质及平滑肌肿瘤。上皮－非上皮混合型肿瘤包括腺肉瘤，还包括良性的上皮成分和恶性的间质成分。

子宫肉瘤恶性程度与有丝分裂像数量和细胞不典型程度直接相关。这些肿瘤侵袭性很高，与子宫内膜癌相比，更易发生血行转移。当怀疑子宫肉瘤时，应进行肿瘤评估，明确是否有远处转移。在子宫切除时，需彻底探查腹腔，并行相应的区域淋巴结活检，其中包括髂血管和主动脉旁淋巴结。*子宫肉瘤是手术分期，与子宫内膜癌相同。*

与相同期别子宫内膜癌相比，子宫肉瘤患者 5 年生存率更差，为 29%~76%。作为子宫切除术后的辅助治疗，放疗和化疗对改善患者生存意义不大，但能降低复发率。辅助治疗包括激素拮抗剂和类似物，如芳香化酶抑制剂、孕激素、GnRHa 等，其疗效相近。

临床随访

医生取患者子宫内膜活检，病理提示为子宫内膜单纯性增生，不伴不典型增生。医生告知患者病理结果，提示子宫内膜出现异常细胞，并有进展为子宫内膜癌的可能。患者选择孕激素治疗，持续 1 年。随访子宫内膜活检正常。

（译者：张丽志）

访问 http://thePoint.lww.com/activate，有互动式 USMLE 式问题库及更多内容！

第50章 卵巢和附件疾病

本章主要涉及APGO教育的重点问题：

主题55 卵巢肿瘤

学生应能概括卵巢异常的基本检查方法，能鉴别卵巢肿瘤的危险因素、常见症状与体征、体查发现等，能鉴别卵巢生理性囊肿、良性肿瘤和恶性肿瘤，掌握卵巢肿瘤三个基本的组织学类型。

临床病例

患者26岁，主因腹围增加而就诊。患者主诉其曾经减肥，自觉减肥成功，但是腹部并没有缩小。除体重未按计划减轻外，患者否认其他症状。体格检查发现腹软，无压痛，但有异常波动感。腹部CT扫描提示可见囊性肿物，其为22cm。

侧盆壁与子宫角之间称为附件区，该区域的结构称为附件，包括卵巢、输卵管、阔韧带上部、输卵管系膜及胚胎苗勒管遗迹，其中最常见病变来自卵巢及输卵管。

鉴别诊断

由于附件区域紧邻泌尿系和胃肠道（GI）器官，这些器官疾病可引起盆腔部位症状，需与妇科疾病相鉴别。最常见的泌尿系统疾病是上尿路和下尿路感染，少见的是肾脏和泌尿系结石，更少见的解剖异常是肾下垂，表现为实性盆腔肿物。孤立肾表现为无症状、实性、子宫直肠窝肿物。有急性右下腹痛和压痛者应与急性阑尾炎相鉴别。在少数情况下，右侧附件区症状需与累及回盲部的原发性肠道炎症性疾病相鉴别。左侧部分肠道疾病包括老年人中最常见的直肠乙状结肠部位疾病，如急性或慢性憩室疾病。由于患者年龄及左卵巢与乙状结肠更接近，因此，乙状结肠憩室需与左附件肿物相鉴别。最后，左侧盆腔痛或肿物可能与直肠乙状结肠癌有关。中线部位疾病有时与梅克尔憩室或骶骨肿瘤有关。

卵巢疾病评估

全面盆腔检查对卵巢病变评估非常重要。生理性和病理性卵巢病变过程所引起的症状均与体查发现相关。由于一些卵巢病变并无症状，因此，偶尔体检发现可能是初步评估的仅有线索。对体检发现结果的解释需了解不同阶段卵巢的生理特点。*在初潮前女性，不能触及卵巢。*如果触及卵巢，则提示病理情况，需进一步评估。

*在育龄妇女中，多半时间可以触及正常卵巢。*触及卵巢时，重要的考虑因素应包括卵巢大小、形状、硬度（实性或囊性）和活动性。育龄妇女口服避孕药者可抑制卵巢，与未服用该类药物者相比，很少能触及卵巢，卵巢更小、更匀称。

在绝经后妇女，卵巢对促性腺激素分泌不敏感，因此，卵巢表面的卵泡活性随时间而逐渐消失。在自然绝经3年内的绝大多数妇女中，卵巢逐渐变得不能触及。在围绝经女性中，卵巢可能有残存的功能性囊肿。一般而言，与年轻女性相比，绝经后女性触及增大卵巢者应更仔细评估，因为，在该年龄组女性中，卵巢恶性肿瘤的发生率增加。

*在绝经后卵巢肿瘤患者中，1/4为恶性，而生育期卵巢肿瘤患者中，约10%为恶性。*由于恶性风险

较大，因此，以往将所有绝经后卵巢增大者均列为手术探查的指征，即所谓的绝经后可触及卵巢综合征。随着敏感的盆腔影像技术发展，不再推荐常规切除轻微增大的绝经后卵巢。

盆腔超声是评估卵巢病变的主要手段。经阴道超声证实，单侧卵巢单纯性囊肿且小于 10cm 者几乎均是良性病变，无论患者年龄大小，均可安全随访，无需处理。但是，必须告知患者可能出现的卵巢扭转或囊肿破裂等并发症。CA-125 是一种血清标记物，有时用于协助鉴别盆腔良恶性肿瘤。在绝经后女性中，盆腔肿物伴 CA-125 升高者，应高度可疑恶性肿瘤，但不能确诊为卵巢癌。

功能性卵巢囊肿

*功能性卵巢囊肿不是肿瘤，而是正常卵巢功能引起的结果。*表现为无症状的附件包块或有症状者需评估，必要时，需要治疗。

卵泡囊肿

卵巢卵泡在成熟过程中未破裂，未发生排卵而形成卵泡囊肿。这个过程表现为卵泡期明显延长，出现暂时性继发性闭经。卵泡囊肿被覆正常颗粒细胞，囊内液中富含雌激素。

*如果卵泡囊肿增大并引起疼痛或持续超过 1 个月经周期，则有临床意义。*卵泡囊肿内衬颗粒细胞，持续至排卵，即囊肿持续增大并延续至下个月经周期，其原因尚不清楚。当卵泡囊肿增大超过 5cm 时，增厚的颗粒细胞层形成卵泡液，充满囊腔。卵泡囊肿相关症状包括轻到中度单侧下腹疼痛及月经周期改变。后者继发于排卵失败，大量卵泡产生的雌激素刺激可导致出血。在这种激素环境下，排卵失败与子宫内膜过度刺激，可引起不规则出血。盆腔检查常可触及单侧、质软、活动的囊性附件肿物。

盆腔超声可作为体格检查的辅助检查，育龄妇女囊肿超过 5cm 者，需行盆腔超声检查。良性肿瘤多表现为单侧单纯性囊肿，不伴增厚的分隔、软组织、内部或外生赘生物和乳头等任何实性成分（图 50.1）

许多卵泡囊肿可在 6 周内自然消失，如果给予避孕药抑制促性腺激素刺激，则囊肿会缩小，而且能抑制新囊肿形成。*如果期待治疗后功能性囊肿持续存在，则应怀疑其他类型的囊肿或肿瘤，应进一步行影像学评估和（或）手术治疗。*

有时，卵泡囊肿破裂可引起急性盆腔疼痛。由于卵泡液流入腹腔而引起一过性症状，通常无需手术治疗，可短期内给予镇痛药物治疗，缓解症状。

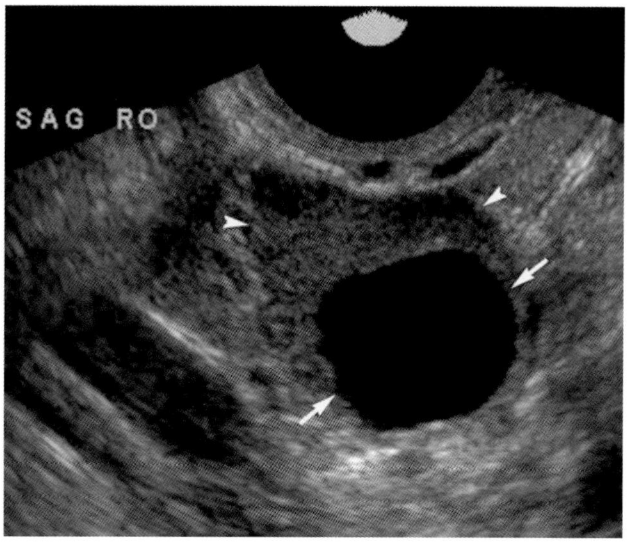

图50.1　矢状位卵巢囊肿超声影像，囊肿周围可见正常卵巢组织（箭头）。

黄体囊肿

*黄体囊肿是另一种常见的功能性卵巢囊肿，当黄体直径超过 3cm 时，即不再是单纯性黄体，而是黄体囊肿。*其与月经周期的排卵后期（即孕激素占优势）相关。黄体囊肿有两种变化，首先是轻度增大的卵巢黄体持续产生孕激素，时间超过 14 天，月经可推迟数天到数周，但通常在 2 周内。持续性黄体囊肿表现为同侧钝性下腹痛。疼痛与月经推迟是与持续性黄体囊肿相关的最常见主诉。盆腔检查提示增大、触痛的囊性或实性附件肿物。*由于月经推迟、单侧下腹痛和附件增大三联征，因此，应与异位妊娠相鉴别。*妊娠试验阴性可排除这种可能性，而妊娠试验阳性则需进一步检查，了解妊娠部位。周期性口服避孕药治疗复发性持续性黄体囊肿有效。

另一种相对少见的黄体囊肿是快速增大的黄体期囊肿，其内有自发性出血，有时称为黄体血肿。这种出血性黄体囊肿可在黄体晚期破裂，典型患者多为非口服避孕药者，月经周期规律，黄体晚期出现急性出血。有些患者表现为腹腔内出血，导致血容量减低，需要手术切除出血性囊肿。在有些患者中，急性疼痛和失血呈自限性，应给予中度镇痛剂和安慰。复发性出血性黄体囊肿的高危患者，包括口服抗凝药物、有凝血性疾病者，其临床表现是凝血功能异常的结果。

黄素化囊肿

黄素化囊肿是少见的第三类卵巢功能性囊肿，

与妊娠相关。通常为双侧发生，最常见于多胎妊娠、滋养细胞疾病、氯米芬和人类绒毛膜促性腺激素（hCG）促进排卵中。黄素化囊肿不仅是增大的多发性囊肿，而且多数患者可不治而自然消退。

良性卵巢肿瘤

*虽然育龄妇女中，卵巢增大多为功能性囊肿，但其中约25%是非功能性肿瘤。*在育龄妇女中，90%为良性肿瘤，如果包括绝经后妇女，则肿瘤恶性风险增加25%。因此，老年患者及育龄期患者期待治疗无效者需引起重视。但是，除肿瘤明显增大或有症状者外，肿瘤多持续而未被发现。许多卵巢肿物是在常规盆腔检查中发现的。

卵巢肿瘤通常按细胞来源分类：

- 上皮细胞肿瘤，卵巢肿瘤中最主要的类型。
- 生殖细胞肿瘤，包括育龄期最常见的卵巢良性囊性畸胎瘤或称皮样囊肿。
- 间质细胞肿瘤，卵巢肿瘤细胞来源分类见表50.1。

良性上皮细胞肿瘤

*卵巢上皮细胞肿瘤发生的确切细胞来源不明，但肿瘤细胞以典型的腺上皮细胞为特征。*目前，证据显示，这些细胞来源于腹腔上皮的间皮细胞。由于性腺脊间皮分化的苗勒管发展成为女性生殖道，因此，有假说认为，这些组织能分化成性腺组织。较常见的卵巢上皮性肿瘤为浆液性、黏液性和子宫内模样肿瘤，见框50.2。

最常见的上皮细胞肿瘤是浆液性囊腺瘤（图50.2）。70%的浆液性肿瘤是良性，近10%有上皮内细胞特征，提示有低度恶性潜能。其余20%组织学标准和临床行为呈恶性。

卵巢浆液性肿瘤需手术治疗，这是因其恶性发生率相对较高。在年轻患者中，单侧卵巢肿瘤较小者，应尽量行卵巢囊肿剥除术，减少卵巢组织切除。在年轻、单侧卵巢浆液性肿瘤较大者中，可行单侧卵巢切除，保留对侧卵巢，以保留生育功能。超过育龄期者，适宜行双侧卵巢切除术加子宫切除术。这不仅是因为将来恶变风险较大，而且是因为对侧卵巢合并浆液性肿瘤的风险较大。

黏液性囊腺瘤是位居第二的卵巢上皮性肿瘤，恶性率低于卵巢浆液性肿瘤，为15%。卵巢黏液性肿瘤可以相当大，有时充满整个盆腔，甚至延伸至腹腔（图50.3）。超声检查常提示肿瘤为多房及分隔。卵巢黏液性肿瘤需手术治疗。

框50.1 所有卵巢肿瘤的组织学分类
体腔上皮来源（上皮性）
浆液性的
黏液性的
子宫内膜性的
勃勒纳肿瘤
性腺间质来源
颗粒卵泡膜细胞瘤
支持-间质细胞瘤
脂质细胞纤维瘤
生殖细胞来源
无性细胞瘤
畸胎瘤
内胚窦瘤
绒癌
其他细胞来源
淋巴瘤
肉瘤
转移性肿瘤
结直肠
乳腺
子宫内膜

框50.2 常见卵巢上皮性肿瘤组织学分类
浆液性肿瘤
浆液性囊腺瘤
浆液性囊腺瘤伴随上皮细胞增生活跃和核异常，但无浸润性破坏生长（低度潜能恶性）
浆液性囊腺癌
黏液性肿瘤
黏液性囊腺瘤
黏液性囊腺瘤伴随上皮细胞增生活跃和核异常，但无浸润性破坏生长（低度潜能恶性）
黏液性囊腺癌
子宫内膜样肿瘤（类似于子宫内膜样腺癌）
子宫内膜样良性肿瘤
子宫内膜样肿瘤伴随上皮细胞增生活跃和核异常，但无浸润性破坏生长（低度潜能恶性）
腺癌
勃勒纳肿瘤
未分类癌

子宫内膜样肿瘤是第三类卵巢良性上皮性肿瘤，多数良性子宫内膜样肿瘤类似于子宫内膜肿瘤，囊腔被覆分化良好的子宫内模样腺体组织。有关卵巢

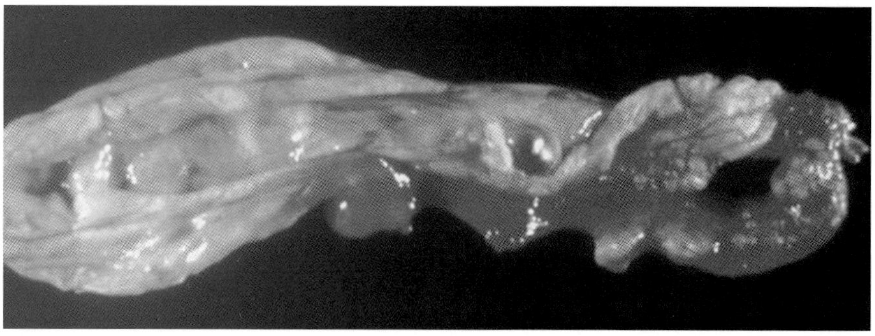

图50.2　卵巢浆液性囊腺瘤，单房，囊壁光滑，镜下可见上皮细胞类似于输卵管上皮成分。

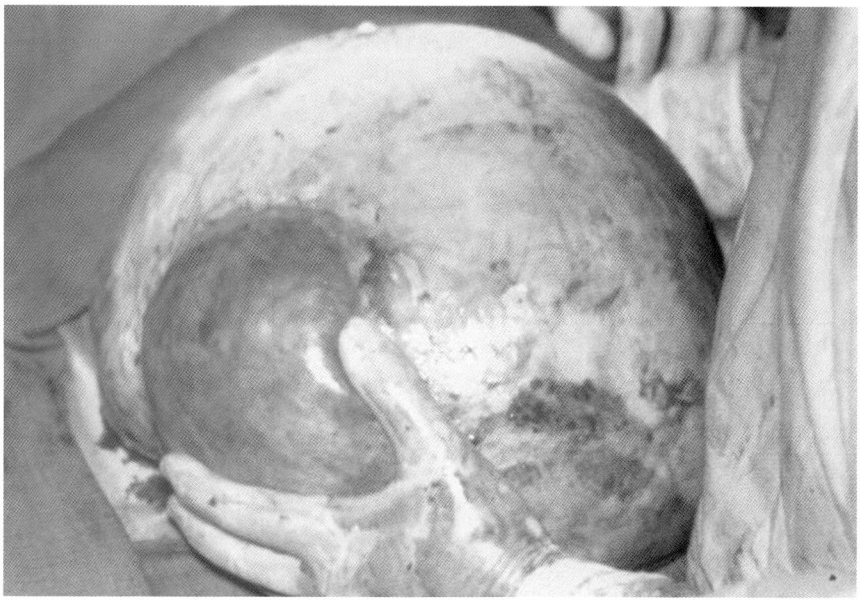

图50.3　卵巢黏液性囊腺瘤，肿瘤非常大，充满整个盆腔。

子宫内膜样肿瘤的讨论详见后续“卵巢恶性肿瘤”部分。

勃勒纳细胞肿瘤是少见的卵巢上皮细胞肿瘤，通常肿瘤因大量间质及纤维组织围绕上皮细胞而呈实性。老年患者更常见，偶尔合并卵巢黏液性肿瘤。独立发生的卵巢勃勒纳瘤体积常小于浆液性，特别是黏液性囊腺瘤。恶性罕见。

良性生殖细胞肿瘤

生殖细胞肿瘤来源于原始生殖细胞。发生于卵巢内，包括相对分化的结构，例如毛发与骨骼等。良性囊性畸胎瘤，又称皮样囊肿（图 50.4），是所有年龄段女性中最常见的肿瘤，其中 80% 发生于生育年龄，平均发病年龄为 30 岁。在儿童和青少年，成熟囊性畸胎瘤占良性卵巢肿瘤的 50%。皮样囊肿包括不同分化的来源于三个胚层的组织（即外胚层、中胚层和内胚层）。最常见的成分来源于外胚层，主要是鳞状细胞组织，如皮肤附属器官（汗腺、脂肪成分）及毛发与皮脂。由于皮样分化占优势，因此术语称为“皮样囊肿”。其他成分包括中枢神经系统组织、软骨、骨骼、牙齿和肠腺体成分，多为分化良好的组织。卵巢甲状腺瘤是少见的变异，其中可发现有功能的甲状腺组织。

卵巢皮样囊肿多为无症状的单侧附件肿瘤，肿物活动，无触痛。由于肿瘤内脂肪成分较高，因此 CT 检查易于鉴别。肿物在盆腔中活动，所以与其他类型肿瘤相比，卵巢扭转概率更高（15%）。

虽然卵巢良性囊性畸胎瘤恶变率 < 1%，但仍需手术治疗。其原因为易发生卵巢扭转和破裂，其中脂质成分外溢而导致强烈的化学性腹膜炎，需急行手术治疗。双侧生长的卵巢畸胎瘤占 10%~20%，因此，手术时需检查对侧卵巢。

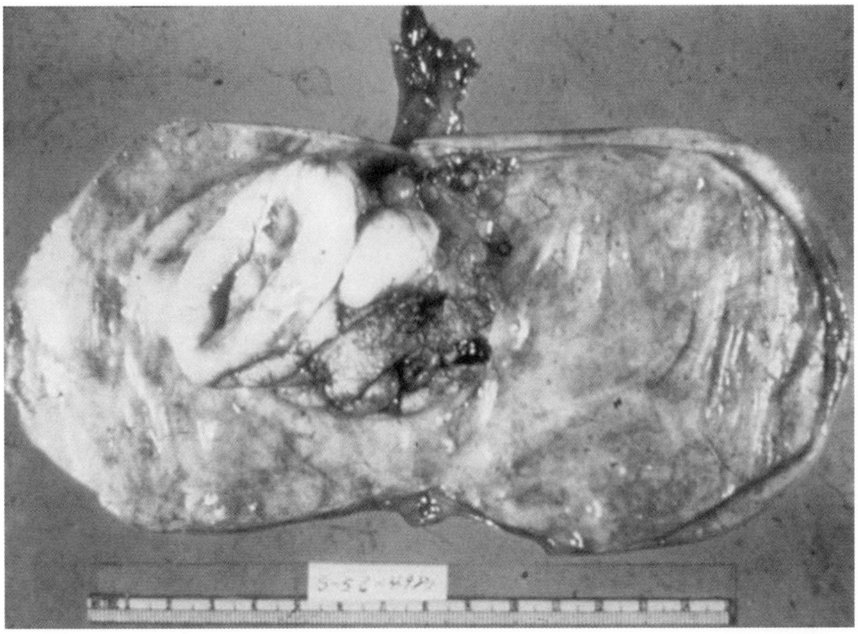

图50.4 皮样囊肿。囊肿内有毛发和皮脂成分，其中固体白色区域是成熟软骨。

良性间质细胞肿瘤

卵巢间质细胞肿瘤通常为实性肿瘤，来源于特异性性腺间质。这些肿瘤可以进展为女性细胞类型，即颗粒-卵泡膜细胞肿瘤，或男性性腺组织类型，即支持-间质细胞肿瘤。这些肿瘤均可产生激素，因此均是“功能性肿瘤”。颗粒-卵泡膜细胞肿瘤主要产生雌激素，表现为女性特征，而支持-间质细胞肿瘤产生雄激素，患者出现多毛症和男性化特征。此类肿瘤在各年龄组发生率基本相同，包括儿童患者。儿童卵巢颗粒细胞肿瘤患者可出现性早熟症状和体征，包括早期乳房发育和阴道出血。此类肿瘤也可导致绝经后患者发生阴道出血。颗粒细胞肿瘤和支持-间质细胞肿瘤有恶性潜能，详见后续讨论。

卵巢纤维瘤是梭形细胞产生胶原的结果，在卵巢肿瘤中占4%，最常见于中年女性。与其他卵巢间质性肿瘤不同，该肿瘤不分泌性激素。肿瘤通常较小，呈实性，表面光滑，偶因产生腹水而引起临床误诊。*良性卵巢纤维瘤合并腹水和右侧胸腔积液称为梅格综合征*。

关键点

以下是诊断良性卵巢肿瘤的要点：

• 在所有年龄组患者中，良性卵巢肿瘤较恶性肿瘤更常见。

• 恶变危险随年龄增加而增加。

• 由于有潜在恶性或扭转的风险，因此，需要手术治疗。

• 术前盆腔超声检查等影像学评估非常必要。

• 卵巢良性肿瘤可行保守性手术治疗，尤其是有生育需求的女性。

恶性卵巢肿瘤

在美国，卵巢癌是女性恶性肿瘤位居第五位的死因（依次是肺癌、乳腺癌、结直肠癌、胰腺癌），是妇科肿瘤中位居首位的死因，其原因是很难在肿瘤广泛转移前确诊。据估计，每年卵巢癌新发病例约有25000例，其中近60%在5年内死亡。有65%~70%确诊时已属晚期，5年存活率仅为20%~30%。

临床表现

危险因素与早期症状

卵巢癌最常发生于50~60岁阶段。在西欧国家和美国，卵巢癌发生率更高，比相同年龄的东亚人增高5~7倍。与生活在美国的非裔美国人相比，白人卵巢癌发生率增高50%。

卵巢癌症状通常与良性肿瘤相混淆或解释为与年龄增长有关，最终延误诊断。*最常见的症状是腹胀或腹围增大、腹部或盆腔痛、乏力或嗜睡、早期出现饱腹感、尿急。与非癌症患者相比，这些症状通常发生更加频繁，症状更加严重*。由于没有有效的临床筛查手段，因此，几乎2/3的卵巢癌患者确诊时已属晚期。

女性一生中发生卵巢癌的概率是 1/70。而且随年龄增加，卵巢癌风险增加，直至女性年龄将近 70 岁。除年龄外，与卵巢癌相关的流行病学因素包括未育、原发不孕、子宫内膜异位症。近 8%~13% 的卵巢癌与基因 BRCA1 和 BRCA2 突变有关。另外，在遗传性非息肉病性结直肠癌（hereditary nonpolyposis colorectal cancer，HNPCC，又称 Lynch 综合征）患者中，其卵巢癌发生率比一般人群高 13 倍。

长期卵巢抑制可以保护卵巢，避免发生卵巢癌，至少避免发生上皮性肿瘤。所谓的连续排卵易使卵巢表面上皮细胞发生肿瘤转化。口服避孕药抑制卵巢累计达 5 年者，终生卵巢癌发生率下降 50%。尚无证据显示，绝经后激素替代治疗会增加卵巢癌。

发病机制与诊断

恶性卵巢上皮细胞肿瘤可直接自卵巢表面脱落，发生腹腔内转移。因此，即使卵巢肿瘤较小，确诊时也可出现广泛的腹腔内种植播散。虽然卵巢上皮性癌也能通过淋巴或血行途径播散，但直接转移至腹腔是晚期临床表现的主要基础。

目前，发现卵巢癌最好的方式是患者及其医生了解卵巢癌的早期症状（框 50.3）。在绝经后的女性，不应忽视这些症状（中位年龄约为 60 岁）。

由于缺乏有效的筛查方法，早期卵巢癌诊断更加困难。盆腔超声及 CA-125 检查均不能常规用于卵巢癌筛查。CA-125 主要用于评价卵巢癌治疗效果及复发性卵巢癌。CA-125 也可在某些病患中评价卵巢癌的存在。

- 对有症状的绝经前女性，CA-125 检测多数情况下无显著意义，因为 CA-125 水平增高与许多常见的良性疾病相关，包括子宫肌瘤、盆腔炎、子宫内膜异位症、腺肌症、妊娠甚至月经期。非妇科疾病，如肝硬化、胸膜腔积液和腹腔积液等，CA-125 也会增高。
- 对绝经后盆腔肿物患者，CA-125 检测有助于更好地鉴别良性肿瘤及恶性肿瘤。但是单独 CA-125 检测正常并不能排除卵巢癌，因为 50% 的早期卵巢癌及 20%~25% 的晚期卵巢癌，CA-125 水平正常。

组织学分类与分期

恶性卵巢肿瘤起源细胞类型与良性肿瘤相似：恶性上皮细胞肿瘤是最常见的类型，恶性生殖细胞肿瘤、恶性间质细胞肿瘤（框 50.1）。大多数恶性卵巢肿瘤有相应的良性肿瘤类型（即浆液性囊腺瘤与浆液性囊腺癌）。*良性卵巢肿瘤与其恶性肿瘤的相关性有重要临床意义。如果患者有良性卵巢肿瘤，则应考虑行双侧卵巢切除术，因为保留的卵巢将来有发生恶性肿瘤的可能*。切除一侧还是双侧卵巢需根据患者年龄、肿瘤类型、未来生育需求、恶性肿瘤易感性和患者对未来危险的考虑等个体化情况而定。

卵巢癌分期基于肿瘤扩散程度和肿瘤组织类型评估，国际妇产科联盟卵巢癌分类见表 50.1。

框 50.3　卵巢癌早期警示症状
腹围增大
腹胀
疲乏
腹痛
消化不良
不能正常进食
尿频
便秘
背痛
近期发作的尿失禁
无法解释的体重减低

卵巢交界性肿瘤

将近 10% 看似良性的上皮性肿瘤证实存在上皮内肿瘤，即通常所称的交界性肿瘤，或“低度恶性潜能肿瘤”，见图 50.5。这些肿瘤通常局限于卵巢，常见于绝经前女性（30~50 岁），预后良好。约 20% 的肿瘤有卵巢外播散，原发性肿瘤手术切除后，需进行个体化治疗。如果冰冻病理切片显示为交界性肿瘤，如果患者希望保留卵巢功能或生育功能，在充分理解保守性手术风险后，可行单侧附件切除术及分期手术，术后应行随访。

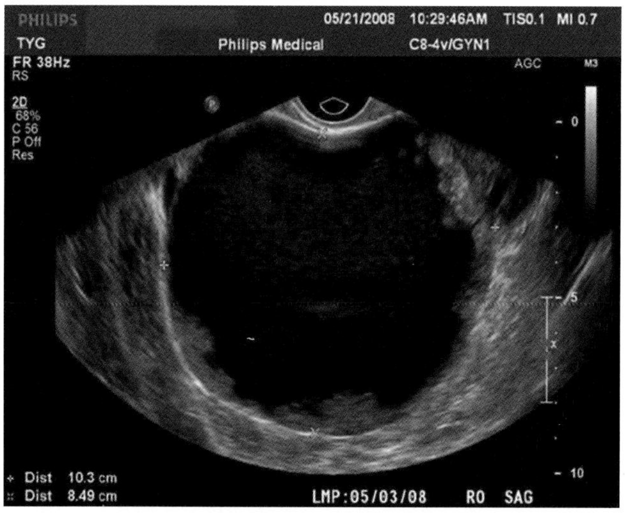

图50.5　卵巢低度恶性潜能肿瘤。

表 50.1 原发性卵巢癌 FIGO 分期

分期	描述
Ⅰ	肿瘤局限于卵巢
ⅠA	肿瘤局限于一侧卵巢；腹腔积液中未找到恶性肿瘤细胞；卵巢表面无肿瘤；包膜完整
ⅠB	肿瘤局限于双侧卵巢；腹腔积液中未找到恶性肿瘤细胞；卵巢表面无肿瘤；包膜完整
ⅠC	肿瘤ⅠA期或ⅠB期伴随一侧或双侧卵巢表面有肿瘤；包膜破裂；或腹腔液体发现肿瘤细胞，或腹腔冲洗液阳性
Ⅱ	肿瘤累及一侧或双侧卵巢，伴有盆腔扩散
ⅡA	扩散和（或）转移至子宫和（或）输卵管
ⅡB	扩散至其他盆腔组织
ⅡC	ⅡA或ⅡB，伴有一侧或双侧卵巢表面有肿瘤，或包膜破裂；或腹水中发现肿瘤细胞，或腹腔冲洗液阳性
Ⅲ	肿瘤侵犯一侧或双侧卵巢，伴随盆腔腹膜外种植和（或）腹膜后淋巴结，或腹股沟淋巴结；肝脏表面转移是Ⅲ期；肿瘤局限于真骨盆，但组织学证实肿瘤细胞已扩散至小肠或腹膜
ⅢA	肉眼见肿瘤局限于真骨盆，淋巴结阴性，但组织学证实腹膜表面存在镜下转移
ⅢB	一侧或双侧卵巢肿瘤，并有组织学证实的腹膜表面肿瘤种植，但直径≤2cm，淋巴结阴性
ⅢC	盆腔外腹膜转移灶直径>2cm，和（或）腹膜后或腹股沟淋巴结阳性
Ⅳ	肿瘤侵犯一侧或双侧卵巢，伴有远处转移；如有胸腔转移且肿瘤细胞阳性为Ⅳ期，肝脏实质转移为Ⅳ期

卵巢上皮细胞癌

*将近 90% 的卵巢恶性肿瘤是上皮细胞类型，来源于间皮细胞。*卵巢包括这些细胞，作为卵巢表面上皮的一部分，覆盖卵巢间质。当这些间皮细胞成分位于发育中的卵泡处时，一旦排卵，间皮细胞发生化生改变。因此，这些来源于体腔上皮的细胞随着反复排卵而发生组织学改变。

恶性浆液性上皮肿瘤（浆液性囊腺癌）是最常见的恶性上皮细胞肿瘤，近 50% 来源于良性肿瘤（即浆液性囊腺瘤）。在有临床表现者中，约 30% 是双侧发生。典型的浆液性囊腺癌呈多囊、卵巢光滑的表面有外生乳头，半数以上有钙化斑、片层结构及砂粒体。

另一种上皮细胞类型类似于宫颈腺体黏液分泌细胞，即恶性黏液性上皮癌（黏液性囊腺癌），在卵巢上皮性肿瘤中占 1/3，多数呈良性或低度恶性潜能，仅 5% 呈恶性。肿瘤双侧发生率低，但是有些肿瘤非常大，通常超过 20cm，与腹膜广泛转移伴发稠厚的黏液性腹水有关，即腹膜假黏液瘤。

遗传性卵巢上皮性癌

大多数卵巢上皮性癌为散发，小部分（5%~10%）为家族或遗传模式发生，其一级或二级亲属中有卵巢癌发病史。一级亲属（即母亲、姊妹、女儿）中有 1 位患卵巢上皮性癌者，其终生卵巢癌发生风险为 5%，有 2 位发生卵巢癌者，其患卵巢癌风险增至 20%~30%。遗传性卵巢癌患者较非遗传性卵巢癌患者更年轻。

乳腺 / 卵巢癌家族综合征是指一级和二级亲属中有上皮性卵巢癌和乳腺癌患者，其罹患卵巢癌及乳腺癌的风险是普通人群的 2~3 倍。在乳腺 / 卵巢癌家族综合征的年轻女性，其发生双侧乳腺癌和卵巢肿瘤的风险增加。乳腺 / 卵巢癌家族综合征与 BRCA1 或 BRCA2 基因突变有关，以常染色体显性遗传方式遗传。基因突变者终生乳腺癌发生风险为 50%~85%，卵巢癌风险为 15%~45%。德裔犹太人 1/40 携带此基因，发生风险是普通人群的 10 倍。

HNPPC 发生于一级和二级亲属中有结肠癌、卵巢癌、子宫内膜癌和乳腺癌的家族中。该家族中，女性卵巢癌发生风险是普通人群的 3 倍，而且发生年龄更早。因此，应增加筛查频率，输卵管卵巢切除能降低肿瘤发生风险。

子宫内膜样肿瘤

多数子宫内模样肿瘤为恶性，其组织学特征类似于子宫内膜癌，通常与子宫内膜异位症伴发，或与子宫内膜癌同时发生。

其他卵巢上皮细胞癌

在其他卵巢上皮细胞癌中，透明细胞癌来源于中肾管成分，而勃勒纳肿瘤罕见，来源于其良性成分。在同一卵巢中，勃勒纳肿瘤可与黏液性囊腺瘤并存，其原因尚不清楚。

卵巢生殖细胞肿瘤

*卵巢生殖细胞肿瘤最常见于 20 岁以下的年轻女性。*生殖细胞肿瘤可以有功能，产生 hCG 或 AFP，两者都是肿瘤标记物。最常见的生殖细胞恶性肿瘤是无性细胞瘤和未成熟畸胎瘤，其他肿瘤有混合性生殖细胞肿瘤、内胚窦瘤和胚胎性肿瘤。化疗与放疗的技术进步明显提高了患者的 5 年生存率。

无性细胞瘤通常为单侧发生，是性腺发育异常中最常见的生殖细胞肿瘤（图 50.6）。这些肿瘤通常发生于良性的性腺母细胞瘤，对放疗和化疗非常敏感。

由于无性细胞瘤患者年轻，如果肿瘤小于 10cm 且未发现卵巢外转移，则可仅切除患侧卵巢，保留子宫和对侧输卵管与卵巢，保留患者生育功能。与卵巢上皮细胞肿瘤不同，这类恶性肿瘤更易经淋巴途径转移，因此，术中需行盆腔和腹主动脉旁淋巴结活检。如果病变已转移至卵巢外，则须行传统的全子宫和双侧附件切除术，术后给予以顺铂为基础的化疗，通常联合博来霉素及足叶乙甙。这些肿瘤预后良好，如果肿瘤局限于一侧卵巢，则患者 5 年存活率可达 90%~95%。

未成熟畸胎瘤是与良性囊性畸胎瘤（皮样囊肿）相对应的恶性肿瘤。*这些肿瘤是第二类最常见的恶性生殖细胞肿瘤，好发于 25 岁以下的年轻女性*。肿瘤通常为单侧，有时对侧卵巢有良性畸胎瘤。肿瘤因出血和坏死而快速生长，通常在早期出现疼痛症状。因此，2/3 的患者可在病变仅局限于一侧卵巢时确诊。与无性细胞瘤相同，如果未成熟畸胎瘤仅限于一侧卵巢，则患侧附件切除即可，术后化疗可改善患者预后。

罕见的卵巢生殖细胞肿瘤

内胚窦肿瘤和胚胎细胞癌是少见的卵巢恶性肿瘤，有相当好的治愈率。10 年前，这些肿瘤几乎是致命的。新的化疗方案改善患者预后，5 年总生存率超过 60%。肿瘤好发于儿童和青少年，主要治疗方法为手术切除受累卵巢，术后辅以联合化疗。内胚窦肿瘤可产生 AFP，而胚胎细胞癌可产生 AFP 和 β-hCG。

卵巢性索间质细胞肿瘤

性索间质细胞肿瘤是由一组少见的肿瘤组成，以产生激素为特征，因此也称为功能性肿瘤。其可分泌雌激素或雄激素，有时还可分泌肾上腺皮质激素。

颗粒细胞瘤是此类肿瘤中最常见的类型，可发生于任何年龄，但年长者多见，且更倾向于良性。*颗粒细胞肿瘤可分泌大量雌激素，在老年患者可引起子宫内膜增生或子宫内膜癌*。因此，如果卵巢肿瘤是产生雌激素的颗粒细胞瘤，子宫内膜活检尤其重要。绝经后患者及育龄妇女不需要保留生育功能者，手术治疗包括子宫切除和双侧附件切除。在年轻患者，肿瘤局限于一侧卵巢且包膜完整者，患侧附件切除及详细的手术分期即可。现已证实，肿瘤能在 10 年后复发，特别是肿瘤较大者，晚期复发率可达 20%~30%。

Sertoli-Leydig 细胞肿瘤（男性细胞瘤）罕见，分泌睾酮。其常见于老年人，在鉴别围绝经期或绝经后出现多毛或男性化并有附件肿瘤者，应怀疑该肿瘤。肿瘤的治疗与其他该年龄组卵巢恶性肿瘤相似，需行子宫和卵巢切除。

其他卵巢间质细胞肿瘤包括纤维瘤和卵泡膜瘤，极少有恶性潜能。其相应的恶性肿瘤为纤维肉瘤和恶性卵泡膜瘤。

其他卵巢恶性肿瘤

原发性卵巢淋巴瘤罕见，虽然有些病例报道为原发性卵巢淋巴瘤，但通常与周身其他部位淋巴瘤同时发现。一旦诊断，其处理与其他部位淋巴瘤相似。

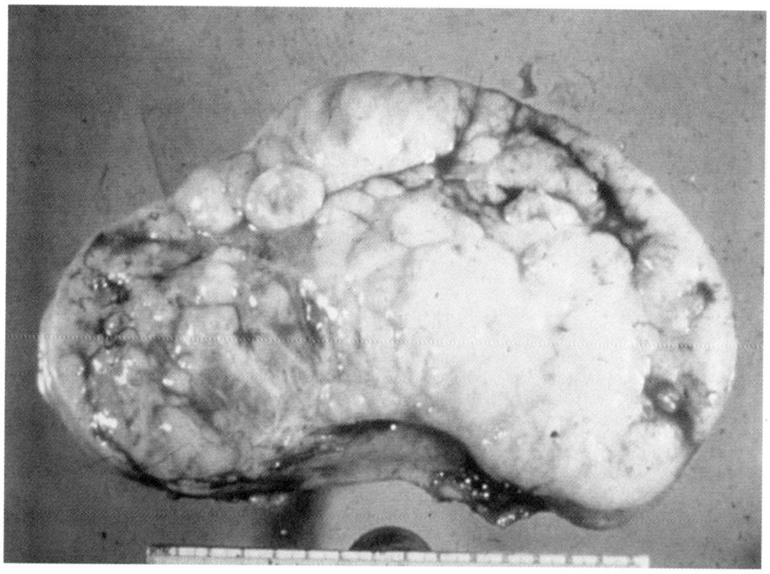

图50.6　无性细胞瘤。肿瘤切面呈实性、灰色、小叶状。

恶性中胚层肉瘤（癌肉瘤）是另一种罕见的卵巢肿瘤类型，侵袭性较高，诊断时，多已为晚期。预后较差，对此类肿瘤的临床经验尚有限。

卵巢转移性癌

*典型的卵巢转移癌称为库肯伯格瘤，是由其他部位肿瘤，如胃肠道或乳腺转移所致。*有 5%~10% 被诊断为原发性卵巢恶性肿瘤，最后确诊为非生殖道恶性肿瘤。在这些肿瘤中，多数为侵袭性、黏液性癌为主，其特征为印戒细胞类型。通常为双侧卵巢及广泛转移。有时，患者出现异常子宫出血或男性化，可能与肿瘤产生的雌激素或雄激素有关。乳腺癌转移至卵巢很常见，活检资料证实，有 1/4 病例出现卵巢转移。

卵巢转移癌发生率约为 10%，而卵巢外原发病灶不能确定。因此，对有明确的卵巢癌、原发性胃肠道肿瘤或乳腺癌家族史者（即一级亲属），在子宫切除术中，须考虑是保留卵巢还是行卵巢预防性切除。在既往乳腺癌或胃肠道肿瘤病史者中，在切除子宫时，可考虑行卵巢切除，因为，这些患者卵巢癌发生概率较高。多数卵巢转移癌患者预后较差。

输卵管疾病

*正常输卵管不能触及，通常在无症状的附件疾病患者中，不考虑进行鉴别诊断。*常见输卵管疾病包括输卵管异位妊娠、输卵管炎、输卵管积水、输卵管卵巢脓肿和子宫内膜异位症，这些疾病将在其他章节进行讨论。

输卵管及其系膜良性疾病

卵巢旁囊肿起源于退化的位于输卵管系膜内的午非管结构、输卵管上皮和腹膜包含物，需与输卵管旁囊肿相鉴别。输卵管系膜囊肿多见于输卵管伞端，称为莫尔加尼包涵囊肿。通常较小且无症状，但在罕见情况下，也可较大。

输卵管癌

原发性输卵管癌通常是腺癌，其他细胞类型包括腺鳞癌和肉瘤，较罕见。原发性输卵管癌（在妇科恶性肿瘤中不足 1%）患者中约 2/3 发生在绝经后妇女。肿瘤通常较大，类似输卵管积水，单侧发生。镜下检查多类似于典型的卵巢浆液性乳头样囊腺癌。肿瘤症状较轻，确诊时，通常已是晚期。输卵管癌最常见的表现为绝经后出血、异常阴道排液等。大量的血清样排液称为外溢性输卵管积水，是此类肿瘤的诊断性特征。其他表现为阴道水样分泌物、疼痛、盆腔包块。*分期是手术分期，类似于卵巢癌分期（表 50.2）。*输卵管癌发展过程与卵巢癌类似，会出现腹腔内转移和腹水。由于输卵管癌易发生淋巴转移，因此常出现腹主动脉旁和盆腔淋巴结转移。输卵管癌 70% 是Ⅰ期和Ⅱ期，5 年总存活率为 35%~45%，Ⅰ期患者生存率最高。尚无充分资料证实辅助治疗是否有意义，辅助治疗的评价需以个例分析为基础，初始的分期手术与肿瘤细胞减灭术与卵巢癌相同。

表 50.2 原发性输卵管癌 FIGO 分期

分期	描述
0	原位癌（局限于输卵管黏膜）
Ⅰ	肿瘤局限于输卵管
ⅠA	肿瘤局限于一侧输卵管，累及黏膜下层和肌层，均未穿透浆膜层，无腹水
ⅠB	肿瘤局限于双侧输卵管，累及黏膜下层和肌层，均未穿透浆膜层，无腹水
ⅠC	肿瘤ⅠA 期或ⅠB 期，达到或穿透输卵管浆膜层，或在腹水或腹腔冲洗液中发现肿瘤细胞
Ⅱ	肿瘤累及一侧或双侧输卵管，伴有盆腔内扩散
ⅡA	扩散和（或）转移至子宫和（或）卵巢
ⅡB	扩散至其他盆腔组织
ⅡC	ⅡA 或ⅡB 期肿瘤，伴腹水或腹腔冲洗液中发现肿瘤细胞
Ⅲ	肿瘤侵犯一侧或双侧输卵管，伴随盆腔腹膜外种植和（或）腹膜后淋巴结或腹股沟淋巴结；肝脏表面转移是Ⅲ期；肿瘤局限于真骨盆，但组织学证实肿瘤细胞已扩散至小肠或腹膜。
ⅢA	肉眼见肿瘤局限于真骨盆，淋巴结阴性但组织学证实腹膜表面存在镜下转移
ⅢB	一侧或双侧输卵管肿瘤，并有组织学证实的腹膜表面肿瘤种植，但直径≤ 2cm，淋巴结阴性
ⅢC	盆腔外腹膜转移灶直径 > 2cm，和（或）腹膜后或腹股沟淋巴结阳性
Ⅳ	肿瘤侵犯一侧或双侧输卵管，伴有远期转移；如有胸腔转移且肿瘤细胞阳性为Ⅳ期，肝脏实质转移为Ⅳ期

输卵管转移性癌

输卵管转移性癌主要来自子宫和卵巢，比原发性输卵管癌更常见。其他罕见的输卵管肿瘤包括恶性混合性苗勒管肿瘤、原发性绒癌、纤维瘤和腺瘤样瘤等。

卵巢与输卵管癌的处理

大多数卵巢恶性肿瘤需手术治疗，需行肿瘤细胞减灭术，其理由是当所有肿瘤直径小于 1cm 时，辅助放疗和化疗更有效（参见第 44 章）。由于直接腹膜种植是腹腔内转移的主要方式，因此相邻结构多受累，所以细胞减灭术通常很广泛。手术操作包括以下内容：

1. 腹腔细胞学检查，镜下评价腹腔内转移情况。取腹水行细胞学分析，如果无腹水，则以盐水冲洗腹腔，取腹腔冲洗液镜检，镜下证实有无转移。

2. 探查、触摸盆腔，明确肿瘤累及范围，探查包括盆腔、结肠侧沟、大网膜及肝脏、脾脏和膈肌表面等上腹部。

3. 无论大体上大网膜是否有肿瘤转移，通常需行大网膜切除及组织学检查。

4. 行盆腔和腹主动脉旁淋巴结取样。如果无肉眼可见转移病灶，则取子宫直肠窝前壁及后壁、右侧和左侧盆腔侧壁、右侧和左侧结肠侧沟及膈肌活检。

由于多数卵巢癌为晚期，因此，须辅助化疗。一线化疗药物是紫杉醇联合卡铂或顺铂。

复发性卵巢癌可应用其他化疗药物，包括异环磷酰胺、阿霉素、拓扑替康、吉西他滨、足叶乙甙、长春瑞滨、多西他赛、培美曲塞、贝伐单抗、环磷酰胺、5-氟尿嘧啶和他莫昔芬等。放疗对卵巢癌的效果有限。

随访包括病史、检查、各种影像学检查［超声和（或）CT］，卵巢上皮性肿瘤可监测肿瘤标记物 CA-125。

> 临床随访
>
> 医生行开腹探查术，留取盆腔冲洗液，按计划行肿瘤切除。肿瘤来源于卵巢，肿瘤内液体有 13L。病理诊断为卵巢浆液性囊腺瘤。患者很满意，其腹部不再膨大，手术恢复良好。

（译者：张丽志）

访问 http://thePoint.lww.com/activate，有互动式 USMLE 式问题库及更多内容！

附录 A 美国妇产科医师学会女性健康记录表

如何使用女性健康记录

女性健康记录旨在全面记录女性妇科诊疗情况，包括预防性医疗及针对主要症状的医疗。女性健康记录是专门设计的，有助于文件编制及正确编码

女性健康记录中所包含的推荐将随着指南的更新而改变，主要包括以下内容

高危因素表

高危因素表列举了一个地区应迅速采取干预措施、立即进行试验室检测及免疫的危险因素，将用于完成免疫记录、常规及高风险筛查记录

表 A

病史：病史用来记录所有类型的门诊病史，包括咨询。医生应完成每次诊疗中临床发现的新病史

体格检查：体格检查部分应由医生在每次体格检查后完成，表格能够快速记录所提供的医疗情况。表格是基于 1997 年医疗保险和医疗补助服务中心（以往称为医疗融资管理）针对女性泌尿生殖系统检查的指南，可用于记录任何级别的检查

医疗决策：医疗决策部分提供了记录咨询、总体诊疗时间及其他服务等，是确定正确医疗决策水平所必须的

表 B

患者摄入史：患者摄入史是可选表格，可在就诊期间或就诊之前由患者自己完成。表格使用患者能理解的语言，并且包括充足的医生记录空间。表格最后是医生对患者摄入史进行回顾并签字，其空间可使用 5 年。5 年后患者应提供新的摄入史

表 C

问题列表与免疫记录：问题列表抓住问题、过敏、家族史及目前用药情况。免疫记录表列出常规应用或高危患者的免疫推荐，详见高危因素表。该列表也是记录疫苗批号和任何患者拒绝接种疫苗的一种方式

常规与高危筛查记录：常规及高危筛查记录提供了充足的空间记录试验室检查及其他筛查情况。常规筛查记录包括常规推荐的筛查检查及推荐筛查间隔的提醒。高危筛查记录包括根据高危因素表中的危险因素推荐的筛查检查

女性健康记录也包括有用的参考信息（每份记录放在 1 个包装中）

高危因素

干预	高危因素
骨矿物质密度筛查 *	绝经后年龄小于65岁的妇女；成年后有骨折病史；骨质疏松家族史；高加索人；痴呆；营养不良；吸烟；低体重及BMI低；早绝经（年龄小于45岁）引起的雌激素缺乏；双侧卵巢切除或绝经前闭经时间较长（超过1年）；钙摄入缺乏；酗酒；尽管有充分的矫正，仍有视力受损；跌倒史；缺乏活动所有女性；某些疾病或医疗情况以及服用与骨质疏松风险增加有关的药物
结直肠癌筛查 †	在年龄小于60岁的一级亲属中或任何年龄的2位或2位以上一级亲属中有患结直肠癌或腺瘤性息肉者；家族性腺瘤性息肉家族史或遗传性非息肉性结肠癌；结直肠癌、腺瘤性息肉、炎性肠病、慢性溃疡性结肠炎或克隆病等病史
白喉、减毒破伤风类毒素及非细胞性百日咳疫苗 ‡	成年人有或预期有与12月内婴儿密切接触；健康保健者。如有可能，女性在妊娠前应接种Tdap疫苗
空腹血糖筛查 §	超重（BMI ≥ 25）；一级亲属有糖尿病者；习惯性缺乏身体活动；高危种族或民族（如非裔美国人、拉美裔、美洲原住民、亚裔美国人、太平洋岛民等）；曾经分娩的新生儿出生体重超过9Ib或有妊娠期糖尿病病史；高血压病；高密度脂蛋白胆固水平低于35mg/dL；甘油三酯水平高于250mg/dL；糖耐量异常或空腹血糖异常史；多囊卵巢综合征；血管病变史；与胰岛素抵抗有关的其他临床情况
补充氟化物	居住地区水中氟化物缺乏（<0.7ppm）
遗传检测/咨询	考虑妊娠以及：患者、伴侣或家庭成员有遗传病史或出生缺陷；有致畸物暴露；或非裔、法裔、高加索人、欧洲后裔、东欧（德裔）犹太人、法裔加拿大人、地中海或东南亚后裔
血红蛋白水平检测	加勒比、拉美裔、亚裔、地中海或非裔；月经量过多史
HAV疫苗	慢性肝病、凝血因子异常、非法吸毒者、与HAV感染的非人类灵长类动物工作者或在HAV研究实验室工作的个体、到甲型肝炎高至中度流行的国家旅游或工作的个体
HBV疫苗	血液透析患者；接受凝血因子治疗者；在工作场所有血液暴露的健康保健人员及公共安全人员；在医学院校、牙科、护理、试验室及其他联合卫生专业等接受培训的个体；注射吸毒者；在之前6个月内有1个以上性伙伴者；近期患STD者；在STD临床的所有人；家庭成员及性伴侣有慢性HBV感染者；发育性残疾机构的患者及全体人员；在慢性HBV感染高度或中度流行国家逗留6个月以上的国际旅行者；惩教所中的罪犯
HCV疫苗	非法注射性吸毒史；1987年前接受凝血因子治疗者、长期血液透析者、持续性丙氨酸氨基转移酶水平异常者、曾输注后来证实为HCV感染的供血者的血液、1992年之前输血或血制品或器官移植者、有经皮或黏膜HCV阳性血液的职业暴露者
HIV检测	自最近HIV检测后有1个以上性伴侣或性伴侣有1个以上性伴侣、在过去一年曾诊断为STD、注射吸毒、卖淫史、以往或现在性伴侣HIV阳性或注射吸毒、长期居住或出生在HIV感染高发地区、1978~1985年间有输血史、浸润性宫颈癌、19岁以前开始性生活、青少年进入拘留所。建议女性行孕前检查
脂质分析评估	高脂血症家族史；过早发生心血管疾病家族史（男性发病年龄低于50岁、女性发病年龄低于60岁）；既往冠心病史或非冠状动脉的动脉粥样硬化史（如腹主动脉瘤、外周动脉病变、颈动脉狭窄）；肥胖（BMI>30）；外周血官病变个人史和（或）家族史；糖尿病；多种冠心病危险因素（如吸烟、高血压病）

高危因素

干预	高危因素
乳腺X线检查	患有乳腺癌的女性或1位一级亲属（如母亲、姐妹或女儿）或多位其他亲属有绝经前乳腺癌或乳腺癌与卵巢癌病史。BRCA1或BRCA2突变阳性者；一级亲属有BRCA1或BRCA2突变而本人未检测者；主要根据家族史（如BRCAPRO、BODACEA或Claus）建立的危险模型，估计终生患乳腺癌风险在20%或以上，但未检测或BRCA基因突变阴性者；10~30岁曾行胸部放疗者（特别是治疗淋巴瘤）；有高危乳腺活检结果病史者，包括非典型增生及小叶原位癌
脑膜炎球菌疫苗	解剖或功能缺陷或补体缺陷者、居住在宿舍的一年级大学生、常规暴露于脑膜炎奈瑟氏菌分离物的微生物学家、军事人员、在高发地区或流行地区旅行者
MMR疫苗接种	1957年或以后出生的成年人，如果未能证实出生后1年已行免疫或记录提示仅免疫1剂者，应行免疫治疗（MMR疫苗1剂）；1963~1967年间免疫者应追加免疫（2剂）；健康工作者、新入学的大学生、国际旅行者、风疹阴性的产妇等均需接种第2剂
肺炎疫苗	心血管疾病、肺病、糖尿病、酗酒、慢性肝病、脑脊液漏、Hodgkin病、淋巴瘤、白血病、肾衰竭、多发性骨髓瘤、肾病综合征、功能性贫血（如镰状细胞病等或脾切除者；肺炎爆发地区暴露者；免疫缺陷者（如HIV感染、血液肿瘤或恶性实体肿瘤、化疗、放疗）；阿拉斯加原住民及某些美国原住民。某些高危人群适宜5年后重复疫苗接种
风疹滴度评估	育龄期及无免疫证据者
STD检测	多性伴史或性伴有多性伴性行为史；与培养证实为STD者有性行为者；STD是反复发作史；STD诊所出诊者；发育障碍的女性；所有年龄在25岁或以下的有性行为的女性，每年应筛查衣原体感染；其他高危的无症状女性及年龄大于25岁的伴有高危因素的女性（如新的性伴侣或多个性伴侣）；所有有性行为的青少年及其他无症状的高危女性，每年应筛查淋球菌感染；为毒品或金钱而进行性交易的青少年、注射吸毒者、拘留所羁押者或生活在高发区者应行梅毒检查
皮肤检查	野外休闲或职业日光暴露增加；皮肤癌家族史或个人史；临床证实有癌前病变；皮肤白皙、雀斑、浅色头发；免疫抑制；年龄；皮肤色素沉着
促甲状腺激素检测	甲状腺疾病家族史；自身免疫性疾病(如有证据表明，亚临床甲状腺功能减退可能与脂质谱异常有关）
结核菌素皮肤试验	HIV感染；与已知或可疑结核病患者密切接触者；已知有增加感染性疾病风险的医疗风险因素；出生在结核病高发地区；医疗服务不足；低收入；酗酒；注射吸毒者；长期工作在护理机构的人员（如惩教机构、精神病院、养老院等）；在高危健康机构从事专业工作；近来皮肤结核菌素试验转阳（2年内皮肤结核菌素试验结果较前增加10mm或以上者）；影像学检查证实存在以往治愈的结核病灶
水痘疫苗接种	成人及年龄13岁及以上的青少年；所有青少年及成人以往未证实有免疫接种者

患者姓名 ________________

出生日期 ________________

ID 号 ________________

日期 ________________ 时间 ________________

Patient Addressograph

个人情况

□ 新患者	□ 已建立的患者	□ 会诊	□ 报告发送 / /
初级保健医师		报告发送者：	
其他医师			
主诉		近期应用处方药： □ 无	
现病史		目前应用非处方药、补充和替代药： □ 无	

自上次问卷后的改变	是	否	NOTES
疾病	□	□	
手术	□	□	
新处方	□	□	
家族史改变	□	□	
新过敏原	□	□	
妇科病史改变	□	□	
产科病史改变	□	□	

上次 HIV 检测 / /	
过敏史（描述过敏反应）： □ 无	
上次宫颈癌筛查： □ 细胞学 / / □ HPV 检测 / /	
上次乳腺 X 线检查 / /	
上次结直肠筛查 / /	

妇科史

末次月经： / / 初潮年龄： 月经期： 月经周期： 近期改变：
性活跃： □ 是 □ 否 曾经有性生活： □ 是 □ 否 性伴侣数：
性伴侣性别： □ 男性 □ 女性 □ 二者都有
近期避孕和阻止性传播疾病的方法：
既往避孕史：
既往避孕史：

产科史

	数量		数量		数量
妊娠		流产		流产	
早产（<37 周）		活产		现存子女	

NO.	出生日期	出生体重	性别	怀孕周数	生产方式（经阴道或剖宫产）	
1.						
2.						
3.						
4.						

是否有妊娠并发症？
□ 糖尿 □ 高血压 □ 先兆子痫 / 毒血症 □ 其他
是否有产前或产后抑郁史？ □ 否 □ 是，如何治疗

既往史

□ 养老金计划 □ 从何时起无间隔改变： / /
手术史
疾病史（身体和精神）
外伤
疫苗接种 / 结核检测：

(continued)

WOMAN'S HEALTH RECORD (FORM A—PHYSICIAN HISTORY/PHYSICAL EXAMINATION) PAGE 1 OF 4

(AA322) 12345/54321

个人情况（续）

患者姓名	出生日期 / /	ID号	日期 / /

家族史

☐ 养老金计划 ☐ 从何时起无间隔改变 / /

母亲：☐ 活着 ☐ 死亡原因 年龄： 父亲：☐ 活着 ☐ 死亡原因 年龄：

兄弟姐妹：存活数： 死亡数： 原因/年龄：

子女：存活数： 死亡数： 原因/年龄：

（如果有，标注是谁、确诊年龄）

☐ 糖尿病	☐ 心脏病	☐ 高脂血症
☐ 癌症	☐ 高血压	☐ 深静脉血栓形成/肺栓塞
☐ 骨质疏松	☐ 其他疾病	

社会史

☐ 养老金计划 ☐ 从何时起无间隔改变 / /

	是	否	备注		是	否	备注
吸烟	☐	☐		兵役状况	☐	☐	
饮酒	☐	☐		节食	☐	☐	
非法药物、毒品使用	☐	☐		叶酸摄入	☐	☐	
处方药滥用	☐	☐		钙摄入	☐	☐	
暴力（伴侣暴力/老人虐待/儿童虐待）	☐	☐		规律锻炼	☐	☐	
				咖啡因摄入	☐	☐	
				生前预嘱（生活/委托）	☐	☐	
性虐待	☐	☐		器官捐献	☐	☐	
生活/工作中的健康风险	☐	☐		其他			
安全驾驶行为	☐	☐					

综述

1. 全身状况	☐ 阴性 ☐ 发热	☐ 体重减轻 ☐ 乏力	☐ 体重增加 ☐ 其他		最高身高：
2. 眼	☐ 阴性 ☐ 其他	☐ 视力改变	☐ 眼镜/隐形眼镜		
3. 耳/鼻/咽喉/口	☐ 阴性 ☐ 听力下降	☐ 溃疡 ☐ 鼻窦炎	☐ 耳鸣 ☐ 其他		
4. 心血管系统	☐ 阴性 ☐ 水肿	☐ 端坐呼吸 ☐ 心悸	☐ 胸痛 ☐ 其他	☐ 呼吸困难	
5. 呼吸系统	☐ 阴性 ☐ 气短	☐ 喘息 ☐ 咯血	☐ 咳嗽 ☐ 其他		
6. 胃肠系统	☐ 阴性 ☐ 便秘	☐ 腹泻 ☐ 腹胀	☐ 血便 ☐ 疼痛	☐ 恶心/呕吐/消化不良 ☐ 便失禁	☐ 其他
7. 泌尿生殖系统	☐ 阴性 ☐ 尿频 ☐ 性交困难 ☐ 性功能障碍	☐ 血尿 ☐ 尿不尽 ☐ 疼痛周期 ☐ 异常阴道出血	☐ 排尿困难 ☐ 尿急	☐ 尿失禁 ☐ 异常阴道分泌物 ☐ 经前期综合征 ☐ 其他	
8. 肌肉骨骼系统	☐ 阴性 ☐ 肌肉关节痛	☐ 肌力减弱 ☐ 其他			
9a. 皮肤	☐ 阴性 ☐ 皮肤干燥	☐ 皮疹 ☐ 色素性病变	☐ 溃疡 ☐ 其他		
9b. 乳腺	☐ 阴性 ☐ 分泌物	☐ 疼痛 ☐ 肿块	☐ 其他		
10. 神经系统	☐ 阴性 ☐ 唤醒困难	☐ 晕厥 ☐ 严重的记忆力障碍	☐ 癫痫 ☐ 头痛	☐ 麻木 ☐ 其他	
11. 精神系统	☐ 阴性 ☐ 严重的焦虑	☐ 抑郁 ☐ 其他	☐ 大哭		
12. 内分泌系统	☐ 阴性 ☐ 潮热	☐ 糖尿病 ☐ 脱发	☐ 甲状腺功能减低 ☐ 不耐热/冷	☐ 甲状腺功能亢进 ☐ 其他	
13. 血液/淋巴系统	☐ 阴性 ☐ 出血	☐ 瘀斑 ☐ 腺病	☐ 其他		
14. 免疫系统	见第一页				

体检报告

患者姓名	出生日期 / /	ID 号	日期 / /

体质

• 生命体征

身高：______ 体重：______ 体重指数：______ 血压：______ 体温：______ 脉搏：______ 呼吸：______

• 外表一般状况

☐ 发育正常 ☐ 其他 ☐ 无畸形 ☐ 其他

☐ 营养良好 ☐ 其他 ☐ 其他 ☐ 其他

☐ 正常状态 ☐ 肥胖 ☐ 其他

颈

• 颈部 ☐ 正常 ☐ 异常 ______

• 甲状腺 ☐ 正常 ☐ 异常 ______

呼吸系统

• 呼吸 ☐ 正常 ☐ 异常 ______

• 肺部听诊 ☐ 正常 ☐ 异常 ______

心血管系统

• 心脏听诊

心音 ☐ 正常 ☐ 异常 ______

心脏杂音 ☐ 无 ☐ 有 ______

• 周围血管 ☐ 正常 ☐ 异常 ______

胃肠系统

• 腹部 ☐ 正常 ☐ 异常 ______

• 疝 ☐ 无 ☐ 有

• 肝 / 脾

肝 ☐ 正常 ☐ 异常 ______

脾 ☐ 正常 ☐ 异常 ______

• 粪检 ☐ 阳性 ☐ 阴性

淋巴系统

• 淋巴结触诊

颈部 ☐ 正常 ☐ 异常 ______

腋窝 ☐ 正常 ☐ 异常 ______

腹股沟 ☐ 正常 ☐ 异常 ______

其他部位 ☐ 正常 ☐ 异常 ______

皮肤

• 视诊 / 触诊 ☐ 正常 ☐ 异常 ______

神经 / 精神系统

• 方向 ☐ 时间 ☐ 地点 ☐ 人物 ☐ 事件 ______

• 情绪和情感 ☐ 正常 ☐ 抑郁 ☐ 焦虑 ☐ 躁狂 ☐ 其他 ______

皮肤

• 乳腺 ☐ 正常 ☐ 异常 ______

• 外生殖器 ☐ 正常 ☐ 异常 ______

• 尿道口 ☐ 正常 ☐ 异常 ______

• 尿道 ☐ 正常 ☐ 异常 ______

• 膀胱 ☐ 正常 ☐ 异常 ______

• 阴道 / 骨盆 ☐ 正常 ☐ 异常 ______

• 宫颈 ☐ 正常 ☐ 异常 ______

• 子宫 ☐ 正常 ☐ 异常 ______

• 附件 / 宫旁 ☐ 正常 ☐ 异常 ______

• 肛门 / 会阴 ☐ 正常 ☐ 异常 ______

• 直肠 ☐ 正常 ☐ 异常 ______

(SEE ALSO "STOOL TEST" ABOVE)

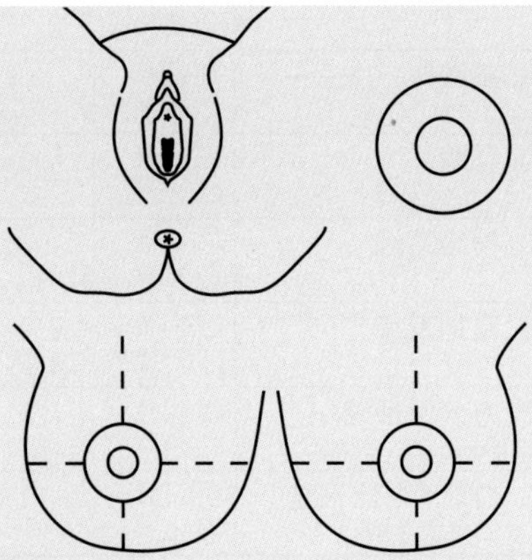

 (AA322) 12345/54321

医疗决策

患者姓名	出生日期 / /	ID 号	日期 / /

综合审核情况

化验检查

☐ 实验室检查
- 宫颈细胞学
- HPV 检测
- 湿涂片
- 支原体
- 淋病
- HIV
- 其他

☐ 放射 / 超声检查
- 乳腺 X 线检查
- 其他

患者姓名

☐ 之前的结果 ____

☐ 执行医师对化验结果的讨论 ____

☐ 对旧记录的回顾和讨论 ____

☐ 从其他来源获得的病史 ____

☐ 图像 / 标本独立回顾 ____

评价 / 管理选项

☐ 已建立的问题 ☐ 新问题

评价和计划

并发症 / 发病 / 死亡发生的风险

☐ 极低（如：感冒、疼痛、非处方药）

☐ 低（如：膀胱炎、阴道炎、更新处方、无危险因素的小手术）

☐ 中等（如：乳腺肿块、不规则出血、头痛、存在危险因素的小手术、无危险因素的大手术、新处方）

☐ 高（如：盆腔疼痛、直肠出血、多种主诉、存在危险因素的大手术、化疗、急诊手术）

向患者询问				
	☐ 戒烟	☐ 锻炼	☐ 安全性行为	☐ 基因检测
	☐ 睡眠障碍	☐ 生活方式 / 压力	☐ 重建健康计划	☐ 其他
	☐ 体重管理	☐ 避孕	☐ 叶酸 / 钙	

☐ 提供的患者教育资料

记录：	总接触时间
签名：	日期 / /

WOMAN'S HEALTH RECORD (FORM A–PHYSICIAN HISTORY/PHYSICAL EXAMINATION) PAGE 4 OF 4

(AA322) 12345/54321

Patient Addressograph

仅供诊室使用
☐ 新患者
☐ 已建立的患者
☐ 会诊
☐ 报告发送　　/　/

患者情况

患者姓名	出生日期　/　/	ID 号	日期　/　/
地址			
城市	国家		
电话 1	电话 2		
电子邮箱	保险	保单号	
雇主	主要语言		
您希望我们使用的名字			
性伴侣姓名	紧急联系人		
	关系		
	电话 1	电话 2	
推荐人			
今天为何来到这里？			
如果您来这里是为了年度体检，那么您认为这是　☐ 一个初级保健问卷　☐ 仅包括妇科			
这是一个新问题吗？			
请描述一下您的问题，包括部位、严重程度、持续时间			

若你不方便回答这些问题，可以空着，然后与医生或护士讨论。

妇科史

	备注
末次月经（第一天）　/　/	
初潮年龄	
经期（出血持续天数）	
月经周期	
近期有无周期改变	
是否有过性生活	
近期是否性活跃（经阴道、口、肛门）	
性伴侣数	
性伴侣性别：☐ 男性　☐ 女性　☐ 两者都有	
控制生育 预防性传播疾病	
是否使用过宫内节育器或避孕药？	
如果是，用了多长时间	
上次的帕氏试验是什么时候　/　/　上次的 HPV 检测是什么时候　/　/	
结果是什么	
何时有过帕氏试验结果异常	
是否做乳腺自我检查？	

(continued)

患者情况（续）

患者姓名	出生日期　/　/	ID 号	日期　/　/

产科史

	数量		数量		数量
妊娠		流产		流产	
早产（<37 周）		活产		现存子女	

序号	出生日期	出生体重	性别	怀孕周数	生产方式（经阴道或剖宫产）	备注
1.						
2.						
3.						
4.						

是否有妊娠并发症？

☐ 糖尿病　☐ 高血压　☐ 先兆子痫 / 毒血症　☐ 其他

是否有产前或产后抑郁史？　☐ 否　☐ 是，如何治疗

近期处方
（包括激素、维生素、草药、非处方药）

药品名称	剂量	开处方者	药品名称	剂量	开处方者

家族史

母亲　☐ 活着　☐ 死亡原因　年龄：　父亲　☐ 活着　☐ 死亡原因　年龄：

兄弟姐妹：　存活数：　死亡数：　原因 / 年龄：

子女：　存活数：　死亡数：　原因 / 年龄：

疾病	是	哪位亲属　发病年龄	备注
糖尿病	☐		
中风	☐		
心脏病	☐		
肺或下肢血栓	☐		
高血压	☐		
高胆固醇	☐		
骨质疏松	☐		
肝炎	☐		
艾滋病	☐		
结核病	☐		
出生缺陷	☐		
酒精 / 药品滥用	☐		
乳腺癌	☐		
结肠癌	☐		
卵巢癌	☐		
子宫癌	☐		
心理疾病 / 抑郁	☐		
阿滋海默病	☐		
患者是否愿意做基因检测	☐		
其他	☐		

(continued)

患者情况（续）

患者姓名	出生日期　/　/	ID 号	日期　/　/

社会史

	是	否	备注
曾经吸过烟？　近期吸烟：　包 / 日　吸烟多少年：	☐	☐	
饮酒　每日饮酒量　每周饮酒量　饮酒类型	☐	☐	
非法处方滥用	☐	☐	
安全驾驶行为	☐	☐	
规律锻炼：持续时间　频率	☐	☐	
乳制品 / 钙剂摄入：每日摄入量	☐	☐	
生活 / 工作中的健康风险	☐	☐	
是否被别人性虐待、威胁、伤害过？	☐	☐	
是否有生前预嘱（生活 / 委托）	☐	☐	
是否是器官捐献者	☐	☐	

情感关系状况：已婚　与伴侣共同生活　单身　寡居

个人情况

性取向：☐ 异性　☐ 同性　☐ 双性	☐ 变性的
情感关系状况：☐ 已婚　☐ 与伴侣共同生活　☐ 单身　☐ 寡居　☐ 离异	变性手术　☐ 是　☐ 否
现存子女数	
家庭成员数	
学业完成情况：☐ 高中　☐ 某学院 / 副学士　☐ 大学　☐ 研究生学位　☐ 其他	
近期的职业	
在美国以外旅行　地点：	

个人既往史

主要疾病	是（日期）	否	不确定	备注
哮喘				
肺炎 / 肺病				
肾感染 / 结石				
结核				
纤维瘤				
性传播疾病 / 衣原体				
不育				
艾滋病				
心脏病				
糖尿病				
高血压				
中风				
风湿热				
肺或下肢血栓				
进食障碍				
自身免疫性疾病（如：狼疮）				
水痘				
癌症				
食管反流 / 食管裂孔疝 / 溃疡				
抑郁 / 焦虑				
贫血				
输血				
癫痫、惊厥				
肠道疾病				
青光眼				
白内障				
关节炎 / 关节痛 / 背部问题				
骨骼断裂				
肝炎 / 黄疸 / 肝病				
甲状腺疾病				

(continued)

患者情况（续）

患者姓名	出生日期　/　/	ID 号	日期　/　/

个人既往史（续）

主要疾病	是	否	不确定	备注
胆囊疾病				
头痛				
己烯雌酚暴露				
不育				
出血性疾病				
其他				

手术 / 住院

原因	日期	医院

外伤 / 疾病

类型	日期	类型	日期

疫苗接种

	日期		日期
百白破疫苗		麻疹 - 腮腺炎 - 风疹疫苗	
甲型肝炎疫苗		脑膜炎球菌疫苗	
乙型肝炎疫苗		肺炎链球菌疫苗	
带状疱疹		水痘疫苗	
HPV 疫苗		结核菌素皮肤试验：　　结果：	
流感疫苗			

备注

综述

若现在或成年后出现下列情况请画（×）

	现在	过去	不确定	备注
1. 全身状况				
体重减轻	☐	☐	☐	
体重增加	☐	☐	☐	
发热	☐	☐	☐	
乏力	☐	☐	☐	
身高改变	☐	☐	☐	

(continued)

患者情况（续）

患者姓名	出生日期　/　/	ID 号	日期　/　/

综述（续）

	现在	过去	不确定	备注
2. 眼	☐	☐	☐	
复视	☐	☐	☐	
飞蚊症	☐	☐	☐	
视力改变	☐	☐	☐	
眼镜 / 隐形眼镜	☐	☐	☐	
2. 耳、鼻、咽喉 / 口				
耳痛	☐	☐	☐	
耳鸣	☐	☐	☐	
听力问题	☐	☐	☐	
鼻窦问题	☐	☐	☐	
咽喉痛	☐	☐	☐	
口部痛	☐	☐	☐	
牙痛	☐	☐	☐	
4. 心血管系统				
胸痛或压迫感	☐	☐	☐	
呼吸困难	☐	☐	☐	
下肢水肿	☐	☐	☐	
心动过速 心律失常	☐	☐	☐	
5. 呼吸系统				
呼吸痛	☐	☐	☐	
喘息	☐	☐	☐	
咯血	☐	☐	☐	
气短	☐	☐	☐	
慢性咳嗽	☐	☐	☐	
6. 胃肠系统				
频繁腹泻	☐	☐	☐	
血便	☐	☐	☐	
恶心 / 呕吐 / 消化不良	☐	☐	☐	
便秘	☐	☐	☐	
无意识的排气排便	☐	☐	☐	
7. 泌尿生殖系统				
血尿	☐	☐	☐	
尿痛	☐	☐	☐	
尿急	☐	☐	☐	
尿频	☐	☐	☐	
尿不尽	☐	☐	☐	
小便失禁	☐	☐	☐	
咳嗽或负重时尿失禁	☐	☐	☐	
异常出血	☐	☐	☐	
周期痛	☐	☐	☐	
经前期综合症	☐	☐	☐	
性交疼痛 / 困难	☐	☐	☐	
异常阴道分泌物	☐	☐	☐	
8. 骨骼肌肉系统				
肌力减弱	☐	☐	☐	

(continued)

患者情况（续）

患者姓名	出生日期 / /	ID 号	日期 / /

综述（续）

	现在	过去	不确定	备注
8. 骨骼肌肉系统				
肌肉或关节痛	☐	☐	☐	
9a. 皮肤				
皮疹	☐	☐	☐	
伤处	☐	☐	☐	
皮肤干燥	☐	☐	☐	
痣（增长或改变）	☐	☐	☐	
9b. 乳腺				
乳房痛	☐	☐	☐	
乳头分泌物	☐	☐	☐	
肿块	☐	☐	☐	
10. 神经系统				
头晕	☐	☐	☐	
癫痫	☐	☐	☐	
麻木	☐	☐	☐	
唤醒困难	☐	☐	☐	
记忆障碍	☐	☐	☐	
频繁头痛	☐	☐	☐	
11. 精神系统				
抑郁或频繁大哭	☐	☐	☐	
焦虑	☐	☐	☐	
12. 内分泌系统				
脱发	☐	☐	☐	
不耐热 / 冷	☐	☐	☐	
烦渴	☐	☐	☐	
潮热	☐	☐	☐	
13. 血液 / 淋巴系统				
频繁瘀斑	☐	☐	☐	
伤口不易止血	☐	☐	☐	
淋巴结肿大	☐	☐	☐	
14. 免疫系统				
药物过敏	☐	☐	☐	
如果有，请列出过敏原和过敏反应				
乳胶过敏	☐	☐	☐	
其他过敏	☐	☐	☐	
请列出过敏原和过敏反应				

完成者 ☐患者 ☐护士 ☐医师 ☐其他

患者签字：

医师和患者回顾的日期： / /	医师签字：

每年情况回顾

日期： / /	医师签字：
日期： / /	医师签字：
日期： / /	医师签字：
日期： / /	医师签字：

Patient Addressograph

患者姓名 ______________________

出生日期 ______________________

ID 号 ______________________

日期 ______________________

问题列表

高危	家族史
药物／乳胶／输血／过敏反应	**近期用药**

序号	日期	问题／治疗	发病年龄和日期	治疗日期
1				
2				
3				
4				
5				
6				
7				
8				
9				
10				
11				
12				
13				
14				
15				
16				
17				
18				
19				
20				
21				
22				
23				
24				
25				

妇女健康档案（从C—问题清单 / 免疫情况 / 筛查记录）

免疫记录

患者姓名　　出生日期　/　/　　ID号　　日期

年龄	百白破疫苗	甲型肝炎疫苗	乙型肝炎疫苗	带状疱疹	带状疱疹	流感疫苗	脑膜炎链球菌疫苗	麻疹－腮腺炎－风疹疫苗	肺炎链球菌疫苗	水痘疫苗
13~18岁	11~18岁之间第一次注射	基于危险因素	没注射过的人需注射一剂		19~26岁之前未注射过的需注射一剂	每年	没有注射过的高中时注射	从前没有注射过的人	基于风险	没有获得免疫学证据的人需注射一剂
19~39岁	用百日咳增强剂替代一次性剂量；然后每10年增强一次	基于危险因素	基于危险因素		百白破疫苗	每年	基于危险因素	基于危险因素	基于危险因素	没有或者免疫学证据者需注射一剂
40~64岁	如果没有注射过，需要注射一支增强剂，以后每10年增强一次	基于危险因素	基于危险因素	大于或等于60岁者		每年	基于危险因素	基于危险因素	基于危险因素	没有获得免疫学证据的人需注射一剂
大于或等于65岁	每10年增强一次	基于危险因素	基于危险因素	没有注射过者单剂量注射		每年	基于危险因素	基于危险因素	一次	没有免疫学证据者需注射一剂

记录过去免疫接种情况。

(continued)

免疫记录（续）

疫苗	接种日期	已接种	批号	拒绝签字
甲型肝炎疫苗 1				
甲型肝炎疫苗 2				
甲型肝炎疫苗 2				
甲型乙型肝炎联合疫苗 2				
乙型肝炎疫苗 1				
乙型肝炎疫苗 2				
乙型肝炎疫苗 3				
带状疱疹疫苗				
HPV 疫苗 1				
HPV 疫苗 2				
HPV 疫苗 3				
流感疫苗				
流感疫苗				
麻腮风三联疫苗 1				
麻腮风三联疫苗 2				
脑膜炎球菌疫苗				
肺炎球菌疫苗				
Rh 免疫球蛋白				
百白破疫苗				
水痘疫苗 1				
水痘疫苗 2				
水痘带状疱疹疫苗				

记录过去免疫接种情况。

妇女健康档案（从 C—问题清单 / 免疫情况 / 筛查记录）

患者姓名　　　　出生日期　　/　　/　　ID 号

年龄	宫颈细胞学	血脂评估	乳腺X线片	结直肠癌筛查	骨密度筛查	衣原体 淋病筛查	尿液分析	空腹血糖检测	促甲状腺激素试验
13~18 岁				基于危险因素		性活跃女性		基于危险因素	
19~39 岁	21 岁：每 2 年筛查一次 大于或等于 30 岁：选择 1：没有宫颈上皮内瘤变 2~3 级、免疫抑制、HIV 感染、宫内己烯雌酚暴露病史者在连续 3 年的阴性测试结果后，每 3 年筛查一次；选择 2：在 HPV 检测阴性，宫颈细胞学阴性后，每 3 年筛查一次	基于危险因素	基于危险因素	基于危险因素	基于危险因素	小于或等于 25 岁性活跃女性；大于 26 岁女性基于危险因素		基于危险因素	基于危险因素
40~64 岁	没有宫颈上皮内瘤变 2~3 级、免疫抑制、HIV 感染、宫内己烯雌酚暴露病史者在连续 3 年的阴性测试结果后，每 3 年筛查一次；在 HPV 检测阴性，或宫颈细胞学阴性后，每 3 年筛查一次	45 岁开始每 5 年筛查一次	每年	50 岁开始结肠镜每 10 年一次（其他方法：1. 每年大便潜血试验或粪便免疫化学试验；2. 每 5 年一次乙状结肠镜检查；3. 每 5 年对比钡灌肠；4. 每 5 年一次 CT 结肠成像；5. 粪便 DNA）	基于危险因素	基于危险因素		45 岁后每 3 年一次	50 岁开始每 5 年一次
大于或等于 65 岁	如果没有宫颈上皮内瘤变 2~3 级、免疫抑制、HIV 感染、宫内己烯雌酚暴露病史者在连续 3 年的阴性测试结果后，每 3 年筛查一次；在 HPV 检测阴性，或宫颈细胞学阴性后，每 3 年筛查一次；如果患者有三项及以上阴性结果考虑 65 岁或者 70 岁停止筛查	每 5 年一次	每年或视情况而定	50 岁开始结肠镜每 10 年一次（其他方法：1. 每年大便潜血试验或粪便免疫化学试验；2. 每 5 年一次乙状结肠镜检查；3. 每 5 年对比钡灌肠；4. 每 5 年一次 CT 结肠成像；5. 粪便 DNA）	在没有新的风险因素的情况下，不少于每 2 年筛查一次	基于危险因素	每年一次或视情况而定	每 3 年一次	每 5 年一次
日期 结果									
日期 结果									
日期 结果									

这项检查可提示患者风险。

(AA322) 12345/54321

患者姓名　　　　出生日期　/　/　　　　ID 号

	骨密度筛查	结直肠癌筛查	空腹血糖监测	基因检测	血红蛋白水平评估	丙型肝炎病毒检测	HIV 检测	血脂评估	风疹抗体滴度评估	性传播疾病检测	促甲状腺激素试验	结核病皮肤试验
日期 结果												
日期 结果												
日期 结果												
日期 结果												
日期 结果												
日期 结果												
日期 结果												
日期 结果												
日期 结果												
日期 结果												
日期 结果												
日期 结果												

(AA322)　12345/54321

附录B 女性护理：评估和建议表

定期评估为妇产科医师提供了预防性筛查、评价和咨询的好机会。本附录提供了美国妇产科学院对女性基于年龄和筛查危险因素的初级预防保健常规评估实践。

年度评估提供了极好的机会向患者提供预防性护理和提供或参考推荐服务。这些评估应该包括基于年龄和危险因素的筛查、评估、咨询和免疫。个人区间不同，服务不同。

这些基于年龄和危险因素的建议，作为保健框架，可由单个医师或一组保健专业人员提供。这些由妇产科医师提供的服务范围将随着实践而变。这些建议应该作为妇产科医生以及和其他提供保健服务的人的指南并且应该根据需要调整以满足患者的需要。例如，某些风险因素的存在可能需要进行额外的评估和干预。大学委员会关于妇女保健的具体方面的政策和建议已被纳入；这可能与其他群体的建议不尽相同。注：此信息不应作为一个专门的治疗流程来被遵循。

13~18岁年龄组的定期评估

筛查

病史

- 访问原因
- 健康状态：内科 / 外科，月经，生殖健康
- 家族病史
- 膳食 / 营养评估
- 体力活动
- 药物使用，包括补充和替代医学
- 烟草，酒精，毒品使用
- 情感、身体和性虐待
- 性行为（包括经引道、肛门、口；性取向，性伴侣数，避孕用品的使用；为毒品或金钱交换性伴侣）

体格检查

- 身高
- 体重
- 体重指数
- 血压
- 第二性征（Tanner 分期）
- 骨盆检查（按病史注明）
- 腹部检查
- 临床必要的其他体格检查

实验室和其他辅助检查

定期

- 衣原体和淋病检测（是否性活跃；尿基性传播感染筛查是一种无需镜检的有效方法）
- HIV 检测（是否性活跃；医生应该意识到并遵从他们国家的艾滋病病毒的筛查要求）

高危组

- 宫颈细胞学
- 结直肠癌筛查（只针对那些有家族性腺瘤性息肉病家族史者或有 8 年结肠炎病史者）
- 糖尿病检测
- 基因检测
- 血红蛋白水平评估
- 乙型肝炎病毒检测
- 丙型肝炎病毒检测
- HIV 检测（不是性活跃者）
- 血脂评估
- 性传播疾病感染检测
- 结核病皮肤试验

评估和建议

性生活

- 发展
- 高危性行为（性伴侣数，为毒品或金钱交换性伴侣）
- 防止意外怀孕
- 推迟性行为
- 避孕措施，包括紧急避孕
- 性传播疾病 – 屏障保护
- 网络 / 电话安全性

健康和营养

- 体力活动
- 饮食 / 营养（包括进食障碍和肥胖）
- 复合维生素叶酸
- 钙摄入

心理社会评价

- 自杀：抑郁症状
- 人际关系 / 家庭关系
- 性取向和性别认定
- 个人目标的发展
- 行为 / 学习障碍
- 被家庭或伴侣精神、身体、性虐待
- 学校经历
- 同伴关系
- 熟人强奸的预防
- 恐吓

心血管系统的危险因素

- 家族史
- 高血压
- 血脂异常
- 肥胖
- 糖尿病
- 个人先兆子痫、妊娠期糖尿病、妊娠期高血压病史

健康 / 风险评估

- 卫生（包括口腔），氟化物的补充
- 受伤的预防
- 锻炼与运动的安全性
- 武器，包括火器
- 听力
- 职业病
- 娱乐的危害
- 安全驾驶行为（安全带使用，不受干扰的驾驶或不受物质的影响的驾驶）
- 头盔的使用
- 皮肤暴露于紫外线
- 烟草，酒精，其他药物使用
- 穿孔和纹身

免疫系统

定期

- 白喉、百日咳、破伤风疫苗（11~18 岁之间）
- 乙型肝炎疫苗（之前没有接种过疫苗）
- HPV 疫苗（9~26 岁之前没有接种过）
- 流感疫苗（每年）
- 麻疹 – 腮腺炎 – 风疹疫苗（之前没有接种过）
- 脑膜炎球菌疫苗（如果未接种疫苗，一剂在 13~18 岁；那些在 13~15 岁时接受第一次注射的人，应该在 16~18 岁的时候接受一剂增强剂）
- 水痘疫苗（针对那些没有获得免疫力的人）

高危组

- 甲型肝炎疫苗
- 肺炎球菌疫苗

死亡的主要原因

1. 意外事故
2. 谋杀
3. 自杀
4. 恶性肿瘤
5. 先天异常
6. 心脏病
7. 慢性下呼吸道疾病
8. 流感和肺炎
9. 败血症
10. 妊娠、分娩和产褥期

发病的主要原因

- 痤疮
- 哮喘
- 衣原体
- 头痛
- 精神障碍，包括情感障碍和神经症
- 鼻、喉、耳和上呼吸道感染
- 肥胖
- 性侵犯
- 性传播疾病
- 尿路感染
- 阴道炎

19~39岁年龄组的定期评估

筛查

病史

- 访问原因
- 健康状态：内科 / 外科，月经，生殖健康
- 家族病史
- 膳食 / 营养评估
- 体力活动
- 辅助药品使用
- 烟草，酒精，毒品使用
- 虐待 / 忽视
- 性行为（包括经引道、肛门、口；性取向，性伴侣数，避孕用品的使用；为毒品或金钱交换性伴侣）
- 大小便失禁

体格检查

- 身高
- 体重
- 体重指数
- 血压
- 颈部：腺病，甲状腺
- 乳腺（从 20 岁开始每 1~3 年做一次乳腺检查）
- 腹部检查
- 骨盆检查：在病史上显示的 19~20 岁；年龄 21 岁或以上，定期骨盆检查
- 临床必要的其他体格检查

实验室和其他辅助检查

定期

- 宫颈细胞学：
- 21 岁：每 2 年筛查一次
- 大于或等于 30 岁：选择 1：没有宫颈上皮内瘤变 2–3 级、免疫抑制、HIV 感染、宫内己烯雌酚暴露病史者在连续 3 年的阴性测试结果后，每 3 年筛查一次；选择 2：在 HPV 检测阴性，宫颈细胞学阴性后，每 3 年筛查一次
- 衣原体和淋病检测（如果年龄小于或等于 25 岁并且性活跃）
- HIV 检测（医生应该意识到并遵从他们国家的艾滋病病毒的筛查要求）

高危组

- 骨密度筛查
- 结直肠癌筛查
- 糖尿病检测
- 基因检测
- 血红蛋白水平评估
- 丙型肝炎病毒检测
- 血脂评估
- 乳房 X 线检查
- 性传播疾病感染检测
- 促甲状腺激素试验
- 结核病皮肤试验

评估和建议

性生活和生殖规划

- 预防意外怀孕的避孕措施，包括紧急情况避孕
- 生殖健康计划的讨论
- 高危行为
- 孕前遗传咨询
- 性功能
- 防止意外怀孕
- 性传播疾病 – 屏障保护

健康和营养

- 体力活动
- 饮食 / 营养（包括进食障碍和肥胖）
- 叶酸补充
- 钙摄入

心理社会评价

- 人际关系 / 家庭关系
- 亲密关系暴力
- 熟人强奸的预防
- 工作满意度
- 生活方式 / 压力
- 睡眠障碍

心血管系统的危险因素

- 家族史
- 高血压
- 血脂异常
- 肥胖
- 糖尿病
- 个人先兆子痫、妊娠期糖尿病、妊娠期高血压病史
- 生活方式

健康 / 风险评估

- 乳房（包括乳房自我检查）
- 乳腺癌的化学预防（大于或等于 35 岁的高危女性）
- 口腔卫生
- 受伤的预防
- 锻炼与运动
- 火器
- 听力
- 职业病
- 娱乐的危害
- 安全驾驶行为（安全带使用，不受干扰的驾驶或不受物质的影响的驾驶）
- 皮肤暴露于紫外线
- 自杀：抑郁症状
- 烟草，酒精，其他药物使用

免疫系统

定期

- 白喉、百日咳、破伤风疫苗（用百日咳增强剂替代一次性剂量；然后增加每 10 年增强一次）
- HPV 疫苗（针对小于或等于 26 岁之前没有接种过的人）
- 流感疫苗（每年）
- 麻疹 – 腮腺炎 – 风疹疫苗（之前没有接种过）
- 水痘疫苗（针对那些没有获得免疫力的人）

高危组

- 甲型肝炎疫苗（对于有甲型肝炎和乙型肝炎风险的人考虑联合疫苗）
- 乙型肝炎疫苗（对于有甲型肝炎和乙型肝炎风险的人考虑联合疫苗）
- 脑膜炎球菌疫苗
- 肺炎球菌疫苗

死亡的主要原因

1. 意外事故
2. 恶性肿瘤
3. 心脏病
4. 自杀
5. 艾滋病
6. 谋杀
7. 脑血管疾病
8. 糖尿病
9. 慢性肝病和肝硬化
10. 慢性下呼吸道疾病

发病的主要原因

- 痤疮
- 关节炎
- 背部症状
- 癌症
- 衣原体
- 抑郁
- 糖尿病
- 妇科疾病
- 头痛 / 偏头痛
- 高血压
- 关节疾病
- 月经不调
- 精神障碍，包括情感障碍和神经症
- 鼻、喉、耳和上呼吸道感染
- 肥胖
- 性侵犯 / 家庭暴力
- 性传播疾病
- 药物滥用
- 尿路感染

40~64岁年龄组的定期评估

筛查

病史

- 访问原因
- 健康状态：内科 / 外科，月经，生殖健康
- 家族病史
- 膳食 / 营养评估
- 体力活动
- 辅助药品使用
- 烟草，酒精，毒品使用
- 盆腔脱垂
- 绝经症状
- 虐待 / 忽视
- 性行为（包括经引道、肛门、口；性取向，性伴侣数，避孕用品的使用；为毒品或金钱交换性伴侣）
- 大小便失禁

体格检查

- 身高
- 体重
- 体重指数
- 血压
- 口腔
- 颈部：腺病，甲状腺
- 乳腺，腋窝（每年做乳腺检查）
- 腹部检查
- 骨盆检查
- 临床必要的其他体格检查

实验室和其他辅助检查

- 定期
- 宫颈细胞学：
- 选择 1：没有宫颈上皮内瘤变 2–3 级、免疫抑制、HIV 感染、宫内己烯雌酚暴露病史者在连续 3 年的阴性测试结果后，每 3 年筛查一次
- 选择 2：在 HPV 检测阴性，宫颈细胞学阴性后，每 3 年筛查一次
- 结直肠癌筛查（50 岁开始结肠镜每 10 年一次）
- 其他方法
  1. 每年大便潜血试验或粪便免疫化学试验（每个方法需要两或三个患者在家里收集的粪便样本并返回分析；单独一次采用数字直肠检查粪便样本不足以检测结直肠癌）
  2. 每 5 年一次乙状结肠镜检查
  3. 每 5 年对比钡灌肠
  4. 每 5 年一次 CT 结肠成像
  5. 粪便 DNA
- HIV 检测（医生应该意识到并遵从他们国家的艾滋病病毒的筛查要求）
- 血脂评估（45 岁开始每 5 年一次）
- 乳房 X 线检查（每年一次）
- 促甲状腺激素试验（50 岁开始每 5 年一次）

高危组

- 骨密度筛查
- 结直肠癌筛查
- 糖尿病检测
- 血红蛋白水平评估
- 丙型肝炎病毒检测
- 血脂评估
- 性传播疾病感染检测
- 促甲状腺激素试验
- 结核病皮肤试验

评估和建议

性生活

- 高危行为
- 预防意外怀孕的避孕措施，包括紧急情况避孕
- 性功能
- 性传播疾病 – 屏障保护

健康和营养

- 体力活动
- 饮食 / 营养（包括进食障碍和肥胖）
- 叶酸补充
- 钙摄入

心理社会评价

- 家庭关系
- 亲密关系暴力
- 工作满意度
- 生活方式 / 压力
- 睡眠障碍
- 预先指示

心血管系统的危险因素

- 家族史
- 高血压
- 血脂异常
- 肥胖
- 糖尿病
- 个人先兆子痫、妊娠期糖尿病、妊娠期高血压病史

健康 / 风险评估

- 阿司匹林对于降低中风风险的预防性应用（55–79 岁）
- 乳房（包括乳房自我检查）
- 乳腺癌的化学预防（的高危女性）
- 激素治疗
- 卫生（包括口腔）
- 受伤的预防
- 锻炼与运动
- 火器
- 听力
- 职业病
- 娱乐的危害
- 安全驾驶行为（安全带使用，不受干扰的驾驶或不受物质的影响的驾驶）
- 阳光暴露
- 自杀：抑郁症状
- 烟草，酒精，其他药物使用

免疫系统

定期

- 白喉、百日咳、破伤风疫苗（用百日咳增强剂替代一次性剂量；然后增加每 10 年增强一次）
- 带状疱疹（大于或等于 60 岁单剂量注射）
- 流感疫苗（每年）
- 麻疹 – 腮腺炎 – 风疹疫苗（40~54 岁从前没有接种过的人）
- 水痘疫苗（针对那些没有获得免疫力的人）

高危组

- 甲型肝炎疫苗（对于有甲型肝炎和乙型肝炎风险的人考虑联合疫苗）
- 乙型肝炎疫苗（对于有甲型肝炎和乙型肝炎风险的人考虑联合疫苗）
- 麻疹 – 腮腺炎 – 风疹疫苗（针对大于或等于 55 岁的人）
- 脑膜炎球菌疫苗
- 肺炎球菌疫苗

死亡的主要原因

1. 恶性肿瘤
2. 心脏病
3. 脑血管疾病
4. 意外事故
5. 慢性下呼吸道疾病
6. 糖尿病
7. 慢性肝病和肝硬化
8. 败血症
9. 自杀
10. 艾滋病

发病的主要原因

- 关节炎 / 骨关节炎
- 哮喘
- 癌症
- 心血管疾病的抑郁症
- 糖尿病
- 尿道疾病
- 头痛 / 偏头痛
- 高血压
- 绝经
- 精神障碍，包括情感障碍和神经症
- 肌肉骨骼症状
- 鼻、喉、耳和上呼吸道感染
- 肥胖
- 性传播疾病
- 溃疡
- 视力障碍

65岁及以上年龄组的定期评估

筛查

病史

访问原因
健康状态：内科 / 外科，月经，生殖健康
家族病史
膳食 / 营养评估
体力活动
盆腔脱垂
绝经症状
辅助药品使用
烟草，酒精，毒品使用
虐待 / 忽视
性行为（包括经引道、肛门、口；性取向，性伴侣数，避孕用品的使用；为毒品或金钱交换性伴侣）
大小便失禁

体格检查

身高
体重
体重指数
血压
颈部：腺病，甲状腺
乳腺，腋窝（每年做乳腺检查）
腹部检查
骨盆检查
临床必要的其他体格检查

实验室和其他辅助检查

定期
骨密度筛查（在没有新的风险因素的情况下，不少于每2年筛查一次）
宫颈细胞学：
- 如果患者10年内有三个或以上正常结果或者无异常结果，没有宫颈癌的历史，没有子宫内己烯雌酚暴露病史，HIV阴性，没有免疫抑制，考虑停止在65岁或70岁
- 如果停止宫颈细胞学检测，需要每年回顾危险因素来确定是否需要再次开始筛查
- 如果宫颈细胞学筛查是需要的：如果没有宫颈上皮内瘤变2–3级、免疫抑制、HIV感染、宫内己烯雌酚暴露病史者在连续3年的阴性测试结果后，每3年筛查一次，或者在HPV检测阴性，宫颈细胞学阴性后，每3年筛查一次

结直肠癌筛查（结肠镜每10年一次）
其他方法
1. 每年大便潜血试验或粪便免疫化学试验（每个方法需要两或三个患者在家里收集的粪便样本并返回分析；单独一次采用数字直肠检查粪便样本不足以检测结直肠癌）
2. 每5年一次乙状结肠镜检查
3. 每5年对比钡灌肠
4. 每5年一次CT结肠成像
5. 粪便DNA

糖尿病检测（每3年一次）
血脂评估（每5年一次）
乳房X线检查（每年一次）
促甲状腺激素试验（每5年一次）
尿液分析

高危组

血脂评估
丙型肝炎病毒检测
HIV检测
性传播疾病感染检测
促甲状腺激素试验
结核病皮肤试验

评估和建议

性生活

性功能
性行为
性传播疾病 – 屏障保护

健康和营养

体力活动
饮食 / 营养（包括进食障碍和肥胖）
钙摄入

心理社会评价

忽视 / 虐待
亲密关系暴力
生活方式 / 压力
抑郁 / 睡眠障碍
家庭关系
预先指示

心血管系统的危险因素

家族史
血脂异常
肥胖
糖尿病
个人先兆子痫、妊娠期糖尿病、妊娠期高血压病史

健康 / 风险评估

阿司匹林的预防性应用（小于或等于79岁的女性）
乳房（包括乳房自我检查）
乳腺癌的化学预防（高危女性）
听力
激素治疗
卫生（包括口腔）
受伤的预防
锻炼与运动
火器
职业病
预防跌倒
娱乐的危害
安全驾驶行为（安全带使用，不受干扰的驾驶或不受物质的影响的驾驶）
皮肤暴露于紫外线
自杀：抑郁症状
烟草，酒精，其他药物使用
视力 / 青光眼

免疫系统

定期

带状疱疹（如果从前没有接种过，单剂量注射）
流感疫苗（每年）
肺炎链球菌疫苗（一次）
白喉、百日咳、破伤风疫苗（每10年一次）
水痘疫苗（针对那些没有获得免疫力的人）

高危组

甲型肝炎疫苗（对于有甲型肝炎和乙型肝炎风险的人考虑联合疫苗）
乙型肝炎疫苗（对于有甲型肝炎和乙型肝炎风险的人考虑联合疫苗）
麻疹 – 腮腺炎 – 风疹疫苗
脑膜炎球菌疫苗

死亡的主要原因

1. 心脏病
2. 恶性肿瘤
3. 脑血管疾病
4. 慢性下呼吸道疾病
5. 阿尔茨海默病
6. 流感和肺炎
7. 糖尿病
8. 肾炎、肾病综合征和肾病
9. 意外事故
10. 败血症

发病的主要原因

关节炎 / 骨关节炎
哮喘
癌症
心血管疾病
慢性阻塞性肺病
糖尿病
神经系统和感觉器官疾病
听力和视力障碍
高血压
精神障碍
肌肉骨骼症状
鼻、喉、耳和上呼吸道感染
肥胖
骨质疏松
肺炎
溃疡
尿失禁
尿路感染
眩晕

表 B.1 高危因素

干预	高危因素
骨密度筛查	小于 65 岁的女性骨折风险大于或等于没有额外危险因素的白人女性。小于 65 岁的绝经后女性；成人骨折病史；骨质疏松家族史；高加索人；痴呆；营养不良；吸烟；低体重或体重指数；更年期早期雌激素缺乏（小于 45 岁）；双侧卵巢切除或绝经前月经延长（超过 1 年）；终生低钙摄入；酗酒；经适当矫正的视力受损；跌倒史；不适当的体力活动所有女性：某些疾病或医疗条件和某些与增加骨质疏松风险有关的药物
乳腺自我检查	据估计，女性一生中罹患乳腺癌的风险为 20% 或更高，这是基于主要依赖家族病史的风险模型，但是她们要么没有经过测试，要么 BRCA 基因突变检测呈阴性。BRCA1 或 BRCA2 突变阳性的女性。拥有这些突变的第一级亲属但未经测试的女性，通常被认为是携带这些突变直到她们的 BRCA 状态被发现
结直肠癌筛查	小于 60 岁的一级亲属或者两个及以上任何年龄的一级亲属患有结肠直肠癌或腺瘤性息肉；家族性腺瘤性息肉病家族史或遗传性非息肉病性结肠癌；结直肠癌病史；腺瘤性息肉病；炎性肠病，慢性溃疡性结肠炎，克罗恩病
白喉、百日咳、破伤风疫苗	有或预期与不到 12 个月的婴儿有密切接触的成年人和保健员
糖尿病检测	超重（体重指数大于或等于 25）；一级亲属患糖尿病；无体力活动；高危种族或族裔（如：非裔美国人、拉蒂纳人、土著美国人、亚裔美国人、太平洋岛民）；曾经生过体重超过 4.5kg 的婴儿或者患过妊娠期糖尿病；高血压；高密度脂蛋白胆固醇水平低于 35mg/dL；甘油三酯水平大于 250mg/dL；糖耐量异常或者空腹血糖异常病史；多囊性卵巢综合征；血管病史；与胰岛素抵抗相关的其他临床情况
血红蛋白水平评估	加勒比海人，拉丁美洲人，亚洲人，地中海人，非洲人；有月经过多史
甲型肝炎疫苗	慢性肝病；凝血因子紊乱；非法药物使用；与感染甲型肝炎病毒的非人灵长类或者在实验室研究中感染甲型肝炎病毒的人一起工作；在高或中等甲型肝炎流行的国家旅行或工作
乙型肝炎疫苗	血透患者；接受凝血因子浓缩的患者；在工作场所接触血液的卫生保健工作者和公共安全工作者；在医学、牙科、护理、实验室技术和其他相关保健专业学校接受培训的人；毒品注射者；在过去的 6 个月中不止 1 个性伴侣的人；最近获得性传播感染的人；性传播感染诊所的所有人；有乙型肝炎病毒病毒感染的家人或性伴侣；发展残疾机构的客户和工作人员；将在高或中级流行的慢性乙型肝炎病毒感染国家中居住 6 个月以上的国际旅行者；犯人的惩教设施
丙型肝炎疫苗	HIV 感染的所有人；非法药品注射史；1987 年前凝血因子凝缩的接受者；慢性（长期）血液透析；丙氨酸转氨酶水平持续异常；接受过后来检测出丙型肝炎病毒检测阳性献血者的血液；1992 年 7 月前接受血液或血液成分输血或器官移植的受者；职业性经皮或粘膜接触丙型肝炎病毒阳性血液
HIV 检测	近期 HIV 检测后一个以上性伴侣或者近期 HIV 检测后一个性伴侣有一个以上性伴侣；在过去的一年中，又得到了另一种性传播疾病的诊断；注射药品；卖淫史；过去现在的性伴侣 HIV 阳性或者注射毒品；艾滋病毒感染率高的地区长期居住或出生；1978~1985 年间输血史；浸润性宫颈癌；进入拘留设施的青少年；建议女性孕前评估
血脂评估	家族性高脂血症的家族史；早发心血管疾病家族史（男性年龄小于 50 岁，女性年龄小于 60 岁）；先前的冠心病史或非冠状动脉粥样硬化个人病史（如腹主动脉瘤、外周动脉疾病，颈动脉狭窄）；肥胖（体重指数 大于 30）；周围血管疾病的个人史或家族史；糖尿病；多种冠心病危险因素（如吸烟、高血压）
乳腺 X 线片	有乳腺癌的女性或有一级亲属或多位其他亲属有绝经前乳 腺癌、乳腺癌和卵巢癌史的女性；BRCA1 或 BRCA2 突变阳性的妇女；在 10 到 30 岁之间接受胸部放疗（通常是淋巴瘤治疗）的女性；有高危乳腺活检结果个人病史的女性，包括不典型增生和小叶原位癌

干预	高危因素
麻疹 - 腮腺炎 - 风疹疫苗	在 1957 年或更晚出生的成年人，如果没有免疫证明或一周岁后的接受过一次剂量接种记录的，应接种疫苗（一剂 MMR）；在 1963~1967 年间接种过疫苗者应再次注射疫苗（2 次剂量）；卫生保健工作者，进入大学的学生，国际旅行者和产后风疹阴性患者应提供第二剂量
脑膜炎球菌疫苗	解剖学上或功能性无脾或终端补体成分缺陷的成年人；第一 年住在宿舍的大学生；经常接触脑膜炎奈瑟菌的微生物学者；新兵；去高流行区或流行区旅行
肺炎链球菌疫苗	慢性病，如心血管疾病、肺病、糖尿病、酗酒、慢性肝病、脑脊液渗漏、霍奇金病、淋巴瘤、肾衰、多发性骨髓瘤、肾病综合征、功能性无脾（如：镰状细胞病）或脾切除术后；暴露在肺炎球菌爆发的环境中；有免疫缺陷者（如：HIV 感染、恶性血液病或恶性实体肿瘤、化疗、类固醇治疗）；阿拉斯加土著和某些美洲土著人口；某些高危人群可能需要 5 年后再次接种
风疹抗体滴度评估	育龄期和无免疫证者
性传播疾病监测	多个性伴侣或有多重性接触的一个性伴侣的病史；与经培养证实有性传播疾病者有性接触；反复发作的性病史；在性传播感染诊所工作；衣原体：年龄大于 25 岁有危险因素的女性（新的性伴侣或多个性伴侣）；其他有高危感染因素的无症状女性；梅毒：为了毒品或金钱而交换性伴侣的性活跃的青少年，静脉使用毒品，正在拘留所或者居住在高度流行地区
促甲状腺激素试验	甲状腺疾病家族史；自身免疫性疾病（亚临床甲状腺功能减退可能与不佳的血脂状况有关）
结核病皮肤试验	HIV 感染；与已知或怀疑有结核病的人密切接触；已知的如果感染将会增加感染风险的医疗风险因素；出生在结核病流行率高的国家；医疗服务；低收入；酗酒；静脉毒品使用；长期护理设施者（例如，惩教机构，精神病院、疗养院和设施）；在高危医疗机构工作的卫生专业人员；最近的结核菌素皮肤试验变化（在 2 年内结核菌素实验基线增加大于或等于 10mm 者）；早前治疗结核病的影像学证据
水痘疫苗	所有年级的学生和大学或其他高等教育机构的人；与高危人群密切接触的易感人群，包括医护人员；免疫受损者的家庭接触；教师；日间护理人员；机构、学院、监狱或军事设施的居民和工作人员；生活在有孩子的家庭的青少年和成年人；国际旅行者

附录 C　美国妇产科学院产前和产后的形式记录表

日期：

姓名：

ID 号：　　　　生产医院：

新生儿护理者：

主要护理者：

预产期：　　　　地址：

预产期：　年龄：　性别：　婚姻状况：				地址： 邮编：　电话：　(1)　(2)			
职业：　学历：				电子邮箱：			
语言：　民族：				保险公司 / 医疗保险：			
丈夫 / 伴侣：　电话：				保险单：			
新生儿父亲：　电话：				紧急联系人：　电话：			
妊娠总次数	足月产	早产	引产	自然流产	异位妊娠	多胎分娩	存活儿

月经史

既往怀孕史

日期	B 超显示孕周	生产时长	出生体重	性别	生产方式	麻醉	生产地点	早产是 / 否	注释 / 并发症

治疗史

	O Neg. + Pos.	注释包括日期和处理		O Neg. + Pos.	注释包括日期和处理
A. 药物 / 乳胶过敏 / 过敏反应			18. 手术 / 住院（时间、原因）		
B. 过敏（食物、季节、环境）			19. 妇科手术		
			20. 麻醉并发症		
1. 神经的 / 癫痫			21. 输血史		
2. 甲状腺功能障碍			22. 不孕		
3. 乳腺疾病			23. 辅助生殖技术		
4. 肺（结核，哮喘）			24. 子宫畸形		
5. 心脏病			25. 帕氏试验异常史		
6. 高血压			26. 性传播疾病史		
7. 癌症			27. 精神病		
8. 血液病			28. 抑郁 / 产后抑郁		
9. 贫血			29. 外伤 / 暴力		
10. 胃肠疾病					
11. 肝炎 / 肝病					

	PREPREG	PREG	# YEARS USE
30. 吸烟（ ）			
31. 饮酒			
32. 非法 / 毒品			

	O Neg. + Pos.	注释包括日期和处理		O Neg. + Pos.	注释包括日期和处理
12. 肾病 / 泌尿系感染					
13. 静脉曲张 / 静脉炎					
14. 糖尿病（1 型或 2 型）					
15. 妊娠期糖尿病					
16. 自身免疫性疾病			33. 相关家族史		
17. 皮肤病			34. 其他		

评论

ANTEPARTUM RECORD (FORM A, page 1 of 12)

　(AA129)　12345/54321

患者姓名	出生日期	ID 号	日期　/　/

基因筛查 / 畸形咨询

包括患者，孩子父亲或者任何家庭成员

	是	否		是	否
1. 地中海贫血（意大利、希腊、地中海地区、亚洲）：MCV<80			12. 亨廷顿舞蹈症		
2. 神经管缺陷（脊膜脊髓膨出，脊柱裂，无脑畸形）			13. 智力缺陷 / 自闭症		
3. 先天性心脏缺陷			如果是，是否测试过 X 染色体脆性?		
4. 唐氏综合征			14. 其他遗传基因或染色体疾病		
5. 黑蒙性痴呆（德系犹太人，移居美国路易斯安纳州的法人后裔，法裔加拿大人）			15. 母体代谢疾病（如：1 型糖尿病，苯丙酮尿症）		
6. 卡纳万病（德系犹太人）			16. 上述未列出的出生缺陷		
7. 家族性自主神经机能异常（德系犹太人）			17. 反复妊娠丢失或死胎		
8. 镰状细胞病（非洲人）			18. 自上个月经期起的用药（包括补品，维生素，草药、非处方药）/ 非法 / 毒品 / 酒精		
9. 血友病或其他出血性疾病			如果有，剂型，强度，剂量是什么		
10. 肌肉萎缩症					
11. 囊性纤维化			19. 其他		

*If a patient has been screened previously, cystic fibrosis screening results should be documented but the test should not be repeated.

评论 / 咨询

感染史	是	否	
1. 与患结核者同住或有过结核暴露史			5. 性传播疾病史：淋病、衣原体、盆腔炎
2. 患者或伴侣有生殖器疱疹病史			6. 艾滋病史　是☐　否☐
3. 自上次月经期起有皮疹或病毒性疾病			7. 肝炎史
4. 有链球菌感染史的儿童			8. 其他

评论：________________

签字：________________

疫苗接种	是（月 / 年）___/___	否	产后是否接种	疫苗接种	是（月 / 年）___/___	否	产后是否接种
百白破				甲型肝炎			
流感				乙型肝炎			
水痘				脑膜炎球菌			
麻腮风				肺炎链球菌			

*All live vaccines are contraindicated in pregnancy, including the live intranasal influenza, MMR, and varicella vaccines. All women who will be pregnant during influenza season (October through May) should receive inactivated influenza vaccine at any point in gestation. Administer the MMR and varicella vaccines postpartum if needed.

体检

日期：___/___/___　体重：___　身高：___　体重指数：___　血压：___

1. 头、眼、耳、鼻与喉	☐ 正常	☐ 异常	12. 外阴	☐ 正常	☐ 湿疣	☐ 损伤
2. 牙	☐ 正常	☐ 异常	13. 阴道	☐ 正常	☐ 炎症	☐ 分泌物
3. 上次月经过后的症状	☐ 正常	☐ 异常	14. 宫颈	☐ 正常	☐ 炎症	☐ 损伤
4. 甲状腺	☐ 正常	☐ 异常	15. 子宫大小	___ 孕周		☐ 肌瘤
5. 乳腺	☐ 正常	☐ 异常	16. 附件	☐ 正常	☐ 肿物	
6. 肺	☐ 正常	☐ 异常	17. 直肠	☐ 正常	☐ 异常	
7. 心脏	☐ 正常	☐ 异常	18. 对角径	☐ REACHED	☐ NO	___ CM
8. 腹部	☐ 正常	☐ 异常	19. 脊柱	☐ AVERAGE	☐ PROMINENT	☐ BLUNT
9. 四肢	☐ 正常	☐ 异常	20. 骶骨	☐ CONCAVE	☐ STRAIGHT	☐ ANTERIOR
10. 皮肤	☐ 正常	☐ 异常	21. 耻骨弓	☐ 正常	☐ WIDE	☐ NARROW
11. 淋巴结	☐ 正常	☐ 异常	22. 女性骨盆	☐ YES	☐ NO	

评估（解释异常）：________________

检查者：________________

　(AA129)　12345/54321

患者姓名	出生日期	ID 号	日期 / /

药物过敏：________ 乳胶过敏 □是 □否 产后避孕方法：________

是否输过血？ □是 □否 产前麻醉咨询计划 □是 □否

问题	计划
1.	
2.	
3.	
4.	
5.	

用药列表	开始日期	结束日期
1.	___/___/___	___/___/___
2.	___/___/___	___/___/___
3.	___/___/___	___/___/___
4.	___/___/___	___/___/___
5.	___/___/___	___/___/___

预产期估算

初期的 EDD
末次月经： ___/___/___ = EDD ___/___/___
起初化验： ___/___/___ = ___ 周 = EDD ___/___/___
B 超： ___/___/___ = ___ 周 = EDD ___/___/___
初始预产期： ___/___/___ 检查者：________

18~20 周的 EDD
增长： ___/___/___ +22 周 = ___/___/___
FUNDAL HT. AT UMBIL.: ___/___/___ +20 周 = ___/___/___
B 超： ___/___/___ = ___ 周 = ___/___/___
最终： ___/___/___ 检查者：________

孕前体重 ________

体重指数 ________

	孕周	宫高	先露	胎心率	胎动	早产症状	B超下宫颈长度	血压	体重	尿（蛋白，糖）	水肿	疼痛指数	下次产检	检查者

评估

*Describe the intensity of discomfort ranging from 0 (no pain) to 10 (worst possible pain).

患者姓名	出生日期	ID 号	日期 / /

实验室筛查试验

基本检查	日期	结果	综述
血型	/ /	A B AB O	
D 抗原	/ /		
抗体筛查	/ /		
血常规	/ /	HCT/HGB: ______ % ______ g/dL MCV:______ PLT:______	
梅毒	/ /		
尿常规	/ /		
乙肝表面抗原	/ /		
HIV 检测*	/ /	POS. NEG. DECLINED	
衣原体	/ /		
淋病	/ /		
其他			
补充检查	**日期**	**结果**	
血红蛋白	/ /	AA AS SS AC SC AF ↑A_2 POS. NEG. DECLINED	
结核菌素试验	/ /		
帕氏试验	/ /		
囊性纤维化	/ /		
HPV	/ /	POS. NEG. DECLINED	
黑朦性痴呆 / 卡纳万病	/ /	POS. NEG. DECLINED	
早期糖尿病筛查	/ /	POS. NEG. DECLINED	
家族性自主神经机能异常	/ /	POS. NEG. DECLINED	
基因筛查	/ /		
其他			
8-20 周筛查	**日期**	**结果**	
第一孕期非整倍体与神经管缺陷筛查	/ /		
第二孕期血浆筛查	/ /		
AMNIO/CVS	/ /		
无核细胞	/ /	46,XX 或 46,XY/ 其他____	
甲胎蛋白	/ /	正常______异常	
其他	/ /		

额外检查

*Check state requirements before recording results.

(continued)

签字（根据需要）：______________________

(AA129) 12345/54321

患者姓名	出生日期	ID 号	日期 / /

实验室筛查试验（续）

24–28 周	日期	结果	综述
血常规	/ /	HCT/HGB:_______ % ______ g/dL MCV:______________ PLT:______________	
糖尿病筛查	/ /		
糖耐量试验（如果异常）	/ /	____空腹 ____1 小时 ____2 小时 ____3 小时	
给予 ANTI-D 免疫球蛋白（≧ 28 周）	/ /	签名 ______________	
其他	/ /		
32–36 周筛查化验	日期	结果	
血常规	/ /	HCT/HGB:_______ % ______ g/dL MCV:______________ PLT:______________	
B 超	/ /		
HIV 检测 *			
性病	/ /		
淋病	/ /		
衣原体	/ /		
抑郁症筛查	/ /		
其他	/ /		
35–37 周筛查	日期	结果	
链球菌组	/ /		
青霉素过敏	/ /		

额外检查

*Check state requirements before recording results.

评估

____
____
____
____
____
____
____
____
____
____
____
____

签字（根据需要）：______________________________

(AA129) 12345/54321

患者姓名	出生日期	ID 号	日期 / /

计划

听取意见者 □ 经过三个月再探讨

第一孕期	已完成	需要进一步讨论
□ HIV 以及其他产前检测		□ 是否随访 □ 是否转诊
□ 产前检查发现的危险因素		
□ 产前护理的预期进程		
□ 营养咨询		
□ 体重增加咨询		
□ 弓形虫病		
□ 性行为		
□ 锻炼		
□ 产前保健		
□ 环境 / 工作中的风险		
□ 避免热浴盆桑拿		
□ 致畸剂		
□ 旅行		
□ 吸烟		
□ 饮酒		
□ 毒品使用		
□ 母乳喂养		
□ 非整倍体筛查		
□ 药物应用（包括补品，维生素、草药、非处方药）		
□ B 超		
□ 亲密关系暴力		
□ 安全带使用		
□ 分娩课程		
第二孕期		
□ 未足月产的症状体征		
□ 异常检查结果		
□ 选择新生儿保健者		
□ 戒烟咨询		
□ 抑郁筛查		
□ 亲密关系暴力		
□ 产后家庭计划 / 绝育手术		

(continued)

评估

___

___

___

___

___

___

___

 (AA129) 12345/54321

患者姓名	出生日期	ID 号	日期 / /

计划／教育
听取意见者 □ 经过三个月再探讨

第三孕期	已完成	需要进一步讨论
□ 麻醉计划		
□ 胎动监测		
□ 分娩标志		
□ 剖宫产术后试产咨询		
□ 先兆子痫症状体征		
□ 产后咨询		
□ 包皮环切		
□ 母乳喂养		
□ 产后抑郁症		
□ 戒烟咨询		
□ 亲密关系暴力		
□ 新生儿教育（新生儿筛查，黄疸，婴儿猝死综合征，安全睡眠姿势，车辆座椅）		
□ 家庭医疗休假或缺陷的形式		

要求

绝育术同意签字 日期 __/__/__ 签字 ______

如果可以，病史和体格检查已送往医院 日期 __/__/__ 签字 ______

乙型链球菌更新结果发送 日期 __/__/__ 签字 ______

评估

ANTEPARTUM RECORD (FORM E, page 7 of 12)

 (AA129) 12345/54321

患者姓名	出生日期	ID 号	日期　/　/

计划 / 教育记录

姓名：____

ID 号：____

预产期：____________________

产前检查

孕前体重 __________

体重指数 __________

	孕周	宫高	先露	胎心率	胎动	早产症状	宫颈检查	血压	体重	尿（蛋白，糖）	水肿	疼痛指数*	下次产检	检查者

过敏　　有☐　无☐
如果有，请列出：

____

评估

____

*Describe the intensity of discomfort ranging from 0 (no pain) to 10 (worst possible pain).

过程记录

____

签字（根据需要）：____

姓名：________________

ID号：________________

预产期：________________

产前检查

孕前体重 ________

体重指数 ________

	孕周	宫高	先露	胎心率	胎动	早产症状	宫颈检查	血压	体重	尿（蛋白，糖）	水肿	疼痛指数	下次产检	检查者

过敏 有□ 无□
如果有，请列出：

____

评估

____

*Describe the intensity of discomfort ranging from 0 (no pain) to 10 (worst possible pain).

过程记录

____

签字（根据需要）：________________

 (AA129) 12345/54321

姓名：

ID 号：

预产期：

过程记录

签字（根据需要）：

 (AA129) 12345/54321

姓名：________________

ID号：________________

预产期：________________

过程记录

签字（根据需要）：________________

(AA129) 12345/54321

产后

姓名：________

分娩日期：________ 医院：________

出院日期：________

分娩信息

分娩时孕___周
- □ 经阴道
  - □ 单血管病
  - □ 真空
  - □ 产钳
  - □ 会阴侧切撕裂
  - □ 剖官产后
  - □ 阴道试产
- □ 剖官产
  - □ 初次 ________
  - □ 再次—可选
  - □ 再次—阴道试产失败
- □ 切开
  - □ 下段横切
  - □ 下段竖切
  - □ 传统式切开

分娩
- □ 无
- □ 自然的
- □ 催产
- □ 扩张的

麻醉
- □ 无
- □ 局麻
- □ 硬脑膜外麻醉
- □ 腰麻
- □ 全麻
- □ 其他________

产后避孕

输卵管绝育术	□ 是	□ 否
官内节育器	□ 是	□ 否
长效醋酸甲羟孕酮	□ 是	□ 否
埋植剂	□ 是	□ 否
口服避孕药	□ 是	□ 否

其他：________

记录：________

接生者：________

产后信息

并发症

□ 无 □ 出血 □ 感染 □ 高血压 □ 糖尿病 □ 其他：________

其他信息

新生儿信息

姓名：________

性别

□ 女 □ 男

包皮环切术 □ 是 □ 否

出生体重：________

新生儿情况

- □ 与母亲一起 □ 住院
- □ 转移 □ 新生儿死亡
- □ 死产 □ 其他：________

并发症 / 异常 ________

新生儿护理者：________

出院前见到新生儿护理者

DISCHARGE □ 是 □ 否

母亲信息

母亲年龄：________ 母亲信息：________

□ 不吸烟者 □ 孕期戒烟

□ 现时吸烟者

HGB/HCT 水平 ________

用药 ________

HIV 检测已知 □ 是 □ 否

喂养方法 □ 母乳 □ 人工

待诊断研究：________

副诊断

□ 哮喘 □ 高血压

□ 糖尿病 □ 其他：________

免疫接种

□ 抗 D 免疫球蛋白 □ HPV 疫苗

□ 破伤风白喉百日咳混合疫苗

□ 怀孕期间注射

□ 流感疫苗 □ 水痘疫苗

□ 怀孕期间注射 □ 其他：________

□ 麻腮风三联疫苗

婴儿状态：________

□ 如果新生儿死亡，丧亲辅导预约

：________

日期：________

地点：________

其他：________

*Check state requirements before recording results.

临时就诊或住院

日期	评估

签字（根据需要）：________

产后检查

日期：________

喂养方式：________

避孕方式

- 输卵管绝育术 □是 □否
- 宫内节育器 □是 □否
- 长效醋酸甲羟孕酮 □是 □否
- 埋植剂 □是 □否
- 口服避孕药 □是 □否

其他：________

产前抑郁筛查：________

亲密关系暴力筛查：________

复吸预防技术探讨：________

婴儿健康：________

中期病史：________

是否提供实验室检查

□是 □否 产后 HGB/HCT：________

□是 □否 如果患者患妊娠期糖尿病，产后糖筛：________

□是 □否 其他必要检查：________

体格检查

血压：________ 体重：________ 体重指数：________

乳腺	□正常	□异常	________
腹部	□正常	□异常	________
外生殖器	□正常	□异常	________
阴道	□正常	□异常	________
宫颈	□正常	□异常	________
子宫	□正常	□异常	________
附件	□正常	□异常	________
直肠阴道	□正常	□异常	________

帕氏试验 □是 □否 如不是，因为 ________

过敏：________

免疫更新：________

药物 / 避孕：________

□分配

间隔保健建议

为了整体健康促进：________

将来的怀孕计划：________

为了生殖健康促进：________

重复的糖筛有必要吗？ □是 □否

如果是，患者是否被建议？ □是 □否

重复检测日期：________

回访：________

安排：________

测试者：________

评估

____

签字（根据需要）：________

(AA198) 12345/54321

索 引